आर॰ गुप्ता® कृत

पॉपुलर मास्टर गाइड

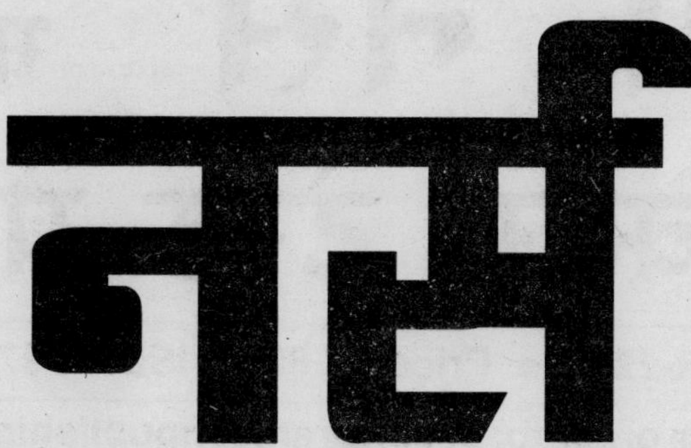

स्टाफ नर्स/नर्सिंग ऑफिसर/सिस्टर ग्रेड-II/GNM/ANM

भर्ती परीक्षा

अखिल भारतीय आयुर्विज्ञान संस्थान (AIIMS), रेलवे भर्ती बोर्ड (RRBs), राष्ट्रीय स्वास्थ्य मिशन (NHM)—उत्तर प्रदेश, दिल्ली अधीनस्थ सेवा चयन बोर्ड (DSSSB), हरियाणा कर्मचारी चयन आयोग (HSSC), कर्मचारी राज्य बीमा कार्पोरेशन (ESIC), उत्तर प्रदेश लोक सेवा आयोग (UPPSC), हिमाचल प्रदेश कर्मचारी चयन आयोग (HPSSC), आर्मी हॉस्पिटल तथा अन्य राजकीय अस्पतालों द्वारा आयोजित परीक्षा हेतु

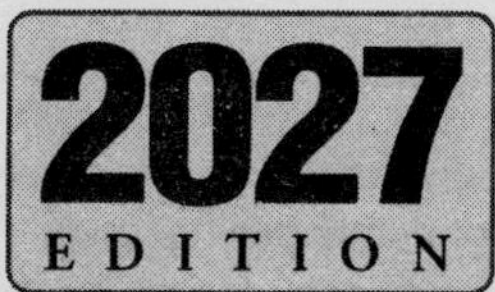

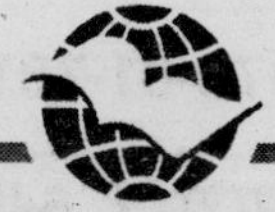

रमेश पब्लिशिंग हाउस, नई दिल्ली

प्रकाशक

ओ॰पी॰ गुप्ता, **रमेश पब्लिशिंग हाउस**

प्रशासनिक कार्यालय

12-H, न्यू दरियागंज रोड, ऑफिसर्स मेस के सामने,

नई दिल्ली-110002 ✆ 23275224, 23245124

E-mail: info@rameshpublishinghouse.com

For Online Shopping: www.rameshpublishinghouse.com

विक्रय केन्द्र

• बालाजी मार्किट, नई सड़क, दिल्ली-110006 ✆ 23282525 📱 9354373464

• 4457, नई सड़क, दिल्ली-110006

Book Code: R-933

ISBN: 978-81-7812-458-2

मूल्यः ₹ 640

मुद्रकः दीपक ऑफसेट, दिल्ली

विषय-सूची

पिछले प्रश्न-पत्र

स्टाफ नर्स, भर्ती परीक्षा-2025

(Exam held on 29-04-2025)

1. मानव नेत्र के संबंध में निम्नलिखित में से कौन-सा कथन सही नहीं है?

1. नेत्र लेंस की फोकस दूरी को एक निश्चित न्यूनतम सीमा से कम नहीं किया जा सकता है
2. सामान्य दृष्टि वाले युवा वयस्क के लिए निकट-बिंदु लगभग 20 cm होता है।
3. सुस्पष्ट दर्शन की अल्पतम दूरी को नेत्र का निकट-बिंदु कहा जाता है।
4. वह न्यूनतम दूरी, जिस पर रखी कोई वस्तु बिना किसी तनाव के अत्यधिक स्पष्ट रूप से देखी जा सकती है, उसे सुस्पष्ट दर्शन की अल्पतम दूरी कहा जाता है।

2. 2025 विधान सभा चुनाव के बाद दिल्ली के मुख्यमंत्री का पदभार किसने संभाला?

1. बिजेन्द्र गुप्ता 2. रेखा गुप्ता
3. अरविंद केजरीवाल 4. मनोज तिवारी

3. कुव्वत-उल-इस्लाम मस्जिद निम्नलिखित में से किस भारतीय शहर में स्थित है?

1. दिल्ली 2. आगरा
3. फतेहाबाद 4. सासाराम

4. सात बॉक्स A, B, E, F, G, N और O एक के ऊपर एक रखे गए हैं लेकिन जरूरी नहीं कि इसी क्रम में रखे गए हों। E के ऊपर केवल तीन बॉक्स रखें गए हैं। O और E के बीच केवल एक बॉक्स रखा गया है। O और N के बीच केवल तीन बॉक्स रखे गए हैं। N को E के ऊपर किसी स्थान पर रखा गया है। A को N के ठीक नीचे रखा गया है। B को F के ऊपर किसी स्थान पर रखा गया है। G को O के ठीक ऊपर या नीचे नहीं रखा गया है। सबसे निचले स्थान पर कौन-सा बॉक्स रखा गया है?

1. O 2. A
3. F 4. E

5. हिमालयी नदी प्रणाली प्रभाग और उसकी संगत नदी के बीच के गलत युग्म का चयन कीजिए।

1. सिंधु नदी प्रणाली – रावी
2. गंगा नदी प्रणाली – कोसी
3. गंगा नदी प्रणाली – सतलुज
4. ब्रह्मपुत्र नदी प्रणाली – तीस्ता

6. आरती कुमार-राव की कौन-सी 2025 की पुस्तक भारत में उनकी यात्रा का दस्तावेजीकरण करती है, जिसमें इसके स्थान के परिवर्तन और इसके व्यक्तियों के प्रभाव पर प्रकाश डाला गया है?

1. लैंडस्केप्स ऑफ चेंज (Landscapes of Change)
2. मार्जिनलैंड्सः ए जर्नी इनटु इंडियाज वैनिशिंग लैंडस्केप्स (Marginlands: A Journey into India's Vanishing Landscapes)
3. द फॉरगॉटन रिवर्स (The Forgotten Rivers)
4. द अनसीन इंडिया (The Unseen India)

7. एयरो इंडिया 2025 कहाँ आयोजित किया गया?

1. पालम एयर फोर्स स्टेशन, नई दिल्ली
2. हिंडन एयर फोर्स स्टेशन, नोएडा
3. राजीव गांधी अंतर्राष्ट्रीय हवाई अड्डा, मुंबई
4. येलहंका एयर फोर्स स्टेशन, बेंगलुरु

1. 2	**2.** 2	**3.** 1	**4.** 3	**5.** 3	**6.** 2	**7.** 4

8. भारत में केंद्र और राज्य सरकारों के खातों की लेखापरीक्षा के लिए कौन-सा संवैधानिक निकाय उत्तरदायी है?

1. भारत के नियंत्रक एवं महालेखा परीक्षक
2. भारत के महान्यायवादी
3. संघ लोक सेवा आयोग
4. वित्त आयोग

9. शुक्राणु निर्माण के लिए सामान्य शरीर के तापमान से कम तापमान की आवश्यकता होती है। इस कारण से, वृषण _____ में स्थित होते हैं।

1. पेट 2. श्रोणि
3. छाती 4. वृषणकोश

10. एक निश्चित कूट भाषा में,
'A + B' का अर्थ है कि 'A, B की पुत्री है',
'A – B' का अर्थ है कि 'A, B का भाई है',
'A × B' का अर्थ है कि 'A, B की पत्नी है' और
'A ÷ B' का अर्थ है कि 'A, B का पिता है'।
यदि 'E + F – G × H ÷ K' है तो E का K से क्या संबंध है?

1. पिता के भाई की पुत्री
2. माँ के भाई की पत्नी
3. पिता के भाई की पत्नी
4. माँ के भाई की पुत्री

11. निम्नलिखित चार अक्षर-समूह युग्मों में से तीन एक निश्चित तरीके से एकसमान हैं और इस प्रकार एक ग्रुप बनाते हैं। कौन-सा अक्षर-समूह युग्म उस ग्रुप से संबंधित नहीं है?
(नोटः असंगत अक्षर-समूह युग्म, व्यंजनों/स्वरों की संख्या या उनकी स्थिति पर आधारित नहीं है।)

1. UK – ZF 2. XM – CI
3. OA – TV 4. NG – SB

12. 1857 के विद्रोह के बाद अंग्रेजों द्वारा मुसलमानों की भूमि और संपत्ति को जब्त करने का क्या महत्व था?

1. इसका उद्देश्य भारतीय मुसलमानों के बीच मजबूत निष्ठा को बढ़ावा देना था।
2. यह उस विश्वास पर आधारित एक दंडात्मक उपाय था कि 1857 के विद्रोह के लिए मुसलमान मुख्य रूप से जिम्मेदार थे।
3. यह सभी भारतीय समुदायों के बीच एकसमान रूप से धन का पुनर्वितरण करने के लिए किया गया था।
4. इसका मुख्य उद्देश्य भारत में आगे के सैन्य विस्तार को वित्तपोषित करना था।

13. $\left(\frac{2}{6}\right) \times \left(\frac{18}{10}\right) + \left(\frac{9}{5} - 4\right)$ का मान ज्ञात कीजिए।

1. $-\frac{8}{5}$ 2. $-\frac{10}{9}$
3. $-\frac{1}{3}$ 4. $-\frac{11}{10}$

14. जल संचयन भारत में एक पुरानी अवधारणा है, के संबंध में निम्नलिखित में से कौन-सा कथन सही है?

1. मध्य प्रदेश में पाइन
2. राजस्थान में खड़ीनें, तालाब एवं नदियाँ
3. महाराष्ट्र में बंधी
4. उत्तर प्रदेश में बंधारा और ताल

15. निम्नलिखित में से किस असंतृप्त हाइड्रोकार्बन में त्रि-आबंध होता है?

1. एथाइन 2. मेथेन
3. एथेन 4. प्रोपीन

16. रिक्तिकाओं के संबंध में निम्नलिखित में से कौन-सा कथन सही नहीं है?

1. पादप कोशिकाओं से रिक्तिकाएँ कोशिका को स्फीतता और कठोरता प्रदान करती है
2. रिक्तिकाएँ झिल्ली से बंधे कोशिका अंगक हैं
3. पादप कोशिकाओं में रिक्तकाएँ छोटे आकार की होती हैं जबकि जंतु कोशिकाओं में वे बहुत बड़ी होती हैं।
4. पादप कोशिकाओं में रिक्तिकाएँ कोशिका रस से भरी होती हैं

8. 1 **9.** 4 **10.** 4 **11.** 2 **12.** 2 **13.** 1 **14.** 2 **15.** 1 **16.** 3

17. टिहरी बाँध निम्नलिखित में से किस नदी पर बनाया गया है?

1. नर्मदा नदी
2. हिंडन नदी
3. यमुना नदी
4. भागीरथी नदी

18. एक रेलगाड़ी एक खंभे को 20 सेकंड में पार करती है तथा 200 m लंबे पुल को 36 सेकंड में पार करती है। 108 km की दूरी तय करने में उसे कितना समय (घंटों में) लगेगा?

1. 2.8   2. 3.2
3. 2.4   4. 2.1

19. निम्नलिखित पदार्थों को उनके संगत प्रतिरोधकता मानों से सुमेलित कीजिए।

(पदार्थ)	(प्रतिरोधकता (Ω m))
(*a*) सिल्वर	(*i*) $44 \times 10^{-6}\ \Omega$ m
(*b*) मैंगनिन	(*ii*) $1.6 \times 10^{-8}\ \Omega$ m
(*c*) हीरा	(*iii*) $10^{12}\ \Omega$ m

1. (*a*)-(*iii*), (*b*)-(*ii*), (*c*)-(*i*)
2. (*a*)-(*ii*), (*b*)-(*i*), (*c*)-(*iii*)
3. (*a*)-(*i*), (*b*)-(*ii*), (*c*)-(*iii*)
4. (*a*)-(*ii*), (*b*)-(*iii*), (*c*)-(*i*)

20. भारतीय संविधान के अनुसार, संघ लोक सेवा आयोग (UPSC) को निम्नलिखित में से कौन-सा उत्तरदायित्व नहीं सौंपा गया है?

1. भर्ती नियमावली एवं प्रक्रियाएँ तैयार करना
2. नियुक्त सिविल सेवकों के विरुद्ध अनुशासनात्मक कार्रवाई करना
3. सिविल सेवाओं के लिए भर्ती के तरीकों पर सरकार की सलाह देना
4. सिविल सेवाओं में प्रवेश के लिए परीक्षा आयोजित करना

21. 2005 में क्योटो प्रोटोकॉल के प्रवर्तन के संदर्भ में निम्नलिखित में से कौन-सा कथन सत्य है?

1. यह सभी देशों पर उनके विकास स्तर के असापेक्ष समान रूप से लागू किया गया था।
2. यह विकासशील देशों को उत्सर्जन कम करने के लिए कानूनी रूप से बाध्य करता है।
3. यह विकसित देशों पर कोई कानूनी बाध्यता नहीं लगाता है।
4. यह विकसित देशों को उत्सर्जन कम करने के लिए कानूनी रूप से बाध्य करता है।

22. निम्नलिखित संख्या-युग्मों में, पहली संख्या पर कुछ गणितीय संक्रियाएँ लागू करके दूसरी संख्या प्राप्त की जाती है। दिए गए विकल्पों में से उस युग्म का चयन कीजिए जिसमें संख्याएँ उसी प्रकार संबंधित है जिस प्रकार निम्नलिखित युग्मों की संख्याएँ संबंधित हैं।

(नोटः संख्याओं को उसके घटक अंकों में तोड़े बिना, संक्रियाएँ पूर्ण संख्याओं पर की जानी चाहिए। उदाहरण के लिए 13 लीजिए – 13 पर संक्रियाएँ जैसे कि 13 में जोड़ना/घटाना/गुणा करना आदि केवल 13 पर की जा सकती हैं। 13 को 1 और 3 में तोड़ना और फिर 1 और 3 पर गणितीय संक्रियाएँ करना अनुमत नहीं है।)

25, 125
60, 300

1. 50, 600   2. 20, 60
3. 75, 750   4. 45, 225

23. यदि घन का आयतन 117649 m^3 है, तो घन का कुल पृष्ठीय क्षेत्रफल m^2 में ज्ञात कीजिए।

1. 14427   2. 14374
3. 14386   4. 14406

24. नेत्र में ______ दोषों के कारण किसी व्यक्ति की दृष्टि समय के साथ धुँधली हो सकती है।

1. संचरण
2. परावर्तक
3. परिक्षेपण
4. अपवर्तक

17. 4	**18.** 3	**19.** 2	**20.** 2	**21.** 4	**22.** 4	**23.** 4	**24.** 4

25. एक विद्यार्थी निम्नलिखित लवणों की बराबर मात्रा को जल में विलीन करता है और उनका pH मान मापता है:

लवण X: सोडियम क्लोराइड (NaCl)

लवण Y: सोडियम ऐसीटेट (CH_3COONa)

निम्नलिखित में से कौन-सा विकल्प, निर्मित विलयन की प्रकृति से सुमेलित है?

1. X-उदासीन, Y-क्षारीय
2. X-अम्लीय, Y-उदासीन
3. X-उदासीन, Y-उदासीन
4. X-क्षारीय, Y-अम्लीय

26. उस युग्म का चयन करें जो नीचे दिए गए दो युग्मों के समान पैटर्न का अनुसरण करता है। दोनों युग्म समान पैटर्न का अनुसरण करते हैं।

NXG : PBM

VOB : XSH

1. IWR : KZW
2. PEQ : RGV
3. GSC : KWI
4. SAL : UER

27. एक निर्माता एक उत्पाद को थोक विक्रेता को 40% लाभ पर बेचता है। थोक विक्रेता, इसे खुदरा विक्रेता को 23% लाभ पर बेचता है, और खुदरा विक्रेता इसे ग्राहक को 25% लाभ पर बेचता है। यदि ग्राहक ₹ 861 का भुगतान करता है, तो निर्माता के लिए लागत मूल्य (₹ में) ज्ञात कीजिए।

1. 403
2. 400
3. 397
4. 401

28. मनीष एक कार्य को 32 दिनों में पूरा कर सकता है। उसने 4 दिन कार्य किया और फिर कार्य करना छोड़ दिया। शेष कार्य को सतीश ने 16 दिनों में पूरा किया। मनीष और सतीश मिलकर कितने समय में कार्य पूरा कर सकते हैं?

1. $17\frac{2}{7}$ दिन
2. $16\frac{2}{7}$ दिन
3. $11\frac{7}{11}$ दिन
4. $18\frac{2}{7}$ दिन

29. 2024 तक की स्थिति के अनुसार, भारत की कौन-सी ऐतिहासिक अवसंरचना परियोजना को 10,000 फीट से ऊपर विश्व की सबसे लंबी राजमार्ग सुरंग के रूप में मान्यता दी गई है?

1. अटल सुरंग
2. बोगीबील सुरंग
3. जोजिला सुरंग
4. चिनाब ब्रिज सुंरग

30. रदरफोर्ड के स्वर्ण पन्नी प्रयोग के निम्नलिखित में से किस प्रेक्षण ने सघन परमाणु नाभिक के अस्तित्व का प्रत्यक्ष प्रमाण प्रदान किया?

1. परमाणु का कुल द्रव्यमान, बाह्य क्षेत्र में संकेंद्रित होता है।
2. इलेक्ट्रॉन, नाभिक के चारों ओर घूमते पाए गए।
3. अधिकांश ऐल्फा कण, विक्षेपित हुए बिना पन्नी से गुजर गए।
4. ऐल्फा कणों का एक बहुत छोटा अंश प्रतिक्षिप्त (180° से विक्षेपित) हो गया।

31. मूत्राशय के घावों के बायोप्सी नमूने प्राप्त करने के लिए कौन-से नैदानिक अध्ययन किए जाते हैं?

1. नेफ्रोस्टोग्राम (Nephrostogram)
2. सिस्टोस्कोपी (Cystoscopy)
3. यूरेथ्रोग्राम (Urethrogram)
4. सिस्टोमेट्रोग्राम (Cystometrogram)

32. कौन-सा उद्दीपन (stimulus) यदि किसी व्यक्ति को दिया जाए, तो इससे पिछले व्यवहार के दोबारा दोहराए जाने की संभावना कम हो जाएगी?

1. सुदृढीकरण (Reinforcement)
2. तटस्थ उद्दीपन (Neutral stimulus)
3. दंड (Punishment)
4. विलोप (Extinction)

33. कौन-सा संकेतक स्वास्थ्य सेवा वितरण की व्यक्ति-केन्द्रिता को सबसे बेहतर ढंग से दर्शाता है?

1. स्वास्थ्य सेवा प्रदाताओं की संख्या
2. निर्णय लेने में रोगी की भागीदारी
3. प्रौद्योगिकी उपलब्धता
4. केंद्र परिचालन घंटे

25. 1 **26.** 4 **27.** 2 **28.** 3 **29.** 1 **30.** 4 **31.** 2 **32.** 3 **33.** 2

34. यूरिया श्वास परीक्षण _____ सूक्ष्मजीवों के साथ गैस्ट्रिक म्यूकोसा के संक्रमण की पहचान करने के लिए किया जाता है।

1. साल्मोनेला
2. शिगेला
3. हेलिकोबैक्टर पाइलोरी
4. ईस्चेरिचिया कोली

35. भविष्य में निर्णय लेने में सहायता के लिए बाल चिकित्सा आनुवंशिक परामर्श सत्र में माता-पिता को किस प्रजनन विकल्प के बारे में बताया जाना चाहिए?

1. लक्षित आणविक परीक्षण
2. जीनोम अनुक्रमण अध्ययन
3. प्रत्यारोपण-पूर्व आनुवंशिक परीक्षण
4. गुणसूत्र माइक्रोएरे विश्लेषण

36. एटिओलॉजी (Aetiology) से क्या तात्पर्य है?

1. रोग संचरण का अध्ययन
2. रोग का पूर्वानुमान
3. रोग का कारण
4. रोग का उपचार

37. हाइड्रोसिफलस की पुष्टि के लिए कौन-सा नैदानिक उपकरण सबसे अधिक उपयोग किया जाता है?

1. एंजियोग्राफी
2. EEG
3. मेरूदंड की MRI
4. CT स्कैन

38. गर्भाशय-पेशीस्तर (myometrium) में बढ़े हुए गैप-जंक्शन _____ में योगदान करते हैं।

1. समकालिक और समंजित गर्भाशय संकुचन (Synchronized and coordinated uterine contractions)
2. ग्रीवा कठोरता (Cervical rigidity)
3. दीर्घ प्रसव (Prolonged labour)
4. ऑक्सिटोसिन (oxytocin) के प्रति गर्भाशय सुग्राहिता में कमी

39. क्रियाप्रसूत अनुकूलन (Operant conditioning) को निम्नलिखित में से किस रूप में परिभाषित किया जाता है?

1. सामाजिक मॉडलिंग के माध्यम से होने वाले अधिगम
2. उस अधिगम के रूप में, जो सचेतन जागरूकता के बिना होता है।
3. उस अधिगम के रूप में, जिसमें परिणामों के द्वारा व्यवहार को प्रबल या दुर्बल किया जाता है।
4. उद्दीपनों के सहयोग के माध्यम से अधिगम

40. ऊरु की अडक्टर पेशी (adductor muscle) और ऊरु के मध्य पक्ष की त्वचा के लिए कौन-सी तंत्रिका जिम्मेदार है?

1. ओबट्यूरेटर तंत्रिका
2. मस्कुलोक्यूटेनियस तंत्रिका
3. फ्रेनिक तंत्रिका
4. इलियोहाइपोगैस्ट्रिक तंत्रिका

41. वाष्पशील वसा अम्ल (volatile fatty acid) के आकलन के माध्यम से मक्खन की शुद्धता की जांच करने के लिए इस्तेमाल किए जाने वाले परीक्षण का नाम _____ है।

1. अम्ल संख्या (Acid number)
2. साबुनीकरण संख्या (Saponification number)
3. रीचर्ट-मीसल संख्या (Reichert-Meissi number)
4. आयोडीन संख्या (Iodine number)

42. निम्नलिखित में से कौन-सा, आघात (shock) का लक्षण है?

1. कोष्ण, शुष्क त्वचा
2. ऊर्जा में वृद्धि
3. उच्च रक्तदाब
4. तीव्र श्वसन और कमजोर नाड़ी (weak pulse)

43. श्रोणि (pelvic) के फ्रैक्चर वाले रोगी में क्या मॉनिटर करना चाहिए?

1. रक्तदाब में अचानक वृद्धि
2. मूत्र उत्पादन में परिवर्तन
3. उदर पर रुधिरांक (Petechiae)
4. नितंबों में स्पर्श्य पिंडक (Palable lump)

34. 3	**35.** 3	**36.** 3	**37.** 4	**38.** 1	**39.** 3	**40.** 1	**41.** 3	**42.** 4	**43.** 2

44. लैक्टोज असहिष्णुता किसकी कमी के कारण होती है?

1. एमिलेज (Amylase)
2. आइसोमाल्टेस (Isomaltase)
3. β-ग्लाइकोसिडेज (β-glycosidase)
4. लेक्टेज (Lactase)

45. लघु भगोष्ठ का निचला भाग, मध्य रेखा पर संगलित होकर चर्मावलि (flod of skin) बनाता है, जिसे _____ कहते हैं।

1. भगांजति (Fourchette)
2. लघु ओष्ठ (Small lips)
3. फ्रेनुलम (Frenulum)
4. शिश्र मुंडच्छद (Prepuce)

46. प्लेसेंटा प्रीविया (placenta previa) के लिए निश्चित प्रबंधन का संकेतक क्या है?

1. भ्रूण की प्रौढ़ता (fetal maturity) के लिए गर्भावस्था जारी रहना।
2. अंतर्गर्भाशयी भ्रूण श्वासवरोध (Intrauterine fetal asphyxia)
3. गर्भावस्था के 37 सप्ताह या उसके बाद रक्तस्राव (Bleeding) का होना।
4. समय से पहले झिल्लियों (membrane) का फटना।

47. मायोकार्डियल इंफार्क्शन (myocardial infarction) से पीड़ित एक क्लाइंट की हृदय गति तेज हो जाती है, उसे सांस लेने में कठिनाई होती है, और गुलाबी, झागदार थूक निकलता है। नर्स को फेफड़ों से कैसी ध्वनि सुनाई देगी?

1. रॉन्काई (Rhonchi)
2. शांत श्वास ध्वनियाँ (Quiet breath sounds)
3. चटचटाने (Crackles)
4. घर्घर (Stridor)

48. अस्पताल में कांच के बने सामान को 5% सेवलॉन द्वारा रोगाणुनाशित करने के लिए आवश्यक न्यूनतम अवधि _____ है।

1. 5 मिनट
2. 7 मिनट
3. 9 मिनट
4. 10 मिनट

49. सहयोगिता और समंजन का सामाजिक प्रक्रम, _____ में मौजूद होता है।

1. वैयक्तिक प्रक्रम
2. साहचर्यात्मक प्रक्रम
3. असाहचर्यात्मक प्रक्रम
4. सार्वभौमिक प्रक्रम

50. 29 मई, 2018 को मानसिक स्वास्थ्य देखभाल अधिनियम में दंड संहिता की धारा 309 में किया गया प्रमुख संशोधन क्या है?

1. मादक पदार्थ रखने पर अपराधीकरण
2. आत्महत्या के प्रयास को अपराधमुक्त करना
3. मानसिक बीमारी का पता चलने पर अदालती मुकदमे से मुक्ति
4. हत्या के प्रयास को अपराधमुक्त करना

51. घाव भरने की किस अवस्था में घाव गुलाबी और संवहनी दिखाई देता है?

1. कणीभवन चरण
2. परिपक्वता चरण
3. प्रारंभिक चरण
4. निशान संकुचन चरण

52. शरीर में सबसे अधिक व्यापक रूप से वितरित संयोजी ऊतक _____ है।

1. अवकाशी (Aerolar)
2. अस्थिमय (Osseous)
3. जालीय (Reticular)
4. वसामय (Adipose)

53. निम्नलिखित में से किस समूह में संबंध व्यक्तिगत, प्रत्यक्ष और घनिष्ठ होता है?

1. औपचारिक
2. तृतीयक
3. प्राथमिक
4. द्वितीयक

44. 4 **45.** 1 **46.** 3 **47.** 3 **48.** 4 **49.** 2 **50.** 2 **51.** 1 **52.** 1 **53.** 3

54. स्ट्रेप्टोकॉकस न्यूमोनी (Streptococcus pneumonia) एक _____ प्रकार का जीवाणु है।

1. ग्राम पॉजिटिव बेसिली (Gram positive bacilli)
2. ग्राम पॉजिटिव कोकी (Gram positive cocci)
3. ग्राम नेगेटिव बेसिली (Gram negative bacilli)
4. ग्राम नेगेटिव कोकी (Gram negative cocci)

55. फाइलेरिया का कौन-सा प्रेरणार्थक कारक नैश आवर्तिता प्रदर्शित करता है?

1. टी. पर्स्टन्स (T. perstans)
2. ब्रुगिया मलयि (Brugia malayi)
3. लोआ लोआ (Loa loa)
4. ब्रुगिया तिमोरी (Brugia timori)

56. वह प्रक्रिया जिसके द्वारा जननांग, प्रसव (delivery) के बाद लगभग गर्भावस्था (pregnancy) से पहले की स्थिति में वापस आ जाते हैं, उसे _____ कहा जाता है।

1. पुनर्जनन (Regeneration)
2. पश्चनति (Retroversion)
3. प्रसवोत्तरकाल (Puerperium)
4. प्रत्यावर्तन (Involution)

57. वह स्थिति जब प्रसव शुरू होने से पूर्व कला का विदार (rupture) होता है, उसे _____ कहा जाता है।

1. विलंबित विदार (Late rupture)
2. शीघ्र विदार (Early rupture)
3. कालपूर्व विदार (Premature rupture)
4. स्वतः विदार (Spontaneous rupture)

58. कौन-सा प्रजनन विकल्प प्रत्यारोपण से पहले भ्रूण के आनुवंशिक परीक्षण की अनुमति देता है?

1. भ्रूण में जेनेटिक गड़बड़ियों की जांच करना
2. उल्ववेधन
3. पीजीटी के साथ इन विट्रो निषेचन
4. गैर-आक्रामक प्रसवपूर्व परीक्षण

59. कीमोथेरेपी दवाओं का उपयोग करने वाली नर्सों के लिए संपर्क का कौन-सा मार्ग सबसे अधिक जोखिम प्रस्तुत करता है?

1. इंजेशन
2. श्लेष्मा झिल्ली संपर्क
3. इंजेक्शन
4. एरोसोल का साँस द्वारा अंतर्ग्रहण और त्वचीय अवशोषण

60. ऑप्सोनाईजेशन में पूरक प्रणाली की भूमिका शोथज प्रक्रिया की किस प्रतिक्रिया को प्रभावित करती है?

1. निःस्राव निर्माण   2. संवहनी
3. कोशिकीय   4. विरोहण

61. किसी व्यक्ति में, मानव प्रतिरक्षान्यूनता विषाणु प्रतिरक्षा तंत्र में _____ को संक्रमित करता है।

1. मास्ट कोशिका   2. एककेंद्रक श्वेत कोशिका
3. द्रुमिका कोशिका   4. T सहायक कोशिका

62. पेट के एसिड को निष्क्रिय करके अपच और नाराजगी से राहत दिलाने वाली दवाओं को _____ के रूप में जाना जाता है।

1. एनाल्जेसिक्स (Analgesics)
2. एंटीपीयरेटिक्स (Antipyretics)
3. एंटीमेटिक्स (Antiemetics)
4. एंटासिड्स (Antacids)

63. वृक्क कोशिका कार्सिनोमा का सबसे आम लक्षण क्या है?

1. रक्तमेह   2. उच्च रक्तदाब
3. कुक्षिपार्श्व में दर्द   4. ज्वर

64. हृद् संरोध में उन्नत जीवनरक्षी सहायता प्रदान करते समय, यदि पीड़ित की ताल (rhythm) चौंकाने वाली हो तो एक स्तब्धता (shock) के बाद CPR के कितने चक्र दिए जाने चाहिए?

1. 4   2. 3
3. 2   4. 5

54. 2	**55.** 2	**56.** 4	**57.** 3	**58.** 3	**59.** 4
60. 1	**61.** 4	**62.** 4	**63.** 1	**64.** 4	

65. निम्नलिखित में से किस यकृतशोथ विषाणु को DNA विषाणु के रूप में वर्गीकृत किया गया है?

1. यकृतशोथ A विषाणु
2. यकृतशोथ C विषाणु
3. यकृतशोथ B विषाणु
4. यकृतशोथ E विषाणु

66. संकट हस्तक्षेप के दौरान, मनोचिकित्सक नर्स का क्या उत्तरदायित्व होता है?

1. रोगी के साथ सीधे संपर्क से बचना
2. रोगी को तुरंत बेहोश करना
3. अन्य कर्मचारियों को उत्तरदायित्व सौंपना
4. तत्काल सहायता और तनाव कम करने की तकनीक उपलब्ध कराना

67. वे सूक्ष्मजीव जो 5 से नीचे pH पर विकसित हो सकते है, उन्हें ______ के रूप में जाना जाता है।

1. अम्लरागी (Acidophiles)
2. क्षाररागी (Alkaliphiles)
3. लवणरागी (Halophiles)
4. मध्यम तापरागी (Mesophiles)

68. यदि माता को गर्भकालीन मधुमेह (gestational diabetes) है, तो भ्रूण के/की ______ का खतरा होता है।

1. मैक्रोसोमिया (Macrosomia) हॉर्न
2. छोटे गर्भकालीन शिशु के रूप में विकसित होने
3. अंतर्गर्भाशयी (Intrauterine) मृत्यु होने
4. अंतर्गर्भाशयी वृद्धि मंदता होने

69. जब कोई रोगी रूटीन एडमिशन के लिए अस्पताल आता है, तो नर्स को सबसे पहले निम्नलिखित में से कौन-सा कार्य करने चाहिए?

1. अस्पताल की रूटीन और नीतियों के बारे में बताएं
2. प्रयोगशाला के लिए रक्त निकालें
3. रोगी के आने की सूचना डॉक्टर को दें
4. एडमिशन प्रक्रिया पूरी करें

70. इलेक्ट्रॉन माइक्रोस्कोप का विकास सर्वप्रथम किसने किया?

1. रुस्का और नोल, 1931
2. विलियम लीशमैन, 1926
3. मे-ग्रुनवल्ड, 1902
4. रॉबर्ट फेउलगेन, 1955

71. नर्सिंग संस्थान में अनुशासनात्मक नीतियां स्थापित करते समय कौन-सा कारक सबसे महत्वपूर्ण है?

1. निरंतरता और निष्पक्षता सुनिश्चित करना
2. संकाय के लिए कागजी कार्रवाई को न्यूनतम करना
3. नियमों को यथासंभव सख्त बनाना
4. अधिकतम दंड बनाना

72. पार्टोग्राफ (partograph) में गर्भाशय संकुचन की संख्या और प्रत्येक संकुचन की अवधि को प्रत्येक ______ में दर्ज किया जाता है।

1. 60 मिनट
2. 45 मिनट
3. 15 मिनट
4. 30 मिनट

73. ऐथिरोकाठिन्य (atherosclerosis) में वसीय पदार्थ परिहृद् (coronary) रक्त वाहिकाओं को अवरुद्ध और संकुचित कर देते हैं

ऐथिरोकाठिन्य में परिहृद् रक्त वाहिकाओं की निम्नलिखित में से कौन-सी परत वसीय पदार्थों द्वारा अवरुद्ध और संकुचित हो जाती है?

1. कंचुक अंतःस्तर (Tunica Intima)
2. मध्य कंचुक (Tunica Media)
3. श्लेष्मक कंचुक (Tunica Mucosa)
4. बहिः कंचुक (Tunica Adventitia)

74. वृक्कीय कैंसर के विकास के लिए सबसे महत्वपूर्ण जोखिम कारक कौन-सा है?

1. वृक्कीय अश्मरी
2. द्वितीय डिग्री संबंधी
3. गोणिकावृक्कशोथ
4. सिगरेट पीना

65. 3	**66.** 4	**67.** 1	**68.** 1	**69.** 4	**70.** 1	**71.** 1	**72.** 4	**73.** 1	**74.** 4

75. सामग्रियों को अधिक समय तक इनमेल भाण्ड में न उबालने के पीछे तर्क क्या है?
1. इनेमल भाण्ड की ऊपरी परत निकल जाती है।
2. इनेमल भाण्ड की आकृति में परिवर्तन हो जाता है।
3. इनेमल भाण्ड का रंग फीका पड़ जाता है।
4. इनेमल भाण्ड इतने गर्म हो जाते हैं कि इन्हें स्पर्श नहीं किया जा सकता।

76. औषधि के कड़वे स्वाद के अवगुंठन के लिए शर्करा युक्त औषधि के सांद्रित घोल को ______ कहा जाता है।
1. मिश्रण (Mixture) 2. सिरप (Syrup)
3. इमल्शन (Emulsion) 4. निलंबन (Suspension)

77. असहयोगशील रोगी के मानसिक स्वास्थ्य की जांच करते समय, चेहरे पर क्या भाव देखा जाना चाहिए?
1. सौम्यता 2. रोना
3. मुस्कुराना 4. निद्रालु

78. जब किसी मरीज के कैंसर को '$T_1N_0M_0$', के रूप में वर्गीकृत किया जाता है, तो यह क्या दर्शाता है?
1. छोटा प्राथमिक ट्यूमर जिसमें लिम्फ नोड शामिल नहीं है और मेटास्टेसिस नहीं है
2. कोई प्राथमिक ट्यूमर नहीं, लेकिन लिम्फ नोड्स और मेटास्टेसिस पॉजिटिव है
3. विस्तारी लिम्फ नोड भागीदारी के साथ छोटा प्राथमिक ट्यूमर लेकिन कोई मेटास्टेसिस नहीं
4. विस्तारी लिम्फ नोड भागीदारी और मेटास्टेसिस के साथ बड़ा प्राथमिक ट्यूमर

79. गर्भावस्था के दौरान फोलिक अम्ल के लिए अनुशंसित अनुमत खुराक (dietary allowance) ______ है।
1. 500 mcg 2. 400 mcg
3. 600 mcg 4. 300 mcg

80. फ्रैक्चर से संबंधित सर्जरी करवाने वाले मरीज के लिए क्या कानूनी तैयारी की जाती है?
1. आपातकाल के लिए रक्त तैयार रखना
2. हस्ताक्षरित सूचित सहमति
3. अस्पताल शुल्क का भुगतान
4. सर्जरी के दौरान किसी रिश्तेदार की उपस्थिति

81. गर्भ से माता तक गैसों और पोषक तत्वों का विनिमय ______ होता है।
1. पीतक कोष 2. नाभिरज्जु
3. अपरा 4. गर्भाशय

82. प्रसव के पहले चरण में गर्भाशयग्रीवा (cervix), के विस्फारण (dilatation) के लिए कौन-सा हार्मोन उत्तरदायी है?
1. टेस्टोस्टेरोन (Testosterone)
2. पुटक-उद्दीपक हॉर्मोन (Follicle-Simulating Hormone)
3. एस्ट्रोजन (Estrogen)
4. ल्यूटिनकारी हॉर्मोन (Luteinizing Hormone)

83. शोथ का कौन-सा कोशिका मध्यस्थ चिकनी मांसपेशी संकुचन को उत्तेजित करता है?
1. प्रोस्टाग्लैंडीन 2. हिस्टामाइन
3. ल्यूकोट्रिएन्स 4. सेरोटोनिन

84. नवजात शिशु को हेपेटाइटिस B के वैक्सीन लगाने का स्थान ______ है।
1. मध्य ऊरु का अग्र पार्श्व भाग
2. बायीं ऊपरी भुजा
3. दायीं ऊपरी भुजा
4. मध्य ऊरु का पार्श्व भाग

85. जब एक वृक्क विकसित होने में विफल हो जाता है, जबकि दूसरा वृक्क सामान्य आकार, स्थिति और क्रिया के साथ उपस्थित रहता है, तो इस जन्मजात रोग को ______ कहा जाता है।
1. निरूद्धप्रकाश (Phimosis)
2. वृक्क दुर्विकसन (Renal dysplasia)
3. अश्वनाल वृक्क (Horseshoe kidney)
4. वृक्क अजनन (Renal agenesis)

75. 1	**76.** 2	**77.** 1	**78.** 1	**79.** 3	**80.** 2
81. 3	**82.** 3	**83.** 4	**84.** 1	**85.** 4	

86. प्रत्येक निर्मित प्रश्न आइटम के मान और उपयुक्तता का मूल्यांकन _____ नामक एक विशिष्ट विधि के माध्यम से किया जाता है।

1. आइटम मापन
2. आइटम प्रभावशीलता
3. आइटम विभेदन
4. आइटम विश्लेषण

87. वह व्यक्ति जो किसी रोग के सूक्ष्मजीवों को स्थान देता है तथा लक्षणों से स्वयं-पीड़ित हुए बिना उन्हें उत्सर्जित करता है, उसे _____ कहा जाता है।

1. परपोषी (Host)
2. वाहक (Carrier)
3. आगार (Reservoir)
4. अभिकर्ता (Agent)

88. मात्रात्मक अनुसंधान में, यदि जनसंख्या सजातीय है, तो _____ पर्याप्त हो सकता है।

1. छोटा प्रतिदर्श आमाप
2. बहुत बड़ा प्रतिदर्श आमाप
3. बहुत छोटा प्रतिदर्श आमाप
4. बड़ा प्रतिदर्श आमाप

89. प्रसवोत्तरकाल (puerperium) के दौरान निम्नलिखित में से कौन-सा सामान्य अभिज्ञान है?

1. मृदु अस्थायी मूत्र प्रतिधारण (Mild transient urinary retention)
2. अति दर्दनाक मूत्रण (Severely painful urination)
3. दुर्गंधयुक्त सूतिस्राव (Foul-smelling lochia)
4. लगातार 38°C से ऊपर का बुखार

90. चरण 3 हाइपोवोलेमिक-शॉक में, रोगी को _____ रक्त की हानि होगी।

1. 10–20%
2. 30–40%
3. 20–30%
4. 40–50%

91. कौन-सा संक्रामक एजेंट, आमाशय कैंसर के विकास के लिए जोखिम कारक है?

1. साल्मोनेला
2. एस्चेरिचिया कोली
3. हेलिकोबैक्टर पाइलोरी
4. शिगेला

92. निम्नलिखित में से किस रोग की स्थिति वाले रोगियों में सामान्य एनेस्थीसिया (anesthesia) के लिए एटोमिडेट (Etomidate) औषधि का आदर्श रूप में उपयोग किया जाता है?

1. तंत्रिका संबंधी समस्या (Neuro problems)
2. जठरांत्र संबंधी समस्या (Gastrointestinal problems)
3. ऑर्थो संबंधी समस्या (Ortho problems)
4. हृद् वाहिका संबंधी समस्या (Cardiovascular problems)

93. जब जनसंख्या में व्यक्तियों के स्थान पर इकाइयां शामिल हों तो किस प्रकार का प्रतिचयन (sampling) लागू होगा?

1. बहुचरणी (Multistage)
2. सरल यादृच्छिक (Simple random)
3. सुविधाजनक (Convenient)
4. कोटा (Quota)

94. कौन-सी जन्मजात विसंगति उदर भित्ति के अधूरे बंद होने तथा आंतों के बाहर निकलने से चिह्नित होती है जो सुरक्षात्मक झिल्ली से ढकी होती है?

1. नाभिहर्निया (Omphalocele)
2. नाभि हर्निया (Umbilical hernia)
3. गैस्ट्रोस्काइसिस (Gastroschisis)
4. मध्यच्छद हर्निया (Diaphragmatic hernia)

95. राष्ट्रीय मानसिक स्वास्थ्य कार्यक्रम की मुख्य रणनीति निम्नलिखित में से कौन-सी है?

1. मानसिक स्वास्थ्य सेवाओं का विकेंद्रीकरण
2. मानसिक स्वास्थ्य केंद्रों का निजीकरण
3. सभी मानसिक रूप से बीमार रोगियों का संस्थापन
4. सभी नागरिकों के लिए अनिवार्य मानसिक स्वास्थ्य जांच

86. 4	**87.** 2	**88.** 1	**89.** 1	**90.** 2	**91.** 3	**92.** 4	**93.** 4	**94.** 1	**95.** 1

96. चयापचय पर कार्बोहाइड्रेट से कितनी किलोकैलोरी (kcal) ऊर्जा प्राप्त होती है?

1. 9 kcal
2. 5 kcal
3. 4 kcal
4. 2 kcal

97. जठरांत्र पथ की अंतर्तम परत का नाम क्या है?

1. बाह्य श्लेष्मल (Muscularis External)
2. श्लेष्मिका (Mucosa)
3. सीरमी पटल (Serosa)
4. अवश्लेष्मिक कला (Sub mucosa)

98. _____ द्वारा विशेष स्तर की स्वास्थ्य देखभाल सेवाएं प्रदान की जाती हैं।

1. उपकेंद्र
2. तृतीयक स्वास्थ्य केंद्र
3. प्राथमिक स्वास्थ्य केंद्र
4. माध्यमिक स्वास्थ्य केंद्र

99. नासा गुहा (nasal cavity) की कौन-सी परत अभिश्वसन के दौरान प्रश्वसित वायु को गर्म करती है?

1. श्वसन श्लेष्मकला (Respiratory mucosa)
2. बुकोफेरीन्जियल प्रवारणी (Buccopharynogbasilar fascia)
3. फेरिंगोबेसिलर प्रवारणी (Pharyngobasilar fascia)
4. घ्राण श्लेष्मकला (Olfactory mucosa)

100. तैराक के कान (swimmer's ear) के उपचार के लिए निम्नलिखित में से किस ईयर-ड्रॉप (ear drop) का उपयोग किया जाता है?

1. हाइड्रोजन पेरोक्साइड (Hydrogen peroxide)
2. एसिटिक अम्ल (Acetic acid)
3. कार्बामाइड पेरोक्साइड (Carbamide peroxide)
4. ग्लिसरीन (Glycerin)

व्याख्यात्मक उत्तर

1. (2): सामान्य दृष्टि वाले युवा वयस्क के लिए सुस्पष्ट दृष्टि की न्यूनतम दूरी लगभग 25 cm होती है, न कि 20 cm। यह वह दूरी होती है जिस पर आंख बिना तनाव के किसी वस्तु को स्पष्ट देख सकती है। इसलिए यह कथन सही नहीं है और प्रश्न में पूछा गया "सही नहीं है" कथनों में यह विकल्प का उत्तर है।

2. (2): 2025 में दिल्ली विधानसभा चुनावों के बाद रेखा गुप्ता ने दिल्ली की मुख्यमंत्री का पदभार संभाला। वे भारतीय जनता पार्टी की वरिष्ठ नेता हैं और यह पहली बार है जब भाजपा ने दिल्ली में सरकार बनाई है। इस बदलाव ने दिल्ली की राजनीतिक स्थिति में ऐतिहासिक मोड़ लाया।

3. (1): कुव्वत-उल-इस्लाम मस्जिद दिल्ली के कुतुब परिसर में स्थित है। इसे 1193 में कुतुबुद्दीन ऐबक ने बनवाया था और यह भारत की सबसे पुरानी मुस्लिम मस्जिदों में से एक है। इसका नाम "इस्लाम की शक्ति" के रूप में अनुवादित होता है और यह भारतीय-इस्लामी वास्तुकला का उत्कृष्ट उदाहरण है।

4. (3): दिया है, सात बॉक्स एक के ऊपर एक रखे गए है।

बॉक्स
सबसे ऊपर स्थान पर → G
N
A
E
B
O
सबसे नीचे स्थान पर → F

यहाँ, सबसे निचले स्थान पर F को रखा गया है।

5. (3): सतलुज नदी वास्तव में सिंधु नदी प्रणाली का हिस्सा है, न कि गंगा नदी प्रणाली का। यह हिमालय से निकलकर पाकिस्तान में जाकर सिंधु में मिलती है। इसलिए गंगा प्रणाली से इसे जोड़ना गलत युग्म है और यही कारण है कि यह उत्तर सही है।

6. (2): आरती कुमार-राव की 2025 की पुस्तक "Marginlands : A Journey into India's Vanishing Landscapes" भारत में उनकी पर्यावरणीय यात्रा का दस्तावेज है, जिसमें

96. 3	**97.** 2	**98.** 2	**99.** 1	**100.** 2

जलवायु परिवर्तन, भूमि क्षरण और इन बदलावों का स्थानीय लोगों पर प्रभाव दर्शाया गया है। यह पुस्तक फोटोजर्नलिज्म, पर्यावरणीय पत्रकारिता और सामाजिक दृष्टिकोण का मिश्रण है।

7. (4): Aero India 2025 का आयोजन बेंगलुरु के येलहंका एयर फोर्स स्टेशन पर हुआ था, जो भारत में रक्षा और एयरोस्पेस की सबसे बड़ी द्विवार्षिक प्रदर्शनी है। यह स्थल वर्षों में इस मेगा-इवेंट की मेजबानी करता आ रहा है और इसमें वैश्विक रक्षा कंपनियाँ और तकनीक प्रदर्शित की जाती हैं।

8. (1): भारत के नियंत्रक एवं महालेखा परीक्षक (CAG) एक संवैधानिक संस्था है, जो केंद्र और राज्य सरकारों के व्यय की लेखापरीक्षा करता है। यह संस्था संविधान के अनुच्छेद 148 से 151 के तहत स्थापित की गई है और संसद या विधानसभा के समक्ष रिपोर्ट प्रस्तुत करता है ताकि पारदर्शिता और वित्तीय जवाबदेही सुनिश्चित हो।

9. (4): वृषण (Testes) सामान्य शरीर के तापमान से लगभग 2–3°C कम तापमान पर ही शुक्राणु बना सकते हैं। इसलिए वृषण शरीर के बाहर एक थैलीनुमा संरचना वृषणकोश (Scrotum) में स्थित होते हैं, जो तापमान को नियंत्रित करता है और शुक्राणु निर्माण (Spermatogenesis) के लिए उपयुक्त वातावरण बनाए रखता है।

10. (4): दिया है,

व्यंजक = 'E + F – G × H ÷ K'

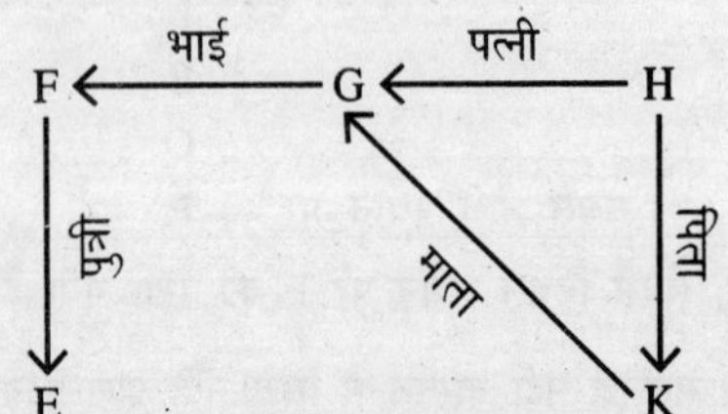

यहाँ, E, K के माँ के भाई की पुत्री है।

11. (2): 1. UK – ZF ⇒ U $\xrightarrow{+5}$ Z, K $\xrightarrow{-5}$ F

2. XM – CI ⇒ X $\xrightarrow{+5}$ C, M $\xrightarrow{-4}$ I

3. OA – TV ⇒ O $\xrightarrow{+5}$ T, A $\xrightarrow{-5}$ V

4. NG – SB ⇒ N $\xrightarrow{+5}$ S, G $\xrightarrow{-5}$ B

यहाँ, विकल्प (2) समूह से संबंधित नहीं है।

12. (2): 1857 के विद्रोह के बाद ब्रिटिश प्रशासन ने मुसलमानों के प्रति विशेष कठोरता दिखाई क्योंकि उन्हें विद्रोह का नेतृत्व करने वाले मुख्य समूहों में माना गया। विशेषतः दिल्ली और अवध क्षेत्र के मुसलमानों को लक्षित कर भूमि, संपत्ति और पद छीने गए। यह एक दंडात्मक नीति थी जो ब्रिटिश शासन के प्रतिशोधात्मक रवैये को दर्शाती थी।

13. (1): $\left(\frac{2}{6}\right)\times\left(\frac{18}{10}\right)+\left(\frac{9}{5}-4\right)$

$$= \left(\frac{1}{3}\right)\times\left(\frac{9}{5}\right)+\left(\frac{9-20}{5}\right)$$

$$= \frac{1}{3}\times\frac{9}{5}+\left(\frac{-11}{5}\right)$$

$$= \frac{3}{5}-\frac{11}{5}$$

$$= \frac{3-11}{5}=\frac{-8}{5}.$$

14. (2): राजस्थान में पारंपरिक जल संचयन प्रणालियाँ जैसे खड़ीनें, तालाब, और नदी आधारित संरचनाएँ बहुत पुराने समय से उपयोग में लाई जाती रही हैं। खड़ीन एक प्रकार की खेत-तल प्रणाली है, जो वर्षा जल को संचित कर कृषि योग्य बनाती है। यह रेगिस्तानी क्षेत्र की जल संरक्षण संस्कृति का प्रतीक है।

15. (1): एथाइन (C_2H_2) एक असंतृप्त हाइड्रोकार्बन है जिसमें दो कार्बन परमाणुओं के बीच त्रि-आबंध (triple bond) होता है। यह अल्काइन श्रेणी का यौगिक है। इसकी संरचना H—C≡C—H होती है। यह तेज ज्वलनशील गैस है और वेल्डिंग आदि में प्रयुक्त होती है।

16. (3): पादप कोशिकाओं में रिक्तिकाएं छोटे आकार की होती है जबकि जंतु कोशिकाओं में वे बहुत बड़ी होती है। यह कथन गलत है। वास्तव में, पादप कोशिकाओं में रिक्तिकाएँ (vacuoles) बड़ी और केंद्रीय होती हैं, जो कोशिका रस से भरी होती हैं और स्फीतता बनाए रखती हैं। वहीं जंतु कोशिकाओं में रिक्तिकाएँ छोटी और अनेक होती हैं। अतः यह कथन सही नहीं है।

17. (4): टिहरी बाँध उत्तराखंड में भागीरथी नदी पर बनाया गया है। यह भारत के सबसे ऊँचे और एशिया के प्रमुख

बहुउद्देश्यीय बाँधों में से एक है। इसका उद्देश्य जल विद्युत उत्पादन, सिंचाई और पेयजल आपूर्ति है। इस बाँध ने टिहरी झील भी बनाई है जो अब पर्यटन का केंद्र बन चुकी है।

18. (3): ∵ माना रेलगाड़ी की लंबाई l मी. है।

तब, $\frac{l}{\text{चाल}} = 20$ सेकंड

$\Rightarrow \quad l = 20 \times \text{चाल} \quad ...(i)$

और $\frac{l+200}{\text{चाल}} = 36$

$\Rightarrow \quad l = 36 \times \text{चाल} - 200 \quad ...(ii)$

(*i*) और (*ii*) से,

$20 \text{ चाल} = 36 \text{ चाल} - 200$

$\Rightarrow \quad 16 \text{ चाल} = 200$

$\Rightarrow \quad \text{चाल} = \frac{200}{16} = \frac{25}{2}$ मी./से.

$= \frac{25}{2} \times \frac{18}{5} = 45$ किमी./घंटा

∴ 108 किमी. की दूरी तय करने में लगा समय

$= \frac{108}{45} = \frac{12}{5} = 2.4$ घंटे।

19. (2): सिल्वर (चाँदी) एक उत्तम चालक है और इसकी प्रतिरोधकता लगभग $1.6 \times 10^{-8}\ \Omega$ m होती है।

मैंगनिन (Manganin) एक मिश्रधातु है जिसका उपयोग स्थिर प्रतिरोधकों में किया जाता है, इसकी प्रतिरोधकता लगभग $44 \times 10^{-6}\ \Omega$ m होती है।

हीरा (Diamond) एक अत्यंत कुचालक है और उसकी प्रतिरोधकता लगभग $10^{12}\ \Omega$ m के आसपास होती है।

इस प्रकार सही सुमेल है:

(*a*) सिल्वर – (*ii*),

(*b*) मैंगनिन – (*i*),

(*c*) हीरा – (*iii*)

20. (2): संघ लोक सेवा आयोग (UPSC)) एक सलाहकार निकाय है। यह सिविल सेवाओं के लिए परीक्षाएं आयोजित करता है, भर्ती प्रक्रियाओं की सिफारिश करता है, और सरकार को सुझाव देता है।

लेकिन किसी सिविल सेवक के खिलाफ अनुशासनात्मक कार्रवाई करना इसका कार्य नहीं है; यह कार्य संबंधित विभाग या सरकार द्वारा किया जाता है।

21. (4): क्योटो प्रोटोकॉल, 2005 में प्रभाव में आया, ने विकसित देशों (Annex-I nations) को ग्रीनहाउस गैसों के उत्सर्जन में कमी लाने के लिए कानूनी रूप से बाध्य किया।

यह विकासशील देशों (जैसे भारत) पर कोई कानूनी बाध्यता नहीं लगाता था, बल्कि उन्हें सहयोग और तकनीकी सहायता का अधिकार देता था।

इसलिए, कथन 4 सही है।

22. (4): दिया है, संख्या युग्म

$25, 125 \Rightarrow \frac{125}{25} = 5,$

$60, 300 \Rightarrow \frac{300}{60} = 5$

उसी प्रकार, $45, 225 \Rightarrow \frac{225}{45} = 5$

∴ विकल्प (4) में संख्या युग्म उसी प्रकार संबंधित है जैसे दिए गए संख्या युग्म संबंधित है।

23. (4): दिया है, घन का आयतन = 117649

$\Rightarrow \quad (\text{भुजा})^3 = (7)^6 = (7^2)^3$

$\Rightarrow \quad (\text{भुजा})^3 = (49)^3$

$\Rightarrow \quad \text{भुजा} = 49$ मी.

∴ घन का कुल पृष्ठीय क्षेत्रफल $= 6(\text{भुजा})^2$

$= 6(49)^2 = 6(2401)$

$= 14406$ मी.^{2}।

24. (4): नेत्र में समय के साथ दृष्टि धुंधली होने का कारण सामान्यतः अपवर्तक दोष (Refractive errors) होते हैं। इनमें मुख्यतः निकट दृष्टिदोष (myopia), दूर दृष्टिदोष (hypermetropia) और बंद दृष्टिदोष (astigmatism) शामिल हैं। इन दोषों के कारण प्रकाश रेटिना पर सही तरीके से नहीं पड़ता जिससे दृष्टि धुंधली हो जाती है।

25. (1): NaCl एक मजबूत अम्ल (HCl) और मजबूत क्षार (NaOH) से बना लवण है, इसलिए इसका विलयन उदासीन होता है।

CH_3COONa एक कमजोर अम्ल (CH_3COOH) और मजबूत क्षार (NaOH) से बना होता है, जिससे इसका विलयन क्षारीय प्रकृति का होता है।

इसलिए, सही मिलान है: X—उदासीन, Y—क्षारीय।

26. (4): NXG : PBM ⇒

$$\begin{array}{ccc} N & X & G \\ +2\downarrow & +4\downarrow & +6\downarrow \\ P & B & M \end{array}$$

VOB : XSH ⇒

$$\begin{array}{ccc} V & O & B \\ +2\downarrow & +4\downarrow & +6\downarrow \\ X & S & H \end{array}$$

उसी प्रकार, SAL : UER ⇒

$$\begin{array}{ccc} S & A & L \\ +2\downarrow & +4\downarrow & +6\downarrow \\ U & E & R \end{array}$$

∴ विकल्प (4) दिए गए दोनों पैटर्न के समान अनुसरण करता है।

27. (2): माना निर्माता के लिए उत्पाद का क्रय मूल्य ₹ x

तब, थोक विक्रेता के लिए क्रय मूल्य = $x \times \frac{140}{100}$

और खुदरा विक्रेता के लिए क्रय मूल्य = $x \times \frac{140}{100} \times \frac{123}{100}$

और ग्राहक के लिए क्रय मूल्य

$$= x \times \frac{140}{100} \times \frac{123}{100} \times \frac{125}{100} = 861$$

$$\Rightarrow x \times \frac{7}{5} \times \frac{123}{100} \times \frac{5}{4} = 861$$

$$\Rightarrow \quad x = \frac{861 \times 100 \times 4}{7 \times 123}$$

$$\Rightarrow \quad x = ₹\ 400$$

∴ अभीष्ट क्रय मूल्य = ₹ 400.

28. (3): मनीष का 1 दिन का कार्य = $\frac{1}{32}$

∴ मनीष का 4 दिन का कार्य = $\frac{4}{32} = \frac{1}{8}$

∴ शेष कार्य = $1 - \frac{1}{8} = \frac{7}{8}$

∵ दिया है, $\frac{7}{8}$ कार्य = 16 दिन

∴ 1 कार्य = $16 \times \frac{8}{7} = \frac{128}{7}$ दिन

∴ सतीश एक कार्य को $\frac{128}{7}$ दिनों में करेगा

∴ सतीश का 1 दिन का कार्य = $\frac{7}{128}$

अब, (मनीष + सतीश) का 1 दिन का कार्य

$$= \frac{1}{32} + \frac{7}{128}$$

$$= \frac{4+7}{128} = \frac{11}{128}$$

∴ मनीष और सतीश एक साथ मिलकर इस कार्य को $\frac{128}{11} = 11\frac{7}{11}$ दिनों में पूरा कर सकता है।

29. (1): अटल सुरंग (Atal Tunnel) को 2020 में प्रधानमंत्री द्वारा राष्ट्र को समर्पित किया गया था। यह हिमाचल प्रदेश में रोहतांग दर्रे के नीचे 10,000 फीट से अधिक की ऊँचाई पर स्थित है और इसे 2024 तक की स्थिति में विश्व की सबसे ऊँचाई पर स्थित सबसे लंबी राजमार्ग सुरंग माना गया है। इसकी लंबाई लगभग 9.02 किमी. है।

30. (4): रदरफोर्ड के स्वर्ण पन्नी प्रयोग में यह देखा गया कि अधिकांश α-कण बिना किसी विक्षेप के पन्नी से गुजर गए, पर कुछ बहुत ही कम कण 180° तक वापस लौट गए। यह केवल तभी संभव है जब परमाणु के भीतर कोई अत्यंत घना और धनावेशित केन्द्र (नाभिक) मौजूद हो जो इन कणों को विक्षेपित कर सके। यही नाभिक के अस्तित्व का प्रत्यक्ष प्रमाण था।

31. (2): सिस्टोस्कोपी एक नैदानिक प्रक्रिया है जिसमें एक छोटा कैमरा युक्त यंत्र (सिस्टोस्कोप) मूत्रमार्ग के माध्यम से मूत्राशय के अंदर डाला जाता है। यह मूत्राशय की आंतरिक सतह को देखने और बायोप्सी सैंपल लेने के लिए प्रयोग किया जाता है।

32. (3): यदि किसी व्यक्ति को कोई दंडात्मक उद्दीपन (punishment) दिया जाता है, तो उस व्यवहार की पुनरावृत्ति की संभावना कम हो जाती है। यह एक व्यवहारिक सिद्धांत है जिसका प्रयोग अनुशासन या अवांछित व्यवहार को रोकने में किया जाता है।

33. (2): स्वास्थ्य सेवा की व्यक्ति-केन्द्रिता का सबसे अच्छा संकेतक है कि क्या मरीज अपनी चिकित्सा से जुड़े निर्णयों में भाग ले रहा है। यह दर्शाता है कि सेवाएं मरीज की जरूरतों, प्राथमिकताओं और मूल्यों के अनुरूप दी जा रही हैं।

34. (3): Urea Breath Test का प्रयोग Helicobacter pylori नामक जीवाणु की पहचान के लिए किया जाता है, जो पेट के म्यूकोसा में संक्रमण करता है और अल्सर का कारण बन सकता है। यह टेस्ट बहुत संवेदनशील और गैर-आक्रामक होता है।

35. (3): बाल चिकित्सा आनुवंशिक परामर्श में, यदि माता-पिता किसी अनुवांशिक रोग के वाहक हैं, तो भविष्य में निर्णय लेने हेतु उन्हें PGT यानी Preimplantation Genetic Testing के बारे में बताया जाता है। यह IVF की प्रक्रिया के दौरान भ्रूण में आनुवंशिक गड़बड़ी की पहचान करने की तकनीक है, जिससे स्वस्थ भ्रूण का चयन किया जा सके।

36. (3): Aetiology शब्द का प्रयोग किसी रोग या अवस्था के कारण या उत्पत्ति के अध्ययन के लिए किया जाता है। जो यह बताता है कि रोग क्यों और कैसे उत्पन्न होता है– चाहे वह संक्रमण, आनुवंशिकी, पर्यावरणीय कारक या अन्य कोई कारण हो। चिकित्सा विज्ञान में एटिओलॉजी रोग की पहचान और उपचार योजना का मूल आधार है।

37. (4): Hydrocephalus (मस्तिष्क में CSF का असामान्य संचय) की पुष्टि के लिए CT स्कैन एक अत्यधिक विश्वसनीय और त्वरित नैदानिक उपकरण है। यह मस्तिष्क के वेंट्रिकल्स के आकार में विस्तार दिखाता है, जिससे निदान में आसानी होती है। MRI भी उपयोगी है, परंतु CT स्कैन अधिक सुलभ और तेज होता है, विशेषतः आपात स्थितियों में।

38. (1): गर्भाशय की पेशीय परत (myometrium) में gap junctions की संख्या प्रसव से पहले बढ़ती है। ये इलेक्ट्रिकल कनेक्शन uterine smooth muscle कोशिकाओं को आपस में समन्वयित रूप से संकुचित होने में मदद करते हैं, जिससे synchronized और coordinated contractions संभव होते हैं – यह सफल प्रसव के लिए आवश्यक है।

39. (3): Operant Conditioning एक व्यवहार संबंधी सिद्धांत है जिसे B.F. Skinner ने विकसित किया। इसमें किसी व्यवहार को परिणामों (जैसे इनाम या दंड) के आधार पर मजबूत (reinforce) या कमजोर (punish) किया जाता है। यह अधिगम प्रक्रिया किसी उद्दीपन की प्रतिक्रिया के बजाय परिणाम पर आधारित होती है।

40. (1): Obturator nerve उरु (thigh) क्षेत्र में medial (भीतरी) त्वचा और adductor muscles (जैसे adductor longus, brevis, magnus) को प्रेरित करती है। यह L2–L4 spinal nerves से उत्पन्न होती है और pelvic से होकर जंघा में जाती है, जहां यह मोटर और सेंसरी दोनों कार्य करती है।

41. (3): Reichert-Meissl (RM) number एक परीक्षण है जिसका उपयोग मक्खन में वाष्पशील वसा अम्लों (volatile fatty acids) की मात्रा निर्धारित करने के लिए किया जाता है। यह संख्या शुद्ध मक्खन और कृत्रिम वसा (adulterated fats) के बीच अंतर करने में सहायक होती है, क्योंकि शुद्ध मक्खन में उच्च RM संख्या पाई जाती है।

42. (4): Shock की स्थिति में शरीर के ऊतकों को अपर्याप्त ऑक्सीजन और रक्त आपूर्ति मिलती है, जिससे शरीर की प्रतिक्रिया में तेज श्वसन (tachypnea) और कमजोर, तेज नाड़ी (weak, thready pulse) देखने को मिलती है। यह शरीर द्वारा रक्तचाप बनाए रखने और अंगों तक रक्त पहुंचाने का प्रयास होता है।

43. (2): श्रोणि में फ्रैक्चर होने पर मूत्राशय या मूत्रमार्ग को क्षति पहुँच सकती है, जिससे मूत्र उत्पादन में कमी या रुकावट हो सकती है। इसलिए ऐसे मरीजों में urine output की लगातार निगरानी आवश्यक होती है ताकि मूत्र प्रणाली की क्षति का शीघ्र पता लगाया जा सके।

44. (4): Lactose intolerance उस अवस्था को कहते हैं जब व्यक्ति लैक्टोज नामक दूध में पाए जाने वाले शर्करा को पचा नहीं पाता। यह एंजाइम Lactase की कमी के कारण होता है, जो लैक्टोज को ग्लूकोज और गैलेक्टोज में तोड़ता है। इसकी अनुपस्थिति से अपच, गैस और दस्त जैसे लक्षण उत्पन्न होते हैं।

45. (1): लघु भगोष्ठ (labia minora) के निचले सिरों के संगलन से बनी त्वचा की झिल्ली या फोल्ड को Fourchette कहा जाता है। यह भगद्वार के पास स्थित होता है और शारीरिक जांच में महिलाओं के जननांग क्षेत्र की सामान्य संरचनाओं में से एक होता है।

46. (3): Placenta previa वह अवस्था है जिसमें प्लेसेंटा गर्भाशय के गर्भाशयमुख (cervical os) को आच्छादित करता है। यदि गर्भावस्था के 37 सप्ताह या उससे अधिक की अवधि में रक्तस्राव होता है, तो यह संकेत देता है कि भ्रूण पर जोखिम बढ़ गया है और अब निश्चित प्रबंधन (अर्थात प्रसव) आवश्यक है, अक्सर सिजेरियन डिलीवरी के माध्यम से।

47. (3): Myocardial infarction के बाद यदि मरीज में सांस की तकलीफ, तेज हृदय गति और गुलाबी झागदार थूक दिखाई दे तो यह फुफ्फुसीय शोथ (pulmonary edema) का संकेत है। इस स्थिति में नर्स को फेफड़ों से क्रैकल्स (crackles) या चटचटाने जैसी ध्वनियाँ सुनाई देती हैं, जो तरल के जमा होने का संकेत देती हैं।

48. (4): कांच के औजारों या उपकरणों को 5% सेवलॉन (Savlon) से रोगाणुनाशित करने के लिए न्यूनतम आवश्यक समय 10 मिनट होता है। यह समय एंटीसेप्टिक को प्रभावी रूप से सूक्ष्मजीवों को नष्ट करने की अनुमति देता है और संक्रमण नियंत्रण सुनिश्चित करता है।

49. (2): साहचर्यात्मक (associative) सामाजिक प्रक्रम में सहयोगिता (cooperation) और समंजन (coordination) जैसे तत्व सम्मिलित होते हैं। यह वह प्रक्रिया है जिसमें व्यक्ति समाज के साथ जुड़कर सामाजिक कार्यों को मिल-जुलकर करता है और सामूहिक लक्ष्यों की पूर्ति करता है।

50. (2): 29 मई, 2018 को लागू किए गए मानसिक स्वास्थ्य देखभाल अधिनियम के तहत भारतीय दंड संहिता की धारा 309, जो आत्महत्या के प्रयास को अपराध मानती थी, को संशोधित किया गया। इसके तहत यह माना गया कि आत्महत्या का प्रयास करने वाला व्यक्ति मानसिक तनाव में है और उसे इलाज व सहायता की आवश्यकता है, न कि दंड की।

51. (1): घाव भरने की कणीभवन (Granulation) चरण में ऊतक गुलाबी और संवहनी (vascular) दिखाई देता है। इस चरण में नए रक्त वाहिकाओं (neovascularization) का निर्माण होता है और ग्रेनुलेशन टिशू, जो लाल-गुलाबी होता है, घाव को भरता है। यह ऊतक संक्रमण प्रतिरोध और आगे के उपचार का आधार प्रदान करता है।

52. (1): Areolar connective tissue शरीर का सबसे व्यापक रूप से वितरित संयोजी ऊतक है। यह लूज संयोजी ऊतक होता है जो त्वचा को आधार प्रदान करता है, अंगों को जोड़ता है, और नसों तथा रक्त वाहिकाओं के चारों ओर पाया जाता है। इसमें कोलाजेन, इलास्टिन और रेटिकुलर रेशे पाए जाते हैं।

53. (3): प्राथमिक समूह वे होते हैं जिनमें सदस्यता व्यक्तिगत, प्रत्यक्ष और घनिष्ठ होती है। जैसे परिवार, मित्र मंडली, और छोटे समुदाय। इन समूहों में भावनात्मक जुड़ाव अधिक होता है और पारस्परिक संबंध मजबूत होते हैं। इनका सामाजिकरण में मुख्य योगदान होता है।

54. (2): Streptococcus pneumoniae एक ग्राम पॉजिटिव, डिप्लोकोकी जीवाणु है, जो प्रायः न्यूमोनिया, मेनिन्जाइटिस और ओटाइटिस मीडिया जैसी बीमारियों का कारण बनता है। यह लैन्सेट के आकार का होता है और आमतौर पर जोड़े में पाया जाता है।

55. (2): Brugia malayi फाइलेरिया का प्रेरक परजीवी है जो नैश आवर्तिता (nocturnal periodicity) प्रदर्शित करता है, अर्थात इसकी माइक्रोफाइलेरिया रात्रि के समय रक्त में अधिक संख्या में पाई जाती हैं। यह आवर्तिता मच्छर के काटने की आदत के अनुसार अनुकूलित होती है जिससे संक्रमण की संभावना बढ़ जाती है।

56. (4): प्रत्यावर्तन वह जैविक प्रक्रिया है जिसके द्वारा गर्भावस्था के बाद गर्भाशय और अन्य जननांग अंग धीरे-धीरे अपनी पूर्व-गर्भावस्था की स्थिति में लौटते हैं। यह प्रक्रिया आमतौर पर प्रसव के बाद लगभग 6 सप्ताहों में पूरी होती है और इसमें गर्भाशय के आकार, रक्त आपूर्ति और हार्मोनल परिवर्तनों का सामान्यीकरण शामिल होता है।

57. (3): जब झिल्लियाँ (membranes) प्रसव प्रारंभ होने से पहले फट जाती हैं, तो इस स्थिति को Premature Rupture of Membranes (PROM) कहा जाता है। यह गर्भावस्था को जटिल बना सकता है क्योंकि यह संक्रमण का खतरा बढ़ाता है और प्रसव को प्रेरित करने की आवश्यकता उत्पन्न कर सकता है।

58. (3): Preimplantation Genetic Testing (PGT) इन विट्रो निषेचन (IVF) प्रक्रिया के साथ किया जाता है जिसमें भ्रूण के गुणसूत्रों या जीन में असामान्यता की जाँच की जाती है उसके गर्भाशय में प्रत्यारोपण से पहले। यह प्रक्रिया संभावित आनुवंशिक रोगों से मुक्त भ्रूणों का चयन करने में मदद करती है।

59. (4): कीमोथेरेपी दवाओं का एरोसोल रूप में साँस द्वारा प्रवेश या त्वचा द्वारा अवशोषण नर्सों के लिए सबसे अधिक जोखिमपूर्ण होता है क्योंकि यह अनजाने में निरंतर संपर्क के माध्यम से विषैले प्रभाव डाल सकता है। इसलिए सुरक्षा उपकरणों का सही उपयोग आवश्यक होता है।

60. (1): Opsonization एक प्रक्रिया है जिसमें पूरक प्रणाली बैक्टीरिया जैसे रोगजनकों को फागोसाइटिक कोशिकाओं द्वारा आसानी से पहचानने और निगलने योग्य बनाती है। यह क्रिया शोथ प्रक्रिया की प्रारंभिक प्रतिक्रिया, यानी निःस्राव निर्माण को प्रभावी बनाती है, जो संक्रमण से लड़ने के लिए आवश्यक है।

61. (4): HIV (Human Immunodeficiency Virus) विशेष रूप से T सहायक कोशिकाओं (CD4+ T cells) को संक्रमित करता है, जो शरीर की प्रतिरक्षा प्रणाली की प्रमुख नियंत्रक कोशिकाएँ हैं। HIV इन कोशिकाओं की संख्या को धीरे-धीरे कम करता है, जिससे व्यक्ति AIDS जैसी गंभीर प्रतिरक्षान्यून स्थिति में पहुँच जाता है।

62. (4): Antacids वे दवाएं हैं जो पेट के अत्यधिक अम्ल (hydrochloric acid) को निष्क्रिय (neutralize) करती हैं और अम्लता (acidity), अपच (indigestion) तथा हृदयदाह (heartburn) जैसी समस्याओं से राहत प्रदान करती हैं। ये सामान्यतः एल्यूमिनियम हाइड्रॉक्साइड, मैग्नीशियम हाइड्रॉक्साइड जैसे यौगिकों से बनी होती हैं।

63. (1): Renal cell carcinoma (RCC) का सबसे आम प्रारंभिक लक्षण रक्तमेह (hematuria) होता है, जिसमें पेशाब में रक्त आता है। यह अक्सर दर्द रहित होता है और धीरे-धीरे पेशाब के रंग में बदलाव लाता है। अन्य लक्षणों में कुक्षिपार्श्व में दर्द और palpable mass शामिल हो सकते हैं, लेकिन रक्तमेह सबसे सामान्य और प्रारंभिक संकेत है।

64. (4): यदि हृदय संरोध के दौरान मरीज की ताल चौंकाने योग्य (shockable rhythm) पाई जाती है (जैसे VF या pulseless VT), तो एक defibrillation shock देने के बाद 5 चक्र CPR (लगभग 2 मिनट) देने की सिफारिश की जाती है। इसके बाद पुनः ताल की जांच की जाती है और आवश्यकता अनुसार आगे की कार्रवाई की जाती है।

65. (3): Hepatitis B virus (HBV) एकमात्र यकृतशोथ विषाणु है जो DNA वायरस होता है; अन्य (A, C, D, E) सभी RNA वायरस होते हैं। HBV का डीएनए आधारित गुणसूत्रीय पदार्थ इसे प्रतिरक्षा प्रणाली से छिपने और दीर्घकालिक संक्रमण (chronic hepatitis) उत्पन्न करने में सक्षम बनाता है।

66. (4): संकट हस्तक्षेप (crisis intervention) के दौरान मनोचिकित्सक नर्स का मुख्य उत्तरदायित्व होता है कि वह रोगी को तत्काल सहायता, सुरक्षा, और तनाव कम करने की तकनीकें प्रदान करे। इस समय रोगी अत्यधिक असहज, भ्रमित या भयभीत हो सकता है, और उसकी मनःस्थिति अस्थिर हो सकती है, इसलिए नर्स की भूमिका सहायक, स्थिर करने वाली और तात्कालिक होती है।

67. (1): Acidophiles वे सूक्ष्मजीव होते हैं जो pH 5 या उससे कम की अत्यधिक अम्लीय परिस्थितियों में भी विकसित हो सकते हैं। ये प्रायः ज्वालामुखी की राख, खनिज खानों, या अम्लीय गर्म झरनों में पाए जाते हैं और इनके एंजाइम तथा झिल्ली संरचनाएँ अम्ल के प्रति प्रतिरोधी होती हैं।

68. (1): गर्भकालीन मधुमेह (Gestational diabetes) होने पर माँ के रक्त में ग्लूकोज की मात्रा अधिक होती है, जो भ्रूण में अधिक वसा और ग्लूकोज संचय कराता है। इसका परिणाम होता है मैक्रोसोमिया, यानी औसत से अधिक बड़ा भ्रूण, जिससे प्रसव संबंधी जटिलताओं का खतरा बढ़ जाता है।

69. (4): किसी रोगी के रूटीन एडमिशन पर नर्स का पहला कार्य होता है कि वह रोगी की पंजीकरण व एडमिशन प्रक्रिया पूरी करे, जिसमें पहचान सत्यापन, मूलभूत शारीरिक जांच, आवश्यक रिकॉर्ड संधारण आदि शामिल होते हैं। इसके बाद अन्य गतिविधियाँ जैसे रूटीन बताना, ब्लड सैंपल आदि होते हैं।

70. (1): Electron microscope का सर्वप्रथम विकास Ernst Ruska और Max Knoll ने 1931 में किया था। यह तकनीक प्रकाश सूक्ष्मदर्शी की तुलना में बहुत उच्च विभेदन (resolution) देती है और सूक्ष्म स्तर पर कोशिकीय अवयवों और सूक्ष्मजीवों को देखने में क्रांतिकारी सिद्ध हुई।

71. (1): नर्सिंग संस्थानों में अनुशासनात्मक नीतियाँ बनाते समय सबसे महत्वपूर्ण बात यह होती है कि वे निरंतरता (consistency) और निष्पक्षता (fairness) सुनिश्चित करें। इससे छात्रों और स्टाफ को स्पष्ट संदेश जाता है कि सभी के साथ समान व्यवहार होगा, जिससे अनुशासन का पालन स्वाभाविक रूप से होता है और संस्थान का वातावरण सकारात्मक बना रहता है।

72. (4): पार्टोग्राफ एक चार्ट है जिसमें प्रसव की प्रगति को दर्ज किया जाता है। इसमें गर्भाशय संकुचनों की संख्या और अवधि को प्रत्येक 30 मिनट पर दर्ज किया जाता है। इससे प्रसव में किसी रुकावट या विलंब को समय पर पहचाना जा सकता है और उचित निर्णय लिया जा सकता है।

73. (1): Atherosclerosis में वसा, कोलेस्ट्रॉल और अन्य पदार्थ मुख्य रूप से धमनियों की सबसे अंदरूनी परत – Tunica Intima में जमा होते हैं। इससे रक्त प्रवाह अवरुद्ध या संकुचित हो जाता है, विशेषकर coronary arteries में, जिससे दिल का दौरा आदि का खतरा बढ़ जाता है।

74. (4): सिगरेट पीना वृक्कीय कैंसर (renal cell carcinoma) के लिए सबसे महत्वपूर्ण और सिद्ध जोखिम कारक है। इसमें उपस्थित रसायन किडनी के ऊतकों में क्षति पहुँचाते हैं और कैंसरजनक परिवर्तन ला सकते हैं। इसके अलावा यह रोग के आक्रामक स्वरूप से भी संबंधित है।

75. (1): Enamel-coated भाण्डों को अधिक समय तक उबालने पर इनकी ऊपरी कोटिंग (protective enamel layer) छिलने लगती है, जिससे बर्तन का उपयोग सुरक्षित नहीं रह जाता। इस परत के हटने से धातु की सतह में जंग लगने या रसायन रिसने का खतरा होता है।

76. (2): Syrup एक शर्करा-युक्त गाढ़ा तरल होता है जो औषधियों के कड़वे या अप्रिय स्वाद को छिपाने के लिए तैयार किया जाता है। यह मुख्य रूप से बच्चों या उन मरीजों को दवा आसानी से देने के लिए प्रयोग किया जाता है जो कड़वा स्वाद सहन नहीं कर पाते। सिरप में औषधि घुली होती है और स्वाद में सुधार के साथ-साथ दवा की स्थिरता भी बढ़ती है।

77. (1): मानसिक स्वास्थ्य जांच के दौरान चेहरे के भावों (facial expressions) को पढ़ना आवश्यक होता है। असहयोगशील रोगी में यदि चेहरा सौम्य (pleasant) दिखाई देता है, तो यह संकेत हो सकता है कि रोगी को अपनी स्थिति का आंशिक नियंत्रण या सामाजिक उत्तरदायित्व का अहसास है। इससे चिकित्सक को आगे की बातचीत के लिए संकेत मिलता है।

78. (1): $T_1N_0M_0$ वर्गीकरण प्रणाली में:

T_1 = छोटा प्राथमिक ट्यूमर

N_0 = लिम्फ नोड्स में कोई भागीदारी नहीं

M_0 = कोई मेटास्टेसिस (दूर प्रसार) नहीं

इसलिए $T_1N_0M_0$ का मतलब है कि ट्यूमर प्रारंभिक अवस्था में है और अब तक शरीर के अन्य हिस्सों में नहीं फैला है।

79. (3): गर्भावस्था के दौरान फोलिक अम्ल (Folic acid) की आवश्यकता बढ़ जाती है क्योंकि यह न्यूरल ट्यूब डिफेक्ट्स जैसे जन्म दोषों को रोकने में अत्यंत आवश्यक है।

भारतीय अनुशंसा अनुसार, गर्भवती महिलाओं के लिए फोलिक अम्ल की RDA (Recommended Dietary Allowance) लगभग 600 माइक्रोग्राम (mcg) प्रतिदिन होती है।

80. (2): किसी भी सर्जिकल प्रक्रिया से पहले, विशेष रूप से फ्रैक्चर सर्जरी जैसी महत्वपूर्ण प्रक्रियाओं में, हस्ताक्षरित सूचित सहमति (signed informed consent) लेना एक कानूनी और नैतिक आवश्यकता है। इसमें मरीज को सर्जरी के लाभ, जोखिम और विकल्पों के बारे में पूर्ण जानकारी दी जाती है, और उनकी सहमति दस्तावेज के रूप में सुरक्षित की जाती है।

81. (3): अपरा (Placenta) वह अंग है जो माँ और भ्रूण के बीच गैसों (जैसे ऑक्सीजन व कार्बन डाइऑक्साइड), पोषक तत्वों, और अपशिष्ट पदार्थों के विनिमय को संभव बनाता है। यह एक अस्थायी अंग होता है, जो गर्भावस्था के दौरान बनता है और भ्रूण को माँ की रक्त आपूर्ति से जोड़ता है।

82. (3): एस्ट्रोजन हार्मोन गर्भावस्था के अंत में गर्भाशयग्रीवा (cervix) को प्रसव के लिए तैयार करता है। यह ग्रीवा के ऊतकों को नरम, पतला और लचीला बनाने में मदद करता है जिससे विस्फारण (dilatation) संभव हो सके। यह प्रसव के पहले चरण में अत्यंत महत्वपूर्ण भूमिका निभाता है।

83. (4): सेरोटोनिन एक शोथ (inflammation) मध्यस्थ है जो चिकनी मांसपेशियों के संकुचन को उत्तेजित करता है। यह रक्त वाहिकाओं और श्वसन पथ की मांसपेशियों को प्रभावित कर सकता है और शोथ प्रतिक्रिया के भाग रूप में ब्रोंकोकंस्ट्रिक्शन जैसे प्रभाव ला सकता है।

84. (1): नवजात शिशुओं में हेपेटाइटिस B वैक्सीन को इंट्रामस्कुलर रूप से लगाया जाता है, और इसका सबसे उपयुक्त स्थान है– मध्य ऊरु (thigh) का अग्र पार्श्वीय (anterolateral) भाग, क्योंकि इस भाग में मांसपेशियाँ अच्छी तरह विकसित होती हैं और यह सुरक्षित क्षेत्र माना जाता है।

16. मानव हृदय एक द्वि-भित्तीय झिल्लीमय बैग द्वारा सुरक्षित होता है, जिसे .... कहते हैं।

A. हृदयावरण/परिहृद (Pericardium)
B. अंतर्हृदस्तर (Endocardium)
C. अलिंद (Atria)
D. हृदयोजनी (Mesocardium)
E. अनुत्तरित प्रश्न

17. सामान्य व्यक्ति के लिए स्पष्ट रूप से देखने के लिए, की न्यूनतम दूरी है :

A. 30 सेमी. B. 40 सेमी.
C. 25 सेमी. D. 20 सेमी.
E. अनुत्तरित प्रश्न

18. निम्नलिखित में से सुपरकम्प्यूटर कौन-सा है?

A. लैपटॉप B. CRAY-2
C. डैस्क टॉप PC D. IBMS/390
E. अनुत्तरित प्रश्न

19. डॉ. एडवर्ड जैनर ने निम्न में से किस रोग के विरुद्ध प्रयोग करने के बाद 'टीकाकरण' का परिचय कराया?

A. टाइफाइड
B. चिकन पॉक्स (छोटी चेचक)
C. चेचक
D. खसरा
E. अनुत्तरित प्रश्न

20. निम्नलिखित में से कौन-से रोग इन्द्रधनुष मिशन के अंतर्गत वैक्सीन द्वारा रोकथाम किए जाने वाले रोग हैं?

1. डी.पी.टी. 2. हिपेटाइटिस B
3. हिमोफिलस 4. हर्पीस
5. खसरा

नीचे दिए गए विकल्पों में से सही उत्तर का चयन कीजिए :

A. 1, 2 और 5 B. 1, 2, 3 और 4
C. 1, 2, 3 और 5 D. 1, 3, 4 और 5
E. अनुत्तरित प्रश्न

21. एक पेशीय तंतु की समानुवर्ती पट्टी में निम्न में से कौन-सा प्रोटीन पाया जाता है?

A. एक्टिन B. मायोसिन
C. हीमोग्लोबिन D. किरेटिन
E. अनुत्तरित प्रश्न

22. .... प्रमस्तिष्क (cerebrum) को दाएँ तथा बाएँ हिस्सों में पृथक करता है।

A. मेडुला ऑब्लाँगेटा
B. अग्र मस्तिष्कपश्च (Diencephalon)
C. कॉपर्स कैलोसम
D. अनुदैर्ध्य विदर (Longitudinal fissure)
E. अनुत्तरित प्रश्न

23. किसी निर्जीव वस्तु या चर्म पृष्ठ पर संक्रमण कारक की उपस्थिति को क्या कहते हैं?

A. प्रदूषण
B. संक्रमण (Infection)
C. संदूषण (Contamination)
D. ग्रसन (Infestation)
E. अनुत्तरित प्रश्न

24. राष्ट्रीय टीकाकरण कार्ययोजना के अंतर्गत निम्न में से किस वैक्सीन की 9 माह की आयु में देने के लिए अनुशंसा की गई है?

1. MMR (एम.एम.आर.)
2. PCV (पी.सी.वी.)
3. JE (जे.ई.) (केवल स्थानिक क्षेत्रों में)
4. IPV (आई.पी.वी.)

नीचे दिए गए विकल्पों में से सबसे उपयुक्त उत्तर का चयन कीजिए :

A. केवल 1, 3 B. केवल 1, 3, 4
C. केवल 1, 2, 4 D. 1, 2, 3, 4
E. अनुत्तरित प्रश्न

16. A **17.** C **18.** B **19.** C **20.** C **21.** A **22.** D **23.** C **24.** C

25. ICMR द्वारा सुझावित भोजन के आधारभूत समूहों का चयन करें।

1. दालें तथा फलियाँ
2. वसा तथा शर्करा
3. दुग्ध तथा मांस उत्पाद
4. अनाज, धान्य और उनके उत्पाद
5. फल और सब्जियाँ

नीचे दिए गए विकल्पों में से सबसे उपयुक्त उत्तर का चयन कीजिए :

A. केवल 1, 2, 3, 4
B. 1, 2, 3, 4, 5
C. केवल 1, 2, 4, 5
D. केवल 1, 3, 4
E. अनुत्तरित प्रश्न

26. APGAR स्कोर जन्म के 1 मिनट तथा 5 मिनट पर निम्न हेतु लिया जाता है :

A. बच्चे के कॉगनिटिव विकास को जाँचने हेतु
B. बच्चे के सम्पूर्ण स्वास्थ्य तथा कुशलता को जाँचने हेतु
C. जन्म भार मापने हेतु
D. माता की शिशु जन्म पश्चात् (पोस्ट पार्टम) रिकवरी
E. अनुत्तरित प्रश्न

27. MS-पावरप्वाइंट फाइल का विस्तार है :

A. .Docx B. .Xls
C. .pptx D. .Mbd
E. अनुत्तरित प्रश्न

28. मनुष्य की आँख में विभिन्न दूरियों पर रखी वस्तुओं को देखने की क्षमता है। यह निम्नलिखित में से किसके द्वारा क्रिया करने पर संभव होता है?

A. रेटिना
B. पुतली
C. कॉर्निया (स्वच्छमंडल)
D. सिलियरी माँसपेशियाँ
E. अनुत्तरित प्रश्न

29. निम्नलिखित में से कौन-सा हॉर्मोन शरीर की आधारी उपापचयी दर (basal metabolic rate) को बढ़ाता है?

A. पुटक उद्दीपन हार्मोन
B. थायरॉयड उद्दीपन हार्मोन
C. थायरोक्सिन
D. टायरोसिन
E. अनुत्तरित प्रश्न

30. सूची-I के साथ सूची-II का मिलान कीजिए :

सूची-I	सूची-II
(*a*) एथिलीन ऑक्साइड	I. लैप्रोस्कोपी उपकरण
(*b*) जीवद्रव्य जीवाणुनाशन	II. ऑपरेशन थिएटर
(*c*) ग्लूटेरेल्डिहाइड	III. पर्यावरणीय सतह
(*d*) फिनोल	IV. धातु प्रतिरोध

नीचे दिए गए विकल्पों में से सही उत्तर का चयन कीजिए :

A. (*a*)-II, (*b*)-IV, (*c*)-I, (*d*)-III
B. (*a*)-III, (*b*)-IV, (*c*)-I, (*d*)-II
C. (*a*)-IV, (*b*)-II, (*c*)-I, (*d*)-III
D. (*a*)-IV, (*b*)-III, (*c*)-I, (*d*)-II
E. अनुत्तरित प्रश्न

31. निम्नलिखित में से किस प्रकार के कैंसर को NPCDCS स्क्रीनिंग में सम्मिलित किया गया है?

1. फेफड़ों का कैंसर
2. स्तन कैंसर
3. गर्भाशय-ग्रीवा कैंसर
4. अस्थि कैंसर
5. मुख कैंसर

नीचे दिए गए विकल्पों में से सबसे उपयुक्त उत्तर का चयन कीजिए :

A. 1, 2, 3, 4 और 5
B. केवल 1, 2, 3 और 5
C. केवल 2, 3, 4 और 5
D. केवल 2, 3 और 5
E. अनुत्तरित प्रश्न

25. B **26.** B **27.** C **28.** D **29.** C **30.** A **31.** D

32. मानसिक स्वास्थ्य देखभाल अधिनियम, 2017 कब लागू हुआ था?

A. जुलाई 7, 2016 B. जुलाई 7, 2017
C. जुलाई 7, 2018 D. जुलाई 7, 2019
E. अनुत्तरित प्रश्न

33. तृतीयक पुटक में तरल से भरी गुहिका को क्या कहते हैं?

A. जलगुहा (Hydrocoele)
B. गह्वर (Antrum)
C. प्रगुहा
D. मज्जा
E. अनुत्तरित प्रश्न

34. ऐलुमिनियम का प्रयोग खाना बनाने के बर्तनों के लिए किया जाता है। नीचे दिए गए कौन-से गुण (ऐलुमिनियम के) इसके लिए उत्तरदायी हैं?

1. उच्च ऊष्मा चालकता 2. उच्च विद्युत चालकता
3. आघातवर्ध्यता 4. तन्यता
5. उच्च गलनांक बिन्दु

नीचे दिए गए विकल्पों में से सबसे उपयुक्त उत्तर का चयन कीजिए :

A. केवल 1, 3 और 4 B. केवल 1, 3 और 5
C. केवल 1 और 5 D. केवल 1, 4 और 5
E. अनुत्तरित प्रश्न

35. निम्नलिखित में से .... के अतिरिक्त सभी स्किजोफ्रीनिया के प्रमुख लक्षण हैं।

A. मनोग्रस्तता B. दृष्टिभ्रम
C. भ्रम/भ्रान्ति D. बोधनशील लक्षण
E. अनुत्तरित प्रश्न

36. कौन-से प्रकार का धान आनुवांशिक अभियांत्रिकी द्वारा विकसित किया गया है?

A. भूरा चावल B. काला चावल
C. गोल्डन चावल D. जैसमीन चावल
E. अनुत्तरित प्रश्न

37. NTEP के लिए निम्न में से सही विकल्प क्या है?

A. नेशनल ट्यूबरक्युलोसिस इरेडिकेशन प्रोग्राम
B. नेशनल ट्यूबरक्युलोसिस एलिमिनेशन प्रोग्राम
C. नेशनल ट्यूबरक्युलोसिस एस्केलेशन प्रोग्राम
D. नेशनल ट्यूबरक्युलोसिस इफेक्टिव प्रोग्राम
E. अनुत्तरित प्रश्न

38. सूची-I के साथ सूची-II का मिलान कीजिए :

सूची-I (रोग)	**सूची-II (संचरण का माध्यम)**
(*a*) मलेरिया	I. हवा
(*b*) हेपेटाइटिस A	II. लैंगिक
(*c*) खसरा	III. पानी
(*d*) हेपेटाइटिस B	IV. मच्छर

नीचे दिए गए विकल्पों में से सही उत्तर का चयन कीजिए :

A. (*a*)-IV, (*b*)-I, (*c*)-III, (*d*)-II
B. (*a*)-IV, (*b*)-III, (*c*)-II, (*d*)-I
C. (*a*)-III, (*b*)-IV, (*c*)-I, (*d*)-II
D. (*a*)-IV, (*b*)-III, (*c*)-I, (*d*)-II
E. अनुत्तरित प्रश्न

39. निम्नलिखित में से किन दवाओं का उपयोग कुष्ठरोग के उपचार के लिए किया जाता है?

1. रीफैम्पिसिन
2. डैप्सोम
3. पायराजिनामाइड
4. क्लोफैजीनीन
5. बैडाग्विलीन

नीचे दिए गए विकल्पों में से सबसे उपयुक्त उत्तर का चयन कीजिए :

A. केवल 1, 3 और 5
B. केवल 1, 2 और 3
C. केवल 1, 2 और 4
D. केवल 1, 2, 4 और 5
E. अनुत्तरित प्रश्न

32. C **33.** B **34.** B **35.** A **36.** C **37.** B **38.** D **39.** C

40. निम्नलिखित में से चिकित्सकीय आहार चिकित्सक की भूमिका पहचानें :

1. HIV रोगियों के लिए उच्च ऊर्जा प्रदायक आहार के लिए अनुशंसा करना।
2. रोगों के प्रबंधन के लिए उपचारार्थ आहार की अनुशंसा करना।
3. रोगियों का आहार प्रबंध।
4. खिलाड़ियों के लिए आहार नियोजन करना।

नीचे दिए गए विकल्पों में से सबसे उपयुक्त उत्तर का चयन कीजिए :

A. केवल 1 और 2
B. केवल 3 और 4
C. केवल 2 और 3
D. केवल 1 और 4
E. अनुत्तरित प्रश्न

41. सूची-I के साथ सूची-II का मिलान कीजिए :

सूची-I	**सूची-II**
(*a*) मूत्रनली विषयक विसर्जन	I. पीली किट
(*b*) योनि विषयक विसर्जन	II. ग्रे किट
(*c*) निम्न उदरीय दर्द	III. लाल किट
(*d*) जनन घाव	IV. हरी किट

नीचे दिए गए विकल्पों में से सही उत्तर का चयन कीजिए :

A. (*a*)-IV, (*b*)-I, (*c*)-III, (*d*)-II
B. (*a*)-I, (*b*)-IV, (*c*)-III, (*d*)-II
C. (*a*)-II, (*b*)-IV, (*c*)-I, (*d*)-III
D. (*a*)-II, (*b*)-I, (*c*)-IV, (*d*)-III
E. अनुत्तरित प्रश्न

42. स्मार्ट फोन क्या है?

A. उच्चतम स्पीड वाले फोन
B. वह फोन जिन पर केवल गणनाएँ/परिकलन किया जा सकता है
C. छोटे साइज वाले फोन
D. जिनके द्वारा फोन के अन्य कार्यों के साथ-साथ इंटरनेट सुविधा के साथ ई-मेल तथा फैक्स भेजे जा सकते हैं।
E. अनुत्तरित प्रश्न

43. नीचे दिए गए कथनों में से कौन-से कथन G20 के लिए सत्य हैं?

1. G20, 2023 का मोटो (आदर्श) एक धरती, एक परिवार, एक भविष्य है।
2. USA में लॉस एंजिलिस G20 का मुख्यालय है।
3. 9 सितम्बर, 2023 को यूरोपियन यूनियन G20 का पूर्ण सदस्य बन गया है।
4. G20, 2025 अधिवेशन दक्षिण अफ्रीका में सम्पन्न होगा।

नीचे दिए गए विकल्पों में से सबसे उपयुक्त उत्तर का चयन कीजिए :

A. केवल 2 और 4
B. केवल 1 और 2
C. केवल 1 और 4
D. केवल 1, 2 और 4
E. अनुत्तरित प्रश्न

44. नर सहायक ग्रंथियों में निम्न में से क्या सम्मिलित हैं?

1. युग्मित शुक्राशय
2. प्रॉस्टेट ग्रंथि
3. तुंबिका (Ampulla)
4. बल्बोयूरीथ्रल ग्रंथियों का युग्म

नीचे दिए गए विकल्पों में से सबसे उपयुक्त उत्तर का चयन कीजिए :

A. केवल 1 और 2
B. केवल 2 और 4
C. केवल 1, 2 और 4
D. केवल 2, 3 और 4
E. अनुत्तरित प्रश्न

40. C   **41.** C   **42.** D   **43.** C   **44.** C

45. मल तथा मुख के बीच संपर्क में हस्तक्षेप करने वाले स्वच्छता रोधक हैं :

1. अँगुलियाँ
2. मक्खियाँ
3. भोजन
4. द्रव्य पदार्थ

नीचे दिए गए विकल्पों में से सबसे उपयुक्त उत्तर का चयन कीजिए :

A. केवल 1, 2 और 3
B. केवल 1, 2, 3 और 4
C. केवल 2, 3, 4 और 5
D. केवल 1, 2, 3 और 5
E. अनुत्तरित प्रश्न

46. निम्न में से कौन-सा मच्छर जापानी एन्सिफेलाइटिस के संचारण के लिए उत्तरदायी है?

A. एडीज B. एनोफ्लीस
C. मैंसोनॉयडीस D. क्यूलैक्स
E. अनुत्तरित प्रश्न

47. नए संसद भवन में, राज्य सभा की आंतरिक सज्जा .... विषयवस्तु पर आधारित है।

A. मोर B. स्वस्तिक
C. कमल D. गुलाब
E. अनुत्तरित प्रश्न

48. सूची-I के साथ सूची-II का मिलान कीजिए :

सूची-I (संरचना)	सूची-II (कार्य)
(*a*) एपिग्लोटिस (कण्ठच्छद)	I. भोजन तथा वायु का सामूहिक मार्ग
(*b*) लेरिंक्स (स्वरयंत्र)	II. भोजन को लेरिंक्स में आने से रोकता है
(*c*) प्ल्यूरा	III. ध्वनि उत्पन्न करना
(*d*) फेरिंक्स (ग्रसनी)	IV. फेफड़ों का आवरण

नीचे दिए गए विकल्पों में से सही उत्तर का चयन कीजिए :

A. (*a*)-I, (*b*)-II, (*c*)-III, (*d*)-IV
B. (*a*)-IV, (*b*)-III, (*c*)-II, (*d*)-I
C. (*a*)-II, (*b*)-III, (*c*)-IV, (*d*)-I
D. (*a*)-III, (*b*)-IV, (*c*)-I, (*d*)-II
E. अनुत्तरित प्रश्न

49. प्रतिवर्त चाप के लिए दिए गए घटकों को प्रारम्भ से अंत के क्रम में व्यवस्थित करें।

1. कार्यकर (Effector)
2. संवेदी तंत्रिका कोशिका
3. प्रेरक तंत्रिका कोशिका
4. संवेदी ग्राही
5. समाकलन केन्द्र (Integrating centre)

नीचे दिए गए विकल्पों में से सबसे उपयुक्त उत्तर का चयन कीजिए :

A. 4, 2, 5, 3, 1
B. 2, 4, 5, 3, 1
C. 4, 5, 2, 1, 3
D. 1, 4, 3, 5, 2
E. अनुत्तरित प्रश्न

50. रुधिर निषेक के पश्चात्, रुधिर बैग को किस रंग के कूड़ेदान में फेंका जाता है?

A. लाल B. नीला
C. पीला D. हरा
E. अनुत्तरित प्रश्न

51. निम्न में से क्या आमाशय के द्वारा अवशोषित **नहीं** किया जाता?

A. अल्कोहल
B. मोनोसैकराइडस
C. जल
D. ड्रग्स
E. अनुत्तरित प्रश्न

45. D **46.** D **47.** C **48.** C **49.** A **50.** C **51.** B

52. सूची-I के साथ सूची-II का मिलान कीजिए :

सूची-I (किले)	सूची-II (निर्माता)
(*a*) बयाना का किला	I. महाराजा सवाई जय सिंह
(*b*) अम्बर का किला	II. अजय राजा चौहान
(*c*) तारागढ़ का किला	III. राजा मानसिंह
(*d*) नाहरगढ़ का किला	IV. राजा विजय पाल

नीचे दिए गए विकल्पों में से सही उत्तर का चयन कीजिए :

A. (*a*)-IV, (*b*)-II, (*c*)-III, (*d*)-I
B. (*a*)-II, (*b*)-IV, (*c*)-I, (*d*)-III
C. (*a*)-IV, (*b*)-III, (*c*)-II, (*d*)-I
D. (*a*)-IV, (*b*)-III, (*c*)-I, (*d*)-II
E. अनुत्तरित प्रश्न

53. नर्सिंग प्रक्रिया के विभिन्न चरणों को उनके घटित होने के क्रम में व्यवस्थित करें।

1. आकलन (Assessment)
2. नियोजन (Planning)
3. नर्सिंग निदान-क्रिया (Nursing diagnosis)
4. परिणाम की पहचान
5. क्रियान्वयन

नीचे दिए गए विकल्पों में से सही उत्तर का चयन कीजिए :

A. 3, 2, 5, 4, 1 B. 4, 2, 3, 1, 5
C. 1, 3, 4, 2, 5 D. 2, 5, 1, 3, 4
E. अनुत्तरित प्रश्न

54. IOC ने निम्नलिखित में से कौन-से खेलों को 2028 ओलम्पिक के लिए हटा दिया है?

A. भारोत्तोलन और बेसबॉल
B. मुक्केबाजी और भारोत्तोलन
C. मुक्केबाजी और स्क्वैश
D. मुक्केबाजी और क्रिकेट
E. अनुत्तरित प्रश्न

55. निम्न में से कौन-सी संस्थाएँ बच्चों के स्वास्थ्य के विषय में कार्य करती हैं?

1. यू.एन.डी.पी. (UNDP)
2. यूनिसेफ (UNICEF)
3. सी.ए.आर.ए. (CARA)
4. सी.डी.सी. (CDC)
5. डब्ल्यू.एफ.पी. (WFP)

नीचे दिए गए विकल्पों में से सबसे उपयुक्त उत्तर का चयन कीजिए :

A. 1 और 2
B. 1 और 3
C. 2 और 3
D. 2 और 5
E. अनुत्तरित प्रश्न

56. निम्नलिखित में से संक्रमक रोग कौन-सा है?

A. ब्लड कैंसर (रक्त कैंसर)
B. हीमोफीलिया
C. मधुमेह
D. टाइफाइड
E. अनुत्तरित प्रश्न

57. वृक्क से होकर जाने वाले रक्त प्रवाह के पथ को सही क्रम में लिखें :

1. वृक्क शिरा
2. केशिकागुच्छ
3. वृक्क धमनी
4. अपवाही (Efferent) धमनिका
5. अभिवाही (Afferent) धमनिका

नीचे दिए गए विकल्पों में से सबसे उपयुक्त उत्तर का चयन कीजिए :

A. 1, 3, 4, 5, 2
B. 3, 5, 2, 4, 1
C. 3, 5, 4, 2, 1
D. 2, 4, 1, 3, 5
E. अनुत्तरित प्रश्न

52. C **53.** C **54.** B **55.** C **56.** D **57.** B

58. HIV विषाणु की लक्ष्य कोशिकाएँ कौन-सी हैं?

A. श्वेत रुधिर कोशिकाएँ
B. लाल रुधिर कोशिकाएँ
C. तंत्रिका कोशिकाएँ
D. जननीय कोशिकाएँ
E. अनुत्तरित प्रश्न

59. निम्नलिखित में से गर्भवती महिलाओं में मंद रक्ताल्पता (mid anaemia) के उपचार के लिए आयरन की अनुशंसित खुराक क्या है?

A. 50 दिनों में 100 गोलियाँ (tablets)
B. 100 दिनों में 100 गोलियाँ (tablets)
C. 100 दिनों में 200 गोलियाँ (tablets)
D. 200 दिनों में 200 गोलियाँ (tablets)
E. अनुत्तरित प्रश्न

60. निम्नलिखित में से क्या स्वास्थ्य का संकेतक **नहीं** है?

A. स्वास्थ्य देखभाल वितरण संकेतक
B. उपयोगिता दर
C. रोग नियंत्रण
D. स्वास्थ्य नीति संकेतक
E. अनुत्तरित प्रश्न

61. IMNCI के अंतर्गत, निम्न में से कौन-सा, वर्ण कोडित चार्ट **नहीं** है?

A. लाल चार्ट B. पीला चार्ट
C. हरा चार्ट D. गुलाबी चार्ट
E. अनुत्तरित प्रश्न

62. सूची-I के साथ सूची-II का मिलान कीजिए :

सूची-I (जीव)	**सूची-II (क्रिया)**
(*a*) राइजोबियम	I. ब्रेड (डबलरोटी) को बेक करना
(*b*) लैक्टोबैसिलस	II. परिरक्षक
(*c*) यीस्ट (खमीर)	III. नाइट्रोजन के स्थिरीकरण के लिए
(*d*) सिरका	IV. दही का जमना

नीचे दिए गए विकल्पों में से सही उत्तर का चयन कीजिए :

A. (*a*)-III, (*b*)-IV, (*c*)-I, (*d*)-II
B. (*a*)-IV, (*b*)-III, (*c*)-I, (*d*)-II
C. (*a*)-III, (*b*)-IV, (*c*)-II, (*d*)-I
D. (*a*)-III, (*b*)-I, (*c*)-IV, (*d*)-II
E. अनुत्तरित प्रश्न

63. किसको अक्टूबर, 2023 में राजस्थान का लोकायुक्त नियुक्त किया गया है?

A. न्यायमूर्ति जी.एल. गुप्ता
B. न्यायमूर्ति प्रताप कृष्ण लोहड़ा
C. न्यायमूर्ति एम.बी. शर्मा
D. मिलाप चंद जैन
E. अनुत्तरित प्रश्न

64. रोग नियंत्रण निम्न में से .... के अतिरिक्त, बाकी सबका विवरण देता है।

A. रोग का पाया जाना
B. संक्रमण के प्रभाव
C. उच्च जोखिम वाली युक्ति
D. समुदाय पर आर्थिक बोझ
E. अनुत्तरित प्रश्न

65. निम्नलिखित में से कौन-सा सॉफ्टवेयर किसी परियोजना के प्रस्तुतीकरण को डिजाइन करने के लिए उपयोग में लाया जाता है?

A. MS-Word
B. MS-Excel
C. MS-PowerPoint
D. MS-Access
E. अनुत्तरित प्रश्न

58. A **59.** C **60.** C **61.** A **62.** A **63.** B **64.** C **65.** C

66. शुक्र कोशिका द्वारा अंडाणु वेधन के पथ को सही क्रम में व्यवस्थित करें।

1. पारदर्शी अंडावरण (Zona pellucida)
2. द्वितीयक युग्मकपुटी की प्लाज्मा झिल्ली (Plasma membrane of secondary oocyte)
3. द्वितीयक युग्मकपुटी का कोशिकाद्रव्य
4. अरीय किरीट (Corona radiata)
5. परिपीतक स्थान (Perivitelline space)

नीचे दिए गए विकल्पों में से सबसे उपयुक्त उत्तर का चयन कीजिए :

A. 3, 2, 4, 1, 5 B. 4, 1, 5, 2, 3
C. 1, 4, 5, 3, 2 D. 5, 2, 4, 3, 1
E. अनुत्तरित प्रश्न

67. फेफड़ों के स्वास्थ्य का आकलन करते समय विधियों के अनुसरण का क्रम क्या होगा?

A. स्पर्श, परिश्रवण, आघात, निरीक्षण
B. निरीक्षण, परिश्रवण, स्पर्श, आघात
C. आघात, परिश्रवण, निरीक्षण, स्पर्श
D. स्पर्श, परिश्रवण, निरीक्षण, आघात
E. अनुत्तरित प्रश्न

68. नवजात शिशु के जन्म के बाद प्रारम्भिक अवधि में चिकित्सकों द्वारा स्तनपान की अनुशंसा क्यों की गई है?

A. कोलोस्ट्रम सक्रिय रोधक्षमता प्रदान करता है।
B. कोलोस्ट्रम में प्रतिजन (antigens) पाए जाते हैं।
C. कालोस्ट्रम में प्रतिरक्षी (antibodies) पाए जाते हैं।
D. प्रारम्भिक काल में स्रावित होने वाले दुग्ध में प्रोटीन तथा कार्बोहाइड्रेट प्रचुर मात्रा में पाए जाते हैं।
E. अनुत्तरित प्रश्न

69. चित्तौड़गढ़ का 'त्रिभुवन नारायण मंदिर' किसने बनवाया?

A. पृथ्वीराज चौहान B. महाराणा प्रताप
C. परमार राजा भोज D. महाराणा कुम्भा
E. अनुत्तरित प्रश्न

70. किसको 2023 में भारत का केन्द्रीय मुख्य सूचना आयुक्त नियुक्त किया गया है?

A. बिमल जुल्का B. राम निवास मिर्धा
C. एम.एल. लाथर D. श्री हीरालाल सामारिया
E. अनुत्तरित प्रश्न

71. निम्नलिखित में से कौन-सा अभिक्रिया संभव है?

1. $CuSO_4$ + Fe 2. $AgNO_3$ + Cu
3. $PbCl_2$ + Cu 4. $CuSO_4$ + Zn
5. NaCl + Cu

नीचे दिए गए विकल्पों में से सबसे उपयुक्त उत्तर का चयन कीजिए :

A. केवल 1, 2 और 3 B. केवल 1 और 2
C. केवल 1, 2 और 4 D. केवल 2 और 4
E. अनुत्तरित प्रश्न

72. निम्न में से क्या स्वास्थ्य निर्धारकों का भाग **नहीं** है/हैं?

1. वृद्धोन्मुख जनसंख्या
2. जीवन की गुणवत्ता
3. जैविक निर्धारक
4. सामाजिक आर्थिक परिस्थितियाँ
5. स्वास्थ्य सेवाएँ

नीचे दिए गए विकल्पों में से सबसे उपयुक्त उत्तर का चयन कीजिए :

A. केवल 2 B. केवल 4, 5
C. केवल 1, 3, 4 D. केवल 2, 3, 4, 5
E. अनुत्तरित प्रश्न

73. पैल्पेटरी विधि द्वारा (स्टैथोस्कोप का उपयोग किए बिना) निर्द्रव स्फिग्मोमैनोमीटर का उपयोग करके, निम्न में से क्या निर्धारित होगा?

A. प्रकुंचन रक्त दाब (Systolic BP)
B. अनुशिथिलन रक्त दाब (Diastolic BP)
C. प्रकुंचन तथा अनुशिथिलन, दोनों रक्त दाब (Both)
D. केशिका दाब
E. अनुत्तरित प्रश्न

66. B **67.** B **68.** C **69.** C **70.** D **71.** C **72.** A **73.** A

74. निम्नलिखित में से किस आयु वर्ग को WHO (विश्व स्वास्थ्य संगठन) द्वारा 'किशोरावस्था आयु वर्ग' माना जाता है?

A. 10-18 वर्ष B. 13-19 वर्ष
C. 10-19 वर्ष D. 12-18 वर्ष
E. अनुत्तरित प्रश्न

75. निम्न में से कौन-से सहायक पाचन अंग हैं?

1. अग्न्याशय 2. छोटी आँत
3. पित्ताशय 4. आमाशय
5. जिह्वा

नीचे दिए गए विकल्पों में से सही उत्तर का चयन कीजिए :

A. 1, 3 और 4 B. 3, 5
C. 1, 5 D. 1, 3, 5
E. अनुत्तरित प्रश्न

76. अग्न्याशय का एंडोक्राइन कार्य .... के द्वारा किया जाता है।

A. गुच्छकोष्ठक कोशिका
B. पुटक कोशिकाएँ
C. आईलैंड ऑफ लैंगरहैन्स
D. आइलैट्स ऑफ लैंगरहैन्स
E. अनुत्तरित प्रश्न

77. सामान्यतः मानव व्यवहार को परिवर्तित करने वाली अधिक प्रभावशाली विधि कौन-सी है?

A. परामर्श सेवा B. फोकस समूह परिचर्चा
C. मास मीडिया D. लैक्चर/व्याख्यान
E. अनुत्तरित प्रश्न

78. निम्न में से कौन-से रोग NVBDCP के भाग हैं?

1. मलेरिया
2. काला-आजार
3. जापानी एन्सिफेलाइटिस
4. प्लेग
5. तपेदिक

नीचे दिए गए विकल्पों में से सही उत्तर का चयन कीजिए :

A. केवल 1 और 2
B. केवल 1, 2 और 3
C. केवल 1, 2, 3 और 4
D. 1, 2, 3, 4 और 5
E. अनुत्तरित प्रश्न

79. सूची-I के साथ सूची-II का मिलान कीजिए :

सूची-I	सूची-II
(*a*) भोजन	I. भोजन में वे आवश्यक तत्व जो शरीर को उपयुक्त मात्रा में मिलने ही चाहिए।
(*b*) संतुलित आहार	II. भोजन का विज्ञान, पोषक तत्व तथा उनमें शामिल अन्य पदार्थ।
(*c*) पोषण	III. कोई भी ठोस या तरल पदार्थ जो निगलने, पचने तथा स्वांगीकरण के बाद शरीर को आवश्यक तत्व प्रदान करता है।
(*d*) पोषक तत्व	IV. पर्याप्त मात्रा तथा सही अनुपात में विविध भोज्य पदार्थ।

नीचे दिए गए विकल्पों में से सही उत्तर का चयन कीजिए :

A. (*a*)-III, (*b*)-II, (*c*)-IV, (*d*)-I
B. (*a*)-II, (*b*)-IV, (*c*)-I, (*d*)-III
C. (*a*)-III, (*b*)-IV, (*c*)-II, (*d*)-I
D. (*a*)-IV, (*b*)-I, (*c*)-II, (*d*)-III
E. अनुत्तरित प्रश्न

80. वसा/तेल वाले खाद्य पदार्थ किस कारण से विकृत गंधी हो जाते हैं?

A. खाद्य पदार्थ में वसा/तेल के उपचयन के कारण
B. खाद्य पदार्थ में वसा/तेल के अपचयन के कारण
C. खाद्य पदार्थ में वसा/तेल के विघटन के कारण
D. खाद्य पदार्थ में वसा/तेल के विस्थापन के कारण
E. अनुत्तरित प्रश्न

74. C **75.** D **76.** D **77.** A **78.** B **79.** C **80.** A

81. निरोधक मनोचिकित्सा किससे संदर्भित है?

1. मानसिक रोगों की रोकथाम
2. शारीरिक रोगों की रोकथाम
3. मानसिक स्वास्थ्य की प्रोन्नति
4. शारीरिक स्वास्थ्य की प्रोन्नति
5. सामाजिक रोगों की रोकथाम

नीचे दिए गए विकल्पों में से सबसे उपयुक्त उत्तर का चयन कीजिए :

A. केवल 1 B. केवल 3
C. केवल 1 और 2 D. केवल 1 और 3
E. अनुत्तरित प्रश्न

82. सूची-I के साथ सूची-II का मिलान कीजिए :

सूची-I	सूची-II
(*a*) तृतीयक	I. रोग की प्रारम्भिक अवस्था
(*b*) आदिकालीन	II. रोग की अंतिम अवस्था
(*c*) द्वितीयक	III. विशिष्ट कारक घटक
(*d*) प्राथमिक	IV. कारण को अग्रसर करने वाली निहित आर्थिक, सामाजिक तथा पर्यावरण ीय स्थितियाँ

नीचे दिए गए विकल्पों में से सही उत्तर का चयन कीजिए :

A. (*a*)-III, (*b*)-I, (*c*)-IV, (*d*)-II
B. (*a*)-II, (*b*)-IV, (*c*)-I, (*d*)-III
C. (*a*)-I, (*b*)-III, (*c*)-II, (*d*)-IV
D. (*a*)-IV, (*b*)-II, (*c*)-III, (*d*)-I
E. अनुत्तरित प्रश्न

83. निम्नलिखित में से क्या कृत्रिम बुद्धि (AI) व्यक्तिगत डिजिटल असिस्टेंट **नहीं** है?

A. सीरी
B. गूगल क्रोम
C. कोर्टाना
D. एलेक्सा
E. अनुत्तरित प्रश्न

84. सूची-I के साथ सूची-II का मिलान कीजिए :

सूची-I	सूची-II
(*a*) द्विशिरस्क प्रतिवर्त (Bicep Reflex)	I. जिह्वा पटल
(*b*) गैग प्रतिवर्त	II. बैबिन्सकी चिह्न
(*c*) रोपण यंत्र प्रतिवर्त (Planter Reflex)	III. टेलर हैमर
(*d*) पुतली प्रतिवर्त (Pupil Reflex)	IV. प्रकाश

नीचे दिए गए विकल्पों में से सही उत्तर का चयन कीजिए :

A. (*a*)-IV, (*b*)-II, (*c*)-I, (*d*)-III
B. (*a*)-I, (*b*)-IV, (*c*)-III, (*d*)-II
C. (*a*)-II, (*b*)-III, (*c*)-IV, (*d*)-I
D. (*a*)-III, (*b*)-I, (*c*)-II, (*d*)-IV
E. अनुत्तरित प्रश्न

85. निम्न में से कौन-सा नवजात मर्त्यता का कारण नहीं है/हैं?

1. निम्न जन्म भार
2. जन्मजात विसंगतियाँ
3. दस्त रोग
4. कुपोषण

नीचे दिए गए विकल्पों में से सबसे उपयुक्त उत्तर का चयन कीजिए :

A. केवल 2 B. केवल 1 और 2
C. केवल 3 और 4 D. केवल 4
E. अनुत्तरित प्रश्न

86. निम्न में से **गलत** युग्म को पहचानिए :

A. राजस्थान का गाँधी - गोकुल भाई भट्ट
B. राजस्थान का लोकनायक - जय नारायण व्यास
C. राजस्थान का लौह पुरुष - दामोदर लाल व्यास
D. राजस्थान की मेरु कोकिला - बन्नो बेगम
E. अनुत्तरित प्रश्न

81. D **82.** B **83.** B **84.** D **85.** D **86.** D

87. निम्नलिखित में से किसका उपयोग मधुमेह के निदान के लिए किया जा सकता है?

1. खाली पेट रक्त शर्करा ≤ 110 mg/dl
2. खाली पेट रक्त शर्करा ≥ 126 mg/dl
3. तत्काल (Random) रक्त शर्करा ≥ 200 mg/dl
4. HbA1C ≤ 5.7

नीचे दिए गए विकल्पों में से सबसे उपयुक्त उत्तर का चयन कीजिए :

A. केवल 3 और 4 B. केवल 1 और 4
C. केवल 2 और 3 D. केवल 2 और 4
E. अनुत्तरित प्रश्न

88. निम्नलिखित में से कौन-सा वैक्यूटेनर पश्च शल्य चिकित्सा के लिए ग्लूकोज के आकलन के लिए उपयोग करना चाहिए?

A. EDTA वैक्यूटेनर/बैंगनी
B. सोडियम फ्लोराइड/सलेटी (ग्रे)
C. प्लेन वैक्यूटेनर/लाल
D. सोडियम सिट्रेट/नीला
E. अनुत्तरित प्रश्न

89. निम्नलिखित में से किन स्वास्थ्य देखभाल संस्थाओं को स्वास्थ्य तथा कल्याण केन्द्रों में स्तरोन्नत किया गया है?

1. सह-स्वास्थ्य केन्द्र 2. प्राथमिक स्वास्थ्य केन्द्र
3. उप-जिला अस्पताल 4. जिला अस्पताल

नीचे दिए गए विकल्पों में से सबसे उपयुक्त उत्तर का चयन कीजिए :

A. केवल 1 और 2 B. केवल 1 और 3
C. केवल 2 और 3 D. केवल 3 और 4
E. अनुत्तरित प्रश्न

90. सूची-I के साथ सूची-II का मिलान कीजिए :

सूची-I	सूची-II
(*a*) निश्चय	I. अ-स्टीरॉयडीय ओ.सी.पी.
(*b*) छाया	II. स्टीरॉयडीय ओ.सी.पी.
(*c*) अंतरा	III. यू.पी.टी. किट
(*d*) माला	IV. अंतःक्षेपणीय गर्भनिरोधक

नीचे दिए गए विकल्पों में से सही उत्तर का चयन कीजिए :

A. (*a*)-III, (*b*)-I, (*c*)-IV, (*d*)-II
B. (*a*)-I, (*b*)-III, (*c*)-IV, (*d*)-II
C. (*a*)-I, (*b*)-III, (*c*)-II, (*d*)-IV
D. (*a*)-II, (*b*)-III, (*c*)-IV, (*d*)-I
E. अनुत्तरित प्रश्न

91. समसूत्री विभाजन द्वारा युग्मनज के विदलन द्वारा निर्मित संतति कोशिकाओं को क्या कहा जाता है?

A. मध्यजनस्तर कोशिकाएँ (Mesoderm cells)
B. कोरकखंड (Blastomeres)
C. मूल कोशिकाएँ (Stem cells)
D. पोषकोरक कोशिकाएँ (Trophoblast cells)
E. अनुत्तरित प्रश्न

92. सूची-I के साथ सूची-II का मिलान कीजिए :

सूची-I	सूची-II
(*a*) मृत्यु दर संसूचक	I. पोपुलेशन (जनसंख्या) तथा बैड (bed) का अनुपात
(*b*) रुग्णता संसूचक	II. अशोधित (Crude) मृत्यु दर
(*c*) पोषण स्तर संसूचक	III. अस्पताल में रहने की अवधि
(*d*) स्वास्थ्य देखभाल वितरण संसूचक	IV. शालापूर्व (preschool) बच्चों की ऊँचाई तथा भार

नीचे दिए गए विकल्पों में से सही उत्तर का चयन कीजिए :

A. (*a*)-I, (*b*)-IV, (*c*)-II, (*d*)-III
B. (*a*)-II, (*b*)-III, (*c*)-IV, (*d*)-I
C. (*a*)-III, (*b*)-II, (*c*)-I, (*d*)-IV
D. (*a*)-IV, (*b*)-I, (*c*)-III, (*d*)-II
E. अनुत्तरित प्रश्न

87. C **88.** B **89.** A **90.** A **91.** B **92.** B

93. फुफ्फुसी तपेदिक (pulmonary Tb) के निदान के लिए थूक के सैंपल कैसे एकत्र करने चाहिए?

1. बिंदु (तुरंत) सैंपल एक
2. बिंदु सैंपल दो
3. प्रातःकालीन सैंपल एक
4. प्रातःकालीन सैंपल दो
5. अब किसी सैंपल की आवश्यकता नहीं है।

नीचे दिए गए विकल्पों में से सबसे उपयुक्त उत्तर का चयन कीजिए :

A. केवल 2 और 5
B. केवल 2 और 4
C. केवल 1 और 2
D. केवल 1 और 3
E. अनुत्तरित प्रश्न

94. स्वच्छ जल उपलब्ध न होने पर, ORS बनाने के लिए पैकेट में दी गई सामग्री को किसमें घोला जाता है?

A. उबला हुआ पानी
B. उबाल कर, ठंडा किया हुआ पानी
C. सामान्य पेय जल
D. आसुत जल
E. अनुत्तरित प्रश्न

95. ऐसा परिवार जिसमें एक या दोनों ही अभिभावक बच्चों को उपलब्ध नहीं होते, ... कहते हैं।

A. एकाकी परिवार B. संयुक्त परिवार
C. समस्यात्मक परिवार D. विस्तारित परिवार
E. अनुत्तरित प्रश्न

96. मूत्र में शर्करामेह तथा कीटोनमेह का पाया जाना किसका संकेत देता है?

A. मधुमेह
B. उदकमेह
C. वृक्कीय विफलता (गुर्दे काम न करना)
D. वृक्कीय केल्कुलाई (गुर्दे में पथरी)
E. अनुत्तरित प्रश्न

97. उदर की शल्य चिकित्सा करने से पूर्व मूत्रण में अनियमितताओं को रोकने के लिए किस उपकरण का उपयोग किया जाता है?

A. राइल की नलिका
B. फोले का कैथेटर
C. T-नलिका
D. निकासी नलिका
E. अनुत्तरित प्रश्न

98. चिकित्सकीय पोषण क्या है?

A. शोषितों को पोषक आहार प्रदान करना।
B. पोषण का विशिष्ट क्षेत्र जो रोगों की स्थिति में पोषण से संबंधित है।
C. पोषण का विशिष्ट क्षेत्र जो केवल खिलाड़ियों के पोषण से संबंधित है।
D. पोषण का विशिष्ट क्षेत्र जो केवल मोटापे तथा मधुमेह के रोगियों के पोषण से संबंधित है।
E. अनुत्तरित प्रश्न

99. डिंबवाहिनी नलिकाओं को .... नाम से भी जाना जाता है।

A. तुंबिका B. शुक्रवाहक
C. अंडवाहिनी D. कीपक (इन्फंडीबुलम)
E. अनुत्तरित प्रश्न

100. निम्नलिखित में से कौन-सी योजना/योजनाएँ शिशुओं के लिए नहीं है/हैं?

1. RBSK (आर.बी.एस.के.)
2. JSSK (जे.एस.एस.के.)
3. NSSK (एन.एस.एस.के.)
4. RKSK (आर.के.एस.के.)

नीचे दिए गए विकल्पों में से सबसे उपयुक्त उत्तर का चयन कीजिए :

A. केवल 1 B. केवल 2, 3
C. केवल 3, 4 D. केवल 4
E. अनुत्तरित प्रश्न

93. D **94.** B **95.** A **96.** A **97.** B **98.** B **99.** C **100.** D

व्याख्यात्मक उत्तर

1. (A): वनों की कटाई और ज्वालामुखी का धुआँ सीधे तौर पर जल स्रोतों को प्रदूषित नहीं करते। वनों की कटाई भूमि कटाव बढ़ा सकती है जिससे तलछट पानी में जा सकती है, लेकिन यह मुख्य जल प्रदूषक नहीं है। ज्वालामुखी का धुआँ वायुमंडलीय प्रदूषण से जुड़ा होता है, न कि जल प्रदूषण से। इसके विपरीत, वहित मल, औद्योगिकी बहिष्प्रवाही और कृषि अपशिष्ट सीधे जल स्रोतों में हानिकारक रसायन और जीवाणु छोड़ते हैं।

2. (C): ग्लासगो कोमा स्केल (GCS) एक न्यूरोलॉजिकल स्केल है जो व्यक्ति की चेतना की अवस्था को मापने के लिए प्रयोग होता है। इसमें तीन घटक होते हैं : नेत्र प्रतिक्रिया (Eye opening–4 अंक), मौखिक प्रतिक्रिया (Verbal response–5 अंक), और मोटर प्रतिक्रिया (Motor response–6 अंक)। इन तीनों का योग अधिकतम 15 होता है, जो पूर्ण रूप से चेतन व्यक्ति को दर्शाता है।

3. (B): बैगासोसिस (Bagassosis) एक प्रकार का श्वसन संबंधी व्यावसायिक रोग है जो गन्ने के रेशों (bagasse) के संपर्क में आने से होता है। यह रोग विशेषकर उन लोगों में पाया जाता है जो चीनी उद्योगों में काम करते हैं। बैगास के धूल में मौजूद फफूंद (Thermoactinomyces sacchari) के कारण यह एलर्जिक रिएक्शन उत्पन्न होता है जिससे फेफड़ों की सूजन होती है।

4. (D): स्वास्थ्य आकलन के दौरान रोगी को सजग और सहयोगी होना चाहिए, जिससे चिकित्सक सभी संकेतों का सही मूल्यांकन कर सके। निद्रा की स्थिति में रोगी का प्रतिक्रिया देना संभव नहीं होता, जिससे मूल्यांकन बाधित होता है। इसके विपरीत, प्रचापन, स्थिति निर्धारण और ब्लैडर को रिक्त करना आकलन की सटीकता सुनिश्चित करने के लिए आंवश्यक होते हैं।

5. (B): बेंजोडाइजिपीन (Benzodiazepines) जैसे मिडाजोलाम या डाईजेपाम शल्यचिकित्सा से पूर्व रोगी को शांत करने और चिंता को कम करने के लिए दिए जाते हैं। ये दवाएं GABA रिसेप्टर्स पर कार्य करके तंत्रिका तंत्र को शांत करती हैं, जिससे रोगी को शांति और नींद महसूस होती है। एल्बेंडाजोल परजीवी नियंत्रण के लिए, जबकि निकोटिन और कैफीन उत्तेजक होते हैं और चिंता बढ़ा सकते हैं।

6. (D): अमोनिया (NH_3) एक गैस है जो वायुमंडल में उपस्थित हो सकती है, परंतु यह ग्रीनहाउस गैस नहीं मानी जाती। ग्रीनहाउस गैसें वे होती हैं जो पृथ्वी की सतह से उत्सर्जित अवरक्त विकिरण को अवशोषित कर वायुमंडल में गर्मी बनाए रखती हैं। इनमें मुख्य रूप से कार्बन डाइऑक्साइड (CO_2), मीथेन (CH_4), नाइट्रस ऑक्साइड (N_2O), ओजोन (O_3), और CFC शामिल हैं। अमोनिया में ग्रीनहाउस प्रभाव की क्षमता नगण्य होती है।

7. (D):

(*a*) **लेंस की क्षमता–डायप्टर (III):** लेंस की क्षमता (Power of Lens) की इकाई डायप्टर होती है, जिसे मीटर$^{-1}$ में व्यक्त किया जाता है। यह लेंस की फोकस करने की क्षमता दर्शाता है।

(*b*) **तार का प्रतिरोध–वोल्ट एम्पियर$^{-1}$ (IV):** प्रतिरोध = वोल्ट/धारा होता है। इसका मात्रक वोल्ट प्रति एम्पियर (V/A) है, जो ओम कहलाता है। विकल्पों में वोल्ट एम्पियर$^{-1}$ वही दर्शाता है।

(*b*) **विद्युत शक्ति–वोल्ट एम्पियर (I):** विद्युत शक्ति = वोल्ट × धारा, जिसका मात्रक वोल्ट-एम्पियर होता है (VA), जो वास्तविक अथवा प्रकट शक्ति का मात्रक है।

(*d*) **विद्युत ऊर्जा–किलोवाट-घंटा (II):** यह विद्युत ऊर्जा का प्रायोगिक मात्रक है, जो यह दर्शाता है कि एक किलोवाट शक्ति एक घंटे तक प्रयोग हुई है।

8. (D): जल जैवमंडल का एक भौतिक या अजैविक (abiotic) घटक है, न कि जैविक घटक। जैवमंडल के जैविक घटक वे होते हैं जो जीवित होते हैं, जैसे पौधे, पशु और सूक्ष्मजीव (जैसे जीवाणु)। जल, वायु, तापमान, और खनिज जैसे तत्व पारिस्थितिकी तंत्र में महत्त्वपूर्ण भूमिका निभाते हैं लेकिन जीवित नहीं होते, इसलिए ये जैविक घटकों में नहीं आते।

9. (D): सूक्ष्म पोषक तत्व (Micronutrients) वे पोषक तत्व हैं जो शरीर को बहुत कम मात्रा में चाहिए होते हैं लेकिन ये अत्यंत आवश्यक होते हैं। कैल्शियम और लौह तत्व (आयरन) सूक्ष्म पोषक तत्व हैं जो हड्डियों, रक्त निर्माण, एंजाइम क्रियाओं आदि में महत्वपूर्ण भूमिका निभाते हैं। प्रोटीन और वसा, इसके विपरीत, मुख्य पोषक तत्व (macronutrients) हैं जो शरीर को ऊर्जा और संरचना प्रदान करते हैं।

10. (C): लक्ष्मण सिंह को वर्ष 2023 में पद्मश्री पुरस्कार से सम्मानित किया गया। वे राजस्थान के जल संरक्षण और ग्रामीण विकास कार्यों के लिए प्रसिद्ध हैं। उन्होंने 'राजस्थान की जोहड़ प्रणाली' को पुनर्जीवित कर हजारों गांवों में जल संकट को दूर करने में योगदान दिया है। उनका कार्य पर्यावरण संरक्षण और ग्रामीण पुनर्निर्माण का उत्कृष्ट उदाहरण माना जाता है।

11. (B): भगशेफ (Clitoris) एक लघु, संवेदनशील, उभरी हुई संरचना होती है जो मूत्रमार्ग के छिद्र के ऊपर, दोनों लेबिया माइनोरा के संधि स्थल पर स्थित होती है। यह स्त्रियों की कामेच्छा से जुड़ी अत्यंत संवेदनशील संरचना है,. जिसमें तंत्रिकाओं की अत्यधिक सघनता होती है। यह योनिच्छद, मांस प्यूबिस या तुंबिका से आकार और स्थान में भिन्न होती है।

12. (C): "वैश्विक नवीकरण सूचकांक 2023" (Global Innovation Index 2023) में भारत ने 132 देशों में से 40वाँ स्थान प्राप्त किया। यह रिपोर्ट विश्व बौद्धिक संपदा संगठन (WIPO) द्वारा प्रकाशित की जाती है। भारत की स्थिति में पिछले वर्षों की तुलना में सुधार हुआ है, विशेषकर ICT सेवाओं, स्टार्टअप्स और विज्ञान-प्रौद्योगिकी के क्षेत्र में। यह भारत की नवाचार क्षमताओं को दर्शाता है।

13. (B): गर्भावस्था के 24वें सप्ताह तक भ्रूण के शरीर पर रोंए (lanugo) विकसित हो जाते हैं जो त्वचा को ढकते हैं। इसी समय आंखों की पलकों (eyelids) के किनारों पर पक्ष्म (eyelashes) भी दिखाई देने लगते हैं और पलकों के ऊपरी व निचले भाग पृथक हो जाते हैं। इस चरण पर पूर्ण जननांग या सभी अंगतंत्र पूरी तरह से विकसित नहीं होते, इसलिए अन्य विकल्प सही नहीं हैं।

14. (A):

(*a*) **रक्त में ग्लूकोज के स्तर को बढ़ाता है–ग्लूकागोन (II):** यह अग्न्याशय से स्रवित होकर यकृत में ग्लाइकोजन को ग्लूकोज में बदलता है जिससे रक्त शर्करा बढ़ती है।

(*b*) **रक्त में Ca^{++} स्तर को बढ़ाता है–पैराथोरमोन (IV):** यह हार्मोन हड्डियों, गुर्दों और आँतों में कैल्शियम के स्तर को बढ़ाकर रक्त में Ca^{++} की मात्रा नियंत्रित करता है।

(*b*) **शरीर की जैविक नियतकालिकता को नियंत्रित करता है–मैलाटोनिन (I):** पीनियल ग्रंथि से निकलने वाला यह हार्मोन नींद-जागरण चक्र को नियंत्रित करता है।

(*d*) **जल तथा वैद्युत समस्थैतिक को नियंत्रित करता है–एल्डोस्टिरोन (III):** यह अधिवृक्क ग्रंथि से स्रवित होकर गुर्दों में सोडियम व जल के पुनः अवशोषण को बढ़ाता है, जिससे शरीर में द्रव संतुलन बना रहता है।

15. (C): WHO वृद्धि चार्ट में कुपोषण का पता आयु के अनुसार बच्चे के भार (Weight-for-age) के मूल्यांकन से लगाया जाता है। यदि बच्चा अपनी आयु के अनुसार अपेक्षित भार से काफी कम है, तो वह कुपोषण की श्रेणी में आता है। यह चार्ट बच्चों के शारीरिक विकास को ट्रैक करने का एक मानकीकृत तरीका है और इसमें Z-स्कोर प्रणाली का उपयोग होता है जो पोषण स्तर का आकलन करता है।

16. (A): मानव हृदय एक द्वि-भित्तीय झिल्लीमय थैली द्वारा सुरक्षित होता है जिसे परिहृद (Pericardium) कहते हैं। यह बाहरी फाइब्रस परत और आंतरिक सिरस परत से मिलकर बना होता है। इसके बीच एक तरल पदार्थ होता है जो घर्षण को कम करता है और हृदय को यांत्रिक आघात से सुरक्षा प्रदान करता है। यह संरचना हृदय की स्थिति को स्थिर बनाए रखने में भी सहायता करती है।

17. (C): सामान्य दृष्टिवान व्यक्ति के लिए स्पष्ट रूप से देखने की न्यूनतम दूरी 25 सेमी. होती है, जिसे न्यूनतम स्पष्ट दृष्टि दूरी (least distance of distinct vision) कहा जाता है। यह दूरी वह निकटतम बिंदु है जहाँ तक कोई वस्तु बिना धुंधली हुए स्पष्ट देखी जा सकती है। यह मापन सामान्यतः 10 वर्ष से अधिक उम्र के स्वस्थ व्यक्ति के लिए मान्य होता है।

18. (B): CRAY-2 एक प्रसिद्ध सुपरकम्प्यूटर था जिसे 1985 में Seymour Cray द्वारा विकसित किया गया था। यह अपने समय में दुनिया का सबसे तेज सुपरकम्प्यूटर था। इसका उपयोग वैज्ञानिक अनुसंधान, परमाणु ऊर्जा सिमुलेशन और मौसम पूर्वानुमान जैसे उच्च स्तरीय गणनाओं के लिए किया गया।

लैपटॉप, डेस्कटॉप और IBMS/390 सामान्य या मेनफ्रेम कंप्यूटर श्रेणी में आते हैं, न कि सुपरकंप्यूटर।

85. (4): Renal agenesis एक जन्मजात विकृति है जिसमें एक या दोनों वृक्क जन्म से अनुपस्थित रहते हैं। जब केवल एक वृक्क नहीं बनता, और दूसरा पूरी तरह कार्यशील होता है, तो इसे एकतरफा वृक्क अजनन (unilateral renal agenesis) कहा जाता है। यह स्थिति अक्सर बिना लक्षण के पाई जाती है और संयोगवश ज्ञात होती है।

86. (4): आइटम विश्लेषण (Item Analysis) एक सांख्यिकीय प्रक्रिया है जिसका उपयोग परीक्षण में प्रयुक्त प्रत्येक प्रश्न (आइटम) की मूल्यवत्ता, कठिनाई स्तर और विभेदन क्षमता का आकलन करने के लिए किया जाता है। यह शिक्षण और मूल्यांकन में सुधार के लिए एक महत्वपूर्ण उपकरण है, विशेष रूप से मानकीकृत परीक्षणों में।

87. (2): Carrier (वाहक) वह व्यक्ति होता है जो किसी रोगजनक सूक्ष्मजीव को अपने शरीर में बिना लक्षणों के उपस्थित रहने देता है लेकिन दूसरों को संक्रमित कर सकता है। जैसे टाइफाइड में Typhoid Mary एक प्रसिद्ध उदाहरण है। वाहक व्यक्ति रोग के सक्रिय प्रसार में महत्वपूर्ण भूमिका निभाता है।

88. (1): जब जनसंख्या सजातीय (homogeneous) होती है, यानी सभी सदस्य एक जैसे लक्षणों या विशेषताओं को साझा करते हैं, तो उनकी विशेषताओं का प्रतिनिधित्व करने के लिए एक छोटा सैंपल साइज भी पर्याप्त होता है क्योंकि उसमें विविधता कम होती है और डेटा अधिक सुसंगत रहता है।

89. (1): प्रसवोत्तर काल में मूत्राशय पर गर्भावस्था और प्रसव का प्रभाव हो सकता है, जिससे मूत्र के निष्कासन में हल्की और अस्थायी कठिनाई होना एक सामान्य बात है। यह मूत्राशय की संवेदनशीलता में अस्थायी कमी या मूत्रमार्ग में सूजन के कारण होता है, जो सामान्यतः बिना उपचार के ठीक हो जाती है।

90. (2): Stage 3 Hypovolemic Shock में शरीर को 30% से 40% रक्त की हानि होती है, जो एक गंभीर और जानलेवा स्थिति मानी जाती है। इस अवस्था में हृदय गति बहुत तेज हो जाती है, रक्तचाप गिर जाता है, पेशाब बनना बंद हो सकता है, और शारीरिक अंगों को अपर्याप्त रक्त आपूर्ति मिलती है। यह आपातकालीन चिकित्सा हस्तक्षेप की माँग करता है।

91. (3): Helicobacter pylori एक ग्राम-नेगेटिव जीवाणु है जो आमाशय की म्यूकोसा में संक्रमण करता है। यह क्रोनिक गैस्ट्राइटिस, पेप्टिक अल्सर, और लंबे समय तक बने रहने पर गैस्ट्रिक कैंसर के विकास में प्रमुख जोखिम कारक माना गया है। WHO ने इसे एक carcinogenic pathogen के रूप में वर्गीकृत किया है।

92. (4): Etomidate एक ऐसा एजेंट है जिसका hemodynamic stability पर बहुत कम प्रभाव पड़ता है, इसलिए यह cardiovascularly compromised मरीजों के लिए सामान्य एनेस्थीसिया में एक आदर्श औषधि माना जाता है। यह हृदय की कार्यक्षमता को प्रभावित किए बिना शीघ्र प्रभावी होता है।

93. (4): जब व्यक्तियों के स्थान पर इकाइयाँ (जैसे वर्ग, अस्पताल, जिले) चयनित की जाती हैं, तो आमतौर पर Quota sampling लागू होती है, जिसमें शोधकर्ता प्रत्येक उपसमूह (कोटा) से निर्धारित संख्या में नमूने लेते हैं। यह गैर-यादृच्छिक विधि है जो जनसंख्या की प्रतिनिधित्वशीलता बनाए रखने के लिए प्रयुक्त होती है।

94. (1): Omphalocele एक जन्मजात विकृति है जिसमें शिशु की आंतें और अन्य अंग नाभि के पास पेट की दीवार से बाहर निकले होते हैं और ये एक सुरक्षात्मक झिल्ली (membranous sac) से ढके होते हैं। यह आमतौर पर भ्रूण विकास के दौरान पेट की दीवार के पूर्ण रूप से बंद न होने के कारण होता है।

95. (1): राष्ट्रीय मानसिक स्वास्थ्य कार्यक्रम (NMHP) की प्रमुख रणनीति है– मानसिक स्वास्थ्य सेवाओं का विकेंद्रीकरण, ताकि ये सेवाएँ प्राथमिक स्वास्थ्य केंद्रों और ग्रामीण क्षेत्रों तक पहुँच सकें। इसका उद्देश्य मानसिक स्वास्थ्य को समग्र स्वास्थ्य प्रणाली में एकीकृत करना और सभी तक सुलभ बनाना है।

96. (3): कार्बोहाइड्रेट के 1 ग्राम के चयापचय (metabolism) से लगभग 4 किलोकैलोरी (kcal) ऊर्जा प्राप्त होती है। यह ऊर्जा शरीर के दैनिक कार्यों जैसे मांसपेशियों की गतिविधि, मस्तिष्क की क्रिया, तथा अन्य चयापचयी प्रक्रियाओं के लिए आवश्यक होती है। यह प्रोटीन के समान ऊर्जा देता है और वसा से कम।

97. (2): जठरांत्र पथ (Gastrointestinal tract) की सबसे भीतरी परत को श्लेष्मिका (mucosa) कहा जाता है। यह परत भोजन के अवशोषण, स्राव, और रक्षा में महत्वपूर्ण भूमिका निभाती है। इसमें एपिथीलियम, लेमिना प्रोपिया और मस्कुलरिस म्यूकोसा उपपरतें शामिल होती हैं।

98. (2): तृतीयक स्वास्थ्य केंद्र (Tertiary Health Care Centers) जैसे AIIMS, मेडिकल कॉलेज अस्पताल आदि में विशेष और सुपर-विशेष चिकित्सा सेवाएं प्रदान की जाती हैं। इनमें जटिल बीमारियों का निदान और उपचार, विशेष सर्जरी, और विशेषज्ञ डॉक्टरों द्वारा देखभाल शामिल होती है।

99. (1): Nasal cavity की respiratory mucosa में रक्त वाहिकाओं का एक घना जाल होता है, जो प्रश्वसित वायु को गर्म करता है, नम बनाता है और धूल के कणों को फिल्टर करता है। यह श्लेष्म परत तापमान को नियंत्रित कर श्वसन प्रणाली को क्षति से बचाती है।

100. (2): Swimmer's ear (otitis externa) के उपचार में acetic acid युक्त ईयर ड्रॉप्स का उपयोग किया जाता है। यह एक हल्का अम्लीय वातावरण बनाता है जो बैक्टीरिया और फंगल संक्रमण के विकास को रोकता है। यह संक्रमण से राहत देने और बैक्टीरिया की वृद्धि को रोकने में प्रभावी होता है।

पिछले प्रश्न-पत्र

स्टाफ नर्स भर्ती परीक्षा, 2024

(Exam held on 03-02-2024)

1. पानी कई कारणों से प्रदूषित होता है। वे कारण चुनिए जिनसे पानी प्रदूषित नहीं होता :

1. वाहित मल
2. औद्योगिकी बहिष्प्रवाही
3. वनों की कटाई
4. कृषि अपशिष्ट
5. ज्वालामुखी का धुआँ

नीचे दिए गए विकल्पों में से सही उत्तर का चयन कीजिए :

A. केवल 3 और 5 B. केवल 3, 4 और 5
C. केवल 5 D. केवल 3
E. अनुत्तरित प्रश्न

2. पूर्ण चेतन व्यक्ति के ग्लासगो कॉमा स्केल पर अधिकतम अंक कितने हो सकते हैं?

A. 5 B. 10
C. 15 D. 20
E. अनुत्तरित प्रश्न

3. बैगासोसिस रोग किसके कारण होता है?

A. सिलिका B. गन्ना
C. कपास D. कोयला
E. अनुत्तरित प्रश्न

4. किसी रोगी को उसके स्वास्थ्य आकलन के लिए तैयार करते समय निम्न में से क्या नहीं करना चाहिए?

A. प्रचापन (Draping)
B. अवस्थिति (Positioning)
C. ब्लैडर को रिक्त करना
D. निद्रा
E. अनुत्तरित प्रश्न

5. रोगी को शल्य चिकित्सा से पूर्व चिंता/व्याकुलतामुक्त करने के लिए निम्न में से कौन-सा ड्रग दिया जाता है?

A. एल्बेंडाजोल B. बैंजोडाइजिपीन
C. निकोटिन D. कैफीन
E. अनुत्तरित प्रश्न

6. निम्नलिखित में से कौन-सी ग्रीनहाउस गैस नहीं है?

A. मिथेन
B. क्लोरो फ्लोरो कार्बन (CFC)
C. कार्बन डाइऑक्साइड
D. अमोनिया
E. अनुत्तरित प्रश्न

7. सूची-I के साथ सूची-II का मिलान कीजिए :

सूची-I (भौतिक राशि)	सूची-II (मात्रक)
(*a*) लेंस की क्षमता	I. वोल्ट एम्पियर
(*b*) तार का प्रतिरोध	II. किलोवाट-घंटा
(*c*) विद्युत शक्ति	III. डायप्टर
(*d*) विद्युत ऊर्जा	IV. वोल्ट एम्पियर$^{-1}$

नीचे दिए गए विकल्पों में से सही उत्तर का चयन कीजिए :

A. (*a*)-III, (*b*)-I, (*c*)-IV, (*d*)-II
B. (*a*)-IV, (*b*)-III, (*c*)-II, (*d*)-I
C. (*a*)-III, (*b*)-IV, (*c*)-II, (*d*)-I
D. (*a*)-III, (*b*)-IV, (*c*)-I, (*d*)-II
E. अनुत्तरित प्रश्न

1. A	2. C	3. B	4. D	5. B	6. D	7. D

8. .... जैवमंडल का जैविक घटक नहीं है।

A. पौधे B. पशु
C. जीवाणु D. जल
E. अनुत्तरित प्रश्न

9. निम्नलिखित में से सूक्ष्म पोषक तत्वों को पहचानें :

1. प्रोटीन 2. कैल्शियम
3. लौह तत्व 4. वसा

नीचे दिए गए विकल्पों में से सबसे उपयुक्त उत्तर का चयन कीजिए :

A. केवल 1 और 2
B. केवल 1 और 4
C. केवल 3 और 4
D. केवल 2 और 3
E. अनुत्तरित प्रश्न

10. वर्ष 2023 का पद्मश्री पुरस्कार राजस्थान प्रान्त में किसे प्राप्त हुआ?

A. एम.एल. लाथर B. राम किशोर व्यास
C. लक्ष्मण सिंह D. सुरेश मिश्रा
E. अनुत्तरित प्रश्न

11. एक लघु अँगुली जैसी संरचना जो मूत्रमार्ग के छेद के ऊपर दोनों लेबिया माइनोरा के ऊपरी संधिस्थान पर स्थित है, उसे क्या कहते हैं?

A. योनिच्छद (Hymen)
B. भगशेफ (Clitoris)
C. मॉन्स प्यूबिस (Mons pubis)
D. तुंबिका (Ampulla)
E. अनुत्तरित प्रश्न

12. वर्तमान में जारी किए गए "वैश्विक नवीकरण सूचकांक 2023" में, विश्व के 132 देशों में से भारत ने क्या स्थान प्राप्त किया है?

A. 30वाँ B. 35वाँ
C. 40वाँ D. 52वाँ
E. अनुत्तरित प्रश्न

13. 24वें सप्ताह के अंत तक गर्भ में निम्न में से किसकी उपस्थिति पाई जाती है?

A. केवल बाह्य जननांग तथा शरीर पर रोंए
B. शरीर पर रोंए तथा पृथक पलकों के साथ पक्ष्म
C. पूर्णतया विकसित अंग तंत्र
D. अंग तथा अँगुलियाँ
E. अनुत्तरित प्रश्न

14. सूची-I के साथ सूची-II का मिलान कीजिए :

सूची-I (क्रिया)	**सूची-II (हार्मोन)**
(*a*) रक्त में ग्लूकोज के स्तर को बढ़ाता है	I. मैलाटोनिन
(*b*) रक्त में Ca^{++} स्तर को बढ़ाता है	II. ग्लूकागोन
(*c*) शरीर की जैविक नियतकालिकता को नियंत्रित करता है	III. एल्डोस्टिरोन
(*d*) जल तथा वैद्युत (electrolyte) समस्थैतिक को नियंत्रित करता है	IV. पैराथोरमोन

नीचे दिए गए विकल्पों में से सही उत्तर का चयन कीजिए :

A. (*a*)-II, (*b*)-IV, (*c*)-I, (*d*)-III
B. (*a*)-I, (*b*)-IV, (*c*)-III, (*d*)-II
C. (*a*)-IV, (*b*)-II, (*c*)-I, (*d*)-III
D. (*a*)-III, (*b*)-IV, (*c*)-I, (*d*)-II
E. अनुत्तरित प्रश्न

15. WHO वृद्धि चार्ट का उपयोग करके निम्न में से किस प्राचल द्वारा एक कुपोषित बच्चे को पहचाना जा सकता है?

A. आयु अनुसार सिर की परिधि
B. आयु अनुसार छाती की परिधि
C. आयु के अनुसार भार
D. आयु के अनुसार कमर की परिधि
E. अनुत्तरित प्रश्न

8. D **9.** D **10.** C **11.** B **12.** C **13.** B **14.** A **15.** C

19. (C): डॉ. एडवर्ड जैनर ने 1796 में चेचक (Smallpox) के विरुद्ध पहला टीकाकरण किया। उन्होंने देखा कि गायों में होने वाले मामूली रोग 'Cowpox' से संक्रमित व्यक्ति को चेचक नहीं होता।

उन्होंने इसी सिद्धांत पर प्रयोग कर एक बच्चे को Cowpox से संक्रमित किया और बाद में उसे Smallpox वायरस से अवगत कराया, जिससे वह बीमार नहीं पड़ा। इसी प्रयोग से आधुनिक वैक्सीनेशन की अवधारणा विकसित हुई।

20. (C): इन्द्रधनुष मिशन भारत सरकार की एक सार्वभौमिक टीकाकरण योजना है जिसका उद्देश्य 0-2 वर्ष के बच्चों और गर्भवती महिलाओं को वैक्सीन से रोके जा सकने वाले रोगों से सुरक्षित करना है। इसमें डिप्थीरिया, पर्टुसिस, टेटनस (DPT), हेपेटाइटिस B, हिमोफिलस इन्फ्लुएन्जा टाइप B (Hib) और खसरा (Measles) जैसे रोग शामिल हैं। हर्पीस इस मिशन में शामिल नहीं है क्योंकि इसका टीका सार्वभौमिक कार्यक्रम का हिस्सा नहीं है।

21. (A): पेशीय तंतु (muscle fiber) की समानुवर्ती पट्टियों (striations) में मुख्य रूप से दो प्रकार के प्रोटीन होते हैं—एक्टिन (Actin) और मायोसिन (Myosin)। एक्टिन एक पतली धागेनुमा संरचना होती है जो 'I band' (light band) में पाई जाती है। यह मायोसिन के साथ मिलकर संकुचन की प्रक्रिया को पूरा करता है। हीमोग्लोबिन और किरेटिन मांसपेशियों में नहीं, बल्कि अन्य ऊतकों में पाए जाते हैं।

22. (D): अनुदैर्ध्य विदर मस्तिष्क की एक गहरी खांच होती है जो प्रमस्तिष्क (Cerebrum) को दो भागों—दायाँ और बायाँ गोलार्द्ध (hemispheres)—में विभाजित करती है। यह संरचना मस्तिष्क के मध्य में स्थित होती है और इसके भीतर कॉर्पस कैलोसम द्वारा दोनों भाग आपस में जुड़े होते हैं। यह विदर संरचनात्मक विभाजन तो करता है, लेकिन क्रियात्मक समन्वय बना रहता है।

23. (C): जब कोई रोगजनक सूक्ष्मजीव किसी निर्जीव सतह (जैसे उपकरण, त्वचा, पानी आदि) पर उपस्थित होता है लेकिन अभी रोग उत्पन्न नहीं हुआ होता, तो उस स्थिति को संदूषण (contamination) कहते हैं। यह संक्रमण (infection) से अलग होता है, क्योंकि संक्रमण में सूक्ष्मजीव शरीर में प्रवेश कर बढ़ते हैं और लक्षण उत्पन्न करते हैं। प्रदूषण पर्यावरणीय संदर्भ में होता है जबकि ग्रसन परजीवियों से संबंधित है।

24. (C):

1. **MMR (Measles, Mumps, Rubella):** भारत के राष्ट्रीय टीकाकरण कार्यक्रम के अनुसार, MMR का पहला डोज 9 माह की आयु में दिया जाता है, जो खसरा, मम्प्स और रुबेला से सुरक्षा प्रदान करता है।
2. **PCV (Pneumococcal Conjugate Vaccine):** PCV का बूस्टर डोज 9 से 12 माह की आयु के बीच दिया जाता है, जो न्यूमोकोकल संक्रमणों से बचाव करता है।
4. **IPV (Inactivated Polio Vaccine):** IPV का बूस्टर डोज भी 9 माह की आयु में दिया जाता है, जो पोलियो से सुरक्षा सुनिश्चित करता है।
3. **JE (Japanese Encephalitis):** यह टीका केवल उन स्थानिक क्षेत्रों में दिया जाता है जहाँ यह रोग प्रचलित है। अतः यह सभी बच्चों के लिए अनिवार्य नहीं है।

25. (B): ICMR (Indian Council of Medical Research) द्वारा संतुलित आहार हेतु पाँच आधारभूत भोजन समूहों की अनुशंसा की गई है :

1. **दालें तथा फलियाँ :** ये उच्च गुणवत्ता वाले प्रोटीन, फाइबर, और सूक्ष्म पोषक तत्वों का प्रमुख स्रोत होती हैं।
2. **वसा तथा शर्करा :** यह शरीर को ऊर्जा प्रदान करते हैं, लेकिन सीमित मात्रा में सेवन की सलाह दी जाती है।
3. **दुग्ध तथा मांस उत्पाद :** इनमें कैल्शियम, प्रोटीन और विटामिन B12 जैसे तत्व होते हैं, जो हड्डियों और मांसपेशियों के लिए आवश्यक हैं।
4. **अनाज, धान्य और उनके उत्पाद :** ये कार्बोहाइड्रेट का मुख्य स्रोत होते हैं और शरीर को ऊर्जा प्रदान करते हैं।
5. **फल और सब्जियाँ :** ये विटामिन, खनिज, एंटीऑक्सिडेंट और फाइबर प्रदान करते हैं, जिससे रोग प्रतिरोधक क्षमता मजबूत होती है।

इन सभी समूहों को सम्मिलित कर संतुलित आहार सुनिश्चित किया जाता है।

26. **(B):** APGAR स्कोर एक त्वरित मूल्यांकन प्रणाली है जिसका उपयोग नवजात शिशु के जन्म के 1 मिनट और 5 मिनट बाद उसके स्वास्थ्य की सामान्य स्थिति जानने के लिए किया जाता है।

इसमें पाँच घटक–Appearance (रंग), Pulse (हृदयगति), Grimace (प्रतिवर्त प्रतिक्रिया), Activity (स्नायविक टोन), और Respiration (श्वसन)–को 0 से 2 अंक दिए जाते हैं। कुल स्कोर 0 से 10 तक होता है जो बच्चे की तत्काल चिकित्सा आवश्यकता का संकेत देता है।

27. **(C):** MS-PowerPoint फाइलों का डिफॉल्ट फाइल एक्सटेंशन .pptx होता है, जो कि Microsoft Office 2007 और इसके बाद के संस्करणों में उपयोग होता है। यह XML आधारित फॉर्मेट है जिसमें स्लाइड, टेक्स्ट, चित्र, और मल्टीमीडिया कंटेंट संग्रहीत किया जाता है। अन्य विकल्प जैसे .docx और .xls क्रमशः MS Word और MS Excel के लिए होते हैं।

28. **(D):** मनुष्य की आँख में वस्तुओं को विभिन्न दूरियों से देखने की क्षमता को समायोजन (accommodation) कहते हैं। यह प्रक्रिया सिलियरी मांसपेशियों द्वारा नियंत्रित होती है, जो लेंस की मोटाई को बदलती हैं।

पास की वस्तु देखने पर ये मांसपेशियाँ सिकुड़ती हैं और लेंस मोटा होता है, जबकि दूर की वस्तु पर लेंस पतला हो जाता है। रेटिना केवल छवि बनाती है, समायोजन का कार्य सिलियरी मांसपेशियाँ करती हैं।

29. **(C):** थायरोक्सिन हार्मोन थायरॉयड ग्रंथि से स्रवित होता है और यह शरीर की आधारी उपापचयी दर (Basal Metabolic Rate—BMR) को नियंत्रित करता है। यह कोशिकीय स्तर पर ऑक्सीजन की खपत और ऊर्जा उत्पादन को बढ़ाता है, जिससे शरीर की चयापचयी क्रियाएँ तीव्र होती हैं।

थायरोक्सिन का अपर्याप्त स्तर हाइपोथायरॉइडिज्म और अधिक स्तर हाइपरथायरॉइडिज्म का कारण बनता है।

30. **(A):**

(*a*) **एथिलीन ऑक्साइड - II: ऑपरेशन थिएटर** : एथिलीन ऑक्साइड गैस का उपयोग ताप-संवेदनशील उपकरणों (जैसे ऑपरेशन थिएटर के औजार) की नसबंदी में किया जाता है।

(*b*) **जीवद्रव्य जीवाणुनाशन - IV: धातु प्रतिरोध** : जीवाणुनाशन ऐसी प्रक्रिया है जिसमें जीवाणुओं को नष्ट करने हेतु ऊष्मा या रसायनों का प्रयोग होता है, जो धातु उपकरणों पर किया जाता है।

(*b*) **ग्लूटेरेल्डिहाइड - I: लैप्रोस्कोपी उपकरण** : यह एक उच्च स्तर का कीटाणुनाशक है जो एंडोस्कोपिक और लैप्रोस्कोपिक उपकरणों की नसबंदी में प्रयुक्त होता है।

(*d*) **फिनोल - III: पर्यावरणीय सतह** : फिनोल का प्रयोग सामान्यतः पर्यावरणीय सतहों (जैसे फर्श, बेंच आदि) को कीटाणुरहित करने के लिए किया जाता है।

31. **(D):** NPCDCS (National Programme for Prevention and Control of Cancer, Diabetes, Cardiovascular Diseases and Stroke) के अंतर्गत भारत सरकार ने तीन प्रकार के कैंसर की स्क्रीनिंग को शामिल किया है–स्तन कैंसर (Breast cancer), गर्भाशय-ग्रीवा कैंसर (Cervical cancer), और मुख कैंसर (Oral cancer)।

यह कार्यक्रम प्राथमिक स्वास्थ्य केंद्रों के स्तर पर 30 वर्ष से अधिक आयु के पुरुषों व महिलाओं की समय-समय पर स्क्रीनिंग पर आधारित है। फेफड़े और अस्थि कैंसर को इस कार्यक्रम में शामिल नहीं किया गया है।

32. **(C):** मानसिक स्वास्थ्य देखभाल अधिनियम, 2017 भारत में 7 जुलाई 2018 से लागू हुआ। यह अधिनियम मानसिक रूप से अस्वस्थ व्यक्तियों के अधिकारों की रक्षा करता है और उन्हें गरिमा, समानता और बिना भेदभाव के उपचार पाने का अधिकार देता है। इसमें यह भी प्रावधान है कि कोई भी व्यक्ति अपने इलाज की पूर्व सूचना (Advance Directive) दे सकता है और एक देखभालकर्ता नामित कर सकता है।

33. **(B):** तृतीयक पुटक (Tertiary follicle) या ग्रेफियन फॉलिकिल के विकास के दौरान, उसमें तरल से भरी एक विशेष गुहिका बनती है जिसे गह्वर (Antrum) कहा जाता है।

यह गह्वर फॉलिक्यूलर द्रव से भर जाता है और अंडाणु को धीरे-धीरे परिपक्वता की ओर ले जाता है। यह ओव्यूलेशन से पूर्व का एक महत्वपूर्ण चरण होता है।

34. (B): ऐलुमिनियम को खाना पकाने के बर्तनों में प्रयोग करने के पीछे कुछ विशिष्ट भौतिक गुण उत्तरदायी होते हैं :

1. **उच्च ऊष्मा चालकता :** यह भोजन को जल्दी और समान रूप से पकाने में सहायक होता है।

3. **आघातवर्ध्यता (Malleability):** इसे आसानी से पतली चादरों या वांछित आकारों में ढाला जा सकता है।

5. **उच्च गलनांक बिंदु :** यह ऊँचे तापमान पर भी स्थिर रहता है और नहीं पिघलता, जिससे खाना पकाते समय सुरक्षित रहता है।

उच्च विद्युत चालकता और तन्यता खाना पकाने में सहायक गुण नहीं माने जाते।

35. (A): स्किजोफ्रीनिया के प्रमुख लक्षणों में भ्रम (delusions), दृष्टिभ्रम (hallucinations), असंगत व्यवहार, और बोधनशील (cognitive) विकृतियाँ शामिल होती हैं। ये लक्षण व्यक्ति की सोच, व्यवहार और सामाजिक कार्य-क्षमता को प्रभावित करते हैं। मनोग्रस्तता (Obsessions), जो अनैच्छिक, दोहराए जाने वाले विचारों या आग्रहों से जुड़ी होती है, ऑब्सेसिव कम्पल्सिव डिसऑर्डर (OCD) से संबंधित है, न कि स्किजोफ्रीनिया से। इसलिए यह अपवाद है।

36. (C): गोल्डन राइस (Golden Rice) आनुवांशिक अभियांत्रिकी द्वारा विकसित एक विशेष प्रकार का धान है, जिसे बीटा-कैरोटीन (Vitamin A का पूर्वगामी) से समृद्ध किया गया है। यह विशेष रूप से उन क्षेत्रों के लिए बनाया गया है जहाँ विटामिन A की कमी के कारण अंधता और अन्य रोग प्रचलित हैं। यह सामान्य चावल की तुलना में पीला दिखाई देता है, इसीलिए इसका नाम 'गोल्डन' पड़ा।

37. (B): NTEP का पूर्ण नाम National Tuberculosis Elimination Programme है, जो भारत सरकार का टीबी (Tuberculosis) को समाप्त करने का प्रमुख कार्यक्रम है। इसका उद्देश्य वर्ष 2025 तक देश से टीबी का उन्मूलन करना है। यह कार्यक्रम पहले RNTCP (Revised National Tuberculosis Control Programme) के नाम से जाना जाता था और बाद में पुनः नामांकित किया गया।

38. (D):

(*a*) **मलेरिया–मच्छर (IV):** मलेरिया का संचरण एनाफिलीज मच्छर द्वारा होता है जो प्लास्मोडियम परजीवी को फैलाता है।

(*b*) **हेपेटाइटिस A–पानी (III):** यह जलजनित रोग है और संक्रमित जल/भोजन के सेवन से फैलता है।

(*b*) **खसरा–हवा (I):** खसरा वायरस वायुजनित है और संक्रमित व्यक्ति के छींक या खाँसी से फैलता है।

(*d*) **हेपेटाइटिस B–लैंगिक (II):** यह रोग रक्त, यौन संपर्क या संक्रमित सुइयों के माध्यम से फैलता है।

39. (C): कुष्ठरोग (Leprosy) के उपचार में तीन प्रमुख दवाओं का उपयोग होता है—रीफैम्पिसिन, डैप्सोन, और क्लोफैजीनीन, जो बहु-दवा उपचार (MDT—Multi Drug Therapy) के अंतर्गत दी जाती हैं। ये दवाएं Mycobacterium leprae को मारती हैं और रोग की पुनरावृत्ति को रोकती हैं। पायराजिनामाइड और बैडाक्विलीन का उपयोग मुख्यतः तपेदिक (TB) में किया जाता है, न कि कुष्ठरोग में।

40. (C): चिकित्सकीय आहार चिकित्सक (Clinical Dietitian) का कार्य रोगियों के लिए उपचारात्मक आहार की योजना बनाना और आहार प्रबंधन करना होता है। वे रोग विशेष जैसे मधुमेह, हृदय रोग, किडनी रोग आदि में उचित पोषण योजना बनाकर उपचार को सहयोग देते हैं। HIV रोगियों और खिलाड़ियों के लिए आहार योजनाएं स्पेशलाइज्ड डाइटीशियन या स्पोर्ट्स न्यूट्रिशनिस्ट द्वारा देखी जाती हैं, जो मुख्यतः नैदानिक दायरे से बाहर होते हैं।

41. (C): RTI-STI सिंड्रोम मैनेजमेंट के लिए अलग-अलग रंग की किट निर्धारित हैं।

(*a*) **मूत्रनली विषयक विसर्जन - II: ग्रे किट,** जो पुरुषों के मूत्रमार्ग संक्रमण (urethral discharge) के लिए प्रयोग होती है।

(*b*) **योनि विषयक विसर्जन - IV: हरी किट,** जिसका प्रयोग महिलाओं में योनि स्राव की शिकायत के उपचार हेतु होता है।

(*b*) **निम्न उदरीय दर्द - I: पीली किट,** जो पेल्विक इंफ्लेमेटरी डिजीज (च्व्क) जैसे संक्रमणों के लिए होती है।

(*d*) **जनन घाव - III: लाल किट,** जो जननांगों पर अल्सर या घाव के उपचार में प्रयुक्त होती है।

42. (D): स्मार्टफोन एक मल्टीफंक्शनल डिवाइस होता है जो टेलीफोनिक संचार के अलावा इंटरनेट ब्राउजिंग, ई-मेल भेजना, ऐप्स का प्रयोग, वीडियो कॉलिंग, फोटोग्राफी आदि

कार्य कर सकता है। यह मोबाइल कंप्यूटर की तरह कार्य करता है। केवल गति या आकार इसकी परिभाषा तय नहीं करता।

43. (C):

1. **G20, 2023 का मोटो था–'एक धरती, एक परिवार, एक भविष्य'** (One Earth, One Family, One Future)–यह सत्य है और भारत द्वारा निर्धारित किया गया था।

4. **G20 का 2025 अधिवेशन दक्षिण अफ्रीका में प्रस्तावित है**–यह भी सत्य है क्योंकि G20 की अध्यक्षता 2025 में दक्षिण अफ्रीका को दी गई है।

2. G20 का कोई स्थायी मुख्यालय नहीं है, इसलिए लॉस एंजिलिस वाला कथन असत्य है।

3. यूरोपीय संघ (EU) पहले से ही G20 का सदस्य है, इसलिए 9 सितंबर 2023 को नया सदस्य बनना गलत है।

44. (C): नर सहायक ग्रंथियों में तीन मुख्य संरचनाएँ होती हैं–

1. **युग्मित शुक्राशय (Seminal vesicles)**–वीर्य में तरल प्रदान करते हैं।
2. **प्रॉस्टेट ग्रंथि (Prostate gland)**–वीर्य को क्षारीय बनाती है और गतिशीलता बढ़ाती है।
4. **बल्बोयूरीथ्रल ग्रंथियाँ (Bulbourethral glands)**–मूत्रमार्ग को स्नेहक प्रदान करती हैं।
3. **तुंबिका** (Ampulla) एक वाहिनी का भाग होती है, यह ग्रंथि नहीं मानी जाती।

45. (D): मल से रोगजनकों के मुख तक पहुँचने को फीकल-ओरल मार्ग कहते हैं। 1. अँगुलियाँ, 2. मक्खियाँ, 3. भोजन, और 5. जल इस मार्ग में प्रमुख भूमिका निभाते हैं।

गंदे हाथ, मक्खियों के संपर्क में आया भोजन, और दूषित जल से संक्रमण फैलता है।

4. द्रव्य पदार्थ एक अस्पष्ट विकल्प है, इसलिए इसे सही विकल्प में नहीं माना गया।

इसलिए D विकल्प सबसे उपयुक्त है।

46. (D): Culex मच्छरों की प्रजाति, विशेषकर *Culex tritaeniorhynchus*, जापानी एन्सिफेलाइटिस (JE) वायरस के मुख्य वाहक (vector) होते हैं। ये मच्छर अधिकतर ग्रामीण क्षेत्रों में पाए जाते हैं, खासकर जहां चावल की खेती होती है और जल भराव होता है। सूअर और जंगली पक्षी इस वायरस के प्राकृतिक संचरण चक्र का हिस्सा होते हैं, जिससे यह मच्छर वायरस को मनुष्यों तक पहुंचाते हैं। यह मच्छर सांझ के समय ज्यादा सक्रिय होता है और मनुष्यों को काटता है, जिससे वायरस उनके शरीर में प्रवेश करता है।

47. (C): नए संसद भवन में भारत की सांस्कृतिक विरासत को प्रतिबिंबित करने के लिए सजावट की गई है। राज्य सभा की आंतरिक सज्जा कमल (Lotus) पर आधारित है, जो भारत का राष्ट्रीय पुष्प है। कमल भारतीय परंपरा में पवित्रता, चेतना और आध्यात्मिकता का प्रतीक माना जाता है। यह सजावट इस विचार को दर्शाती है कि लोकतंत्र भी कमल की तरह है–कीचड़ में खिलने वाला, फिर भी निर्मल और सुंदर। इसके अलावा, कमल संविधान की मूल भावना और भारतीय विविधता को भी सम्मान देता है।

48. (C): यह मिलान मानव श्वसन एवं पाचन तंत्र के अंगों और उनके कार्यों के बीच किया गया है :

(*a*) **एपिग्लोटिस (II):** यह एक ढक्कन के रूप में कार्य करता है जो निगलते समय श्वासनली को ढकता है ताकि भोजन स्वरयंत्र (larynx) में न जाए, जिससे दम घुटने से बचा जा सके।

(*b*) **लेरिंक्स (III):** इसे 'voice box' भी कहते हैं और यह ध्वनि उत्पन्न करने वाला अंग है। इसमें वोकल कॉर्ड्स होते हैं जो कंपन करके आवाज उत्पन्न करते हैं।

(*b*) **प्ल्यूरा (IV):** यह एक दोहरी झिल्ली होती है जो फेफड़ों को ढकती है। यह फेफड़ों को घर्षण से बचाती है और श्वसन के समय चिकनाई प्रदान करती है।

(*d*) **फेरिंक्स (I):** यह गले का हिस्सा है जो भोजन और वायु दोनों के लिए साझा मार्ग होता है। यह नासिका गुहा और मुख गुहा से ट्रेकिया व इसोफेगस की ओर मार्ग बनाता है।

49. (A): प्रतिवर्त चाप (Reflex Arc) एक तंत्रिकीय मार्ग है जो शरीर को तुरंत प्रतिक्रिया देने में सक्षम बनाता है, विशेष रूप से आपातकालीन परिस्थितियों में। इसके घटक इस क्रम में कार्य करते हैं :

4. **संवेदी ग्राही (Receptor):** यह त्वचा या अन्य अंगों में होता है, जो बाहरी उत्तेजना (जैसे गर्मी या चोट) को पहचानता है।

2. **संवेदी तंत्रिका कोशिका (Sensory Neuron):** यह उत्तेजना को विद्युत संकेत में बदलकर रीढ़ की हड्डी तक पहुंचाता है।

5. **समाकलन केन्द्र (Integrating Centre):** यह प्रायः रीढ़ की हड्डी में होता है, जहां से यह संकेत का विश्लेषण कर प्रतिक्रिया तय करता है।

3. **प्रेरक तंत्रिका कोशिका (Motor Neuron):** यह आदेश को मांसपेशियों या ग्रंथियों तक पहुंचाता है।

1. **कार्यकर (Effector):** यह अंतिम अंग होता है (जैसे मांसपेशी), जो प्रतिक्रिया करता है, जैसे हाथ हटाना।

50. (C): भारत सरकार के *Bio-Medical Waste Management Rules* के अनुसार, अस्पतालों एवं प्रयोगशालाओं से उत्पन्न बायोमेडिकल कचरे को विशेष रंगों वाले बिन्स में फेंकना अनिवार्य होता है :

- पीले रंग के कूड़ेदान का उपयोग संक्रामक कचरे (infectious waste) के लिए होता है।
- इसमें शामिल हैं : शरीर के तरल, संक्रमित प्लासेंटा, प्रयोग किए गए रक्त बैग, मानव ऊतक, लिंफ, और संक्रमित पट्टियाँ आदि।
- ये सभी वस्तुएं इंसिनरेशन या डीप बरीअल विधियों द्वारा नष्ट की जाती हैं ताकि संक्रमण और रोग फैलने से रोका जा सके।

51. (B): आमाशय (Stomach) का मुख्य कार्य भोजन का यांत्रिक व रासायनिक अपघटन है, न कि पोषक तत्वों का अवशोषण। हालांकि कुछ पदार्थ जैसे अल्कोहल, जल, तथा कुछ ड्रग्स (जैसे एस्पिरिन) आंशिक रूप से आमाशय में अवशोषित हो सकते हैं, लेकिन मोनोसैकराइड्स (जैसे ग्लूकोज) का अवशोषण छोटी आंत (मुख्यतः जेजुनम) में होता है, न कि आमाशय में। अतः यह विकल्प सही है क्योंकि यह आमाशय द्वारा अवशोषित नहीं होता।

52. (C):

(*a*) **बयाना का किला–राजा विजय पाल (IV):** यह किला राजस्थान के भरतपुर जिले में स्थित है और इसे गुर्जर प्रतिहार शासक राजा विजय पाल ने बनवाया था।

(*b*) **अम्बर का किला–राजा मानसिंह (III):** यह जयपुर के पास स्थित है और इसका निर्माण आमेर के शासक राजा मानसिंह ने 16वीं शताब्दी में करवाया।

(*b*) **तारागढ़ का किला–अजय राजा चौहान (II):** यह बूंदी (राजस्थान) में स्थित है और इसका निर्माण चौहान वंश के अजयपाल ने करवाया था।

(*d*) **नाहरगढ़ का किला–महाराजा सवाई जय सिंह (I):** यह जयपुर के ऊपर स्थित है और इसे जयपुर के संस्थापक सवाई जय सिंह द्वितीय ने बनवाया था।

53. (C): नर्सिंग प्रक्रिया एक वैज्ञानिक पद्धति है जो रोगी की देखभाल के लिए चरणबद्ध ढंग से कार्य करती है :

1. **आकलन (Assessment):** रोगी की संपूर्ण स्थिति, लक्षण, इतिहास व पर्यावरण का अवलोकन करना।
2. **नर्सिंग निदान (Nursing Diagnosis):** एकत्रित आंकड़ों के आधार पर संभावित स्वास्थ्य समस्याओं की पहचान।
3. **परिणाम की पहचान (Outcome Identification):** उपचार से अपेक्षित लक्ष्यों या परिणामों को स्पष्ट करना।
4. **नियोजन (Planning):** लक्ष्य प्राप्त करने के लिए एक संगठित कार्य योजना बनाना।
5. **क्रियान्वयन (Implementation):** बनाई गई योजना के अनुसार वास्तविक क्रियाएं करना।

54. (B): अंतर्राष्ट्रीय ओलंपिक समिति (IOC) ने 2028 लॉस एंजेलेस ओलंपिक के प्रारंभिक कार्यक्रम से मुक्केबाजी (Boxing) और भारोत्तोलन (Weightlifting) को हटा दिया है। इसका कारण इन खेलों में डोपिंग, गवर्नेंस से संबंधित मुद्दे और भ्रष्टाचार के आरोप हैं। हालाँकि, इन खेलों को भविष्य में पुनः शामिल किया जा सकता है यदि संबंधित महासंघ IOC के मानदंडों को पूरा करते हैं। यह निर्णय अस्थायी है और अंतिम निर्णय कार्यक्रम की समीक्षा के बाद लिया जाएगा।

55. (C):

2. **यूनिसेफ (UNICEF):** यह संयुक्त राष्ट्र की एक विशेष संस्था है जो विशेष रूप से बच्चों के स्वास्थ्य, शिक्षा, पोषण और सुरक्षा के क्षेत्र में काम करती है। यह विश्वभर में टीकाकरण कार्यक्रम, कुपोषण नियंत्रण, जल व स्वच्छता परियोजनाएं चलाती है।

3. **सी.ए.आर.ए. (CARA):** Central Adoption Resource Authority भारत सरकार के अधीन एक वैधानिक संस्था है जो बच्चों के गोद लेने से संबंधित प्रक्रियाओं को नियंत्रित करती है और बच्चों के कल्याण हेतु कार्य करती है।

बाकी विकल्पों जैसे UNDP, CDC और WFP का कार्यक्षेत्र व्यापक है, लेकिन वे मुख्य रूप से बच्चों के स्वास्थ्य पर केंद्रित नहीं हैं।

56. (D): टाइफाइड (Typhoid) एक संक्रामक रोग है, जो *Salmonella typhi* नामक जीवाणु (bacteria) के कारण होता है। यह रोग मुख्यतः दूषित जल और भोजन के माध्यम से फैलता है और संक्रमित व्यक्ति से भी अन्य व्यक्तियों में पहुंच सकता है। यह एक प्रणालीगत संक्रमण है, जिसमें तेज बुखार, कमजोरी, पेट दर्द और दस्त जैसे लक्षण दिखाई देते हैं। इसके विपरीत, ब्लड कैंसर, हीमोफीलिया और मधुमेह आनुवंशिक या गैर-संक्रामक रोग हैं।

57. (B): वृक्क (किडनी) में रक्त प्रवाह का क्रम विशेष रूप से व्यवस्थित होता है :

3. **वृक्क धमनी (Renal artery):** यह ऑक्सीजनयुक्त रक्त को हृदय से वृक्क की ओर लाती है।

5. **अभिवाही धमनिका (Afferent arteriole):** यह रक्त को ग्लोमेरुलस (केशिकागुच्छ) में पहुंचाती है।

2. **केशिकागुच्छ (Glomerulus):** यहां निस्यंदन (filtration) होता है, जिसमें रक्त से अपशिष्ट पृथक होता है।

4. **अपवाही धमनिका (Efferent arteriole):** यह अवशिष्ट रक्त को केशिकाओं की अन्य शृंखलाओं की ओर ले जाती है।

1. **वृक्क शिरा (Renal vein):** यह शुद्ध रक्त को वापस हृदय की ओर ले जाती है।

58. (A): HIV वायरस का प्रमुख लक्ष्य CD4+ टी-लिम्फोसाइट्स, यानी कि श्वेत रुधिर कोशिकाएँ (WBCs) होती हैं। ये कोशिकाएँ मानव प्रतिरक्षा प्रणाली का आधार होती हैं और संक्रमण से लड़ने में मदद करती हैं। HIV वायरस इन कोशिकाओं में प्रवेश कर उनमें प्रजनन करता है और धीरे-धीरे उन्हें नष्ट कर देता है, जिससे रोगी की रोग प्रतिरोधक क्षमता कम हो जाती है और वह अन्य संक्रमणों का शिकार हो जाता है। लाल रक्त कोशिकाएं, तंत्रिका कोशिकाएं और जननीय कोशिकाएं HIV के मुख्य लक्ष्य नहीं होते।

59. (C): भारत सरकार के राष्ट्रीय आयरन प्लस पहल (National Iron Plus Initiative) के अनुसार, गर्भवती महिलाओं को मंद रक्ताल्पता (mild anemia) की स्थिति में 100 दिनों तक 200 mg आयरन युक्त 200 गोलियाँ दी जाती हैं—प्रत्येक दिन दो बार। इसका उद्देश्य आयरन की कमी से उत्पन्न एनीमिया को रोकना और भ्रूण की उचित वृद्धि सुनिश्चित करना है। यह उपचार रूप में दिया जाता है, जबकि सामान्य गर्भावस्था में आयरन की 100 गोलियों का पूरक दिया जाता है।

60. (C): स्वास्थ्य का संकेतक (health indicator) वे मापदंड होते हैं जो किसी जनसंख्या के स्वास्थ्य स्तर को मापने और नीति निर्धारण में सहायता करते हैं। रोग नियंत्रण (Disease Control) एक स्वास्थ्य कार्यक्रम या उद्देश्य होता है, न कि मापन के लिए प्रयुक्त संकेतक। इसके विपरीत, स्वास्थ्य देखभाल वितरण संकेतक, उपयोगिता दर (Utilization Rate), और स्वास्थ्य नीति संकेतक स्वास्थ्य के विश्लेषण हेतु प्रयुक्त तकनीकी मानक होते हैं। इसलिए, 'रोग नियंत्रण' स्वास्थ्य का संकेतक नहीं माना जाता।

61. (A): IMNCI (Integrated Management of Neonatal and Childhood Illnesses) एक सामुदायिक व प्राथमिक स्तर पर लागू की गई स्वास्थ्य रणनीति है, जिसमें बच्चों के रोगों का वर्गीकरण रंग-कोडित चार्ट से किया जाता है। इसमें तीन रंगों का उपयोग होता है :

- **गुलाबी चार्ट** : तत्काल रेफरल या अस्पताल में भर्ती की आवश्यकता।
- **पीला चार्ट** : दवा देकर घर पर उपचार की सिफारिश।
- **हरा चार्ट** : केवल घरेलू देखभाल पर्याप्त।

लाल रंग का कोई चार्ट IMNCI में नहीं होता, अतः यह सही उत्तर है।

62. (A): यह सूची सूक्ष्मजीवों और उनसे जुड़ी प्रक्रियाओं का मिलान है :

(*a*) **राइजोबियम–III. (नाइट्रोजन के स्थिरीकरण के लिए) :** यह जीव मटर आदि दलहनी पौधों की जड़ों में होता है और वायुमंडलीय नाइट्रोजन को स्थिर करके पौधों को उपयोगी बनाता है।

(*b*) **लैक्टोबैसिलस–IV. (दही का जमना)** : यह दूध में लैक्टोज को लैक्टिक एसिड में बदलता है जिससे दही जमता है।

(*b*) **यीस्ट–I (ब्रेड को बेक करना)** : यीस्ट किण्वन प्रक्रिया द्वारा कार्बन डाइऑक्साइड उत्पन्न करता है जिससे ब्रेड फुलती है।

(*d*) **सिरका–II (परिरक्षक)** : सिरके में मौजूद एसिटिक एसिड खाद्य पदार्थों को खराब होने से बचाता है।

63. (B): न्यायमूर्ति प्रताप कृष्ण लोहड़ा को अक्टूबर 2023 में राजस्थान राज्य के लोकायुक्त (Lokayukta) के रूप में नियुक्त किया गया। लोकायुक्त एक अर्ध-न्यायिक संस्था है, जो राज्य स्तर पर प्रशासन में पारदर्शिता और भ्रष्टाचार-निवारण के लिए कार्य करती है। न्यायमूर्ति लोहड़ा राजस्थान उच्च न्यायालय के सेवानिवृत्त न्यायाधीश हैं और उनकी नियुक्ति राज्यपाल द्वारा की गई है, संविधान के अनुच्छेद 163 व 316 के तहत।

64. (C): रोग नियंत्रण से संबंधित सभी आयाम जैसे रोग का पाया जाना, संक्रमण के प्रभाव और समुदाय पर आर्थिक बोझ, इसके मूल्यांकन में आते हैं। लेकिन 'उच्च जोखिम वाली युक्ति *High-risk device)' एक तकनीकी शब्द है जो चिकित्सा उपकरणों की सुरक्षा और विनियमन से जुड़ा होता है, न कि रोग नियंत्रण के प्रत्यक्ष विश्लेषण से। इसलिए, यह विकल्प रोग नियंत्रण की सामान्य परिभाषा में शामिल नहीं होता।

65. (C): MS-PowerPoint माइक्रोसॉफ्ट ऑफिस का एक प्रमुख एप्लिकेशन है जिसका उपयोग प्रस्तुतीकरण (presentation) बनाने के लिए किया जाता है। इसमें स्लाइड्स, ग्राफिक्स, एनिमेशन, चार्ट्स, ऑडियो और वीडियो जैसी सुविधाएँ होती हैं, जिससे किसी भी परियोजना या विचार को आकर्षक और प्रभावशाली रूप में प्रस्तुत किया जा सकता है। इसके विपरीत, MS-Word मुख्यतः टेक्स्ट प्रोसेसिंग, MS-Excel डेटा विश्लेषण, और MS-Access डाटाबेस प्रबंधन के लिए प्रयुक्त होते हैं।

66. (B): शुक्राणु द्वारा अंडाणु में प्रवेश का क्रम अत्यंत विशिष्ट होता है :

4. अरीय किरीट (Corona radiata): यह अंडाणु को घेरे हुए बाहरी कोशिकाओं की परत होती है, जिसे शुक्राणु सबसे पहले भेदता है।

1. पारदर्शी अंडावरण (Zona pellucida): यह प्रोटीनयुक्त झिल्ली होती है जो अंडाणु की रक्षा करती है। इसे भेदने के लिए शुक्राणु के एक्रोसोम से एंजाइम निकलते हैं।

5. परिपीतक स्थान (Perivitelline space): जोना पेल्यूसिडा के नीचे स्थित तरल भरा स्थान है, जहाँ शुक्राणु प्रवेश करता है।

2. द्वितीयक युग्मकपुटी की प्लाज्मा झिल्ली : इसके पार जाने पर शुक्राणु का सिर और कुछ भाग अंदर प्रवेश करता है।

3. कोशिकाद्रव्य (Cytoplasm): अंततः शुक्राणु का आनुवंशिक पदार्थ कोशिका द्रव्य में पहुँचता है, जहाँ निषेचन होता है।

67. (B): फेफड़ों की चिकित्सकीय जाँच में पहले निरीक्षण (Inspection) किया जाता है जिसमें छाती की गति, सांस लेने का ढंग देखा जाता है।

इसके बाद परिश्रवण (Auscultation) किया जाता है जिसमें स्टेथोस्कोप से सांस की आवाजें सुनी जाती हैं।

फिर स्पर्श (Palpation) किया जाता है, जिसमें चिकित्सक छाती को हाथ से महसूस कर कम्पन या कोमलता जाँचते हैं।

अंत में आघात (Percussion) होता है, जिसमें उंगलियों से टैप कर फेफड़ों में ठोस या गैसीय क्षेत्र पहचाने जाते हैं। यही क्रम सबसे उपयुक्त माना जाता है।

68. (C): कोलोस्ट्रम, जन्म के बाद माँ के स्तनों से निकलने वाला पहला दूध होता है जो पीले रंग का गाढ़ा तरल होता है। इसमें विशेष रूप से IgA प्रतिरक्षी (antibodies) पाई जाती हैं जो शिशु की आंतरिक परत की रक्षा करती हैं और संक्रमणों से सुरक्षा देती हैं।

यह शिशु को जन्म के बाद की प्रारंभिक अवधि में नैसर्गिक रोग प्रतिरोधक क्षमता प्रदान करता है।

यह दूध न केवल पोषण बल्कि रोग प्रतिरक्षण के लिए भी अत्यंत महत्वपूर्ण है।

69. (C): त्रिभुवन नारायण मंदिर, चित्तौड़गढ़ में स्थित एक प्राचीन मंदिर है जिसे परमार वंश के राजा भोज ने बनवाया था। राजा भोज मध्यकालीन भारत के एक प्रसिद्ध विद्वान और

कुशल प्रशासक थे, जिन्होंने शिक्षा, साहित्य और वास्तुकला को बढ़ावा दिया। उनके काल में कई मंदिर और सांस्कृतिक केंद्र स्थापित किए गए। यह मंदिर उनकी धार्मिक आस्था और स्थापत्य कौशल का प्रतीक माना जाता है।

70. (D): श्री हीरालाल सामारिया को वर्ष 2023 में भारत का मुख्य सूचना आयुक्त (Chief Information Commissioner) नियुक्त किया गया। यह पद सूचना का अधिकार अधिनियम (RTI Act), 2005 के अंतर्गत स्थापित केंद्रीय सूचना आयोग का सर्वोच्च पद है। सामारिया पूर्व में श्रम सचिव के पद पर कार्य कर चुके हैं और प्रशासनिक अनुभव से भरपूर हैं। उनकी नियुक्ति भारत के राष्ट्रपति द्वारा की गई और यह पारदर्शिता व जवाबदेही सुनिश्चित करने की दिशा में महत्वपूर्ण कदम है।

71. (C): धातुओं की क्रियाशीलता श्रृंखला (reactivity series) के आधार पर, कोई धातु केवल तभी दूसरे धातु के यौगिक से धातु को विस्थापित कर सकती है जब वह अधिक क्रियाशील हो :

1. $CuSO_4 + Fe \rightarrow FeSO_4 + Cu$ (संभव है क्योंकि $Fe > Cu$)
2. $AgNO_3 + Cu \rightarrow Cu(NO_3)_2 + Ag$ (संभव है क्योंकि $Cu > Ag$)
3. $PbCl_2 + Cu \rightarrow$ कोई अभिक्रिया नहीं (संभव नहीं क्योंकि $Cu < Pb$)
4. $CuSO_4 + Zn \rightarrow ZnSO_4 + Cu$ (संभव है क्योंकि $Zn > Cu$)
5. $NaCl + Cu \rightarrow$ कोई अभिक्रिया नहीं (Cu, Na से कम क्रियाशील है)

इसलिए केवल विकल्प 1, 2, और 4 सही हैं।

72. (A): जीवन की गुणवत्ता (Quality of Life) स्वास्थ्य का परिणाम है, न कि स्वास्थ्य का निर्धारक। स्वास्थ्य निर्धारकों में वे सभी तत्व आते हैं जो स्वास्थ्य को प्रभावित करते हैं, जैसे :

- जैविक निर्धारक (जैसे आनुवंशिकता)
- सामाजिक-आर्थिक परिस्थितियाँ
- स्वास्थ्य सेवाएँ
- वृद्धोन्मुख जनसंख्या जनसंख्या की संरचना को दर्शाती है जो स्वास्थ्य नीति को प्रभावित करती है।

इसलिए, जीवन की गुणवत्ता स्वास्थ्य का परिणाम है, निर्धारक नहीं।

73. (A): पल्पेटरी विधि (Palpatory Method) में स्टेथोस्कोप का प्रयोग नहीं किया जाता, बल्कि नाड़ी के कंपन (pulse) को महसूस करके रक्तचाप का आकलन किया जाता है।

इस विधि में केवल प्रकुंचन रक्तदाब (Systolic Blood Pressure) ज्ञात किया जा सकता है क्योंकि यह उस बिंदु को दर्शाता है जहाँ रक्त प्रवाह पुनः शुरू होता है।

अनुशिथिलन रक्तदाब (Diastolic BP) जानने के लिए परिश्रवण (Auscultatory) विधि आवश्यक होती है।

74. (C): विश्व स्वास्थ्य संगठन (WHO) के अनुसार, किशोरावस्था (Adolescence) वह काल होता है जब शारीरिक, मानसिक और सामाजिक रूप से तेजी से परिवर्तन होता है।

इसका आयु वर्ग 10 से 19 वर्ष के बीच निर्धारित किया गया है।

यह काल विकास के दृष्टिकोण से महत्वपूर्ण होता है और पोषण, शिक्षा, प्रजनन स्वास्थ्य जैसे मुद्दों पर ध्यान केंद्रित करना आवश्यक होता है।

75. (D): पाचन तंत्र में सहायक पाचन अंग (Accessory digestive organs) वे होते हैं जो पाचन रसों या अन्य यांत्रिक सहायता से पाचन में भाग लेते हैं :

1. **अग्न्याशय (Pancreas):** एंजाइम्स और बाइकार्बोनेट स्रावित करता है।
3. **पित्ताशय (Gall bladder):** यकृत से स्रावित पित्त को संग्रहित करता है और वसा पाचन में मदद करता है।
5. **जिह्वा (Tongue):** भोजन को चबाने और निगलने में सहायता करती है।

छोटी आंत और आमाशय पाचन के मुख्य अंग हैं, न कि सहायक अंग।

76. (D): अग्न्याशय का एंडोक्राइन भाग हार्मोन स्रवण करता है और इसे आइलैट्स ऑफ लैंगरहैन्स (Islets of Langerhans) कहा जाता है। यह विशेष कोशिकाओं से बना होता है जैसे—बीटा कोशिकाएं (इंसुलिन स्राव करती हैं), अल्फा कोशिकाएं (ग्लूकागन स्राव करती हैं), और डेल्टा कोशिकाएं (सोमैटोस्टैटिन स्राव करती हैं)।

ये हार्मोन रक्त में ग्लूकोज के स्तर को नियंत्रित करते हैं और शरीर के ऊर्जा संतुलन को बनाए रखने में महत्त्वपूर्ण होते हैं।

77. (A): परामर्श सेवा (Counseling) व्यक्तिगत संपर्क के माध्यम से व्यक्ति की सोच, आदतों और व्यवहार में परिवर्तन लाने का सबसे प्रभावी तरीका है।

इस विधि में व्यक्ति को उसकी स्थिति के अनुसार व्यक्तिगत समाधान दिए जाते हैं, जिससे वह स्वयं प्रेरित होकर सुधार की दिशा में कार्य करता है।

अन्य विधियाँ जैसे लेक्चर या मास मीडिया सामान्य जानकारी देती हैं, परंतु परामर्श गहराई से प्रभाव डालती है।

78. (B): NVBDCP (National Vector Borne Disease Control Programme) भारत सरकार द्वारा संचालित एक कार्यक्रम है जो उन रोगों को नियंत्रित करता है जो कीटों द्वारा फैलते हैं। इसमें शामिल हैं :

- मलेरिया (Anopheles मच्छर द्वारा)
- काला-आजार (Kala-azar) (बालू मक्खी द्वारा)
- जापानी एन्सेफेलाइटिस (Japanese Encephalitis) (CuleÛ मच्छर द्वारा)

प्लेग और तपेदिक (TB) की निगरानी अन्य कार्यक्रमों जैसे Integrated Disease Surveillance Programme (IDSP) और RNTCP द्वारा की जाती है।

79. (C): भोजन, संतुलित आहार और पोषण का सही मिलान :

(*a*) **भोजन - III:** कोई भी ठोस या तरल पदार्थ जिसे निगलने, पचने और आत्मसात करने के बाद शरीर को पोषण मिलता है।

(*b*) **संतुलित आहार - IV:** ऐसा आहार जिसमें सभी आवश्यक पोषक तत्व उचित मात्रा और अनुपात में हों।

(*b*) **पोषण - II:** यह एक विज्ञान है जो पोषक तत्वों, उनके कार्य और शरीर में उनके प्रभावों को समझाता है।

(*d*) **पोषक तत्व - I:** वे तत्व जो शरीर को ऊर्जा, वृद्धि और कार्य क्षमता प्रदान करते हैं जैसे प्रोटीन, कार्बोहाइड्रेट, विटामिन आदि।

80. (A): जब वसा या तेल वाले खाद्य पदार्थ ऑक्सीजन, प्रकाश, या तापमान के संपर्क में आते हैं तो उनके उपचयन (oxidation) की प्रक्रिया शुरू हो जाती है।

इस प्रक्रिया से फ्री रेडिकल्स और एल्डीहाइड जैसे यौगिक उत्पन्न होते हैं, जो खाद्य पदार्थ में रैंसिड (बासी या विकृत) गंध उत्पन्न करते हैं।

यह स्थिति विशेषतः असुरक्षित वसा या तेल के भंडारण में देखने को मिलती है और इसे 'ऑक्सीडेटिव रैंसिडिटी' कहा जाता है।

81. (D): निरोधक मनोचिकित्सा मानसिक रोगों की रोकथाम व मानसिक स्वास्थ्य की प्रोन्नति से संबंधित होती है।

निरोधक मनोचिकित्सा (Preventive Psychiatry) का उद्देश्य मानसिक रोगों के विकास को रोकना और मानसिक स्वास्थ्य को बढ़ावा देना होता है। इसमें सामाजिक, पारिवारिक, और व्यक्तिगत स्तर पर हस्तक्षेप कर मानसिक तनावों और विकृतियों को कम किया जाता है। यह चिकित्सकीय उपायों के साथ-साथ परामर्श, मनोसामाजिक सहायता और जीवनशैली में सुधार जैसे साधनों से मानसिक कल्याण सुनिश्चित करता है।

82. (B): रोग के विभिन्न चरणों से जुड़ा मिलान :

(*a*) **तृतीयक (Tertiary) - II:** यह रोग का अंतिम चरण होता है जिसमें जटिलताएं विकसित हो जाती हैं और पुनर्वास की आवश्यकता होती है।

(*b*) **आदिकालीन (Primordial) - IV:** यह रोग की संभावना से भी पहले की अवस्था है जहाँ सामाजिक, आर्थिक, पर्यावरणीय कारकों को नियंत्रित किया जाता है।

(*b*) **द्वितीयक (Secondary) - I:** यह रोग की प्रारंभिक अवस्था होती है, जहाँ शीघ्र पहचान व त्वरित उपचार द्वारा रोग की प्रगति को रोका जाता है।

(*d*) **प्राथमिक (Primary) - III:** इसमें विशिष्ट कारकों को रोकने के लिए टीकाकरण, जीवनशैली सुधार जैसे उपाय किए जाते हैं।

83. (B): गूगल क्रोम एक वेब ब्राउजर है, न कि व्यक्तिगत डिजिटल असिस्टेंट। जबकि सीरी (Siri), एलेक्सा (Alexa), कोर्टाना (Cortana) आदि AI आधारित वॉयस असिस्टेंट्स हैं, जो यूजर की वाणी को पहचान कर निर्देशों को पूरा

करते हैं जैसे कॉल करना, मौसम बताना, अलार्म लगाना आदि। गूगल क्रोम केवल इंटरनेट ब्राउजिंग के लिए प्रयोग होता है और इसमें स्वयं निर्णय लेने की कोई AI असिस्टेंट जैसी भूमिका नहीं होती।

84. **(D):** प्रतिवर्त क्रियाओं का अंगों से मेल :

(*a*) **द्विशिरस्क प्रतिवर्त (Bicep Reflex) - III:** यह बाइसेप्स मसल में टेलर हैमर से चोट करके जाँचा जाता है।

(*b*) **गैग प्रतिवर्त - I:** यह प्रतिवर्त जिह्वा पटल (pharyngeal wall) को उत्तेजित कर उत्पन्न होता है और निगलने व उल्टी की क्रिया को दर्शाता है।

(*b*) **रोपण यंत्र प्रतिवर्त (Plantar Reflex) - II:** इस परीक्षण में बैबिन्सकी चिह्न देखा जाता है जो केंद्रीय तंत्रिका तंत्र की स्थिति दर्शाता है।

(*d*) **पुतली प्रतिवर्त - IV:** यह प्रकाश पड़ने पर पुतली के संकुचन से संबंधित होता है और मस्तिष्क व दृष्टिपथ की कार्यक्षमता बताता है।

85. **(D):** कुपोषण नवजात मृत्यु का प्रत्यक्ष कारण नहीं है।

नवजात मृत्यु (neonatal mortality) मुख्यतः निम्न जन्म भार, जन्मजात विसंगतियाँ, संक्रमण और जन्म से जुड़ी जटिलताओं के कारण होती है।

कुपोषण (Malnutrition) सामान्यतः शिशु के बढ़ने के साथ बाल्यावस्था में अधिक प्रभाव डालता है और यह बचपन की मृत्यु दर का बड़ा कारण हो सकता है, लेकिन यह नवजात मृत्यु (0-28 दिन के अंदर) का प्रमुख या प्रत्यक्ष कारण नहीं होता।

दस्त रोग, हालांकि खतरनाक है, पर यह भी आमतौर पर नवजात में अपेक्षाकृत कम होता है।

86. **(D):** 'मेरु कोकिला' का सम्बंध बन्नो बेगम से नहीं है। सही व्यक्ति विजयदान देथा हैं, जिन्हें राजस्थान की लोक साहित्य पर आधारित कहानियों के लिए यह उपनाम कभी-कभी संदर्भ रूप में मिलता है, लेकिन 'मेरु कोकिला' के रूप में किसी प्रसिद्ध मान्यता के अनुसार बन्नो बेगम को नहीं जाना जाता। बाकी युग्म सही हैं :

- गोकुलभाई भट्ट–राजस्थान का गांधी
- जय नारायण व्यास–राजस्थान का लोकनायक
- दामोदर लाल व्यास–राजस्थान का लौह पुरुष (लोकप्रिय उपाधि के रूप में)।

87. **(C):** मधुमेह के निदान के लिए WHO और ADA द्वारा मान्यता प्राप्त प्रमुख मापदंड हैं :

- खाली पेट रक्त शर्करा ≥ 126 mg/dl: यह स्पष्ट रूप से मधुमेह का संकेत है।
- तत्काल (Random) रक्त शर्करा ≥ 200 mg/dl: यदि व्यक्ति में मधुमेह के लक्षण मौजूद हैं, तो यह भी निदान का आधार है।
- HbA1c ≤ 5.7 और खाली पेट ≤ 110 mg/dl सामान्य माप हैं, जो मधुमेह नहीं दर्शाते, इसलिए ये निदान का आधार नहीं बनते।

88. **(B):** सोडियम फ्लोराइड एक ग्लाइकोलिसिस अवरोधक है, जो रक्त के नमूने में ग्लूकोज के टूटने को रोकता है।

इसी कारण से, सलेटी रंग के वैक्यूटेनर का उपयोग रक्त शर्करा की सटीक माप के लिए विशेषतः ग्लूकोज टेस्ट (फास्टिंग, रैंडम, पोस्ट ऑपरेटिव आदि) में किया जाता है।

EDTA (बैंगनी) का उपयोग CBC के लिए, सोडियम सिट्रेट (नीला) का उपयोग PT/APTT के लिए होता है, जबकि प्लेन ट्यूब (लाल) सीरम हेतु प्रयोग होती है।

89. **(A):** भारत सरकार की आयुष्मान भारत योजना के तहत, सह-स्वास्थ्य केन्द्र (Sub-Centres) और प्राथमिक स्वास्थ्य केन्द्र (PHC) को स्वास्थ्य और कल्याण केन्द्र (Health and Wellness Centres—HWCs) में रूपांतरित किया जा रहा है।

इसका उद्देश्य समग्र प्राथमिक स्वास्थ्य सेवा, जिसमें गैर-संचारी रोगों की स्क्रीनिंग, मानसिक स्वास्थ्य, पोषण, मातृ-शिशु देखभाल आदि, प्रदान करना है।

उप-जिला और जिला अस्पताल द्वितीयक या तृतीयक स्तर पर आते हैं, जो HWCs का भाग नहीं हैं।

90. **(A):** गर्भनिरोधक साधनों और उनकी पहचान का सही मिलान :

(*a*) **निश्चय–III. (U.P.T. Kit):** यह एक गर्भ परीक्षण किट है, जो मूत्र में HCG हार्मोन की उपस्थिति से गर्भावस्था का निर्धारण करता है।

(*b*) **छाया–I. (अ-स्टीरॉइडीय OCP):** यह एक साप्ताहिक गोली है जो हार्मोन रहित गर्भनिरोधक के रूप में दी जाती है।

(*b*) **अंतरा–IV. (अंतःक्षेपणीय गर्भनिरोधक) :** यह इंजेक्टेबल हार्मोनल गर्भनिरोधक है जो हर 3 महीने में दिया जाता है।

(*d*) **माला–II. (स्टीरॉइडीय OCP) :** यह दैनिक हार्मोनल गर्भनिरोधक गोली है जिसमें स्त्री हार्मोन होते हैं।

91. (B): जब निषेचित अंडाणु (zygote) समसूत्री विभाजन (mitotic division) द्वारा विभाजित होता है, तो इससे जो नई कोशिकाएँ बनती हैं, उन्हें कोरकखंड (Blastomeres) कहा जाता है।

ये समान आकार की कोशिकाएँ होती हैं जो तेजी से विभाजित होकर भ्रूण निर्माण की प्रारंभिक अवस्था बनाती हैं। यह प्रक्रिया विदलन (cleavage) कहलाती है, जो गर्भाधान के बाद शुरू होती है और यह मोरुला और ब्लास्टुला की ओर ले जाती है।

92. (B): स्वास्थ्य संकेतकों का सही मिलान :

(*a*) **मृत्यु दर संसूचक–II. (अशोधित मृत्यु दर) :** जनसंख्या में मृत्यु की कुल संख्या को दर्शाता है, जिससे स्वास्थ्य स्तर का अनुमान होता है।

(*b*) **रुग्णता संसूचक–III. (अस्पताल में रहने की अवधि) :** बीमारी की गंभीरता या स्वास्थ्य सेवा की प्रभावशीलता को दर्शाता है।

(*b*) **पोषण स्तर संसूचक–IV. (शालापूर्व बच्चों की ऊँचाई व भार) :** बच्चों की वृद्धि दर का मूल्यांकन कर कुपोषण की स्थिति को दर्शाता है।

(*d*) **स्वास्थ्य देखभाल वितरण–I. (जनसंख्या और बैड का अनुपात) :** स्वास्थ्य सेवा की पहुँच और संसाधन उपलब्धता का सूचक है।

93. (D): फुफ्फुसी तपेदिक (Pulmonary TB) के निदान के लिए दो थूक के सैंपल एकत्रित किए जाते हैं :

1. **बिंदु सैंपल (Spot Sample):** तुरंत लिया जाता है जब रोगी स्वास्थ्य केंद्र पर आता है।

3. **प्रातःकालीन सैंपल (Morning Sample):** अगली सुबह का पहला गहरा थूक जो सबसे सटीक होता है।

इन दोनों सैंपलों का माइक्रोस्कोप से Ziehl-Neelsen धब्बा परीक्षण किया जाता है जिससे Acid-Fast Bacilli (AFB) की पहचान होती है।

94. (B): ORS (Oral Rehydration Solution) बनाते समय पानी की शुद्धता अत्यंत आवश्यक है क्योंकि दूषित जल से संक्रमण का खतरा रहता है।

इसलिए WHO और यूनिसेफ के निर्देशों के अनुसार ORS पाउडर को उबाल कर, ठंडा किए गए पानी में घोलना चाहिए ताकि यह पूर्णतः स्वच्छ और सुरक्षित रहे।

उबला हुआ पानी यदि ठंडा न किया जाए तो जलन या ORS की गुणवत्ता प्रभावित हो सकती है।

95. (A): एकाकी परिवार (Single Parent Family) वह होता है जिसमें सिर्फ एक माता या पिता हो, या दोनों का अभाव हो और बच्चों की परवरिश कोई अन्य कर रहा हो (जैसे दादा-दादी, रिश्तेदार या संस्थान)।

यह स्थिति अक्सर मृत्यु, तलाक, परित्याग या अन्य सामाजिक कारणों से उत्पन्न होती है।

संयुक्त, विस्तारित या समस्यात्मक परिवारों की परिभाषा इससे भिन्न होती है और अभिभावक की उपस्थिति इन परिवारों में बनी रहती है।

96. (A): ग्लूकोसयूरिया (Glycosuria) यानी मूत्र में ग्लूकोज का पाया जाना और कीटोनयूरिया (Ketonuria) यानी मूत्र में कीटोन का पाया जाना, मधुमेह (Diabetes Mellitus) का प्रमुख संकेत होता है।

जब रक्त में शर्करा की मात्रा बहुत अधिक हो जाती है (Hyperglycemia), तो गुर्दे उसे पुनः अवशोषित नहीं कर पाते और वह मूत्र के साथ बाहर आ जाती है।

इंसुलिन की अनुपस्थिति या कमी के कारण शरीर ऊर्जा के लिए वसा का अपघटन करता है जिससे कीटोन बॉडीज उत्पन्न होती हैं, जो मूत्र में पाई जाती हैं।

97. (B): Foley catheter एक स्थायी मूत्रनलिका (urinary catheter) होती है जिसे मूत्राशय में डाला जाता है ताकि मूत्र का निष्कासन सुनिश्चित किया जा सके।

उदर की शल्य चिकित्सा से पहले इसका उपयोग इसलिए किया जाता है ताकि शल्य के दौरान मूत्राशय में दबाव न पड़े और सर्जिकल क्षेत्र स्पष्ट बना रहे।

यह मूत्र स्राव की निगरानी, मूत्र संचित होने से रोकने तथा संक्रमण की आशंका कम करने में सहायक होता है।

98. (B): चिकित्सकीय पोषण (Medical Nutrition Therapy) पोषण विज्ञान की वह शाखा है जिसमें रोग की प्रकृति के अनुसार पोषण योजना बनाई जाती है।

यह मधुमेह, गुर्दे की बीमारी, यकृत रोग, मोटापा, हृदय रोग आदि में महत्वपूर्ण भूमिका निभाती है।

इसमें आहार विशेषज्ञ मरीज की रोगावस्था, दवाइयों और शरीर की आवश्यकताओं को ध्यान में रखते हुए व्यक्तिगत आहार योजना तैयार करते हैं।

99. (C): डिंबवाहिनी नलिकाएँ (Fallopian Tubes) को सामान्यतः अंडवाहिनी (Oviducts) के नाम से जाना जाता है।

इनका कार्य अंडाशय से अंडाणु को ग्रहण कर उसे गर्भाशय की ओर ले जाना होता है।

यही वह स्थान होता है जहाँ निषेचन (fertilization) होता है।

विकल्पों में दिया गया 'शुक्रवाहक' नर जनन तंत्र का भाग है और 'इन्फंडीबुलम' डिंबवाहिनी का एक विशेष भाग होता है, पूरा नाम नहीं।

100. (D): RKSK (Rashtriya Kishor Swasthya Karyakram) किशोरों (10-19 वर्ष) के स्वास्थ्य, पोषण, मानसिक स्वास्थ्य, यौन एवं प्रजनन स्वास्थ्य के लिए है, न कि शिशुओं के लिए।

RBSK (Rashtriya Bal Swasthya Karyakram) नवजात से लेकर 18 वर्ष तक के बच्चों की बीमारियों की पहचान और प्रबंधन करता है।

JSSK (Janani Shishu Suraksha Karyakram) गर्भवती महिलाओं व नवजात शिशुओं को निरूशुल्क सेवाएं प्रदान करता है।

NSSK (Navjat Shishu Suraksha Karyakram) नवजात पुनर्जीवन और देखभाल से संबंधित है।

इसलिए केवल RKSK शिशुओं के लिए नहीं है।

पिछले प्रश्न-पत्र

स्टाफ नर्स भर्ती परीक्षा, 2023*

(Exam held on 19-12-2023)

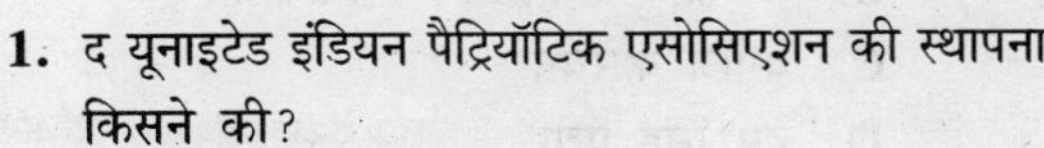

1. द यूनाइटेड इंडियन पैट्रियॉटिक एसोसिएशन की स्थापना किसने की?

A. जी.के. गोखले

B. सर सैयद अहमद खान

C. सैयद अहमद बरेलवी

D. बी.आर. अम्बेडकर

2. दिए गए चित्र में यदि DE || BC, तब K का मान है :

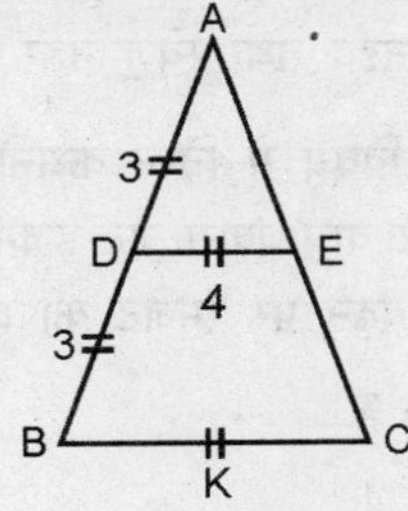

A. 2 B. 6

C. 4 D. 8

3. जस्ता एवं सीसा के लिए प्रसिद्ध ब्रोकन हिल कहाँ स्थित है?

A. जर्मनी B. तुर्की

C. ऑस्ट्रेलिया D. फ्रांस

4. आर्य समाज के संस्थापक कौन थे?

A. स्वामी विवेकानंद B. स्वामी श्रद्धानंद

C. स्वामी दयानंद D. बाबा रामचन्द्र

5. ब्राजील मुख्य रूप से किसके लिए प्रसिद्ध है?

A. गेहूँ उत्पादन B. गन्ना उत्पादन

C. कॉफी उत्पादन D. कपास उत्पादन

6. निम्न में से कौन-सा सही सुमेलित है?

A. महाराष्ट्र तथा गुजरात राज्यों के बारे में विशिष्ट प्रावधान--अनुच्छेद 371

B. आंध्र प्रदेश तथा तेलंगाना राज्यों के बारे में विशिष्ट प्रावधान—अनुच्छेद 371डी

C. (A) तथा (B) दोनों

D. उपर्युक्त में स कोई नहीं

7. बिंदु A(–1, 3) एवं B(9, 8) से जाने वाली रेखा को बिंदु P विभाजित करता है, ताकि $\frac{AP}{BP} = \frac{k}{1}$ ।

यदि P रेखा $x - y + 2 = 0$ पर हो, तो k का मान होगा :

A. $\frac{2}{3}$ B. $\frac{4}{3}$

C. $\frac{3}{4}$ D. $\frac{3}{2}$

8. अगस्त 2023 में केन्द्रीय अप्रत्यक्ष कर और सीमा शुल्क बोर्ड (सी.बी.आई.सी.) के नए अध्यक्ष के रूप में किसे नियुक्त किया गया है?

A. सुधा जैन

B. एस. रमेश

C. संजय कुमार अग्रवाल

D. जॉन जोसेफ

9. विश्व पर्यावरण दिवस किस दिन मनाया जाता है?

A. 5 जून B. 20 अप्रैल

C. 21 अप्रैल D. 6 जून

1. B	**2.** D	**3.** C	**4.** C	**5.** C	**6.** C	**7.** A	**8.** C	**9.** A

* **Conducted by UPPSC.**

10. सूची-I को सूची-II से सुमेलित कीजिए और नीचे दिए गए कूट से सही उत्तर का चयन कीजिए–

सूची-I (लौह अयस्क क्षेत्र)	**सूची-II** (राज्य)
(*a*) संदूर	1. छत्तीसगढ़
(*b*) बादाम पहाड़	2. झारखंड
(*c*) नोआमुंडी	3. कर्नाटक
(*d*) दल्ली राजहरा	4. ओडिशा

कूट :

	(*a*)	(*b*)	(*c*)	(*d*)
A.	2	1	3	4
B.	4	2	1	3
C.	3	4	2	1
D.	3	4	1	2

11. तालीकोटा के युद्ध के समय विजयनगर साम्राज्य का शासक कौन था?

A. सदाशिव राय
B. देवराय द्वितीय
C. राम राय
D. कृष्णदेव राय

12. निम्न में से कौन-सी (महाजनपद—राजधानी) सही सुमेलित नहीं है?

A. शूरसेन — मथुरा
B. मत्स्य — विराट नगर
C. अंग — वैशाली
D. दक्षिण पांचाल — काम्पिल्य

13. चंद्रयान-3 मिशन कब लॉन्च किया गया?

A. 12 जुलाई, 2023 B. 25 जुलाई, 2023
C. 14 जुलाई, 2023 D. 20 जुलाई, 2023

14. जी-20 के एंटी-करप्शन वर्किंग ग्रुप (ACWG) की तीसरी एवं अंतिम बैठक, 9 से 11 अगस्त, 2023 तक कहाँ संपन्न हुई थी?

A. वाराणसी में B. लखनऊ में
C. मुम्बई में D. कोलकाता में

15. राष्ट्रीय किसान दिवस किस दिन मनाया जाता है?

A. 23 दिसम्बर B. 24 दिसम्बर
C. 22 दिसम्बर D. 21 दिसम्बर

16. भारत में 'ऑपरेशन फ्लड कार्यक्रम' किसके द्वारा शुरू किया गया था?

A. राजेन्द्र सिंह परोदा
B. मनकोम्बु संबासिवन स्वामीनाथन
C. वर्गीज कुरियन
D. हेम सिंह प्रुथी

17. सामरिक रूप से अवस्थित जिब्राल्टर जलडमरूमध्य मिलाता है?

A. काला सागर तथा भूमध्य सागर को
B. जापान सागर तथा पीला सागर को
C. अंध महासागर तथा भूमध्य सागर को
D. पोर्ट सईद तथा स्वेज नहर को

18. रैमजेट के विषय में निम्न कथनों पर ध्यान दें–

1. रैमजेट वायु श्वास जेट इंजन का एक प्रकार है।
2. गति बढ़ने पर रैमजेट की क्षमता घट जाती है।

सही कथन है–

A. केवल 1
B. केवल 2
C. 1 एवं 2 दोनों
D. उपर्युक्त में से कोई नहीं

19. कैंडेला किसकी एस.आई इकाई है?

A. विद्युत चुम्बकीय धारा
B. वृत्तीय गति
C. विद्युत धारा
D. ज्योति तीव्रता

20. ओजोन गैस की परत हमारी रक्षा करती है :

A. प्रदूषण से
B. सूर्य की पराबैंगनी किरणों से
C. वर्षा से
D. बीमारियों से

10. C **11.** A **12.** C **13.** C **14.** D **15.** A **16.** C **17.** C **18.** C **19.** D **20.** B

39. सूची-I को सूची-II से सुमेलित कीजिए तथा नीचे दिए गए कूट का प्रयोग करके सही उत्तर का चयन कीजिए—

सूची-I (विशेषण)	**सूची-II (विशेष्य)**
(*a*) विषैला	1. रास्ता
(*b*) कटीला	2. पुरुष
(*c*) दयालु	3. पत्थर
(*d*) चमकीला	4. साँप

कूट :

	(*a*)	(*b*)	(*c*)	(*d*)
A.	1	2	4	3
B.	2	4	1	3
C.	4	2	1	3
D.	4	1	2	3

40. निम्नलिखित में से अशुद्ध शब्द है :

A. पुरुस्कार B. श्रीमती
C. परीक्षा D. अतिथि

41. 'गुरु के समीप या साथ रहने वाला विद्यार्थी' वाक्यांश के लिए सही शब्द है :

A. कुलवासी B. बटुक
C. अंतेवासी D. शिष्य

42. नीचे दिए गए विशेषण के बारे में दो अभिकथन हैं। अभिकथन आधारित कूट में से सही विकल्प का चयन कीजिए—

अभिकथन :

1. विशेषण संज्ञा या सर्वनाम की विशेषता बतलाता है।
2. विशेषण परिमाण बोधक नहीं होता है।

कूट :

A. (1) और (2) दोनों सही
B. केवल (2) सही
C. दोनों गलत
D. केवल (1) सही

43. सूची-I को सूची-II से सुमेलित कीजिए तथा नीचे दिए गए कूट का प्रयोग करके सही उत्तर का चयन कीजिए—

सूची-I (शब्द)	**सूची-II (विलोम)**
(*a*) प्रवृत्ति	1. सामिष
(*b*) निरामिष	2. पुरातन
(*c*) ध्वंस	3. निर्माण
(*d*) नूतन	4. निवृत्ति

कूट :

	(*a*)	(*b*)	(*c*)	(*d*)
A.	3	1	2	4
B.	4	1	3	2
C.	2	1	4	3
D.	2	3	1	4

44. निम्नलिखित वाक्य में रेखांकित शब्द के विलोम हेतु सही विकल्प चुनकर लिखिए—

साँई बाबा अपने भक्तों के लिए दाता हैं, उनके द्वार पर आया .... कभी खाली हाथ नहीं जाता।

A. पराधीन B. याचक
C. ईश्वर D. दास

45. निम्नलिखित में से 'मानवीय' का विलोमार्थी है :

A. दानवीर
B. गैर मायूस
C. अमानवीय
D. पशुता

46. 'कोई आदमी आ रहा है।' इस वाक्य में किस प्रकार का विशेषण है?

A. सार्वनामिक
B. परिमाणवाचक
C. संख्यावाचक
D. गुणवाचक

39. D **40.** A **41.** C **42.** D **43.** B **44.** B **45.** C **46.** A

47. सूची-I को सूची-II से सुमेलित कीजिए तथा नीचे दिए गए कूट का प्रयोग करके सही उत्तर का चयन कीजिए–

सूची-I		सूची-II
(*a*) कान्ह	1.	अष्ट
(*b*) घर	2.	आज
(*c*) अद्य	3.	गृह
(*d*) आठ	4.	कृष्ण

कूट :

	(*a*)	(*b*)	(*c*)	(*d*)
A.	4	2	1	3
B.	3	4	1	2
C.	2	3	4	1
D.	4	3	2	1

48. सूची-I को सूची-II से सुमेलित कीजिए तथा नीचे दिए गए कूट का प्रयोग करके सही उत्तर का चयन कीजिए–

सूची-I (शब्द)		सूची-II (पर्याय)
(*a*) इन्द्र	1.	इन्दीवर
(*b*) कमल	2.	वनिता
(*c*) गंगा	3.	महेन्द्र
(*d*) स्त्री	4.	त्रिपथगा

कूट :

	(*a*)	(*b*)	(*c*)	(*d*)
A.	3	2	1	4
B.	3	1	4	2
C.	4	3	2	1
D.	1	3	2	4

49. जो शब्द संस्कृत से विकृत होकर आए हैं, उन्हें कहा जाता है–

A. तत्सम
B. तद्भव
C. देशज
D. स्थानिक

50. इनमें से 'पुष्पधन्वा' किसका पर्यायवाची है?

A. शिव
B. कामदेव
C. इंद्र
D. कुबेर

51. इंडियन नर्सिंग काउंसिल (आई.एन.सी.) का गठन किस वर्ष में किया गया था?

A. 1940
B. 1947
C. 1950
D. 1954

52. एपिडेमिक ड्रॉप्सी किसके कारण होती है?

A. सेंगुइनारिन
B. बी.ओ.ए.ए.
C. एर्गोट
D. एफ्लाटॉक्सिन

53. कौन-सी विषाणुजनित रक्तस्राव (हेमोरेजिक) बीमारी विषाणु द्वारा उत्पन्न होता है एवं संक्रमित मच्छर के काटने से फैलता है?

A. टाइफस
B. येलो फीवर
C. प्लेग
D. फाइलेरियासिस

54. फीटस बाहर निकाला जाता है :

A. लेबर की दूसरी स्टेज में
B. लेबर की चौथी स्टेज में
C. लेबर की तीसरी स्टेज में
D. लेबर की पहली स्टेज में

55. निम्न में से आमतौर पर सेन्ट्रल वेनस प्रेशर कितना होता है?

A. 15-20 सेमी. पानी
B. 12-15 सेमी. पानी
C. 21-25 सेमी. पानी
D. 4-10 सेमी. पानी

56. मैटाबोलिक एसीडोसिस में मिलता है :

A. क्लोराइड के स्तर में कमी
B. पोटैशियम का अधिक नुकसान
C. बाईकार्बोनेट का अधिक नुकसान
D. सोडियम का अधिक नुकसान

57. मस्तिष्क की झिल्ली की टी.बी. के इलाज के लिए इस्तेमाल की जाने वाली टी.बी. रोधी दवाओं को कितने समय (अवधि) तक देना चाहिए?

A. 9 माह
B. 3 माह
C. 6 माह
D. 12 माह

47. D **48.** B **49.** B **50.** B **51.** B **52.** A **53.** B **54.** A **55.** D **56.** C **57.** D

58. निम्नलिखित में से एक स्थिति में स्तनपान वर्जित है :
A. मातृ हेपेटाइटिस-सी
B. मास्टाइटिस
C. शिशु में गैलेक्टोसीमिया
D. मातृ हेपेटाइटिस-बी

59. स्वास्थ्य की सबसे अधिक मान्य परिभाषा किसके द्वारा दी गई है?
A. ऑक्सफोर्ड इंग्लिश डिक्शनरी के द्वारा
B. वेबस्टर द्वारा
C. विश्व स्वास्थ्य संगठन द्वारा
D. इंडियन रेड क्रॉस सोसाइटी द्वारा

60. मानव हृदय का प्राकृतिक पेसमेकर है :
A. बंडल ऑफ हिज B. एट्रियोवेंट्रिक्यूलर नोड
C. पुरकिंजे फाइबर्स D. सिनोएट्रियल नोड

61. निम्नलिखित में से सभी आउटपुट डिवाइस हैं, सिवायः
A. मॉनिटर B. प्रोजेक्टर
C. स्पीकर D. स्कैनर

62. एक मरीज के प्रयोगशाला परिणाम में सीरम क्रिएटिनीन का स्तर 7 mg% अर्थात् 7 mg/dl पाया गया। यह निष्कर्ष नर्स को किस मूल्यांकन को सर्वोच्च प्राथमिकता देने के लिए प्रेरित करेगा?
A. केशिका को पुनः भरने का समय
B. तापमान
C. आँख की पुतली का रिफ्लेक्स
D. इंटेक (सेवन) और आउटपुट

63. भारत में बहुउद्देशीय स्वास्थ्य कार्यकर्ता योजना किसकी अनुशंसा के बाद शुरू की गई थी?
A. मुदालियर समिति
B. भोर समिति
C. करतार सिंह समिति
D. चड्ढा समिति

64. विस्तृत परिवार है :
A. चचेरे भाई-बहन
B. दादा-दादी
C. पीढ़ियाँ
D. रिश्तेदारों की कई पीढ़ियाँ

65. निम्नलिखित में से कौन-सी (अस्थिर मेमोरी) वोलेटाईल मेमोरी है?
A. पेनड्राइव B. सीडी
C. रोम D. रैम

66. जीवित टीके का उदाहरण है :
A. टायफाइड वैक्सीन
B. रेबीज वैक्सीन
C. हेपेटाइटिस-बी वैक्सीन
D. मीजल्स वैक्सीन

67. गर्भावस्था में अत्यधिक उल्टी होने का कारण है :
A. ह्यूमन कोरियोनिक गोनाडोट्रोपिन
B. प्रोजेस्टेरॉन
C. ऑक्सीटोसिन
D. एस्ट्रोजन

68. ग्लाइकोसिलेटेड हीमोग्लोबिन पिछले कितने समय के औसत रक्त के ग्लूकोज स्तर को दर्शाता है?
A. 1 महीना B. 6 महीना
C. 15 दिन D. 3 महीना

69. भारत में जन्म को उसकी घटना के .... के भीतर पंजीकृत किया जाना चाहिए।
A. 21 दिन B. 7 दिन
C. 1 महीना D. 14 दिन

70. कुप्पुस्वामी वर्गीकरण निम्न सभी पर आधारित है, सिवाय :
A. व्यवसाय B. घर का प्रकार
C. आय D. शिक्षा

58. C **59.** C **60.** D **61.** D **62.** D **63.** C **64.** D **65.** D **66.** D **67.** A
68. D **69.** A **70.** B

71. निम्नलिखित में से सारे डेलीरियम के मैटाबोलिक कारण हैं, सिवाय :
A. हेपेटिक एन्सेफैलोपैथी
B. उच्च रक्तचाप से ग्रस्त एन्सेफैलोपैथी
C. यूरेमिक एन्सेफैलोपैथी
D. पोरफाइरिया

72. क्रेटिनिज्म पाया जाता है :
A. हाइपरथाइरॉयडिज्म
B. कन्जिनाइटल हाइपोथाइरॉयडिज्म
C. टाइप I डायबिटीज मैलाइटिस
D. ऑटोइम्यून आर.बी.सी. डिस्ट्रक्शन

73. निम्नलिखित सारी दवाईयाँ ब्रोन्कियल अस्थमा के मरीजों को देनी चाहिए, सिवाय :
A. फ्लूटिकासोन B. थियोफाइलीन
C. टरब्यूटालीन D. एस्पिरिन

74. जन्म के समय बहुत कम वजन वाले शिशु का वजन कितने किलो से कम होता है?
A. 2000 ग्राम B. 1500 ग्राम
C. 1000 ग्राम D. 2500 ग्राम

75. एक के अतिरिक्त इसमें सब बैरियर विधि है :
A. फोम टैबलेट B. डायाफ्राम
C. लिप्पेस लूप D. योनि स्पन्ज

76. निम्नलिखित विधियों में सभी लार्वा विरोधी उपाय हैं, सिवाय :
A. गैम्बूसिया एफिनिस
B. मैलाथियॉन
C. पेरिस ग्रीन
D. रूक-रूक कर सिंचाई

77. निम्न में से कौन-सी दवा ऑस्मोटिक मूत्रवर्धक है?
A. मैनीटोल B. फ्यूरोसेमाइड
C. क्लोरोथियाजाइड D. स्पिरोनोलैक्टोन

78. निम्नलिखित में से कौन-सा सी.यू.आई. आधारित ऑपरेटिंग सिस्टम है?
A. उपरोक्त में से कोई भी नहीं
B. एम.एस.-डॉस
C. विन्डोज एक्स पी
D. विन्डोज विस्टा

79. साधारणतः किस जीवाणु से जीवाणु लोबर न्यूमोनिया होता है?
A. ई. कोलाई
B. स्यूडोमोनास
C. स्टैफिलोकॉकस ओरियस
D. स्ट्रेप्टोकॉकस न्यूमोनी

80. प्रकृति में पानी का सबसे शुद्ध रूप क्या है?
A. बारिश का पानी
B. तालाब
C. गहरे कुओं से निकला पानी
D. नदियाँ

81. 50 किलोग्राम भार वाली महिला के लिए प्रोटीन की आवश्यकता क्या है?
A. 35 ग्राम प्रति दिन B. 72 ग्राम प्रति दिन
C. 40 ग्राम प्रति दिन D. 85 ग्राम प्रति दिन

82. अमेरिकन साइकियाट्रिक एसोसिएशन (1978) के अनुसार इलेक्ट्रोकन्वलसिव थैरेपी के लिए समय अवधि है :
A. 1.25 – 1.75 से. B. 1.75 – 2.25 से.
C. 0.7 – 1.5 से. D. 0.2 – 0.8 से.

83. वह विटामिन जिसका स्तर स्तन के दूध में कम होता है?
A. विटामिन B6 B. विटामिन B12
C. विटामिन D D. विटामिन A

84. राष्ट्रीय पोषण नीति (एन.एन.पी.) को भारत सरकार द्वारा किस वर्ष में अपनाया गया?
A. 1995 B. 1993
C. 1997 D. 1996

71. B	**72.** B	**73.** D	**74.** B	**75.** C	**76.** B	**77.** A	**78.** B	**79.** D	**80.** A
81. C	**82.** C	**83.** C	**84.** B						

85. राष्ट्रीय पोषण संस्थान कहाँ स्थित है?
A. नई दिल्ली B. हैदराबाद
C. जयपुर D. कोलकाता

86. मानव शरीर की सबसे छोटी ग्रंथि है :
A. एड्रिनल ग्रंथि B. सलाइवरी ग्रंथि
C. पीनियल ग्रंथि D. थाइरायड ग्रंथि

87. जीवन को खतरे में डालने वाली स्थितियों के उपचार में तार्किक क्रम में निम्नलिखित कदम उठाए जाने की आवश्यकता है :
I. रक्तस्राव पर नियंत्रण रखें
II. शॉक का इलाज
III. साँस लेने की जाँच करें
IV. यदि वायु मार्ग बाधित हो, तो सिर झुकाने की विधि का प्रयोग करें

नीचे दिए गए कूट में सही उत्तर चुनिए :

कूट :
A. IV, III, II, I B. I, II, III, IV
C. III, IV, I, II D. II, I, III, IV

88. एच.टी.एम.एल. का पूर्ण रूप है :
A. हाइपर टेक्स्ट मार्कअप लैंग्वेज
B. हाईपर टेक्स्ट मेकअप लाईन
C. हाईपर टेक्स्ट मैनेज्ड लाईन
D. हाईपर टेक्स्ट मैनीप्यूलेशन लिंक

89. वह कौन-सा एक्सटेंशन है, जिसमें एक्सेल फाइल सेव होती है?
A. .doc B. .xlsx
C. .pdf D. .ppt

90. मातृ एवं शिशु स्वास्थ्य कार्यक्रम (आर.एम.एन.सी. एच.ए.) में न्यूनतम आवश्यकता के रूप में कितने प्रसवपूर्व दौरों की आवश्यकता होती है?
A. 4 B. 2
C. 8 D. 7

91. एक छोड़कर सभी भ्रूण और नवजात शिशु में हेमोलिटिक रोग के नैदानिक प्रदर्शन हैं :
A. हाईड्रोप्स फीटेलिस
B. खुली स्पाईना बिफिडा
C. नवजात शिशु में जन्मजात एनीमिया
D. इक्टेरस ग्रेविस नियोनेटोरम

92. दर्द की अनुभूति के लिए निम्न में सारे घटक हैं, सिवाय :
A. रिएक्शन B. इन्टरप्शन
C. रिसेप्शन D. परसेप्शन

93. निम्न में से कौन-सा जीवाणु सामान्य स्तर पर कैथेटर एसोसिएटेड यूरीनरी ट्रैक्ट के संक्रमण (सी.ए.यू.टी. आई.) का कारण है?
A. क्लेबसिएला B. एस्चेरिचिया कोलाई
C. स्यूडोमोनास D. एसिनेटोबैक्टर

94. प्रत्येक स्तन में मैमरी लोब की कितनी संख्या होती है?
A. 21-25 B. 25-30
C. 5-10 D. 15-20

95. जलने का आकलन किस नियम के तहत किया जाता है?
A. 5 B. 9
C. 11 D. 6

96. गर्भावस्था में निम्नलिखित में कौन-सा टीका लगाना वर्जित है?
A. हेपेटाइटिस-B B. हेपेटाइटिस-A
C. रेबीज D. छोटी माता

97. विकसित देशों में पेरिफेरल न्यूरोपैथी का क्या अधिकांशतः कारण देखा जाता है?
A. रूमेटॉयड अर्थराइटिस
B. सिस्टमिक ल्यूपस एरिथेमेटोसस (एस.एल.ई.)
C. आइसोनियाजिड
D. मधुमेह

85. B **86.** C **87.** C **88.** A **89.** B **90.** A **91.** B **92.** B **93.** B **94.** D
95. B **96.** D **97.** D

98. निर्म्नलिखित में से कौन-सा बार डॉक्यूमेंट का नाम दर्शाता है?

A. टाईटल बार

B. मेन्यू बार

C. स्टेटस बार

D. क्विक एक्सेस (त्वरित-मूल्यांकन) टूल बार

99. सूची-I को सूची-II से मिलाइए तथा नीचे दिए गए कूट से सही उत्तर चुनिए—

सूची-I	**सूची-II**
(*a*) एप्लास्टिक एनीमिया	1. एडीसन डिसीज
(*b*) पर्निशियस एनीमिया	2. असामान्य हीमोग्लोबिन का पाया जाना
(*c*) हीमोलिटिक एनीमिया	3. बोन मैरो एप्लेसिया
(*d*) सिकल सेल एनीमिया	4. आर.बी.सी. का टूटना

कूट :

	(*a*)	(*b*)	(*c*)	(*d*)
A.	3	2	1	4
B.	4	2	1	3
C.	1	2	3	4
D.	3	1	4	2

100. 'गर्भावस्था परीक्षण' किस हार्मोन के आकलन पर आधारित होता है?

A. फॉलिकल स्टिम्यूलेटिंग हार्मोन

B. ल्यूटिनाइजिंग हार्मोन

C. ह्यूमन कोरियोनिक गोनाडोट्रोपिन हार्मोन

D. प्रोजेस्टेरॉन हार्मोन

101. खून की उल्टी निम्नलिखित किस बीमारी में होती है?

A. छोटी आंत की टी.बी.

B. पेप्टिक अल्सर

C. फेफड़े की टी.बी.

D. फेफड़े का कैंसर

102. सूची-I को सूची-II से सुमेलित कीजिए तथा सूचियों के नीचे दिए गए कूट से सही उत्तर चुनिए—

सूची-I	**सूची-II**
(*a*) लाल बैग	1. साधारण कचरा
(*b*) पीला बैग	2. धारदार वस्तुएँ/सुइयाँ
(*c*) काला बैग	3. प्लास्टिक कचरा
(*d*) नीला/सफेद पंचर प्रूफ कन्टेनर	4. संक्रमित कचरा

कूट :

	(*a*)	(*b*)	(*c*)	(*d*)
A.	3	4	1	2
B.	1	2	3	4
C.	3	2	1	4
D.	2	3	4	1

103. मैकबर्नी बिंदु पर दर्द किस बीमारी की विशेषता है?

A. जोंडिस B. अपेंडिसाइटिस

C. पेप्टिक अल्सर D. गैस्ट्राइटिस

104. निम्न में से कौन-सा ड्रग न्यूरोट्रान्समीटर है?

A. ट्रेमेडोल B. लार्गैक्टिल

C. लीथियम D. डोपामाइन

105. ईडिपस कॉम्पलेक्स मनोलैंगिक विकास के किस चरण में होता है?

A. गुदीय चरण B. विलंबता चरण

C. मौखिक चरण D. फैलिक चरण

106. विश्व जनसंख्या दिवस मनाया जाता है :

A. 2 जनवरी B. 11 जुलाई

C. 20 दिसम्बर D. 14 नवम्बर

107. निम्नलिखित में से कौन-सा विषाणुजनित संक्रमण टिक द्वारा फैलता है?

A. येलो (पीला) बुखार

B. जापानी एन्सेफेलाइटिस (जे.ई.)

C. डेंगू बुखार

D. क्यासानूर वन रोग (के.एफ.डी.)

98. A **99.** D **100.** C **101.** B **102.** A **103.** B **104.** D **105.** D **106.** B **107.** D

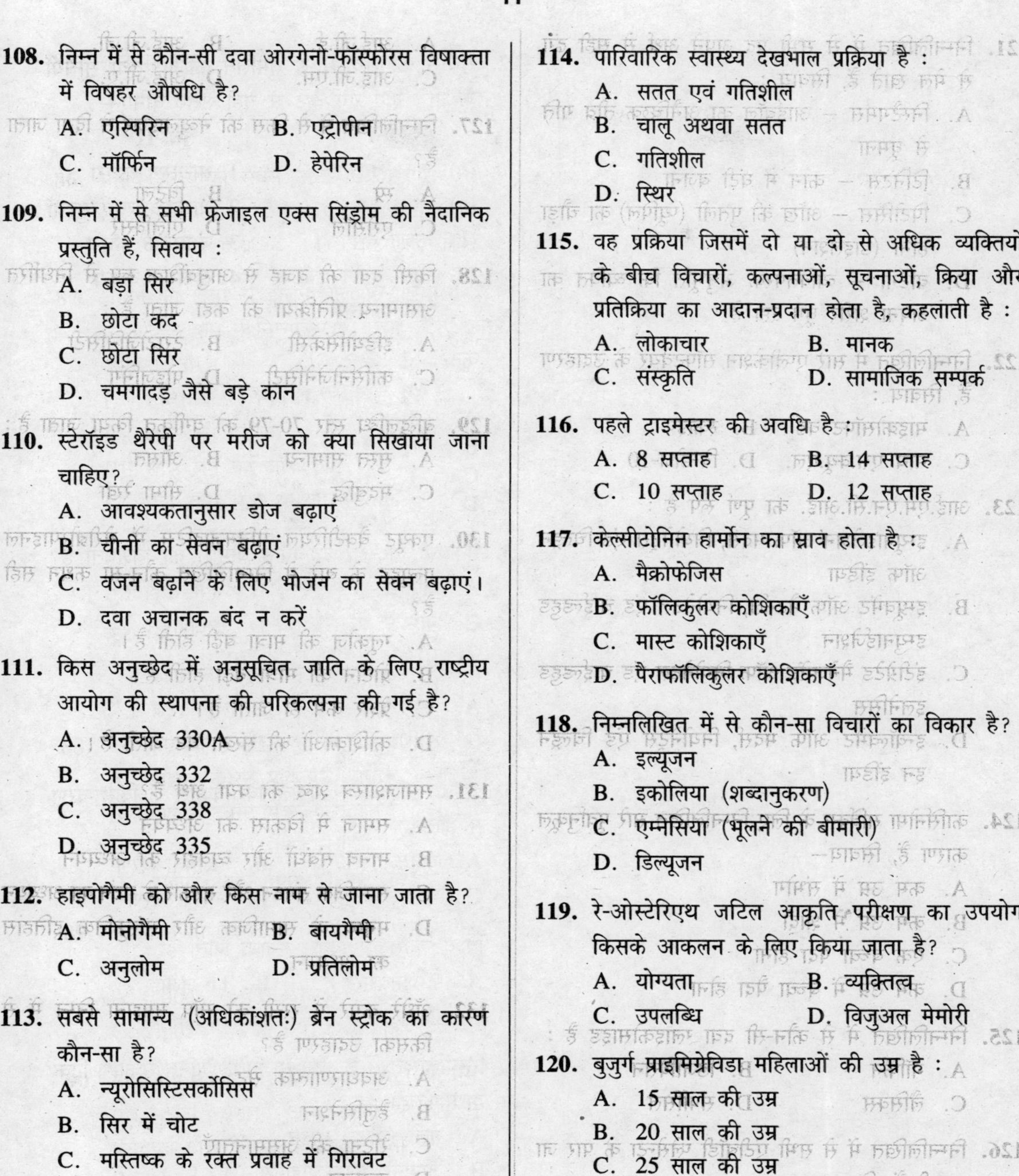

108. निम्न में से कौन-सी दवा ओरगेनो-फॉस्फोरस विषाक्ता में विषहर औषधि है?

A. एस्पिरिन B. एट्रोपीन
C. मॉर्फिन D. हेपेरिन

109. निम्न में से सभी फ्रेजाइल एक्स सिंड्रोम की नैदानिक प्रस्तुति हैं, सिवाय :

A. बड़ा सिर
B. छोटा कद
C. छोटा सिर
D. चमगादड़ जैसे बड़े कान

110. स्टेरॉइड थैरेपी पर मरीज को क्या सिखाया जाना चाहिए?

A. आवश्यकतानुसार डोज बढ़ाएं
B. चीनी का सेवन बढ़ाएं
C. वजन बढ़ाने के लिए भोजन का सेवन बढ़ाएं।
D. दवा अचानक बंद न करें

111. किस अनुच्छेद में अनुसूचित जाति के लिए राष्ट्रीय आयोग की स्थापना की परिकल्पना की गई है?

A. अनुच्छेद 330A
B. अनुच्छेद 332
C. अनुच्छेद 338
D. अनुच्छेद 335

112. हाइपोगैमी को और किस नाम से जाना जाता है?

A. मोनोगैमी B. बायगैमी
C. अनुलोम D. प्रतिलोम

113. सबसे सामान्य (अधिकांशतः) ब्रेन स्ट्रोक का कारण कौन-सा है?

A. न्यूरोसिस्टिसर्कोसिस
B. सिर में चोट
C. मस्तिष्क के रक्त प्रवाह में गिरावट
D. ट्यूबरकुलोमा

114. पारिवारिक स्वास्थ्य देखभाल प्रक्रिया है :

A. सतत एवं गतिशील
B. चालू अथवा सतत
C. गतिशील
D. स्थिर

115. वह प्रक्रिया जिसमें दो या दो से अधिक व्यक्तियों के बीच विचारों, कल्पनाओं, सूचनाओं, क्रिया और प्रतिक्रिया का आदान-प्रदान होता है, कहलाती है :

A. लोकाचार B. मानक
C. संस्कृति D. सामाजिक सम्पर्क

116. पहले ट्राइमेस्टर की अवधि है :

A. 8 सप्ताह B. 14 सप्ताह
C. 10 सप्ताह D. 12 सप्ताह

117. केल्सीटोनिन हार्मोन का स्राव होता है :

A. मैक्रोफेजिस
B. फॉलिकुलर कोशिकाएँ
C. मास्ट कोशिकाएँ
D. पैराफॉलिकुलर कोशिकाएँ

118. निम्नलिखित में से कौन-सा विचारों का विकार है?

A. इल्यूजन
B. इकोलिया (शब्दानुकरण)
C. एम्नेसिया (भूलने की बीमारी)
D. डिल्यूजन

119. रे-ओस्टेरिएथ जटिल आकृति परीक्षण का उपयोग किसके आकलन के लिए किया जाता है?

A. योग्यता B. व्यक्तित्व
C. उपलब्धि D. विजुअल मेमोरी

120. बुजुर्ग प्राइमिग्रेविडा महिलाओं की उम्र है :

A. 15 साल की उम्र
B. 20 साल की उम्र
C. 25 साल की उम्र
D. 30 साल से ज्यादा की उम्र

108. B **109.** C **110.** D **111.** C **112.** D **113.** C **114.** A **115.** D **116.** D **117.** D **118.** D **119.** D **120.** D

121. निम्नलिखित में से सभी पद अपने अर्थ से सही ढंग से मेल खाते हैं, सिवाय :
A. निस्टैगमस -- आईबॉल का अनैच्छिक तीव्र गति से घूमना
B. टिनिटस – कान में घंटी बजना
C. पिटोसिस – आँख की पुतली (प्यूपिल) का चौड़ा होना (डाइलेशन)
D. वर्टिगो – व्यक्तिपरक अनुभूति कि व्यक्ति का अपना शरीर घूम रहा है

122. निम्नलिखित में सारे एप्लीकेशन सॉफ्टवेयर के उदाहरण हैं, सिवाय :
A. माइक्रोसॉफ्ट वर्ड B. स्काइप
C. माय एस.क्यू.एल. D. विन्डोज-10

123. आई.एम.एन.सी.आई. का पूर्ण रूप है :
A. इम्यूनाइजेशन ऑफ मदर्स, नियोनेट्स एंड चिल्ड्रन ऑफ इंडिया
B. इम्प्रूवमेंट ऑफ मैटर्नल, नियोनेटल एंड चाईल्डहुड इम्युनाईजेशन
C. इंटीग्रेटेड मैनेजमेंट ऑफ नियोनेटल एंड चाईल्डहुड इलनेसिस
D. इन्वॉल्वमेंट ऑफ मदर्स, नियोनेट्स एंड चिल्ड्रन इन इंडिया

124. कार्सिनोमा सर्विक्स के लिए निम्नलिखित सारे पूर्वानुकूल कारण हैं, सिवाय–
A. कम उम्र में संभोग
B. कम उम्र में शादी
C. एक बच्चा पैदा होना
D. कम उम्र में बच्चा पैदा होना

125. निम्नलिखित में से कौन-सी दवा ग्लाइकोसाइड है :
A. मॉर्फिन B. डिजोक्सिन
C. लैसिक्स D. सर्पासिल

126. निम्नलिखित में से सभी एंटीबॉडी प्लेसेन्टा के पार जा सकती हैं, सिवाय :
A. आई.जी.ई. B. आई.जी.जी.
C. आई.जी.एम. D. आई.जी.ए.

127. निम्नलिखित में से किस को नेब्युलाइजर से दिया जाता है?
A. स्प्रे B. विट्रेला
C. एरोसॉल D. एलिक्सिर

128. किसी दवा की वजह से आनुवंशिक रूप से निर्धारित असामान्य प्रतिक्रिया को कहा जाता है :
A. इडियोसिंक्रेसी B. टेराटोजेनिसिटी
C. कार्सिनोजेनेसिटी D. पोइजनिंग

129. बुद्धिलब्धि स्तर 70-79 को वर्गीकृत किया जाता है :
A. सुस्त सामान्य B. औसत
C. मंदबुद्धि D. सीमा रेखा

130. एक्यूट बैक्टीरियल मेनिनजाइटिस में सेरीब्रोस्पाइनल फ्ल्यूइड के बारे में निम्नलिखित कौन-सा कथन सही है?
A. ग्लूकोज की मात्रा बढ़ी होती है।
B. प्रोटीन की मात्रा बढ़ी होती है।
C. प्रेशर कम हो जाता है।
D. कोशिकाओं की संख्या घट जाती है।

131. समाजशास्त्र शब्द का क्या अर्थ है?
A. समाज में विकास का अध्ययन
B. मानव संबंधों और व्यवहार का अध्ययन
C. सामाजिक संगठन और सरकार के गठन का अध्ययन
D. मनुष्य के सामाजिक और सांस्कृतिक इतिहास का अध्ययन

132. अँधेरे कमरे में रस्सी को साँप समझना निम्न में से किसका उदाहरण है?
A. अवधारणात्मक सेट
B. हैलुसिनेशन
C. रेटिना की असमानताएँ
D. इल्यूजन

121. C **122.** D **123.** C **124.** C **125.** B **126.** C **127.** C **128.** A **129.** D **130.** B **131.** B **132.** D

133. कौन-सी भूलने की बीमारी दिमाग संबंधित क्षति से होती है?

A. एंटेरोग्रेड भूलने की बीमारी

B. रेट्रोग्रेड भूलने की बीमारी

C. जैविक भूलने की बमारी

D. क्षणिक भूलने की बीमारी

134. निम्नलिखित में से कौन-सा जन्मजात साइनोटिक हृदय रोग है?

A. वेंट्रिक्यूलर सेप्टल दोष

B. पेटेंट डक्टस आर्टिरियोसस

C. टेट्रालॉजी ऑफ फैलोट (टी.ओ.एफ.)

D. एट्रियल सेप्टल दोष

135. परीक्षण की विश्वसनीयता का मतलब है :

A. माप की तीव्रता

B. परीक्षण की वास्तविकता

C. परीक्षण की मौलिकता

D. माप की स्थिरता

136. समाजशास्त्र शब्द किसके द्वारा प्रतिपादित किया गया था?

A. हर्बर्ट स्पेन्सर B. मैक्स वेबर

C. इमाईल दुर्खीम D. ऑगस्ट कॉम्टे

137. जब एच.आई.वी. के मामले या कोई अन्य बीमारी सारे विश्व में पायी जाती है, वह स्थिति कहलाती है :

A. पेन्डेमिक B. एपीडेमिक

C. एन्डेमिक D. स्पोराडिक

138. इन निम्नलिखित दवाओं का प्रयोग गर्भावस्था में सुरक्षित माना गया है, सिवाय :

A. लेबेटालोल B. प्रोस्टाग्लैंडिंस

C. वॉर्फेरिन D. मैग्नीशियम सल्फेट

139. अपर मोटर न्यूरॉन लीजन की विशेषता है :

A. फ्लेसिड पैरालिसिस

B. फेसिक्यूलेशन

C. हाइपोटोनिया

D. हाइपरएक्टिव डीप टेंडन रिफ्लेक्सिस

140. निम्न में से आनुवंशिक रोग का उदाहरण है :

A. एपेंडिसाइटिस B. ट्यूबरकुलोसिस

C. हीमोफीलिया D. टायफाइड फीवर

141. निम्नलिखित में से एक प्रतिगमन (रिग्रेशन) का उदाहरण है :

A. विफलता के लिए दोष देना

B. कुछ भी घटित होने से इनकार करना

C. स्थिति से निपटने के लिए पहले की उम्र में लौटना

D. सच बोलना

142. कुष्ठ रोग (लेप्रोसी) के इलाज में कारगर दवा कौन-सी है?

A. क्लोफाजिमीन

B. फेनिरामीन

C. डाईइथाइलकार्बामैजिन साइट्रेट

D. कार्बामिजेपीन

143. नॉन-पिटिंग इडिमा किस बीमारी में देखा जाता है?

A. कन्जेस्टिव हार्ट फेलियर

B. लिवर सिरोसिस

C. फाइलेरियासिस

D. नेफ्रोटिक सिन्ड्रोम

144. मधुमेह से पीड़ित गर्भवती माँ के कारण नवजात में होने वाली जटिलताओं के बारे में सभी सत्य हैं, सिवाय :

A. हाइपोकैल्सीमिया B. हाइपरग्लाईसीमिया

C. हाइपोग्लाईसीमिया D. हाइपोमैग्नेसीमिया

145. जन्म के समय से पहले और उसके आसपास दी जाने वाली प्रसूति और नवजात देखभाल का सबसे अच्छा संकेतक कौन-सा है?

A. प्रसवकालीन मृत्यु दर

B. प्रारंभिक नवजात मृत्यु दर

C. पाँच साल से कम उम्र के बच्चों की मृत्यु दर

D. आई.एम.आर.

133. C **134.** C **135.** D **136.** D **137.** A **138.** C **139.** D **140.** C **141.** C **142.** A
143. C **144.** B **145.** A

146. कुष्ठ रोग में कौन-सी नस ज्यादा प्रभावित होती है?
A. टिबिएल नस B. कॉमन पेरोनियल नस
C. अल्नर नस D. फिब्यूलर नस

147. साहित्य समीक्षा बताती है :
A. किसी विषय के सभी पहलू
B. केवल राय
C. मुख्य तर्क का एक पक्ष
D. केवल तथ्य

148. ई.बी.पी. का पूर्ण रूप है :
A. मूल्यांकन आधारित अभ्यास
B. विस्तार आधारित अभ्यास
C. विकास आधारित अभ्यास
D. साक्ष्य आधारित अभ्यास

149. वायुमंडल में सर्वाधिक मात्रा में पाई जाने वाली गैस है :
A. कार्बन डाईऑक्साइड B. नाइट्रोजन
C. ओजोन D. ऑक्सीजन

150. सभी ग्लासवेयर को स्टेरेलाइज करने का सबसे प्रभावी तरीका कौन-सा है?
A. इरेडियेशन B. हॉट एयर ओवन
C. ग्लूटाराल्डिहाइड D. ऑटोक्लेव

151. भारत में बच्चों को कृमि मुक्ति (डीवर्मिंग) के लिए कौन-सी दवा दी जाती है?
A. एसाइक्लोविर B. पैरासिटामोल
C. एजिथ्रोमाईसिन D. एल्बेंडाजोल

152. आयु और लिंग संरचना के आधार पर जनसंख्या को सर्वोत्तम रूप से वर्णित कर सकते हैं :
A. बार चार्ट B. जीवन तालिका
C. सहसंबंध गुणांक D. जनसंख्या पिरामिड

153. थायरोटोक्सीकोसिस के उपचार में कौन-सी दवा कारगर है?
A. फ्लूकोनाजोल B. ओमीप्राजोल
C. कार्बीमाजोल D. टिनिडाजोल

154. आधुनिक नर्सिंग का अन्वेषक कौन है?
A. डॉ. लेनिंगर
B. सिस्टर कैलिस्टा रॉय
C. डोरोथिया एल. डिक्स
D. फ्लोरेन्स नाइटिंगेल

155. निम्नलिखित में से सामान्यतः ऑपरेशन के पश्चात की जटिलता कौन-सी है?
A. मलेरिया
B. गुर्दे की पथरी
C. गहरी नस में खून जमना
D. पेट के म्यूकोसा की सूजन

156. घर से दूर भटकने की घटनाएँ किस विकार का विशिष्ट लक्षण है?
A. विघटनकारी पहचान विकार
B. ट्रांस एवं पोजेशन विकार
C. विघटनकारी लोप
D. विघटनकारी भूलने की बीमारी

157. हैन्डरसन के अनुसार मरीजों की बुनियादी आवश्यकता कितनी है?
A. 15 B. 14
C. 17 D. 18

158. कौन-सा डिवाइस डॉक्यूमेंटों, इमेजों को स्कैन करता है और उन्हें डिजिटल इमेज के रूप में कम्प्यूटर पर सेव करता है?
A. स्कैनर B. डिजिटल कैमरा
C. प्रिंटर D. मॉनिटर

159. डब्ल्यू.डब्ल्यू.डब्ल्यू. का पूर्ण रूप है :
A. वर्ल्ड वाइड वेब B. वेब वर्ल्ड वाइड
C. वाइड वेब वर्ल्ड D. वर्ल्ड वेब वर्ड

160. गरीबी एक प्रकार की होती है :
A. सामाजिक समस्या B. आर्थिक समस्या
C. राजनीतिक समस्या D. धार्मिक समस्या

146. C 147. B 148. D 149. B 150. B 151. D 152. D 153. C 154. D 155. C
156. C 157. B 158. A 159. A 160. A

161. जन्म के समय बच्चे का वजन कम होने का सबसे सामान्य कारण है :

A. संक्रमण B. समय के पूर्व जन्म
C. खून में कमी D. मधुमेह

162. रक्षात्मक प्रतिक्रिया जिसमें व्यक्ति अपने अनुचित व्यवहार को स्वीकार्य कारण देकर सही बताता है :

A. प्रतिगमन B. औचित्य स्थापन
C. अनुक्रिया करना D. प्रक्षेप

163. निम्नलिखित में से किसने मनोविश्लेषणात्मक मॉडल दिया था?

A. कैपलान B. सिग्मंड फ्रायड
C. बी.एफ. स्किनर D. पेप्लाऊ

164. सीरम सोडियम का मनुष्य के शरीर में सामान्य स्तर है :

A. 95-107 mEq/L B. 3.6-5.0 mEq/L
C. 135-145 mEq/L D. 21-29 mEq/L

165. सूची-I को सूची-II से सुमेलित कीजिए तथा सूचियों के नीचे दिए गए कूट से सही उत्तर चुनिए :

सूची-I	सूची-II
(*a*) भारत सरकार द्वारा राष्ट्रीय घेंघा नियंत्रण कार्यक्रम शुरू हुआ	1. 1971
(*b*) एकीकृत बाल विकास सेवाएँ (आई.सी.डी.एस.) कार्यक्रम की शुरूआत हुई	2. 1962
(*c*) मेडिकल टर्मीनेशन ऑफ प्रेगनेन्सी (एम.टी.पी.) एक्ट	3. 1950
(*d*) कोलम्बो प्लान	4. 1975

कूट :

	(*a*)	(*b*)	(*c*)	(*d*)
A.	1	2	3	4
B.	4	3	2	1
C.	3	2	1	4
D.	2	4	1	3

166. ग्राम स्वास्थ्य मार्गदर्शक योजना भारत में किस वर्ष में शुरू की गई थी?

A. 1977 B. 1989
C. 1984 D. 1971

167. सूची-I में दी गई बीमारियों का सूची-II में दी गई समस्याओं/लक्षणों से मिलान करें तथा नीचे दिए गए कूट से सही उत्तर चुनिए :

सूची-I	सूची-II
(*a*) टायफाइड बुखार	1. ग्रसनी पक्षाघात
(*b*) काली खांसी	2. आंतों में छेद का रोग
(*c*) डिप्थीरिया	3. श्वासरोध
(*d*) कण्ठमाला का रोग	4. बहरापन

कूट :

	(*a*)	(*b*)	(*c*)	(*d*)
A.	3	2	1	4
B.	2	1	3	4
C.	2	3	1	4
D.	1	4	3	2

168. भारतीय समाजशास्त्र के जनक के रूप में किसको जाना जाता है?

A. आर.के मुखर्जी
B. ऑगस्ट कॉम्टे
C. गोविंद सदाशिव घुर्ये
D. मैक्स वेबर

169. पहाड़ी क्षेत्रों में एक उपकेन्द्र की स्थापना कितनी जनसंख्या के लिए की जाती है?

A. 5000 B. 1000
C. 3000 D. 2000

170. निम्नलिखित में से सभी 'महामारी विज्ञान त्रिकोण' के घटक हैं, सिवाय :

A. उपचार B. एजेंट
C. पर्यावरण D. होस्ट

161. B **162.** B **163.** B **164.** C **165.** D **166.** A **167.** C **168.** C **169.** C **170.** A

व्याख्यात्मक उत्तरमाला

1. (B): सर सैयद अहमद खान ने 1885 ई. में द यूनाइटेड इंडियन पैट्रियॉटिक एसोसिएशन की स्थापना की। भारतीय राष्ट्रीय कांग्रेस के विरोधी इस समूह का उद्देश्य मुस्लिम समुदाय और ब्रिटिश राज के बीच घनिष्ठ संबंध विकसित करना था।

2. (D): दिया है, DE || BC

$\therefore$ ΔADE और ΔABC समरूप त्रिभुज हैं।

$$\therefore \frac{AD}{AB} = \frac{DE}{BC}$$

$$\Rightarrow \frac{3}{3+3} = \frac{4}{k}$$

$$\Rightarrow \frac{1}{2} = \frac{4}{k} \Rightarrow k = 8.$$

3. (C): ब्रोकन हिल ऑस्ट्रेलिया के न्यू साउथ वेल्स के सुदूर पश्चिम क्षेत्र में एक शहर है। यह जस्ता और सीसा के लिए प्रसिद्ध है।

4. (C): आर्य समाज की स्थापना 1875 ई. में स्वामी दयानंद सरस्वती ने बम्बई में की। यह एकेश्वरवाद पर आधारित भारतीय धर्म सुधार आंदोलन था। आर्य समाज शुद्ध वैदिक परम्परा में विश्वास तथा मूर्ति पूजा, अवतारवाद, झूठे कर्मकांड व अंधविश्वासों को अस्वीकार करता है।

5. (C): ब्राजील उष्णकटिबंधीय देश हे। यहाँ कॉफी प्रचुर मात्रा में उगाई जाती है। ब्राजील का 'सैंटोस बंदरगाह' कॉफी बंदरगाह के लिए प्रसिद्ध है। यहाँ के कॉफी बागानों को 'फैजेण्डा' कहा जाता है।

6. (C): अनुच्छेद 371 महाराष्ट्र और गुजरात के कुछ हिस्सों में लागू होता है। इसके तहत इन राज्यों को विशेषाधिकार दिया गया है। इसके तहत महाराष्ट्र के राज्यपाल को विदर्भ तथा मराठावाड़ के लिए और गुजरात के राज्यपाल को सौराष्ट्र और कच्छ में अलग-अलग बोर्ड बनाने का अधिकार दिया गया है। आंध्र प्रदेश और तेलंगाना के संबंध में 32वें संशोधन अधिनियम के अन्तर्गत राष्ट्रपति को अनुच्छेद 371D के तहत राज्य के विभिन्न क्षेत्रों के लिए शिक्षा एवं रोजगार के समान अवसर, कार्यरत अधिकारियों की शिकायतों एवं विवादों की सुनवाई के लिए विशेष प्रशासनिक अधिकरण की स्थापना का प्रावधान करने का अधिकार देता है।

7. (A): (–1, 3) A ←— k —— P —— 1 —→ B (9, 8)

दिया है, बिन्दु A एवं B से जाने वाली रेखा को बिन्दु $P(x, y)$ विभाजित करता है।

$AP : PB = k : 1$

विभाजन सूत्र से, k : 1 के अनुपात में अन्तः विभाजित करने वाले बिन्दु के निर्देशांक

$$(x, y) = \left(\frac{9k-1}{k+1}, \frac{8k+3}{k+1}\right)$$

$\because$ P रेखा $x - y + 2 = 0$ पर है

$$\therefore \frac{9k-1}{k+1} - \frac{8k+3}{k+1} + 2 = 0$$

$$\Rightarrow 9k - 1 - 8k - 3 + 2k + 2 = d$$

$$\Rightarrow 3k - 2 = 0$$

$$\Rightarrow k = \frac{2}{3}.$$

8. (C): केन्द्रीय अप्रत्यक्ष एवं सीमा शुल्क भारत सरकार, वित्त मंत्रालय के अधीन राजस्व विभाग का हिस्सा है। वर्तमान में संजय कुमार अग्रवाल इसके अध्यक्ष हैं।

9. (A): विश्व पर्यावरण दिवस का आयोजन 5 जून को किया जाता है। इसका उद्देश्य है ज्यादा से ज्यादा लोगों को प्रकृति से जुड़ी समस्याओं के बारे में जागरूक किया जा सके और इसके समाधान के लिए ठोस कदम उठाए जा सकें।

10. (C): संदूर कर्नाटक राज्य के बेल्लारी जिले में स्थित लौह-अयस्क खान हैं। ओडिशा के मयूरभंज में स्थित बादाम पहाड़ की खदानें लौह अयस्क के खनन के लिए प्रसिद्ध हैं। नोआमुंडी राज्य झारखंड के पश्चिम सिंहभूम जिले में खनन और विश्व स्तर के हेमेटाइट

लौह अयस्क और इस्पात उद्योग के लिए प्रसिद्ध है जबकि दल्ली राजहरा छत्तीसगढ़ राज्य के बालोद जिले में स्थित लौह-अयस्क खानों के लिए प्रसिद्ध है।

11. (A): तालीकोटा का युद्ध जिसे राक्षसी-तंगड़ी युद्ध भी कहा जाता है, विजयनगर साम्राज्य और दक्कन के चार सहयोगी बीजापुर, बीदर, अहमदनगर और गोलकुंडा के बीच हुआ। 23 जनवरी, 1565 को हुए इस युद्ध में विजयनगर सेना का नेतृत्व तत्कालीन शासक सदाशिव राय के साले रामराय ने की। इस युद्ध के बाद विजयनगर साम्राज्य का पतन हो गया।

12. (C): प्राचीन महाजनपद अंग राज्य की राजधानी चम्पा थी। महाभारत की परम्परा के अनुसार अंग का राजा बृहद्रथ था। कालान्तर में बिम्बिसार ने इसे मगध में मिला लिया। महाभारत काल में अंग का राजा कर्ण था।

13. (C): चन्द्रयान-3 का प्रक्षेपण सतीश धवन अंतरिक्ष केन्द्र, श्रीहरिकोटा से 14 जुलाई, 2023 को भारतीय समयानुसार दोपहर 2:35 बजे हुआ। यह यान चन्द्रमा के दक्षिणी ध्रुव के सतह पर 23 अगस्त, 2023 को भारतीय समयानुसार सायं 6:04 बजे सफलतापूर्वक उतरा। इसी के साथ भारत चन्द्रमा के दक्षिणी ध्रुव पर सफलतापूर्वक अंतरिक्ष यान उतारने वाला पहला और चन्द्रमा के सतह पर उतरने वाला चौथा देश बन गया।

14. (D): भारत की अध्यक्षता में G-20 एंटी करप्शन वर्किंग ग्रुप (ACWG) की तीसरी और अन्तिम बैठक 9 से 11 अगस्त, 2023 के बीच कोलकाता में संपन्न हुई। इसमें G-20 के सदस्यगण, 10 आमंत्रित देशों और विभिन्न अंतर्राष्ट्रीय संगठनों के 154 से अधिक प्रतिनिधियों ने भाग लिया। इसकी अध्यक्षता विज्ञान और प्रौद्योगिकी मंत्रालय के राज्यमंत्री (स्वतंत्र प्रभार) डॉ. जितेन्द्र सिंह ने किया।

15. (A): भारत में हर साल 23 दिसंबर को देश के पांचवें प्रधानमंत्री चौधरी चरण सिंह की जयंती के अवसर पर राष्ट्रीय किसान दिवस मनाया जाता है।

16. (C): देश में दुग्ध उत्पादन में उल्लेखनीय वृद्धि को श्वेत क्रान्ति (White Revolution) के नाम से जाना जाता है। नेशनल डेयरी डेवलपमेन्ट बोर्ड (NDDB), जिसके अध्यक्ष वर्गीज कुरियन थे, ने वर्ष 1970 में ऑपरेशन फ्लड कार्यक्रम लागू किया, जोकि विश्व का सबसे बड़ा डेयरी विकास कार्यक्रम था। इसे तीन चरणों में लागू किया गया।

ऑपरेशन फ्लड-I: डॉ. वर्गीज कुरियन के नेतृत्व में राष्ट्रीय डेयरी विकास कार्यक्रम (National Dairy Development Programme) के अन्तर्गत वर्ष 1970 में यह कार्यक्रम शुरू किया गया। यह कार्यक्रम 10 राज्यों में शुरू किया गया, जिसके अन्तर्गत 17 फीडर डेयरियाँ स्थापित की गईं, पहले से स्थापित डेयरियों का विस्तार किया गया तथा दिल्ली, कोलकाता, मुम्बई एवं चेन्नई में चार मदर डेयरियाँ स्थापित की गईं।

ऑपरेशन फ्लड-II: (वर्ष 1980-83) का उद्देश्य 144 अतिरिक्त नगरों में मार्केट की व्यवस्था करना, चारे की उपयुक्त व्यवस्था करना तथा पशुओं में बीमारियों की रोकथाम करना था।

ऑपरेशन फ्लड-III: (वर्ष 1985-94) का उद्देश्य राज्यों के 250 जिलों में 170 दुग्ध केन्द्र स्थापित करना था। ऑपरेशन फ्लड एकीकृत कार्यक्रम है, जिसने 65,092 डेयरी सहकारिता समितियों के माध्यम से 83.5 लाख किसानों को लाभ पहुँचाया।

17. (C): जिब्राल्टर जलसंधि अंध महासागर तथा भूमध्य सागर के बीच है। यह मोरक्को तथा स्पेन को अलग करता है। इस जलसंधि के सबसे करीबी बिन्दु पर यूरोप और अफ्रीका के महाद्वीपों के बीच केवल 14.3 किमी. की दूरी ही है।

18. (C): रैमजेट एयरब्रीथिंग जेट इंजन का रूप है, जिसे दहन के लिए वायु प्रदान करने के लिए इंजन को आगे की गति की आवश्यकता होती है। इसमें इंजन की आगे की गति का उपयोग करके आने वाली हवा को संपीडित किया जाता है। रैमजेट की क्षमता गति बढ़ाने पर घटती है।

19. (D): ज्योति तीव्रता, प्रकाश स्रोत द्वारा उत्सर्जित तरंगदैर्ध्य भारित शक्ति की एक माप है, जो प्रकाश की कार्यक्षमता के आधार पर प्रति इकाई ठोस कोण में मानव आंख की संवेदनशीलता का मानकीकृत मॉडल है। ज्योति तीव्रता का S.I. मात्रक कैंडेला (cd) है।

20. (B): पृथ्वी के चारों ओर ओजोन गैस की एक परत विद्यमान है, जो सूर्य से आने वाली हानिकारक पराबैंगनी किरणों से हमारी रक्षा करती है। इस परत को 'ओजोन परत' कहा जाता है। ओजोन परत मुख्य रूप से समतापमण्डल के निचले भाग में पाई जाती है। 15-35 किमी. की ऊँचाई पर यह सघनता से पायी जाती है। ओजोन परत के क्षरण होने पर समताप मण्डल में ओजोन परत की मोटाई कम हो जाती है। ओजोन परत की मोटाई 'डॉबसन' इकाई में मापी जाती है। ओजोन क्षरण के लिए सबसे अधिक जिम्मेदार प्रशीतक यंत्रों में प्रयोग किया जाने वाला C.F.C. (क्लोरो फ्लोरो कार्बन) है। ओजोन के संरक्षण के लिए पहला अंतर्राष्ट्रीय सम्मेलन 1985 में 'वियना' में हुआ था। ओजोन परत संरक्षण दिवस प्रत्येक वर्ष 16 सितम्बर को मनाया जाता है।

21. (B): उत्कर्ष 2.0 डिजिटल भुगतान के क्षेत्र में भारत की उपलब्धियों को प्रदर्शित करने और द्विपक्षीय और बहुपक्षीय व्यापार में भारतीय रुपए की स्वीकृत दिशा में प्रयास करने का RBI का अनूठा पहल है।

एबॉसीन हाल ही में संयुक्त राज्य अमेरिका और कनाडा के वैज्ञानिकों द्वारा एसिनोवैक्टर बौमनी सुपरबग से लड़ने में सक्षम ए.आई. निर्मित एंटीबायोटिक है।

'मोचा' का संबंध मई 2023 में बांग्लादेश और म्यांमार के कुछ हिस्से में आए घातक उष्णकटिबंधीय चक्रवात से है।

भारत के प्रधानमंत्री ने 'मन की बात' के अपने हालिया एपिसोड में जापान के मियावाकी वृक्षारोपण की अवधारणा पर चर्चा की। उन्होंने सीमित स्थानों में घने शहरी वन स्थापित करने की जापानी तकनीक पर प्रकाश डाला।

22. (A): अंत्योदय योजना 1977 ई. में सर्वप्रथम राजस्थान राज्य सरकार द्वारा चलाई गई। इसका उद्देश्य सबसे गरीब परिवारों की सहायता करना और उन्हें उनकी घोर गरीबी की स्थिति से बाहर निकालना था।

23. (D): 56 सदस्य देशों वाले समूह राष्ट्रमंडल का भारत भी एक सदस्य है। इसमें यूनाइटेड किंगडम और उसके 55 पूर्व आश्रित देश शामिल हैं। स्वतंत्रता के बाद इन 55 देशों ने एक-दूसरे के साथ और यूनाइडेट किंगडम के सहयोग से काम करने का विकल्प चुना, साथ ही ब्रिटिश सम्राट को अपने प्रतीकात्मक प्रमुख के रूप में मान्यता दी है। इसमें भारत की स्थिति सम्पूर्ण प्रभुत्व सम्पन्न राष्ट्र की है। यह सदस्यता स्वैच्छिक है। इससे भारत की संप्रभुता प्रभावित नहीं होती है।

24. (B): न्यूनतम समर्थन मूल्य (MSP) वह दर है जिस पर सरकार किसानों से फसल खरीदती है और यह किसानों की उत्पादन लागत के कम-से-कम डेढ़ गुना अधिक होती है। विपणन वर्ष 2023-24 के लिए रागी के लिए न्यूनतम समर्थन मूल्य ₹ 3846 प्रति क्विंटल है।

25. (D): हमारा वायुमंडल पाँच परतों में विभाजित है, जो पृथ्वी की सतह से आरंभ होती हैं। ये हैं–क्षोभमंडल, समतापमंडल, मध्यमंडल, बाह्य वायुमंडल एवं बहिर्मंडल।

क्षोभमंडल : यह परत पृथ्वी की सतह के सबसे निकट है। इसकी औसत ऊँचाई 13 किलोमीटर है। हम इसी मंडल में मौजूद वायु में साँस लेते हैं। मौसम की लगभग सभी घटनाएँ जैसे–वर्षा, कुहरा एवं ओलावर्षण इसी परत के अंदर होती है।

समतापमंडल : क्षोभमंडल के ऊपर का भाग समताप मंडल कहलाता है। यह लगभग 50 किलोमीटर की ऊँचाई तक फैला है। यह परत बादलों एवं मौसम संबंधी घटनाओं से लगभग मुक्त होती है। इसके फलस्वरूप यहाँ की परिस्थितियाँ हवाई जहाज उड़ाने के लिए आदर्श होती हैं। समताप मंडल की एक महत्वपूर्ण विशेषता यह है कि इसमें ओजोन गैस की परत होती है।

मध्यमंडल : यह वायुमंडल की तीसरी परत है। यह समताप मंडल के ठीक ऊपर होती है। यह लगभग 80 किलोमीटर की ऊँचाई तक फैली है। अंतरिक्ष से प्रवेश करने वाले उल्का पिंड इस परत में आने पर जल जाते हैं।

बाह्यमंडल : बाह्यमंडल में बढ़ती ऊँचाई के साथ तापमान अत्यधिक तीव्रता से बढ़ता है। आयन मंडल इस परत का एक भाग है। यह 80 से 400 किलोमीटर तक फैला है। रेडियो संचार के लिए इस परत का उपयोग होता है।

बहिर्मंडल : वायुमंडल की सबसे ऊपरी परत को बहिर्मंडल के नाम से जाना जाता है। यह वायु की पतली परत होती है। हल्की गैसें, जैसे–हीलियम एवं हाइड्रोजन यहीं से अंतरिक्ष में तैरती रहती हैं।

26. (D): $\because \quad \frac{M_1 d_1 h_1}{W_1} = \frac{M_2 d_1 h_1}{W_2}$

$$\therefore \quad \frac{30 \times 10 \times 8}{1} = \frac{40 \times 6 \times h_2}{1}$$

$$\Rightarrow \quad h_2 = \frac{30 \times 10 \times 8}{40 \times 6} = 10$$

$\Rightarrow \quad h_2 =$ 10 घंटे।

27. (C): 73वां संविधान संशोधन अधिनियम के लागू होते ही उत्तर प्रदेश सरकार द्वारा प्रदेश के पंचायत राज अधिनियमों अर्थात् उत्तर प्रदेश पंचायत राज अधिनियम 1947 एवं उत्तर प्रदेश क्षेत्र पंचायत तथा जिला पंचायत अधिनियम, 1961 में अपेक्षित संशोधन कर संवैधानिक व्यवस्था को मूर्त रूप दिया गया।

29. (A): भारत में उष्ण से लेकर अतिशीतल जलवायु स्थिति के व्यापक क्षेत्र के साथ प्रचुर और विभिन्न प्रकार की वनस्पति है। हुकर और थॉमसन ने इसे आठ अलग-अलग वनस्पति क्षेत्रों में बाँटा है, जैसे पश्चिमी हिमाचल, पूर्वी हिमाचल, असम, सिंधु नदी का मैदानी क्षेत्र, डेक्कन, गंगा का मैदानी क्षेत्र, मालाबार और अंडमान तथा निकोबार द्वीप समूह।

30. (C): 1988 में प्रकाशित 'निजीकरण की घटना और विकासशील देशों के लिए इसकी प्रासंगिकता' शीर्षक वाली पुस्तक के लेखक जीवन मुखोपाध्याय हैं। इसमें उनका उद्देश्य 1980 के दशक के अंत में भारत जैसे विकासशील देशों के लिए निजीकरण के महत्व का पता लगाना है। इस पुस्तक में वे उल्लेखित करते हैं कि "निजीकरण वह प्रक्रिया है, जो किसी राष्ट्र को आर्थिक क्रियाओं में सरकारी प्रभुत्व की ओर ले जाती है।"

31. (C): दिए गए वाक्यों में मेरे, काहे और मैंने अशुद्ध शब्दों में से हैं, जबकि 'यह पुस्तक उठाइए' शुद्ध वाक्य है।

32. (D): सही वर्तनी का शब्द – उज्ज्वल।

33. (D): 'पारंगत' शब्द का आशय किसी कार्य या विषय में प्रवीण अथवा कुशल होना है।

36. (B): भँवरा शब्द का पर्यायवाची है–अलि, भ्रमर, भौंरा, मधुकर, मधुप, अलिंद, भृंग, आदि।

37. (A): संस्कृतनिष्ठ शब्दों को तत्सम शब्द कहा जाता है। 'भिक्षा' तत्सम शब्द है, जिसका तद्भव 'भीख' है।

38. (D): 'अन्तर्मुखी' का विलोम 'बहिर्मुखी' होगा।

41. (C): गुरु के समीप या साथ रहने वाला विद्यार्थी अंतेवासी कहलाता है।

42. (D): जो संज्ञा अथवा सर्वनाम की विशेषता बतलाता है उसे विशेषण कहा जाता है। इसके चार भेद होते हैं–गुणवाचक, परिमाणवाचक, संख्यावाचक तथा सर्वनामिक विशेषण।

44. (B): दिए गए वाक्य में उपयुक्त शब्द 'याचक' होगा। याचक का आशय कुछ माँगने वाले से है।

45. (C): मानवीय का विलोम अमानवीय है।

46. (A): ऐसे सर्वनाम शब्द जो संज्ञा से पहले लगकर उस संज्ञा शब्द की विशेषता बताते हैं, सार्वनामिक विशेषण कहे जाते हैं। जैसे–कोई आदमी आ रहा है।

50. (B): 'कामदेव' का पर्यायवाची–मदन, कंदर्प, मनोज, स्मर, मार, अनंग, शंबरारि, कुसुमेष, पुष्पधन्वा आदि है।

51. (B): इंडियन नर्सिंग काउंसिल (INC) का गठन 1947 में किया गया। यह भारत में नर्सों व उनकी शिक्षा की नियामक संस्था है, जो स्वास्थ्य एवं परिवार कल्याण मंत्रालय, भारत सरकार के अधीन कार्यरत है।

52. (A): एपिडेमिक ड्रॉप्सी एक नैदानिक अवस्था है जो अर्जिमोन मेक्सिकाना तेल के साथ मिलावटी खाद्य तेलों के उपयोग के परिणामस्वरूप होती है। सेंगुइनारिन और डिहाइड्रोसेंगुइनारिन अर्जिमोन तेल के दो प्रमुख विषैले अल्कलाइड हैं जो व्यापक कोशिका फैलाव, प्रसार और कोशिका पारगम्यता में वृद्धि का कारण बनते हैं।

53. (B): येलो फीवर एक संक्रामक एवं तीव्र रोग है जो अचानक शुरू होता है। इसमें ज्वर, मंद नाड़ी, वमन, मूत्र में ऐल्बुमेन की उपस्थिति, रक्तस्राव तथा पीलिया के लक्षण होते हैं। इस रोग का कारक एक सूक्ष्म विषाणु होता है, जिसका संवहन एडिस ईजिप्टिआई जाति के मच्छरों द्वारा होता है।

54. (A): फीटस लेबर के दूसरे चरण में बाहर आ जाता है। गर्भाशय से पुश होकर शिशु का योनि से बाहर आना लेबर कहलाता है। लेबर का पहला चरण पहली गर्भावस्था में 20 घंटे का हो सकता है जबकि दूसरा चरण 1 घंटा या इससे कुछ ज्यादा जबकि तीसरा चरण (जन्म के बाद) आधे घंटे से कुछ कम का होता है।

55. (D): यदि जलस्तम्भ को ठीक से अंशांकित किया जाता है तो स्तम्भ की ऊँचाई सेंट्रल वेनस प्रेशर (CVP) को इंगित करती है। अधिकांश गहन देखभाल इकाइयों (ICU) में CVP को लगातार मापने की सुविधा उपलब्ध होती है। CVP का सामान्य मान 4-10 cm जल होता है।

56. (C): अम्ल के अधिक उत्पादन और रक्त में उसका इकट्ठा हो जाने के कारण रक्त में बाइकार्बोनेट की कमी को मेटाबोलिक एसीडोसिस कहा जाता है।

57. (D): मस्तिष्क की झिल्ली की टी.बी. के इलाज में दी जाने वाली दवा की अवधि 12 माह होती है। ये टी.बी. रोधी दवाएँ हैं–रिफैमपिन, पापराजिनामाइड, स्ट्रेप्टोमायसिन, पैरा अभिनोसाइक्लिक एसिड आदि।

58. (C): गैलैक्टोसीमिया तब होती है, जब दूध में पाए जाने वाले शुगर को मेटाबोलाइज करने वाला कोई एंजाइम मौजूद नहीं होता। इसके लक्षणों में उल्टियाँ, पीलिया, डायरिया और असामान्य वृद्धि शामिल है। पर्याप्त इलाज करने पर भी प्रभावित बच्चों में मानसिक और शारीरिक समस्याएँ हो सकती हैं। इसके इलाज में पूरी तरह दूध और इससे बनी चीजें छोड़ना शामिल हैं।

59. (C): विश्व स्वास्थ्य संगठन विश्व के देशों के स्वास्थ्य संबंधी समस्याओं पर आपसी सहयोग एवं मानव में स्वास्थ्य संबंधी समझ विकसित करने की संस्था हैं। इसने 1948 में स्वास्थ्य को परिभाषित करते हुए कहा–''दैहिक, मानसिक और सामाजिक रूप से पूर्णतः स्वस्थ होना ही स्वास्थ्य है।'' इसे स्वास्थ्य के विषय में सर्वाधिक मान्य परिभाषा माना जाता है।

60. (D): सिनोएट्रियल नोड मानव हृदय का प्राकृतिक पेसमेकर है। यह हृदय के दाहिने आलिंद के ऊपरी भाग में स्थित न्यूरॉन्स का एक विशेष बंडल है। सिनोएट्रियल नोड से उत्पन्न होने वाला आवेग हृदय में विद्युत घटनाओं के अनुक्रम को ट्रिगर करता है, जिससे मांसपेशियों के संकुचन के अनुक्रम को नियंत्रित किया जाता है, जो हृदय से रक्त को पंप करता है।

61. (D): स्कैनर को छोड़कर शेष सभी आउटपुट डिवाइस हैं। स्कैनर एक ऐसा उपकरण है जो चित्रों, मुद्रित पाठ्य-सामग्री, हस्तलेखन या किसी वस्तु को प्रकाशीय रूप से स्कैन करता है और इसे एक डिजिटल चित्र में रूपांतरित करता है। मॉनीटर, प्रिंटर, प्लॉटर, मल्टीमीडिया, प्रोजेक्टर, स्पीकर, आउटपुट डिवाइसें हैं।

62. (D): यदि किसी को मधुमेह, उच्च रक्तचाप या गुर्दे की क्षति का कोई लक्षण है तो डॉक्टर सीरम क्रिएटिनीन की जाँच के लिए कहता है। खून में क्रिएटिनीन का मूल्य खून के डेसीलीटर प्रति मिलीग्राम (dl) के रूप में व्यक्त किया जाता है।

63. (C): करतार सिंह समिति (1973) 'स्वास्थ्य और परिवार नियोजन के तहत बहुद्देशीय श्रमिकों पर समिति' शीर्षक से परिधीय और पर्यवेक्षी स्तरों पर स्वास्थ्य और चिकित्सा सेवाओं के एकीकरण के लिए एक रूपरेखा तैयार करने के लिए गठित की गई थी। इसी समिति की अनुशंसा पर बहुद्देशीय स्वास्थ्य कार्यकर्ता योजना शुरू की गई।

65. (D): वोलेटाइल मेमोरी, कम्प्यूटर की वह मेमोरी है, जिसे सूचनाओं के संग्रह को बनाए रखने के लिए पॉवर की आवश्यकता होती है। यह डाटा को संग्रहित करता है, परन्तु पॉवर के अचानक चले जाने पर यह डाटा को खो देता है। रैम (RAM) इसका सबसे अच्छा उदाहरण है।

66. (D): टीका, जैविक पदार्थ है, जो किसी बीमारी विशेष के खिलाफ प्रतिरक्षा प्रदान करता है। जीवित टीके रोगाणु के कमजोर रूप का उपयोग करते हैं, जो बीमारी का कारण बनता है। जीवित टीकों का उपयोग खसरा, कण्ठमाला, चेचक, छोटी माता रोगों में किया जाता है। मीजल्स वैक्सीन जीवित टीके का उदाहरण है।

67. (A): हाइपरमेसिस ग्रेविडेरम (Hyperemesis Gravidarum): गर्भावस्था के शुरूआती दिनों में गर्भवती स्त्री को वमन की शिकायत होना एक सामान्य लक्षण है, किन्तु तीन माह की गर्भावस्था के पश्चात् भी लगातार अत्यधिक वमन या उल्टियाँ होती रहती हैं, तो उसे 'हाइपरमेसिस ग्रेविडेरम' या अत्यधिक उल्टियाँ होना कहते हैं। हाइपरमेसिस ग्रेविडेरम के लक्षण निम्नलिखित हैं—1. गम्भीर मतली और उल्टी, 2. खाद्य परहेज, 3. पेशाब में कमी, 4. निर्जलीकरण, 5. सिरदर्द, 6. भ्रम की स्थिति, 7. बेहोशी, 8. पीलिया, 9. अत्यधिक थकान, 10. अवसाद, 11. कम रक्त दबाव। ह्यूमन कोरियोनिक गोनाडोट्रोपिन (hCG) को गर्भावस्था में उल्टी होने का मुख्य कारण माना जाता है। यह गर्भावस्था के प्रारंभिक चरण में बनने वाला हॉर्मोन है।

68. (D): ग्लाइकोसिलेटेड हीमोग्लोबिन (A1C) पिछले तीन महीनों में औसत रक्त ग्लूकोज नियंत्रण का एक माप है। चूँकि RBC औसतन तीन महीने तक जीवित रहती है। A1C उस दौरान कोशिकाओं के सम्पर्क को दर्शाता है। 4-6% के A1C माप की वह सीमा मानी जाती है जो बिना मधुमेह वाले किसी व्यक्ति में होगी।

69. (A): जन्म और मृत्यु पंजीकरण अधिकरण, 1969 के प्रावधानों के अनुसार जन्म और मृत्यु का पंजीकरण अनिवार्य है। भारत में कानून के तहत प्रत्येक जन्म/मृत्यु को उसके घटित होने के 21 दिनों के भीतर संबंधित राज्य/केन्द्र शासित प्रदेश सरकार के पास पंजीकृत करना अनिवार्य है।

70. (B): शहरी परिवार सामाजिक आर्थिक स्थिति को निर्धारित करने के लिए सबसे अधिक इस्तेमाल किया जाने वाला पैमाना है। कुप्पुस्वामी स्केल में तीन मापदण्डों को ध्यान में रखा जाता है—शिक्षा, व्यवसाय और आय।

71. (B): डेलीरियम एक असामान्य मानसिक स्थिति है, यह कोई बीमारी नहीं है, पर इस शब्द का इस्तेमाल अक्सर किसी भी भ्रम का वर्णन करने के लिए किया जाता है। यह एक अस्थायी स्थिति है, यह तय करना मुश्किल है कि कितने लोग इससे पीड़ित हैं। वयस्कों में कम मगर बुजुर्गों में इसकी समस्या ज्यादा है। डेलीरियम के कारणों में मुख्यतः ड्रग्स, डिहाइड्रेशन, हेपेटिक एन्सेफैलोपैथी, यूरेमिक एन्सेफैलोपैथी, लम्बे समय तक नींद न आना आदि शामिल हैं।

72. (B): बौनापन (Cretinism) जन्म के समय कम सक्रिय थायरॉइड फंक्शन का एक कारण है, जिसे जन्मजात हाइपोथायरायडिज्म कहा जाता है। यदि उपचार न किया जाए तो इसके परिणामस्वरूप शारीरिक और मानसिक दोनों विकास बाधित होते हैं।

73. (D): ब्रोन्कियल अस्थमा एक गंभीर वैश्विक स्वास्थ्य समस्या है। सभी उम्र के 5% से 10% व्यक्ति इस दीर्घकालिक वायुमार्ग विकार से पीड़ित हैं। यह वायुमार्ग की एक पुरानी सूजन वाली बीमारी है। इसके उपचार के लिए इनटेल्ड कार्टिकोस्टेरॉइड्स जिसमें फ्लुटकासोन, बुडेसोनाइड, मोमेटासोन, वेक्लोमीथासोन, सिक्लेसोनाइड, टरब्यूटालीन दवाएँ कारगर हैं।

74. (B): जन्म के समय जिन बच्चों का वजन 2.5 kg से कम है उसको Low birth weight तथा 1.5 kg से कम वजन वाले बच्चों को Very low birth weight कहा जाता है।

75. (C): लिप्पेस लूप जन्म नियंत्रण के लिए अंतःगर्भाशयी उपकरण (IUD) है। इसे चिकित्सक द्वारा गर्भाशय में डाला जाता है। यह एक प्रकार का औषधि रहित IUD है जो गर्भाशय में शुक्राणुओं के भक्षकाणुक्रिया को बढ़ाता है। योनि स्पन्ज, डायाफ्राम तथा फोम टेबलेट जन्म नियंत्रण हेतु बैरियर विधि हैं।

76. (B): मलेरिया के रोकथाम के लिए मच्छरों के लार्वा के भक्षण के लिए गैम्बूसिया एफिनिस, पेरिस ग्रीन तथा रूक-रूक कर सिंचाई कारगर उपाय हैं। मैलाथियान एक आर्गेनोफॉस्फेट कीटनाशक है जो एसिटलकोलिनेएस्टेएज अवरोधक के रूप में कार्य करता है।

77. (A): ऑस्मोटिक डाइयुरेटिक्स दवाओं का एक वर्ग है जो अचानक किडनी की समस्या वाले लोगों में मूत्र के उत्पादन को बढ़ाता है। मैनिटोल तथा ऑस्मिट्रोल ऑस्मोटिक डाइयुरेटिक्स दवाएँ हैं।

78. (B): सी.यू.आई. ऑपरेटिंग सिस्टम के उदाहरण हैं– MS-Dos और Windows कमांड प्रॉम्प्ट, टर्मिनल तथा Linux कमांड।

79. (D): बैक्टीरियल निमोनिया के सबसे आम प्रकार को न्यूमोकोकल न्यूमोनिया कहा जाता है। यह स्ट्रैप्टोकॉकस निमोनिया रोगाणु के कारण होता है जो आमतौर पर ऊपरी श्वसन पथ में रहता है।

80. (A): वर्षा के जल को सबसे शुद्धतम जल माना जाता है, क्योंकि ये जल पृथ्वी से सूर्य की गर्मी के कारण भाप बनकर उड़ जाते हैं। परन्तु पृथ्वी के जल का भाप बनते समय उसमें उपस्थित गन्दगी भाप के रूप में ऊपर नहीं जा पाती, जिससे बाद में उसी भाप से बनने वाला जल गंदगी मुक्त रहता है।

81. (C): आहार संदर्भ सेवन (डी.आर.आई.) के अनुसार, वयस्कों के लिए शरीर के वजन के प्रति किलोग्राम अनुशंसित प्रोटीन सेवन शरीर के वजन के प्रति किलोग्राम 0.8 ग्राम है। इस प्रकार 50 किलो वजन वाली महिला के लिए अनुशंसित प्रोटीन सेवन है– $0.8 \times 50 = 40$ ग्राम प्रति दिन।

82. (C): इलेक्ट्रोकन्वलसिव थैरेपी (ECT) एक चिकित्सा उपचार है, जिसका उपयोग आमतौर पर गंभीर प्रमुख अवसाद या द्विध्रुवी विकार वाले रोगियों में किया जाता है, जिन पर अन्य उपचारों का कोई असर नहीं होता है। अमेरिकन साइकियाट्रिक एसोसिएशन (1978) के अनुसार इलेक्ट्रोकन्वलसिस थैरेपी के लिए सही समय अवधि है– 0.7-1.5 से.।

83. (C): दूध वसा में घुलनशील और पानी में घुलनशील विटामिन दोनों का अच्छा स्रोत है। माँ का दूध बच्चों के सम्पूर्ण पोषण के स्रोतों से भरपूर होता है। स्तन के दूध में विटामिन D होता है, लेकिन इसका स्तर इस बात पर निर्भर करता है कि स्तनपान कराने वाली माँ कितना विटामिन D लेती है।

84. (B): राष्ट्रीय पोषण नीति (NNP): अप्रैल 1993 में, भारत सरकार महिला एवं बाल विकास विभाग द्वारा विकसित राष्ट्रीय पोषण नीति को मंत्रिमंडल द्वारा अनुमोदित किया गया तथा अगस्त 1993 में संसद के दोनों सदनों में प्रस्तुत किया गया। नीति में, ''कुपोषण की बहुआयामी समस्या को संबोधित करने तथा व्यक्तियों के लिए पोषण की इष्टतम स्थिति प्राप्त करने के लिए व्यापक, एकीकृत तथा अंतर-क्षेत्रीय योजना का आह्वान किया गया है।''

85. (B): राष्ट्रीय पोषण संस्थान (NIN) एक भारतीय सार्वजनिक स्वास्थ्य और जैव प्रौद्योगिकी अनुसंधान केन्द्र है जो हैदराबाद में स्थित है। इसे 1958 में स्थापित किया गया था।

86. (C): पीनियल ग्रंथि मानव शरीर की सबसे छोटी ग्रंथि है। इसकी लंबाई लगभग 5-8 मिमी. है। यह मस्तिष्क के केन्द्र में एपिनेलमस में स्थित है। यह ग्रंथि मेलाटोनिन और सेरोटोनिन का उत्पादन करती है जिससे निद्रा प्रारूपों को नियंत्रित किया जाता है।

88. (A): एचटीएमएल वेब दस्तावेजों (वेब पेज) के वर्णन के लिए मार्कअप भाषा है। एचटीएमएल का पूरा नाम हाइपर टेक्स्ट मार्कअप लैंग्वेज है। एक मार्कअप लैंग्वेज मार्कअप टैग का समूह होता है।

89. (B): .xlsx फाइल माइक्रोसॉफ्ट एक्सेल या किसी अन्य स्प्रेडशीट प्रोग्राम द्वारा बनाई गई स्प्रेडशीट फाइल है, इसमें एक या एक से अधिक वर्कशीट होती है, जो टेबल फॉर्मेट में डेटा का स्टोर प्रदर्शित करती है। इसे माइक्रोसॉफ्ट ऑफिस 2007 में पेश किया गया था। .xlsx फाइलें गणितीय कार्य चार्ट, शैली भी संग्रहित करती हैं।

90. (A): मातृ एवं शिशु स्वास्थ्य कार्यक्रम के तहत प्रसव पूर्व दौरों की न्यूनतम संख्या चार रखी गई है। इसकी आशाओं से अपेक्षा है कि सभी गर्भवती महिलाओं को पहचानकर उन्हें निकटतम स्वास्थ्य केन्द्र तक ले जाएं जिससे मातृ मृत्यु दर एवं शिशु मृत्यु दर में कमी लाई जा सके।

91. (B): ओपन स्पाईना बिफिडा एक प्रकार का जन्मदोष है जिसे नियोनेटला ट्यूब दोष कहा जाता है। इसमें रीढ़ की हड्डी और उसके आस-पास का हिस्सा शरीर के बाहर विकसित हो जाता है।

92. (B): दर्द को एक मानवीय सहज प्रवृत्ति माना जाता है और इसे एक कष्टकारी अनुभूति के साथ-साथ एक भावनात्मक अनुभव के रूप में परिभाषित किया जा सकता है जो वास्तविक या संभावित ऊतक क्षति से जुड़ा होता है। इसमें तीन घटक हैं—दर्द का अनुभव, दर्द की अभिव्यक्ति और दर्द का उपाय।

93. (B): मूत्र पथ का संक्रमण (UTI) एक बैक्टीरिया जनित संक्रमण है जो मूत्रपथ के एक हिस्से को संक्रमित करता है। इसके मामलों में 80-88% एस्वेरिचिया कोलाई तथा 5-10% मामलों में स्टेफिलोकॉकस सैप्रोफाइटिकस जीवाणु प्रमुख कारण है। कभी-कभी ये संक्रमण वायरस या फंगस जनित भी हो सकते हैं।

94. (D): स्तन ग्रंथियाँ संरचनात्मक रूप से पसीने की तथा कार्यात्मक रूप से दूध का उत्पादन करती हैं। बाह्य रूप से, प्रत्येक स्तन में एक उठा हुआ निप्पल होता है, जो गोलाकार रंगद्रव्य एरिओला से घिरा होता है। आंतरिक रूप से प्रत्येक महिला की स्तन ग्रंथि में 15-20 मैमरी लोब होते हैं, जो निप्पल के चारों ओर फैले होते हैं।

95. (B): जलने की गंभीरता का पता लगाने के लिए डॉक्टर अनुमान लगाते हैं कि शरीर की सतह के कितने प्रतिशत हिस्से में सेकंड डिग्री या थर्ड डिग्री जलन है। वयस्कों के लिए डॉक्टर नौ के नियम का इस्तेमाल करते हैं। इसे वालेस का नियम भी कहा जाता है। यह विधि लगभग पूरे शरीर को 9% या 2 गुना 9% (18%) के वर्गों में विभाजित करती है।

96. (D): गर्भावस्था में कुछ टीकों की सिफारिश नहीं की जाती है जैसे कि MMR (खसरा, कण्ठमाला और रूबेला), छोटी माता और लाइव नेजल फ्लू वैक्सीन। इन टीकों के लेने से बच्चे में दोष होने की संभावना होती है।

97. (D): परिधीय (पेरिफेरल) न्यूरोपैथी तब होती है, जब परिधीय तंत्रिकाओं को क्षति पहुँचती है। इसका सबसे आम कारण मधुमेह है। इसे मधुमेह न्यूरोपैथी कहा जाता है। यह मस्तिष्क या रीढ़ की हड्डी के बाहर की नसों को प्रभावित करता है। आजकल यह बीमारी विकसित देशों में देखी जा रही है। जिसका मुख्य कारण सिस्टमिक ल्यूपस एरिथेमेटोसस (S.L.E.) है। इस ऑटोइम्यून बीमारी में प्रतिरक्षा प्रणाली अपने स्वयं के ऊतकों पर हमला कर देती है, जिससे प्रभावित अंगों में व्यापक सूजन होती है।

98. (A): टाइटल बार विंडो के शीर्ष पर स्थित होता है। यह सॉफ्टवेयर का शीर्षक, वर्तमान दस्तावेज का नाम या उस विंडो की सामग्री की पहचान करने वाले अन्य पाठ को प्रदर्शित करता है।

100. (C): ह्यूमन कोरियोनिक गोनाडोट्रोपिन (एचसीजी) हार्मोन टेस्ट को गर्भावस्था परीक्षण के रूप में भी जाना जाता है। यह परीक्षण मानव मूत्र या रक्त में हार्मोन एचसीजी की मात्रा को मापता है। इस परीक्षण के प्रयोग से गर्भावस्था की पुष्टि की जा सकती है।

101. (B): पेप्टिक अल्सर एक विकार है, जिसमें पेट की परत या छोटी आंत के पहले खंड में, अर्थात् ग्रहणी में एक दर्दनाक घाव या अल्सर होता है। सामान्यतः पेट की परत श्लेष्मल की एक मोटी परत द्वारा अपने जठर रस के प्रभाव से सुरक्षित रहती है। हालाँकि कई कारक इस सुरक्षात्मक बाधा को कमजोर कर सकते हैं, जिससे पेट के अम्ल ऊतक को हानि पहुँचा सकता है।

103. (B): रीढ़ की हड्डी के पास पाए जाने वाला मैकबर्नी प्वाइंट को दबाकर अपेंडिसाइटिस में होने वाले तीव्र दर्द से निजात पायी जा सकती है।

104. (D): न्यूरोट्रांसमीटर वे पदार्थ होते हैं, जिनका उपयोग न्यूरॉन्स सिनैप्टिक ट्रांसमिशन की प्रक्रिया में अन्य ऊतकों के साथ संचार करना है। मानव तंत्रिका तंत्र में 40 से अधिक न्यूरोट्रांसमीटर हैं। एसिटाइलकोलाइनं, नारपेनोफ्रिन, डोपामाइन, गामा एमिनोब्यूट्रिक एसिड, सेरोटोनिन तथा हिस्टामाइन प्रमुख न्यूरोट्रांसमीटर है।

105. (D): मनोविश्लेषण के जन्मदाता डॉक्टर सिग्मंड फ्रायड ने पुत्र की अपनी माता के प्रति कामवासना (सेक्स) की ग्रंथि को ओडिपस कॉम्प्लेक्स की संज्ञा दी। यह तीन से पाँच साल की उम्र के बीच मनोवैज्ञानिक विकास के फैलिक चरण में होता है।

106. (B): 11 जुलाई, 1987 तक वर्ल्ड पॉपुलेशन का आंकड़ा 5 अरब पार पहुँच चुका था, तब दुनियाभर के लोगों को बढ़ती आबादी के प्रति जागरूक करने के लिए इसे वैश्विक स्तर पर मनाने का फैसला लिया गया था।

107. (D): क्यासानूर फॉरेस्ट डिजीज वायरस जनित रोग है जो मुख्य रूप से मनुष्यों और बंदरों को प्रभावित करता है। यह वायरस मुख्य रूप से हार्ड टिक्स, बंदरों, कृन्तकों और पक्षियों में उपस्थित होता है। मनुष्यों में यह टिक नामक कीट के काटने या संक्रमित जानवर के संपर्क में आने से फैलता है।

108. (B): आर्गेनोफास्फेट (OP) विषाक्तता आमतौर पर कीटनाशकों के संपर्क में आने के परिणामस्वरूप होता है। OP एसिटलकोलिनेस्टरेज को रोकता है, जिससे शरीर में एसिटलकोलाइन का संचय होता है। एट्रोपिन सल्फेट एक एंटीकोलिनर्जिक एजेंट का उपयोग संचित एसिटल कोलाइन द्वारा उत्पादित कोलीनार्जिक प्रभावों का मुकाबला करने के लिए किया जाता है।

109. (C): फ्रेंजाइल एक्स सिंड्रोम ऐसी स्थिति है जो बच्चों की शिक्षा, व्यवहार, उपस्थिति और स्वास्थ्य को प्रभावित करती है। डॉक्टर इसे मार्टिन-बेल सिंड्रोम भी कहते हैं। एक्स सिंड्रोम वाले कुछ बच्चों के चेहरे और शरीर में भी परिवर्तन होते हैं, जिनमें मुख्य है—एक बड़ा सिर, एक लंबा संकीर्ण चेहरा, मुलायम त्वचा, बड़ा माथा और ठुड्डी आदि।

110. (D): स्टेरॉयड की खुराक को कम करते समय, डॉक्टर अपने मरीज को समय के साथ खुराक धीरे-धीरे कम करने को कहता है ताकि शरीर को स्वाभाविक रूप से स्टेरॉयड के उत्पादन में फिर से समायोजित होने में समय मिल सके।

111. (C): राष्ट्रीय अनुसूचित जाति तथा जनजाति आयोग :

- भारत के मूल संविधान में अनुच्छेद-338 के अन्तर्गत अनुसूचित जाति तथा अनुसूचित जनजातियों के लिए एक विशेष अधिकारी नियुक्त करने का प्रावधान किया गया था।
- अनुसूचित जाति तथा जनजाति में दोनों की आवश्यकताएं एवं समस्याओं में भिन्नता के कारण विस्तृत बदलाव किया गया। इसके द्वारा अनुच्छेद-338 के शीर्षक को बदलकर 'राष्ट्रीय अनुसूचित जाति आयोग' तथा एक नया अनुच्छेद-338A को जोड़कर एक 'राष्ट्रीय अनुसूचित जनजाति आयोग' के गठन का प्रावधान किया गया (89वें संविधान संशोधन अधिनियम, 2003)।
- आयोग में एक अध्यक्ष, एक उपाध्यक्ष तथा [illegible] अन्य सदस्यों का प्रावधान है, जो राष्ट्रपति [illegible] नियुक्त किए जाते हैं।
- आयोग के अध्यक्ष को केन्द्रीय मंत्री तथा उपाध्[illegible] को राज्यमंत्री का दर्जा दिया गया है।
- आयोग अपनी वार्षिक रिपोर्ट राष्ट्रपति को प्रस्तु[illegible] करता है। इस रिपोर्ट को संबंधित राज्यों के राज्यपालों को भी भेजता है।
- राष्ट्रपति द्वारा निर्दिष्ट अनुसूचित जाति/जनजाति की सूची में परिवर्तन का अधिकार सिर्फ संसद को है।

112. (D): हाइपोगैमी का आशय उस उच्च्य सामाजिक स्थिति की महिला से है, जो निम्न सामाजिक स्थिति के पुरुष से विवाह करती है। इसे प्रतिलोम विवाह कहा जाता है।

113. (C): दिमाग में रक्त संचार बहुत तेज होने से रक्त वाहिकाएँ फट जाती हैं, इसे ब्रेन हैमरेज कहा जाता है। स्ट्रोक के ज्यादातर मामले क्लॉटिंग के होते हैं। इस्केमिक स्ट्रोक मस्तिष्क में अवरुद्ध धमनी के कारण होता है। कुछ लोगों के मस्तिष्क में रक्त के प्रवाह में मात्र अस्थायी व्यवधान हो सकता है, जिसे ट्राजिएंट इस्केमिक अटैक के रूप में जाना जाता है।

114. (A): पारिवारिक स्वास्थ्य देखभाल की शुरूआत 2010 में न्यूयॉर्क राज्य में शुरू किया गया। यह सतत और गतिशील प्रक्रिया है। भारतीय परिप्रेक्ष्य में स्वास्थ्य

विभाग का पारिवारिक स्वास्थ्य सेवा अपने मातृत्व और शिशु स्वास्थ्य केंद्रों और महिला स्वास्थ्य केंद्रों की शृंखला के जरिए जन्म से 5 साल तक के शिशुओं और 64 साल से कम उम्र की महिलाओं को स्वास्थ्य संवर्धन और रोग रोकथाम सेवाओं की एक विस्तृत शृंखला प्रदान करता है।

116. (D): गर्भावस्था के 9 महीनों को तीन ट्राइमेस्टर में बाँटा गया है। पहले 3 महीने फर्स्ट ट्राइमेस्टर के चरण में आते हैं। इस दौरान भ्रूण का विकास होना शुरू होता है। महिला का शरीर कई तरह के शारीरिक और हार्मोनल बदलावों से होकर गुजरता है। एक महीने में 4 सप्ताह मानकर 3 महीनों में 12 सप्ताह की अवधि एक ट्राइमेस्टर की होती है। इसमें डॉक्टर की सलाह पर जरूरी फौलिक एसिड और विटामिन सप्लिमेंट्स लेनी होती है।

117. (D): कैल्सीटोनिन पैराफौलिक कोशिकाओं या थायरॉयड ग्रंथि की C कोशिकाओं द्वारा स्रावित होता है। यह रक्त में कैल्शियम स्तर को अस्थियों से कैल्शियम आयन के मुक्त होने को अवरुद्ध करके कम करता है।

118. (D): विचार विकार सोचने का एक अव्यवस्थित तरीका है, जो बोलने और लिखने के दौरान भाषा को व्यक्त करने के असामान्य तरीकों की ओर ले जाता है। यह सिजोफ्रेनिया के प्राथमिक लक्षणों में से एक है। माया, भ्रम (डिल्यूजन) विचारों का विकार है।

119. (D): रे-ओस्टेरिएथ कॉम्प्लेक्स फिगर एक न्यूरो-साइकोलॉजिकल मूल्यांकन है जिसमें परीक्षार्थियों को एक जटिल रेखा चित्र को पहले फ्रीहैण्ड से कॉपी करके फिर मेमोरी से रिकॉल करके पुनः पेश करने के लिए कहा जाता है।

120. (D): बुजुर्ग प्राइमिग्रेविडा को उस महिला के रूप में परिभाषित किया गया है जो 35 वर्ष या उससे अधिक की उम्र में पहली बार गर्भावस्था में जाती है। उत्तरोत्तर यह हमारे समाज में अधिक आम हो गया है और परम्परागत रूप से ऐसी गर्भावस्था को उच्च जोखिम का माना जाता है।

122. (D): विंडोज-10 पर्सनल कम्प्यूटर, टैबलेट, एम्बेडेड डिवाइस आदि के लिए एक माइक्रोसॉफ्ट ऑपरेटिंग सिस्टम है। MS-Word, Skype और माय एस.क्यू.एल. एक एप्लीकेशन सॉफ्टवेयर के उदाहरण हैं।

123. (C): IMNCI बाल स्वास्थ्य के लिए एक एकीकृत दृष्टिकोण है जो सम्पूर्ण रूप से बाल कल्याण पर केन्द्रित है। इसका पूर्ण रूप Integrated Management of Neonatal and Childhood Illnesses है।

124. (C): लगभग 80 से 85% सर्वाइकल कैंसर स्क्वेमस सेल कार्सिनोमा है, जो सपाट त्वचा जैसी कोशिकाओं में विकसित होते हैं, जो गर्भाशय ग्रीवा को आवरण में ले लेते हैं। अधिकांश सर्वाइकल कैंसर एडेनोकार्सिनोमा ग्रंथि सेल में विकसित होते हैं। कम उम्र में संभोग, कम उम्र में शादी, कम उम्र में बच्चे पैदा करना, धूम्रपान तथा कमजोर प्रतिरक्षा प्रणाली इसके कारक हैं।

125. (B): ग्लाइकोसाइड शुगर के ऐसे व्युत्पन्न होते हैं, जिसमें ऑक्सीजन या नाइट्रोजन बंधन से जुड़ा हुआ नॉन-शुगर समूह होता है, जो हाइड्रोलिसिस पर एक ग्लूकोज (शुगर के रूप में) ग्लाइकोसाइड उत्पन्न करता है। डिजोक्सिन, डिजिटलिस और डिजिटॉक्सिन ग्लाइकोसाइड के उदाहरण हैं।

127. (C): नेब्युलाइजर तरल को एरोसॉल में बदल देता है ताकि इसे फेफड़े में ले सकें। इसके तीन मुख्य प्रकार हैं—जेट, अल्ट्रासोनिक तथा जेल।

128. (A): किसी औषधीय उत्पाद के उपयोग संबंधित आनुवंशिक असामान्य प्रतिक्रिया को इडियोसिंक्रेसी कहा जाता है।

129. (D): बुद्धिमत्ता तर्कसंगत रूप से सोचने, उद्देश्यपूर्ण ढंग से कार्य करने, समस्याओं को हल करने और पर्यावरण की मांगों से निपटने के लिए विभिन्न संज्ञानात्मक क्षमताओं के एक समूह को संदर्भित करती है। 1912 में विलियम स्टर्न ने इंटेलिजेंट कोशेंट नामक अवधारणा का सुझाव दिया। बुद्धिमत्ता स्तर 70-79 को सीमा रेखा (सीमावर्ती) माना गया है।

130. (B): बैक्टीरिया की वजह से दिमाग और स्पाइनल कोर्ड को ढकने वाले ऊतक की परतों और मेनिंजेस के बीच द्रव से भरी हुई जगह (सबएरेक्नॉइड स्पेस) में होने वाली सूजन को एक्यूट बैक्टीरियल मेनिनजाइटिस कहते हैं। इसमें बच्चों और वयस्कों की गर्दन में अकड़ आ जाती है। सेरिब्रोस्पाइनल द्रव्य में प्रोटीन की अधिकता इसका मुख्य कारण है।

131. (B): समाजशास्त्र मानव संबंधों और व्यवहार का अध्ययन है। यह सामाजिक जीवन के ढांचे और कार्यों का विज्ञान है। यंग के अनुसार समाजशास्त्र समूहों में मनुष्यों के व्यवहार का अध्ययन करता है।

132. (D): सिजोफ्रेनिया आनुवंशिक रूप से होने वाला मानसिक रोग है जो मस्तिष्क में डोपामाइन रसायन की कमी और सिरोटोनिन रसायन के असंतुलन से होता है जिससे मरीजों को इल्यूजन (भ्रम) का सामना करना पड़ता है। वह रस्सी को देखकर सांप समझने लगता है, उसे लगता है कि वह उसे काटेगा।

133. (C): अल्जाइमर एक प्रकार की न्यूरोडिजेनेरेटिव बीमारी है जो धीरे-धीरे दिमाग की कोशिकाओं को नष्ट कर देती है, इससे व्यक्ति की याददाश्त चली जाती है। आर्गेनिक अमेनिशिया स्मृति की एक चयनात्मक हानि है जो विभिन्न प्रकार की मस्तिष्क क्षति के परिणामस्वरूप होती है।

134. (C): जन्मजात हृदय रोग एक ऐसी स्थिति है जिसमें एक बच्चा असामान्य हृदय के साथ पैदा होता है जो पल्मोनरी एट्रेशिया और ट्रेटालॉजी ऑफ फैलोट और ब्लू बेबी सिंड्रोम के सामान्य कारण हैं। यह हृदय की संरचना में एक दोष है जो जन्म के समय मौजूद होती है। इससे प्रति 1000 जीवित जन्मों पर 8 से 9 बच्चे ही प्रभावित होते हैं।

135. (D): यदि किसी व्यक्ति का स्कोर दो बार दिए गए समान परीक्षण पर समान है तो माप को विश्वसनीय माना जाता है। यह माप की तीव्रता है। परीक्षण की विश्वसनीयता अलग-अलग अवसरों पर या समकक्ष मदों के विभिन्न सेटों के साथ व्यक्ति द्वारा प्राप्त अंकों की स्थिरता को संदर्भित करता है।

136. (D): समाजशास्त्र शब्द को सबसे पहले प्रतिपादित करने का श्रेय फ्रांस के विद्वान ऑगस्ट कॉम्टे को जाता है। उन्होंने 1838 में इस नवीन शास्त्र को 'समाजशास्त्र' नाम दिया।

137. (A): जब कोई बीमारी वैश्विक तौर पर प्रसारित हो तो वह पेंडेमिक का रूप ले लेती है, जैसे—कोरोना। HIV भी अगर एक ही समय में वैश्विक बीमारी हो जाए तो वे पेंडेमिक मानी जाएगी। वहीं अगर कोई बीमारी एक बड़ी संख्या को प्रभावित करती है, लेकिन वह शुरू होने वाले देश तक ही सीमित रहती है, तो उसे एपिडेमिक कहा जाता है।

138. (C): वार्फेरिन मुँह से ली जाने वाली थक्का रोधी दवा है। गर्भावस्था में इसे लेने से रक्तस्राव का खतरा हो सकता है। अतः इसे गर्भावस्था में लेना खतरनाक है।

139. (D): जब एमयोट्रोपिक लैटरल स्क्लेरोसिस मस्तिष्क में मोटर तंत्रिकाओं को प्रभावित करता है तो मांसपेशियों की टोन विशिष्ट रूप से बढ़ जाती है, जिससे ये कठोर हो जाती है, जिनसे मांसपेशियों में ऐंठन आ जाती है। ऐसी गतिविधियाँ हाइपरएक्टिव डीप टेंडन रिफ्लेक्सिस कही जाती है।

140. (C): आनुवंशिक रोग जन्मना माता-पिता से प्राप्त दोष होता है। जीन में से एक या कुछ के दोषोत्पादक होने के कारण संतान में वही दोष उत्पन्न हो जाते हैं।

हीमोफीलिया एक वंशानुगत रोग है, जो रक्त के थक्के बनाने के लिए शरीर की क्षमता को बाधित करता है। इस रोग में शरीर के किसी भी हिस्से में जरा सा भी कट लगने पर बहुत अधिक मात्रा में खून निकलने लगता है।

142. (A): क्लोफाजिमाइन का उपयोग कुष्ठ रोग के एक रूप (जिसे हेन्सन रोग के रूप में भी जाना जाता है) के इलाज के लिए किया जाता है, जिसे लेप्रोमेट्स कुष्ठ रोग कहा जाता है। यह कुष्ठ रोग पैदा करने वाले बैक्टीरिया के DNA पर काम करता है, जो संक्रमण पैदा करते हैं।

143. (C): नॉन-पिटिंग एडिमा एक प्रकार की सूजन है जो आमतौर पर थायरॉयड या लसीका तंत्र में किसी समस्या के कारण होती है। इसमें पैरों में सूजन हो जाती है। यह फाइलेरिया बीमारी में देखा जाता है। इसे 'हाथी पाँव' भी कहा जाता है।

145. (A): नवजात शिशु कार्य योजना (ENAP) और रोकथाम योग्य मातृ मृत्यु दर को समाप्त करने के लक्ष्य को पूरा करने के लिए जन्म के समय और उसके आस-पास उच्च गुणवत्ता को कवरेज किए बिना हासिल नहीं किया जा सकता। उच्च गुणवत्ता वाले देखभाल का उद्देश्य प्रसवकालीन मृत्यु दर को कम करना या समाप्त करना होता है।

146. (C): कुष्ठ रोग से मुख्यतः परिधीय नसों (दिमाग और स्पाइनल कॉर्ड के बाहर की नसों) तथा 'अल्नर तंत्रिका' प्रभावित होती है। अल्नर तंत्रिका ऐसी तंत्रिका है, जो गर्दन से नीचे की ओर हाथ की उंगलियों तक चलती है।

147. (B): साहित्य समीक्षा किसी विषय पर पहले प्रकाशित कार्यों का एक सिंहावलोकन है। यह उस सामग्री का आलोचनात्मक मूल्यांकन होता है और आलोचक संबंधित साहित्य पर अपनी राय दे सकता है।

148. (D): ई.बी.पी. का पूर्ण रूप साक्ष्य आधारित अभ्यास है जिसका उपयोग प्रयोगशाला अनुभाग में किया जाता है।

149. (B): प्रतिशतता के आधार पर वायुमण्डल में नाइट्रोजन सर्वाधिक मात्रा में पाई जाती है। पृथ्वी के चारों ओर से घेरे वायु के विस्तृत फैलाव को वायुमण्डल कहते हैं। आयतन के अनुसार वायुमण्डल में विभिन्न गैसों का मिश्रण इस प्रकार है—नाइट्रोजन (78.08%), ऑक्सीजन (20.95%), ऑर्गन (0.93%), कार्बन डाईऑक्साइड (0.036%), निऑन (0.0018%), हीलियम (0.0005%)।

150. (B): हॉट एयर ओवन प्रयोगशाला परीक्षण उपकरण है, जिनका उपयोग कांच के बर्तन, रसायन और सीलबंद कंटेनर जैसी सामग्रियों को स्टरलाइज करने के लिए किया जाता है। इन्हें मूल रूप से लुई पाश्चर द्वारा विकसित किया गया था। इसे पानी की आवश्यकता नहीं होती तथा बैक्टीरिया के खात्मे के लिए कारगर होता है।

151. (D): एल्बेन्डाजोल एंटी-हेलमिंथिक नामक दवाओं की श्रेणी से संबंध रखता है। यह पेट में मौजूद कीड़ों को ग्लूकोज अवशोषित करने से रोकता है, ताकि उनकी ऊर्जा कम हो जाए और वे मर जाएँ।

152. (D): जनसंख्या पिरामिड (आयु-लिंग पिरामिड) एक त्रिकोण आकार की संरचना है, जो किसी विशेष देश के व्यक्तियों की आयु संरचना और लिंग के अनुपात को दर्शाती है। किसी क्षेत्र की पुरुष और महिला आबादी के बीच अंतर की तुलना करने के लिए जनसंख्या पिरामिड का उपयोग किया जाता है।

153. (C): थायरोटोक्सीकोसिस ऐसी स्थिति है जब थायराइड हार्मोन का उत्पादन ज्यादा मात्रा में होने लगता है। इसके सामान्य लक्षणों में असामांन्य रूप से वजन का कम होना और दिल की धड़कन का तेज होना शामिल है। इसके उपचार के लिए कार्बीमाजोल या मैथामाजोल कारगर दवा है।

154. (D): फ्लोरेन्स नाइटिंगल को आधुनिक नर्सिंग आंदोलन का जन्मदाता माना जाता है। इन्होंने 1860 में नर्सिंग स्कूल की स्थापना की तथा नर्सिंग नोट्स लिखी।

155. (C): सर्जरी के बाद जटिलताएँ हो सकती हैं। ये जटिलताएँ हैं—सदमा, रक्तस्राव, नसों में खून का जमना, घाव संक्रमण, फुफ्फुसीय अंतःशल्यता, मूत्र अवरोधन, एनेस्थीसिया पर प्रतिक्रिया आदि।

156. (C): डिसोसिएटिव फ्यूग्यू (विघटनकारी लोप) एक मनोरोग है, जिसमें भूलने की बीमारी के साथ-साथ व्यक्ति के सामान्य परिवेश से अचानक अप्रत्याशित रूप से भटक जाना शामिल होता है। ऐसा व्यक्ति यात्रा के दौरान अपनी स्मृति खो देता है। यह दुर्लभ विकार है, इसकी रिपोर्ट बहुत कम आई है।

157. (B): एक मरीज के लिए हैन्डरसन की 14 बुनियादी जरूरतों में शारीरिक, मनोवैज्ञानिक, समाजशास्त्रीय और आध्यात्मिक जरूरतें शामिल हैं। आरम्भ के 9 घटक

शारीरिक तथा 10वाँ और 14वाँ संचार और सीखने के मनोवैज्ञानिक पहलू हैं। 11वाँ घटक आध्यात्मिक और नैतिक है। 12वाँ और 13वाँ घटक समाजशास्त्रीय रूप से व्यवसाय और मनोरंजन के लिए उन्मुख है।

158. (A): स्कैनर ऐसा उपकरण है, जो भौतिक दस्तावेजों, छवियों को डिजिटल बनाने और उन्हें डिजिटल प्रारूप में परिवर्तित करने में उपयुक्त होता है, जिसे सम्पादित और संग्रहित किया जा सकता है।

159. (A): WWW का आविष्कार 1989 में अमेरिका के मैसाचुसेट्स इंस्टीट्यूट ऑफ टेक्नोलॉजी में टिम बर्नर्स ली ने किया था। इसका पूर्ण रूप वर्ल्ड वाइड वेब है।

160. (A): वस्तुतः सामाजिक समस्या से आशय उन परिस्थितियों से है, जो समाज को बाधित करती हैं। गरीबी, अपराध, नस्लवाद, जातिवाद आदि सामाजिक समस्याएँ हैं।

161. (B): गर्भावस्था के आखिरी सप्ताह में बच्चे का वजन तेजी से बढ़ता है, लेकिन जो बच्चे समय से पहले पैदा हो जाते हैं उनके सभी अंग पूरी तरह से विकसित नहीं हो पाते हैं। अतः इसी कारण से प्रीमैच्योर शिशु का वजन जन्म के समय कम होता है।

162. (B): ब्राउन ने रक्षा युक्तियों को दो भागों में विभाजित किया है–1. प्रधान रक्षा युक्तियाँ, 2. गौण रक्षा युक्तियाँ। वस्तुतः रक्षात्मकता का अभिप्राय वैसी गतिविधियों से है, जब कोई किसी की आलोचना कर रहा हो जिससे सामने वाले को गुस्सा, शर्म या उदासी आती है, तब ऐसे में सामने वाला व्यंग्यात्मक होता है या आलोचनात्मक होता है। औचित्य स्थापन रक्षोपाय द्वारा व्यक्ति अपने अनुचित व्यवहार के लिए स्वीकार तर्क देकर स्वयं को सही साबित करने का प्रयास करता है।

163. (B): सिग्मण्ड फ्रायड को मनोविश्लेषण का जनक कहा जाता है। उन्होंने अपने मॉडल के जरिए व्यक्तित्व को समझने की रूपरेखा ही बदल दी। फ्रायड ने मानव मन के तीन भाग बताए हैं–चेतन, पूर्वचेतना और अचेतन।

164. (C): रक्त में सीरम सोडियम की सामान्य सीमा 135-145 mEq/L होती है। यह सामान्य रक्तचाप, शरीर में द्रव संतुलन का नियंत्रण, तंत्रिका आवेगों का संचालन, पेशियों के संकुचन तथा शिथिलन के लिए आवश्यक तत्व है। 135 mEq/L से कम की स्थिति को हाइपोनेट्रैमिया तथा 145 mEq/L से अधिक की स्थिति में हाइपरनेट्रैमिया कहा जाता है।

166. (A): ग्राम स्वास्थ्य मार्गदर्शक योजना भारत में 2 अक्टूबर, 1977 को शुरू की गई थी। ग्राम स्वास्थ्य मार्गदर्शक वह व्यक्ति होता है, जिसमें समाज सेवा की योग्यता होती है, और वह पूर्णकालिक सरकारी अधिकारी नहीं होता है।

168. (C): गोविंद सदाशिव घुर्ये को भारत में समाजशास्त्र का संस्थापक या समाजशास्त्र का जनक कहा जाता है। उन्होंने भारत में समाजशास्त्रीय अवधारणा के विकास में महत्वपूर्ण भूमिका निभाई। वे मुख्य रूप से भारत में जाति, धर्म और रिश्तेदारों के अध्ययन में रुचि रखते थे और उनके शोध ने भारत में समाजशास्त्र के अध्ययन को स्थापित करने में मदद की।

169. (C): उपकेन्द्र गाँव का एक परिधीय क्षेत्र है जहाँ स्वास्थ्य देखभाल वितरण प्रणाली होती है। मैदानी क्षेत्र में उप-केन्द्र 5000 तथा पहाड़ी और आदिवासी क्षेत्रों में 3000 की आबादी को कवर करता है। एक प्राइमरी स्वास्थ्य केन्द्र (PHC) में 6 उपकेन्द्र होते हैं।

170. (A): रोग नियंत्रण और रोकथाम केन्द्र (CDC) महामारी को ''किसी दिए गए क्षेत्र में, किसी विशिष्ट अवधि में, व्यक्तियों के एक विशिष्ट समूह के बीच स्वास्थ्य स्थिति के मामले की घटना'' के रूप में परिभाषित करता है। यह जाँच करता है कि कोई बीमारी कैसे फैलती है, और उसका मुकाबला कैसे किया जाए। महामारी विज्ञान त्रिकोण के तीन घटक हैं–एजेन्ट, होस्ट और पर्यावरण।

पिछले प्रश्न-पत्र (हल सहित)

स्टाफ नर्स भर्ती परीक्षा-2022*

1. व्यक्तिपरक और विषयपरक मरीज जानकारी का संग्रह जिस पर देखभाल की योजना को आधार बनाया जाता है उसे .... कहा जाता है।

A. आंकलन B. नर्सिंग निदान
C. कार्यान्वयन D. मूल्यांकन

2. चयनित स्थिति में चयनित नर्सिंग कार्य को करने के लिए एक सक्षम व्यक्ति को अधिकार या जिम्मेदारी हस्तांतरित करना .... कहलाता है।

A. प्रतिनिधान B. मूल्यांकन
C. आंकलन D. योजना

3. एक तकनीक जो अंतर्निहित क्षेत्र के बारे में जानकारी प्राप्त करने के लिए ध्वनि और कंपन उत्पन्न करती है उसे .... कहा जाता है।

A. इंस्पेक्शन B. पलपेशन
C. पर्कशन D. ऑस्कल्टेशन

4. मरीज का स्वास्थ्य इतिहास और शारीरिक परीक्षण नर्स को प्राथमिक रूप से .... के लिए जानकारी प्रदान करता है।

A. एक चिकित्सा समस्या का निदान करने
B. मरीज के लक्षणों की जाँच करने
C. व्यक्तिपरक और विषयपरक मरीज डेटा वर्गीकृत करने
D. नर्सिंग निदान और सहयोगी समस्याओं की पहचान करने

5. एक विशेष निदान या स्वास्थ्य स्थिति वाले मरीजों के लिए एक विशिष्ट समय अवधि के दौरान देखभाल और वांछित परिणामों को निर्दिष्ट करने वाली इंटरप्रोफेशनल देखभाल योजनाओं को .... कहा जाता है।

A. नैदानिक मार्ग
B. ट्राइएज
C. क्रिटिकल केयर तरीके
D. देखभाल की योजना

6. वह प्रक्रिया जिसके द्वारा दर्द के संकेतों को परिधि से रीढ़ की हड्डी और फिर मस्तिष्क तक पहुँचाया जाता है, ... कहलाती है।

A. सेंसिटाइजेशन B. ट्रांसमिशन
C. ट्रांसडक्शन D. मोड्युलेशन

7. एक अस्पताल या अन्य स्वास्थ्य देखभाल सुविधा में देखभाल की प्रक्रिया के दौरान एक मरीज में होने वाला संक्रमण, जो प्रवेश के समय मौजूद या विकसित नहीं हुआ था उसे .... कहा जाता है।

A. संक्रमण
B. क्रॉस संक्रमण
C. स्वास्थ्य देखभाल से जुड़े संक्रमण
D. पुनः संक्रमण

8. संक्रमण नियंत्रण ऑडिट और निगरानी गतिविधियों में किसे शामिल किया जाना चाहिए?

A. हेड नर्स
B. सभी स्वास्थ्य देखभाल कर्मचारी
C. केवल डॉक्टर
D. केवल स्वास्थ्य सहायक

9. एक ऐसी स्थिति जिसमें संक्रमण के प्रारंभिक स्थल से परे शरीर के क्षेत्रों में संक्रमण फैल गया है उसे .... कहा जाता है।

A. स्थानीयकृत संक्रमण
B. प्रणालीगत संक्रमण
C. फैला हुआ संक्रमण
D. हस्पताल से उत्पन्न संक्रमण

10. 1 ग्राम कार्बोहाइड्रेट से कितनी किलोकैलोरी ऊर्जा प्राप्त होती है?

A. 2 कैलोरी/ग्राम B. 4 कैलोरी/ग्राम
C. 6 कैलोरी/ग्राम D. 8 कैलोरी/ग्राम

* Online exam conducted by NHM (MP) on 03-08-2022.

11. जब पोषण एक ट्यूब या कैथेटर के माध्यम से मौखिक गुहा के बाहर के जीआई ट्रैक्ट में पहुँचाया जाता है तो उसे .... कहा जाता है।

A. आंत्रेतर पोषण B. आंत्र पोषण

C. कुल आंत्रेतर पोषण D. ये सभी

12. आहार में आवश्यक फैटी एसिड की कमी रूखी और शुष्क त्वचा से जुड़ी होती है जिसे .... के रूप में जाना जाता है।

A. फ्रेनोडर्मा B. स्क्लेरोडर्मा

C. सोरियासिस D. ये सभी

13. विटामिन डी के पोषक रूप से महत्वपूर्ण रूप ...... है।

A. कैल्सीफेरॉल और टोकोफेरोल

B. कोलेकैल्सीफेरॉल और टोकोफेरोल

C. कैल्सीफेरॉल और कोलेकैल्सीफेरोल

D. उपर्युक्त सभी

14. राइबोफ्लेविन की कमी से जुड़ा सबसे आम घाव .... है।

A. एंगुलर स्टोमाटाइटीस B. त्वचा पर घाव

C. मुंहासा D. विटिलिगो

15. हीमोग्लोबिन के प्रत्येक ग्राम में कितने मिलीग्राम आयरन होता है।

A. 2 मिलीग्राम B. 2.34 मिलीग्राम

C. 3 मिलीग्राम D. 3.34 मिलीग्राम

16. निम्नलिखित में से किस ग्रंथि में अंतःस्रावी और बहिःस्रावी दोनों प्रकार के कार्य होते हैं?

A. अग्न्याशय B. यकृत

C. थाइरॉयड ग्रंथि D. पीनियल ग्रंथि

17. निम्नलिखित में से कौन-सा परीक्षण उन मरीजों में किया जाता है जिसमें अधिवृक्क ग्रंथियों के हाइपरफंक्शनिंग या हाइपोफंक्शनिंग होने का संदेह होता है?

A. एल्डोस्टेरोन स्तर B. सीरम कोर्टिसोल परीक्षण

C. हीमोग्लोबिन D. HbA1C

18. निम्नलिखित में से कौन गैस्ट्रिटिस के लिए सबसे अच्छा एंटासिड है?

A. कैल्शियम कार्बोनेट

B. मैग्नीशियम कार्बोनेट के साथ एल्यूमीनियम हाइड्रॉक्साइड

C. रैबीप्राजोल

D. उपर्युक्त सभी

19. गैस्ट्रिक सर्जरी के बाद संभावित तत्काल जटिलताएं निम्नलिखित को छोड़कर सभी हैं :

A. हेमरेज

B. गैस्ट्रिक बढ़ाव

C. संचर लाइन का विघटन

D. एनीमिया

20. पूर्व-संचालन शिक्षा के लाभ निम्नलिखित को छोड़कर सभी हैं :

A. प्रक्रिया के बारे में बढ़ी जागरूकता

B. निदान प्रक्रिया के बारे में ज्ञान

C. बढ़ा हुआ सहयोग

D. दर्द अनुभूति में वृद्धि

21. निर्धारित : 50 मिलीग्राम, अमोक्सिसिलिन 125 मिलीग्राम/5 मिलीलीटर में दी जाती है आप कितना मिलीलीटर प्रशासित करेंगे?

A. 2 मिली B. 1 मिली

C. 2.5 मिली D. 3 मिली

22. बेहोश शिशुओं की प्रतिक्रिया की जाँच के लिए निम्न में से क्या नहीं करना चाहिए?

A. नाम पुकारें B. धीरे से टैप करें

C. बच्चे को हिलाना D. पैर के तलवे को झटकें

23. बेन्डेजिंग के बाद सर्क्युलेशन खराब होने का संकेत .... है।

A. गर्म त्वचा

B. प्रमुख शिराओं वाली नीली त्वचा

C. सामान्य त्वचा बनावट

D. अंग में सूजन नहीं

24. निम्न में से कौन हाइपोवोलेमिक नैट्रेमिया का वर्णन करता है?

A. शरीर के कुल पानी में कुल सोडियम की तुलना में अधिक वृद्धि होती है

B. शरीर का कुल पानी और सोडियम की मात्रा कम हो जाती है

C. शरीर के कुल पानी में मामूली वृद्धि हुई है और सोडियम का स्तर सामान्य है

D. शरीर के कुल पानी या सोडियम में कोई बदलाव नहीं होता है

25. जब विश्वास को बढ़ावा देने वाले अनुभवों में अभाव या कमी होती है या जब एक शिशु में बेसिक असंगत या अपर्याप्त रूप से मिलते हैं, तो इसका परिणाम किस मनोसामाजिक विकास में होता है?

A. शर्म और संदेह B. अविश्वास
C. विश्वास D. स्वायतता

26. बच्चे को दर्द का अनुभव होने से पहले या सर्जरी से पहले एनाल्जेसिया का प्रशासन ताकि संवेदी संक्रियण और परिधीय और केंद्रीय तंत्रिका तंत्र के दर्द मार्गों में परिवर्तन को नियंत्रित किया जा सके .... कहा जाता है।

A. मल्टीमॉडल एनाल्जेसिया
B. संतुलित एनाल्जेसिया
C. प्रीमेप्टिव एनाल्जेसिया
D. क्षेत्रीय एनेस्थीसिया

27. एकाएक तेज आवाज के कारण कोहनियों के मुड़ने से बाजुओं का अपहरण होता है, हाथ जकड़े रहते हैं, 4 महीने की उम्र तक गायब हो जाते हैं। नवजात शिशु में इस रिफ्लेक्स को .... कहा जाता है।

A. स्टार्टल रिफ्लेक्स B. मोरो रिफ्लेक्स
C. एक्सट्रूजन रिफ्लेक्स D. पेरेज रिफ्लेक्स

28. जब बच्चे की एक जानलेवा बीमारी का निदान किया जाता है, लेकिन माता-पिता ऐसा व्यवहार करते हैं जैसे कि विकार मौजूद नहीं है या बच्चे के लिए अधिक क्षतिपूर्ति प्राप्त करने का प्रयास करते हैं उसे ...... कहा जाता है।

A. सौदेबाजी B. अस्वीकार
C. क्रमिक स्वीकृति D. इनकार

29. रक्त के भीतर नाइट्रोजनयुक्त अपशिष्ट के संचय को .... कहा जाता है।

A. यूरीमिया B. एजोटेमिया
C. फॉस्फेटेमिया D. हाइपरमिया

30. निम्नलिखित में से कौन-सा कीमो चिकित्सीय दवाओं और कपाल विकिरण का एक सामान्य दुष्प्रभाव है।

A. गंजापन B. महाकायता
C. यूरीमिया D. हाइपरनाट्रेमिया

31. बेंजोडायजेपाइन का उपयोग निम्नलिखित सभी कारणों से किया जाता है सिवाय :

A. हिप्नॉटिक्स
B. बेहोशी को रोकने के लिए ऐन्टिकन्वल्सन्ट
C. कंकाल की मांसपेशियों की ऐंठन में आराम के लिए सहायक चिकित्सा
D. एंटीमेटाबोलाइट एजेंट

32. फ्लोरोक्विनोल की निम्नलिखित सभी विशेषताएं हैं सिवाय :

A. सकारात्मक और नकारात्मक जीवों की विस्तृत शृंखला के खिलाफ कार्य करना
B. जीवाणुनाशक
C. जीवाणु डीएनए प्रतिकृति के साथ हस्तक्षेप करना
D. कोशिका भित्ति संश्लेषण में शामिल

33. निम्नलिखित में से कौन एक शॉर्ट एक्टिंग इंसुलिन है?

A. हमुलिन आर B. ग्लेरगीन
C. नोवोलोग D. डेटेमिर

34. निम्नलिखित में से कौन एक एंटीहिस्टामाइन है?

A. डायमॉक्स B. फूसेमाइड
C. केएक्सहेलेट D. सेटीरिजाइन

35. मनुष्य या पशुओं के निदान, उपचार या टीकाकरण या अनुसंधान गतिविधियों के दौरान उत्पन्न होने वाले किसी भी अपशिष्ट को .... कहा जाता है।

A. चिकित्सकीय अपशिष्ट B. अस्पताल अपशिष्ट
C. बायोमेडिकल अपशिष्ट D. संक्रामक अपशिष्ट

36. पुनर्चक्रण योग्य अपशिष्ट के लिए जो उपचार प्रक्रिया करनी होती है वह .... है।

A. धोना और सुखाना
B. आटोक्लेविंग और भस्मीकरण
C. रोगाणुनाशन और कीटाणुशोधन
D. सफाई और धूम्रीकरण

37. काले रंग के बिन का उपयोग .... के निपटान के लिए किया जाता है।

A. पुनः प्रयोज्य अपशिष्ट
B. शारीरिक अपशिष्ट
C. सामान्य अपशिष्ट
D. केवल टयूबिंग

38. निम्नलिखित में से कौन-सा जैव चिकित्सा अपशिष्ट नहीं है?

A. प्रयोगशाला अपशिष्ट

B. ऑपरेशन थियेटर अपशिष्ट

C. नर्सिंग होम अपशिष्ट

D. शॉपिंग मॉल अपशिष्ट

39. निम्नलिखित में से किस प्रकार के चिकित्सा अपशिष्ट के लिए ऑटोक्लेविंग और माइक्रोवेविंग की जाती है?

A. मानव शारीरिक अपशिष्ट

B. पुनः प्रयोज्य दूषित अपशिष्ट

C. साइटोटोक्सिक दवाएं

D. सूक्ष्मजीवविज्ञानी अपशिष्ट

40. सूंघने की बढ़ी हुई शक्ति को .... कहा जाता है।

A. हाइपरोस्मिया B. हाइपोस्मिया

C. हाइपोएक्समिया D. एनोरेक्सिया

41. त्वचा का संक्रमण जो गहरे डर्मिस और चमड़े के नीचे के ऊतकों में फैलता है और बिना नुकीले किनारों के गहरे, लाल एरिथेमा का कारण बनता है जो ऊतक स्थान के माध्यम से व्यापक रूप से फैलता है उसे .... कहा जाता है।

A. त्वचा-रक्तिमा B. पुरपुरा

C. कोशिका D. ये सभी

42. एनीमिया के कारण का इलाज करने के लिए निम्नलिखित सभी तीव्र हस्तक्षेप हैं सिवाय :

A. रक्त आधान

B. एरिथ्रोपोइटिन थेरेपी

C. आरबीसी रिप्लेसमेंट थेरेपी

D. आईवीआईजी प्रशासन

43. सबसे प्रभावी नेतृत्व शैली है

A. ऑटोक्रैटिक (एकतंत्र) B. लोकतांत्रिक

C. नौकरशाही D. लाईसेज फेयररे

44. एक डिस्चार्ज के चार्ट और फाइलों से प्रदान की गई नर्सिंग देखभाल के मूल्यांकन की प्रक्रिया को .... कहा जाता है।

A. समवर्ती ऑडिट B. नैदानिक मूल्यांकन

C. पूर्वव्यापी ऑडिट D. गुणवत्ता नियंत्रण

45. नर्स-रोगी असाइनमेंट का उद्देश्य है :

A. मरीजों को सर्वोत्तम और सुरक्षित देखभाल प्रदान करने के लिए

B. मरीजों के बिल कम करने के लिए

C. अस्पताल में रहने को कम करने के लिए

D. उपर्युक्त सभी

46. क्या करना है, यह पहले से तय करने की प्रक्रिया .... है।

A. आयोजन B. नियंत्रण

C. मूल्यांकन D. योजना

47. निम्नलिखित में से किस निदान वाले मरीज को इंटेंसिव केयर यूनिट में भर्ती नहीं किया जाता है?

A. जन्मजात स्थितियाँ

B. शॉक

C. सदैव शिथिल अवस्था

D. बदली हुई मानसिक स्थिति

48. धूम्रपान बंद करने के संबंध में सीओपीडी के मरीज को परामर्श देना महत्वपूर्ण है क्योंकि :

A. हालत ठीक करने के लिए

B. यह रोग की प्रगति को धीमा करने का एकमात्र तरीका है

C. परिवार के सदस्यों के स्वास्थ्य को बढ़ावा देने के लिए

D. बच्चों में बीमारी को रोकने के लिए

49. माइट्रल वाल्व विकार वाले मरीज में .... के बीच बिगड़ा हुआ रक्त प्रवाह होता है।

A. दायां अलिंद और दायां निलय

B. बायां अलिंद और बायां निलय

C. दायां वेंट्रिकल और फुफ्फुसीय धमनी

D. दायां अलिंद और वेना कावे

50. एक संदिग्ध तीव्र महाधमनी विच्छेदन वाले मरीज को प्रदान की जाने वाली प्राथमिक देखभाल .... है।

A. नींद को बढ़ावा देना

B. रक्तचाप को नियंत्रित करना

C. मायोकार्डियल सिकुड़न में वृद्धि

D. चिंता कम करना

51. डायस्टोल के अंत में निलय के भीतर रक्त की मात्रा को कहा जाता है :

A. प्रीलोड B. आफ्टर लोड
C. स्ट्रोक मात्रा D. कार्डिएक इंडेक्स

52. यदि मरीज की स्थिति बदलते समय एसपीओ2 नीचे गिरता है तो तत्काल करने वाली कार्रवाई :

A. मरीज को इंट्यूबेट करना
B. उच्च प्रवाह उपकरणों के माध्यम से ऑक्सीजन का प्रशासन
C. योजना की स्थिति में बदलाव जो मरीज के लिए कम जोखिम पैदा करते हैं
D. मरीज को कोरोनरी केयर यूनिट में शिफ्ट करना

53. बढ़े हुए स्राव या अपने वायुमार्ग को नियंत्रित करने में असमर्थता वाले मरीज सीपीएपी के लिए अच्छे उम्मीदवार नहीं है, वह निम्नलिखित में से किस कारण से है :

A. गिरने का खतरा
B. एक्सटयूबेशन का जोखिम
C. अस्पैरेशन (चूषण) का जोखिम
D. हाइपरॉक्सिमिया का खतरा

54. एक सर्जिकल प्रक्रिया जो तब की जाती है जब एक कृत्रिम वायुमार्ग की आवश्यकता लंबी होने की उम्मीद की जाती है, वह .... है।

A. लोबेक्टॉमी B. ट्रेकिआटॉमी
C. प्लुरेक्टॉमी D. फ्लेबोटॉमी

55. सर्जिकल थिएटर में स्थानांतरण के समय तक की अवधि जो सर्जरी के लिए निधारित क्लाइंट के साथ शुरू होती है, कहलाती है :

A. प्रवेश अवधि B. प्रीऑपरेटिव अवधि
C. पेरिऑपरेटिव अवधि D. प्रीएनेस्थीसिया अवधि

56. पीसीए है :

A. पैरेंट कंट्रोल्ड एनेस्थीसिया
B. पैरेंट कंट्रोल्ड एनाल्जेसिया
C. पेशेंट कंट्रोल्ड एनेस्थीसिया
D. पेशेंट कंट्रोल्ड एनाल्जेसिया

57. युग्मनज बनाने से पहले दो अति विशिष्ट कोशिकाओं, नर में शुक्राणु और मादा में स्त्रीबीज के परिपक्व होने की प्रक्रिया कहलाती है :

A. शुक्राणुजनन B. ओजोनसिस
C. युग्मकजनन D. निषेचन

58. एरियोला की परिधि के आसपास स्थित सहायक ग्रंथियों को कहा जाता है :

A. स्पेंस की एक्सिलरी टेल
B. मोंटगोमरी ट्यूबरकल
C. कूपर लिगामेंट
D. निपल

59. प्लेसेंटा को पार नहीं करने वाला हार्मोन है :

A. एपिनेफ्रीन B. प्लेसेंटल लैक्टोजेन
C. कैल्सीटोनिन D. अधिवृक्क से स्टेरॉयड

60. कमरबंद के संपर्क बिंदु के नीचे खोपड़ी की परतों में द्रव के जमाव के कारण सूजन के गठन को .... कहा जाता है।

A. सेफाल हेमेटोमा B. प्रसवशीर्षशोफ
C. कैपुट मेडुसा D. इंट्रा वेंट्रिकुलर रक्तस्राव

61. गर्भावस्था के प्रारंभिक भाग में गर्भधारण के सप्ताहों की गणना के लिए, ... से गणना की जानी है।

A. पहले मासिक धर्म का पहला दिन
B. अंतिम मासिक धर्म का पहला दिन
C. पहले मासिक धर्म का अंतिम दिन
D. अंतिम मासिक धर्म का अंतिम दिन

62. निम्नलिखित में से कौन-सा टीका गर्भावस्था के दौरान प्रतिदिष्ट नहीं किया जाता है?

A. वैरिसेला टीका B. मम्प्स टीका
C. टिटनेस टीका D. रूबेला टीका

63. तपेदिक के उपचार में उपयोग की जाने वाली निम्न में से कौन-सी दवा एक बैक्टीरियोस्टेटिक दवा है?

A. स्ट्रेप्टोमाइसिन B. रिफैम्पिसिन
C. पाइरैजिनेमाइड D. एथेमब्युटोल

64. निम्नलिखित में से किसका एक आक्रमण जीवन भर के लिए प्रतिरक्षा प्रदान करता है?

A. फ्लू B. कोविड
C. तपेदिक D. रूबेला

65. निम्नलिखित में से सभी संक्रमण ड्रोपलेट्स (बूंद) के माध्यम से फैलते हैं सिवाय :

A. पर्टुसिस B. मस्तिष्क ज्वर
C. तपेदिक D. विटिलिगो

66. बैक्टीरियोलॉजिकल रूप से पुष्टि या नैदानिक रूप से निदान किए गए तपेदिक जिसमें जीनिटो मूत्र प्रणाली शामिल है, उसे .... कहा जाता है।
A. फुफ्फुसीय क्षयरोग
B. अतिरिक्त फुफ्फुसीय क्षयरोग
C. तपेदिक
D. उपर्युक्त सभी

67. कपास के रेशे की धूल को लंबे समय तक अंदर लेना निम्नलिखित में से किस स्थिति का कारण बनता है?
A. सिलिकोसिस B. एन्थ्रेकोसिस
C. बाइसिनोसिस D. इक्षुधूलिमयता

68. विटामिन डी शरीर में .... में जमा होता है।
A. त्वचा
B. माँसपेशियाँ
C. अस्थि मज्जा
D. यकृत और वसायुक्त ऊतक

69. एक अंतर्गर्भाशयी डिवाइस डालने के लिए .... एक पूर्ण कॉन्ट्राइंडिकेशन है।
A. एनीमिया B. अत्यार्तव
C. संदिग्ध गर्भावस्था D. सिरदर्द

70. हैजा के संक्रमण का एकमात्र ज्ञात भंडार है :
A. पशु B. मानव
C. सुअर D. पक्षी

71. आपातकालीन इकाई में रोगी के लिए वायुमार्ग के अंतःक्षेप का चयन करने के लिए एक महत्वपूर्ण कारक है :
A. चोट की गंभीरता
B. चोट की सीमा
C. रोगी का चेतना का स्तर
D. चोट का प्रकार

72. सीपीआर के लिए वर्तमान पद्धति है :
A. वायुमार्ग, श्वसन, सर्क्युलेशन
B. श्वसन, कम्प्रेशन, वायुमार्ग
C. कम्प्रेशन, श्वसन, वायुमार्ग
D. कम्प्रेशन, वायुमार्ग, श्वसन

73. किसी व्यक्ति की तंत्रिका संबंधी स्थिति का सबसे संवेदनशील और विश्वसनीय संकेतक है :
A. ओकुलर संकेत B. चेतना का स्तर
C. गतिशीलता का स्तर D. वॉक इंडेक्स

74. हाइपोवोलेमिक शॉक में निम्नलिखित सभी लक्षण होते हैं सिवाय :
A. टैकीकार्डिया B. रक्तचाप में कमी
C. मंदनाड़ी D. नाड़ी के दबाव में कमी

75. एक आघात रोगी में पीछे की सतहों का निरीक्षण करने के लिए रोगी को होना चाहिए :
A. बिठायें
B. सर्वाइकल स्पाइन मोबिलाइजेशन के साथ लॉगरोल किया गया
C. सर्वाइकल स्पाइन इमोबिलाइजेशन के साथ लॉगरोल किया गया
D. पार्श्व लेटने की स्थिति में लेटाएं

76. दोपहर करीब 12 बजे एक वृद्ध व्यक्ति को अपच की शिकायत के साथ और ओरिएंटेड नहीं होने की शिकायत के साथ आपात स्थिति में लाया जाता है उसकी त्वचा गर्म और शुष्क थी उनकी पत्नी कहती है कि वह सुबह में ठीक थे निम्नलिखित में से कौन-सी प्राथमिक नर्सिंग कार्रवाई होगी?
A. ऑक्सीजन शुरू करें
B. उनकी पत्नी से इतिहास लें
C. उसके महत्वपूर्ण लक्षणों का आकलन करें
D. उसका सामाजिक इतिहास एकत्र करें

77. निम्नलिखित में से कौन-सी एक बचावकर्ता द्वारा एक गिरे हुए रोगी के लिए की जाने वाली पहली कार्रवाई है?
A. पीड़ित से बात करें या उसके कंधे हिलाएं
B. परिसंचरण का आकलन करना
C. बचाव श्वास प्रदान करें
D. एईडी का प्रयोग करें

78. जले हुए घाव जो गर्म तरल या भाप के कारण होते हैं, उसे कहा जाता है :
A. स्काल्ड B. वाउन्ड
C. इंजरी D. हीट स्ट्रोक

79. संक्रमण नियंत्रण के संबंध में हाउसकीपिंग सर्विस मैनेजर की भूमिका और जिम्मेदारियां निम्नलिखित हैं, सिवाय :

A. सुविधा में कीट नियंत्रण का आयोजन

B. विभिन्न अस्पताल क्षेत्रों में सफाई के लिए अलग-अलग जरूरतों की पहचान करना

C. हाथ धोने वाले क्षेत्र में हर समय साबुन की उपलब्धता सुनिश्चित करना

D. छोटी-मोटी बीमारियों के लिए परामर्श देना

80. आर्थिक मूल्यांकन की एक विधि जो उद्देश्यों को प्राप्त करने की लागत के आधार पर कार्यक्रमों को रैंक करती है, उसे कहा जाता है :

A. लागत नियंत्रण

B. लागत प्रभावशीलता

C. बिना हानि-लाभ गणना

D. लागत लाभ

81. क्रिकेट एशिया कप 2022 को श्रीलंका से किस देश में स्थानांतरित किया जाएगा?

A. भारत B. पाकिस्तान

C. बांग्लादेश D. यूएई

82. पेटीएम पेमेंट्स सर्विसेज लिमिटेड के नए सीईओ के रूप में किसे नियुक्त किया गया है?

A. कुणाल शाह B. समीर निगम

C. बी. प्रीत सिंह D. नकुल जैन

83. स्वामी विवेकानंद की पुण्यतिथि कब मनाई जाती है?

A. 4 जुलाई B. 30 जून

C. 28 अक्टूबर D. 21 मई

84. एनडीए के राष्ट्रपति चुनाव की उम्मीदवार द्रौपदी मुर्मू किस जनजाति से संबंधित हैं?

A. संथाल B. गोंड

C. भील D. मुंडा

85. दिए गए वैकल्पिक शब्दों में से वह शब्द चुनिए जो दिए गए शब्द के अक्षरों का प्रयोग करके नहीं बनाया जा सकता है :

JUXTAPOSITION

A. TOXIC B. TAXI

C. SPOT D. POST

86. दिए गए विकल्पों में से संबंधित अक्षर/शब्दों को चुनिए :

SKIP : RIFL : KYKZ

A. WJHV B. WJVH

C. JWVH D. JWHV

87. दिए गए विकल्पों में से संबंधित संख्याओं को चुनिए :

5 : 36 :: 6 : ?

A. 48 B. 50

C. 49 D. 56

88. B की बहन E है, C का पिता A है, C का पुत्र B है। E से A किस प्रकार संबंधित है?

A. दादा B. पोती

C. पिता D. परदादा

89. जानकी ने अपने घर से चलना शुरू किया और 2 किमी. उत्तर की ओर चली फिर वह दायें मुड़ती है और एक किलोमीटर की दूरी तय करती है फिर वह फिर से दायें मुड़ती है और 2 किमी. चलती है। वह किस दिशा में जा रही है?

A. उत्तर B. पूर्व

C. दक्षिण D. पश्चिम

90. कौन-सा अक्षर समूह अंतराल पर क्रमिक रूप से रखे जाने पर दी गई अक्षर श्रृंखला को पूरा करेगा?

abb _ ab _ c _ bbca _ bc

A. acba B. bcaa

C. cabb D. cbab

91. U23 एशियाई कुश्ती चैंपियनशिप 2022 में किस भारतीय पहलवान ने ब्रॉन्ज मेडल जीता?

A. दीपक पुनिया B. रवि कुमार दहिया

C. बजरंग पुनिया D. अंशु मलिक

92. नैसकॉम द्वारा हाल ही में स्थापित 'डिजिवाणी कॉल सेंटर' को कौन-सी टेक कंपनी फंड करती है?

A. माइक्रोसॉफ्ट B. मेटा

C. ट्विटर D. गूगल

93. बुरहानपुर, जिसे देश का पहला 'हर घर जल' प्रमाणित जिला घोषित किया गया था, किस राज्य में है?

A. तेलंगाना B. पश्चिम बंगाल

C. बिहार D. मध्य प्रदेश

94. छह विश्व कप में भाग लेने वाली पहली महिला क्रिकेटर कौन है?

A. झूलन गोस्वामी B. मिताली राज
C. शार्लोट एडवर्ड्स D. क्लेयर टेलर

95. पुली बडजे वन्यजीव अभ्यारण्य (पीडब्ल्यूएस) किस राज्य में स्थित है?

A. मिजोरम B. त्रिपुरा
C. नगालैंड D. मणिपुर

96. प्रसिद्ध विश्व धरोहर स्थल "बेसिलिका ऑफ बॉम जीसस" भारत में निम्नलिखित में से किस स्थान पर स्थित है?

A. पांडिचेरी B. कोचिन
C. दमन D. गोवा

97. नृत्य रूपों और अवस्थाओं के निम्नलिखित जोड़ में से कौन-सा एक सही सुमेलित नहीं है?

A. कथकली : आंध्र प्रदेश
B. झुमर : हरियाणा
C. नाटी : हिमाचल प्रदेश
D. गिद्दा : पंजाब

98. धुआधर जलप्रपात मध्य प्रदेश के किस जिले में स्थित है?

A. भोपाल B. उज्जैन
C. जबलपुर D. होसंगाबाद

99. रामप्पा मंदिर किस राज्य में स्थित है?

A. आंध्र प्रदेश B. तमिलनाडु
C. कर्नाटक D. तेलंगाना

100. निम्नलिखित में से किसे सफेद सोना भी कहा जाता है?

A. निकल B. रोडियम
C. प्लैटिनम D. पैलेडियम

उत्तरमाला

1	**2**	**3**	**4**	**5**	**6**	**7**	**8**	**9**	**10**
A	A	C	D	A	B	C	B	C	B
11	**12**	**13**	**14**	**15**	**16**	**17**	**18**	**19**	**20**
B	A	C	A	D	A	B	B	D	D
21	**22**	**23**	**24**	**25**	**26**	**27**	**28**	**29**	**30**
A	C	B	B	B	C	A	D	B	A
31	**32**	**33**	**34**	**35**	**36**	**37**	**38**	**39**	**40**
D	D	A	D	C	B	C	D	B	A
41	**42**	**43**	**44**	**45**	**46**	**47**	**48**	**49**	**50**
C	D	B	C	A	D	C	B	B	B
51	**52**	**53**	**54**	**55**	**56**	**57**	**58**	**59**	**60**
A	C	C	B	B	D	D	B	C	B
61	**62**	**63**	**64**	**65**	**66**	**67**	**68**	**69**	**70**
B	C	A	D	D	B	C	D	C	B
71	**72**	**73**	**74**	**75**	**76**	**77**	**78**	**79**	**80**
C	D	B	C	C	C	A	A	D	B
81	**82**	**83**	**84**	**85**	**86**	**87**	**88**	**89**	**90**
D	D	A	A	A	D	C	A	C	D
91	**92**	**93**	**94**	**95**	**96**	**97**	**98**	**99**	**100**
A	D	D	B	C	D	A	C	D	C

पिछले प्रश्न-पत्र (हल सहित)

स्टाफ नर्स भर्ती परीक्षा-2020*

1. हैवर्सियन नलिकाएँ पाई जाती हैं :
A. हड्डियों में B. मस्तिष्क में
C. वृक्क में D. फेफड़ों में

2. ऊष्मा नियमन केन्द्र अवस्थित है :
A. थैलेमस B. हाइपोथैलेमस
C. मेडुला ऑब्लांगेटा D. प्रमस्तिष्क (सेरेब्रम)

3. मिट्रल कोशिकाएँ पाई जाती हैं :
A. वृक्क में B. मिट्रल वाल्व में
C. घ्राणपथ में D. दृक् तंत्रिका में

4. नेत्र का संवेदी वर्णकता स्तर है :
A. स्वच्छमंडल B. दृष्टिपटल
C. श्वेतपटल D. परितारिका (पुतली)

5. तंत्रिका कोशिकाओं की निस्सल्स कणिकाएँ बनी होती हैं :
A. DNA B. RNA
C. राइबोजोम्स D. प्रोटीन

6. सेक्रम तथा कोसिक्स के मध्य किस प्रकार का ज्वाइंट होता है?
A. सिम्फाइसिस B. साइनोस्टोसिस
C. सिंकोन्ड्रोसिस D. सिंडेस्मोसिस

7. मूत्र का मुख्य विलेय घटक है :
A. यूरिया B. ग्लूकोज
C. एग्लूटिन D. यूरोबिलिनोजन

8. अंडजनन घटित होता है :
A. अंडाशय में B. अंडाणु में
C. अंडक में D. डिंबवाहिनी में

9. हड्डियाँ किसका उदाहरण है?
A. संयोजी ऊतक का B. उपकला ऊतक का
C. तंत्रिकीय ऊतक का D. मांसपेशी का

10. अभिवाही तंत्रिका तंतु आवेग का वहन करता है :
A. संवेदनग्राही अंगों से CNS तक
B. अभिग्राहक से CNS तक
C. CNS से अभिग्राहक तक
D. CNS से स्नायु तक

11. नर मूत्रमार्ग की लंबाई लगभग है :
A. 18-20 सेमी. B. 10-12 सेमी.
C. 30-40 सेमी. D. 2-4 सेमी.

12. योनि में सामान्यतः कौन-सा बैक्टिरिया (जीवाणु) पाया जाता है?
A. *स्ट्रेप्टोकोकाई*
B. *हिमोफाइलिएस इन्फ्लूएंजा*
C. *लैक्टोबैसिलस एसिडोफाइलस*
D. *कोराइनेबैक्टिरियम स्पी.*

13. रक्त समूह प्रथम खोजे गए थे :
A. रोबर्ट कॉच द्वारा
B. कार्ल लेण्डस्टेइनर द्वारा
C. पॉल ईहर्लिच द्वारा
D. एंटोन वॉन ल्यूवेनहॉक द्वारा

14. निम्नलिखित में से कौन-सी धमनी प्राथमिक रूप से हृदय की अग्रवर्ती भित्ति को पोषित करती है?
A. परिवेष्टक धमनी
B. आंतरिक स्तन धमनी
C. बायीं अग्रवर्ती अवरोही धमनी
D. दायीं हृद धमनी

15. पद श्वसन संदर्भित है :
A. संवातन से
B. फेफड़ों के भीतर गैसों के विनिमय से
C. कोशिकाओं के भीतर ऑक्सीजन के उपयोग से
D. उपरोक्त सभी

*Exam held on 04 October, 2020 (Conducted by HPSSC)

16. मरीज द्वारा नर्स को दिया गया कौन-सा कथन यह इंगित करता है कि उसे हृद धमनी बीमारी का जोखिम है?

A. मैं प्रत्येक दूसरे दिन कसरत करता हूँ

B. मेरे पिता की मृत्यु माइस्थएनिया ग्रेविस से हुई थी

C. मेरा कोलेस्टेरॉल 180 है

D. मैं प्रतिदिन 1½ पैकेट्स सिगरेट के पीता हूँ

17. हृदयी नाल-शलाका प्रवेशन की प्रक्रिया पूर्ण होने के पश्चात् प्रारंभिक 24 घंटे के लिए नर्स को किस जटिलता को मॉनिटर करना चाहिए?

A. गलप्रदाह जोखिम

B. थ्राम्बस (थक्का) निर्माण

C. चक्कर (घुमरी)

D. गिरता रक्तचाप

18. नर्स एक मरीज के पश्च दायीं सेरेब्रो-वास्कुलर एक्सीडेंट पर न्यूरोलॉजिकल एसेसमेंट कर रही है। नर्स द्वारा अवलोकित कौन-सा निष्कर्ष, त्वरित उचित ध्यान आकर्षित करेगा?

A. चेतना के स्तर में गिरावट

B. आशय नियंत्रण में हानि

C. उत्तेजना के प्रति परिवर्तन संवेदना

D. आवेशित अस्थिरता

19. अवटु अतिक्रियता (Hyperthyroidism) के लिए किस ड्रग का उपयोग किया जाता है?

A. लीवोथाइरोक्सीन सोडियम

B. थायरोग्लोब्यूलिन

C. ल्यूगोल घोल (तीव्र आयोडिन घोल)

D. कैल्सिटोनिन-ह्यूमन

20. एक नर्स एक मरीज के कक्ष में यह ज्ञात करने के लिए प्रवेश करती है कि मरीज में स्पंद तथा श्वसन क्रिया नहीं है। सहायता के लिए आवाज लगाने के बाद, नर्स की प्रथम प्रतिक्रिया होनी चाहिए :

A. परिधीय IV चालू करना

B. स्पर्शीय वक्ष मसाज प्रारंभ करना

C. वायुमार्ग स्थापित करना

D. आपातकाल कार्ट प्राप्त करना

21. कुशमौल (Kussmaul) श्वसन क्रिया सम्बद्ध है :

A. न्युमोनिया से

B. डायबिटिक किटोएसिडोसिस से

C. पूर्णहृद्रोध से

D. फुफ्फुसधमनी अन्तःशल्यता से

22. फेओक्रोमोसाइटोमा सम्बद्ध है :

A. अधिवृक ग्रंथि B. पीयूष ग्रंथि

C. अग्न्याशय D. अवटु ग्रंथि

23. वेबस्टर परीक्षण किसके निदान के लिए की जाती है :

A. नेत्र की समस्या B. श्रवण हानि

C. श्वसन की समस्या D. हृदय की समस्या

24. ICU में नर्स रोगी का अनुपात (24 घंटों के लिए) होना चाहिए :

A. 1 : 3 B. 1 : 1

C. 2 : 1 D. 1 : 2

25. हृदरोधगलन जटिलता में सम्मिलित है :

A. CHF B. अतालता

C. हृदयजनित घात D. उपरोक्त सभी

26. दूरस्थ बहिःप्रकोष्ठिका के आखरी भाग में हुआ अस्थिभंग कहलाता है :

A. कोली अस्थिभंग B. पोट अस्थिभंग

C. एडवर्ड अस्थिभंग D. इनमें से कोई नहीं

27. आहार नाल का कौन-सा हिस्सा क्रोन बीमारी के लिए सर्वसामान्य स्थान है?

A. अवरोही बृहदांत्र B. मध्यान्त्र

C. अवग्राही बृहदांत्र D. सीमावर्ती शेषांत्र

28. मरीज के गुप्त रक्त परीक्षण के लिए तैयारी है :

A. तरल ग्रहण को एक लीटर प्रति दिवस तक सीमित करना

B. नमूना लेने से पूर्व 12 घंटों के लिए NPO

C. तरल ग्रहण बढ़ाना

D. नमूना लेने से पूर्व 48 घंटों के लिए मांस रहित भोजन

29. एक नर्स फिजीशीयन को सहयोग की तैयारी करते हुए किसी मरीज की त्वचा का वुड लाइट के साथ परीक्षण करने के लिए निम्न में से क्या करेगी?

A. एक सूचित सहमति प्राप्त करेगी
B. मरीज को बतलाएगी की प्रक्रिया पीड़ा रहित है
C. साइट वाली त्वचा की शेव करेगी
D. एक स्थानीय ऐनेस्थेसीया तैयार करेगी

30. नलिका-प्रवेशन के पश्चात् यदि श्वसन की ध्वनि केवल दायीं बाजू ही सुनाई दे :
A. नलिका निकाल दें, 30 सेकेंड के लिए संवातन दें और फिर प्रयास करें
B. मरीज में केवल दायाँ फेफड़ा होने की संभावना है
C. आपने जठर में नलिका-प्रवेश कर दी है
D. नलिका को वापस खींचें तथा फिर से सुनें

31. डायाजेपाम एक उद्वेगी मरीज को निर्देशित की गई है। नर्स किस कुप्रभाव के लिए आगाह करेगी?
A. असमंजन B. खाँसी
C. कर्णक्ष्वेड D. उच्च रक्तचाप

32. मेरुदंडीय संवेदनाहरण कहाँ पर दिया जाता है?
A. L2-L4 B. L3-L4
C. L5-L6 D. L1-L2

33. 'ओडायनोफेजिया' क्या है?
A. निगलने में तकलीफ
B. निगलते समय दर्द
C. निगलने में अक्षम
D. ऊर्ध्वनिक्षेप

34. कौन-सी वंशानुगत बीमारी धमनी विस्फार से ज्यादा नजदीक से जुड़ी हुई है?
A. पुटीय तंतुमयता B. ल्यूपस एरीथेमेटोसस
C. मारफन विकार D. हृदरोधगलन

35. संवेदी तंत्रिका प्रणाली प्रेरित करती है :
A. पाचक रस का स्राव
B. हृदय की दर बढ़ाना
C. लार का स्राव
D. उपरोक्त सभी

36. हृदरोधगलन में ECG परिवर्तन होता है :
A. ST खंड उन्नयन
B. बृहत् QRS संकुल
C. U-तरंग की उपस्थिति
D. अतिलंब PR-अंतराल

37. गहरी शिरा थ्रोम्बोसिस के यह सभी पारंपरिक लक्षण हैं, सिवाय :
A. स्नायु में दर्द B. होमन संकेत
C. सूजन D. लालपन

38. क्रोनिक ब्रोन्काईटिस वाले रोगी को नर्स साँस लेने की कसरत कैसे सिखाएगी?
A. चेस्ट श्वसन का उपयोग करें
B. मध्यपटीय श्वसन का उपयोग करें
C. खुले मुँह से श्वसन करें
D. गहरी साँस लेकर अन्तःश्वसन करें

39. एक नर्स DVT वाले रोगी की देखभाल कर रही है। उसे इस बात से अवगत होना चाहिए कि शिरापरक अंतःशल्य लगी होनी चाहिए :
A. हृदय में B. फेफड़ों में
C. यकृत में D. वृक्क में

40. नेत्रश्लेष्मल शुष्कता किसकी कमी के कारण होती है?
A. विटामिन-A B. विटामिन-C
C. विटामिन-B D. विटामिन-D

41. गठिया वाले रोगी को किस प्रकार की खुराक/भोजन लेना चाहिए?
A. उच्च कैल्शियम खुराक
B. निम्न प्यूरिन खुराक
C. पोटैशियम रूपांतरित खुराक
D. गुर्दे संबंधित खुराक

42. एक रोगी टूटे हुए जबड़े से व्यथित है। इस रोगी के लिए किस प्रकार का भोजन सर्वाधिक फायदेमंद होगा?
A. गाजर, भुनी मुर्गी तथा अनाज
B. चावल, तरबूज तथा धूमित मछली
C. टैकोज, चीनिया बादाम तथा ताजी ब्रोकोली
D. सूप, पूडिंग तथा आइसक्रीम

43. खाद्य मिलावट रोकथाम अधिनियम में संशोधन हुआ वर्ष :
A. 1964 में B. 1976 में
C. 1986 में D. उपरोक्त सभी

44. यह सभी विटामिन-D के अच्छे स्रोत हैं सिवाय :

A. ब्लू बेरीज

B. सूर्य प्रकाश

C. सालमन

D. सुदृढ़ दुग्ध तथा अन्य डेरी उत्पाद

45. शब्द 'पर्सनालिटी' ग्रीक शब्द 'परसोना' से व्युत्पन्न हुआ है, जिसका मतलब है :

A. नाटक (Drama) B. मुखौटा (Mask)

C. वस्त्र (Cloth) D. चेहरा (Face)

46. बिना किसी जैविक कारण के एक दैहिक बीमारी अथवा दैहिक लक्षण द्वारा किस संरक्षण प्रणाली में एक आवेगात्मक संघर्ष दर्शाया जाएगा?

A. ऊर्ध्वपातन B. रूपांतरण

C. क्षतिपूर्ति D. दमन

47. नर्स-रोगी का संबंध होता है :

A. मानव से मानव संबंध

B. वरिष्ठ-कनिष्ठ संबंध

C. कनिष्ठ-वरिष्ठ संबंध

D. नियोक्ता-कर्मचारी संबंध

48. निम्न में से कौन-सा घाव का प्रकार नहीं है?

A. कुचलन B. फोड़ा

C. विदार D. वेधन

49. विषाक्त पदार्थ के अन्तर्गहण का त्वरित उपचार है :

A. उल्टी करना

B. बलात मूत्रलता

C. जठरीय प्रक्षालन

D. दवाई की पहचान के लिए जानकारी ढूँढना

50. ग्लासगो कोमा स्केल पर संभव न्यूनतम स्कोर है :

A. 1 B. 2

C. 3 D. 5

51. ओरल हाइजीन के लिए प्रयुक्त $KMnO_4$ घोल का सांद्रण है :

A. 1 : 1000 B. 1 : 5000

C. 1 : 100 D. 1 : 10000

52. ग्लूकोज सहिष्णुता परीक्षण से पहले क्या आवश्यक है?

A. परीक्षण के 8-10 घंटे पूर्व NBM

B. परीक्षण से पहले 2-3 दिन तक कार्बोहाइड्रेट प्रचुर भोजन

C. दवाइयाँ देना बंद करें

D. कोई परिवर्तन की आवश्यकता नहीं है

53. घुटने-छाती की स्थिति यह भी कहलाती है :

A. फोवलर स्थिति

B. लिथोटॉमी स्थिति

C. गेनुपेक्टोरियल स्थिति

D. बायाँ-पार्श्व स्थिति

54. त्वचा के ऊपर सतही घर्षण द्वारा एक दवाई देने की विधि है?

A. इंस्टिलेशन B. इनंक्शन

C. इनसर्शन D. इनसफ्लेशन

55. 12 घंटे में NS का 1000 ml का आधान करने के लिए कितने ड्रॉप प्रति मिनट होंगे यदि ड्रॉप फेक्टर 15 ड्रॉप/मि. हो?

A. 15 ड्रॉप/मि. B. 17 ड्रॉप/मि.

C. 21 ड्रॉप/मि. D. 23 ड्रॉप/मि.

56. ऑटो-क्लेव में तापमान कितना होना चाहिए?

A. 63° C B. 121° C

C. 115° C D. 141° C

57. वयस्कों में पल्स लेने की सर्व-सामान्य साइट है :

A. अरीय शिरा B. अरीय धमनी

C. प्रगण्डी धमनी D. अन्तः प्रकोष्ठिक धमनी

58. हे (Hey) का परीक्षण किसके लिए है?

A. एल्ब्यूमिन B. पित्त क्षार

C. एसिटोन D. पित्त रंजक

59. एक वर्ष की आयु से भीतर के बालक के लिए दवाई का पीडिएट्रिक्स डोज की गणना किस फार्मूला से की जाती है?

A. ऑडी नियम B. फ्रायड नियम

C. यंग नियम D. ईवान फार्मूला

60. 1 औंस के बराबर है :

A. 4 चम्मच B. 6 चम्मच

C. 8 चम्मच D. 10 चम्मच

61. निम्न में से कौन-सा हाथ धोने का अति-महत्वपूर्ण पहलू माना जाता है?

A. साबुन B. पानी
C. घर्षण D. समय

62. मॉडर्न नर्सिंग के संस्थापक हैं :

A. डोर्थिआ डिक्स B. फ्लोरेंस नाइटिंगल
C. क्लारा बार्टन D. मेरी महोनी

63. मास्लॉ की आवश्यकता अनुक्रम उन नर्सों के लिए उपयोगी है जो सतत रोगी की नर्सिंग आवश्यकताओं को अग्रता देती है। सर्वाधिक आधारभूत अथवा प्रथम स्तर आवश्यकता में समाहित है :

A. सम्मान तथा स्वमान
B. स्व-यथार्थ बनाना
C. प्यार तथा सम्पत्ति
D. हवा, पानी तथा भोजन

64. लैक्टेटेड रिंगर घोल निषिद्ध है :

A. हायपोवोलेमिआ
B. जलन
C. लैक्टिक एसिडोसिस
D. पित्त अथवा अतिसार के रूप में तरल की हानि

65. ऑस्टॉमी से मल निष्कासन कहलाता है :

A. बहिर्प्रवाह B. विरेचक
C. बृहदांत्र प्रवाही D. म्यूकोसा

66. नाइट्रस ऑक्साइड सिलंडर के लिए कलर कोडिंग है :

A. काला
B. सफेद सोल्डर के साथ काला
C. फ्रेंच ब्लू
D. धूसर

67. तीक्ष्ण उपकरणों को विसंक्रमित नहीं किया जाता है :

A. ऑटोक्लेविंग द्वारा
B. उबाल कर
C. हॉट एयर ऑवन द्वारा
D. एंटीसेप्टिक सोल्युशन द्वारा

68. वृद्ध व्यक्तियों में सर्वसामान्य क्षति है :

A. रक्त वाहिनियों में एथिरोस्क्लेरोटिक परिवर्तन
B. पित्ताशय बीमारी की घटना में बढ़ोतरी
C. मूत्र-मार्ग संक्रमण
D. नितंब फ्रेक्चर

69. प्रतिरक्षा से तात्पर्य है :

A. एन्टीबॉडीज तथा एन्टीजन प्रतिक्रियाएँ
B. अपरा के पार मातृक एन्टीबॉडीज का स्थानांतरण
C. किसी विशिष्ट बीमारी के प्रति एक व्यक्ति का प्रतिरोध स्तर
D. प्रतिरक्षण द्वारा अर्जित प्रतिरक्षा

70. निम्न में से कौन-सी विसंक्रमण की आर्द्र ताप विधि है?

A. ऑटोक्लेव B. हॉट एयर ऑवन
C. पाश्चुरीकरण D. इनमें से कोई नहीं

71. भस्मक का एक गैर-लाभ यह है कि वह उत्पन्न करता है :

A. तीव्र विषाक्त गैसेज (Highly toxic gases)
B. पराबैंगनी किरणें (UV rays)
C. रेडियोसक्रिय किरणें (Radioactive rays)
D. क्ष-किरणें (X-rays)

72. एलर्जिक प्रतिभाव के लिए कौन-सा एन्टीबॉडी उत्तरदायी है?

A. IgG B. IgA
C. IgD D. IgE

73. प्लैग का कारक एजेंट है :

A. मच्छर
B. यर्सिनिया पेस्टीस
C. मायकोबैक्टीरियम ट्यूबरक्यूलि
D. मायकोबैक्टीरियम लेप्री

74. रेड क्रॉस सोसायटी की स्थापना की थी :

A. हेनरी फोर्ड B. हेनरी डयूनेंट
C. हेनरी ब्रोवन D. हेनरी क्लेइड

75. कौन-सी समिति 'स्वास्थ्य सर्वेक्षण तथा विकास समिति' से भी जानी जाती है?

A. भोरे समिति
B. मुदालियर समिति
C. श्रीवास्तव समिति
D. मुखर्जी समिति

76. किसकी पहचान के लिए स्किलिंग परीक्षण प्रयुक्त होता है?
A. फॉलिक एसिड की कमी
B. साइनोकोबैलेमिन की कमी
C. लौह की कमी
D. आयोडिन की कमी

77. जल की अस्थायी कठोरता दूर की जाती है :
A. उबालकर
B. निस्यंदन करके
C. SODIS विधि द्वारा
D. क्लोरिन मिलाकर

78. भारत में राष्ट्रीय परिवार कल्याण कार्यक्रम आरम्भ हुआ था?
A. 1962 B. 1958
C. 1965 D. 1952

79. ASHA वर्कर को इन सभी जगह पर नियुक्त किया जाता है, सिवाय :
A. सामुदायिक केन्द्र
B. उप-केन्द्र
C. क्षेत्र मुलाकात
D. सुपर स्पैश्यालिटी हॉस्पिटल

80. भारत सरकार द्वारा नीति (NITI) आयोग की स्थापना कब की गई थी?
A. 1 जुलाई, 2015
B. 1 जनवरी, 2015
C. 1 जनवरी, 2014
D. 2 अक्टूबर, 2015

81. काल्पनिक परिप्रेक्ष्य कहलाता है :
A. विभ्रम (Delusions)
B. दृष्टिभ्रम (Hallucinations)
C. भ्रांति (Illusions)
D. जादुई विचार (Magical thinking)

82. भय का उपचार हेतु प्रयुक्त थेरेपी है :
A. अनिच्छा थेरेपी
B. ECT (इलेक्ट्रो कोन्वलसिव थेरेपी)
C. प्रणालीगत विसुग्राहीकरण
D. सम्मोहन (Hipnosis)

83. मानसिक स्वास्थ्य अधिनियम किस वर्ष पारित हुआ था?
A. 1955 B. 1956
C. 1987 D. 1992

84. ECT की अवधि लगभग होती है :
A. 0.1 से 1 सेकेंड
B. 0.1 से 1 मिनट
C. 1-2 मिनट
D. 20-30 सेकेंड

85. उन्माद अवस्था, जो कि लाक्षणिकता है खुशी की तीव्र अनुभूति से, है :
A. सुखाभास B. उल्लास
C. हर्षोन्माद D. उन्नयन

86. वह बीमारी जो ब्लूलर के 4'A' द्वारा लाक्षणीकृत है :
A. MDP
B. OCD
C. खंडित मनस्कता
D. सन्निपात

87. भ्रूण के निष्कासन के तुरंत पहले निम्न में से कौन-सी हृदय की चाल घटित होती है?
A. अवरोहण
B. आकुंचन
C. प्रसार
D. बाहरी घूर्णन

88. श्रोणि का एक महत्वपूर्ण निशान (सीमाचिह्नों) जो शीर्ष के अवरोहण की दूरी ज्ञात करता है कहलाता है :
A. लिनीया टर्मिनालिस
B. सैक्रम
C. ईस्वीयल स्पाइन
D. ईस्वीयल ट्यूबेरोसाइटिस

89. पूर्व उल्ववेधन, गर्भावस्था की किस अवधि में किया जाता है?
A. 12-14 सप्ताह
B. 14-16 सप्ताह
C. 16-18 सप्ताह
D. 9-11 सप्ताह

90. बालक की डिलीवरी के पश्चात् कितने मिनट के भीतर अपरा डिलीवरी होनी चाहिए?

A. 5 मिनट B. 30 मिनट

C. 45 मिनट D. 60 मिनट

91. जन्म के लिए निम्न में से कौन-सी भ्रूण की स्थिति सर्वाधिक अनुकूल है?

A. कपालशीर्ष

B. अनुप्रस्थ स्थिति

C. फ्रैंक ब्रीच प्रस्तुतीकरण

D. शीर्ष की पश्च स्थिति

92. भ्रूणीय रक्त वाहिनी में ऑक्सीजन घटक कहाँ होता है?

A. नाभिपरक धमनी

B. डक्टस वेनोसेस

C. डक्टस आर्टेरिओसस

D. फुप्फुसीय धमनी

93. अग्रस्थ रन्ध्र अस्थि में परिणामित होती है :

A. जन्म के तुरंत पश्चात्

B. 6 सप्ताह पर

C. 18 महीने पर

D. 5 वर्ष पर

94. ताजे बनाए गए ORS को उपयोग में ले लेना चाहिए :

A. 12 घंटों के भीतर

B. 24 घंटों के भीतर

C. 36 घंटों के भीतर

D. 48 घंटों के भीतर

95. कौन-सा घटक मनुष्य के रक्त में नहीं होता है?

A. कैल्शियम B. विटामिन-D

C. IgA D. मैग्नेशियम

96. गंभीर पेशी क्षय, वृद्धि विफलता तथा अंतः त्वचीय वसा की हानि यह निम्न में से किस के लक्षण हैं?

A. क्वाशियोरकर

B. बेरी-बेरी

C. स्कर्वी

D. मरास्मस

97. स्ट्रेप्टोकाइनेज का एन्टीडॉट कौन-सा है?

A. प्रोटामाइन सल्फेट

B. एमिनो केप्रोइक एसिड

C. नेलोक्सोन

D. विटामिन K

98. 'डाइगोक्सीन टॉक्सीसिटी' का प्रथम अधिकांश संभाव्य लक्षण है :

A. सिरदर्द B. चक्कर

C. क्षुधा-अभाव D. मिचली तथा वमन

99. 'Z' तकनीक द्वारा निम्न में से कौन-सा गहरा इन्जेक्टेड I.M. है?

A. जिंक B. आयरन

C. कैल्शियम D. विटामिन-C

100. निम्न में से कौन-सा विटामिन-D का कार्यान्वित रूप से सक्रिय स्वरूप है?

A. गोलेकैल्सिफेरोल

B. अर्गोकैल्सिफेरोल

C. डीहाइड्रोकोलेस्टेरोल

D. कैल्सिट्रिओल

101. पद 'बैक्टीरिया' के जनक थे :

A. ल्यूवेनहॉक B. लूई पाश्चर

C. रॉबर्ट कॉच D. एहरेनबर्ग

102. फफूँद की कोशिका भित्ति का घटक है :

A. सेलूलॉज B. पेक्टिन

C. काइटिन D. डेक्सट्रिन

103. अनियमित केन्द्रक उपस्थित होते हैं :

A. न्यूट्रोफिल्स

B. बेसोफिल्स

C. इओसिनोफिल्स

D. मोनोसाइट्स

104. कोलोजन तंतु किस ऊतक की लाक्षणिकता है?

A. पेशीय B. उपकला

C. संयोजी D. तंत्रिका

105. कोशिका को .... विलयन में रखने पर प्लाज्मोलाइसिस घटित होता है।

A. अल्पपरासरी

B. अतिपरासरी

C. समपरासरी

D. इनमें से कोई नहीं

106. कोशिका झिल्ली है :

A. अर्द्धपारगम्य B. पारगम्य

C. चयनित पारगम्य D. अपारगम्य

107. कार्बोहाइड्रेट्स का सर्वमान्य एकलक है :

A. ग्लूकोज B. फ्रक्टोज

C. सुक्रोज D. माल्टोज

108. अर्धसूत्रण में, सूत्रयुग्मन घटित होता है :

A. अंतराप्रावस्था B. पूर्वावस्था

C. S-अवस्था D. लेप्टोटीन

109. टेस्टोस्टेरॉन का स्राव होता है :

A. लेडिग कोशिकाओं द्वारा

B. स्पर्मेटोगोनिया द्वारा

C. प्राक्शुक्राणु द्वारा

D. इन सभी के द्वारा

110. आरोपण के समय मनुष्य का भ्रूण कहलाता है :

A. भ्रूण B. ब्लास्टोसिस्ट

C. युग्मज D. गर्भ

111. किसके प्रभाव के भीतर डिम्बोत्सर्जन घटित होता है?

A. ल्यूटिनाइजिंग हार्मोन

B. एस्ट्रोजन

C. फॉलिकल स्टिम्यूलेटिंग हार्मोन

D. प्रोजेस्टेरोन

112. उल्ववेधन .... में उल्व तरल का अपनयन है।

A. रजोनिवृत्ति B. दुग्धपान

C. सगर्भता D. प्रसव

113. दात्र कोशिका अरक्तता है :

A. दैहिक प्रभावी वंशानुगत

B. X-संलग्नित प्रच्छन्न वंशानुगत

C. दैहिक प्रच्छन्न वंशानुगत

D. X-संलग्नित प्रभावी वंशानुगत

114. DNA न्यूक्लिओटाइड्स जुड़े हुए होते हैं :

A. हाइड्रोजन बंध

B. सहसंयोजी बंध

C. वान्डर वॉल बंध

D. विद्युत-संयोजी बंध

115. इन्टरफेरोन्स हैं :

A. एन्टी-बैक्टीरियल प्रोटीन

B. एन्टी-वायरल प्रोटीन

C. जटिल प्रोटीन

D. एन्टी-क्लोटिंग प्रोटीन

116. कौन-सी श्वसनीय बीमारी है?

A. पोलियो B. आर्थराइटिस

C. अस्थमा D. कैंसर

117. हेपैटाइटिस-B वाइरस है :

A. हेपेडना वाइरस

B. वेरिओला वाइरस

C. रेट्रो वाइरस

D. पाइकोमा वाइरस

118. स्ट्रेप्टोमाइसिन प्राप्त की जाती है :

A. *स्ट्रेप्टोमाइसस स्कोलीयस*

B. *स्ट्रेप्टोमाइसस फ्रेडीयल*

C. *स्ट्रेप्टोमाइसस वेनजुएली*

D. *स्ट्रेप्टोमाइसस ग्रिसेयस*

119. डर्मेटोग्लाइफिक्स जुड़ा हुआ है :

A. त्वचा की बीमारी से

B. त्वचा की देखभाल से

C. कोस्मेटिक्स से

D. अंगुली छपाई (Finger Printing) से

120. DNA का वह तत्व जो अपना स्थान परिवर्तन करने को सामर्थ्य है :

A. सिस्ट्रॉन B. ट्रांसपोसोन

C. इन्ट्रॉन D. रेकोन

121. सिंधु घाटी स्थलों से प्राप्त मोहर बनी थी :
A. चाँदी की
B. काँस्य की
C. स्टीएटाइट की
D. इनमें से कोई नहीं

122. उपनिषद् में प्रतिपादित दर्शन है :
A. योग B. वेदांत
C. अद्वैत D. सांख्य

123. मौर्य युग में महत्वपूर्ण प्रशासनिक अधिकारी जाने जाते थे :
A. तीर्थ B. आमात्य
C. मंत्री D. युक्त

124. चोल साम्राज्य का संस्थापक कौन था?
A. विजयालय B. राजेन्द्र-I
C. राजा राज D. विजयेन्द्र

125. एकमात्र सुल्तान जिसने अपने आपको खलीफा घोषित किया :
A. अलाउद्दीन खिलजी
B. मुबारक शाह खिलजी
C. खुसरंन शाह
D. मुहम्मद बिन तुगलक

126. सुप्रसिद्ध मयूरासन मूलभूत रूप से संबंधित है :
A. हुमायूँ से B. शाहजहाँ से
C. अकबर से D. नादिर शाह से

127. टीपू सुल्तान आखिर में किसके हाथों पराजित हुए?
A. लॉर्ड कॉर्नवॉलिस
B. लॉर्ड वेलेजली
C. लॉर्ड डलहौजी
D. जॉन शोर

128. प्रार्थना समाज की स्थापना की थी :
A. ज्योतिबा फूले ने
B. एम.जी. रानाडे ने
C. आत्माराम पांडुरंग ने
D. राजा राममोहन राय ने

129. किसके परिणामस्वरूप 'ब्लॉक माउंटेन' का निर्माण हुआ?
A. वलन
B. भ्रंशन
C. ज्वालामुखीय उद्‌गार
D. उपरोक्त सभी

130. हवा की क्षैतिज चाल कहलाती है :
A. पवन B. जेट प्रवाह
C. हवा भार D. दाब पट्टा

131. हिंद महासागर में सबसे बड़ा द्वीप है :
A. सुमात्रा B. मालदीव
C. श्रीलंका D. मेडागास्कर

132. कौन-सी हरितघर (Greenhouse) गैस नहीं है?
A. मैथेन
B. कार्बन डाइऑक्साइड
C. क्लोरोफ्लूरोकार्बन
D. नाइट्रोजन

133. निम्न में से कौन-सा संरचनात्मक तौर पर सबसे स्थायी क्षेत्र है?
A. सिंधु-गंगा मैदान B. दक्षिणी पठार
C. हिमालय D. पंजाब के मैदान

134. किस नदी पर संगमरमर प्रपात अवस्थित है?
A. महानदी B. गोदावरी
C. नर्मदा D. ताप्ती

135. गुरुत्वाकर्षण के प्रभाव के भीतर मुक्त रूप से गिरते हुए पिंड में होता है :
A. कोई भार नहीं
B. न्यूनतम भार
C. अधिकतम भार
D. उसके भार पर कोई प्रभाव नहीं पड़ता

136. प्रवाहित तरल में घर्षण कहलाता है :
A. घनत्व B. पृष्ठ तनाव
C. श्यानता D. इनमें से कोई नहीं

137. जल है एक :
A. रेखीय यौगिक B. ध्रुवीय यौगिक
C. अध्रुवीय यौगिक D. विद्युत-संयोजी यौगिक

138. 95% एथेनोल को कहा जाता है :

A. संशोधित स्पीरिट
B. निरपेक्ष एल्कोहल
C. मिथाइल युक्त स्पीरिट
D. शक्ति एल्कोहल

139. हमने सरकार का संसदीय स्वरूप कहाँ से ग्रहण किया है?

A. रूस B. आयरलैंड
C. ब्रिटेन D. अमरीका

140. भारतीय संविधान के तहत कौन-सी याचिका जारी नहीं की जा सकती?

A. व्यादेश B. परमादेश
C. प्रतिषेध D. उत्प्रेषण

141. राष्ट्रपति को पद की शपथ कौन दिलवाता है?

A. भारत के मुख्य न्यायाधीश
B. लोक सभा अध्यक्ष
C. उप-राष्ट्रपति
D. प्रधानमंत्री

142. सर्वोच्च न्यायालय के न्यायाधीश की निवृत्ति आयु कितनी होती है?

A. 60 वर्ष B. 62 वर्ष
C. 65 वर्ष D. 68 वर्ष

143. अवमूल्यन का हेतु (Purpose) है :

A. निर्यात को बढ़ावा देना
B. निर्यात को हतोत्साहित करना
C. आयात को बढ़ावा देना
D. इनमें से कोई नहीं

144. पूँजी बाजार का नियमन करता है :

A. RBI B. IRDA
C. SEBI D. इनमें से कोई नहीं

145. D, B का पिता है। B, C की भाभी/ननद तथा A की पुत्री है। A, D से किस प्रकार संबंधित है?

A. पत्नी B. माता
C. पिता D. पति

146. यदि किसी महीने का पाँचवाँ दिन मंगलवार है, तो उसी माह तीसरे शुक्रवार के तीन दिन के पश्चात् कौन-सी तारीख होगी?

A. 17 B. 18
C. 19 D. 22

147. हिमाचल प्रदेश का सबसे बड़ा जिला (क्षेत्र अनुसार) कौन-सा है?

A. काँगड़ा B. किन्नौर
C. लाहौल-स्पिती D. चंबा

148. हिमाचल प्रदेश के कौन-से जिले में अनुसूचित जनजाति की जनसंख्या सबसे निम्न है?

A. ऊना B. कुल्लू
C. सिरमौर D. सोलन

149. इन्द्राहर दर्रा काँगड़ा को .... से जोड़ता है?

A. पठानकोट B. डलहौजी
C. भरमौर D. मंडी

150. हिमाचल प्रदेश में हनुमान टिब्बा है एक :

A. मंदिर B. हिमनद
C. जल खेलकूद केन्द्र D. पर्वत शिखर

151. हिमाचल प्रदेश के किस जिले में पिन घाटी राष्ट्रीय उद्यान अवस्थित है?

A. शिमला B. कुल्लू
C. मंडी D. इनमें से कोई नहीं

152. जास्कर पर्वतमाला हिमाचल प्रदेश को पृथक् करती है :

A. तिब्बत से
B. नेपाल से
C. भूटान से
D. इनमें से कोई नहीं

153. हिमाचल प्रदेश लोक सेवा आयोग के प्रथम सभापति कौन थे?

A. लेफ्टिनेंट जनरल के.एस. कटोच
B. मेजर जनरल आई.सी. कटोच
C. जे.सी. मल्होत्रा
D. के.सी. मल्होत्रा

154. हिमाचल प्रदेश में किस वर्ष 'बड़ी भूमि संपत्तियाँ तथा भूमि सुधार अधिनियम' पारित हुआ?
A. 1951 B. 1952
C. 1954 D. 1956

155. ब्रिटिश द्वारा शिमला में गेईटी थियेटर कब खोला गया?
A. 1885 B. 1887
C. 1891 D. 1895

156. बिलासपुर के कौन-से शासक को अपने अत्याचारी शासन के कारण लोगों ने राज्य छोड़ने पर मजबूर किया था?
A. समुद्रगुप्त B. आनंदचंद
C. घमंडचंद D. इनमें से कोई नहीं

157. चंबा का वह पहला शासक कौन-था जिसने 'वर्मन' का खिताब हासिल किया?
A. साहिल वर्मन
B. लक्ष्मण वर्मन
C. आदित्य वर्मन
D. इनमें से कोई नहीं

158. हिमाचल प्रदेश में किस जगह (स्थान) पर 'हिमाचल प्रदेश टेक्निकल यूनिवर्सिटी' स्थित है:
A. हमीरपुर B. धर्मशाला
C. मंडी D. सोलन

159. हिमाचल प्रदेश में रूस के सहयोग के साथ कौन-सी महत्वपूर्ण पनविद्युत परियोजना अस्तित्व में आ रही है?
A. नाथपा झाकरी
B. पार्वती
C. कड़छम वांगटू
D. कोल बाँध

160. 'हिमाचल प्रदेश : ईट्स शेप एंड स्टेट' किसके द्वारा लिखी गई थी?
A. शांता कुमार B. डॉ. वाय.एस. परमार
C. जे.सी. फ्रांक D. ओ.सी. हांडा

161. सुही मेला हिमाचल प्रदेश के किस स्थान पर मनाया जाता है?
A. प्रागपुर B. पालमपुर
C. चंबा D. झुखाला

162. प्रत्येक वर्ष किस दिन 'विश्व ब्रेल दिवस' मनाया जाता है?
A. 4 जनवरी B. 22 जनवरी
C. 4 फरवरी D. 22 फरवरी

163. किस राज्य ने हाल ही में स्त्रियों के लिए एक हेल्पलाइन 'दामिनी' शुरू की है?
A. उत्तर प्रदेश B. उत्तराखंड
C. महाराष्ट्र D. राजस्थान

164. सुनिता लाकरा, जिसने हाल ही में अपनी निवृत्ति घोषित की, एक प्रसिद्ध भारतीय खिलाड़ी है:
A. टेनिस की
B. बैडमिंटन की
C. हॉकी की
D. क्रिकेट की

165. Meaning of the idiom 'To beat the air' is:
A. To make frantic efforts
B. To act foolishly
C. To make efforts that are useless or vain
D. To make every possible effort

166. Antonym of the word 'Magnanimous' is:
A. Selfish B. Naive
C. Generous D. Small

167. You must .... your career with all seriousness.
A. direct B. complete
C. follow D. pursue

168. 'चरित्र' का विशेषण है:
A. चरितार्थ B. चरित्रता
C. चारित्रिक D. इनमें से कोई नहीं

169. 'उपवन' का पर्यायवाची है:
A. वाटिका B. आरोहण
C. निर्जन D. मृदु

170. 'जूते चाटना' मुहावरे का अर्थ है:
A. अपमानजनक बात कहना
B. व्यर्थ घूमना
C. चापलूसी करना
D. अधिक घमंड करना

उत्तरमाला

1	2	3	4	5	6	7	8	9	10
A	B	C	B	C	A	A	A	A	B
11	**12**	**13**	**14**	**15**	**16**	**17**	**18**	**19**	**20**
A	C	B	C	D	D	B	A	C	C
21	**22**	**23**	**24**	**25**	**26**	**27**	**28**	**29**	**30**
B	A	B	B	D	A	D	D	B	D
31	**32**	**33**	**34**	**35**	**36**	**37**	**38**	**39**	**40**
A	B	B	C	B	A	D	B	B	A
41	**42**	**43**	**44**	**45**	**46**	**47**	**48**	**49**	**50**
B	D	D	A	B	B	A	B	C	C
51	**52**	**53**	**54**	**55**	**56**	**57**	**58**	**59**	**60**
B	B	C	B	C	B	B	B	B	C
61	**62**	**63**	**64**	**65**	**66**	**67**	**68**	**69**	**70**
C	B	D	C	A	C	B	D	C	A
71	**72**	**73**	**74**	**75**	**76**	**77**	**78**	**79**	**80**
A	D	B	B	A	B	A	D	D	B
81	**82**	**83**	**84**	**85**	**86**	**87**	**88**	**89**	**90**
B	C	C	A	C	D	C	C	B	B
91	**92**	**93**	**94**	**95**	**96**	**97**	**98**	**99**	**100**
A	B	C	B	B	D	B	C	B	D
101	**102**	**103**	**104**	**105**	**106**	**107**	**108**	**109**	**110**
D	C	A	C	B	C	B	B	A	B
111	**112**	**113**	**114**	**115**	**116**	**117**	**118**	**119**	**120**
A	C	C	A	B	C	A	D	D	B
121	**122**	**123**	**124**	**125**	**126**	**127**	**128**	**129**	**130**
C	B	A	A	B	B	B	C	B	A
131	**132**	**133**	**134**	**135**	**136**	**137**	**138**	**139**	**140**
D	D	B	C	A	C	B	A	C	A
141	**142**	**143**	**144**	**145**	**146**	**147**	**148**	**149**	**150**
A	C	A	C	A	C	C	A	C	D
151	**152**	**153**	**154**	**155**	**156**	**157**	**158**	**159**	**160**
D	A	A	C	B	A	C	A	D	B
161	**162**	**163**	**164**	**165**	**166**	**167**	**168**	**169**	**170**
C	A	A	C	C	A	D	C	A	C

पिछले प्रश्न-पत्र (हल सहित)

स्टाफ नर्स भर्ती परीक्षा-2019*

1. श्रृंखला में अगली संख्या ज्ञात करें।

7, 9, 13, 21, 37, ?

A. 57 B. 55
C. 69 D. 63

2. घरेलू जल अपशिष्ट में, निम्नलिखित में से कौन-सा पदार्थ 'विघटित पदार्थ' का भाग नहीं होता है?

A. नाइट्रेट B. फॉस्फेट
C. कैल्शियम D. रेत

3. एक लड़की ने उत्तर दिशा की ओर 2 किमी. चलना शुरू किया। फिर वह दाएं मुड़ी और 6 किमी. चली और फिर बाएँ मुड़ कर 3 किमी. चली गई। एकबार फिर फिर वह बाएँ मुड़ी और 3 किमी. चलकर 5 किमी. और चलने से पहले एक और बार बाएँ मुड़ी। वह आरंभिक बिंदु से कितनी दूरी पर है?

A. 7 किमी B. 5 किमी
C. 3 किमी D. 4 किमी

4. किस पोषक तत्व की कमी से घेंघा रोग होता है?

A. आयोडीन B. प्रोटीन
C. कैल्शियम D. कार्बोहाइड्रेट

5. डांडिया .... का पारंपरिक लोकनृत्य है।

A. सिक्किम B. कर्नाटक
C. गुजरात D. उत्तर प्रदेश

6. विशिष्ट कर्त्तव्यों को निर्दिष्ट करने की प्रक्रिया क्या है?

A. समन्वय B. पर्यवेक्षण
C. संचार D. प्रतिनिधान

7. शरीर में कौन-सी संरचना टेलीफोन के तार जैसा काम करती है?

A. मांसपेशियां B. तंत्रिकाएँ
C. धमनियां D. शिराएं

8. भारत में, निम्न में से किस राज्य में सवाधिक राष्ट्रीय उद्यान हैं?

A. तमिलनाडु B. मध्य प्रदेश
C. त्रिपुरा D. पंजाब

9. गैलियम तत्व का प्रतीक क्या है?

A. Gl B. Ga
C. G D. Gm

10. व्यक्तिगत संबंध और वात्सल्य की स्थापना जिस समूह गतिशीलता के चरण में होती है, उसे .... कहा जाता है।

A. प्रदर्शन अवस्था B. निर्माण अवस्था
C. आदर्श अवस्था D. झंझावात अवस्था

11. विद्युत-आपेक्षी (Electroconvulsive) चिकित्सा का तात्कालिक दुष्प्रभाव क्या है?

A. अस्थायी रूप से स्मृति की हानि और भ्रम
B. अस्थिभंग और अव्यवस्थित हड्डियां
C. दिल का दौरा (Myocardial infarcation) और पूर्ण हृदरोध (cardiac arrest)
D. स्थायी रूप से स्मृति हानि और मस्तिष्क क्षति

12. भारतीय सरकार का वास्तविक शासनात्मक प्रमुख .... होता है।

A. राष्ट्रपति B. प्रधानमंत्री
C. लोकसभा अध्यक्ष D. उपराष्ट्रपति

13. HML विश्लेषण का अर्थ .... है।

A. हीपिंग, मोल्डिंग एंड लोअरिंग एस्टमेट्स
B. हाई, मीडियम एंड लो एस्टमेट्स
C. हाइरार्की, माडरेट एंड लो एस्टमेट्स
D. हाई मेडिकल लैब्रटोरी इन्वैन्ट्री

14. एंटीसाइकोटिक दवाएँ .... मानसिक लक्षणों को कम करने के लिए दी जाती हैं।

A. केंद्रीय तंत्रिका तंत्र को दबाकर
B. एंजाइम मोनोमाइन ऑक्सीडेज इनहिबिटर के उत्पादन में बाधा देकर

*Exam held on 21 July, 2019 (Conducted by RRB)

C. मस्तिष्क में डोपामाइन की कार्रवाई को अवरुद्ध कर
D. नॉरपेनेफ्रिन और सेरोटोनिन को फटने से रोककर

15. किस AV ब्लॉक को Mobitz (मोबिट्ज)-II भी कहा जाता है?
A. पूरा हार्ट ब्लॉक
B. द्वितीय डिग्री AV ब्लॉक
C. तृतीय डिग्री AV ब्लॉक
D. प्रथम डिग्री AV ब्लॉक

16. शरीर के तरल पदार्थों के परासरणी दबाव और अम्ल-क्षार (Acid-base) संतुलन को .... के द्वारा कायम रखा जाता है।
A. सोडियम B. मैग्नेशियम
C. फ्लोरीन D. जिंक

17. एनीमा देने के लिए सबसे उपयुक्त स्थिति कौन-सी है?
A. दाईं पार्श्व स्थिति
B. लिथाटॉमी स्थिति
C. प्रोन स्थिति
D. बाईं पार्श्व स्थिति

18. विद्युत क्षेत्र शक्ति की SI इकाई क्या है?
A. हेनरी/कूलंब B. जूल/कूलंब
C. कूलंब/न्यूटन D. न्यूटन/कूलंब

19. उपग्रह द्वारा एक घूर्णन पूरा करने के लिए जितना समय लगता है, उसे क्या कहा जाता है?
A. बल की अविध B. गति की अवधि
C. संवेग की अवधि D. परिक्रमा की अवधि

20. किस सरकारी विभाग द्वारा पैन संख्या जारी की जाती है?
A. वित्तीय मामले B. राजस्व
C. आयकर D. आर्थिक मामले

21. प्रसव के दौरान बच्चे के निकलने वाले हिस्से के सामने, आंतरिक ओ एस (os) के ऊपर स्थित भ्रूण की रक्त वाहिका को क्या कहा जाता है?
A. कॉर्ड प्रोलैप्स
B. कॉर्ड प्रेजेंटेशन
C. अकल्ट कॉर्ड प्रोलैप्स
D. वासा प्रेविया

22. चेहरे के लकवे को .... के नाम से भी जाना जाता है।
A. एर्ब अंगघात B. क्लम्पके का अंगघात
C. बेल अंगघात D. ब्रेकीअल अंगघात

23. अपनी असफलताओं और कठिनाइयों के लिए दूसरों पर दोष मढ़ने को .... कहा जाता है।
A. दमन B. विक्षेप
C. उर्ध्वपातन D. खण्डन

24. किस स्थिति में प्रक्षेप्य उल्टी (projectile vomiting) देखी जाती है?
A. ग्रहणी अविवरता (Douodenal atresia)
B. अंत्रावेष्टांश (Intussusception)
C. महाबृहदांत्र (Megacolon)
D. पायलोरिक स्टेनोसिस (Pyloric stenosis)

25. मातृ मृत्यु अनुपात .... संदर्भ में अभिव्यक्त की जाती है।
A. 1000 जीवित जन्म
B. 100 जीवित जन्म
C. 10000 जीवित जन्म
D. 100000 जीवित जन्म

26. एक रेलगाड़ी एक स्टेशन के प्लेटफार्म को पार करने में 65 सेकंड और प्लेटफार्म पर खड़े व्यक्ति को पार करने में 49 सेकंड का समय लेती है। यदि रेलगाड़ी की गति 29 मी/से है, तो प्लेटफार्म की लंबाई कितनी है? (मीटर में)
A. 484 B. 494
C. 464 D. 474

27. मूत्र और जननांग संक्रमण में कौन-सी दवा अधिमान्य है?
A. नरफ्लोक्सासिन B. पेफ्लोक्सासिन
C. ओफ्लॉक्सासिन D. सिप्रोफ्लोक्सासिन

28. ऊतक में ऑक्सीजन की कमी को .... कहा जाता है।
A. एनोरेक्सिया (Anorexia)
B. एनोक्सीया (Anoxia)
C. साइअनोसिस (Cyanosis)
D. हाइपोक्सिया (Hypoxia)

29. किसे एस्कॉर्बिक अम्ल के रूप में जाना जाता है?

A. विटामिन E B. विटामिन C

C. विटामिन D D. विटामिन A

30. वस्तुसूची प्रबंधन (Inventory control) में ABC विश्लेषण का आधार क्या है?

A. वस्तुओं का महत्व

B. वार्षिक खपत मूल्य

C. वस्तुओं की खरीद में कठिनाई

D. वस्तुओं की इकाई लागत

31. निम्न में से कौन-सी स्वैच्छिक और अनैच्छिक मांसपेशियों के परिणामस्वरूप पेशाब की प्रक्रिया है?

A. मिकटुरेशन प्रक्रिया (Micturition process)

B. प्रोस्टेट की प्रक्रिया (Prostate process)

C. गुर्दे की प्रक्रिया (Kidney process)

D. ग्लोमेरुलर प्रक्रिया (Glomerular process)

32. कौन-सी चिकित्सीय संचार तकनीक नहीं है?

A. परहास B. सूचना देना

C. स्वतः प्रतिक्रिया D. प्रतिबिंबित करना

33. किस दशा में महिलाओं को मुँह से खाने वाली गोलियाँ नहीं दी जानी चाहिए?

A. यौनि संक्रमण

B. दमा

C. उच्च रक्तचाप

D. मासिक स्राव संबंधी समस्याएँ

34. वह ब्रोडमैन क्षेत्र संख्या जो प्राथमिक दृश्य प्रांतस्था से मेल खाती है, वह .... है।

A. तीन B. सत्रह

C. इकतालीस D. चार

35. एक CPU को ₹ 7935 में बेचने पर एक व्यक्ति 15% का लाभ प्राप्त करता है। 25% लाभ प्राप्त करने के लिए उसे यह किस मूल्य पर बेचना चाहिए? (₹ में)

A. 8725 B. 8525

C. 8825 D. 8625

36. शोध के दौरान जिस नमूना फ्रेम की पहचान मुश्किल होती है, उसके लिए कौन-सा नमूनाकरण प्रभावी हो सकता है?

A. कोटा B. सुविधाजनक

C. सप्रयोजन D. स्नोबाल

37. शरीर को ठीक से काम करने के लिए कौन-सा स्थूल खनिज (macro mineral) आवश्यक है?

A. सोना B. चाँदी

C. सीसा D. कैल्शियम

38. निम्नलिखित में से कौन-सा प्रसवोत्तर रक्तस्राव का प्रमुख कारण है?

A. एटोनिक यूटेरस

B. थ्रोम्बिन

C. पूर्व प्रसवाक्षेप

D. इनकोर्डिनेट यूटेरिन एक्शन

39. बेसिल कैलमेट-गुएरिन (BCG) क्या है?

A. टॉक्साइड

B. इम्युनोग्लोबुलिन

C. जीवंत तनुकृत टीका

D. निष्क्रिय टीका

40. गोलीय दर्पणों और लेंसों के लिए किस चिह्न-परिपाटी का अनुसरण किया जाता है?

A. नया अइंस्टाइन चिह्न

B. नया कार्तीय चिह्न

C. नया ह्यूजेंस चिह्न

D. नया न्यूटन चिह्न

41. गैर-संभाव्यता (Non-probability) नमूनाकरण किसे कहा जाता है?

A. गुच्छ नमूनाकरण (Cluster sampling)

B. व्यवस्थित नमूनाकरण (Systematic sampling)

C. स्तरीय यादृच्छिक नमूनाकरण (Stratified random sampling)

D. कोटा नमूनाकरण (Quota sampling)

42. कौन-सा घातक मस्तिस्क विकास (fatal brain disorder) रोग है, जो प्राइऑन प्रोटीन (prion protein) के कारण होता है?

A. पिक रोग

B. मैड काउ रोग

C. क्रूट्सफेल्ड जेकब रोग

D. लेवी बॉडी रोग

43. ग्लूकोज का वृक्कीय सीमा रेखा मान (renal threshold value) क्या है?
A. 182 Mg/dl B. 188 Mg/dl
C. 185 Mg/dl D. 180 Mg/dl

44. निम्नलिखित में से कौन-सा नर्सिंग निदान में संक्रमण के लिए जोखिम का एक उदाहरण है?
A. वेलनेस नर्सिंग डायग्नोसिस (Wellness Nursing Diagnosis)
B. डायग्नोस्टिक नर्सिंक डायग्नोसिस (Diagnostic Nursing Diagnosis)
C. रिस्क नर्सिंग डायग्नोसिस (Risk Nursing Diagnosis)
D. एक्चुअल नर्सिंग डायग्नोसिस (Actual Nursing Diagnosis)

45. क्लीनफेल्टर सिन्ड्रोम किस कारण से होता है?
A. Xo B. Xyy
C. Xx D. Xxy

46. पंचायत राज की त्रिस्तरीय प्रणाली की सिफारिश किसने की थी?
A. जय प्रकाश नारायण समिति
B. साइमन कमीशन
C. काका कालेकर समिति
D. बलवंत राय मेहता समिति

47. किस रोग के निदान के लिए शिक परीक्षण (Schick test) किया जाता है?
A. डिप्थीरिया B. खसरा
C. रूबेला D. मम्प्स

48. छोटी आँत का सबसे अंतिम हिस्सा निम्नलिखित में से कौन-सा है?
A. शेषान्त्र B. मध्यांत्र
C. पाचनांत्र D. उपांत्र

49. निम्नलिखित में से कौन-सी धातु सामान्य तापमान पर तरल अवस्था में होती है?
A. सोडियम B. पारा
C. कोयला D. सल्फर

50. .... में इष्टतम सिर परिध 45 सेंटीमीटर होगी।
A. 12 महीने की उम्र
B. 8 महीने की उम्र
C. 4 महीने की उम्र
D. 6 महीने की उम्र

51. पायरिडाक्सीन को .... के नाम से भी जाना जाता है।
A. विटामिन बी1 B. विटामिन बी2
C. विटामिन बी12 D. विटामिन बी6

52. किसी संख्या को 483 से विभाजित करने पर हमें शेषफल 68 प्राप्त होता है। उसी संख्या को 69 से विभाजित करने पर शेषफल क्या होगा?
A. 38 B. 58
C. 68 D. 48

53. प्रसव के किस चरण में गर्भनाल निकलता है?
A. पहला चरण B. तीसरा चरण
C. दूसरा चरण D. चौथा चरण

54. मानव का सामान्य आईक्यू (IQ) स्तर .... है।
A. 80 से 100 B. 120 और उससे अधिक
C. 110 से 120 D. 90 से 110

55. डाउन सिन्ड्रोम को .... के नाम से भी जाना जाता है।
A. ट्राईसोमी 13 B. ट्राईसोमी 18
C. ट्राईसोमी 21 D. मोनोसोमी 13

56. जलने के मरीज के लिए प्रथम 24 घंटों में आपातकालीन प्रबंधन निम्नलिखित में से कौन-सा है?
A. प्लास्टिक सर्जरी B. तरल पदार्थ का पुनर्जीवन
C. मरहम-पट्टी D. एंटीबायोटिक चिकित्सा

57. गुणवत्ता देखभाल की रूपरेखा में .... शामिल नहीं है।
A. महत्वपूर्ण विचार B. पेशेवर मानक
C. मिशन, सिद्धांत D. देखभाल दिशानिर्देश

58. वर्मर्स सिंड्रोम (Wermer's syndrome) को .... माना जाता है।
A. MEN I B. MEN II
C. MEN IV D. MEN III

59. सभी हरे पौधे और जीवाणु जो प्रकाश संश्लेषण विधि से अपना भोजन तैयार कर सकते हैं, ... श्रेणी में आते हैं।

A. विघटनकारक B. ग्राहक
C. खाद्य प्रदाता D. उत्पादक

60. हड्डी की परिधीय स्नेहक संधि (synovial joints) को प्रभावित करने वाला एक गंभीर सूजन-संबंधी और स्व-प्रतिरक्षित (autoimmune) रोग कौन-सा है?
A. संधिवाताभ (Rheumatiod)
B. बहुसंधिशोथ (Polyarthritis)
C. अस्थिसंधिशोथ (Osteoarthritis)
D. अचलताकारक (Ankylosing)

61. मृतप्राय नवजात को जीवित करने के लिए निम्नलिखित में कौन-सा तत्काल उठाया जाने वाला कदम है?
A. बच्चे के पेट का चूषण
B. मुख और नाक के वायुमार्ग को साफ करना
C. वायुमार्ग से स्रवण को हटाने के लिए छाती को दबाना
D. नियमित रूप से सोडियम बाइकार्बोनेट देना

62. उच्च संतृप्त वसा वाले आहार को .... से जोड़ा जा सकता है।
A. किडनी की खराबी
B. हृदय के रोग
C. क्षुधामान्द्य (Anorexia)
D. अतिक्षुधा (Bulimia)

63. एंटीबायोटिक पेनिसिलिन की खोज किसने की थी?
A. अलेक्जेंडर फ्लेमिंक B. एडवर्ड जेनर
C. वैक्समन D. इनमें से कोई नहीं

64. 4500 विद्यार्थियों वाले एक विद्यालय में लड़कियों और लड़कों की संख्या का अनुपात 49:41 है। कितनी और लड़कियों को दाखिल करना चाहिए जिससे यह अनुपात बदल कर 1 : 1 हो जाए?
A. 88 B. 90
C. 92 D. 86

65. निम्नलिखित में से कौन-सा पहलू अस्पताल प्रणाली का संकेतक नहीं माना जाता है?
A. रोगी की संतुष्टि B. जन संपर्क
C. मशीनरी D. देखभाल की गुणवत्ता

66. दो घंटियाँ 59 सेकंड और 70 सेकंड के अंतराल पर एक साथ बजना शुरू हुई। यदि वे दोनों सुबह 10 बजे एक साथ बजती हैं, तो वे दोबारा कितने सेकंड बाद एक साथ बजेगी?
A. 4230 B. 4030
C. 4330 D. 4130

67. निम्नलिखित में से क्या एक प्राकृतिक तरीके से सड़नशील (biodegradable) पदार्थ है?
A. लकड़ी B. प्लास्टिक की थैली
C. परमाणु अपशिष्ट D. एल्युमिनियम

68. .... को नाममात्र चर के रूप में भी जाना जाता है।
A. क्रमिक चर (ordinal variable)
B. श्रेणीगत चर (categorical variable)
C. असतत चर (discrete variable)
D. परस्पर चर (confounding variable)

69. वैज्ञानिक अनुसंधान का मुख्य लक्षण कौन-सा है?
A. अनुभवजन्य अनुसंधान
B. प्रायोगिक अनुसंधान
C. सैद्धांतिक शोध
D. ऐतिहासिक शोध

70. आंतरिक कान के लिए ध्वनि कंपन का संचरण कौन-सा कार्य है?
A. अलिंद (Auricle)
B. कान का पर्दा (Tympanic membrane)
C. वेस्टिब्यूल (Vestibule)
D. कंबुकर्णी नली (Eustachian tube)

71. निम्न में से कौन-सा यकृत का एक काम है?
A. प्लाज्मा प्रोटीन का संश्लेषण
B. कार्बोहाइड्रट को निकालना
C. पित्त का संकेंद्रण
D. कोलेलिस्टोकिनिन का स्राव

72. इस प्रश्न में, कथन में विभिन्न तत्वों के बीच संबंध दर्शाया गया है। कथन के बाद तीन निष्कर्ष दिए गए हैं। दिए गए कथन को सत्य मानें और दिए गए विकल्पों में से उत्तर चुनें:

कथनः $W = O > R \geq I > E < D$

निष्कर्षः

(*i*) $E < R$
(*ii*) $I < O$
(*iii*) $W > I$

A. केवल (*i*) और (*ii*) अनुसरण करते हैं

B. केवल (*ii*) और (*iii*) अनुसरण करते हैं

C. केवल (*iii*) अनुसरण करता है

D. सभी अनुसरण करते हैं

73. मैनिंजाइटिस का आधारभूत (cardinal) संकेत क्या है?

A. ट्रूसो का संकेत B. कार्निग साइन

C. ओर्टोलानी साइन D. चवोस्टेक का चिह्न

74. निम्नलिखित में से किस नदी पर पोंग बाँध बनाया गया है?

A. सतलुज B. ब्यास

C. रावी D. चेनाब

75. .... के पाचन के लिए पित्त लवण (Bile salts) महत्वपूर्ण हैं।

A. वसा B. प्रोटीन

C. कार्बोहाइड्रेट D. लौह

76. एक कूटभाषा (कोडबद्ध) में यह BEACH को GDCJE लिखा जाता है, तो उसी भाषा में FLUID को कैसे लिखा जाएगा?

A. UOLRW B. HNWKF

C. GLXOI D. NHWFK

77. रिकेट का प्रारंभिग संकेत क्या है?

A. हैरिसन्स ग्रूव B. फ्रेनिओटब्स

C. बो लेग्स D. रिकेटी रोसरी

78. रक्त या शरीर के तरल पदार्थों के तेजी से नुकसान के कारण जीवन के लिए खतरा होने वाली स्थिति को .... के रूप में जाना जाता है।

A. हाइपोवॉल्मिक शॉक

B. न्यूरोजेनिक शॉक

C. ऐनाफैलेटिक शॉक

D. पूतिदूषित शॉक

79. तरलों द्वारा लगाए गए घर्षण बल को यह भी कहा जाता है:

A. धातुमल B. श्रम

C. कर्षण D. कोर

80. उम्रदराज वयस्कों को प्रभावित करने वाला स्मृति विकार .... है।

A. अनिद्रा (Insomnia)

B. दुष्पोषण (Dystrophy)

C. दमा (Dyspnoea)

D. मनोभ्रंश (Dementia)

81. ऑस्ट्रेलियन ओपन 2019 में पुरुष एकल का खिताब किसने जीता था?

A. राफेल नडाल B. रोजर फेडरर

C. एंडी मरे D. नोवाक जोकोविच

82. मूत्राल्पता (Anuria) का एक कारण कौन सा है?

A. आंत्रपुच्छकोप (Appendicitis)

B. जठरशोध (Gastritis)

C. बुखार (Pyrexia)

D. किडनी की खराबी

83. मानसिक स्वास्थ्य चिकित्सा का मानक .... द्वारा प्रकाशित किया जाता है।

A. अमरीकन नर्सेस एसोसिएशन

B. इंडियन नर्सिंग कौसिल

C. स्टेट नर्सिंग कौंसिल

D. ट्रेन्ड नर्सेस एसोसिएशन ऑफ़ इंडिया

84. लोथल का प्राचीन हड़प्पा शहर .... राज्य में है।

A. गुजरात B. राजस्थान

C. उत्तर प्रदेश D. पंजाब

85. फुफ्फुसीय अन्तःशल्यता की रोकथाम में प्रभावी दृष्टिकोण .... को रोकना है।

A. हृदय रोग

B. गहरी नस घनास्रता

C. चिरकालिक प्रतिरोधी फुफ्फुसीय रोग

D. मधुमेह

86. जब डॉक्टर के निर्देश में कहा गया है कि रोगी को 8 घंटे में 1000 cc तरल पदार्थ और IV सेट 20 gtts प्रति cc मिलना चाहिए, तब आप प्रति मिनट कितनी बूंदें देंगे?

A. 48 gtts B. 51 gtts

C. 42 gtts D. 31 gtts

87. किसी नर्स द्वारा कौन-सा सिद्धांत विकसित किया गया था?

A. बीमारी की अनिश्चिता का सिद्धांत
B. आवश्यकता के सिद्धांत का पदानुक्रम
C. सामाजिक संज्ञानात्मक सिद्धांत
D. कार्य संतुष्टि का सिद्धांत

88. एक निर्धारित अवधि के दौरान निश्चित जनसंख्या में होने वाले नए मामलों की संख्या को .... कहा जाता है।
A. मृत्यु-संख्या (Morbidity)
B. प्रचलन (Prevalence)
C. घटना (Incidence)
D. बिंदु प्रचलन (Point Prevalence)

89. निम्नलिखित में से क्या एक कठोर आवरण विकसित करता है और फिर एक बीच में परिवर्तित हो जाता है?
A. बीजांड
B. पराग कण
C. भ्रूण
D. युग्मनज

90. एचआईवी/एड्स की चिकित्सा के लिए कौन-सी दवा का उपयोग किया जाता है?
A. एम्पीसिलीन (Ampicillin)
B. डेक्सामेथासोन (Dexamethasone)
C. स्ट्रेप्टोमाइसिन (Streptomycin)
D. जिडोवुडिन (Zidovudine)

91. रोगी को छुट्टी दिए जाने के बाद किस आकलन प्रणाली का इस्तेमाल किया जाता है?
A. लेखापरीक्षण
B. पूर्वप्रभावी मूल्यांकन
C. समवर्ती मूल्यांकन
D. गुणवत्ता आश्वासन

92. निषेचन कहाँ होता है?
A. वायुकोष्ठिका (Infundibulum)
B. अंडाशय (Ovary)
C. कलशिका (Ampulla)
D. इस्मस (Isthmus)

93. सीमावत विकास (borderline personality disorder) वाले मरीज "विभक्तन" (Splitting) .... को दर्शाता है।
A. एक आदिम रक्षा तंत्र जिसमें रोग वस्तुओं को सभी अच्छे या सभी बुरे रूप में देखता है
B. सीमावर्ती रोगी में दो भिन्न व्यक्तित्व
C. असामयिक विकास के साक्ष्य
D. एक संक्षिप्त मानसिक प्रकरण जिसमें मरीज वास्तविकता के साथ संपर्क खो देता है

94. किस वर्ष CSSM कार्यक्रम शुरू किया गया था?
A. 1980
B. 1990
C. 1992
D. 1982

95. किसी व्यक्ति को कितनी बार भारत के राष्ट्रपति के रूप में निर्वाचित किया जा सकता है?
A. केवल पाँच बार
B. केबल एक बार
C. कितनी भी बार
D. केवल दो बार

96. 2450 लड़के और 1750 लड़कियों की एक परीक्षा ली गई; 42% लड़के और 36% लड़कियों ने परीक्षा उत्तीर्ण की। परीक्षा में अनुत्तीर्ण होने वाले छात्रों की कुल संख्या का प्रतिशत ज्ञात करें।
A. 62.5
B. 63.5
C. 60.5
D. 61.5

97. व्युत्पत्ति रूप से भावना (emotion) शब्द का अर्थ .... होता है।
A. व्यक्त करना
B. उत्तेजित करना
C. परीक्षण करनाा
D. रोना

98. "लेग बिफोर विकेट" संज्ञा किस खेल/प्रतिस्पर्धा से संबंधित है?
A. फुटबॉल
B. क्रिकेट
C. शतरंज
D. वॉलीबॉल

99. निम्नलिखित में से कौन-सा कारण मानव रोगक्षमपर्याप्तता विषाणु (immunodeficiency) को नहीं फैलाता है?
A. नशीली दवाओं का प्रयोग
B. यौन संपर्क
C. रक्त आधान
D. हाथ मिलाना

100. एक सामुदायिक स्वास्थ्य केंद्र द्वारा कितने लोगों को सेवा उपलब्ध कराई जाती है?
A. 15000 से 45000
B. 20000 से 30000
C. 3000 से 5000
D. 80000 से 120000

उत्तरमाला

1	2	3	4	5	6	7	8	9	10
C	D	C	A	C	D	B	B	B	C
11	**12**	**13**	**14**	**15**	**16**	**17**	**18**	**19**	**20**
A	B	B	C	B	A	D	D	D	C
21	**22**	**23**	**24**	**25**	**26**	**27**	**28**	**29**	**30**
D	C	B	D	D	C	A	D	B	B
31	**32**	**33**	**34**	**35**	**36**	**37**	**38**	**39**	**40**
A	C	C	B	D	D	D	A	C	B
41	**42**	**43**	**44**	**45**	**46**	**47**	**48**	**49**	**50**
D	C	D	C	D	D	A	A	B	A
51	**52**	**53**	**54**	**55**	**56**	**57**	**58**	**59**	**60**
D	C	B	D	C	B	A	A	D	A
61	**62**	**63**	**64**	**65**	**66**	**67**	**68**	**69**	**70**
B	B	A	B	C	D	A	B	B	B
71	**72**	**73**	**74**	**75**	**76**	**77**	**78**	**79**	**80**
A	D	B	B	A	D	B	A	C	D
81	**82**	**83**	**84**	**85**	**86**	**87**	**88**	**89**	**90**
D	D	A	A	B	C	A	C	A	D
91	**92**	**93**	**94**	**95**	**96**	**97**	**98**	**99**	**100**
B	C	A	C	C	C	B	B	D	D

पिछले प्रश्न-पत्र (हल सहित)

नर्सिंग ऑफिसर भर्ती परीक्षा-2018*

1. 'कंगारू मदर केयर' के बारे में निम्न में से कौन-सा सत्य है?

A. पिता भी कर सकता है

B. कम भार वाले नवजात शिशु के लिए होता है

C. अच्छे ढंग से तापमान रखता है

D. उपरोक्त सभी

2. मल्टीपैरा में प्रसव की प्रोपलसिव अवस्था होती है :

A. 10 मिनट B. 20 मिनट

C. 40 मिनट D. 1 घंटा

3. गर्भावस्था में कौन-सी दवा नहीं दी जाती है?

A. ए.सी.ई. इंहिबिटर्स

B. पेनीसिलीन

C. मिथाइलडोपा

D. लाबिटालोल

4. 'एक्यूट ओटाइटिस मीडिया' का सबसे ज्यादा कारण है :

A. एच. इन्फ्लूएन्जी

B. एस. न्यूमोनी

C. एस. आरियस

D. स्यूडोमोनास

5. जिंक की कमी में एक के अलावा सभी पाया जाता है :

A. रोशनी की कमी B. डायरिया

C. डर्मेटाइटिस D. हाइपोगोनैडिस्म

6. निम्नलिखित में से किस तरह के शॉक (धक्का) में हाथ-पैर गर्म रहते हैं?

A. हाइपोवालेमिक B. न्यूरोजेनिक

C. कार्डियोजेनिक D. एनाफाइलैक्टिक

7. रिंगरलैक्टेट में पोटेशियम (मिली मोल प्रति लीटर) होता है :

A. 130 B. 109

C. 4 D. 50

8. एन्टीबायोटिक रोगनिरोधन सबसे अच्छा कब दिया जाता है?

A. शल्यक्रिया के एक दिन पहले

B. शल्यक्रिया के दो घंटे पहले

C. चीरा लगाने के पहले

D. केवल शल्यक्रिया के बाद

9. तपेदिक में दी जाने वाली कौन-सी दवा मरीज को सबसे पहले निसंक्रमण (नॉन-इन्फेक्टिव) करता है?

A. आई.एन.एच.

B. रिफाम्पीसिन

C. एथेम्बुटॉल

D. पायराजिनामाइड

10. किस प्रकार के हिपेटाइटिस में वर्टिकल फैलाव होता है?

A. A B. B

C. E D. C

11. एच.आई.वी. पोस्ट-एक्सपोजर प्रोफीलैक्सिस कितनी देर के अन्दर प्रारम्भ करना चाहिए?

A. 1-2 घंटे B. 14 घंटे

C. 18 घंटे D. 72 घंटे

12. मरीजों में तपेदिक की प्रथम वर्ग की दवा देने पर किस विटामिन की कमी हो जाती है?

A. नियासीन B. पायरिडॉक्सिन

C. एसकार्बेट D. थायामिन

13. स्नेलेन्स चार्ट कितनी दूरी से पढ़ते हैं?

A. 6 फीट B. 14 फीट

C. 20 फीट D. 24 फीट

14. महत्वपूर्ण वजन घटना होता है :

A. 5 प्रतिशत 6-12 महीने में

B. 10 प्रतिशत 6-12 महीने में

C. 5 प्रतिशत 6 सप्ताह में

D. 10 प्रतिशत 6 सप्ताह में

*Conducted by BHU on 24 June 2018

15. सबसे आम 'शॉक' (धक्का) बच्चों में होता है :

A. हाइपोवॉलेमिक
B. कार्डियोजेनिक
C. सेप्टिक
D. न्यूरोजेनिक

16. 'एटोपिक डर्मेटाइटिस' किस जगह पर ज्यादा होता है?

A. सिर पर
B. ट्रन्क पर
C. पोपलिटीयल फोसा पर
D. घुटनों पर

17. दवा देने की कौन-सी एक स्थानीय विधि है?

A. इन्हेल्ड स्टेरॉयड
B. ट्रान्सडर्मल पैच
C. सबलिंगुअल एन.टी.जी.
D. रेक्टल डायजीपाम

18. प्रसव का सही क्रम है :

(*a*) फ्लेशन
(*b*) क्रोविंग
(*c*) बाह्य रोटेशन
(*d*) रेस्टिच्यूशन

A. (*a*), (*b*), (*c*), (*d*)
B. (*a*), (*b*), (*d*), (*c*)
C. (*b*), (*c*), (*d*), (*a*)
D. (*b*), (*d*), (*a*), (*c*)

19. गंभीर निर्जलीकरण का उपचार है :

A. तुरंत कोलॉयड्स शुरू करना
B. तुरंत रिंगर लैक्टेट शुरू करना
C. 5% डेक्सट्रोज एवं रिंगर लैक्टेट संयुक्त रूप से
D. तुरंत डी.एन.एस. शुरू करना

20. डी.पी.टी. का टीका कैसे दिया जाता है?

A. मुँह से
B. चमड़े के नीचे में
C. माँसपेशी में
D. नसों में

21. एम.टी.पी. के लिए सहमति ली जाती है :

A. पत्नी से B. पति से
C. दोनों से D. किसी से नहीं

22. नवजात शिशु में लगभग प्रतिदिन कितना वजन बढ़ता है?

A. 5-10 ग्राम
B. 25-30 ग्राम
C. 50-60 ग्राम
D. 100-150 ग्राम

23. स्तन के दूध में एक को छोड़कर सभी प्रचुर मात्रा में होता है :

A. लैक्टोस B. पूफा (PUFA)
C. सोडियम D. लैक्टेलब्यूमिन

24. स्केबीज के उपचार में केवल एक को छोड़कर सभी उपयोग होता है :

A. टॉपिकल परमैथिन
B. मुँह से आइवरमैक्टिन
C. मुँह से एन्टीहिस्टामिनिक्स
D. मुँह से लंबे समय तक स्टेरॉयड

25. मुँह से मुँह श्वाँस देने पर कितना प्रतिशत ऑक्सीजन मिलता है?

A. 10 B. 16
C. 21 D. 100

26. तापघात (हीट स्ट्रोक) है :

A. गर्मी की अकड़न
B. गर्मी पतन
C. गर्मी निकलना
D. हीटर हाइपरथर्मिया

27. 'मरने की घोषणा' के बारे में सत्य है :

A. मरने के बयान से ज्यादा महत्वपूर्ण है
B. केवल मजिस्ट्रेट की उपस्थिति में लिया जा सकता है
C. दो गवाहों की उपस्थिति में लिया जाता है
D. शपथ के अन्दर लिया जाना चाहिए

28. अस्पताल से उत्पन्न होने वाला सबसे आम संक्रमण है :

A. एस. आरियस
B. स्यूडोमोनास
C. लिस्टीरिया
D. एस. पायोजीन्स

29. कौन-सी खून चढ़ाने की जटिलता है?

A. हाइपोनेट्रिमिया

B. हाइपरकैलेमिया

C. हाइपरकैलसेमिया

D. सिरम एल्ब्यूमिन का बढ़ना

30. प्री-एनेस्थेटिक दवा दी जाती है :

A. तनाव एवं डर को कम करने के लिए

B. लार का स्राव कम करने के लिए

C. अवांछित रिफ्लेक्सेस के बचाव के लिए

D. उपरोक्त सभी

31. समुदाय में तपेदिक की जानकारी के लिए कौन-सा उपयुक्त परीक्षण है?

A. बलगम की जाँच

B. मास मिनिएचर रेडियोग्राफी

C. टुबरक्यूलिन टेस्ट

D. क्लीनिकल परीक्षण

32. कौन-सा मिनी-मेन्टल परीक्षण में नहीं होता है?

A. कॉग्नीशन B. परसेप्शन

C. इनसाइट D. मानसिक रोग का इतिहास

33. गर्भावस्था में फोलिक एसिड की प्रोफीलैक्टिक मात्रा है :

A. 500 माइक्रोग्राम B. 1 मि.ग्रा.

C. 2 मि.ग्रा. D. 4 मि.ग्रा.

34. धँसा हुआ तालू (Sunken Fontanel) दर्शाता है :

A. डाउन सिन्ड्रोम B. नेफ्रोटिक सिन्ड्रोम

C. टर्नूड साइन D. निर्जलीकरण

35. खेड़ी (Placenta) का भार होता है :

A. 50 ग्राम B. 200 ग्राम

C. 450 ग्राम D. 500 ग्राम

36. शल्यक्रिया के बाद कंपन के उपचार में कौन-सी दवा उपयोग की जाती है?

A. आन्डेनसेट्रान B. डाइक्लोफेनाक सोडियम

C. पेथिडीन D. पैरासिटामॉल

37. 'प्रोस्टाग्लैन्डीन एनालॉग्स' का प्रयोग होता है :

A. प्रसव के शुरुआत के लिए

B. गर्भपात के शुरुआत के लिए

C. पी.पी.एच. के उपचार के लिए

D. उपरोक्त सभी के लिए

38. 'एपगर स्कोर' सभी को मापता है केवल एक को छोड़कर :

A. साँस लेने की स्थिति

B. न्यूरोलॉजिकल स्थिति

C. नफ्रोलॉजिकल स्थिति

D. सर्कुलेटरी स्थिति

39. लैप्रोस्कोपी में सबसे ज्यादा कौन-सी गैस का उपयोग होता है?

A. कार्बन डाइऑक्साइड

B. हीलियम

C. नाइट्रोजन

D. ऑक्सीजन

40. पॉलीट्रामा के रोगी में सबसे पहले किसका ध्यान देना चाहिए?

A. सर्कुलेशन B. रक्तचाप

C. वायु-मार्ग D. न्यूरोलॉजी

41. निम्न में से कौन-सा आई.यू.डी., जी.पी. II आई.यू.डी. है :

A. कापर-टी-200 B. लिप्स लूप

C. कापर-टी-380 ए D. एम.एल-250

42. जननी सुरक्षा योजना को किसके तहत शुरू किया गया था?

A. सी.एस.एस.एम.

B. एन.आर.एच.एम.

C. एम.सी.एच.

D. आई.सी.डी.एस.

43. एक शिशु के माँस में सुई लगाते समय, नर्स को कौन-से स्थान का प्रयोग करना चाहिए?

A. डेल्टॉयड

B. डार्सोग्लूटियल

C. वेन्ट्रोग्लूटियल

D. वेस्टस लेटरेलिस

44. हीमोफीलस इन्फ्लूएन्जी का कुप्रभाव (साइड इफेक्ट) है :

A. पूरे शरीर पर दाने

B. अर्टिकेरिया

C. सुस्तीषन

D. निम्न स्तर बुखार

45. एक मरीज जिसे वेन्ट्रोपेरिटोनियल शन्ट (VP Shunt) लगाया गया है वह चिड़चिड़ापन, सिरदर्द, धुंधली रोशनी, शरीर दर्द और चौड़ा नाड़ी दबाव के लक्षणों के साथ आता है। परिचारिका को क्या शंका होनी चाहिए?

A. मस्तिष्क ट्यूमर
B. मस्तिष्क के अन्दर का उच्च दबाव
C. बेहोशी
D. निद्रा का व्यतिक्रम

46. कम बोलने को कहा जाता है :

A. पावर्टी ऑफ स्पीच
B. म्यूटिस्म
C. पावर्टी ऑफ आइडिएशन
D. एकोलैलिया

47. हाइपरएमेसिस ग्रैविडेरम की एक जटिलता है :

A. अत्यधिक उल्टी
B. निर्जलीकरण
C. कोरसाकोफ्स साइकोसिस
D. कम रक्तचाप

48. एक नर्स 'गर्भावस्था के दौरान उच्च रक्तचाप' के मरीज का रक्तचाप .... की आशा करती है।

A. खड़े और बैठे रहने पर 150/100 mmHg होने
B. बढ़ा होने और सिर दर्द होने
C. सामान्य से ऊपर होने और प्रत्येक नाप अलग-अलग होने
D. 30/15 mmHg सामान्य से ऊपर होने, जो दो बार 6 घंटे के अन्तराल पर लिया गया हो

49. एच.आई.वी. संक्रमण में किस प्रतिरोधक क्षमता पर असर पड़ता है?

A. प्राकृतिक प्रतिरोधक क्षमता
B. सक्रिय प्रतिरोधक क्षमता
C. कोशकीय प्रतिरोधक क्षमता
D. ह्यूमरल प्रतिरोधक क्षमता

50. बहुदवा प्रतिरोधी तपेदिक के उपचार में निम्न दवा दी जाती है, केवल एक को छोड़कर :

A. कैनामाइसिन
B. पायराजिनामाइड
C. रिफैम्पिसिन
D. एथेम्बुटॉल

51. पेरीटोनियल डायलिसिस करते वक्त डायलेसेट पेट में डालते समय क्या करना चाहिए जिससे रोगी आरामपूर्वक रहे?

A. डायलेसेट के बहाव को बढ़ाना
B. बिस्तर सिर के तरफ उठाना
C. रोगी को करवट बदलाना
D. द्रव्य को लगाने के पहले ठंडा करना

52. विटामिन-ए के घोल की मात्रा है :

A. 2,00,000 आई.यू.
B. 2,30,000 आई.यू.
C. 5,00,000 आई.यू.
D. 1,50,000 आई.यू.

53. 'एवल्स्ड दाँत' को रखना चाहिए :

A. नार्मल सेलाइन में
B. ठंडे पानी में
C. दूध में
D. गर्म पानी में

54. नवजात शिशु की खोपड़ी में कितनी हड्डियाँ होती हैं?

A. 8 B. 4
C. 6 D. 5

55. एक शिशु जिसका तालू कटा हुआ है। उसकी माँ को शल्यक्रिया से ठीक करने के लिए कौन-सी उम्र बतानी चाहिए?

A. 8 से 12 महीने पर
B. 20 से 24 महीने पर
C. 16 से 20 महीने पर
D. 12 से 16 महीने पर

56. भारतीय नर्सिंग परिषद् की स्थापना किस वर्ष हुई थी?

A. 1848 B. 1950
C. 1923 D. 1947

57. एरिथ्रोपायटिन का स्राव किस अवस्था में अधिक होता है?

A. हाइपोक्सिमिया B. हाइपोटेन्शन
C. हाइपरकैलेमिया D. द्रव अधिभार

58. एक रोगी जो बहुत गंभीर अवस्था में कैंसर से पीड़ित है और कैंसर शरीर के भागों में फैल गया है। इसके लिए नर्सिंग केयर की प्राथमिकता होगी :

A. आँत के कार्य को ठीक रखना
B. दर्द दूर करना
C. श्वाँस रुकने को बचाना
D. कीमोथेरेपी लगाना

59. एक सी.ओ.पी.डी. के रोगी जिसको 'सेकेन्डरी पालीसायथिमिया' हुआ है। नर्सिंग की देखभाल में क्या निदान होगा?
A. खून के बहने से द्रव्य की कमी देखना
B. खून का थक्का बनने से ऊतक में खून का बहाव देखना
C. साँस फूलने से कार्य करने की अक्षमता
D. प्रतिरोधक क्षमता कम होने से संक्रमण का खतरा

60. कितने बड़े बूँद और कितने समय तक खून चढ़ाया जाना चाहिए?
A. 10 बूँदें, 10 मिनट तक
B. 20 बूँदें, 10 मिनट तक
C. 25-50 बूँदें, 15 मिनट तक
D. 120 बूँदें, 15 मिनट तक

61. कोलोस्टमी इरिगेशन के समय एक नर्स को कैथेटर को स्टोमा में कितनी दूर डालना चाहिए?
A. 5 सेमी (2 इंच)
B. 10 सेमी (4 इंच)
C. 15 सेमी (6 इंच)
D. 20 सेमी (8 इंच)

62. एनिमा देते वक्त द्रव्य के कन्टेनर को कितनी ऊँचाई तक सुरक्षित रखना चाहिए?
A. 30 सेमी (12 इंच)
B. 32.5 सेमी (13 इंच)
C. 45 सेमी (18 इंच)
D. 66 सेमी (26 इंच)

63. रिटेन्शन कैथेटर से संक्रमण सबसे अच्छा कैसे बचाया जा सकता है?
A. पेरीनियम को साफ करके
B. उचित मात्रा में द्रव्य लेकर
C. कैथेटर को प्रतिदिन द्रव्य से साफ करना
D. समय-समय पर मिएटस को साफ करके

64. प्रोस्टेट के कैंसर में रेडिएशन थेरेपी देने पर मूत्राशय की जटिलता का संभवतः लक्षण होगा :
A. डिसयूरिया
B. पालीयूरिया
C. बूँद-बूँद पेशाब गिरना
D. पेशाब में खून बहना

65. एक सिर में चोट लगे मरीज को अस्पताल में भर्ती होने के बाद तेज बुखार (102.2 °F या 39°C) हो जाता है। यह कहाँ के चोट को दर्शाता है?
A. पैलिडम B. थैलेमस
C. टेम्पोरल लोब D. हाइपोथैलेमस

66. 'डायबिटीस इनसिपिड्स' किस हॉर्मोन की कमी से होता है?
A. एट्रियल नैट्रियूरेटिक पेप्टाइड
B. वेसोप्रेसिन
C. एल्डोस्टीरोन
D. इन्सुलिन

67. राष्ट्रीय तपेदिक कंट्रोल कार्यक्रम में कौन-सी संस्था सहयोग करती है?
A. आई.आर.सी.एस. (IRCS
B. सीडा (SIDA)
C. डैनिडा (DANIDA)
D. यूनिसेफ (UNICEF)

68. निम्नलिखित में से कौन-सा प्राथमिक बचाव नहीं है?
A. पल्स पोलियो टीकाकरण
B. विटामिन ए की खुराक देना
C. स्तन की स्वयं की जाँच ट्यूमर के लिए
D. आइसोनियाजाइड (INH) शिशुओं को देना जिसकी माँ के बलगम में तपेदिक के जीवाणु हों

69. एक नर्स 'कोरोनेरी केयर यूनिट' में खून का नमूना एसिडोसिस के लिए निकालती है। धमनी खून का सामान्य pH क्या होगा?
A. 7.0 B. 7.42
C. 7.30 D. 7.50

70. सबसे उचित द्रव्य की मात्रा एक ऐसे मरीज के लिए क्या होगी जिसे इंग्वाइनल हर्निया के ऑपरेशन के बाद दिया जायेगा?

A. 500-700 मिली/दिन

B. 1000-1500 मिली/दिन

C. 2000-3000 मिली/दिन

D. 3000-3500 मिली/दिन

71. 'इन्ट्राडर्मल इन्जेक्शन' लगाने के लिए कितने गेज व्यास की सुई प्रयोग होती है?

A. 21 B. 23

C. 24 D. 26

72. नवजात शिशु में विटामिन K का इंजेक्शन किस जगह पर लगाया जाता है?

A. दाहिने डेल्टॉयड पर

B. बाएँ डेल्टॉयड पर

C. जाँघ के मध्य में

D. नितम्ब (Buttock) पर

73. 'न्यूमैटिक बिस्तर' किसके बचाव के लिए उपयोग किया जाता है?

A. जिह्वा के चोट से

B. बेड सोर से

C. माँसपेशी के सिकुड़न से

D. पैर में मवाद

74. गुदा और मुँह के तापमान में अन्तर होता है :

A. 1°F B. 2°F

C. 0.5°F D. 1°C

75. नेसोगैस्ट्रिक नली की लम्बाई नापने के लैण्डमार्क हैं :

A. नाक-एपिगैस्ट्रियम

B. ट्रैगस-एपिगैस्ट्रिगम

C. नाक-ट्रैगस-एपिगैस्ट्रियम

D. मैमेरी रेखा-एपिगैस्ट्रियम

76. एक सी.वी.ए. के मरीज में प्राथमिक उद्देश्य नर्स को साँस का रास्ता ठीक रखना होता है। इसके लिए मरीज को शुरू में किस अवस्था में रखना चाहिए?

A. प्रोन अवस्था B. करवट की तरफ

C. सुपाइन अवस्था D. ट्रेंडेलेनबर्ग अवस्था

77. एक रोगी का सही रक्तचाप कैसे नापा जा सकता है?

A. एक कफ जो बाँह के ऊपरी एक-तिहाई भाग को ढक सके

B. कफ को 4″ एन्टिक्यूबिटल स्पेस के ऊपर रख करके

C. ऐसा कफ जो बाँह के दो-तिहाई भाग को ढक सके

D. 'कोरोटकॉफ ध्वनि' की पहचान करके और सिस्टोलिक रीडिंग को पहले ध्वनि के 10 mm Hg के बाद लेना

78. एक रोगी की ओपेन हार्ट सर्जरी के बाद 102°F (38.8°C) बुखार हो जाता है। नर्स चिकित्सक को बताती है क्योंकि बढ़ा हुआ तापमान दर्शाता है :

A. कार्डियाक आउटपुट का बढ़ना

B. मस्तिष्क में सूजन

C. खून रिसाव की प्रारंभिक पहचान

D. संभवतः डायफोरिसिस एवं चिलिंग

79. स्वतः गर्भपात का आम कारण है :

A. शारीरिक चोट B. ठीक न होने वाला तनाव

C. जन्मजात त्रुटियाँ D. जर्मप्लाज्म की त्रुटियाँ

80. एक शिशु में म्यूकस की वजह से साँस फूलने पर, नर्स का पहला कार्य क्या होगा?

A. सावधानीपूर्वक शिशु के पीठ को ठोकना

B. वक्ष को दबाना एवं कार्डियोपल्मोनरी रिससिटेशन देना

C. पैर को पकड़कर शिशु को उठाना

D. कोर सदस्यों को बुलाना

81. शल्यक्रिया के पहले किस पदार्थ को लगाकर त्वचा की तैयारी की जाती है?

A. हाइड्रोजन परॉक्साइड

B. म्यूपिरोसीन

C. 2% ग्लूटेरल्डिहाइड

D. 70% अल्कोहॉल

82. 'सिट्स बाथ' के लिए पानी का तापमान होता है :

A. 30-34°C B. 37-39°C

C. 43-46°C D. 48-52°C

83. 'ICD-X वर्गीकरण' का उपयोग होता है :

A. सेन्ट्रल स्टेराइल सप्लाई विभाग (CSSD) में

B. शल्यकर्म कक्ष में

C. चिकित्सकीय अभिलेख विभाग में

D. रक्त बैंक में

84. फ्यूमिगेशन में कौन-सा पदार्थ उपयोग होता है?

A. पोटैशियम परमैंगनेट B. हाइड्रोजन परॉक्साइड

C. ब्लीचिंग पाउडर D. प्रोवीडोन आयोडीन

85. बायोमेडिकल पदार्थ निस्तारण में मानव शारीरिक अंग किस रंग के पात्र में रखे जाते हैं?

A. लाल B. पीला

C. सफेद D. नीला

86. खून में किस पदार्थ की मात्रा जानने के लिए सोडियम फ्लूराइड की बोतल का उपयोग होता है?

A. ग्लूकोज B. यूरिया

C. Hb_1 Ac D. हिमैटोक्रिट

87. मरीज को किस अवस्था में एनीमा दिया जाता है?

A. पीठ के बल B. पेट के बल

C. दाहिने करवट D. बाएँ करवट

88. सामान्यतया इन्टरकोस्टल ड्रेनेज नली कितने दिन के लिए रखी जाती है?

A. 1-2 B. 3-5

C. 5-10 D. 10-15

89. 'हाइपोवालेमिक शॉक' में कौन-सा तरल पदार्थ दिया जाता है?

A. 5% डेक्सट्रोस

B. 0.9% सोडियम क्लोराइड

C. 5% डेक्सट्रोस सोडियम क्लोराइड

D. 10% डेक्सट्रोस

90. सही जोड़ी को चुनें :

A. टी-पीस – एयरवे एडजंक्ट

B. मैकेन्टोस – CO_2 डिटेक्टर

C. किडनी ट्रे – खून स्टोरेज

D. पल्स ऑक्सीमीटर – नाड़ी की गति जानने के लिए

91. नेसल कैनुला का उपयोग होता है :

A. ऑक्सीजन देने के लिए

B. सेक्रेशन्स को साफ करने के लिए

C. दूध पिलाने के लिए

D. दोनों (A) और (B)

92. कौन-सी दवा नेबुलाइजेशन और इन्ट्रावेनस रास्ते दोनों से दी जाती है?

A. सैलबुटामाल

B. ब्यूडेसोनाइड

C. 3% सोडियम क्लोराइड

D. हाइड्रोकार्टिसोन

93. फोटोथैरेपी का उपयोग किसके उपचार में होता है?

A. साइनोसिस B. पीलिया

C. दस्त D. एक्जीमा

94. स्तनपान कराना चाहिए केवल :

A. 4 महीने तक B. 6 महीने तक

C. 9 महीने तक D. 12 महीने तक

95. BP यंत्र का यदि कफ (Cuff) ढीला हो तो :

A. सही नाप देता है

B. गलती से ज्यादा नाप देता है

C. गलती से कम नाप देता है

D. कोई प्रभाव नहीं पड़ता है

96. 'डाइयूरेटिक्स' किस समय दिया जाता है?

A. सुबह में B. दोपहर में

C. शाम में D. रात में

97. रोगी की देखभाल में किस तरह का मैट्रेस उपयोग होता है?

A. मोटा और कड़ा B. पतला और मुलायम

C. मोटा और ठोस D. पतला और लचीला

98. माँस में सुई लगाने के बाद, शरीर का भाग किस पदार्थ से दबाना चाहिए?

A. सूखी रुई स्वाब

B. गीली रुई स्वाब

C. स्पिरिट रुई स्वाब

D. प्रोवीडोन आयोडीन रुई स्वाब

99. चमड़े के नीचे सुई किस कोण पर दी जाती है?

A. 15° B. 30°

C. 45° D. 90°

100. निम्नलिखित में तरल पदार्थ के तापमान के संबंध में कौन-सा सही जोड़ा नहीं है?

A. सफाई करने के लिए – 104°F

B. गर्म प्रभाव के लिए – 110°-115°F

C. तापमान कम करने के लिए – 80°-90°F

D. गैस्ट्रिक सफाई के लिए – 70°-80°F

उत्तरमाला

1	2	3	4	5	6	7	8	9	10
D	B	A	B	A	B	C	C	A	B
11	12	13	14	15	16	17	18	19	20
A	B	C	A	A	C	A	B	B	C
21	22	23	24	25	26	27	28	29	30
A	B	C	D	B	D	B	A	B	D
31	32	33	34	35	36	37	38	39	40
A	D	A	D	D	C	D	C	A	C
41	42	43	44	45	46	47	48	49	50
D	B	D	B	B	B	C	D	C	C
51	52	53	54	55	56	57	58	59	60
C	A	C	D	A	D	A	B	B	C
61	62	63	64	65	66	67	68	69	70
B	C	D	A	D	B	C	C	B	C
71	72	73	74	75	76	77	78	79	80
D	C	B	A	C	B	C	A	D	C
81	82	83	84	85	86	87	88	89	90
D	C	C	A	B	A	D	B	B	A
91	92	93	94	95	96	97	98	99	100
A	C	B	B	B	A	C	A	C	D

पिछले प्रश्न-पत्र (हल सहित)

स्टाफ नर्स भर्ती परीक्षा-2017*

1. हेयलिन कार्टिलेज के ट्यूमर को क्या कहा जाता है?
A. ओस्टेओछोनड्रोम B. ऑस्टियो सार्कोमा
C. अन्तरुपाथ्यर्बुद D. कोंड्रोसारकोमा

2. वक्रता में अंतर के कारण अपवर्तक त्रुटि है यदि कॉर्निया और लेंस को क्या कहा जाना चाहिए?
A. एम्मेटरोपिया B. दृष्टि वैषम्य
C. निकट दृष्टिदोष D. दूर दृष्टि दोष

3. सही वर्तनी वाला शब्द खोजें?
A. Entreprener B. Eantrepraner
C. Entrepreneur D. Entreperanar

4. ए.वी. सहायता का प्रकार, जो एक सस्ता और आसान सहायता है जो किसी न किसी खादी और कट आउट, चित्र और अन्य चित्रों के साथ कवर किया जाता है रखा जाता है जिसे कहा जाता है:
A. फ्लैश कार्ड B. फलानैन बोर्ड
C. बुलेटिन बोर्ड D. प्रदर्श

5. सामूहिक मूल्यांकन में उपयोग की जाने वाली डेटा संग्रह तकनीकों के अलावा कहाँ उपयोग की जाती है:
A. उपयुक्त निर्णय करना
B. संगठन और समस्या की तुलना
C. प्रभावी संचार
D. जांच और माप

6. एक नैदानिक इकाई जहाँ गर्भपात की प्रक्रिया शुरू हो चुकी है, लेकिन ऐसी स्थिति में प्रगति नहीं हुई है जिससे रिकवरी असंभव हो सके:
A. त्वरित गर्भपात B. संभावित गर्भपात
C. अपरिहार्य गर्भपात D. विफल गर्भपात

7. निम्न में से कौन-सा आंशिक तिल में देखा जा सकता है?
A. त्रिगुणित B. अगुणित
C. बहुगुणित D. द्विगुणित

8. सीरोलौजिकल प्रतिक्रिया, जो फागौसाइटोसिस के लिए बैक्टीरिया को संवेदित करता है:
A. सह-समूहन B. विफल करना
C. अपसोनाइजेशन D. संपीड़न निर्धारन

9. सामान्यतः प्लेसेंटा के अलग होने के निम्नलिखित कारण होते हैं सिवाय इसके:
A. अचानक गर्भाशय विघटन
B. दोषपूर्ण पत्या
C. सुपाइन हाइपोटेंशन सिंड्रोम
D. थ्रोम्बोफिलिअस

10. संदंश के सही और न्यायसंगत उपयोग के बाद भी शीर्ष को ऊपर उठाने पर भी विफलता पर शक का बढ़ना:
A. सरवाइकल डिस्टोसिया
B. स्पास्टिक लोअर सिगमेंट
C. कंस्ट्रिक्टिंग रिंग
D. गैर-संवेदी गर्भाशय क्रिया

11. हाथ की जन्मजात विसंगति, जिसमें हाथों के संग्लन अंगुली आपस में दृढ़ता से जुड़े होते हैं, जिसे कहा जाता है?
A. पॉलीडैक्टयल B. मोनोडैक्टयल
C. सैंडएक्टाइल D. कमी की विकृति

12. निम्नलिखित में से गलत विकल्प की पहचान करें।
A. स्वास्थ्य एक अवस्था है और एकीकृत होने वाला एक प्रक्रिया है
B. अनुकूली प्रतिक्रिया वह है जो मानव तंत्र के लक्ष्यों के संदर्भ में समग्र रूप से में योगदान नहीं देते हैं
C. अनुकूलन स्तर तीन विभिन्न स्तरों पर वर्णित जीवन प्रक्रियाओं की स्थिति का प्रतिनिधित्व करता है: एकीकृत, प्रतिपूरक और समझौता
D. नर्सिंग का लक्ष्य व्यक्तियों और समूहों के लिए अनुकूलन को बढ़ावा देना है

13. प्रमुख अवसाद के साथ रोगी की नैदानिक विशेषताओं में शामिल हैं:
(*a*) उत्तेजना (*b*) व्यवहार भिन्नता
(*c*) भूख का बढ़ना (*d*) घबराहट

* Online exam held on 11 Sep. 2017, conducted by AIIMS Raipur.

A. (*a*), (*b*), (*c*) B. (*b*), (*c*), (*d*)
C. (*a*), (*b*), (*d*) D. (*a*), (*c*), (*d*)

14. गर्भाशय में मृत भ्रूण को पड़े रहने को क्या कहते हैं?
A. पूर्ण गर्भपात B. अपूर्ण गर्भपात
C. लीन गर्भपात D. पुनरावर्ती गर्भपात

15. सिद्धांत जो नर्सिंग व्यवसाय की एक विस्तृत श्रृंखला के लिए और बुनियादी नर्सिंग घटनाओं को समझने के लिए एक एकीकृत ध्यान प्रदान करने का इरादा रखता है: क्लाइंट, पर्यावरण, स्वास्थ्य और नर्सिंग:
A. रॉय के नर्सिंग के सिद्धांत
B. न्यूमैन के नर्सिंग के सिद्धांत
C. नाइटिंगेल के नर्सिंग के सिद्धांत
D. नर्सिंग के स्कूडर थ्योरी

16. सही उत्तर को भरकर समानता को पूरा करें।
चूहा : स्तनपायी प्राणी : : मगरमच्छ : ?
A. जानवर B. कीट
C. रेंगनेवाला जन्तु D. सर्वाहारी

17. एक चरित्र का प्रतिनिधित्व जानने के लिए बिट्स की एक स्ट्रिंग का इस्तेमाल किस रूप में किया जाता है?
A. डेटा B. मेमोरी
C. बाइट D. वाल्ट

18. 15 महीने के बच्चों में भाषा का विकास को निम्नलिखित में से किसको दर्शाता है?
A. संचार करते समय वयस्कों को देखें
B. साधारण कहानियों को सुनने का आनंद लें
C. इशारा के बिना एक कदम नीचे ले जाता है
D. शब्दों को समझता है

19. प्लेसेंटल संबंधी असामान्यताएं जिसमें एक पतली तंतुमय रिंग कोरियोनिक प्लेट के किनारे पर मौजूद होती है जहाँ भ्रूण के वेसल्स को समाप्त होते हैं:
A. सर्जिकल प्लेसेंटा B. प्लेसेंटा झिल्ली
C. प्लेसेंटा मार्जिन्टा D. प्लेसेंटा स्पुरिया

20. पैयेलोफोराइटिस के नैदानिक प्रत्यक्षीकरण में शामिल हैं:
(*a*) पेट या फुफ्फुस दर्द
(*b*) कॉस्टओवरबेस्ट्रेलल कोमलता
(*c*) लगातार उल्टी
(*d*) गंभीर निर्जलीकरण
A. (*a*), (*b*), (*c*) B. (*b*), (*c*), (*d*)
C. (*a*), (*c*), (*d*) D. (*a*), (*b*), (*c*), (*d*)

21. एंडोटॉक्सिन्स के संदर्भ में निम्नलिखि कौन-सा एक कथन सत्य है?
A. वे प्रकृति में लैपोपालीसेकराइड्स हैं
B. वे प्राकृतिक रोग से बैक्टीरिया की सतह से मुक्त हो जाते हैं
C. वे प्रोटीन गर्मी में उत्तरदायी हैं
D. उनके विषाक्तता वसा घटक में निर्भर करता है

22. कोरियॉनिक लाईव पर सक्रिय प्लेसेंटल से असामान्यताएं, विकसित की जाती हैं:
A. प्लेसेंटा सक्केन्तुरीता
B. प्लेसेंटा स्पुरिया
C. प्लेसेंटा एक्स्टर्कोलालिसिस
D. प्लेसेंटा मार्जिनटा

23. श्री. आनंद एक मानसिक रूप से बीमार व्यक्ति हैं और चिकित्सा अधिकारी प्रभारी के रूप में तुरंत भर्ती होने की आवश्यकता है उनकी स्थिति में निम्नलिखित कथनों में से कौन सही है?
(*a*) उन्हें 72 घंटे के भीतर मजिस्ट्रेट के समक्ष पेश किया जाना चाहिए।
(*b*) मजिस्ट्रेट को श्री आनंद से अस्पताल में मिलना चाहिए और 72 घंटों के भीतर उसे जांचना चाहिए।
(*c*) मजिस्ट्रेट आपातकाल के मामले में रिसेप्शन आदेश प्रदान कर सकता है
(*d*) मजिस्ट्रेट 72 घंटे की अवधि बढ़ाने के लिए योग्य है
A. (*a*), (*b*), (*c*) B. (*b*), (*c*), (*d*)
C. (*a*), (*b*), (*d*) D. (*a*), (*c*), (*d*)

24. इनमें से कौन-सा एक उत्तेजक एमिनो एसिड का संग्राहक प्रतिरोधक है?
A. फेनीसायक्लीडीन B. क्युईस्क्वालेट
C. होमोसिसटीऐट D. कायनेट

25. हाइपोपराथीरोडिस्म के कारणों में शामिल हैं:
(*a*) थायराइएक्टोक्टिमी के दौरान ग्रंथियों के नुकसान
(*b*) ग्रंथि की जन्मजात विसंगति
(*c*) खोपड़ी का खंडित
(*d*) एंटीबॉडी का विकृति कोशिकाओं को विकसित करना
A. (*a*), (*b*), (*c*) B. (*b*), (*c*), (*d*)
C. (*a*), (*b*), (*d*) D. (*a*), (*b*), (*c*), (*d*)

26. निम्नलिखित कथनों से डेटा संग्रह के तरीकों को प्राथमिकता के आधार पर व्यवस्थित करें?

(*a*) मस्तिष्क को इंद्रियां जैसे दृष्टि, गंध, सुनवाई और स्पर्श का उपयोग करके देखें।
(*b*) संबंधित प्रश्न पूछकर डेटा प्राप्त करने के लिए मरीज को साक्षात्कार करें
(*c*) रोगी की जांच करें और प्रयोगशाला के तरीकों के माध्यम से शरीर के सभी प्रमुख प्रणालियों के कामकाज की समीक्षा करें।
(*d*) शारीरिक परीक्षा में निरीक्षण, स्पर्श, प्रहार, श्रवण का उपयोग।

A. (*a*), (*b*), (*c*), (*d*) B. (*b*), (*a*), (*c*), (*d*)
C. (*b*), (*a*), (*d*), (*c*) D. (*a*), (*d*), (*c*), (*b*)

27. समुदाय के लोगों के लिए पर्यावरणीय स्वच्छता के बारे में स्वास्थ्य शिक्षा प्रदान करना एक उदाहरण है:

A. सामाजिक संचार B. संरचनात्मक संचार
C. चिकित्सीय संचार D. औपचारिक संचार

28. बैबेज मशीन के कार्यों में शामिल हैं:

(*a*) अंकगणितीय गणना (*b*) लघुगणक गणना
(*c*) चंद्र डिस्क की गणना (*d*) प्रोग्रामिंग भाषा

A. (*a*), (*b*), (*c*) B. (*b*), (*c*), (*d*)
C. (*a*), (*c*), (*d*) D. (*a*), (*b*), (*c*), (*d*)

29. साइन लहर एक उपकरण के साथ प्रयोगशाला में उत्पन्न किया जा सकता है जिसका संकेत उत्पन्न होता है?

A. थरथरानेवाला B. आयाम परीक्षक
C. एनालॉग खोजक D. कैपसिटर

30. सरन्या ने एक लड़की की तरफ इशारा करते हुए कहती है कि, "उसके पिता मेरी सास का एकमात्र बेटा है" सरन्या से उस लड़की का क्या संबंध है?

A. मां B. बेटी
C. बहू D. सास

31. अग्रगामी पिट्यूटरी ग्रंथि का हाइपोफंक्शन, जो शायद ही कभी पीछे वाले लोब को प्रभावित करता है:

A. कब्र रोग B. सीमांड्स रोग
C. फ्रॉलिक सिंड्रोम D. लेवी सिंड्रोम

32. यदि शिराभ्यंतर द्रव्य की 2500 बोतलें उपलब्ध है और प्रतिदिन 25 इंजेक्शन दिए जाने हैं तो आपूर्ति कितने दिनों के लिए है?

A. 3 दिन B. 5 दिन
C. 6 दिन D. 8 दिन

33. एक हाथ की घड़ी एक दिन में कितनी बार मेल खाता है?

A. 20 B. 21
C. 22 D. 24

34. रीढ़ की वह अशुद्धता जिसमें लैमीना के एक या अधिक कशेरुकाओं के पीछे के हिस्से को फ्यूज करने में विफल पर, रीढ़ की हड्डी के दोषपूर्ण विकास के साथ या इसके बिना, को क्या कहा जाता है?

A. रचिश्चिसिस B. इंसेफलॉसले
C. स्पिना बिफिडा D. अभिमस्तिष्कता

35. समुदाय का कार्य:

(*a*) यह सामाजिक और मनोरंजन के लिए जगह प्रदान करता है
(*b*) यह बचाव और सुरक्षा प्रदान करता है
(*c*) सदस्यों के लिए समाजीकरण और शिक्षा
(*d*) सदस्यों के बीच बातचीत के लिए अवसर प्रदान करता है

A. (*a*), (*b*), (*c*) B. (*b*), (*c*), (*d*)
C. (*a*), (*c*), (*d*) D. (*a*), (*b*), (*c*), (*d*)

36. नीचे दिए गए निर्देशों को पढ़िए और बताइए की यह किस आरेख या ग्राफ को इंगित करता है:

(*a*) आरेख के दौरान बार की चौड़ाई एक समान होती है।
(*b*) बार्स या तो ऊर्ध्वाधर या क्षैतिज हो सकते हैं।
(*c*) बार्स के बीच का अंतर एक समान होता है।

A. बार आरेख B. पाई आरेख
C. हिस्टोग्राम D. आवृत्ति बहुभुज

37. पहला इलेक्ट्रॉनिक कंप्यूटर किस देश के द्वारा विकसित किया गया था?

A. पेंटागन B. पेसिल्वेनिया
C. जर्मनी D. फ्रांस

38. डिस्पोजेबल सिरिंजों को विसंक्रमण के लिए, इस्तेमाल की जाने वाली विधि है:

A. एथाइलॉक्साइड आटोक्लेवेशन
B. अवरक्त विकिरण
C. पराबैंगनी विकिरण
D. गामा विकिरण

39. अनियमित उन्नयन और हड्डियों के अन्तर्ग्रथन का उत्पादन करने वाले अवसादों के साथ श्लेष्म जोड़ों का एक मजबूत प्रभाव कहा जाता है:

A. वेस्टीजिअल टेल B. सिम्फिसिज्म प्यूबिस
C. सैक्रोइलिएक जोड़ D. सैक्रोकॉजिएल जोड़

40. कैंसर कोशिकाओं को नष्ट करने के लिए ऊतक स्थान और गहराई के उद्देश्य से प्रकाश और ऊर्जा का उपयोग करने वाला उपचार होता है:
A. एन ब्लॉक विच्छेदन B. फोटोब्लेशन
C. डिबलकिंग D. डायथर्मी

41. गर्भावस्था के 8 सप्ताह में, गर्भाशय कैसा दिखता है:
A. छोटे नाशपाती की तरह
B. बड़े नारंगी की तरह
C. अंगूर के फल का आकार
D. क्रिकेट की गेंद की तरह

42. जन्मजात अविकसित रक्तहीनता के लक्षणों में शामिल हैं:
(*a*) रक्तचित्तिता (*b*) पेटेचिया
(*c*) न्यूट्रोपेनिया (*d*) थैलेसीमिया
A. (*a*), (*b*), (*c*) B. (*b*), (*c*), (*d*)
C. (*a*), (*c*), (*d*) D. (*a*), (*b*), (*c*), (*d*)

43. राजू कहता है कि वह दुनिया की पहली अगुवाई है और उनका जन्म जीवन में एक विशेष मिशन के साथ हुआ है। ये लक्षण हैं:
A. स्वाभाविक भ्रम B. माया के भ्रम
C. उत्पीड़न का भ्रम D. संदर्भ का भ्रम

44. उपास्थि जो पूरी तरह से संकीर्ण भाग के साथ गला को घेरता है और बाद में व्यापक हिस्से को कहा जाता है:
A. थायराइड उपास्थि B. वलयाकार उपास्थि
C. ऑरटेनॉयड उपास्थि D. एपिग्लॉटिस

45. बजट में आवश्यक प्रमुख गतिविधियां:
(*a*) अधिग्रहण (*b*) आवंटन
(*c*) नियंत्रण (*d*) संबद्धता
A. (*a*), (*b*), (*c*) B. (*b*), (*c*), (*d*)
C. (*a*), (*c*), (*d*) D. (*a*), (*b*), (*c*), (*d*)

46. बरकरार मोटर समारोह के बावजूद सामान्य गतिविधियों का ले जाने में असमर्थताः
A. एन्हेडोनिया B. चेष्टा-अक्षमता
C. उदासीनता D. स्मृतिलोप

47. इनमें से किस प्रकार के लोगों के शरीर में जल का सर्वाधिक संकेन्द्रण होता है?
A. स्थूल पुरुष B. दुबले पुरुष
C. स्थूल महिलाएं D. दुबली महिलाएं

48. कंप्यूटर के सभी प्रकार की तुलना करते समय कम-से-कम प्रोसेसिंग गति वाला कंप्यूटर है:
A. हाइब्रिड कंप्यूटर B. मिनी कंप्यूटर
C. माइक्रो कंप्यूटर D. नोटबुक कंप्यूटर

49. मनोविश्लेषण उन्मुख मनोचिकित्सा के अंत चरण निम्नलिखित है:
A. अंतर्दृष्टि को सुदृढ़ बनाना
B. रोगी के सुधार को मजबूत करना
C. चिकित्सीय तकनीक का प्रयोग
D. उपचार की समाप्ति के लिए रोगी को तैयार करना

50. निम्नलिखित में से गलत कथन कौन है?
A. नवजात शिशुओं में पल्स दर तेजी से होता है
B. महिलाओं की तुलना में पुरुषों में अधिक पल्स होती है
C. व्यायाम पल्स दर को बढ़ाता है
D. भोजन का अंतर्ग्रहण से नाड़ी दर में मामूली वृद्धि होता है

51. सबमेंटोवर्टिकल का औसत व्यास है:
A. 9.5 सेमी B. 10 सेमी
C. 11.5 सेमी D. 13.5 सेमी

52. जब्ती विकार वाले बच्चे के सुरक्षा नियोजन में शामिल है:
(*a*) बच्चे को अकेले बाथ टब में नहीं छोड़ा जाना चाहिए
(*b*) अकेले स्नान करने वाले बच्चों को शावर का उपयोग करना चाहिए
(*c*) गिरने के मामले में सिर की रक्षा करने के लिए हेलमेट पहनना
(*d*) चिकित्सा पहचान का एक रूप पहना जाना चाहिए
A. (*a*), (*b*), (*c*) B. (*b*), (*c*), (*d*)
C. (*a*), (*c*), (*d*) D. (*a*), (*b*), (*c*), (*d*)

53. उद्दीपन के प्रतिक्रिया स्वरूप वर्तमान ऐटीबॉडी के स्तर में वृद्धि होना कहलाता है?
A. तीव्रगाहिकता विषयक प्रतिक्रिया
B. आनुवंशिक प्रतिक्रिया
C. एक्लिटिनेशन रिएक्शन
D. शीघ्र प्रतिक्रिया

54. चिकित्सा और सार्वजनिक मामलों में केंद्र सरकार का मुख्य सलाहकार कौन है?
A. कैबिनेट मंत्री
B. उप-आयुक्त

C. स्वास्थ्य सेवाओं के महानिदेशालय
D. वैधानिक और तकनीकी सलाहकार निकाय

55. नर्सिंग शोध का प्राथमिक कार्य है:
A. रोगी देखभाल के लक्ष्यों को निर्धारित करने और प्राप्त करने के लिए निर्देशित दूसरों के कार्यों के लिए जिम्मेदारियों को उत्तेजित करना
B. नर्सिंग अभ्यास के वैज्ञानिक आधार में योगदान करने के लिए
C. व्यक्तिगत रोगियों की स्वास्थ्य देखभाल और जरूरतों को पूरा करने के लिए, उनके परिवार और अन्य महत्वपूर्ण
D. किसी दिए गए रोगी की व्यक्तिगत नर्सिंग देखभाल के लिए पूरी जिम्मेदारी स्वीकार करने के लिए

56. डेसेंसिटिजेशन के घटकों में शामिल हैं:
(*a*) पदानुक्रम निर्माण (*b*) दृश्य बनाना
(*c*) विश्राम (*d*) मद प्रस्तुति
A. (*a*), (*b*), (*c*) B. (*b*), (*c*), (*d*)
C. (*a*), (*c*), (*d*) D. (*a*), (*b*), (*c*), (*d*)

57. कौन-सा प्रोटोकॉल विभिन्न समूहों के बीच ई-मेल सुविधा प्रदान करता है?
A. FTP B. SMTP
C. TELNET D. SNMP

58. ऑक्सीजन और पोषक तत्वों के ऊतकों की जरूरतों को पूरा करने के लिए पर्याप्त रक्त की पूर्ति या पंप करने के लिए बाएं निलय असक्षम है:
A. डिकम्पेन्सेटेड दिल विफलता
B. कोंजेस्टिव दिल विफलता
C. बाएं निलय की विफलता
D. दाएं निलय की विफलता

59. बुखार का प्रकार जिसमें तापमान 2 डिग्री सेल्सियस से अधिक उतरता या चढ़ाता है, सामान्य से ऊपर, 24 घंटे की अवधि के दौरान:
A. रूक-रूक कर बुखार आना
B. रेमिटेन्ट बुखार
C. आवर्ती बुखार
D. पुनरावर्तन बुखार

60. कंप्यूटर का एक संगठित संग्रह जो एक कंप्यूटर के समग्र संचालन को नियंत्रित करता है:
A. सर्वर B. प्रोसेसर
C. ओएस D. डिवाइस ड्राइवर

61. नर्सिंग पेशे में नैतिक सिद्धांत हैं:
(*a*) फायदे (*b*) गैर भ्रष्टाचार
(*c*) सत्य के प्रति निष्ठा (*d*) सच्चाई
A. (*a*), (*b*), (*c*) B. (*b*), (*c*), (*d*)
C. (*a*), (*c*), (*d*) D. (*a*), (*b*), (*c*), (*d*)

62. भारतीय नर्सिंग काउंसिल अधिनियम किस वर्ष प्रस्तावित किया गया था?
A. 1945 B. 1947
C. 1958 D. 2001

63. गले के तेज सूजन रोगी को पोषण संबंधी प्रबंधन में शामिल हैं:
(*a*) तरल या नरम आहार के लिए सलाह देना
(*b*) हाइड्रेशन के लिए IV तरल पदार्थों का प्रबंध करना
(*c*) ठन्डे पदार्थों और आइसक्रीम से बचने के लिए सलाह देना
(*d*) अधिक तरल पदार्थों को पीने के लिए सलाह देना
A. (*a*), (*b*), (*c*) B. (*b*), (*c*), (*d*)
C. (*a*), (*c*), (*d*) D. (*a*), (*b*), (*c*), (*d*)

64. एक ऐसे भाषण का एक ऐसा भाग जिसमें ग्राहक उद्देश्य बिंदु से दूर घूमता है और कभी मूल विचार को वापस नहीं लौटाता है उसे क्या कहा जाता है?
A. निरर्थक शब्दावृत्ति B. थोट इनशर्न
C. टेगनेशिएलिटी D. थोट ब्लॉक

65. विलुप्त संख्या भरकर समानता को पूरा करें।
1947 : 2859 : : 2465 : ?
A. 2376 B. 3576
C. 3377 D. 1354

66. वह थर्मामीटर जिसमें परिणाम 45 सेकंड के भीतर देखा जाता है?
A. इलेक्ट्रॉनिक थर्मामीटर
B. क्लिनिकल थर्मामीटर
C. डिस्पोजेबल थर्मामीटर
D. टाइमपेनिक मेम्ब्रेन थर्मामीटर

67. भारत पर आक्रमण करने वाला पहला मुस्लिम शासक कौन था?
A. मोहम्मद गौरी B. बाबर
C. मोहम्मद बिन कासिम D. कुतुबुद्दीन ऐबक

68. इनमें से कौन वस्तु के दृश्यावलोकन के समय प्रकाश को नियंत्रित और निर्देशित करता है?

A. चाक्षुष B. अभिदृश्य लेंस
C. संघनित्र D. प्रकाशीय नली

69. डॉट्स (DOTS) टीबी के इलाज के लिए एक व्यापक रणनीति है डॉट्स का प्राथमिक तत्व है:
A. स्पुटम माइक्रोस्कोपी सेवाओं
B. रोगियों को नियमित दवा आपूर्ति
C. स्वास्थ्य कार्यकर्ता परिषद् निरीक्षण करते हैं कि टीबी रोधक औषधि को निगल लिया है कि नहीं और यह ठीक होने तक इसकी निगरानी करते हैं।
D. जनशक्ति के मामले में राजनीतिक इच्छा शक्ति की आवश्यकता

70. एक अनुसंधान अध्ययन में दो या अधिक चर के बीच अनुमानित रिश्ता क्या कहा जाता है?
A. कल्पना B. प्रस्ताव
C. संचालनगत परिभाषा D. परिकल्पना

71. निम्नलिखित में से कौन-सा कथन असत्य है?
A. शिशु के विकास के लिए खेल महत्वपूर्ण है
B. नवजात अक्सर वे अभिव्यक्ति की नकल करते हैं जो वह देखता है।
C. झुनझुना नवजात शिशुओं के लिए सर्वश्रेष्ठ खिलौना है
D. 8 महीनों में बच्चे स्टैकिंग खिलौनों का आनंद लेते हैं

72. भ्रूण से उत्सर्जित होने वाला मुख्य पदार्थ कौन-सा है?
A. बिलीरुबिन B. कार्बन डाइआक्साइड
C. यूरिक अम्ल D. ऊतकों

73. कोरोटकोफ ध्वनि का कौन-सा चरण डायस्टॉलिक दबाव के रूप में परिभाषित किया गया?
A. दबाव स्तर जिस पर पहले बेहोशी, लगातार दोहन की आवाजें सुनाई जाती हैं
B. कफ अपस्फीति के समय जब स्वस्थ ध्वनियों के बड़बड़ाहट सुनाए जाते हैं
C. उस समय एक आकस्मिक रूप से अलग हल्की आवाज सुनाया जाता है
D. दबाव स्तर, जब नियमित रूप से रक्तचाप की ध्वनि सुनाई देती है और जिसके बाद सभी ध्वनि लुप्त हो जाती है

74. मौखिक संचार में, निम्न में से कौन शब्द के पीछे की भावना को प्रतिबिंबित करता है?
A. गति और ताल B. समय और प्रासंगिकता
C. आसन और चाल D. आवाज का उतार-चढ़ाव

75. पेपर स्वास्थ्य रिकॉर्ड के नुकसान है:
(*a*) प्रवेश में देरी हो सकती है
(*b*) धीमी गति से जानकारी प्राप्त हो सकती है
(*c*) प्रलेखन से समय खपत नष्ट होता है
(*d*) परिवर्तनों का रूक जाना
A. (*a*), (*b*), (*c*) B. (*b*), (*c*), (*d*)
C. (*a*), (*c*), (*d*) D. (*a*), (*b*), (*c*), (*d*)

76. लुप्त संख्या खोजें।
18, 12, 6, 0, ? –12
A. –7 B. 7
C. –6 D. 6

77. इनमें से कौन-सा एक सूर्य का पर्यायवाची शब्द है?
A. सूर्यवत B. चमकदार
C. सौर D. अग्नि

78. बैक्टीरियल एन्डोकार्टिटिस के निवारक उपायों में शामिल हैं:
(*a*) प्रक्रिया के पहले और बाद में रोग निरोधक एंटीबायोटिक औषधि देना
(*b*) सभी कैथेटर और नालियों को जितनी जल्दी हो सके हटाया जाना चाहिए
(*c*) अंगों के प्रतिकूल उचित प्रतिरक्षण
(*d*) शारीरिक गतिविधियों पर रोक लगाना
A. (*a*), (*b*), (*c*) B. (*b*), (*c*), (*d*)
C. (*a*), (*b*), (*d*), (*c*) D. (*a*), (*c*), (*d*)

79. अवसादरोधक औषधि के दुष्प्रभाव में शामिल हैं:
(*a*) मुँह का शुष्क होना, पेशाब का बार-बार आना एवं कब्ज का होना
(*b*) मिर्गी का दौरा पड़ना तथा मांसपेशियों में झटके के साथ खीचाव आना
(*c*) त्वचा पर लाल दाने एवं पीलिया रोग का होना
(*d*) नींद और ऑर्थोस्टेटिक हाइपोटेंशन का होना
A. (*a*), (*b*), (*c*) B. (*b*), (*c*), (*d*)
C. (*a*), (*b*), (*d*) D. (*a*), (*b*), (*c*), (*d*)

80. एक मरीज को सही आहार के बारे में बताते समय किसे सम्पूर्ण प्रोटीन का स्रोत माना जाना चाहिए?
A. जैतून B. चावल
C. अंडे D. बादाम

81. सामान्यतः चिकित्सीय संचार कौशल को सुधारने के लिए उपयोग की जाने वाली एक रणनीति को क्या कहा जाता है?
A. सक्रिय होकर सुनना
B. आराम और स्पष्ट करना

C. सत्यापित करना

D. रिकॉर्डिंग प्रक्रिया

82. आंकड़ों की पहचान और वर्गीकरण, जिसमें मात्रात्मक और गुणात्मक डेटा शामिल है, यह समुदाय निदान के किस चरण से संबंधित है?

A. चरण 1 B. चरण 2

C. चरण 3 D. चरण 4

83. प्राथमिक स्वास्थ्य देखभाल के सिद्धांतों में शामिल हैं:

(*a*) समान वितरण

(*b*) सामुदायिक भागीदारी

(*c*) आवृत क्षेत्र और अभिगम्यता

(*d*) निरंतरता और उपयुक्तता

A. (*a*), (*b*), (*c*) B. (*b*), (*c*), (*d*)

C. (*a*), (*b*), (*d*) D. (*a*), (*b*), (*c*), (*d*)

84. बाहरी कमान के लिए "TREE" का उपयोग निम्न में से किया जाता है?

A. फाइलों द्वारा प्रदर्शन मेमोरी का उपयोग

B. एक फ्लॉपी से दूसरे कॉपी बनाना

C. बैक अप फ्लॉपी से फाइल को पुनर्स्थापित करना

D. एक फ्लॉपी से दूसरी फाइलें बनाना

85. श्रीमती गौरी का मूल्यांकन करने पर, निम्नलिखित व्यवहार को इंगित करता है।

(*a*) कठोर आसन को बनाए रखना

(*b*) चुप रहना

(*c*) "भगवान की आवाज" सुनता है

(*d*) वाक्यांशों को दोहराते हुए

ये .... की विशेषताएं हैं।

A. व्यामोहाभ खंडित मनस्कता

B. अधोसंख्यित सिजोफ्रेनिया

C. कैटाटोनिक सिजोफ्रेनिया

D. अवशिष्ट शिजोफ्रेनिया

86. सूक्ष्म शिक्षा की तैयारी सूक्ष्म शिक्षण के किस चरण के अंतर्गत आता है?

A. ज्ञान अधिग्रहण चरण B. कौशल अधिग्रहण चरण

C. कार्यान्वयन चरण D. चरण 1 स्थानांतरण

87. शारीरिक जाँच में डेटा एकत्र करने के लिए सूंघने की भावना का उपयोग किया जाता है:

A. श्रवण B. महक

C. टक्कर D. टटोलने का कार्य

88. आराम के विपरीतार्थी शब्द को पहचानें।

A. शांत B. ढील

C. तानना D. ठंडा

89. इनमें से कौन-सी अवस्था योनी अपकर्ष के लक्षणों में से एक नहीं है?

A. योनि कैनाल का लम्बा होना

B. योनि दीवार का पतला होना

C. योनि स्नेहन में कमी होना

D. मूत्र का असंयमिता

90. एक स्वास्थ्य टीम के सदस्य के रूप में पुरुष स्वास्थ्य कार्यकर्ताओं के निम्न कार्य हैं, सिवाय इसके:

A. उप-केंद्र का सर्वेक्षण कराएं और सभी परिवारों के रिकॉर्ड बनाए रखें

B. माताओं और बच्चों को पोषण सलाह और टीकाकरण प्रदान करें

C. सभी महत्वपूर्ण घटनाओं की जानकारी बनाए रखें

D. स्वास्थ्य शिक्षा गतिविधियों को बढ़ावा देना

91. स्तनपान के लाभ में निम्नलिखित शामिल हैं, सिवाय इसके:

A. जठरांत्र के कार्यों को बढ़ावा देना

B. प्रतिरक्षा को बढ़ावा देना

C. पोषण का असंतुलन होना

D. आर्थिक लाभ

92. वह फाइल जो इनपुट और आउटपुट डिवाइस जैसे कुंजी बोर्ड, माउस, मॉनिटर, प्रिंटर को नियंत्रित करने का कार्य करता है:

A. IBMBIO.COM B. IBMDOS.COM

C. COMMAND.COM D. IBMSSR.COM

93. एक आसन जिसमें शामिल है, एक आसन के साथ प्रतिक्रिया करना जो फोकस में अलग होता है और साथी के संदेश से संबद्धता और अन्योन्याश्रितता की परिणाम के विपरीत होता है:

A. पूरक आसन B. सममित मुद्रा

C. असममित मुद्रा D. विरोधी थियेटर आसन

94. चरण में जिसमें अंडाशय के कूप की परत कोशिकाओं को प्रोजेस्टेरोन और एस्ट्रोजेन का उत्पान करने के लिए कॉर्पस लिट्यूम को विकसित करने के लिए हार्मोन को लेते हुए प्रेरित किया जाता है:

A. मासिक धर्म चरण B. प्रजनन चरण
C. स्रावी D. पुटकीय चरण

95. नासाग्रसनी के प्रवेश द्वार के नासाछिद्र के पश्च भाग में जन्मजात अवरोध को क्या कहा जाता है?
A. ट्रेकिओसोफेगल फिस्टुला
B. एसोफैगल एट्रेशिआ
C. कोयनल एट्रेशिआ
D. डायाफ्रामिक हर्निया

96. व्यावहारिक नर्सिंग कार्यक्रमों के दौरान विकसित किए गए हैं:
A. उन्नीसवीं सदी की पहली छमाही
B. बीसवीं सदी की पहली छमाही
C. उन्नीसवीं सदी के दूसरे छमाही
D. बीसवीं सदी के दूरसे छमाही

97. सही वर्तनी वाला शब्द ढूंढें।
A. Hemorage B. Heamorhage
C. Hemorrhege D. Hemorrhage

98. श्रीमती सैंड्रा को लसीका ग्रंथी की जीवित उत्तकों की जाँच से गुजरने के लिए भर्ती कराया गया। जांच रिपोर्ट में कहा गया है कि प्राथमिक ट्यूमर का कोई लक्षण नहीं है और कोई भी लसीका गाँठें अलग-अलग नहीं है। टीएनएम वर्गीकरण पर आधारित उसकी बीमारी का स्तर है:
A. Tx Nx M0 B. T0 N0 M0
C. Tx N0 M1 D. T0 Nx M1

99. आंतरिक तरल पदार्थों का खिंचाव, और शरीर के छिद्रों में रसायनों के इंजेक्शन का प्रयोग, एस्पिरेटर और ट्रोकार का उपयोग करना किसका तरीका है?
A. सतह के प्रज्वलन
B. गुहा प्रजनन
C. चमड़े के नीचे प्रज्वलन
D. धमनी शल्यचिकित्सा

100. तीव्र वजन घटाने के साथ-साथ प्रोग्रसिव कमजोरी, भूख की कमी और एनीमिया जो आमतौर पर एडवांस कैंसर के साथ जुड़ा हुआ है, कहा जाता है:
A. कार्सिनोमायोसिस
B. कमजोरी
C. कोशिका अनुक्रमणीयता
D. अंगों या कोशिकाओं का असामान्य विकास

उत्तरमाला

1	2	3	4	5	6	7	8	9	10
C	B	C	B	B	B	A	C	B	C
11	**12**	**13**	**14**	**15**	**16**	**17**	**18**	**19**	**20**
C	B	C	C	B	C	C	B	C	B
21	**22**	**23**	**24**	**25**	**26**	**27**	**28**	**29**	**30**
C	B	C	A	C	C	B	A	A	B
31	**32**	**33**	**34**	**35**	**36**	**37**	**38**	**39**	**40**
B	A	D	C	D	A	B	D	C	B
41	**42**	**43**	**44**	**45**	**46**	**47**	**48**	**49**	**50**
B	A	B	B	A	B	B	C	C	B
51	**52**	**53**	**54**	**55**	**56**	**57**	**58**	**59**	**60**
C	D	B	C	B	D	B	C	B	C
61	**62**	**63**	**64**	**65**	**66**	**67**	**68**	**69**	**70**
D	B	C	C	C	C	C	C	C	D
71	**72**	**73**	**74**	**75**	**76**	**77**	**78**	**79**	**80**
C	B	C	D	A	C	A	A	A	C
81	**82**	**83**	**84**	**85**	**86**	**87**	**88**	**89**	**90**
D	B	A	C	C	B	B	C	B	B
91	**92**	**93**	**94**	**95**	**96**	**97**	**98**	**99**	**100**
C	A	D	C	C	B	D	B	B	B

स्टाफ नर्स भर्ती परीक्षा-2016*

1. निम्नलिखित में से ______ को छोड़कर, सभी हड्डियाँ लंबी होती हैं।
A. फीमर B. ह्यूमरस
C. टिबिया D. स्कैप्यूला

2. हृदय का पेसमेकर क्या है?
A. SA नोड B. AV नोड
C. बंडल ऑफ हिज D. पुर्किन्जे फाइबर

3. मस्तिष्क के आधार में मौजूद स्रावी ग्रंथि कौन-सी है?
A. थाइराइड
B. पिट्यूटरी
C. अग्न्याशय (पैन्क्रीअस)
D. पैराथाइराइड

4. कौन-सा प्लाज्मा प्रोटीन रक्त का ऑन्कॉटिक दबाव बनाए रखता है?
A. ग्लोबुलिन B. फाइब्रिनोजेन
C. एल्बुमिन D. प्रोथ्रोमबिन

5. पित्त किसमें संश्लेषित होता है?
A. जिगर B. गॉल ब्लैडर
C. पेट D. अग्नाशय

6. निम्नलिखित में से कौन-सा रक्तस्राव विकार है?
A. अनीमिया B. ल्यूकेमिया
C. हीमोफीलिया D. ल्युकोपेनिया

7. एक गर्भवती महिला प्रसूति से 7 दिन पहले अस्पताल आती है, उसका हीमोग्लोबिन 8 ग्राम/डीएल से कम है, उसके लिए सबसे उपयुक्त इलाज क्या होगा?
A. मुँह द्वारा ली जाने वाली आयरन की गोलियाँ
B. इंजेक्शन द्वारा दिया जा सकने वाला आयरन नियमन
C. माँ को स्वच्छ (डीवॉर्म) करना
D. रक्त चढ़ाना

8. इंसुलिन थेरेपी वाले मरीज की सबसे आम समस्या क्या है?
A. हाइपरग्लाइसीमिया B. हाइपोग्लाइसीमिया
C. हाइपरनाट्रेमिया D. हाइपरकलेमिया

9. 'कोल्ड शॉक' को और क्या कहा जाता है?
A. हाइपोवॉल्मिक शॉक
B. वासोजेनिक शॉक
C. हृदयजनित शॉक
D. ऑब्सट्रक्टिव शॉक

10. यदि नब्ज की दर 100 प्रति मिनट से अधिक हो, तो उस अवस्था को क्या कहते हैं?
A. ब्रैडीकार्डिया B. टैकीकार्डिया
C. हाइपरनिया D. ब्रैडीपनिया

11. निम्नलिखित में से ______ ही एक बीमारी है, जिसे पूर्ण रूप से खत्म कर दिया गया है।
A. हैजा B. चेचक
C. शीतला D. पोलियो

12. क्षय रोग मुख्य रूप से किसके द्वारा फैलता है?
A. वेक्टर B. ड्राप्लेट्स
C. फोमिट्स D. भोजन

13. दवाओं के लिए तीव्रग्राहिता (एनाफीलेक्सिस) का इलाज किसके द्वारा किया जाता है?
A. ऑक्सीजन की दवा देकर
B. नीबूलाईजेशन
C. एड्रेनालाईन इंजेक्शन द्वारा
D. नसों में तरल पदार्थ डालकर

14. मुँह के जरिए दिया जाने वाला टीका किसे रोकने के लिए प्रयोग किया जाता है?
A. क्षय रोग B. गलसुआ
C. खसरा D. पोलियो

* परीक्षा ESIC द्वारा 19 मार्च, 2016 (Shift-I) को आयोजित हुई।

15. वह पदार्थ जिससे दुर्गंध को दूर किया जाता है, उसे क्या कहते हैं?

A. डिटर्जेंट B. डिओड्रन्ट

C. जर्मीसाइड D. एंटीसेप्टिक

16. अस्पताल की पट्टियों के निपटान का सबसे अच्छा तरीका क्या है?

A. जलाना B. उबालना

C. डम्पिंग D. दफनाना

17. चेचक किस कारण होता है?

A. वायरस B. जीवाणु

C. परजीवी D. मच्छर

18. निम्नलिखित में से _______ को छोड़कर, DPT टीका सबसे सुरक्षा प्रदान करता है?

A. डिप्थीरिया B. पोलियो

C. टेटनस D. काली खाँसी

19. क्षय रोग के इलाज के लिए इस्तेमाल की जाने वाली दवा कौन-सी है?

A. अमोक्सीसिलिन B. क्लोरमफेनीकोल

C. रिफैम्पिसिन D. सिप्रोफ्लोक्सासिन

20. ORS में मुख्य रूप से क्या शामिल होता है?

A. सोडियम और फ्रुक्टोज

B. सोडियम और ग्लूकोज

C. कैल्शियम और ग्लूकोज

D. कैल्शियम और फ्रुक्टोज

21. डेंगू बुखार मच्छर की किस प्रजाति द्वारा हस्तांतरित होता है?

A. एडीज B. एनोफेलीन

C. क्यूलेक्स D. मंसोनिया

22. हानसेन रोग का दूसरा नाम क्या है?

A. मलेरिया B. हैजा

C. क्षय रोग D. कुष्ठ रोग

23. निम्नलिखित में से _______ को छोड़कर, यौन द्वारा संचारित होने वाले रोगों में सभी शामिल हैं।

A. सिफिलिस

B. गोनोकोकोक्ल संक्रमण

C. एड्स

D. टायफायड

24. रक्तचाप को रिकॉर्ड करने के लिए किस उपकरण का प्रयोग किया जाता है?

A. अलगोमीटर B. रक्तदाबमापी

C. थर्मामीटर D. एस्थेसियोमीटर

25. 'पैप स्मीयर' का प्रयोग किसका निदान करने के लिए किया जाता है?

A. ग्रीवा कैंसर B. स्तन कैंसर

C. अंडाशयी कैंसर D. आमाशय का कैंसर

26. स्नेलेन चार्ट का प्रयोग किसमें खराबी का आकलन करने के लिए किया जाता है?

A. कान B. नाक

C. आँख D. उँगली

27. पुरुष नसबंदी का स्थायी तरीका कौन-सा है?

A. कंडोम का प्रयोग B. वैसेक्टोमी

C. ट्यूबेक्टोमी D. IUD प्रविष्टि

28. भारत में राष्ट्रीय परिवार कल्याण कार्यक्रम कब शुरू किया गया था?

A. 1952 B. 1958

C. 1962 D. 1965

29. नवजात की अवधि कितनी होती है?

A. 1 साल की आयु तक

B. 1-4 साल की आयु

C. जीवन के पहले 28 दिन

D. 28वें दिन से 1 साल

30. मानव दूध का औसत ऊर्जा मान कितना होता है?

A. 50 किलो कैलोरी प्रति 100 मिलीलीटर

B. 70 किलो कैलोरी प्रति 100 मिलीलीटर

C. 100 किलो कैलोरी प्रति 100 मिलीलीटर

D. 150 किलो कैलोरी प्रति 100 मिलीलीटर

31. साँस लेने या खींचने की मुख्य मांसपेशी कौन-सी है?

A. इन्टर्नल इंटरकोस्टल्स B. डायाफ्राम

C. स्कैलेनस एंटीरियर D. रेक्टस एब्डॉमिनस

32. ECG का प्रयोग किसका आकलन करने के लिए किया जाता है?

A. दिमाग B. गुर्दा

C. जिगर D. दिल

33. कंजाक्टिवा में बिटोट के धब्बे किसकी कमी का संकेत करते हैं?

A. विटामिन D B. विटामिन B12
C. विटामिन B6 D. विटामिन A

34. पाश्चरीकरण प्रक्रिया का प्रयोग क्या शुद्ध करने के लिए किया जाता है?

A. पानी B. वैक्सीन
C. मांस D. दूध

35. कपास फाइबर की धूल लंबी अवधि तक अन्तःश्वसन करने से क्या होता है?

A. सिलिकोसिस B. ऐंथ्राकोसिस
C. बाईसिनोसिस D. बगास्सोसिस

36. 'यूनिवर्सल डोनर' किस रक्त समूह के अंतर्गत आता है?

A. O पॉजिटिव B. O नेगेटिव
C. AB पॉजिटिव D. AB नेगेटिव

37. बच्चों में हाइपोथायरायडिज्म के कारण क्या होता है?

A. ऐक्रोमेगली B. ड्वॉर्फिजम
C. क्रेटिनिज्म D. रिकेट्स

38. एक 28 वर्षीय वयस्क में सामान्य सिस्टोलिक रक्तचाप कितना होता है?

A. 100 mmHg B. 120 mmHg
C. 140 mmHg D. 160 mmHg

39. प्लेटलेट्स की संख्या में किस कारण कमी आती है?

A. टाइफाइड बुखार B. मलेरिया बुखार
C. रूमेटिक बुखार D. डेंगू बुखार

40. एक वयस्क को स्थूलकाय घोषित किया जाता है, यदि BMI ______ से अधिक हो।

A. 20 B. 25
C. 30 D. 35

41. भारत में अंधेपन का सबसे आम कारण क्या है?

A. विटामिन A की कमी B. मोतियाबिंद
C. ग्लूकोमा D. अपवर्तक त्रुटि

42. नयी कोशिकाओं की संख्या में वृद्धि को क्या कहा जाता है?

A. हाइपरट्रोफी B. एट्रोफी
C. हाइपरप्लेशिया D. मैटाप्लेशिया

43. एक स्वस्थ पुरुष जिसका भार 70 किलो है, के शरीर में पानी की कुल मात्रा लगभग कितनी होगी?

A. 22 लीटर B. 32 लीटर
C. 42 लीटर D. 52 लीटर

44. रक्त धमनियों का सामान्य pH कितना होता है?

A. 7.0 B. 7.2
C. 7.4 D. 7.8

45. सबल्य तरल पदार्थ (आइसोटोनिक फ्लुइड) क्या है?

A. 0.1% NaCl B. 1% NaCl
C. 0.45% NaCl D. 0.9% NaCl

46. पेरिनिल ऑपरेशनों के दौरान, मरीजों को किस स्थिति में रखा जाता है?

A. ट्रेन्डेलनबर्ग स्थिति B. लिथोटॉमी स्थिति
C. लेटी हुई स्थिति D. सिम की स्थिति

47. ______ से खून बहने को एपिस्टैक्सिस कहते हैं।

A. नाक B. मसूड़ों
C. कान D. आँख

48. फेफड़े के सामान्य ज्वार की मात्रा कितनी होती है?

A. 250 ml B. 500 ml
C. 750 ml D. 1000 ml

49. कौन-सा हार्मोन पाचनांत्र में पित्त की रिहाई को उत्तेजित करता है?

A. गैस्ट्रीन B. सिक्रेटिन
C. कॉलसिस्टोकिनिन D. एन्तेरोगास्ट्रोन

50. मैकबर्नी बिंदु पर कोमलता किसका सूचक है?

A. तीक्ष्ण उंडुकशोथ
B. तीक्ष्ण कॉलसिस्टाइटिस
C. तीक्ष्ण अग्नाशयकोप (पैंक्रियाटाइटिस)
D. तीक्ष्ण जठरशोथ

51. JVP के माप के लिए संदर्भ बिंदु क्या है?

A. सुप्रास्टर्नल निशान B. उरोस्थि कोण
C. जाइफिस्टरनम D. निप्पल

52. केंद्रीय कृन्तक कब दिखाई देते हैं?

A. चौथे महीने में
B. छठे महीने में
C. दसवें महीने में
D. बारहवें महीने में

53. एन्यरीसिस का अर्थ क्या है?
A. नींद में खाँसना B. नींद में साँस न लेना
C. नींद में पेशाब करना D. नींद में चलना

54. दर्दनाक माहवारी ऐंठन को और क्या कहा जाता है?
A. एमेनोरिया B. पोलीमेनोरिया
C. मैनोमेट्रोरेगिया D. डिसमैनोरिया

55. निम्नलिखित में से _____ को छोड़कर, बाकी सभी वेक्सिन, बैक्टीरिया या वायरस को मारकर बनायी जाती हैं?
A. हैजा B. BCG
C. काली खाँसी D. टिटनस

56. बच्चों में पूरक आहार शुरू करने के लिए सबसे उपयुक्त समय कौन-सा है?
A. 2 महीने के बाद B. 4 महीने के बाद
C. 6 महीने के बाद D. 8 महीने के बाद

57. जन्म के समय नवजात शिशु की हालत का मात्रात्मक मूल्यांकन कैसे किया जाता है?
A. JVP परीक्षण B. BP रिकॉर्डिंग
C. अप्गर स्कोर D. तापमान रिकॉर्ड द्वारा

58. हाइड्रोसील किसकी सूजन है?
A. अंडकोश की थैली B. यकृत
C. तिल्ली D. लसीका ग्रंथि

59. निकट दृष्टि दोष कैसे ठीक होता है?
A. उत्तल लेंस B. अवतल लेंस
C. बेलनाकार लेंस D. द्विनाभित लेंस

60. वयस्कों में हीमाटोपोएसिस कहाँ पाए जाते हैं?
A. जिगर B. तिल्ली
C. लाल अस्थि मज्जा D. पीली अस्थि मज्जा

61. फैलोपियन ट्यूब में सबसे लंबा हिस्सा कौन-सा है?
A. अन्तरालीय भाग
B. स्थलडमरूमध्य
C. कलशिका भाग
D. गढ़े जैसा (इन्फंडिब्युलर) भाग

62. डिंबोत्सर्जन मुख्य रूप से किससे प्रेरित होता है?
A. FSH B. एस्ट्रोजेन
C. प्रोजेस्टेरोन D. LH

63. एक सामान्य मासिक धर्म चक्र में औसत कितने खून की कमी होती है?
A. 50 से 100 ml B. 100 से 150 ml
C. 150 से 200 ml D. 200 से 250 ml

64. ग्रीवा बलगम की 'स्पिनबरकीट' उपस्थिति किसका संकेत है?
A. गर्भावस्था B. माहवारी
C. डिंबोत्सर्जन D. रजोदर्शन

65. भ्रूण गुर्दे कब मूत्र उत्पादन शुरू करते हैं?
A. 8 सप्ताह B. 10 सप्ताह
C. 12 सप्ताह D. 14 सप्ताह

66. वह अंग कौन-सा है, जो भ्रूण को पोषण प्रदान करता है?
A. जिगर B. गर्भाशय
C. अंडाशय D. नाल

67. निम्नलिखित में से कौन-सा पुरुष सेक्स हार्मोन है?
A. टेस्टोस्टेरोन B. एस्ट्रोजेन
C. प्रोजेस्टेरोन D. कोर्टिसोल

68. कौन-सा हार्मोन गर्भावस्था की पुष्टि करता है?
A. LH B. FSH
C. TSH D. HCG

69. गर्भावस्था के दौरान औसतन कितना वजन बढ़ता है?
A. 5-6 किलोग्राम B. 12-13 किलोग्राम
C. 15-16 किलोग्राम D. 19-20 किलोग्राम

70. गर्भाशय सहवर्धन से ऊपर कब साफ नजर आता है?
A. आठवें सप्ताह में B. दसवें सप्ताह में
C. बारहवें सप्ताह में D. चौदहवें सप्ताह में

71. एक औरत जो पहली बार गर्भवती होती है, उसे क्या कहा जाता है?
A. प्रिमिपारा B. प्रिमिग्राविदा
C. नुल्लिपारा D. मल्टीपारा

72. प्रसव का दूसरा चरण निम्न में से किसका चरण होता है?
A. गर्भाशय ग्रीवा के फैलने का
B. गर्भाशय के संकुचन और त्याग का
C. अपरा वितरण का
D. भ्रूण के निष्कासन का

73. प्रसव की शुरुआत में भ्रूण की सामान्य प्रस्तुति क्या होती है?

A. पोडालिक प्रस्तुति B. कंधे प्रस्तुति
C. चेहरा प्रस्तुति D. वर्टेक्स प्रस्तुति

74. सूतिकावस्था अवधि किसके बाद आती है?

A. जनन B. दूध निकलना (लैक्टेशन)
C. प्रसव D. धारण

75. दूध के उत्सर्जन के लिए कौन-सा हार्मोन आवश्यक है?

A. प्रोलैक्टिन B. एस्ट्रोजेन
C. प्रोजेस्टेरोन D. ऑक्सीटोसिन

76. अस्थानिक गर्भावस्था का मुख्य स्थान कौन-सा है?

A. ट्यूबल गर्भावस्था
B. पेट की गर्भावस्था
C. डिम्बग्रंथि गर्भावस्था
D. सरवाइकल गर्भावस्था

77. गर्भावस्था की सामान्य अवधि कितनी होती है?

A. 250 दिन B. 280 दिन
C. 300 दिन D. 365 दिन

78. Rh-असंगति की रोकथाम कैसे की जाती है?

A. बच्चे को D-विरोधी (एंटी-D) देकर
B. माँ को D-विरोधी (एंटी-D) देकर
C. बच्चे में रक्त का आदान-प्रदान करके
D. माँ में रक्त का आदान-प्रदान करके

79. निम्नलिखित में से ________ को छोड़कर, TORCH के संक्रमण में सभी शामिल हैं।

A. टॉक्सोप्लाजमॉसिस B. टेटनस
C. रूबेला D. साइटोमेगालोवायरस

80. प्रसवोत्तर रक्तस्राव को खून की न्यूनतम कितनी हानि के रूप में परिभाषित किया जाता है?

A. 250 ml B. 500 ml
C. 1000 ml D. 1500 ml

81. गर्भाशय ग्रीवा की पूर्णता का मूल्यांकन कैसे किया जाता है?

A. अप्गर स्कोर B. डाउन स्कोर
C. बिशप स्कोर D. न्यू बलार्ड स्कोर

82. ब्लड शुगर पर लंबी अवधि तक नियंत्रण के मूल्यांकन का आकलन कैसे किया जाता है?

A. Hb A1c%
B. खाली पेट ब्लड शुगर
C. भोजन के बाद ब्लड शुगर
D. ग्लूकोज सहिष्णुता परीक्षण

83. शल्यचिकित्सा के तत्काल बाद आंत्र ध्वनियों का अभाव किसका संकेत हो सकता है?

A. अंतड़ियों में रुकावट
B. आंतों का वेध
C. लकवाग्रस्त आन्त्रावरोध
D. द्वितीयक रक्तास्राव

84. जब एक रोगी प्रतिदिन 300 ml से कम मूत्र त्याग करता है, उस अवस्था को क्या कहा जाता है?

A. पॉलीयुरिया B. ऑलिग्यूरिया
C. ऐन्यूरिया D. यूरेमिया

85. मूत्र में रक्त आने को क्या कहा जाता है?

A. उरैमिया B. प्रोटीनमेह
C. हेमटुरिया D. बहुमूत्रता

86. हाइड्रोनेफ्रोसिस क्या है?

A. पेट का फैलना B. पित्ताशय का फैलना
C. आंतों का फैलना D. गुर्दे का फैलना

87. सोते समय की नब्ज दर किसमें बढ़ जाती है?

A. हाइपोथायरॉयडिज्म
B. अतिगलग्रंथिता
C. अतिपरजीविता
D. हाइपोपैराथायरॉयडिज्म

88. प्रतिरक्षा तंत्र का मुख्य नियामक कौन-सा है?

A. जीवद्रव्य कोशिकाएँ B. शमन T कोशिकाएँ
C. हेल्पर T कोशिकाएँ D. B लिम्फोसाइट

89. बार्थोलिन ग्रंथि किसमें मौजूद होती है?

A. अंडाशय B. गर्भाशय
C. सर्विक्स D. योनि

90. गर्भाशय की सबसे मोटी परत कौन-सी होती है?

A. पेरिटोनियम B. पेरिमेटरीयम
C. मयोमेटरीयम D. अंतर्गर्भाशयकला

91. मासिक धर्म चक्र में निरंतरण चरण कौन-सा होता है?
A. प्रजनन-शील चरण
B. डिंबोत्सर्जन चरण
C. मासिक धर्म चरण
D. ल्यूटियमी चरण

92. फर्न परीक्षण किसका आकलन करने के लिए प्रयोग किया जाता है?
A. माहवारी
B. डिंबोत्सर्जन
C. गर्भाशय ग्रीवा का कैंसर
D. गर्भावस्था

93. परिवार नियोजन की प्राकृतिक विधि कौन-सी है?
A. कैलेंडर विधि B. गर्भनिरोधक
C. कंडोम D. IUCDs

94. प्रोजेस्टेरोन का मुख्य स्रोत कौन-सा है?
A. अंडाशय B. अधिवृक्क बाह्यक
C. अधिवृक्क मेडूला D. पीत-पिण्ड

95. डिंबोत्सर्जन के आगमन के लिए वैकल्पिक दवा कौन-सी है?
A. कलोमीफेन
B. इथिनाइल ओएस्ट्राडायोल
C. डानाजोल
D. लेवोनोरगेस्ट्रेल

96. वुलसेल्लूम चिमटी किसे पकड़ने के लिए प्रयोग की जाती है?
A. योनि की पिछली दीवार
B. योनि की आन्तरिक दीवार
C. फलोपियन ट्यूब
D. सर्विक्स

97. लड़कियों में यौवन की पहली घटना कौन-सी होती है?
A. प्यूबार्चे B. थेलार्चे
C. रजोदर्शन D. पेट में दर्द

98. इंसुलिन के लेने का सबसे पसंदीदा मार्ग कौन-सा होता है?
A. इंट्रामस्क्युलर B. इंट्राडर्मल
C. चमड़े के नीचे का D. अंतःशिरा

99. सबसे बाहर की रक्त वाहिका कौन-सी है जिसे छुआ जा सकता है?
A. जांघिक धमनी
B. डोरसलिस पाद धमनी
C. घुटने की चक्की धमनी
D. पिछली ओर की टिबिअल धमनी

100. सीरम एमिलेज स्तर का प्रयोग ______ को नुकसान का आकलन करने के लिए किया जाता है।
A. जिगर B. अग्न्याशय (पैन्क्रीअस)
C. पेट D. आंत

101. कौन-से मंत्रालय द्वारा ''भारत को जानिए'' नामक एक ऑनलाइन प्रश्नोत्तरी कार्यक्रम का शुभारंभ किया गया है?
A. वाणिज्य मंत्रालय
B. मानव संसाधन विकास मंत्रालय
C. प्रवासी भारतीय मामलों का मंत्रालय
D. संस्कृति मंत्रालय

102. निम्न में से सूर्य के सबसे नजदीक ग्रह कौन-सा है?
A. बुध B. शुक्र
C. प्लूटो D. बृहस्पति

103. संयुक्त राष्ट्र संघ किस वर्ष में स्थापित किया गया था?
A. 1945 B. 1940
C. 1920 D. 1935

104. उपभोक्ता दिवस किस दिन मनाया जाता है?
A. 24 जनवरी B. 23 अक्टूबर
C. 1 अप्रैल D. 15 मार्च

105. निम्न में से क्या फ्रिज में एक कूलिंग एजेंट के रूप में प्रयोग किया जाता है?
A. तरल हाइड्रोजन B. तरल अमोनिया
C. तरल नाइट्रोजन D. तरल हीलियम

106. 'फ्री-थ्रो' निम्न में से किस खेल में दिया जाता है?
A. क्रिकेट B. वॉलीबॉल
C. बास्केटबॉल D. बैडमिंटन

107. अनिता कहती है, ''प्रभु के पिता मेरे पिता के इकलौते पुत्र हैं।'' अनीता प्रभु से किस प्रकार संबंधित है?
A. चाची B. बहन
C. माँ D. दादी

108. यदि MUSIC को 37489 कोड दिया गया है, और GHAZALS को 6051524 कोड दिया गया है, तो SILICA को क्या कोड दिया जाएगा?

A. 483895 B. 482895
C. 482985 D. 483985

109. दिए गए विकल्पों में से संबंधित शब्द का चुनाव करें।

स्वपोषी : उत्पादक : : ? : उपभोक्ता

A. उद्यमी
B. मांसभक्षी
C. परपोषी
D. शाकाहारी

110. निम्नलिखित शब्दों को एक तर्कसंगत अनुक्रम में व्यवस्थित कीजिए।

1. परिणाम
2. साक्षात्कार
3. परीक्षा
4. आवेदन
5. नियुक्ति

निम्न विकल्पों में से कौन-सा सबसे उपयुक्त व्यवस्था देता है?

A. 43125 B. 32145
C. 31245 D. 42315

111. यदि TRUST को RPSQR कोड दिया गया है, तो HONEST को ______ कोड दिया जाएगा।

A. FMLCQR
B. HNSEOT
C. FMCRQL
D. FRQCLM

112. यदि X : Y = 3 : 4 और Y : Z = 5 : 6 है, तो X : Z क्या है?

A. 3 : 6 B. 6 : 3
C. 5 : 8 D. 8 : 5

113. निम्न को हल करें।

$3\sqrt{2}+\sqrt{18}-\frac{1}{2}\sqrt{8} =$ ______

A. $5\sqrt{2}$ B. $6\sqrt{2}$
C. $3\sqrt{2}$ D. 10

114. अब्दुल, विपुल और सुनील एक साझेदारी करते हैं, और उसमें क्रमशः ₹ 1000, ₹ 3600 और ₹ 5800 लगाते हैं। एक निश्चित समय के पश्चात वे ₹ 2860 का लाभ कमाते हैं। इस लाभ में विपुल का लाभांश ______ होगा।

A. ₹ 905 B. ₹ 980
C. ₹ 990 D. ₹ 1000

115. निम्न में अज्ञात संख्या भरें।

2	5	2
3	4	3
1	2	4
36	197	?

A. 109 B. 99
C. 72 D. 97

116. निम्न शृंखला को पूर्ण करने हेतु उपयुक्त विकल्प का चुनाव करें।

0, 7, 26, ?, 124, 215

A. 80 B. 47
C. 51 D. 63

117. निम्न शृंखला को पूर्ण करने हेतु उपयुक्त विकल्प का चुनाव करें।

512, 64, 16, 8, 8, 16, ______

A. 64 B. 16
C. 32 D. 6

118. अनीता एक कार्य का 1/3 भाग 5 दिन में कर सकती है, और विनीता उसी कार्य का 2/5 भाग 10 दिनों में कर सकती है। दोनों मिलकर उस कार्य को कितने दिनों में समाप्त कर लेंगी?

A. $9\frac{3}{8}$ दिनों में B. $7\frac{1}{3}$ दिनों में
C. $8\frac{1}{3}$ दिनों में D. $8\frac{3}{8}$ दिनों में

119. एक 175 मीटर लम्बी ट्रेन 45 किमी./घंटे की रफ्तार से दौड़ रही है। उसके द्वारा एक खम्भे को पार करने में लगने वाला समय ______ है।

A. 15 सेकेंड B. 16 सेकेंड
C. 18 सेकेंड D. 14 सेकेंड

120. पाँच विद्यार्थियों ने एक प्रश्नोत्तरी कार्यक्रम में हिस्सा लिया। पृथ्वी, स्मृति से आगे रहा। स्मृति, प्रणव से आगे रही। पृथ्वी का स्थान अलविरा से कम था। मधुरा, पृथ्वी और स्मृति के बीच में रही। इन सबमें सर्वोच्च स्थान पर कौन रहा?

A. पृथ्वी B. अलविरा
C. स्मृति D. मधुरा

121. PARCEL शब्द के वर्णों के दो जोड़ों के बीच में उतने ही वर्ण हैं, जितने वर्णमाला में इनके बीच हैं। वह वर्ण ________ हैं।

A. C, E और E, L
B. P, R और A, C
C. P, A और R, C
D. A, R और C, E

122. यदि 6 मकड़ियाँ 6 जाल 6 दिनों में बना लेती हैं, तो एक मकड़ी एक जाल कितने दिनों में बना लेगी?

A. 1 दिन में B. 3 दिनों में
C. 6 दिनों में D. 2 दिनों में

123. एक माँ की उम्र अभी अपनी पुत्री से दोगुनी है। 20 साल पहले माँ की उम्र अपनी पुत्री की उम्र से 12 गुना थी। माँ की वर्तमान उम्र ______ वर्ष है।

A. 22 B. 44
C. 32 D. 34

124. निम्न में से विषम को चुनें।

A. लंदन B. वेनिस
C. पेरिस D. मैड्रिड

125. निम्न चित्र में समचतुर्भुजों की संख्या बताएँ।

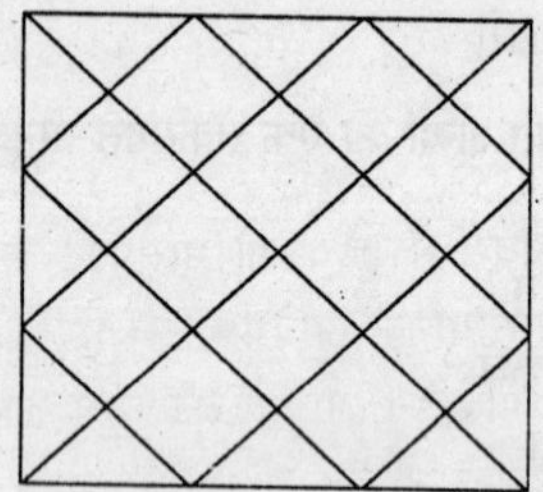

A. 15 B. 16
C. 14 D. 17

उत्तरमाला

1	2	3	4	5	6	7	8	9	10
D	A	B	C	A	C	D	B	A	B
11	**12**	**13**	**14**	**15**	**16**	**17**	**18**	**19**	**20**
C	B	C	D	B	A	A	B	C	B
21	**22**	**23**	**24**	**25**	**26**	**27**	**28**	**29**	**30**
A	D	D	B	A	C	B	A	C	B
31	**32**	**33**	**34**	**35**	**36**	**37**	**38**	**39**	**40**
B	D	D	D	C	B	C	B	D	C
41	**42**	**43**	**44**	**45**	**46**	**47**	**48**	**49**	**50**
B	C	C	C	D	B	A	B	C	A
51	**52**	**53**	**54**	**55**	**56**	**57**	**58**	**59**	**60**
B	B	C	D	B	B	C	A	B	C
61	**62**	**63**	**64**	**65**	**66**	**67**	**68**	**69**	**70**
C	D	A	C	C	D	A	D	B	C
71	**72**	**73**	**74**	**75**	**76**	**77**	**78**	**79**	**80**
B	D	D	A	D	A	B	B	B	B

81	82	83	84	85	86	87	88	89	90
C	A	C	B	C	D	B	C	D	C
91	92	93	94	95	96	97	98	99	100
D	B	A	D	A	D	B	C	B	B
101	102	103	104	105	106	107	108	109	110
C	A	A	A	B	C	A	B	C	A
111	112	113	114	115	116	117	118	119	120
A	C	A	C	B	D	A	A	D	B
121	122	123	124	125					
B	C	B	B	D					

व्याख्यात्मक उत्तर

2. सभी जानवरों में हृदय की मांसपेशी का संकुचन (हृदय संबंधी) रासायनिक आवेग द्वारा शुरू होता है। जिस वेग पर हृदय गति इन आवेगों की चाल को नियंत्रित करती है। कोशिकाएँ जो इन आवेगों की चाल को बनाए रखती हैं उसे पेसमेकर कहते हैं और यह सीधे तौर पर हृदय गति को नियंत्रित करती हैं। एक यांत्रिक डिवाइस जिसे कृत्रिम पेसमेकर (या केवल 'पेसमेकर') कहते हैं, जिसका प्रयोग मानव में और कभी-कभी अन्य पशुओं में आवेगों के कृत्रिम उत्पादन के लिए किया जा सकता है जब शरीर की आंतरिक संवहन प्रक्रिया क्षतिग्रस्त हो जाती है।

प्राथमिक (एसए नोड)–म्योकार्डियम में कार्डियोम्योसाइट का 1% ही बिजली के आवेगों को उत्पन्न करने की क्षमता (या कार्रवाई करने का सामर्थ्य) रखता है। दिल का एक विशेष भाग, जिसे सिनोट्रायल नोड कहते हैं, आट्रियल संचरण क्षमता के लिए जिम्मेदार होता है। सिनोट्रायल नोड **(एसए नोड)** कोशिकाओं का एक समूह दाहिनी आट्रियम की दीवार पर, सुपिरियर वेना कावा के प्रवेश द्वार के पास तैनात है। यह कोशिकाएं संशोधित कार्डियोम्योसाइट हैं। इनके पास अल्पविकसित संकुचनशील तंतु होते हैं, लेकिन इनके अनुबंध अपेक्षाकृत रूप से कमजोर होते हैं।

एसए नोड में कोशिकाएँ अनायास ही निध्रुवणित हो जाती हैं, जिसके परिणामस्वरूप प्रति मिनट में लगभग 100 बार संकुचन का कार्य करती हैं। अनुकंपी और सहानुकम्पी गतिविधि का मूल दर लगातार धमनी तंतुओं द्वारा संशोधित होता रहता है, इसलिए आराम की अवस्था में वयस्क मानव का औसत हृदय गति दर 70 धड़कन प्रति मिनट होता है। क्योंकि सिनोट्रायल नोड हृदय की बाकी वैद्युत गतिविधि के लिए जिम्मेदार होता है, कभी-कभी इसे प्राथमिक पेसमेकर कहते हैं।

14. पोलियो का विषाणु दिमाग और मेरुदंड पर हमला करता है और लकवे का कारण बन सकता है। यह संक्रमित व्यक्ति के मल, बलगम या थूक के संपर्क में आने से फैलता है। आपके शिशु को मौखिक पोलियो टीका (ओ.पी.वी.) और इंजेक्शन से लगने वाला पोलियो टीका (आई.पी.वी.) दोनों संयुक्त रूप से दिए जा सकते हैं।

90. गर्भाशय नाशपाती के आकार की रचना है, जो उदर गुहा के निचले श्रोणि भाग में स्थित होता है। इसके पीछे की ओर मलाशय एवं आगे की ओर मूत्राशय स्थित होता है। गर्भाशय की सबसे मोटी परत मयोमेटरीयम है। गर्भाशय के निचले संकरे भाग को जीवा (Cervix) कहते हैं। यह योनि में खुलता है। गर्भाशय का मुख्य कार्य निषेचित अण्डाणु को भ्रूण में परिवर्तित होने तथा इसके विकास के लिए स्थान प्रदान करना है। यहीं आगे चलकर बच्चे का विकास होता है।

101. भारतीय प्रवासी मामलों के मंत्रालय (MoIA) ने ऑनलाइन क्विज़ जिसका शीर्षक–'भारत को जानिए' का आयोजन किया। यह क्विज़ भारतीय क्षेत्र को लक्षित कर आयोजित किया गया। यह क्विज़ भारत की समृद्ध सांस्कृतिक विरासत और इसकी विविधता के संबंध में जागरूकता

पैदा करने के उद्देश्य से किया गया। यह भारत के विभिन्न क्षेत्रों जैसे—विज्ञान एवं प्रौद्योगिकी, विनिर्माण इत्यादि की प्रगति के बारे में जानकारी प्रदान करती है। यह क्विज़ पी.आई.ओ. और एन.आर.आई. दोनों के लिए जिनकी आयु 18-35 वर्ष के बीच हो, के लिए खुला है।

102. बुध सूर्य का निकटतम ग्रह है। इसकी सूर्य से औसत दूरी 5 करोड़ 80 लाख किमी. है। यह सौरमंडल का सबसे छोटा ग्रह भी है (प्लूटो की ग्रह के रूप में मान्यता समाप्त होने के बाद)। यह आकार में पृथ्वी के उपग्रह चन्द्रमा से थोड़ा बड़ा है। इसका व्यास लगभग 4900 किमी. है। यह 88 दिन में सूर्य की परिक्रमा कर लेता है। यह अपने दीर्घवृत्तीय कक्ष में 1,76,000 किमी. प्रति घंटे की गति से घूमता है। यह गति इसे सूर्य की गुरुत्वाकर्षण शक्ति की पकड़ से सुरक्षित रखती है। इसे अपनी धुरी पर एक चक्कर लगाने में 59 दिन लगता है। इसका द्रव्यमान पृथ्वी के द्रव्यमान का 0.056 गुना है। इसका घनत्व 5.6 ग्राम प्रति घन सेमी. है। बुध का अधिक घनत्व यह सिद्ध करता है कि इसकी सतह भारी तत्वों से बनी है। इसका क्रोड़ लोहे से बना हुआ है। इसका गुरुत्वाकर्षण पृथ्वी का 3/8वाँ भाग है।

103. संयुक्त राष्ट्र अथवा यूनाइटेड नेशन का नाम अमेरिका के तत्कालीन राष्ट्रपति फ्रैंकलिन डी. रुजवेल्ट द्वारा प्रदान किया गया। संयुक्त राष्ट्र की रूपरेखा का निर्माण करने के लिए बड़े राष्ट्रों के प्रतिनिधियों का सम्मेलन 21 अगस्त, 1944 ई. को वाशिंगटन के डम्बार्टन ऑक्स भवन में आयोजित किया गया जो 7 अक्टूबर, 1944 ई. तक चला। तत्कालीन सोवियत रूस के क्रीमिया प्रदेश के याल्टा नगर में 4 फरवरी, 1944 ई. को ब्रिटिश प्रधानमंत्री चर्चिल, सोवियत राष्ट्रपति स्टालिन तथा अमेरिकी राष्ट्रपति रुजवेल्ट का एक शिखर सम्मेलन हुआ, जिसमें सुरक्षा परिषद् में मतदान-प्रणाली पर निर्णय लिया गया। संयुक्त राष्ट्रसंघ की स्थापना 24 अक्टूबर, 1945 ई. को हुई। संयुक्त राष्ट्रसंघ के संस्थापक सदस्य देशों की संख्या 51 थी। 26 जून, 1945 ई. को अधिकारपत्र पर तो केवल 50 राष्ट्रों के प्रतिनिधियों ने हस्ताक्षर किए थे। बाद में इस पर हस्ताक्षर कर पोलैंड 51वाँ संस्थापक सदस्य देश बना था। वर्तमान में संयुक्त राष्ट्रसंघ के सदस्य देशों की संख्या 193 है।

106.

खेल	**खेल शब्दावली**
क्रिकेट	चाईनामैन, बैट्समैन, बॉलर, विकेट कीपर, फील्डर, एल.बी. डब्ल्यु., कैच, हिट विकेट, थ्रो, मेडन, चौका, छक्का, वाइड, स्विंग, स्ट्रोक, कवर, मिड ऑन, मिड विकेट, ऑवर द विकेट, राउण्ड द विकेट, लेग स्पिनर, ऑफ स्पिनर, ओवर थ्रो, ओवर, स्लिप, गली, कवर प्वाइन्ट, सिली प्वाइन्ट, लाँग ऑफ, लाँग ऑन, थर्ड मैन, शार्ट पिच, हुक, डेड बॉल, रन आउट, पॉपिंग क्रीज आदि।
वॉलीबॉल	ब्लाकिंग, रोटेशन, नेट फाल्ट, वालीपास, फोर आर्म पास, सर्विस, हुक सर्व, सेट अप, रैफ्री स्पाइक (स्मैश) एरियल, स्विच, डिगपास, बूस्टर, लव, फ्लोटर आदि।
बास्केटबॉल	रिंग, गार्ड प्वाइंट, डेड बॉल, बास्केट रैंगिंक, हुक पास, गोल, सेन्टर लाइन, फ्री थ्रो लाइन, ओनस्टेट, बैक कोर्ट, डंक, फ्रंट कोर्ट, ले-अप, पिवएट, पोस्ट, स्टील, टैप, टिप आदि।
बैडमिंटन	कोटे, लाँग सर्विस, नेट फाल्ट, डबल फाल्ट, सर्विस ब्रेक, मैच प्वाइन्ट, सेट प्वाइन्ट, हाई सर्विस, क्रासशाट, सर्विसचेंज, ड्यूस, एडवांस, ड्रॉप, ड्राइव, लॉब, स्मैश, लव, लेट, लव ऑल आदि।

107.

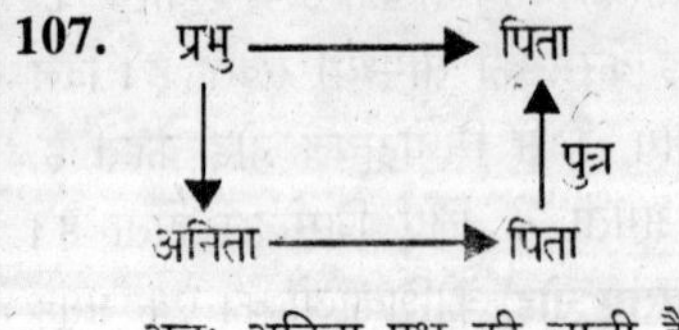

अतः अनिता प्रभु की चाची है।

108.

	M	U	S	I	C			का कोड
	↓	↓	↓	↓	↓			
	3	7	4	8	9			दिया गया है
तथा	G	H	A	Z	A	L	S	का कोड
	↓	↓	↓	↓	↓	↓	↓	
	6	0	5	1	5	2	4	दिया गया है
तो,	S	I	L	I	C	A		का कोड
	↓	↓	↓	↓	↓	↓		
	4	8	2	8	9	5		दिया जाएगा।

110. सही क्रम है–

आवेदन, परीक्षा, परिणाम, साक्षात्कार, नियुक्ति

अतः विकल्प 43125 सही है।

111. ∵ T R U S T को R P S Q R

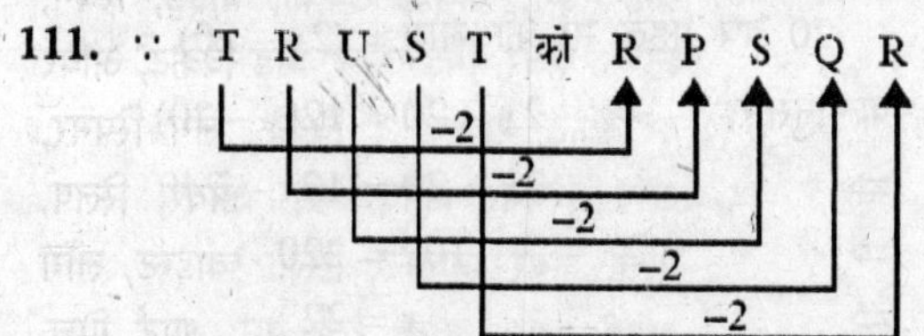

कोड दिया जाता है

तो, H O N E S T को F M L C Q R

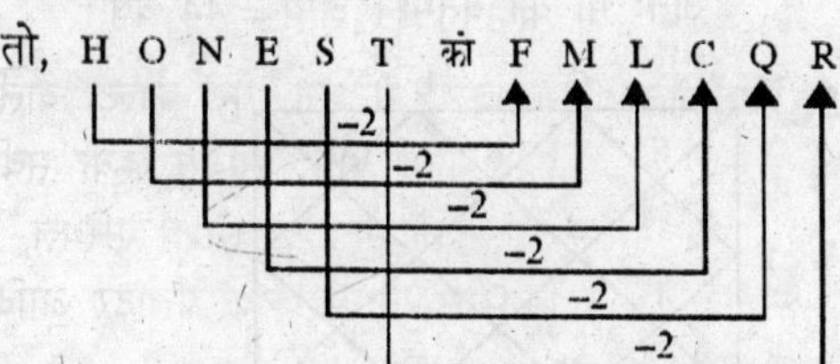

कोड दिया जाएगा।

112. ∵ $\frac{x}{y} = \frac{3}{4}$

$\Rightarrow \quad x = \frac{3y}{4}$

$\frac{y}{z} = \frac{5}{6}$

$\Rightarrow \quad z = \frac{6y}{5}$

$\therefore \quad \frac{x}{z} = \frac{3y}{4} \times \frac{5}{6y} = \frac{5}{8}$

अतः $x : z = 5 : 8$.

113. $3\sqrt{2} + \sqrt{18} - \frac{1}{2}\sqrt{8}$

$= 3\sqrt{2} + 3\sqrt{2} - \frac{1}{2} \times 2\sqrt{2}$

$= 6\sqrt{2} - \sqrt{2}$

$= 5\sqrt{2}$

114. अब्दुल : विपुल : सुनील

$= 1000 : 3600 : 5800$

$= 10 : 36 : 58$

$= 5 : 18 : 29$

विपुल का लाभांश $= \frac{18}{52} \times 2860$

$= 9 \times 110 =$ ₹ 990.

115.

2 3 1	5 4 2	2 3 4
$(2)^3 + (3)^3 + (1)^3$	$(5)^3 + (4)^3 + (2)^3$	$(2)^3 + (3)^3 + (4)^3$
$= 8 + 27 + 1 = 36$	$= 125 + 64 + 8 = 197$	$= 8 + 27 + 64 = 99$

116.

0	7	26	63	124	215
$(1)^3 - 1$	$(2)^3 - 1$	$(3)^3 - 1$	$(4)^3 - 1$	$(5)^3 - 1$	$(6)^3 - 1$

117. 512 → 64 → 16 → 8 → 8 → 16 → **64**

$\times\frac{1}{8}$, $\times\frac{2}{8}$, $\times\frac{4}{8}$, $\times\frac{8}{8}$, $\times\frac{16}{8}$, $\times\frac{32}{8}$

$=\frac{1}{8}$, $=\frac{1}{4}$, $=\frac{1}{2}$, $=1$, $=2$, $=4$

118. अनीता का एक दिन का काम $= \frac{1}{15}$

विनीता का एक दिन का काम $= \frac{2}{50} = \frac{1}{25}$

(अनीता + विनीता) का एक दिन का काम

$= \frac{1}{15} + \frac{1}{25}$

$= \frac{5+3}{75} = \frac{8}{75}$

अतः अनीता तथा विनीता एक साथ पूरे काम को $\frac{75}{8}$ दिन में $= 9\frac{3}{8}$ दिनों में पूरा कर सकती हैं।

119. 45 किमी./घंटा $= \frac{45 \times 1000}{60 \times 60}$

$= \frac{25}{2}$ मी./से.

खम्भे को पार करने में लगा समय $= \frac{\text{दूरी}}{\text{गति}}$

$= \frac{175 \times 2}{25} = 14$ सेकेण्ड

120. अलविरा

पृथ्वी

मधुरा

स्मृति

प्रणब

अतः सर्वोच्च स्थान पर अलविरा है।

121. P A R C E L

इस प्रकार, दो जोड़े P, R और A, C हैं।

122. $\because$ 6 मकड़ियाँ 6 जाल 6 दिनों में बनाती हैं।

$\therefore$ 1 मकड़ी 1 जाल $\frac{6 \times 6}{6}$ दिनों में

= 6 दिनों में बना लेगी।

123. माना कि पुत्री की वर्तमान आयु $= x$ वर्ष

$\therefore$ माता की वर्तमान आयु $= 2x$ वर्ष

20 वर्ष पहले पुत्री की आयु $= (x - 20)$ वर्ष

20 वर्ष पहले माँ की आयु $= (2x - 20)$ वर्ष

प्रश्नानुसार, $2x - 20 = 12(x - 20)$

$\Rightarrow 2x - 20 = 12x - 240$

$\Rightarrow 10x = 220$

$\Rightarrow x = 22$

$\therefore 2x = 22 \times 2 = 44$

अतः माँ की वर्तमान आयु = 44 वर्ष।

125.

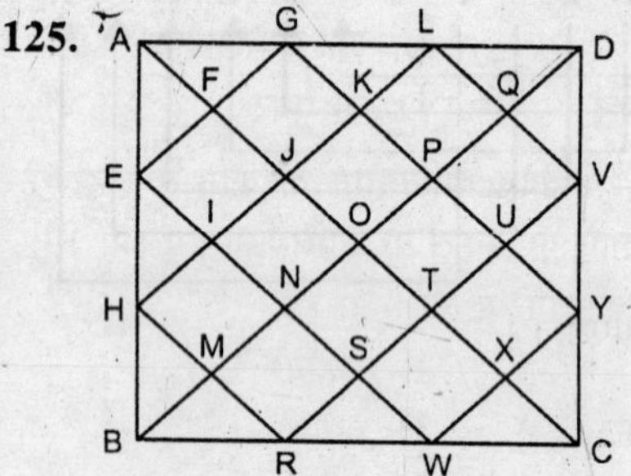

समचतुर्भुज जिनका क्षेत्रफल एक इकाई है।

EFJI, FGKJ, HINM, IJON, JKPO, KLQP, MNSR, NOTS, OPUT, PQVU, STXW, TUYX

समचतुर्भुज जिनका क्षेत्रफल चार इकाई है।

EGPN, NPYW, HJTR, JLVT, IKUS

अतः, कुल समचतुर्भुजों की संख्या = 17 है।

पिछले प्रश्न-पत्र (हल सहित)

नर्स भर्ती परीक्षा-2015*

भाग-A

सामान्य जानकारी

1. 17-12-2014 के दिन कौन-सी हवाई कम्पनी को तेल कम्पनी ने ईंधन की आपूर्ति करने से मना करने से 150 उड़ानों को रद्द करना पड़ा और यात्रियों को असहाय छोड़ा गया?
A. इंडिगो B. जेट एयरलाइन्स
C. स्पाइस जेट D. गो एयर

2. 16-12-2014 के दिन पाकिस्तान के कौन-से शहर के सेना द्वारा चलाए गए स्कूल पर तालिबानी हमले में 132 बच्चे और 9 कर्मचारियों की हत्या हुई?
A. लाहौर B. पेशावर
C. इस्लामाबाद D. कराची

3. छोटी कारों के खण्ड में हाल ही में टाटा मोटर्स ने इलेक्ट्रॉनिक पॉवर सहायक प्रणाली, 'एक्टिव रिटर्न' कार्य और गति सेंसिटिव पॉवर स्टियरिंग शामिल ऐसी कौन-सी कार प्रारंभ की?
A. जेस्ट B. इंडिका
C. बोल्ट D. नैनो

4. CBI का पूर्ण स्वरूप है
A. क्रिमिनल ब्रांच ऑफ इन्वेस्टिगेशन
B. क्रिमिनल ब्यूरो ऑफ इन्वेस्टिगेशन
C. सेंट्रल ब्रांच ऑफ इन्वेस्टिगेशन
D. सेंट्रल ब्यूरो ऑफ इन्वेस्टिगेशन

5. अपने 37वें उम्र में ही हाल ही में अमेरिका का अत्यंत कम उम्र में सर्जन जनरल होने वाला भारतीय अमेरिकी है
A. विवेक मूर्ति B. विक्रम मूर्ति
C. एमी बेरा D. इनमें से कोई नहीं

6. किदांबी श्रीकान्त एक प्रसिद्ध–
A. शूटर है B. मुक्केबाज है
C. शटल खिलाड़ी है D. भार अत्यापक है

7. निम्न में से किसने स्थानीय स्व-शासन की स्थापना की?
A. लॉर्ड कैनिंग B. लॉर्ड रिपन
C. राजा राममोहन राय D. लॉर्ड माउंटबेटन

8. श्रवणबेलगोला में स्थित गोमतेश्वर की मूर्ति किसके द्वारा बनाई गई?
A. चन्द्रगुप्त मौर्य B. खारवेल
C. अमोघवर्ष D. चावुण्डराय

9. निम्न में से कौन-सा धातु नहीं है?
A. अमोनिया B. सोडियम
C. रेडियम D. प्लूटोनियम

10. प्रतिजन द्रव्य है जो
A. शरीर के तापमान को कम करता है
B. हानिकारक बैक्टेरिया का नाश करता है
C. असंक्राम्य तन्त्र को उत्तेजित करता है
D. विष के प्रतिकारी के रूप में उपयोगी होता है।

11. गोलकोंडा किला कहाँ स्थित है?
A. जयपुर B. दिल्ली
C. हैदराबाद D. औरंगाबाद

12. कुचिपुड़ी इस राज्य का नृत्य प्रकार है
A. तमिलनाडु B. आंध्र प्रदेश
C. केरल D. कर्नाटक

13. जब 1.5 V के चार सेलों को समानान्तर जोड़ा जाता है, तब आउटपुट वोल्टेज होगा
A. 1.5 V B. 6 V
C. 0.375 V D. इनमें से कोई नहीं

14. प्रकाश वर्ष इसकी इकाई है
A. समय B. दूरी
C. प्रकाश D. प्रकाश की तीव्रता

* Held on 24-04-2015

15. अस्पृश्यता को हमारे संविधान के किस अनुच्छेद की तहत समाप्त किया गया है?
A. अनुच्छेद 14 B. अनुच्छेद 15
C. अनुच्छेद 16 D. अनुच्छेद 17

16. संयुक्त राष्ट्र दिवस को किस दिन मनाया जाता है?
A. 8 मई B. 7 अप्रैल
C. 24 अक्टूबर D. 2 अक्टूबर

17. राज्य सभा में निम्न में से कौन रंगमंच कलाकार का प्रतिनिधित्व करता है?
A. तेंदुलकर B. ऑस्कर फर्नांडिस
C. जयश्री D. डॉ. मनमोहन सिंह

18. निम्न में से कौन-सा इनपुट साधन है?
A. की-बोर्ड
B. प्रिंटर
C. विज़ुअल डिस्पले इकाई
D. ग्राफ प्लॉटर

19. 'द्वीप' फिल्म (कन्नड़-कलर-2001) जिसे सर्वोत्कृष्ट फिल्म का स्वर्ण कमल और उत्कृष्ट चलचित्रण का राष्ट्रीय पुरस्कार मिला था, उसे किसने निर्देशित किया?
A. गिरीश कर्नाड B. गिरीश कासरवल्ली
C. नागाभरण D. पुट्टण्ण कणगाल

20. लंदन में 14-12-2014 के दिन आयोजित विश्व सुन्दरी 2014 समारोह में किसे विश्व सुन्दरी 2014 का खिताब दिया गया?
A. कोयल राणा B. केथेरिन बिगेलो
C. रोलेन स्ट्रॉस D. विटने हॉस्टन

सामान्य बुद्धिमत्ता तथा तार्किक योग्यता

21. बाकी तीनों के समूह से सम्बन्ध न रखनेवाले का चयन कीजिए।
A. 12 B. 18
C. 21 D. 28

22. यदि A की जगह 2, B की जगह 3, C की जगह 4, D की जगह 2, E की जगह 3, F की जगह 4, इस प्रकार आगे बढ़ाया जाता है, तो LINE शब्द के अक्षरों के अंकों में मूल्य का कुल योग क्या होगा?
A. 14 B. 12
C. 16 D. 15

23. KN NL QJ TH ?
A. WE B. WF
C. XF D. XE

निर्देश (प्र.सं. 24 से 26 तक): *A, B, C, D, E और F वृत्ताकार केन्द्र की ओर अभिमुख बैठे हैं। B, D का तुरन्त पड़ोसी है। C, A का तुरन्त पड़ोसी है लेकिन F का तुरन्त पड़ोसी नहीं है। A, B के तुरन्त बायीं ओर है।*

24. E के दाहिनी ओर दूसरे स्थान पर कौन है?
A. B B. A
C. D D. F

25. F के पड़ोसी कौन हैं?
A. D और B B. D और A
C. D और E D. B और C

26. A के तुरन्त दाहिनी ओर कौन है?
A. B B. C
C. D D. E

निर्देश (प्र. सं. 27 से 29 तक): *ये प्रश्न निम्न 6 संख्याओं पर आधारित हैं।*

283, 347, 518, 829, 748, 827

27. यदि हर संख्या के पहले और दूसरे अंक की अदला-बदली की जाती है, तो कौन-सी संख्या दूसरी न्यूनतम होगी?
A. 827 B. 829
C. 518 D. 748

28. यदि हर संख्या के दूसरे और तीसरे अंक की अदला-बदली की जाती है, तो तीसरी अधिकतम संख्या कौन-सी होगी?
A. 347 B. 748
C. 829 D. 827

29. यदि हर संख्या के पहले और तीसरे अंक की अदला-बदली की जाती है, तो तीसरी न्यूनतम संख्या कौन-सी होगी?
A. 347 B. 827
C. 283 D. 748

30. यदि A को 4 दर्शाता है, L को 7, J को 2, R को 8, E को 1 और I को 3 दर्शाता है, तो JAILER शब्द को उल्टे क्रम में लिखकर उसका अंकीय स्वरूप क्या होगा?
A. 813742 B. 243718
C. 871342 D. 817342

31. यदि 283 को 328, 347 को 734 और इसी तरह आगे लिखा जाता है, तो निम्न में से कौन-से दो संख्याओं का आपस का अन्तर न्यूनतम होगा?

A. 347 और 518 B. 283 और 748
C. 827 और 347 D. 748 और 518

32. एक निश्चित कूट में 'GENIOUS' को 'EGINSOU' लिखा जाता है, तो उस कूट में 'GARNISH' को कैसे लिखा जाएगा?

A. AGNRHIS B. AGNRHSI
C. NGRHISA D. NGARHSI

33. एक निश्चित कूट में INKER को KPLCP लिखा जाता है और GLIDE को INJBC लिखा जाता है। उसी कूट में JINKS को कैसे लिखा जाएगा?

A. LJOIQ B. MKOIQ
C. LKOIQ D. LKOLT

निर्देश (प्र. सं. 34 से 36 तक): ये प्रश्न निम्न प्रतीक, अक्षर और अंकों के क्रम पर आधारित है।

£ L 2 = ? P C 7 S E H @ ÷ 8 K & M 5 T V 3 *

34. क्रम में ऐसे कितने प्रतीक हैं जिसके पहले अक्षर आता है?

A. चार B. दो
C. एक D. तीन

35. क्रम में ऐसे कितने अंक हैं जिसके बाद में अक्षर आता है?

A. तीन B. एक
C. शून्य D. दो

36. यदि क्रम में से सभी प्रतीकों को मिटाया जाता है, तो दाहिने अन्त से 12वें घटक से दाहिनी ओर 5वां घटक कौन-सा होगा?

A. K B. H
C. 8 D. M

37. P यह Q का भाई है। R, S की बहन है। Q, S की माँ है। P का R से क्या रिश्ता है?

A. मामा/चाचा B. साला
C. भाई D. ससुर

38. N, M के पश्चिम में है, P, N के पूर्व में है, R, P के उत्तर में है। R की स्थिति M के सम्बन्ध में क्या है?

A. उत्तर-पश्चिम की ओर
B. उत्तर-पूर्व की ओर
C. उत्तर की ओर
D. निश्चित नहीं की जा सकती

39. बाकी तीनों के समूह सम्बन्ध न रखनेवाले विकल्प को चुनिए।

A. जवाहरलाल नेहरू B. एस. राधाकृष्णन
C. लालबहादुर शास्त्री D. नरेन्द्र मोदी

40. कर्नाटक : बेंगलुरु : : तमिलनाडु : ?

A. इरोड B. चेन्नई
C. पलनी D. मदुरै

अंकगणितीय एवं संख्यात्मक योग्यता

41. 3333 में कौन-सी न्यूनतम संख्या मिलाने से योग्य सम्पूर्ण वर्ग होगा?

A. 31 B. 84
C. 78 D. 57

42. $13^3 - 13^2 = ?$

A. 13 B. 2028
C. 1369 D. 1

43. यदि एक संख्या के 89% और 72% का अन्तर 391 है, तो उस संख्या का 48% कितना है?

A. 986 B. 1098
C. 1104 D. 1212

44. यदि $\sqrt{2} = 1.414$ है, तो $\sqrt{50} = ?$

A. 35.35 B. 14.14
C. 8.484 D. 7.070

45. $\frac{98.5^2 - 1.5^2}{98.5 - 1.5} = ?$

A. 97.0 B. 100
C. 121 D. इनमें से कोई नहीं

46. ₹ 11,000 राशि पर 10% प्रति वर्ष 3 वर्ष का चक्रवृद्धि ब्याज कितना होगा?

A. ₹ 3,541 B. ₹ 3,641
C. ₹ 4,361 D. ₹ 3,461

47. एक कार 816 कि.मी. की दूरी 720 मिनटों में पूरी करती है। उस कार का कि.मी./घंटा में गति कितनी है?

A. 64 कि.मी./घंटा B. 62 कि.मी./घंटा
C. 68 कि.मी./घंटा D. 60 कि.मी./घंटा

48. चार निरंतर सम संख्याएँ A, B, C और D का औसत 99 है। B और D का गुणनफल क्या है?
A. 9996 B. 9800
C. 9792 D. 9408

49. यदि $\log 2 = 0.1310$ है, $\log 5 = 0.2130$ है, तो $\log 10 = ?$
A. 0.0279 B. 0.3440
C. 1.0650 D. 0.6550

50. यदि $3a = 4b, 2b = 5c$ है, तो $a : b : c = ?$
A. 15 : 20 : 6 B. 6 : 15 : 20
C. 15 : 6 : 20 D. 20 : 15 : 6

51. जब एक वस्तु ₹ 62 में बेची जाती है तब 24% का मुनाफा होता है। 30% मुनाफा पाने के लिए विक्रय मूल्य क्या होना चाहिए?
A. ₹ 64 B. ₹ 66
C. ₹ 65 D. ₹ 67

52. ₹ 10 वाले शेयर का बाजार मूल्य ₹ 13 है। ₹ 26,000 निवेश कर ऐसे कितने शेयर खरीदे जा सकते हैं?
A. 2000 B. 200
C. 2600 D. 260

53. यदि $x + \frac{1}{x} = 5$ है, तो $x^2 + \frac{1}{x^2} = ?$
A. 25 B. 23
C. 22 D. 26

54. 8 आदमी रोजाना 6 घंटे काम कर एक खेत को 14 दिनों में जोतते हैं। वही खेत 7 आदमी रोजाना 8 घंटे काम करते हुए कितने दिनों में जोत सकते हैं?
A. 14 दिन B. 13 दिन
C. 15 दिन D. 12 दिन

55. जीवन A जगह से B जगह तक 40 किमी./घंटा की गति से और B जगह से A जगह वापसी में 60 किमी./घंटा गति से आता है। पूरे सफर की औसत गति पता कीजिए।
A. 50 किमी./घंटा B. 49 किमी./घंटा
C. 48 किमी./घंटा D. 52 किमी./घंटा

56. एक व्यक्ति उसके बेटे से 24 वर्ष बड़ा है। 12 वर्ष पहले वह अपने बेटे से पाँच गुना बड़ा था। पिता की वर्तमान आयु पता कीजिए।
A. 40 वर्ष B. 42 वर्ष
C. 50 वर्ष D. 45 वर्ष

57. क्रमशः 5 सें.मी., 3 सें.मी. और 3 सें.मी. त्रिज्याएँ वाले तीन वृत्तों का केन्द्र A, B, और C हैं। B और C केन्द्रवाले वृत्त बाहर से आपस को स्पर्श करते हैं लेकिन दोनों A केन्द्रवाले वृत्त को अन्दर से स्पर्श करते हैं। Δ ABC की परिधि पता कीजिए।
A. 10 सें.मी. B. 12 सें.मी.
C. 14 सें.मी. D. 20 सें.मी.

58. एक समचतुर्भुज का क्षेत्रफल 24 सें.मी.^{2} है। यदि उसका एक विकर्ण 8 सें.मी. लम्बाई का है, तो दूसरे विकर्ण की लम्बाई पता कीजिए।
A. 7 सें.मी. B. 9 सें.मी.
C. 8 सें.मी. D. 6 सें.मी.

59. दो वृत्तों के विस्तार 9 : 16 अनुपात में है। उनके परिधि का अनुपात पता कीजिए।
A. 7 : 8 B. 8 : 5
C. 3 : 4 D. 4 : 5

60. एक शंकु के तल की परिधि 44 सें.मी. है। उसकी तिरछी लम्बाई 12 सें.मी. है। उसका वक्र पृष्ठ विस्तार पता कीजिए।
A. 264 सें.मी^{2} B. 246 सें.मी^{2}
C. 212 सें.मी^{2} D. 260 सें.मी^{2}

हिन्दी

निर्देश (प्र. सं. 61 से 62 तक): *इन मुहावरों का सही अर्थ चुनकर लिखिए।*

61. हाथ धो बैठना
A. खाना B. खोना
C. धोना D. बैठना

62. पसीना आना
A. घबरा जाना B. खेलना
C. कूदना D. दौड़ना

निर्देश (प्र. सं. 63 से 64 तक): *सही शब्द से खाली जगह भरिए।*

63. मेज .... किताब है।

A. में B. पर
C. ऊपर D. अंदर

64. आप फल ....
A. खा B. खाता है
C. खाईये D. खाऊँगा

निर्देश (प्र. सं. 65 से 66 तक): *विजातीय शब्द को चुनकर लिखिए।*

65. A. सुंदर B. गाय
C. गोपाल D. माधव

66. A. रावण B. विभीषण
C. कुंभकर्ण D. मारीच

निर्देश (प्र. सं. 67 से 68 तक): *व्याकरणशुद्ध वाक्य चुनकर लिखिए।*

67. A. राम अच्छा लड़का है। B. राम अच्छी लड़का है।
C. राम अच्छे लड़का है। D. राम अच्छी लड़का है।

68. A. लड़के गेंद खेल रही हैं।
B. लड़के गेंद की खेल रही हैं।
C. लड़के गेंद खेल रहे हैं।
D. लड़की गेंद खेल रहीं हैं।

69. घर का अन्य वचन शब्द है
A. घरें B. घरों
C. घर D. घरो

70. देवर का स्त्रीलिंगवाची शब्द है
A. देवरी B. देवरानी
C. देवस्त्री D. देवी

71. 'पिता' का बहुवचन रूप है
A. पिता B. पिताजी
C. पिताओं D. पिताएँ

72. 'उसने चित्र देखा'—यह किस काल में है?
A. सामान्य वर्तमान काल
B. तात्कालिक वर्तमान काल
C. भूतकाल
D. भविष्यत् काल

73. '४६' को हिन्दी में लिखते हैं
A. चार छे B. चालिस पर छे
C. छियालिस D. छेतालिस

74. इनमें सही अक्षर विन्यास का शब्द है
A. विध्वान B. विद्यावन
C. विद्वान D. विध्यावन

75. 'उपस्थित' शब्द का विरुद्ध पद है
A. हाजर B. गेरहाजर
C. अनुपस्थित D. अनूपस्थिति

76. 'कर' शब्द का भाववाचक संज्ञा रूप है
A. करनी B. करानी
C. करी D. करिए

77. इनमें सही अक्षर विन्यास का शब्द है
A. शिश्टाचार B. सिस्टाचार
C. शिष्टाचार D. षिश्टाचार

78. 'छूना' इसका समानार्थक शब्द है
A. चूना B. छाना
C. छीनना D. स्पर्श करना

79. सफेद शब्द का विरुद्धार्थक पद है
A. काला B. साफ
C. सफाई D. सफइ

80. ठीक कारक चिह्न चुनकर भर्ती कीजिए।
'यह राम .... घर है।'
A. से B. की
C. का D. के

ENGLISH

Directions (Qs. 81 to 84): *Read the passage given below and answer these questions based on it.*

Cynthia was a shy girl. She believed that she was plain and untalented. One day her teacher ordered the entire class to show up for audition for the school play. Cynthia nearly died of fright when she was told that she would have to stand on stage in front of the entire class and deliver dialogues. The mere thought of it made her feel sick. But a remarkable transformation occured during the audition. A thin, shy girl, her knees quaking, her stomach churning in terror, began to stun everyone with her excellent performance. Her bored classmates suddenly stopped their noisy chat to stare at her slender figure on the stage. At the end of her audition, the entire room erupted in thunderous applause.

81. Cynthia was afraid to stand on stage because
A. She felt her classmates may laugh at her
B. Her stomach was churning
C. She lacked self-confidence
D. She did not like school plays

82. Cynthia's classmates were chatting because
A. It was their turn to act next
B. They were bored of the performances
C. Cynthia did not act at all
D. The teacher had no control over them

83. The transformation that occurred during the audition refers to
A. The nervousness of Cynthia
B. The eruption of the entire room in thunderous applause
C. The surprise on the faces of her classmates
D. The stunning performance of Cynthia

84. Cynthia's knees were quaking because
A. She felt nervous and shy
B. The teacher scolded her
C. She was very thin and weak
D. She was afraid of her classmates

Directions (Qs. 85 to 86): *Choose the word which is most opposite in meaning to the given word.*

85. "Reveal"
A. Disclose B. Proclaim
C. Hide D. Publish

86. "Inaudible"
A. Suppressed B. Low
C. Murmuring D. Loud

Directions (Qs. 87 to 88): *Choose the word which is most similar in meaning to the given word.*

87. "Design"
A. plan B. wild
C. delete D. desert

88. "Anticipation"
A. Surprise B. Unexpectedness
C. Expectation D. Apology

Directions (Qs. 89 to 91): *Find out in which part of the sentence (A), (B) or (C) there is an error. If there is no error, your answer is (D)*

89. (A) One of the Important lesson/(B) he taught me was to save at least/(C) thirty per cent of my gross income./(D) No error.

90. (A) Most of the tribals in the region/(B) are depended on the forest/(C) to earn their livelihoods./(D) No error.

91. (A) Senior citizens prefer banks /(B) which branches are located/(C) near their homes./(D) No error.

Directions (Qs. 92 to 95): *Fill in the blank with the appropriate alternative.*

92. Where ______ "In a village near Pune".
A. Lives your uncle?
B. Does your uncle live?
C. Your uncle lives?
D. Does live your uncle?

93. Why _____ angry with me yesterday?
A. were you B. was you
C. you were D. have you been

94. How long _____ English? "Six months".
A. do you learn
B. are you learning
C. you are learning
D. have you been learning

95. 'I saw Naveen at the station when I was going to work this morning but he ______ me'.
A. didn't see B. don't see
C. hasn't seen D. didn't saw

96. Usually I go to work ______ bus.
A. in B. on
C. by D. from

97. We arrived ______ the airport in time.
A. on B. at
C. to D. by

98. He had finished his work.
The tense of the verb in the above sentence is
A. Past continous B. Present perfect
C. Past perfect D. Future

99. The plural of brother-in-law is
A. Brother-in-laws B. Brothers-in-law
C. Brothers-in-laws D. None of these

100. He is looking at me.
Name the part of speech of 'at' in the above sentence.
A. Pronoun B. Verb
C. Conjunction D. Preposition

भाग-B

पोस्ट स्पेसिफिक विषय–संबंधी प्रश्न

101. 'सार्वत्रिक दाता' रक्त समूह है
A. O B. B
C. AB D. A

102. हमारे शरीर की सबसे लम्बी अस्थि है
A. खोपड़ी B. बहि:प्रकोष्ठिका
C. प्रगण्डिका D. ऊर्वस्थि

103. वृक्क की कार्यकारी इकाई है
A. तंत्रिकाकोशिका B. वृक्क एकक
C. कूपिका D. फुफ्फुसावरण

104. रक्त में ग्लूकोज का नियंत्रण इस हार्मोन द्वारा किया जाता है
A. इन्सूलिन B. प्रोलेक्टीन
C. ऑक्सिटोसिन D. टेस्टोस्टेरोन

105. RBC को वर्ण इससे दिया जाता है
A. ऍक्टिन B. ग्लोबिन
C. काइम (Chyme) D. हेम (Haeme)

106. हमारे शरीर में कुल हड्डियों की संख्या होती है
A. 208 B. 206
C. 204 D. 200

107. हमारे शरीर में कुल क्रोमोसोमज़ की संख्या है
A. 47 B. 44
C. 46 D. 45

108. सामान्य हिमोग्लोबिन का स्तर होता है
A. 18-23 g/dl B. 14-16 g/dl
C. 8-10 g/dl D. 16-20 g/dl

109. औसत प्रौढ़ का नियमित रक्त ग्लूकोज स्तर होता है
A. 80-110 mg/dl B. 60-100 mg/dl
C. 180-210 mg/dl D. 150-180 mg/dl

110. हृदय के आवरण को कहते हैं
A. पेरिटोनियम B. फुफ्फुसावरण
C. परिहृद D. मायोकार्डियम

111. बायीं निलय से पम्प किए गए रक्त के परिमाण को कहते हैं
A. परिसंचारी परिमाण B. स्ट्रोक परिमाण
C. हृदय उत्पादन D. हृदय निवेश

112. विटामिन C को यह भी कहते हैं
A. निकोटिनिक अम्ल B. रिबोफ्लेविन
C. कैल्सिफेरॉल D. एसकॉरबिक अम्ल

113. गलगण्ड इसके अभाव से होता है
A. आयोडिन B. कैल्सियम
C. पोटेसियम D. क्लोराइड

114. किस विटामिन के अभाव से जेरोपथॅलमिया होता है?
A. D B. A
C. K D. E

115. सामान्य स्वस्थ व्यक्ति का रक्त चाप होता है
A. 120/60 mm of Hg B. 120/80 mm of Hg
C. 90/60 mm of Hg D. 140/60 mm of Hg

116. ब्रॅडिकार्डिया का मतलब है हृदय की धड़कन इससे कम
A. 60 धड़कन/मिनट B. 70 धड़कन/मिनट
C. 80 धड़कन/मिनट D. 100 धड़कन/मिनट

117. त्वचा के नीले विवर्णन होने को कहते हैं
A. हिपोक्सिया B. डिसपूनिया
C. ऍपनिया D. नीलिमा

118. बड़े अरसे से पलंग पर लेटे मरीज को इसके विकास का खतरा रहता है
A. डेक्युबाइटस अलसर B. सेल्युलिटिस
C. स्कॅबिस (खुजली) D. सोरियासिस (छालरोग)

119. औसत बालिग के लिए IM इंजेक्शन देने का सबसे वरीय स्थान है
A. त्रिकोणिका B. नाभि
C. नितम्ब प्रदेश D. प्रबाहु

120. पीड़ानाशक दवाइयाँ कम करती हैं
A. शर्करा स्तर B. ज्वर
C. स्रवण D. पीड़ा

121. हड्डी के निरन्तरता का टूटने को कहते हैं
A. जख्म B. ऑथ्राइटिस
C. फ्रैक्चर (अस्थिभंग) D. जलन

122. भारत में ICDS कार्यक्रम आरंभ हुआ
A. 1965 B. 1975
C. 1985 D. 1981

123. माँ और बच्चे से सम्बन्धित राष्ट्रीय स्वास्थ्य कार्यक्रम है
A. माता और शिशु स्वास्थ्य कार्यक्रम
B. चाइल्ड सरवाइवल एण्ड सेफ मदरहुड प्रोग्राम (CSSM)
C. रिप्रोडक्टीव एण्ड चाइल्ड हेल्थ प्रोग्राम
D. ऊपरी सभी

124. जन्मपूर्व अवधि में IFA का सामान्य संपूरक है
A. पूरी अवधि के लिए एक गोली
B. 100 दिनों के लिए केवल एक गोली
C. 100 दिनों के लिए 2 गोलियाँ
D. 90 दिनों के लिए तीन गोलियाँ

125. IFA गोलियाँ दी जाती हैं, जब
A. माँ का Hb 10 g% के नीचे होता है।
B. शिशु का Hb 10 g% से नीचे होता है।
C. A और B दोनों
D. ऊपरी कोई नहीं

126. अण्डाशय चक्र का आरंभ करता है
A. FSH B. इस्ट्रोजेन
C. LH D. प्रोजेस्टेरोन

127. 40 दिन के रजःस्राव चक्र में अण्डोत्सर्ग होता है
A. 14वें दिन B. 20वें दिन
C. 26वें दिन D. 30वें दिन

128. योनि के नीले विवर्णन को कहते हैं
A. हेगर्स साइन B. गुडेलस् साइन
C. चॅडविकस् साइन D. मेक् डोनाल्डस् साइन

129. नियमित लयबद्ध आकुंचन दुहत्थे परीक्षण के समय महसूस किए जा सकते हैं, उन्हें कहते हैं
A. पामरस् साइन B. हेगर्स साइन
C. युटेरिन सफ्ल D. रोवसाइनस् साइन

130. जन्म के बाद शिशु का सामान्य हृदय इस सीमा के बीच रहता है
A. 100 से 180 B. 130 से 170
C. 120 से 160 D. 100 से 130

131. मॉर्निंग सिक्नेस सामान्यतः इसके आखिर गायब हो जाता है
A. 1 महीना B. 2 महीने
C. 3 महीने D. 4 महीने

132. EDD का हिसाब लगाने के लिए कौन-सा सूत्र अपनाते हैं?
A. नेगेलूस रूल B. शिशु सूत्र
C. प्रसव नियम D. नौ का नियम

133. निम्न में से किसे टेराटोजेनिक माना जाता है?
A. सिंदूरी ज्वर B. रूबेला
C. ज्वर D. हृदय रोग

134. जन्मे हुए शिशु के लिए निम्न में से क्या बॉटल सूत्र में उपलब्ध नहीं है?
A. अमीनो अम्ल B. कॉम्प्लेक्स कार्बोहाइड्रेट
C. इलेक्ट्रोलाइट्स D. इम्युनो ग्लोब्युलिन

135. एन्डोमेट्रिओसिस इनमें सामान्य है
A. अप्रसवा B. बहुसर्ज
C. पेरीरजोनिवृत्ति उमर D. कुँआरी

136. गर्भावस्था में ग्राहक को इसकी अधिक आवश्यकता होगी
A. पोटैशियम B. सोडियम
C. लौह D. कार्बोहाइड्रेट

137. सिजेरियन सेक्शन से प्रसूति किए गए शिशु में यह समस्या आने की संभावना है
A. श्वसन संकट B. हाइपोथर्मिया
C. हैपरथर्मिया D. रक्तक्षीणता

138. खेड़ी के द्वारा माँ से भ्रूण को पहुँचाई गई प्रतिरक्षा है
A. सक्रिय नैसर्गिक प्रतिरक्षा
B. निष्क्रिय कृत्रिम प्रतिरक्षा
C. निष्क्रिय नैसर्गिक प्रतिरक्षा
D. सक्रिय कृत्रिम प्रतिरक्षा

139. पहले तिमाही मॉर्निंग सिक्नेस को इस तरह निपटा जा सकता है
A. जब तक मितली कम न हो कुछ न खाने से
B. सोने से पहले वसा खाने से
C. सोने से पहले भारी भोजन खाने से
D. सोने से पहले प्रोटीन खाने से

140. एकलॅम्पसिया के लिए दवाई है
A. $MgSO_4$ B. प्रोस्टोडिन
C. टिमोलोल D. बिटा ॲडरेनरजिक ब्लॉकर

141. कोल्पोस्कोपी में निम्न में से किसका उपयोग होता है?
A. पोविडोन आयोडिन B. एसेटिक अम्ल
C. मेथिलिन ब्लू D. जेनशियन वायलेट

142. पोस्टपार्टम रक्तस्राव का सर्वसामान्य कारण है
A. उपकरण का सदमा B. उत्तरकाल प्रसव
C. कालपूर्व प्रसव D. शक्तिहीन गर्भाशय

143. सर्वसामान्य प्रकार की इपीसीओटॉमी है
A. J आकार की इपिसीओटॉमी
B. मिडिओलॅटरल इपिसीओटॉमी
C. लॅटरल इपिसीओटॉमी
D. लेफ्ट लॅटरल इपिसीओटॉमी

144. गर्भपात के लिए कौन-सा औषध आम है?
A. प्रोस्टॅग्लॅन्डीन B. एरगोमेट्रीन
C. मेथट्रेक्सेट D. क्लॉमिफीन सायट्रेट

145. क्लिनफेल्टर सिंड्रोम यह सूचित करता है
A. 47XXY क्रोमोसोम B. 23XY क्रोमोसोम
C. 47X क्रोमोसोम D. 46XY क्रोमोसोम

146. 20 वर्षीय महिला की ओलिगोमेनोरिया, स्थूलता और हिरसूटिज्म की शिकायतें बताता है कि
A. PCOD B. एंडोमेंट्रीयम् का कैंसर
C. प्रोलॅक्टेनोमा D. गर्भ

147. जन्म सदमा यह, इसके लिए जोखिम का विषय है
A. गर्भाशय भ्रंश B. एन्डोमेट्रीओसिस
C. PID D. गर्भपात

148. गर्भवती महिला के लिए इतनी कैलोरी की आवश्यकता होती है
A. 1000 से 1500 kcal
B. 2000 से 2500 kcal
C. 2500 से 2700 kcal
D. 2700 से 3000 kcal

149. माँ द्वारा भ्रूण की पहली हलचल महसूस होने को कहते हैं
A. बलोटमेण्ट B. क्विकनिंग
C. लाइटमिंग D. किकिंग

150. प्रसव के बाद मोतीदार सफेद या चांदीदार चमकीली रेखाएँ दिखने को कहते हैं
A. Linea Albicantes B. Linea Nigra
C. Striae Gravidarum D. Striae Nigra

151. मेकोनियम और लिकर एमनी का मिश्रण दिखाता है
A. जन्मजात असामान्यता
B. क्रोमोसोम की असामान्यता
C. भ्रूण संकट
D. कोरिया (Chorea)

152. हिलाने के परीक्षण में नवचन्द्रक के पास संपूर्ण रिंग जैसे बुलबुलों का होना दर्शाता है
A. भ्रूण के मस्तिष्क की परिपक्वता
B. पटीय खामियाँ
C. भ्रूण के फुप्फुसों की परिपक्वता
D. भ्रूण की नीलिमा

153. 12 घंटों में कितनी लातों से कम खेड़ी के काम की विफलता दर्शाती है?
A. 2 B. 5
C. 10 D. 20

154. गर्भकाल में माँ द्वारा प्राप्त किया गया कुल वजन है
A. 10 से 12 कि.ग्रा. B. 18 से 20 कि.ग्रा.
C. 12 से 14 कि.ग्रा. D. 9 से 10 कि.ग्रा.

155. सामान्य प्रसव को कहते हैं
A. जारज प्रसव B. डिसूटोसिया
C. यूटोसिया D. झूठा प्रसव

156. 'शो' (Show) यह इसका संकेत है
A. सच्ची प्रसव वेदना
B. झूठी प्रसव वेदना
C. असामान्य प्रसव संकेत
D. प्लासेंटा प्रिविया का संकेत

157. तीसरे चरण के प्रसव प्रिमी और मल्टी का कुल समय अवधि है
A. 15 मिनट B. 30 मिनट
C. 45 मिनट D. 1 घंटा

158. प्रसव के बाद शिशु को तुरंत दिया जानेवाला ध्यान है
A. हवा का रास्ता साफ करना
B. रज्जु का कसना
C. रज्जु को निर्मल करना
D. पिलाने की शुरुआत

159. जन्म के समय पेरिटेल अस्थि की अतिव्याप्ति होने को कहते हैं
A. कॅपूट B. मोल्डींग
C. हिमॅटोमा D. फिक्सेशन

160. गर्भाशय के आकुंचन के लिए निम्न में से कौन-सी दवाई दी जाती है?
A. मेथारजीन B. ऑक्सिटोसिन
C. पेथेडाइन D. फेनेरगन

161. जन्म देने की प्रक्रिया को कहते हैं
A. प्रसव B. पोस्टपार्टम
C. लाइटनिंग D. प्रसव वेदना

162. सामान्य ग्रीवा का परिमाण कितना होता है?
A. 20 से.मी. B. 50 से.मी.
C. 7 से.मी. D. 10 से.मी.

163. प्रासविक अवधि कितनी होती है?
A. प्रसव से 1 सप्ताह B. प्रसव से 4 सप्ताह
C. प्रसव से 6 सप्ताह D. प्रसव से 10 सप्ताह

164. प्रासविक अवधि के पहले द्वि सप्ताह के दौरान होने वाले योनिस्राव को कहते हैं
A. शो B. लोचिया (Lochia)
C. इफेसमेन्ट D. ल्यूकोराह (Leucorrhea)

165. सिजेरियन सेक्शन क्या सूचित करता है?
A. भ्रूण संकट B. सेंट्रल प्लासेंटा प्रेविया
C. प्रसव में अडंगा D. ऊपरी सभी

166. दुग्धस्रवण के लिए जिम्मेदार हॉर्मोन है
A. वृद्धि हार्मोन B. FSH
C. प्रोलेक्टीन D. कॉर्पस लूटियूम

167. भ्रूण के मृदुरोमिल बाल होते हैं जिसे कहते हैं
A. वरनिक्स केसिवोस B. ॲमनिओन
C. कोरिओन D. लॅनुगो

168. श्वासावरोध शिशु में नर्सिंग देखभाल का मुख्य उद्देश्य है
A. शुरुआती आद्य श्वसन
B. ऑक्सीजन देना
C. शिशु को कोमलता से सहलाना
D. हवा को बनाये रखना

169. अवधिपूर्व शिशु में नीलिमा इस कारण होता है
A. पीलिया B. तालु में दरार
C. श्वसन संकट संलक्षण D. आन्तर कपालीय चोट

170. संपूर्ण तने हुए शिरस्य प्रदर्शन में हम महसूस करते हैं
A. भ्रूण का अनुकपाल B. भ्रूण का ललाट
C. भ्रूण की भौंह D. भ्रूण का मुख-विवर

171. नाड़ी स्पंद इससे कम हैं तो नीओनेट को पुनर्पिवित करना होगा
A. 40 बीट/मिनट B. 60 बीट/मिनट
C. 80 बीट/मिनट D. 20 बीट/मिनट

172. निम्न में से निवारण का तृतीयक स्तर कौन-सा है?
A. स्वास्थ्य उन्नयन
B. विशिष्ट सुरक्षा
C. आद्य निदान और उपचार
D. अशक्तता नियंत्रण

173. केवल मानव इनका भंडार है
A. शितला रोग B. इनफ्लुएंजा
C. सालमोनेला D. रेबिस

174. WHO के ताजा निर्देशन के अनुसार निर्जलन की किस स्थिति में ORS जरूरी है?
A. हलका निर्जलन
B. मध्यम निर्जलन
C. तीव्र निर्जलन
D. किसी भी प्रकार का निर्जलन

175. अत्यधिक मातृ मर्त्यना इसमें देखी गई है
A. हेपेटिटिस B B. हेपेटिटिस E
C. हेपेटिटिस A D. हेपेटिटिस C

176. गर्भावस्था में कौन-सा टीका प्रतिसूचित है?
A. रूबेला B. OPV
C. BCG D. हेपेटिटिस

177. पोलियो के प्रसारण में इस पर कार्य कर आरंभिक टोक डाल सकते हैं
A. भंडार B. प्रभावित परपोषी
C. मल-मौखिक मार्ग D. कारक (एजेंट)

178. टीका जो सबसे पहले दिया जाता है
A. BCG B. MMR
C. DT D. DPT

179. BCG टीका बच्चो को ऐसे दिया जाता है
A. अन्तःत्वचीय B. अवत्वचीय
C. अन्तःस्नायुयी D. मौखिक

180. ट्यूबरक्यूलिन परीक्षण को पढ़ा जाता है, इसके बाद
A. 48 घंटे B. 72 घंटे
C. 96 घंटे D. 24 घंटे

181. कनपेडा के लिए उद्‌भवन अवधि है

A. 18 दिन B. 14 दिन

C. 10 दिन D. 5 दिन

182. निम्न में से कौन आक्रान्त करने के बाद आजीवन प्रतिरक्षा देता है?

A. टाइफाइड B. कनपेडा

C. टिटॅनस D. डिपथेरिया

183. छोटी माता की सम्बन्ध अवधि है

A. आखिरी स्कैब गिरने तक

B. दरोरा के बाद 4-5 दिन

C. केवल उद्‌भवन अवधि में

D. जब तक बुखार है

184. नुकीले उपकरणों को इस प्रकार विसंक्रमित किया जा सकता है

A. विकिरण B. लायसॉल

C. गरम हवा D. ऊपरी कोई भी

185. निम्न में से कौन बलशाली रोगाणुनाशी है?

A. फिनॉल B. लायसॉल

C. डेटॉल D. पोटासियम परमैंगनेट

186. केरॅटोमॅलेसिया इससे सम्बन्धित है

A. खसरा B. कनपेडा

C. रूबेला D. छोटी माता

187. प्रयोज्य सामग्री के लिए विसंक्रमण का बेहतर तरीका है

A. शुष्क ऊष्मा B. भस्मीकरण

C. गामा विकिरण D. उबलती ऊष्मा

188. अनुलम्ब प्रसारण इनके द्वारा होता है

A. मच्छर B. सीधा सम्पर्क

C. बूँद D. खेड़ी

189. किसे फैलने से रोकना अत्यंत मुश्किल है?

A. रोगवाहक B. आदमी से आदमी

C. वायुवाहित D. जलवाहित

190. जीव के प्रवेश करने के बाद अत्यधिक संक्रमण उत्पन्न करने की अवधि को कहते हैं

A. उद्‌भवन अवधि

B. उत्पादन अवधि

C. सिरियल इन्टरवल अवधि

D. मार्गदर्शन अवधि

191. तीव्र श्वसन रोग के प्रबंधन के लिए स्वास्थ्य सहायक कौन-सी दवाई उपयोग करते हैं?

A. Clotrimoxazole

B. Chloramphenicol

C. बेंसिल पेनिसिलिन

D. Gentamicin

192. क्षयरोग के संक्रमण का अस्थित्व इससे मापा जाता है?

A. छाती का X-रे B. थूक की AFB

C. ट्यूबरक्युलिन परीक्षण D. थूक संवर्धन

193. मलेरिया किस मच्छर से आदमियों में फैलता है?

A. क्युलिन B. क्युलेक्स

C. एडीस D. मादा एनोफील

194. जलवाहित बीमारी को पहचानिए।

A. डेंगू B. मलेरिया

C. कॉलरा D. पोलियो

195. डिम्बवाही नली को निकालना और बाँधने को कहते हैं

A. मॅस्टेक्टोमी B. वेसेक्टोमी

C. एपेन्डेक्टोमी D. ट्यूबेक्टोमी

196. रजःस्राव चक्र के किन दिनों के बीच IUD डालने का बेहतर समय है?

A. 2 दिन के भीतर B. 3 से 7 दिन

C. 8 से 10 दिन D. 11 से 14 दिन

197. परिवार नियोजन में सामान्यतः उपयोग आनेवाला धातु है

A. लोह B. एल्युमिनियम

C. तांबा D. चांदी

198. माला डी इसका एक उदाहरण है

A. गोलियों का तरीका

B. सूई से देने वाला गर्भनिरोधक

C. योनियी पटल

D. फेन वाली गोलियाँ

199. बहु उद्देशिय सहायक सामान्यतः इतनी ग्रामीण जनसंख्या की सेवा करता है

A. < 500 B. 1000

C. 3000 D. 5000

200. टीकाओं के संग्रहण और परिवहन पद्धति को कहते हैं

A. कोल्ड चेन B. फ्रिजर चेन

C. कूल चेन D. टीकाकरण

उत्तरमाला

1	2	3	4	5	6	7	8	9	10
C	B	C	D	A	C	B	D	A	C
11	**12**	**13**	**14**	**15**	**16**	**17**	**18**	**19**	**20**
C	B	A	B	D	C	C	A	B	C
21	**22**	**23**	**24**	**25**	**26**	**27**	**28**	**29**	**30**
D	A	B	B	C	A	A	B	A	D
31	**32**	**33**	**34**	**35**	**36**	**37**	**38**	**39**	**40**
C	A	C	B	D	C	A	D	B	B
41	**42**	**43**	**44**	**45**	**46**	**47**	**48**	**49**	**50**
A	B	C	D	B	B	C	A	B	D
51	**52**	**53**	**54**	**55**	**56**	**57**	**58**	**59**	**60**
C	A	B	D	C	B	A	D	C	A
61	**62**	**63**	**64**	**65**	**66**	**67**	**68**	**69**	**70**
B	A	B	C	B	D	A	C	C	B
71	**72**	**73**	**74**	**75**	**76**	**77**	**78**	**79**	**80**
A	C	C	C	C	A	C	D	A	C
81	**82**	**83**	**84**	**85**	**86**	**87**	**88**	**89**	**90**
C	A	D	A	C	D	A	C	A	B
91	**92**	**93**	**94**	**95**	**96**	**97**	**98**	**99**	**100**
B	B	A	D	A	C	B	C	B	D
101	**102**	**103**	**104**	**105**	**106**	**107**	**108**	**109**	**110**
A	D	B	A	D	B	C	B	A	C
111	**112**	**113**	**114**	**115**	**116**	**117**	**118**	**119**	**120**
B	C	A	B	B	A	D	A	C	D
121	**122**	**123**	**124**	**125**	**126**	**127**	**128**	**129**	**130**
C	B	D	B	C	A	C	C	A	C
131	**132**	**133**	**134**	**135**	**136**	**137**	**138**	**139**	**140**
C	A	B	D	A	C	A	C	D	A
141	**142**	**143**	**144**	**145**	**146**	**147**	**148**	**149**	**150**
B	D	B	A	A	A	A	C	B	A
151	**152**	**153**	**154**	**155**	**156**	**157**	**158**	**159**	**160**
C	C	C	A	C	A	B	A	B	B
161	**162**	**163**	**164**	**165**	**166**	**167**	**168**	**169**	**170**
A	D	C	B	D	C	D	B	C	A
171	**172**	**173**	**174**	**175**	**176**	**177**	**178**	**179**	**180**
A	A	C	D	B	A	D	A	A	B
181	**182**	**183**	**184**	**185**	**186**	**187**	**188**	**189**	**190**
A	B	B	D	B	C	C	D	C	B
191	**192**	**193**	**194**	**195**	**196**	**197**	**198**	**199**	**200**
A	C	D	C	D	B	C	A	D	A

कुछ चुने हुए प्रश्नों के व्याख्यात्मक उत्तर

21. 12, 18 तथा 21, 3 से विभाजित होता है जबकि 28 नहीं होता है।

22. दिए गए पैटर्न के आधार पर अक्षरों का मान

'L' = 4; 'I' = 4, 'N' = 3 तथा 'E' = 3.

अतः 'LINE' का सांख्यिक मान

= 4 + 4 + 3 + 3 = 14.

23. 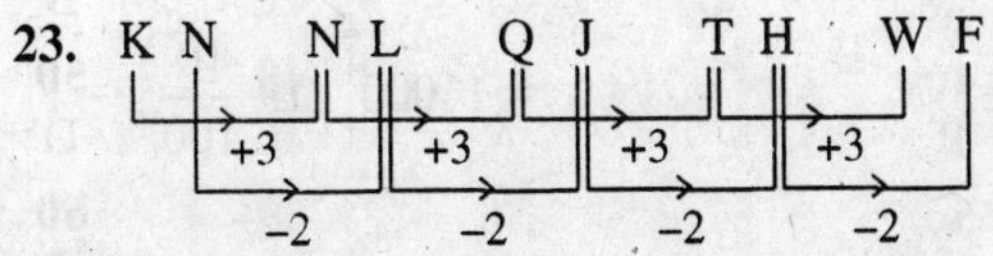

Qs. 24 – 26 : दिए गए आँकड़ों को वृत्ताकार इस प्रकार बनाया जा सकता है।

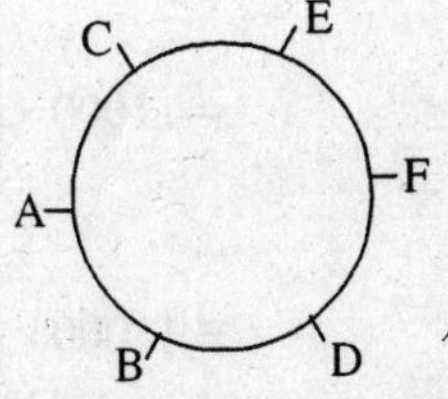

27. प्रथम तथा द्वितीय अंकों को बदलने के बाद आरोही क्रम में संख्या

158 287 289 437 478 823

↑

दूसरा सबसे कम

अतः '827' से दूसरा सबसे कम '287' प्राप्त होता है।

28. दूसरे तथा तीसरे अंकों को बदलने के बाद आरोही क्रम में संख्या

238 374 581 784 872 892

↑

तीसरी सबसे बड़ी

अतः '748' से तीसरी बड़ी संख्या '784' प्राप्त होता है।

29. पहले तथा तीसरे अंकों को बदलने के बाद आरोही क्रम में संख्या

382 728 743 815 847 928

↑

तीसरी सबसे छोटी

अतः '347' से तीसरी सबसे छोटी संख्या '743' प्राप्त होती हैं।

30. J A I L E R का व्युत्क्रम

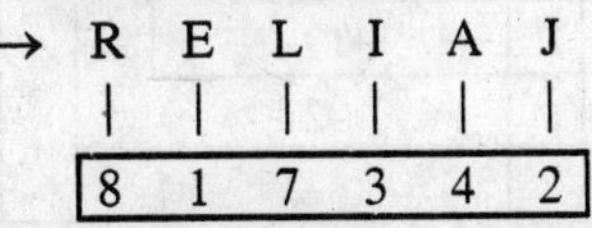

31. दिए गए पैटर्न के आधार पर संख्या में अन्तर

A. 734 – 851 = –117

B. 328 – 874 = –546

C. 782 – 734 = 48

D. 874 – 851 = 23

अतः सही विकल्प B है।

32. 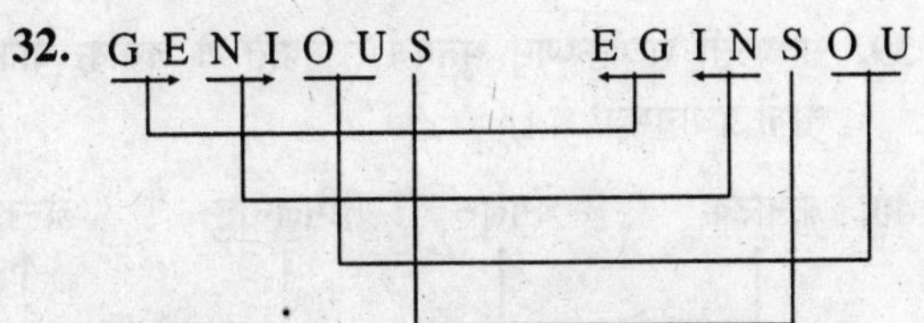

इसी प्रकार,

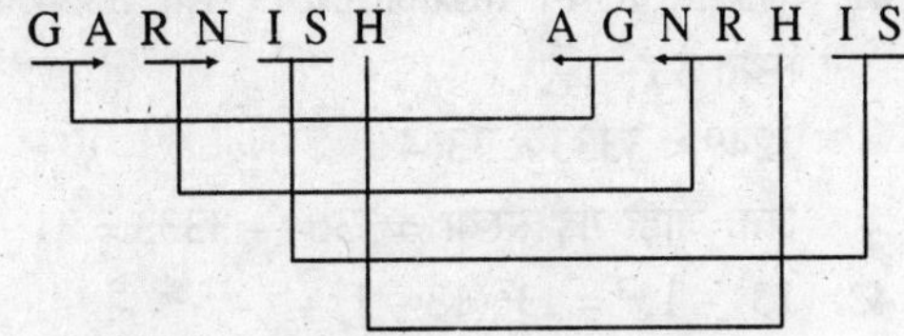

33. 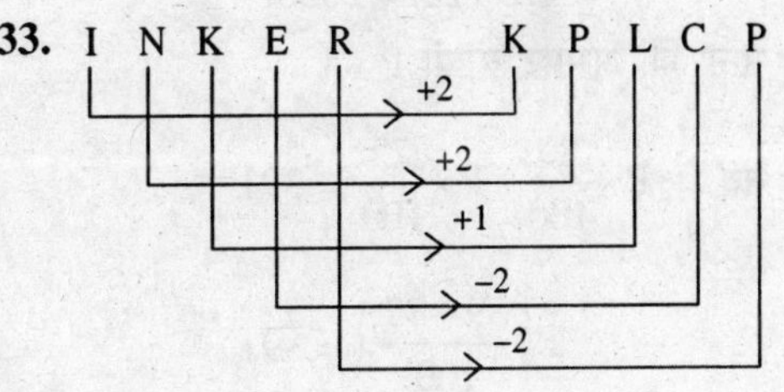

तथा

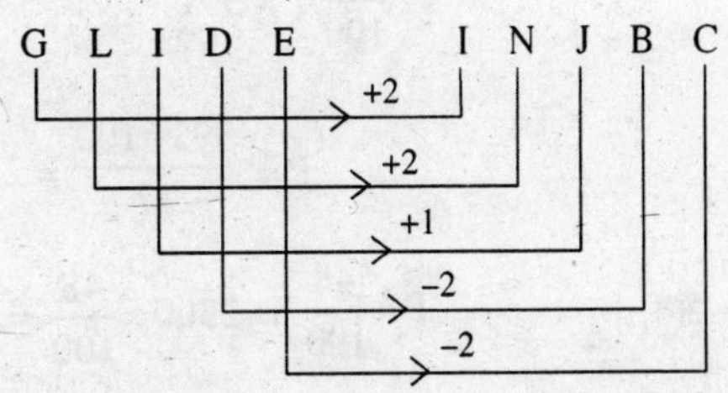

इसी प्रकार,

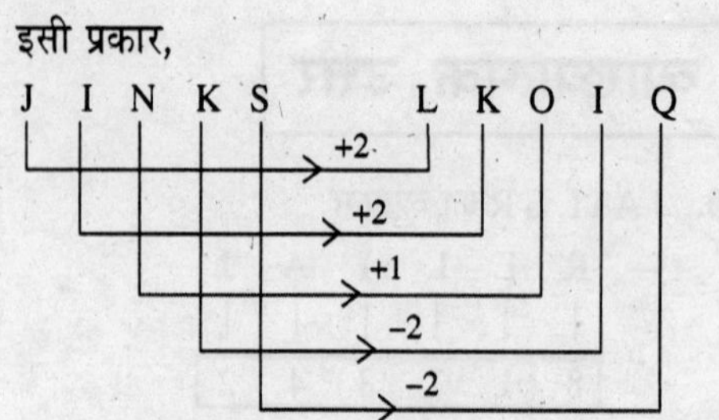

37. 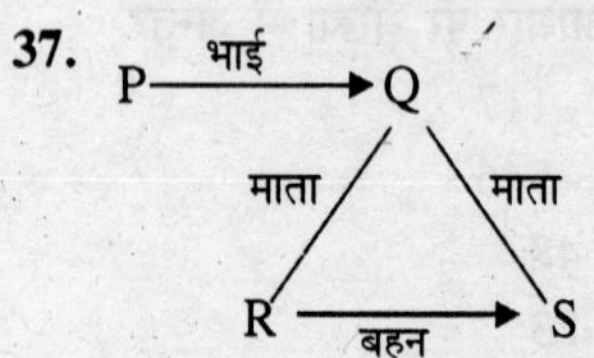

अतः P चाचा (मामा) R का है।

39. सर्वपल्ली राधाकृष्णन भूतपूर्व राष्ट्रपति थे जबकि बाकी तीनों प्रधानमंत्री थे।

40. कर्नाटक : बेंगलुरु :: तमिलनाडु : चेन्नई

राजधानी राजधानी

41. '3333' दो वर्ग संख्याओं 3249 तथा 3364 के बीच स्थित है।

$3249 < 3333 < 3364$

अतः जोड़ी गई संख्या = 3364 – 3333 = 31.

42. $13^3 - 13^2 = 13^2(13-1)$

$= 169\,(12) = 2028.$

43. माना कि अभीष्ट संख्या P है।

तब, $P \times \frac{89}{100} - P \times \frac{72}{100} = 391$

$$P\left(\frac{89-72}{100}\right) = 391$$

$$P\left(\frac{17}{100}\right) = 391$$

$$P = \frac{391 \times 100}{17} = 2300$$

अब, $P \times \frac{48}{100} = 2300 \times \frac{48}{100} = 1104.$

44. $\sqrt{50} = \sqrt{5 \times 5 \times 2} = 5\sqrt{2}$

$= 5 \times 1.414 = 7.07$

45. $\frac{98.5^2 - 1.5^2}{98.5 - 1.5} = \frac{(98.5-1.5)(98.5+1.5)}{(98.5-1.5)}$

$= (98.5 + 1.5) = 100.$

46. चक्रवृद्धि ब्याज $= P\left[\left(1+\frac{r}{100}\right)^t - 1\right]$

$$= 11000\left[\left(1+\frac{10}{100}\right)^3 - 1\right]$$

$$= 11000 \times \left[\left(\frac{110}{100}\right)^3 - 1\right]$$

$$= 11000 \times \left[\left(\frac{11}{10}\right)^3 - 1\right]$$

$$= 11000 \times \left(\frac{1331-1000}{1000}\right)$$

$$= \frac{11000 \times 331}{1000} = ₹\,3641.$$

47. 720 मिनट $= \frac{720}{60}$ घंटे = 12 घंटे

कार की गति (किमी./घंटा)

$= \frac{\text{तय की गई दूरी (कि.मी. में)}}{\text{लिया गया समय (घंटे में)}}$

$= \frac{816}{12} = 68$ किमी./घंटा

48. माना कि चार वितत् सम संख्याएँ $x-2, x, x+2$ तथा $x+4$ हैं।

औसत $= \frac{x-2+x+x+2+x+4}{4} = 99$

$= \frac{4x+4}{4} = 99$

$$x+1=99$$
$$\Rightarrow \quad x=98$$

$\therefore$ अतः चार सम संख्याएँ हैं:

$$A=x-2=98-2=96$$
$$B=x=98$$
$$C=x+2=98+2=100$$
$$D=x+4=98+4=102$$

अतः $B\times D=98\times 102$
$$=(100-2)(100+2)$$
$$=100^2-2^2$$
$$=10000-4$$
$$=9996.$$

49. $\log(a\times b)=\log a+\log b$
$$\log(10)=\log(2\times 5)=\log 2+\log 5$$
$$=0.131+0.213$$
$$=0.344$$

50. $3a=4b$

$$\Rightarrow \quad \frac{3}{2}a=2b=k$$
$$2b=5c=k$$
$$\therefore \quad a=\frac{2k}{3},$$
$$b=\frac{k}{2},$$
$$c=\frac{k}{5}$$
$$a:b:c=\frac{2}{3}:\frac{1}{2}:\frac{1}{5}$$
$$=\frac{30\times 2}{3}:\frac{30}{2}:\frac{30}{5}$$
$$=20:15:6$$

51. माना कि वस्तु का क्रय मूल्य = ₹ P

$$\text{तथा}=\text{क्रय मूल्य}\times\left(\frac{1+\text{लाभ}}{100}\right)$$
$$62=P\times\left(1+\frac{24}{100}\right)$$
$$62=P\times\frac{124}{100}$$
$$\Rightarrow \quad P=\frac{62\times 100}{124}$$
$$P=50$$

$\therefore$ अभीष्ट विक्रय मूल्य

$$=50\times\left(1+\frac{30}{100}\right)$$
$$=50\times\frac{130}{100}$$
$$=₹\,65$$

53. $x+\frac{1}{x}=5$

दोनों तरफ वर्ग करने पर हम पाते हैं कि

$$\left(x+\frac{1}{x}\right)^2=5^2$$
$$x^2+\frac{1}{x^2}+2\cdot x\cdot\frac{1}{x}=25$$
$$x^2+\frac{1}{x^2}+2=25$$
$$\therefore \quad x^2+\frac{1}{x^2}=25-2=23.$$

54. प्रश्नानुसार,

$$M_1T_1D_1=M_2T_2D_2$$

यहाँ $M_1=8$ आदमी, $M_2=7$ आदमी

$T_1=6$ घंटे, $T_2=8$ घंटे

$D_1=14$ दिन, $D_2=?$

$$\therefore \quad D_2=\frac{M_1T_1D_1}{M_2T_2}=\frac{8\times 6\times 14}{7\times 8}$$

$=12$ दिनों में

55. माना कि स्टेशन A तथा स्टेशन B के बीच की दूरी d कि.मी. है।

तब A से B तक जाने में लगा अभीष्ट समय

$$t_1=\frac{d}{40}$$

B से A तक आने में लगा अभीष्ट समय

$$t_2 = \frac{d}{60}$$

कुल तय की गई दूरी

$$d + d = 2d$$

कुल लगा समय $= t_1 + t_2$

$\therefore$ औसत गति $= \dfrac{2d}{t_1 + t_2}$

$$= \frac{2d}{\frac{d}{40} + \frac{d}{60}} = \frac{2d}{\frac{d(60+40)}{60 \times 40}}$$

$$= \frac{2 \times 60 \times 40}{100} = 48 \text{ किमी./घंटा}$$

56. माना कि पिता की वर्तमान आयु $= x$ वर्ष

तब पुत्र की आयु $= (x - 24)$ वर्ष

प्रश्न से,

$$(x - 12) = 5(x - 24 - 12)$$
$$x - 12 = 5(x - 36)$$
$$x - 12 = 5x - 180$$
$$5x - x = 180 - 12$$
$$4x = 168$$
$$x = 42$$

अतः पिता की वर्तमान आयु 42 वर्ष है।

57. BC दूरी = दोनों वृत्त की त्रिज्याओं का योग जिनके केन्द्र B तथा C हैं।

$= 3 + 2 = 5$ से.मी.

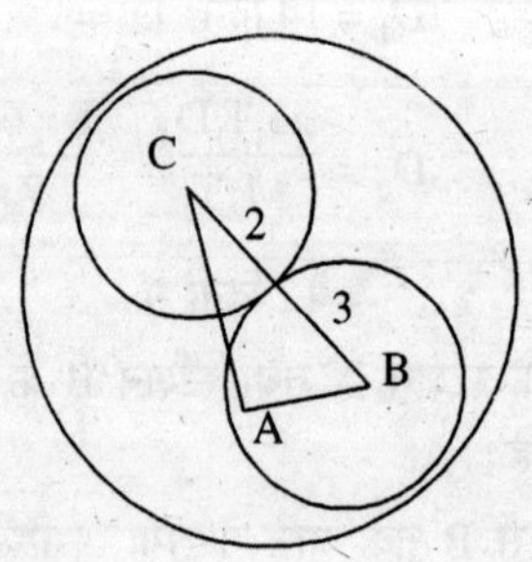

AC दूरी = A वृत्त की त्रिज्या − C वृत्त की त्रिज्या

$= 5 - 2 = 3$ सेमी.

AB दूरी = A वृत्त की त्रिज्या − B वृत्त की त्रिज्या

$= 5 - 3 = 2$ सेमी.

$\therefore \Delta$ ABC की परिमिति

$= AB + BC + AC$

$= 2 + 5 + 3 = 10$ सेमी.

58. समलम्ब चतुर्भुज का क्षेत्रफल

$= \dfrac{1}{2} \times$ विकर्णों का गुणनफल

$$24 = \frac{1}{2} \times 8 \times d$$

$\therefore$ विकर्ण $(d) = \dfrac{24 \times 2}{8} = 6$ सेमी.

59. r_1 तथा r_2 त्रिज्याओं वाले दो वृत्तों के क्षेत्रफलों का अनुपात

$$\frac{A_1}{A_2} = \frac{\pi r_1^2}{\pi r_2^2}$$

$$\Rightarrow \quad \frac{r_1}{r_2} = \sqrt{\frac{A_1}{A_2}}$$

$$\Rightarrow \quad = \sqrt{\frac{9}{16}}$$

अब दोनों वृत्तों के परिधियों का अनुपात $= \dfrac{3}{4}$

$$\frac{P_1}{P_2} = \frac{2\pi r_1}{2\pi r_2} = \frac{r_1}{r_2} = \frac{3}{4}.$$

60. शंकु के आधार की त्रिज्या

$$r_1 = \frac{44 \times 7}{2 \times 22} = 7 \text{ सेमी.}$$

वक्रपृष्ठ का क्षेत्रफल $= \pi rl$

$$= \frac{22}{7} \times 7 \times 12 = 264 \text{ वर्ग सेमी.}$$

पिछले प्रश्न-पत्र (हल सहित)

स्टाफ नर्स ग्रेड-2, परीक्षा 2014*

1. राँची में आयोजित राष्ट्रीय विद्यालय एथलेटिक प्रतियोगिता में केरल ने कितने पदक जीते?
A. 40 B. 35
C. 28 D. 38

2. किस अभिनेत्री को लन्दन के हाउस ऑफ कॉमन्स में सम्मानित किया गया है?
A. करीना कपूर B. काजोल
C. करिश्मा कपूर D. मनीषा कोइराला

3. देश के किस राज्य में निर्वाचन आयोग पहली बार 'वोटर वेरिफाइएबल पेपर ऑडिट ट्रायल' (VVPAT) सिस्टम का प्रयोग करने की योजना बना रहा है?
A. बिहार B. नगालैण्ड
C. केरल D. कर्नाटक

4. .... के प्रधानमंत्री नूरी-अल मलिकी ने हाल ही में भारत का दौरा किया।
A. ईरान B. चीन
C. इराक D. कोरिया

5. सचिन तेंदुलकर के कैरियर का अन्तिम टेस्ट मैच हुआ था–
A. कलकत्ता B. कोच्ची
C. मुम्बई D. दिल्ली

6. श्री नारायन गुरु द्वारा प्रतिष्ठित पहला मन्दिर स्थित था–
A. अरुविप्पुरम B. वारक्काला
C. चेम्पाझांथी D. शिवागिरी

7. वह पुस्तक जो वागभटनन्द से सम्बन्धित नहीं है–
A. आत्म विद्या B. ईश्वर विचारम
C. मोक्ष प्रदीपम D. मंसा चपलयम

8. अष्ठमुदी कायल कहाँ से बहती है?
A. पथानमथिट्टा B. कासारगोडु
C. तिरुवनंतपुरम D. कोल्लम

9. साधुजन परिपालन संगम किसके द्वारा स्थापित किया गया?
A. डॉ. पाल्पु B. अय्यनकाली
C. अम्बेडकर D. फुले

10. केरल में मानसून से पहले गर्मियों में होने वाली बारिश का नाम है–
A. टॉरनैडो B. मैंगो शॉवर
C. नॉरवेस्टर D. लू

11. काली मिट्टी पाई जाती है–
A. कोट्टाराकारा B. कप्पाडु
C. पारावुर D. चित्तूर

12. केरल लिंकन के नाम से कौन जाना जाता है?
A. के. केलप्पन B. के.पी. केशव मेनन
C. पंडित के.पी. करूप्पन D. एन. कृष्णा पिल्लई

13. केरल वन विकास निगम का मुख्यालय स्थित है–
A. तिरुवनंतपुरम B. कोट्टायम
C. वयनाडु D. पथानमथिट्टा

14. मलयालम के एकमात्र कवि जो बिना किसी महाकाव्य के लिखे महाकवि हो गए–
A. वल्लाथॉल B. चंगमपुझा
C. कुमारानासन D. चेरूसरी

15. स्वदेशाभिमानी समाचार पत्र के प्रकाशक तथा संस्थापक–
A. रामाकृष्णा पिल्लई B. वाक्कोम मौलवी
C. अब्दुल रहमान साहब D. बालकृष्ण पिल्लई

* परीक्षा दिनांक 05/04/2014 को आयोजित हुई

16. स्थानीय स्वशासन के जनक कौन हैं?
A. लार्ड कार्नवालिस B. माउण्टबेटेन
C. लॉर्ड रिपन D. लॉर्ड लिट्टन

17. भारत के किस शहर को 'साइंस सिटी' के नाम से जाना जाता है?
A. दिल्ली B. मुम्बई
C. हैदराबाद D. कोलकाता

18. निम्न में से कौन एक फिनाइटोइन का साइड इफेक्ट नहीं है?
A. गतिभंग B. अतिरोमता
C. अल्पशर्करारक्तता D. गम हाइपरट्रॉफी

19. विश्व जनसंख्या दिवस मनाया जाता है–
A. 11 जून B. 11 जुलाई
C. 21 सितम्बर D. 21 जनवरी

20. 'भारत की योजनाबद्ध अर्थव्यवस्था' पुस्तक किसके द्वारा लिखी गई?
A. डॉ. होमी जे. भाभा B. आर.सी. दत्त
C. दादाभाई नौरोजी D. एम. विश्वेश्वरैय्या

21. स्यूडोसीलोम (आभासी देहगुहा) वाला फाइलम है–
A. प्लेटिहेल्मिंथिस B. एनेलिडा
C. एस्केहेलिमेंथिस D. आर्थ्रोपोडा

22. ब्रिटिश पर्यावरणविद् जिसने 'औद्योगिक मेलेनिनता' की परिकल्पना का परीक्षण किया–
A. एलेक्जेंडर वॉन हमबोल्ट
B. बर्नार्ड केट्लवेल
C. ह्यूगो डी व्रीज
D. चार्ल्स डार्विन

23. दिमाग का वह हिस्सा, जो दृश्य सूचनाओं को समझकर उनकी व्याख्या करता है–
A. अग्र मस्तिष्क B. भित्तीय
C. टेम्पोरल D. अनुकपाल

24. अण्डोत्सर्ग के पश्चात् अण्डाशय में निर्मित कोपर्स ल्यूटियम स्रावित करता है–
A. प्रोजेस्टीरोन B. एस्ट्रोजन
C. टेस्टोस्टीरोन D. एल्डोस्टीरोन

25. ऑपिऑइड्स प्राप्त होते हैं–
A. *क्लैविसेप्स परप्यूरिया*
B. *इरिथ्रोजाइलम कोका*
C. *कैनाबिस सैटाइवा*
D. *पैपावर सोमनीफेरम*

26. आवृतबीजियों में परागकण प्रतीक हैं–
A. नर युग्मक B. लघु बीजाणुधानी
C. लघु बीजाणु D. नर युग्मकोद्भिद

27. निम्न हारमोनों में से किसकी खोज ऊतक संवर्धन तकनीक के फलस्वरूप हुई–
A. ऑक्सिन B. साइटोकाइनिन
C. एब्सिसिक अम्ल D. जिबरेलिन

28. अन्तर्राष्ट्रीय चावल अनुसंधान संस्थान स्थित है–
A. मनीला B. नई दिल्ली
C. टोक्यो D. न्यूयार्क

29. जैविक पीडकनाशी तैयार किया जाता है–
A. *स्यूडोमोनास स्पेशिज*
B. *बैसिलस एन्थ्रेसिस*
C. *बैसिलस थ्यूरिंजेनेसिस*
D. *एग्रोबैक्टीरियम ट्यूमफेसिएन्स*

30. निम्न में से किस अनावृतबीजी में द्वि-संकरण होता है?
A. एफिड्रा B. पाइनस
C. जिंको D. साइकस

31. फीनोल तथा फॉर्मेल्डिहाइड के बहुलीकरण तथा संघनन के फलस्वरूप प्राप्त होने वाले रैखिक उत्पाद हैं–
A. नाइलोन 6, 6 B. बैकेलाइट
C. नोवॉलैक D. मेलामाइन

32. मिसेल का निर्माण सिर्फ एक खास तापमान के ऊपर होता है, जिसे कहते हैं–
A. क्यूरी तापमान B. क्राफ्ट तापमान
C. बॉयल तापमान D. क्रांतिक तापमान

33. अर्ध चालकों के शोधन की प्रक्रिया कहलाती है–
A. वैन आर्कल विधि
B. मॉन्ड विधि
C. वैद्युत अपघट्य शोधन
D. जोन शोधन

34. निम्न में से किसको 'सिनगैस' कहा जाता है?
A. $CO + H_2$
B. $CO + N_2$
C. $CO + Cl_2$
D. $CO + O_2$

35. किसी एक समूचे फेफड़े को निकालकर अलग करना कहलाता है—
A. लोबेक्टॉमी
B. न्यूमोनेक्टोमी
C. खण्डीय स्थिति निर्धारण
D. वेज स्थिति निर्धारण

36. दूर संचार में प्रयोग की जाने वाली तरगें हैं—
A. अवरक्त
B. पराबैंगनी
C. माइक्रोवेव
D. आकाशीय तरंगें

37. प्रकाश वैद्युत प्रभाव की व्याख्या निम्न में से किसके आधार पर की जा सकती है?
A. क्वांटम सिद्धान्त
B. कार्पसक्युलर सिद्धान्त
C. तरंग सिद्धान्त
D. वैद्युत चुम्बकीय सिद्धान्त

38. 2 घण्टे के पश्चात् एक रेडियो सक्रिय समस्थानिक पदार्थ का $\frac{1}{16}$ भाग शेष बच जाता है। समस्थानिक (आइसोटोप) की अर्ध आयु क्या है?
A. 12 मिनट
B. 45 मिनट
C. एक घण्टा
D. 30 मिनट

39. प्रकाश वर्ष किसकी इकाई है?
A. समय
B. दूरी
C. चाल
D. द्रव्यमान

40. ऊष्मा का अच्छा कुचालक कौन है?
A. ताँबा
B. पारा
C. मन्द वायु
D. लोहा

41. अंगों की फास्फोरसविषाक्तता की एन्टी डोट (विरोधी) है—
A. एड्रिनेलीन
B. डोपामाइन
C. एट्रोपाइन
D. सोडियम बाइकार्बोनेट

42. निम्नलिखित में से वह कौन-सा अस्थिभंजन है जिसमें अस्थि छोटे-छोटे अनेक टुकड़ों में टूट जाती है?
A. एवल्सन भंजन
B. कम्मीन्यूटेड भंजन
C. डिसप्लेस्ड भंजन
D. स्पायरल भंजन

43. पोटाशियम सेवन वर्जित है—
A. यकृत के विफल होने पर
B. हृदय के विफल होने पर
C. फेफड़े के विफल होने पर
D. वृक्क के विफल होने पर

44. निम्न में से कौन-सा स्तन कैंसर के लिए जोखिम है?
A. गर्भधारण न होना
B. अल्पआयु में गर्भधारण
C. विलम्ब से रजोनिवृति
D. समय से पूर्व मासिक स्राव

45. हाथ अथवा पैर की अंगुलियों पर पाए जाने वाले छोटे-छोटे दर्दयुक्त आसंधियों को ऑस्लर आसंधि कहते हैं। ये पाए जाते हैं—
A. अन्तहृदशोथ संक्रमण (इनफेक्टिव एण्डोकार्डाइटिस)
B. कार्डियोमायोपैथी
C. पेरिकार्डाइटिस (हृदयवर्णी शोथ)
D. मायोकार्डाइटिस (हृदयपेशी शोथ)

46. कौन-सा एरीथीमिया ज्यादा घातक है?
A. वेन्ट्रीकुलर टैकीकार्डिया
B. साइनस एरीथीमिया
C. एट्रियल फाइब्रिलेशन
D. वेन्ट्रिकुलर फाइब्रीलेशन

47. किन रोगियों की छाती (Chest) क्लासिक बैरल के समान हो जाती है?
A. कंजेस्टिव कार्डिएक फेलियर
B. पल्मोनरी एफ्यूजन
C. सीओपीडी
D. ब्रोंकाइटिस

48. मास्टेक्टोमी के द्वारा लिम्फ नोड को पूर्णतः हटाने के पश्चात् निम्न में से कौन-सी सावधानियां लिम्फोडेमा को रोकने में मदद करती हैं?
A. हाथ की सभी गतिविधियों को बन्द करके
B. हृदय के ऊपर तकिये पर बाँह को उठाकर
C. गर्म नमी वाला ताप प्रक्रिया
D. बाँह को शरीर के निकट गलपट्टी पर रखना

49. सामान्य वयस्क का इन्ट्राक्रेनियल दबाव होता है—
A. 0-15 मिमी पारा B. 80-100 मिमी पारा
C. 20-40 मिमी पारा D. 60-70 मिमी पारा

50. ऑटोस्क्लेरोसिस के उपचार हेतु निम्न में से कौन-सी प्रक्रिया अपनायी जाती है?
A. माइरिंगोटोमी B. स्टेपडेक्टोमी
C. माइरिंगो प्लास्टी D. मासटोइडेक्टोमी

51. निम्न में से कौन-सी तंत्रिकीय नलिका विकृति है?
A. मेनिंजाइटिस B. मेनिंगोसील
C. स्कोलियोसिस D. इनसिफलाइटिस

52. एचआईवी पॉजिटीव रोगी के बिस्तर को संक्रमण मुक्त करने हेतु कौन-सा विलयन प्रयोग किया जाता है?
A. डेटॉल B. लाइजोल
C. सेवलॉन D. सोडियम हाइपोक्लोराइट

53. खसरा टीके के क्रियान्वयन की अवधि है—
A. 3 महीने B. 9 महीने
C. 18 महीने D. 6 महीने

54. पग भरने वाले बच्चे का खेल है—
A. सहकारी क्रीड़ा B. साहचर्य क्रीड़ा
C. दर्शनीय क्रीड़ा D. समानांतर क्रीड़ा

55. नवजात शिशु के सिर की परिधि होती है—
A. 31-33 सेमी B. 33-35 सेमी
C. 30-32 सेमी D. 35-37 सेमी

56. निम्न में से कौन-सा क्रियाकलाप पांच वर्ष से कम आयु के बच्चों के निदान गृहों की है?
A. मध्याह्न भोजन कार्यक्रम
B. बाल-शिक्षा
C. विद्यालयी स्वास्थ्य सेवाएं
D. विकास संबंधी निगरानी

57. "फ्लैग साइन" किस रोग का लक्षण है?
A. क्वाशिरकोर B. रिकेट्स
C. मरास्मास D. पॉलियोमाइलिटिस

58. हरकसीप्रंग रोग के निदान हेतु की जाने वाली शल्य क्रिया है—
A. कोसाई प्रक्रिया B. दुहामेल प्रक्रिया
C. पाइलोरोप्लास्टी D. पाइलोप्लास्टी

59. उपयुक्त जेली युक्त मल लक्षण है—
A. ट्रैकिया ईसोफैगल फिस्तुला
B. इसोफैगल एटरेसिया
C. एनोरेक्टल मालफॉर्मेशन
D. इनट्यूसेप्शन

60. निम्न में से कौन एक सायनॉटिक हृदय रोग है?
A. महाधमनी का अवरुद्ध होना
B. परीकोष्ठी विभाजक
C. फैलोट की टेट्रालॉजी
D. खुली धमनी वाहिनी

61. रोग का जीवाणु सिद्धान्त प्रतिपादित किया गया था—
A. एलेक्जेन्डर फ्लेमिंग
B. हिप्पोक्रेटस
C. लूइस पास्चर
D. विलियम हार्वे

62. सार्वजनिक स्वास्थ्य नर्सिंग की रीढ है—
A. घर-घर जाना
B. थैला तकनीक
C. प्राथमिक स्वास्थ्य सुरक्षा
D. प्राथमिक स्वास्थ्य केन्द्र

63. विश्व स्वास्थ्य सभा में किस वर्ष "2000 सदी तक सभी के लिए स्वास्थ्य" के लक्ष्य की चर्चा की गई?
A. 1948 B. 1957
C. 1978 D. 1966

64. प्रखंड स्तर पर स्थानीय स्वशासन व्यवस्था की त्रिस्तरीय प्रणाली है—
A. ग्राम सभा
B. पंचायत समिति
C. जिला परिषद्
D. न्याय पंचायत

65. निम्न में से किस माह को मलेरिया विरोधी दिवस के रूप में मनाया जाता है?
A. मई B. जून
C. जनवरी D. दिसम्बर

66. पीत ज्वर को पैदा करने वाला जीव कौन-सा है?
A. मीक्सोवायरस B. एन्टिरोवायरस
C. आर्बोवायरस D. रहैब्डोवायरस

67. वायु में नमी की मात्रा को किसकी सहायता से रिकॉर्ड किया जाता है?
A. बैरोमीटर B. सिक्स का थर्मामीटर
C. एनीमोमीटर D. हाइग्रोमीटर

68. पोलियो संक्रमण के फैलने का माध्यम क्या है?
A. सूक्ष्म कण संक्रमण B. गुदा मल मार्ग
C. रुधिर के द्वारा D. वाहक द्वारा

69. चेचक का उद्भवन काल कितने समय का होता है?
A. 6-10 दिन B. 14-16 दिन
C. 20-25 दिन D. 30-40 दिन

70. राष्ट्रीय तपेदिक नियन्त्रण कार्यक्रम किस वर्ष अपनाया गया?
A. 1960 B. 1962
C. 1964 D. 1966

71. निम्न में से किस प्रक्रिया में शल्यक अपूति की आवश्यकता होती है?
A. योनि सिंचन
B. मूत्र कैथेटराइजेशन
C. नैसोगैस्ट्रिक ट्यूब प्रविष्टि
D. कोलोस्टोमी सिंचन

72. एक झूठी याद जिसे रोगी सत्य मानता है–
A. संभाषण B. कैटाप्लेक्सी
C. एनेरजिया D. फ्यूज

73. एक विशेष प्रकार की थैरेपी जिसमें उपचार इकाई की सम्पूर्ण रूपरेखा एक सहायक प्रक्रिया के रूप में प्रयोग की जाती है, को कहते हैं–
A. साइकोथेरेपी
B. माइल्यू थेरेपी
C. कॉग्नीटिव विहेवियर थेरेपी
D. गेस्टाल्ट थेरेपी

74. बाईपोलर मूड डिसऑर्डर के दोबारा घटित होने से रोकने के उपचार हेतु दवाई है–
A. फ्लोक्सेटीन
B. क्लोरडाइजेपोक्साइड
C. एमिट्रायटाइलिन
D. लिथियम

75. वह असामान्य अनैच्छिक गति जो लगातार, निरुद्देश्य तथा अचानक होती है–
A. टिक B. मैनेरिज्म
C. कैटा प्लैक्सी D. कम्पलसन

76. ऊँचे स्थानों के भय को कहते हैं–
A. एकरोफोबिया B. जीनोफोबिया
C. एल्गोफोबिया D. क्लोस्ट्रोफोबिया

77. सीरम लिथियम का रोगनिवारक स्तर है
A. 2.5 – 3.0 mEq/I
B. 0.6 – 1.2 mEq/I
C. 0.8 – 1.2 mEq/I
D. 1.5 – 2.0 mEq/I

78. एक असत्य स्थिर विश्वास है–
A. दृष्टिभ्रम B. शक
C. धोखा D. डिरियलाइजेशन

79. सबसे भीषण एल्कोहल विड्रावल सिन्ड्रोम है–
A. हैंग ऑवर
B. डेलिरियम ड्रीमर्स
C. एल्कोहलिक सीजर
D. एल्कोहलिक हेल्युसिनोसिस

80. वह स्थिति, जिसमें व्यक्ति अपनी शारीरिक मुद्रा को उस स्थान के अनुरूप ढालता है जिसमें उसे रखा गया है–
A. ईकोप्रेक्सिया
B. कैटाप्लैक्सी
C. एनरजिया
D. कैटालेप्सी

81. ऑर्टोलानी टेस्ट किसके निदान हेतु प्रयोग किया जाता है?
A. श्वसन बाधा
B. कोंजेन्टियल विसंगतियाँ
C. कोन्जेंटियल हिप विस्थापन
D. इन्डक्शन ऑफ लेबर

82. अनुकपालिक पश्च स्थिति में भ्रूण के सिर की स्थिति क्या होती है?
A. फ्लेक्सीअन
B. डीफ्लेक्सियन
C. एक्सटेंशन
D. एडक्शन

83. बीजाण्डासन का गलत तरीके से जुड़ा होना कहलाता है–
A. प्लेसेन्टा सक्सेन्टयूरिएटा
B. प्लेसेन्टा सर्कमवलैटा
C. बैटलडोर प्लेसेन्टा
D. प्लेसेन्टा एक्रिएटा

84. भ्रूण के खुले तंत्रिका नाल की खराबियों को रोकने में निम्न में से कौन-सा कारक महत्वपूर्ण है?
A. विटामिन-A B. जिंक
C. फॉलिक अम्ल D. विटामिन-D

85. निम्न में से कौन प्री-एक्लैम्पसिया का लक्षण नहीं है?
A. इडिमा B. हाइपरटेंशन
C. फिट्स D. प्रोटीन्यूरिया

86. बीजाण्डासन का सामान्य वजन कितना होता है?
A. 500 ग्राम
B. 900 ग्राम
C. शिशु के भार का 1/4
D. शिशु के भार का 1/6

87. हाइपरमेसिस ग्रैविडेरम के लिए कौन-सा हार्मोन उत्तरदायी है?
A. प्रोजेस्ट्रोन
B. रिलैक्सिन
C. ह्यूमन कोरियोनिक गोनेडोट्रोपिन
D. ह्यूमन प्लेसेन्टल लैक्टोजन

88. रजोनिवृत्ति में प्रकट विशेष लक्षण है–
A. हाइपोटेंशन B. हाइपोथर्मिया
C. हॉट फ्लैशेज D. एनोरेक्सिया

89. एक निषेचित अण्डे को भ्रूण कब कहा जाता है?
A. 0-8 सप्ताह B. 0-12 सप्ताह
C. 12-24 सप्ताह D. 8-32 सप्ताह

90. गर्भावस्था के दौरान सामान्य वजन में वृद्धि–
A. 10-12 किग्रा B. 7-9 किग्रा
C. 3-5 किग्रा D. 14-18 किग्रा

91. निम्न में से कौन मनुष्य में ताप नियन्त्रण का केन्द्र है?
A. यकृत B. सिस्टर्ना मैग्नी
C. मेडयूला ऑब्लागेटा D. हाइपोथेलेमस

92. डॉरसेलिस पेडिस एक नाड़ी है जिसे महसूस किया जाता है–
A. ऊपरी लिम्ब B. गर्दन में
C. निचला लिम्ब D. पेट में

93. जीभ की सूजन को कहते हैं–
A. जिंजीवाइटिस B. ग्लोलिटिस
C. हैलीटोसिस D. एंग्युलोस्टोमैटाइटिस

94. मानटोक्स टेस्ट, किसके हेतु संवेदनशील टेस्ट है–
A. एलर्जी विकार B. तपेदिक
C. एड्स D. ब्रोंकिअल अस्थमा

95. टाइफाइड में बुखार के क्या लक्षण होते हैं?
A. आंतरायिक बुखार
B. लगातार बुखार (ज्वर)
C. बार-बार बुखार होना
D. उत्तरोत्तर बढ़ता हुआ बुखार

96. मलेरिया किसके द्वारा होता है?
A. जीवाणु
B. कवक
C. प्लाज्मोडियम वाइवैक्स
D. शैवाल

97. सिस्टोलिक तथा डायस्टॉलिक रक्तचाप के बीच के अन्तर को कहते हैं–
A. नाड़ी अन्तराल
B. हृदयी दाब
C. सिस्टोलिक दाब
D. नाड़ी दाब

98. कार्डियक स्फिंक्टर कहाँ पर स्थित होता है?
A. हृदय B. फेफड़े
C. यकृत D. आमाशय

99. ट्यूनिका एडवेन्टीशिया किसकी परत है?
A. वृषण B. रुधिर नलिकाएं
C. मूत्राशय D. फेफड़े

100. किस विटामिन की कमी से स्कर्वी रोग होता है?
A. विटामिन A B. विटामिन B
C. विटामिन C D. विटामिन D

उत्तरमाला

1	2	3	4	5	6	7	8	9	10
D	A	B	C	C	A	C	D	B	B
11	**12**	**13**	**14**	**15**	**16**	**17**	**18**	**19**	**20**
D	C	B	C	B	C	D	C	B	D
21	**22**	**23**	**24**	**25**	**26**	**27**	**28**	**29**	**30**
C	B	D	A	D	D	B	A	C	A
31	**32**	**33**	**34**	**35**	**36**	**37**	**38**	**39**	**40**
B	B	D	A	B	C	A	D	B	C
41	**42**	**43**	**44**	**45**	**46**	**47**	**48**	**49**	**50**
C	B	D	A	A	D	C	B	A	B
51	**52**	**53**	**54**	**55**	**56**	**57**	**58**	**59**	**60**
B	D	B	D	B	D	A	B	D	C
61	**62**	**63**	**64**	**65**	**66**	**67**	**68**	**69**	**70**
C	A	C	B	B	C	D	B	B	B
71	**72**	**73**	**74**	**75**	**76**	**77**	**78**	**79**	**80**
B	A	B	D	A	A	C	C	B	D
81	**82**	**83**	**84**	**85**	**86**	**87**	**88**	**89**	**90**
C	A	D	C	C	D	C	C	A	A
91	**92**	**93**	**94**	**95**	**96**	**97**	**98**	**99**	**100**
D	C	B	B	D	C	D	D	B	C

पिछले प्रश्न-पत्र (हल सहित)

स्टाफ नर्स/नर्स 'ए' ग्रेड परीक्षा 2013*

भाग-अ

सामान्य जानकारी

1. "भारत समाज के सेवक" के संस्थापक कौन थे?
A. एनी बेसेंट
B. गोपालकृष्ण गोखले
C. बाल गंगाधर तिलक
D. दादाभाई नौरोजी

2. "डांडिया" कहाँ का एक लोकप्रिय नृत्य है?
A. पंजाब B. गुजरात
C. तमिलनाडु D. महाराष्ट्र

3. भारतीय प्रतीक चिन्ह की आधार प्लेट के नीचे खुदा हुआ शब्द "सत्यमेव जयते" कहाँ से लिया गया है?
A. ऋग्वेद B. सतपथ ब्राह्मण
C. मुंडक उपनिषद् D. रामायण

4. 30 जनवरी, 1985 में भारतीय संसद द्वारा किस संविधान संशोधन बिल के तहत दलबदल विरोधी विधेयक बिल पारित किया गया था?
A. 42 B. 52
C. 61 D. 44

5. प्राकृतपाठ "गाथासप्तशती", सातवाहन राजा .... को विशेषित करता है।
A. वशिष्टीपुत्र पुलूमावी
B. हाला
C. गौतमीपुत्र शातकर्णी
D. अमारू

6. नक्शे और ग्लोब पर खींची गई अन्तर्विभाजक रेखाएँ होती हैं
A. अक्षांश B. देशांतर
C. भौगोलिक ग्रिड D. उपरोक्त में से कोई नहीं

7. गर्म और ठंडा रेगिस्तान एक साथ विश्व की लगभग .... भूमि क्षेत्र को घेरता है।
A. 1/2वे B. 1/4वें
C. 1/3वें D. 3/4वें

8. किसने प्रसिद्ध पुस्तक–'वी द पीपल' लिखी थी?
A. टी.एन. कौल B. जे.आर.डी. टाटा
C. खुशवंत सिंह D. नानी पालकीवाला

9. महाभारत का मूल नाम है
A. ब्रिहित कथा B. सहस्त्र संहिता
C. जय संहिता D. राजतरंगिनी

10. निम्नलिखित में से किस पहलू के कारण जैन धर्म, बौद्ध धर्म से भिन्न है?
A. कर्म में आस्था B. अहिंसा के सिद्धांत
C. उपवास में विश्वास D. यज्ञ की अस्वीकृति

11. एंटोमोलॉजी विज्ञान का अध्ययन आधारित है
A. मनुष्य के व्यवहार पर
B. कीड़ों पर
C. तकनीकी और वैज्ञानिक दृष्टि से उद्‌गम और इतिहास पर
D. चट्टानों के निर्माण पर

12. भारतीय फिल्म और टीवी संस्थान स्थित है
A. पुणे (महाराष्ट्र) B. राजकोट (गुजरात)
C. पिम्परी (महाराष्ट्र) D. पेराम्बूर (तमिलनाडु)

13. लक्षद्वीप द्वीप में कौन-सी भाषा बोली जाती है?
A. मलयालम B. मराठी
C. तमिल D. गुजराती

14. भारत की संचित निधि पर प्रभारित व्यय के अनुमान में, संसद के पास
A. चर्चा करने का अधिकार नहीं है
B. चर्चा करने का पूर्ण अधिकार है

* Held on 09/06/2013

C. आपातकाल में चर्चा करने का पूर्ण अधिकार है
D. उपरोक्त में से कोई नहीं

15. राज्य सभा के सदस्यों का निर्वाचन किसके द्वारा होता है?
A. लोगों द्वारा
B. लोकसभा द्वारा
C. विधानसभा के निर्वाचित सदस्यों द्वारा
D. परिषद् के निर्वाचित सदस्यों द्वारा

16. अकबर के तहत, मीर बख्शी निम्नलिखित में से किसकी देखरेख करता था?
A. सैन्य कार्यों B. राज्य के राजकोष
C. शाही परिवार D. भूमि राजस्व प्रणाली

17. निम्नलिखित में कौन-सा राज्य आंशिक रूप से हिमालय के उत्तर में है?
A. हिमाचल प्रदेश B. अरुणाचल प्रदेश
C. जम्मू और कश्मीर D. सिक्किम

18. बी.सी. राय अवार्ड किस क्षेत्र में दिया जाता है?
A. संगीत B. पत्रकारिता
C. चिकित्सा D. पर्यावरण

19. वर्ष 2000 में दक्षिण अफ्रीका के पूर्व राष्ट्रपति सहित किसे गांधी शांति पुरस्कार से सम्मानित किया गया था?
A. सतीश धवन
B. सी. सुब्रमण्यम
C. बांग्लादेश के ग्रामीण बैंक
D. विश्व स्वास्थ्य संगठन

20. अंडमान की आदिम जनजातियों के वंशज हैं
A. हबशी B. दक्षिणी
C. मंगोली D. कोकसी

सामान्य बुद्धिमत्ता तथा तार्किक योग्यता

निर्देश (प्र.स. 21-23 तक): *एक तरफ के दो शब्दों के बीच में कोई संबंध है। अन्य दो शब्दों के बीच में भी वही संबंध है, जिनमें से एक शब्द लापता है और उस लापता शब्द का पता करने के लिए प्रश्न के नीचे विकल्प दिए गए हैं। सही विकल्प चयन करें:*

21. कली : फूल : : ? : फल
A. बीज B. फूल
C. स्वाद D. टहनी

22. नेता : अनुयायी : : कप्तान : ?
A. सैनिक B. खेल
C. जहाज D. सेना

23. गुस्सा : ? : : रात : दिन
A. दया B. सहायक
C. कृपा D. स्नेह

निर्देश: *उस विकल्प का चयन करें जो समान सम्बंध को दर्शाता हो*

24.
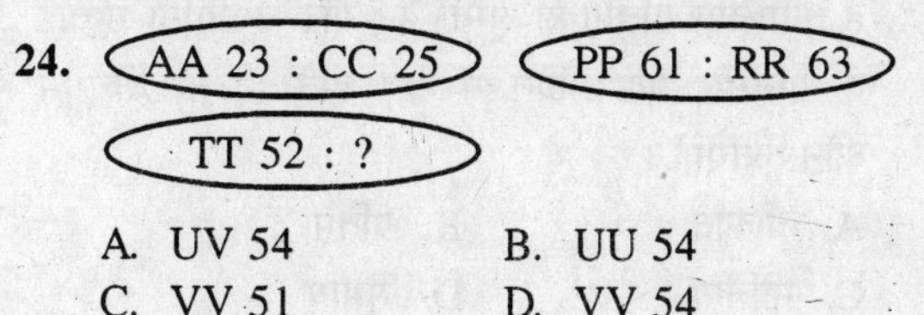

A. UV 54 B. UU 54
C. VV 51 D. VV 54

25. यदि "+" का अर्थ गुणा है, "–" का अर्थ विभाजन है, '×' का अर्थ जोड़ है, '÷' का अर्थ घटाव है, तो
$(18 + 10 \times 20) - 8 \div 6 = ?$
A. 35 B. 92
C. 26 D. 19

निर्देश (प्र.स. 26-28 तक): *दो कथन दो निष्कर्षों (x) और (y) द्वारा अनुसरित हैं। आपको दिए गए कथनों को सही मानना है, चाहे वे सामान्यतः तथ्यों के लिए गलत या विरोधाभासी हों। तार्किक रूप से तय करें कि कौन-सा उत्तर विकल्प सही है।*
A. केवल (x) अनुसरणीय है
B. केवल (y) अनुसरणीय है
C. दोनों (x) और (y) अनुसरणीय हैं
D. (x) या (y) में से एक ही अनुसरणीय है

26. कथनः सभी केक आइस्क्रीम हैं।
सभी आइस्क्रीम टॉफी हैं।
निष्कर्षः (x) सभी केक टॉफी हैं।
(y) सभी टॉफी आइस्क्रीम हैं।

27. कथनः सभी खिलाड़ी लम्बे हैं।
मोहन लंबा है।
निष्कर्षः (x) मोहन एक खिलाड़ी है।
(y) मोहन एक खिलाड़ी नहीं है।

28. कथनः भारत को अपनी स्वतंत्रता मध्यरात्रि में मिली थी। राष्ट्र के लिए स्वतंत्रता प्राप्त करना एक बहुत महान घटना थी और उत्सव का दिन था।

निष्कर्षः (*x*) आधी रात का समय होने के कारण अधिकतर लोग सो रहे थे।

(*y*) उत्सव आधी रात को ही शुरू कर दिया गया था।

A. दो B. तीन
C. चार D. एक

29. जॉन 51 बच्चों की कक्षा में 21वें स्थान पर आता है। पीछे से उसका स्थान क्या है?

A. 31 B. 30
C. 17 D. 21

30. जिस तरह 'doubt' में 'b' है, उसी तरह .... में 'h' है।

A. enhance B. inhibit
C. house D. honest

31. किसी विशेष कोड में, PRAMOD को RTCOQF लिखा जाता है। उसी कोड में BUSTLE को कैसे लिखा जाता है?

A. URGENT
B. DWUVNG
C. RTLEIN
D. DUWNVG

32. जैसे पायदान सीढ़ी से संबंधित है, उसी प्रकार सैनिक .... से संबंधित है

A. सेना B. राइफल
C. युद्ध D. बहादुरी

निर्देश: *उस जोड़े का चयन करें जो दिए गए जोड़े के समान ही सम्बंध को दर्शाता हो।*

33. AB 123 : CD 456

A. PQ 234 : ST 567
B. JK 345 : LM 678
C. EF 345 : GH 687
D. PQ 456 : SR 789

34. निम्न संख्यात्मक शृंखला में कितने 6 हैं जो 5 से पहले हैं परन्तु 7 के पीछे नहीं हैं?

5 6 7 6 5 6 4 9 2 7 6 7 4 3 5 6 8 6 4 9 5 6 7

35. R, Q की बहन है। S, R की बहन है। P, Q का भाई है। Q, S से कैसे सम्बंधित है?

A. भाई
B. बहन
C. भाई या बहन
D. बेटा

36. चार साल पहले अशोक रवि से छह साल बड़ा था। अब उनकी आयु में कितने साल का अंतर है?

A. चार साल B. छह साल
C. आठ साल D. दो साल

37. नीचे दी गई शृंखला में अगला क्या होगा?

shg, rif, qje, pkd, ?

A. ome
B. olb
C. ole
D. इनमें से कोई नहीं

38. छह छात्र एक पंक्ति में बैठे हैं। K, V और R के बीच में बैठा है। V, M के आगे बैठा है। M, B के आगे बैठा है जो बिल्कुल बांई ओर बैठा है और Q, R के आगे बैठा है। कौन V से सन्निकट बैठे हैं?

A. M और K B. Q और K
C. B और M D. V और R

39. निम्न में से तीन किसी निश्चित तरीके से एक जैसे हैं और इसलिए एक समूह का निर्माण करते हैं। इनमें से कौन-सा एक समूह से सम्बंधित नहीं है?

A. जीवविज्ञान B. रेखागणित
C. त्रिकोणमिति D. बीजगणित

40. श्रीकांत नीलिमा से छोटा है। प्रतिमा श्रीकांत से लम्बी है। सुभाष नीलिमा से लम्बा है परन्तु हेरंब से छोटा है। नीलिमा प्रतिमा से लम्बी है। यदि वे अपनी ऊँचाई के अनुसार एक पंक्ति में खड़े होते हैं, तो बीच में कौन आएगा?

A. श्रीकांत B. प्रतिमा
C. नीलिमा D. सुभाष

अंकगणितीय एवं संख्यात्मक योग्यता

41. 20 बच्चों का औसत वजन 35 किग्रा है। औसत की गणना करते समय, एक लड़के का वजन 45 किग्रा के बदले 25 किग्रा लिया गया था। सही औसत वजन क्या है?

A. 45 किग्रा B. 42 किग्रा
C. 36 किग्रा D. 40 किग्रा

42. एक समकोण त्रिभुज का क्षेत्रफल 10 सेमी^{2} है। यदि समकोण बनाने वाली भुजा 5 सेमी है, तो अन्य भुजा ज्ञात करें।

A. 4 सेमी B. 2 सेमी
C. 5 सेमी D. 3 सेमी

43. दो वृत्तों की परिधि का अनुपात 3 : 4 है। उनके क्षेत्रफलों का अनुपात क्या है?

A. 6 : 8 B. 4 : 5
C. $\sqrt{3}:2$ D. 9 : 16

44. जॉन द्वारा हरि को ₹ 12 देने और हरि द्वारा जॉन को ₹ 4 देने के बाद, दोनों के पास बराबर राशि बची थी। किसके पास कम राशि थी और कितनी कम थी?

A. हरि के पास ₹ 8 कम थे
B. जॉन के पास ₹ 4 कम थे
C. हरि के पास ₹ 16 कम थे
D. जॉन के पास ₹ 8 कम थे

45. P और Q ने ₹ 5 लाख और ₹ 7 लाख क्रमशः निवेश करके एक व्यवसाय शुरू किया। 8 महीनों के बाद R ₹ 9 लाख निवेश करके उनके व्यापार में शामिल हो गया। वर्ष के अंत में उन्हें ₹ 3 लाख का लाभ हुआ। कुल लाभ में R का कितना हिस्सा है?

A. ₹ 60,000 B. ₹ 50,000
C. ₹ 70,000 D. ₹ 30,000

46. एक व्यक्ति को एक महीने के लिए ₹ 60,000 जमा पर ₹ 500 साधारण ब्याज मिलती है। ब्याज की दर ज्ञात करें।

A. 15% B. 10%
C. 12% D. 11%

47. 10 श्रमिक प्रतिदिन 8 घंटे काम करके एक काम को 15 दिनों में पूरा करते हैं। 15 श्रमिक उसी काम को प्रतिदिन 5 घंटे काम करके कितने दिनों में पूरा करेंगे?

A. 15 B. 20
C. 10 D. 16

48. एक त्रिकोण के तीनों कोण अंकगणितीय प्रगति में हैं। सबसे छोटा कोण 50° है। अन्य कोण ढूँढ़िए।

A. 60°, 70° B. 70°, 90°
C. 50°, 80° D. 40°, 90°

49. एक 250 मीटर लंबी ट्रेन 12 सेकंड में एक पोल को पार करती है। किलोमीटर प्रति घंटे में इसकी गति क्या है?

A. 7.5 B. 50
C. 75 D. 25

50. गिरीश के पास गुरु से $\frac{2}{3}$ ज्यादा पैसे हैं और गुरु के पास राजू सें $\frac{3}{5}$ ज्यादा पैसे हैं। यदि राजू के पास ₹ 800 हैं, तो गिरीश के पास कितने रुपए हैं?

A. 320 B. 480
C. 720 D. 420

51. $\frac{1}{2}+\frac{1}{2}\times\frac{1}{2}=?$

A. $\frac{1}{2}$ B. $1\frac{1}{2}$
C. $\frac{1}{8}$ D. $\frac{3}{4}$

52. ₹ 10 में एक पेन को बेचकर राजू को ₹ 2 का लाभ होता है। यदि वह उसी पेन को ₹ 20 में बेचता है, तो उसे कितना लाभ होगा?

A. ₹ 4 B. ₹ 12
C. ₹ 8 D. ₹ 10

53. एक शेयर का अंकित मूल्य ₹ 100 है। इसे ₹ 20 के प्रीमियम पर बेचा जाता है। ब्रोकरेज 1% है। ₹ 24,200 निवेश करने पर कितने शेयर खरीदे जा सकते हैं?

A. 180 B. 200
C. 220 D. 400

54. A ₹ 2,00,000 में पूर्व स्वामित्व वाली कार खरीदता है जिसमें ब्रोकर को दिए गए ₹ 10,000 शामिल हैं। वह ₹ 30,000 उसकी मरम्मत पर खर्च करता है। वह इसे ब्रोकर के माध्यम से ₹ 2,44,800 में बेचता है और ₹ 10,000 ब्रोकर को देता है। इस लेनदेन में उसका लाभ या हानि प्रतिशत ज्ञात करें।
A. 6% का लाभ B. 6% की हानि
C. 5% का लाभ D. इनमें से कोई नहीं

55. पहली 15 विषम प्राकृतिक संख्याओं का जोड़ ज्ञात करें।
A. 200 B. 215
C. 225 D. 235

56. यहाँ प्रधानाचार्य समेत 9 अध्यापक कार्यरत हैं। अध्यक्ष के रूप में प्रधानाचार्य सहित 4 अध्यापकों की कितनी समितियाँ बनाई जा सकती हैं?
A. 50 B. 66
C. 76 D. 56

57. $\frac{56}{13} \div \frac{7}{39} \times \frac{103}{8} = ?$
A. $\frac{192}{103}$ B. $\frac{127}{8}$
C. 2742 D. 309

58. 75% of 220 = 15 × ?
A. 26 B. 11
C. 110 D. 165

59. $\frac{?}{\sqrt{.81}} = 450$
A. 405 B. 4050
C. 364.5 D. 40.50

60. P : Q = 3 : 2, Q : R = 3 : 5, P : Q : R = ?
A. 3 : 2 : 5 B. 2 : 3 : 5
C. 9 : 3 : 10 D. 9 : 6 : 10

भाषा : हिन्दी

निर्देशः *नीचे दिये गये प्रकरण को पढिए। इस पर पाँच प्रश्न हैं। उसके चार-चार उत्तर दिये गये हैं। उनमें से सही उत्तर चुनकर लिखिये।*

विक्रम के प्रिय विषय गणित और विज्ञान थे। उनकी भौतिकशास्त्र में विशेष अभिरुचि थी। उन्होंने बीस वर्ष की उम्र में कैंब्रिज विश्वविद्यालय लंदन से भौतिकी में त्रिपोस परीक्षा उत्तीर्ण कर ली थी। द्वितीय विश्व युद्ध के प्रारंभ में वे भारत लौट आये। यहाँ एक ओर उनका संपर्क सर सी.वी. रमण जैसे प्रसिद्ध वैज्ञानिकों से हुआ, वहीं दूसरी ओर राष्ट्रीय स्वतंत्रता आंदोलन ने भी उन्हें एक नवीन चेतना प्रदान की। उन्होंने अंतरिक्ष की गहराइयों से आनेवाली रहस्यमयी कॉस्मिक किरणों पर अनुसंधान करके कैंब्रिज विश्वविद्यालय से सन् 1947 में पी.एच.डी. की उपाधि अर्जित की थी।

61. किस विषय में विक्रम की विशेष अभिरुचि थी?
A. गणित शास्त्र B. भाषा शास्त्र
C. भौतिकशास्त्र D. जीवशास्त्र

62. वे लंदन से भारत कब लौट आये?
A. प्रथम विश्व युद्ध के प्रारंभ में
B. द्वितीय विश्व युद्ध के प्रारंभ में
C. भारत-चीन युद्ध के समय
D. भारत-पाक युद्ध के समय

63. भारत में विक्रमजी को किस से संपर्क हुआ?
A. विश्वेश्वरैया B. गाँधीजी
C. सर सी.वी. रमण D. नेहरुजी

64. विक्रमजी को एक नवीन चेतना देने वाला विषय क्या था?
A. नाटक क्षेत्र B. स्वतंत्रता आंदोलन
C. धार्मिक विचार D. राजकीय क्षेत्र

65. कैंब्रिज विश्वविद्यालय से उन्होंने कौन-सी उपाधि प्राप्त की?
A. पी.एच.डी. B. एम. फिल
C. एम. टेक D. डी. लिट

सूचनाः *नीचे दिये गये हर एक प्रश्न के चार उत्तर होते हैं, उनमें से सही उत्तर चुनकर लिखिए:*

66. 'हिक्मत' शब्द का समानार्थक रूप है
A. हुकूमत B. हिम्मत
C. उपाय D. अभिप्राय

67. 'नायक' इस पद का अन्यलिंग रूप है
A. नायकानी B. नायिका
C. नयकी D. नायके

68. 'व्यवस्था' पद का अर्थ है
A. व्यस्थ B. अव्यवस्था
C. इंतजाम D. अवस्था

69. भारत देश के ज्यादा लोगों की मातृभाषा है
A. अंग्रेजी B. हिन्दी
C. पाली D. संस्कृत

70. 'गरीब' पद का विरुद्ध पद है
A. दौलत B. अगरीब
C. अमीर D. दरिद्र

71. श्रीमती इन्दिरा गाँधी हमारे देश के ....
A. राष्ट्रपति थी B. रानी थी
C. मुख्यमंत्री थी D. प्रधानमंत्री थी

72. 'पत्रिका' पद का बहुवचन रूप है
A. पत्रिकाएँ B. पत्रे
C. पत्रिके D. पत्र

73. 'खुशबू' पद का विरुद्धार्थक पद है
A. सुवासना B. दुर्वासना
C. बदबू D. वासना

74. 'धंधा' इस पद का बहुवचन रूप है
A. धंधी B. धंधे
C. धंधाएँ D. धंधों

75. 'कारकाना' इस पद का शुद्ध रूप है
A. कारकाने B. खारकाना
C. खारखाना D. कारखाना

76. 'बालक' इस पद का अन्यलिंग रूप है
A. बालिका B. बालकी
C. बाला D. बाले

77. 'हाथ पर हाथ रखकर बैठना' इस मुहावरे का अर्थ है
A. नमस्कार करना B. ताली बजाना
C. खाली बैठे रहना D. योजना में मग्न होना

78. 'निगरानी' पद का मतलब है
A. मारना B. देखरेख
C. मर जाना D. पानी में डूब जाना

79. 'लिखना' शब्द का भाववाचक संज्ञा है
A. लिखाना B. लिखापट
C. लिखावट D. लिखा हुआ

80. 'आत्मीयता' इस पद का विशेषण रूप है
A. आत्मीय B. आत्मा
C. आत्मी D. आत्म

भाषा : अंग्रेजी

81. The word or phrase which is opposite in meaning to the word "charitable" is ....
A. generous
B. selfish
C. merciful to others
D. benevolent

Direction: *Find out which part of the below given sentence has an error. It there is no error, mark your answer as (D).*

82. I was about to start may car (A)/when I found (B)/that there is no petrol in it (C)/No error (D)

83. One word which can substitute. One who believes in God is ....
A. secularist B. agnostic
C. theist D. atheist

84. Out of these four words the correctly spell word is ....
A. foreigner B. foreiner
C. forienor D. foriegner

85. Few could understand Vimala's mental .... when her husband died.
A. health B. feelings
C. thought D. balance

86. Plural form of radius is ....
A. roudies B. radios
C. radii D. radiuses

87. Past tense of the verb strike is ....
A. striked B. struck
C. stroke D. struk

88. The thieves were caught by the police as they were trying to get away with the inoted money.
The alternative which best expresses the

meaning of the idiom underlined in the above sentence is ....

A. to dispose of B. to bury
C. to play foul D. to escape

Directions (Qs. 89-92): *Fill in the blank with the appropriate alternative given below each question.*

89. As the driver swerved violently at the turning, the wheel came off as it was already ....
A. luse B. lose
C. loose D. loos

90. I congratulated him .... his success.
A. for B. on
C. to D. by

91. The meaning of domicile is ....
A. dwelling place B. bicycle
C. domination D. delete

92. The violence has succeeded in .... our attention to the demands of employees.
A. taking B. inviting
C. dividing D. drawing

Directions (Qs. 93-96): *Read the following passage carefully and choose the best answer to each question from the four alternatives given.*

The cockroach has learnt more about survival than any other creature. He can live anywhere from the middle of the Sahara desert to the kitchens in freezing Labrador. The cockroaches ability to survive comes from his ability to eat anything. His tastes in food include everything from flower buds to shoes. He eats his own cast-off skin, and if there is nothing else, dines on eggs of his own species. He can live for a month without any food or water. Cockroaches have wings and six powerful short legs. With the help of its two antennas cockroach feels his way in the dark.

93. If a cockroach cannot get anything to eat, he even eats ....
A. flower buds
B. the eggs of the cockroach
C. shoes
D. cast-off skin

94. Cockroach feels its way in the dark with the help of ....
A. its wings B. its powerful legs
C. its eyes D. its antennae

95. How many powerful short legs has a cockroach?
A. six B. four
C. two D. eight

96. How long can a cockroach live without any food or water?
A. one year B. one week
C. one month D. one fortnight

97. A light breeze .... the forest fire and made it more dangerous.
A. blew B. ignited
C. hit D. fanned

98. I speak English, but .... French.
A. I speak not B. I don't speak
C. I'm not speaking D. I doesn't speak

99. "How long .... learning English?" "Six months."
A. have you been B. you are
C. are you D. do you

100. Don't take that newspaper away, ... it.
A. I read
B. I'll read
C. I am going to read
D. I'll not read

भाग-ब

पोस्ट स्पेसिफिक विषय-संबंधी प्रश्न

101. हेपरिन के लिए एंटीडॉट/प्रतिकारक है
A. विटामिन K
B. प्रोटेमाइन सल्फेट
C. एमीनोकार्पोइक एसिड
D. एम्नियोडोरोन

102. प्रसव के दूसरे चरण में गर्भाशय संकुचन में सुधार करने के लिए मरीज को निम्नलिखित में से कौन-सा इंजेक्शन दिया जाता है?
A. ऑक्सीटोसिन B. मीथरजीन
C. फीनेर्जन D. डायजेपाम

103. नुकीले पेनक्रियाटाइटिस को एक एलीवेटिड .... द्वारा अभिव्यक्त किया जाता है।
A. सीरम बिलीरूबिन
B. सीरम एमाइलेस
C. सीरम क्षारीय फॉस्फेट
D. सीरम क्रिएटिनिन

104. निम्नलिखित में से कौन-सी क्षयरोगनिवारक दवा 8वीं कपाल-तंत्रिका को नुकसान पहुँचा सकती है?
A. आइसोनियाजिड (INH)
B. पेरोएमीनोसेलीसाइक्लिक एसिड (PAS)
C. एथेमब्युटोल हाइड्रोक्लोराइड (माइएमब्यूटोल)
D. स्ट्रेप्टोमाइसिन

105. निम्नलिखित में से किसका प्रयोग हाइपरकेलिमीया के प्रबंधन में किया जाता है?
A. ग्लूकोज के साथ इंसुलिन
B. सोडियम बाइकार्बोनेट
C. पोटेशियम क्लोराइड
D. मैग्नीशियम सल्फेट

106. पेट की सर्जरी के बाद फुले हुए पेट और आंत्र ध्वनियों का अभाव दर्शाता है
A. स्वानुशीलन B. घाती आन्त्रावरोध
C. नकसीर D. विकृत बृहदान्त्र

107. सामान्य अंतः चाक्षुष दबाव होता है
A. 8-21 मिमी एचजी B. 16-25 मिमी एचजी
C. 20-35 मिमी एचजी D. 19-38 मिमी एचजी

108. निम्नलिखित में से कौन-सा ईसीजी निष्कर्ष हाइपोकेलिमिया की उपस्थिति को दर्शाता है?
A. लंबी, पीक टी वेव
B. एसटी सेगमेंट डिप्रेशन
C. क्यूआरएस काम्प्लेक्स की वाइडनिंग
D. लम्बे समय तक पीआर अंतराल

109. रेडियल का मूल्यांकन करने और अल्नर धमनी प्रत्यक्षता के लिए रेडियल धमनी केन्युलेशन से पहले निम्नलिखित में से क्या करने की आवश्यकता है?
A. एलेन परीक्षण
B. एंजियोग्राफी
C. ब्यूरगर्स परीक्षण
D. केपिलरी रिफिल परीक्षण

110. गंभीर अवसाद का सामान्य जोखिम है
A. थकान B. मतिभ्रम
C. थॉट ब्लॉक D. आत्महत्या

111. डम्पिंग सिंड्रोम की एक जटिलता है
A. कॉलेक्टोमी B. सबटोटल गैसट्रेक्टोमी
C. नेफरेक्टोमी D. हिसट्रेक्टोमी

112. निम्नलिखित में से किसे जैविक फॉस्फोरस विष के प्रतिकारक के रूप में इस्तेमाल किया जाता है?
A. एटरोपिन B. एड्रेनालाईन
C. एविल D. एम्नियोडोरोन

113. मरीज को, हेपाटिक एन्सेफेलोपेथी के साथ लेक्टूलोस लेने की सलाह क्यों दी जाती है?
A. बिलीरुबिन के स्तर को कम करने के लिए
B. सीरम अमोनिया के स्तर को कम करने के लिए
C. प्रोटीन के स्तर को बढ़ाने के लिए
D. शर्करा के स्तर को बढ़ाने के लिए

114. अग्रस्थ/एपीकल पल्स को जांचने के लिए स्टेथोस्कोप के डायाफ्राम को किस क्षेत्र में रखा जाता है?
A. महाधमनी क्षेत्र B. फप्फुसीय/पल्मोनिक क्षेत्र
C. माइट्रल क्षेत्र D. त्रिकस्पिद क्षेत्र

115. गर्भाशय के बाहर गर्भाशय एंडोमेट्रियल ऊतक के असामान्य प्रसार को कहा जाता है
A. सिस्टिक फाइब्रोसिस B. एंडोमिट्रीयोसिस
C. मैट्रोररेजिया D. मैनोररेजिया

116. नवजात शिशुओं के लिए इस्तेमाल की जाने वाली नस/अंतः शिरा प्रवेशनी का आकार होता है
A. 18 B. 20
C. 22 D. 24

117. एमईक्यू/एल (meq/L) में सामान्य सीरम पोटेशियम का स्तर होता है
A. 2.5 to 3.5 B. 3.5 to 5
C. 5.5 to 6.5 D. 6.5 to 7.5

118. नाक से खून बहने को कहा जाता है
A. एपीटेक्सिस B. हेमोप्टाइसिस
C. हेमाटिमिसिस D. हेमाचुरिया

119. चेतना के स्तर का मूल्यांकन करने के लिए निम्न में से किसका प्रयोग किया जाता है?
A. एपगर स्कोर B. ब्रेडन स्केल
C. ग्लासगो कोमा स्केल D. स्नेल्लस चार्ट

120. चिकित्सक डाइगॉक्सिन 0.125 मिलीग्राम ओडी (OD) लेने की सलाह देते हैं। डाइगोक्सिन की गोली/टेबलेट 0.25 मिलीग्राम में उपलब्ध है। नर्स को गोली/टेबलेट का कितना हिस्सा देना चाहिए?

A. 1/4 टेबलेट B. 1/2 टेबलेट
C. 2 टेबलेट D. 4 टेबलेट

121. प्रिस्क्रिप्शन इंज (inj) है– 5 एमसीजी (mcg)/किग्रा/मिनट पर निषेचन के लिए 250 सीसी डी 5 डब्ल्यू (250 cc D_5W) में डोपामाइन 200 मिलीग्राम है। यदि मरीज का वजन 50 किलोग्राम है, तो वह निषेचन पम्प पर कितने सीसी/घंटे रहेगा?

A. 19 B. 22
C. 28 D. 30

122. निम्न में से कौन-सा एक थ्रोम्बोएंजिटिस ऑब्लिटेरन्स (ब्यूरगर्स रोग) में बीमारी के प्रसार को रोकने के लिए सबसे अधिक महत्वपूर्ण है?

A. रक्तचाप पर नियंत्रण
B. मधुमेह पर नियंत्रण
C. वजन में कमी
D. धूम्रपान बंद करना

123. एनजी (NG) ट्यूब से खिलाते समय, निम्नलिखित में से कौन-सी नर्सिंग कार्रवाई समस्याओं से बचाती है?

A. एडवांस ट्यूब 2 सेमी
B. 20 एमएल (mL) हवा के साथ फ्लश करना
C. उच्च फाउलर्स पॉजीशन प्रदान करना
D. खाना खिलाते समय एयर वेंट बंद करना

124. एक मरीज जो सेंगस्टेकन–ब्लेकमोर ट्यूब पर है, को अचानक सांस लेने में कठिनाई होती है, तो नर्स को सबसे पहले क्या करना चाहिए?

A. अनुसासिका प्रवेशनी से ऑक्सीजन देनी चाहिए
B. बिस्तर के सिर को ऊपर उठाना चाहिए
C. ट्यूब को काटना और हटाना चाहिए
D. मरीज के फेफड़ों को सुनना चाहिए

125. निम्नलिखित में से कौन-सा एक पोर्टल उच्च रक्तचाप का संकेतक है?

A. एस्ट्राक्सिस
B. हेमाटेमिसिस/खून की उल्टी
C. ऊंच रक्तचाप
D. भ्रम

126. एक मरीज का जीआरबीएस 40 मिलीग्राम % है। मरीज को क्या देना तत्काल प्रबंधन कहलाता है?

A. 5% डेक्सट्रोज
B. 50% डेक्सट्रोज
C. 10 यूनिट ह्यूमन एक्ट्रापिड इंसुलिन
D. सामान्य सेलाइन

127. बक का विस्तार कर्षण है

A. सरवाइकल हैड हाल्टर के रूप में लागू करना
B. पैर के निचले हिस्से का त्वचा कर्षण
C. पैर के निचले हिस्से का कंकाल कर्षण
D. सिरे पर टांग्स लागू करना

128. किसका निर्धारण करने के लिए गोनियोमीटर का प्रयोग किया जाता है?

A. श्रवण तीक्ष्णता
B. स्नायु शक्ति
C. जोड़ों की गति की सीमा
D. दृश्य तीक्ष्णता

129. कम्पार्टमेंट सिंड्रोम में दबाव से राहत पाने के लिए की गई शल्य प्रक्रिया है

A. आंतरिक निर्धारण के साथ ओपन रिडक्शन (ओ आर. आई. एफ.)
B. मेनिससेक्टोमी
C. फेसियोटोमी
D. अर्थरोप्लास्टी

130. डिस्टल त्रिज्या के फ्रैक्चर को कहा जाता है

A. ह्यूम फ्रैक्चर B. मोनटेजिया फ्रैक्चर
C. गेलिएजी फ्रैक्चर D. कॉलेस फ्रैक्चर

131. पेप्टिक अल्सर के लिए कारणात्मक जीव है

A. हेलिकोबेक्टर पाइलोरी
B. स्टेफीलोकोकी
C. इस्चेरिसिया कोलाई
D. स्ट्रेप्टोकोकाई

132. नाइट्रस ऑक्साइड सिलेंडर के लिए कलर कोडिंग है

A. काला
B. सफेद पट्टियों के साथ काला
C. हल्का नीला
D. ग्रे

133. वास्तविकता में बिना किसी आधार के साथ गलत संवेदी धारणा को कहा जाता है

A. मतिभ्रम

B. भ्रम

C. लापरवाह एसोसिएशन्स

D. नया प्रयोग/नियोलोजिस्म

134. निम्नलिखित में से किस प्रक्रिया को हमेशा शल्य अपूति की आवश्यकता होती है?

A. वेगीनल इरीगेशन

B. यूरीनरी कैथीटेराइजेशन

C. नासोगेस्ट्रिक ट्यूब प्रविष्टि

D. कोलोस्टॉमी इरीगेशन

135. नर्स द्वारा कल्चर के लिए थूक का नमूना प्राप्त करने का सबसे उपयुक्त समय होता है

A. सुबह में जल्दी

B. मरीज द्वारा हल्का नाश्ता करने के बाद

C. एयरोसोल थेरेपी के बाद

D. छाती की भौतिक चिकित्सा के बाद

136. उन्माद क्या है?

A. चिंता संबंधी विकार

B. डिसोसिएटिव विकार

C. मनोदशा विकार

D. सोच विकार

137. कपोसिस सार्कोगा किससे जुड़ा हुआ है?

A. ह्यूमन पैपिलोमा वायरस

B. ह्यूमन टी सेल लिम्फोट्रोपिक वायरस प्रकार I (एचटीएलवी-I)

C. ह्यूमन इम्यूनोडिफीसिअन्सी वायरस

D. एपस्टेन-बर्र वायरस

138. किससे बचाव करने के लिए कीमोथेरेपी से पहले ओन्डनसेटरन, 8 मिलीग्राम IV दिया जाता है?

A. खालित्य B. थकान

C. उल्टी D. दर्द

139. निम्न में से किस एक को छोड़कर सभी फिनाइटोइन के साइड इफेक्ट हैं

A. गतिभंग/एटेक्सिया B. अतिरोमता/हरसूटिजम

C. हाइपोग्लाइसीमिया D. गम हाइपरट्रॉफी

140. रीढ़ की हड्डी की पार्श्व वक्रता को कहा जाता है

A. कुब्जता B. अग्रकुब्जता

C. स्कोलियोसिस D. पेक्टस एक्सकावेटम

141. दवा को .... से संचालित करके संवेदनशीलता और प्रतिक्रिया का परीक्षण किया जाता है।

A. अन्तःत्वचा B. अन्तःमांसपेशी

C. अन्तःशिरा D. प्रत्युपयाजक

142. निम्नलिखित में से किसका प्रयोग बच्चों में दर्द की जाँच करने के लिए किया जाता है?

A. ब्रीफ पेन इवेंटरी

B. संख्यात्मक रेटिंग स्केल

C. दृश्यक एनालॉग स्केल

D. वोंग-बेकर फेसिस पेन रेटिंग स्केल

143. मतली और उल्टी के लिए इस्तेमाल की जाने वाली दवाओं को कहा जाता है?

A. एनॉल्जेसिक B. एंटीपाइरेटिक्स

C. एंटीमेंटिक्स D. एंटीबायोटिक्स

144. कानों का परीक्षण करने के लिए किस उपकरण का प्रयोग किया जाता है?

A. लॉरीनगोस्कोप B. ऑपथेल्मोस्कोप

C. ओटोस्कोप D. प्रोक्टोस्कोप

145. फेफड़े के स्थानांतरण को कहा जाता है

A. लोबेक्टॉमी B. फ्नीयूमोनेक्टॉमी

C. सेगमेंटल रीसेक्शन D. वेज रीसेक्शन

146. इनमें से कौन-सी दवा रोगी के लिए खुली दूषित चोट की दवा है और जिसका टिटनेस टीकाकरण का कोई हालिया इतिहास नहीं है?

A. डीपीटी टीका (DPT)

B. टेटनस टॉक्साइड

C. टेटनस एंटीटॉक्सिन

D. टेटनस इम्यूनोग्लोब्युलिन

147. एंटीबायोटिक थेरेपी लेने वाला मरीज कान में गूँज की शिकायत करता है। यह ऑटोटोक्सिसिटी नुकसान पहुँचाती है

A. 4वें सीएन को (4th CN)

B. 8वें सीएन को (8th CN)

C. 7वें सीएन को (7th CN)

D. 9वें सीएन को (9th CN)

148. निम्नलिखित में से किसे डायलिसिस द्वारा ठीक नहीं किया जा सकता है?
A. हाइपरनेट्रिमिया
B. हाइपरकेलिमिया
C. उच्च/एलीवेटिड क्रिएटिनिन
D. हीमोग्लोबिन में कमी

149. सामान्य औसत पल्मोनरी धमनी दबाव है
A. 10-15 एमएम एचजी (10-15 mm Hg)
B. 15-20 एमएम एचजी (15-20 mm Hg)
C. 20-25 एमएम एचजी (20-25 mm Hg)
D. 25-30 एमएम एचजी (25-30 mm Hg)

150. रोधगलन में ईसीजी परिवर्तन है
A. एसटी (ST) सेगमेंट एलीवेशन
B. वाइड क्यूआरएस काम्प्लेक्स
C. यू वेव की उपस्थिति
D. लम्बे समय तक पीआर अंतराल

151. कोलेस्ट्रॉल का सामान्य स्तर होता है
A. 100-150 मिलीग्राम/डेसीलीटर
B. 150-200 मिलीग्राम/डेसीलीटर
C. 200-250 मिलीग्राम/डेसीलीटर
D. 250-300 मिलीग्राम/डेसीलीटर

152. नाखूनों के आसपास के ऊतकों की सूजन को कहा जाता है
A. क्लबिंग B. कोइलोनीचिया
C. पेरोनाइचिया D. ऑनाइकोलिसिस

153. निम्न में से कौन-सा एक एड्स का संकेतक है?
A. सीडी4 की गिनती 200 सेल/मिमी^{3} से कम होना
B. सीडी4 की गिनती 400 सेल/मिमी^{3} से अधिक होना
C. सीडी4 की गिनती 600 सेल/मिमी^{3} से कम होना
D. सीडी4 की गिनती 1000 सेल/मिमी^{3} से कम होना

154. केनियल दबाव (आईसीपी) में वृद्धि के लिए चिकित्सा प्रबंधन में शामिल हैं
A. एडमिनिस्टर मेनीटॉल
B. एडमिनिस्टर हाल्फ स्ट्रेंथ सेलीन
C. एडमिनिस्टर प्लाज्मा वॉल्यूम एक्सपेंडरस
D. वेंटीलेटर में सांसों की संख्या कम होना

155. बुखार, सिर दर्द और ग्रीवापश्च कठोरता किसके उत्कृष्ट लक्षण हैं?
A. पार्किंसन रोग B. अल्जाइमर रोग
C. मस्तिष्क फोड़ा D. मेनिनजाइटिस

156. इंसुलिन इंजेक्शन के लिए उपयुक्त सुई का आकार है
A. 18 जी, 1½″ लंबी B. 22 जी, 1″ लंबी
C. 22 जी, 1½″ लंबी D. 25 जी, 5/8″ लंबी

157. इंजेक्शन की जेड-ट्रैक विधि का उपयोग करते समय निम्नलिखित में से एक को छोड़कर सभी नर्सिंग हस्तक्षेप सही हैं
A. एल्कोहल के साथ इंजेक्शन साइट तैयार करना
B. सुई का प्रयोग करना जो कम से कम 1″ लंबी हो
C. इंजेक्शन से पहले रक्त के लिए एस्पीरेट
D. इंजेक्शन के बाद साइट को सख्ती से रगड़ना

158. विटामिन D की कमी से होता है
A. नाइट ब्लाइंडनेस B. बेरीबेरी
C. रिकेट्स D. एनीमिया

159. ट्रेकियोस्टोमी सक्शनिंग करते समय, सक्शन अवधि कितने सेकंड से अधिक नहीं होनी चाहिए?
A. 10 सेकंड B. 20 सेकंड
C. 30 सेकंड D. 45 सेकंड

160. निम्नलिखित में से कौन-सी स्थिति अंतःचाक्षुष दबाव में वृद्धि द्वारा अभिव्यक्त होती है?
A. मोतियाबिंद (कैटारिक्ट)
B. कंजक्टिवाइटिस
C. डेक्रोसिस्टाइटिस
D. ग्लूकोमा

161. ब्रेडनस्केल का प्रयोग किस खतरे का आकलन करने के लिए किया जाता है?
A. डेक्यूबाइटस अल्सर B. बहुमूत्र रोग
C. उच्च रक्तचाप D. मूत्र मार्ग के संक्रमण

162. निम्नलिखित में से कौन-सा एक पाइलोरिकस्टेनोसिस की अभिव्यक्ति है?
A. प्रक्षेप्य उल्टी B. प्रत्यावहन
C. स्टीटोरीया D. टेनिसमस

163. लाल रंग वेंचु मास्क में कितना प्रतिशत ऑक्सीजन और प्रवाह होता है?

A. 31% और 6 लीटर/मिनट
B. 35% और 8 लीटर/मिनट
C. 40% और 10 लीटर/मिनट
D. 60% और 15 लीटर/मिनट

164. जन्म के पहले 24 घंटे के भीतर जातविष्ठा पारित करने में विफलता किसका संकेत हो सकती है?
A. पेट की भित्ति में दोष
B. सीलिएक रोग
C. हर्चस्प्रंग रोग
D. स्वानुशीलन

165. प्रीमीग्रेविडा रिपोर्ट के अनुसार उसकी पिछली मासिक धर्म की अवधि 15 जनवरी को शुरू हुई और 20 जनवरी को समाप्त हो गई। नेगेले नियम के अनुसार, ईडीडी होगी
A. 22 सितंबर B. 22 अक्टूबर
C. 8 नवंबर D. 28 दिसंबर

166. किसी दवा से होने वाली गंभीर एलर्जी को कहा जाता है?
A. एनॉफीलेक्टिक B. इंटरेक्शन
C. प्रतिकूल/एडवर्स D. विषाक्तता

167. लिवर के सिरोसिस का एक प्रमुख कारण है
A. शराब पीना B. नशीली दवाओं का सेवन
C. धूम्रपान D. वायरल हेपेटाइटिस

168. निम्नलिखित में से कौन-सी एक मधुमेह की चिकित्सीय अभिव्यक्ति नहीं है?
A. ग्लाइकोसूरिया B. पॉलीफागिया
C. हाइपरग्लाइसीमिया D. हाइपरनेट्रिमिया

169. निम्नलिखित में से किस परीक्षण/टेस्ट का प्रयोग करके दूर दृष्टि का आकलन किया जाता है?
A. कनफ्रंटेशन टेस्ट B. हिरसचबर्ग टेस्ट
C. जैगर कार्ड D. स्नेलन चार्ट

170. जीभ की सूजन को कहा जाता है
A. जिंजीवाइटिस B. जिह्वाशोथ/ग्लोसाइटिस
C. गुलसुवा/पेरोटाइटिस D. स्टोमेटाइटिस

171. बहुमूत्र किसकी कमी से होता है?
A. विरोधी मूत्रवर्धक हार्मोन
B. इंसुलिन
C. ग्लूकोज
D. ग्लूकागन

172. नवजात शिशुओं के लिए इस्तेमाल की जाने वाली अंतःशिरा प्रवेशनी (गज में) का आकार क्या है?
A. 28 B. 24
C. 22 D. 20

173. लेड विषाक्तता को कहा जाता है
A. एस्ट्राक्सिस
B. प्लम्बिज्म
C. प्लम्मर विंसन सिंड्रोम
D. पार्डर बिली सिंड्रोम

174. प्री. एक्लेम्सिया में पसंदीदा दवा है
A. डोपामाइन B. मैग्नीशियम सल्फेट
C. सोडियम बाइकार्बोनेट D. सोडियम नाइट्रोप्रूसाइड

175. निम्नलिखित में से कौन-सी दवाई एनजाइना पेक्टोरिस के प्रबंधन के लिए अधोजिव्ह दी जाती है?
A. एस्परीन B. बीटालॉक
C. नाइट्रोग्लिसरीन D. चारफ्रीन

176. निम्नलिखित में से कौन-सी एक स्प्लेनेक्टोमी की जटिलता है?
A. कॉलेसिस्टाइटिस B. अग्नायशोथ
C. पथरी D. जठरशोथ

177. पार्किंसन रोग का कारण है
A. वंशानुगत कारक
B. बुढ़ापे की वजह से मस्तिष्क की कोशिकाओं का निर्जीव होना
C. डोपामाइन की कमी से मस्तिष्क में कोशिकाओं का उत्पादन करना
D. तंत्र कोशिकाओं का डिमाईलिनेशन

178. बोले गए शब्दों को बोलने या समझने की असमर्थता को कहा जाता है
A. अनिद्रा B. एफरेक्सिया
C. एगनोसिया D. एफेसिया

179. निम्नलिखित में से कौन-सा घटन बेड सोर का सबसे अच्छा निवारण हो सकता है?
A. लोशन या तेल से लाल हुए क्षेत्र की मालिश करना
B. हर 1 घंटे में स्थिति बदलना

C. विशेष पानी के गद्दों का प्रयोग करना
D. त्वचा को साफ और सूखा रखना

180. एपेंडेक्टोमी के लिए पूर्व ऑपरेटिव तैयारी में निम्न में से किस एक को छोड़कर बाकी सभी शामिल हैं?
A. कंसेंट B. एनीमा स्टेट
C. त्वचा की तैयारी D. गहने उतारना

181. निम्न में से कौन-सी एक सीजरूस का पता लगाने के लिए विशिष्ट जाँच है?
A. सीटी स्कैन B. एमआरआई स्कैन
C. ईईजी D. एक्स-रे

182. निम्नलिखित सूचीबद्ध दवाओं में से कौन-सी एक प्रोटोन पंप अवरोधक है?
A. पेंटोप्रेजोल B. रेनीटाइडीन
C. सुकराल्फेट D. फेमोटाइडीन

183. स्टूल पर निष्प्रभावी दबाव को कहा जाता है
A. बोरबोरीग्मी B. कब्ज
C. स्टीटोरोहिया D. ऐंठन/टेनेस्मस

184. साँस लेने में अधिक कठिनाई होने पर मरीज को निम्नलिखित में से कौन-सी पोजीशन दी जाती है?
A. डोर्सल रिक्यूमबेंट B. फाउलरूस
C. सूपाइन D. ट्रेंडलेनबर्ग

185. ब्रेन स्टेम के फंक्शन का आकलन करने के लिए निम्नलिखित में से किसका प्रयोग किया जाता है?
A. कोल्ड केलोरिक टेस्ट
B. ग्लासगो कोमा स्केल
C. ब्रेडन स्केल
D. इंट्राक्रेनियल दबाव

186. निम्नलिखित में से कौन-सा एक एमनियोटिक द्रव के हरे रंग को रंग रहित करने का कारण हो सकता है?
A. लेनूगो B. हाइड्रामनियस
C. मेकोनियम D. बर्निक्स

187. गर्भाशय ग्रीवा का बैंगनी-नीला रंग है
A. ब्रेक्सटन-हिक्स साइन
B. चाडविक्स साइन
C. गुडेल्स साइन
D. मैक्डोनल्ड्स साइन

188. आमतौर पर गंभीर नकसीर के साथ गर्भावस्था के आधे सेकंड के दौरान, सामान्य रूप से प्रत्यारोपित नाल के प्रीमैच्योर (समय से पहले) पृथकीकरण को कहा जाता है
A. प्लेसेंटा प्रीविया B. अस्थानिक गर्भावस्था
C. अक्षम ग्रीवा D. एब्रुपटीयो प्लेसेंटी

189. प्रसवोत्तर, रक्तस्राव.......... से अधिक होता है
A. 200 मिलीलीटर B. 300 मिलीलीटर
C. 400 मिलीलीटर D. 500 मिलीलीटर

190. निम्नलिखित में से किस एक को छोड़कर बाकी सभी गहरी शिरा धनास्त्रता के उत्कृष्ट लक्षण हैं?
A. स्नायु दर्द B. होमेन्स साइन
C. सूजन D. रेडनेस

191. कान में इयर ड्रॉप डालते समय, कर्णपाली को किस ओर खींचकर एक वयस्क के कान के छेदों को सीधा किया जाता है।
A. नीचे और वापिस B. ऊपर और वापिस
C. सीधे नीचे D. सीधे वापिस

192. यदि मरीज की नब्ज 60/मिनट से कम हो, तो निम्नलिखित में से कौन-सी दवाई देनी चाहिए?
A. डाइगोक्सीन B. डोपामाइन
C. डोबूटामाइन D. फिनाइटोइन

193. एनीमा का प्रबंधन करते समय निम्नलिखित में से किस स्थिति/पॉजीशन का प्रयोग किया जाता है?
A. डॉर्सल रिक्यूमबेंट B. लिथोटॉमी
C. बायाँ पार्श्व D. दायाँ पार्श्व

194. निम्नलिखित में से कौन-सी दवाई अमाशयशोथ में प्रतिसूचित होती है?
A. अफीम B. मेप्रोडीन
C. डाईक्लोफेनाक D. स्पासगोप्रोक्सीवॉन

195. एचआईवी (HIV) पॉजिटिव मरीज के बिस्तर को कीटाणुरहित रखने के लिए किस विलयन/सोल्यूशन का इस्तेमाल किया जाता है?
A. डेटॉल B. लाइजॉल
C. सेवलॉन D. सोडियम हाइपोक्लोराइट

196. केंद्रीय शिरापरक दबाव मापते समय, मैनोमीटर के शून्य बिंदु को कहाँ समंजित किया जाता है?

A. पूर्ववर्ती कक्षीय रेखा पर
B. मध्यकक्षीय रेखा पर
C. उत्तरकालीन कक्षीय रेखा पर
D. कंधे के स्तर पर

197. निम्न में से किस स्थान पर शिशुओं की इंट्रामस्क्युलर इंजेक्शन लगाया जाता है?

A. डेलटॉइड B. रेक्टस फेमोरिस
C. वास्टस लेटरलिस D. वेनट्रोग्लूटील

198. यदि रिंगर लैक्टेट का 500 मि.ली. चार घंटे में संचालित होता है, तो प्रति मिनट में कितनी बूँदें संचालित होंगी (ड्रॉप कारक = 20 बूँदें/मि.ली)?

A. 20 B. 42
C. 35 D. 60

199. निम्नलिखित में कौन-सी दवा/मेडीकेशन ऑडर तुरंत और केवल एक बार दिया जाता है?

A. पीआरएन ऑडर B. स्टेट ऑडर
C. सिंगल ऑडर D. स्टैंडिंग ऑडर

200. निम्नलिखित में से किस एक को छोड़कर बाकी सभी में कास्ट के साथ छोर की तंत्रिका संवहनी के लिए नर्सिंग मूल्यांकन शामिल है

A. पीलापन/पेलोर B. गति की सीमा
C. पेरेथिसिया D. दर्द

उत्तरमाला

1	2	3	4	5	6	7	8	9	10
B	B	C	B	B	C	C	D	C	C
11	12	13	14	15	16	17	18	19	20
B	A	A	B	C	A	C	C	C	A
21	22	23	24	25	26	27	28	29	30
D	A	C	D	D	A	A	B	A	D
31	32	33	34	35	36	37	38	39	40
B	A	B	A	C	B	D	A	A	C
41	42	43	44	45	46	47	48	49	50
C	A	D	C	A	B	D	A	C	A
51	52	53	54	55	56	57	58	59	60
D	B	B	D	C	D	D	B	A	D
61	62	63	64	65	66	67	68	69	70
C	B	C	B	A	C	B	C	B	C
71	72	73	74	75	76	77	78	79	80
D	A	C	B	D	A	C	B	C	A
81	82	83	84	85	86	87	88	89	90
B	C	C	A	B	C	B	D	C	B
91	92	93	94	95	96	97	98	99	100
A	D	B	D	A	C	D	B	A	C
101	102	103	104	105	106	107	108	109	110
B	A	B	D	A	B	A	B	A	D
111	112	113	114	115	116	117	118	119	120
B	A	B	C	B	D	B	A	C	B
121	122	123	124	125	126	127	128	129	130
A	D	C	C	B	B	B	C	C	D
131	132	133	134	135	136	137	138	139	140
A	C	A	B	A	C	C	C	C	C
141	142	143	144	145	146	147	148	149	150
A	D	C	C	B	B	B	D	B	A

151	152	153	154	155	156	157	158	159	160
B	C	A	A	D	D	D	C	A	D
161	**162**	**163**	**164**	**165**	**166**	**167**	**168**	**169**	**170**
A	A	C	C	B	A	A	D	D	B
171	**172**	**173**	**174**	**175**	**176**	**177**	**178**	**179**	**180**
A	B	B	B	C	B	C	D	B	B
181	**182**	**183**	**184**	**185**	**186**	**187**	**188**	**189**	**190**
C	A	D	B	A	C	B	D	D	D
191	**192**	**193**	**194**	**195**	**196**	**197**	**198**	**199**	**200**
B	A	C	A	D	B	C	B	B	B

कुछ चुने हुए प्रश्नों के व्याख्यात्मक उत्तर

24. AA 23 : CC 25   PP 61 : RR 63

TT 52 : VV54

क्योंकि इनमें एक अंक और एक अक्षर का अन्तर है।

25. + का अर्थ ×

− का अर्थ ÷

× का अर्थ +

÷ का अर्थ −

तब $(18 + 10 \times 20) - 8 \div 6$

$= (18 \times 10 + 20) \div 8 - 6$

$= (180 + 20) \div 8 - 6$

$= 200 \div 8 - 6 = 25 - 6 = 19.$

29. 1, 2, 3 .... 21 51

⟶ | ⟵

पीछे से स्थान = 51 − 20 = 31वाँ होगा।

30. doubt में b का उच्चारण नहीं होता तथा honest में h का उच्चारण नहीं होता है।

31. PRAMOD का कोड RTCOQF दिया जाता है तो BUSTLE का कोड DWUVNG होगा क्योंकि प्रत्येक में एक अक्षर का अन्तराल है।

33. चूँकि AB 123 : CD 456

इसलिए JK 345 : LM 678

दोनों में अक्षर तथा अंक बढ़ते क्रम में हैं।

35. चूँकि R, Q की बहन है। S, R की बहन है। P, Q का भाई है।

अतः Q का S के साथ भाई या बहन का रिश्ता है।

36. माना कि चार वर्ष पहले रवि की उम्र = x वर्ष

तथा अशोक की चार वर्ष पहले उम्र = $(x + 6)$ वर्ष

वर्तमान रवि की उम्र = $(x + 4)$ वर्ष

तथा वर्तमान अशोक की उम्र = $(x + 6 + 4)$ वर्ष

उनके उम्र में अन्तर = $x + 10 - x - 4$

= 6 वर्ष।

37. shg, rif, qje, pkd

∴ अगला आयेगा olc

इसप्रकार c, d, e, f, g (प्रत्येक का अंतिम अक्षर)

opqrs (प्रत्येक का प्रारंभ अक्षर)

hijkl (प्रत्येक का मध्य अक्षर)

38. B M V K R Q एक पंक्ति में बैठे हैं।

B सबसे बायें छोर पर बैठा है।

M, V के निकट बैठा है।

39. ज्यामिति, त्रिकोणमिति और बीजगणित गणित की किताब के अध्याय हैं किन्तु जीवविज्ञान इस समूह में नहीं है।

41. 20 बच्चों का कुल वजन

= 35 × 20 = 700 किग्रा

वजन में वृद्धि = 45 − 25 = 20 किग्रा

नये कुल वजन = 700 + 20 = 720 किग्रा

सही औसत वजन = $\frac{720}{20}$ = 36 किग्रा।

42. समकोण त्रिभुज का क्षेत्रफल = $\frac{1}{2}\times$ आधार $\times$ ऊँचाई

$\Rightarrow 10 = \frac{1}{2}\times 5\times x$

$\Rightarrow 5x = 20 \quad \Rightarrow x = 4$

अतः अन्य भुजा = 4 सेमी।

43. $\frac{2\pi r}{2\pi R} = \frac{3}{4} \quad \Rightarrow \quad \frac{r}{R} = \frac{3}{4}$

$\therefore \quad \frac{\pi r^2}{\pi R^2} = \left(\frac{r}{R}\right)^2 = \left(\frac{3}{4}\right)^2 = \frac{9}{16} = 9 : 16.$

44. माना कि हरि के पास ₹ 6 तथा जॉन के पास ₹ 22 हैं

जॉन		हरि
22		6
22–12 = ₹10	12 →	6 + 12 = ₹18
10 + 4 = ₹14	4 ←	18 – 4 = ₹14

22 – 6 = 16

अतः हरि के पास ₹ 16 कम थे।

45. P के द्वारा व्यापार में लगाई गई धन राशि

= ₹ 5 लाख 12 महीने के लिए

P की पूँजी = 12 × 5 = 60 लाख 1 महीने के लिए

Q के द्वारा व्यापार में लगाई गई धन राशि

= ₹ 7 लाख 12 महीने के लिए

Q की पूँजी = 12 × 7 = 84 लाख 1 महीने के लिए

R के द्वारा व्यापार में लगाई गई धन राशि

= ₹ 9 लाख 4 महीने के लिए

R की पूँजी

= 9 × 4 = 36 लाख 1 महीने के लिए उनके पूँजियों का अनुपात

P : Q : R   60 : 84 : 36

= 5 : 7 : 3

अनुपाती संख्याओं का योग = 5 + 7 + 3 = 15

कुल लाभ = 3 लाख

R का हिस्सा = $\frac{3}{15}\times 300000$ = ₹ 60,000

46. साधारण ब्याज = $\frac{\text{मूलधन} \times \text{दर} \times \text{समय}}{100}$

$\Rightarrow 500 = \frac{60000 \times \text{दर} \times 1}{12\times 100}$

= दर × 50

$\Rightarrow$ दर = $\frac{500}{50}$ = 10%.

47. 10 श्रमिक प्रतिदिन 8 घंटे काम करके 15 दिनों में पूरा करते हैं।

1 श्रमिक प्रतिदिन 1 घंटा काम करके 15 × 8 × 10 दिनों में पूरा करेगा।

15 श्रमिक प्रतिदिन 5 घंटे काम करके

$\frac{15\times 8\times 10}{15\times 5}$ = 16 दिनों में काम को पूरा करेंगे।

48. ∵ त्रिभुज का सबसे छोटा कोण 50° है तथा वे समान्तर श्रेणी में हैं।

माना कि पदान्तर d है।

$50 + 50 + d + 50 + 2d = 180°$

$3d + 150° = 180°$

$\Rightarrow \quad 3d = 180° - 150° = 30°$

$\Rightarrow \quad d = 10°$

अतः त्रिभुज के कोण 50°, 60°, 70° हैं।

49. दूरी = 250 मीटर = $\frac{250}{1000}$ किलोमीटर

समय = 12 सेकंड = $\frac{12}{3600}$ घंटे

गति = $\frac{\text{दूरी}}{\text{समय}} = \frac{\frac{250}{1000}}{\frac{12}{3600}}$

$= \frac{250}{1000}\times\frac{3600}{12}$

= 75 किलोमीटर प्रति घंटे।

51. $\frac{1}{2}+\frac{1}{2}\times\frac{1}{2} = \frac{1}{2}+\frac{1}{4}=\frac{2+1}{4}=\frac{3}{4}$

52. विक्रयमूल्य = ₹ 10

लाभ = ₹ 2

क्रयमूल्य = विक्रयमूल्य – लाभ = 10 – 2 = ₹ 8

अगर विक्रयमूल्य = ₹ 20

तब लाभ = विक्रयमूल्य – क्रयमूल्य = 20 – 8 = ₹ 12

55. प्रथम-n विषम प्राकृतिक संख्याओं का योग = n^2

प्रथम – 15 विषम प्राकृतिक संख्याओं का योग

$= (15)^2 = 225$

57. $\frac{56}{13}\times\frac{39}{7}\times\frac{103}{8} = 3 \times 103 = 309$

58. $\frac{75}{100}\times 220 = 15 \times x$

$\Rightarrow \quad 15 \times 11 = 15x$

$\Rightarrow \quad x = 11$

59. $\frac{x}{\sqrt{.81}} = 450 \Rightarrow \frac{x}{.9} = 450$

$\Rightarrow x = 405$

60. P : Q = 3 : 2, Q : R = 3 : 5

P : Q = (3 : 2) × 3 = 9 : 6

$Q : R = \left(\frac{3}{5}\right)\times 2 = 6 : 10$

$\therefore$ P : Q : R = 9 : 6 : 10

पद संबंधी अध्ययन सामग्री
(Professional Knowledge Study Material)

1. आधारभूत परिचर्या (Fundamental of Nursing)

- अस्पताल में समुचित फर्श पर दो पलंग (Bed) के बीच की दूरी 6ft तक होनी चाहिए।
- जीवाणुरोधन (Bacteriostasis): यह वह स्थिति है जिसमें जीवाणुओं की वृद्धि (Growth) रोकी जाती है।
- जीवाणुरोधी (Bacteriostat): यह एक कारक है जो जीवाणुओं की वृद्धि रोकता है।
- जीवाणुनाशक (Bacteriocide): एक कारक जिसमें जीवाणुओं (Bacteria) के नाश की क्षमता हो।
- पार-संक्रमण (Cross-infection): अलग-अलग रोग कारक जीवों में संक्रमित व्यक्तियों द्वारा एक-दूसरे को संचारित संक्रमण पार-संक्रमण कहलाता है।
- अन्तिम रोगाणु नाशक (Terminal Disinfection): मरीज की अस्पताल से छुट्टी (Discharge) होने के बाद अस्पताल के बिस्तर को रोगाणु नाशक करना।
- संक्रमणी पदार्थ (Fomites): मरीज के आभूषण जो मरीज ने पहन रखे हों।
- रोग-प्रतिरक्षण (Immunization): कृत्रिम रूप से पैदा की गई प्रतिरक्षा।
- पार-संक्रमण (Cross-Infection): के कई कारण हैं:
  ❑ प्रत्यक्ष सम्पर्क ❑ अप्रत्यक्ष सम्पर्क ❑ Fomites
- अवरोधक नर्सिंग (Barrier Nursing): अस्पताल में संक्रमण (Infection) की रोकथाम के लिए अपनाई गई विधियां अवरोधक नर्सिंग में आती हैं।
- अवरोधक नर्सिंग में हाथों की सफाई (Handwashing), Gown Technique, चेहरे का मास्क (Face mask), दस्ताने (Gloves) की विधियां आती हैं।
- विसंक्रमण के कई तरीके हैं। लेकिन सामान्यतः आटोक्लेव (Autoclave) को प्रयोग में लिया जाता है।
- आटोक्लेव में 15 lbs/inch^2 के दबाव (Pressure) तथा 121°C तापक्रम पर 30 मिनट तक गर्म किया जाता है।
- दबाव (Pressure) 1.05 kg/cm^2 भी होता है।
- बिस्तर बनाने में 45° कोण का कार्नर होता है।
- अस्पताल में रोगी की उपयुक्त सुविधा के लिए कई प्रकार के (Bed) होते हैं:
  ❑ बंद बिस्तर (Closed Bed) ❑ Open Bed
  ❑ Admission Bed ❑ Occupied Bed
  ❑ Cardiac Bed
- क्लिनिकल तापमापी (Thermometer) में फारेनहाइट व सेंटीग्रेड दोनों पैमाना होता है।
- तापमापी स्केल 35°C → 43.3°C (सेंटीग्रेड)
  95°F → 110°F (फारेनहाइट)

$$\frac{°C}{5} = \frac{°F-32}{9}$$ (समूह परिवर्तन)

- अन्तरावस्था (Fastigium/Stadium)–यह वह समय होता है जब ज्वर अपनी उच्चतम स्थिति में पहुंच चुका हो।
- अतिज्वर–तापक्रम 105°F से अधिक हो।
- Tachy cardia—जब हृदय दर 100/min से अधिक हो।
- Bradicardia—जब हृदय दर 60/min से कम हो।
- सामान्य श्वसन दर 16-20 प्रति मिनट होती है।
- आर्थोविनिया–जब मरीज लेटकर सांस नहीं ले सकता हो सिर्फ खड़े होकर ही श्वसन कर सके।
- TPR—Temp, Pulse, Respiration.
- शारीरिक परीक्षण में निम्न प्रक्रिया शामिल है :
  ❑ निरीक्षण (Inspection)
  ❑ परिताड़न (Percussion)
  ❑ स्पर्श (Palpation)

❑ परिश्रवण (Auscultation)

❑ Manipulation

- एक नर्स को Bedsore को Prevent करना चाहिए।
- एक अस्पताल में बिस्तर में गद्दे का आकार 190×90cm तथा तकिये का आकार 60×45cm होता है।
- Glasgow Scale:

प्रक्रिया		प्राप्तांक
नेत्र खोलना	स्वतः	4
(Eye Response)	बोलने पर	3
	दर्द होने पर	2
	कभी नहीं	1
मौखिक प्रतिक्रिया	स्पष्ट	4
(Verbal Response)	अस्पष्ट	4
	असंगत	3
	अबोध्य	2
	कोई नहीं	1
प्रेरक प्रतिक्रियाएं	निर्देशों का पालन	6
(Motor Response)	स्थान विशेष पर ही	5
	हाथ-पैर पीछे खींचना	4
	पैर मोड़ना	3
	अंगों को फैलाना	2
	कोई प्रतिक्रिया नहीं	1

- अन्तः पेशीय इन्जेक्शन लगाने के लिए निम्न स्थिति होती है :

❑ Dorsal Gluteal site

❑ Vasta lateris

❑ Ventro gluteal site

❑ Mid Deltoid

- 5R — Five 'R' का तात्पर्य

(R/1)ight Patient; (R/2)ight Drug; 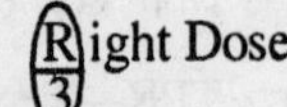(R/3)ight Dose;

(R/4)ight Time; (R/5)ight Method

- बच्चों के लिए दवा की मात्रा (Drug dose) को कई तरह से अंकित करते हैं।

Young's Law : 12 वर्ष के बच्चे तक

$$\text{शिशु मात्रा} = \frac{\text{उम्र (वर्ष)}}{\text{उम्र (वर्ष)} + 12} \times \text{वयस्क मात्रा}$$

$$\text{Clark's Law} = \frac{\text{वजन (Pounds)}}{150} \times \text{वयस्क मात्रा}$$

$$\text{Fried's Law} : \frac{\text{उम्र (महीना)}}{150} \times \text{वयस्क मात्रा}$$

Abbreviation used by Doctors
सांकेतिक उपयोग

A.C.	— Ante Cibum	— भोजन के पहले
P.C.	— Post Cibum	— भोजन के बाद
A.M.	— Anti Meridian	— दोपहर पूर्व
P.M.	— Post Meridian	— दोपहर के बाद
O.M.	— Omini Mane	— प्रत्येक रोज
O.D.	— Omini Die	— दिन में एक बार
O.N.	— Omini Nocte	— रोज रात को एक
H.S.	— Hora Somini	— रात को सोते समय
H.N.	— Hac-nocte	— आज रात को
B.D.	— Bis in Die	— दो बार
T.D.S.	— Ter in die	— तीन बार
Q.I.D	— Quter in Die	— चार बार
Stat	— Staction	— at once तुरन्त
Rep	— Repeat	
1 tsp	— 4-5 ml	
1 tsp	— 60 बूंदें	

परिचर्या के सिद्धान्त
Theories of Nursing

1. Nightangle theory (1860)
2. Peplaw theory (1952)
3. Handerson theory (1955)
4. Abdellah theory (1960)
5. Orlando theory (1961)
6. Hall theory (1962)
7. Wiedenbech theory (1964)

8. Levine theory
9. Johnson theory (1968)
10. Roger's theory (1970)
11. Orem theory (1971)
12. King theory (1971)
13. Travelbee theory (1971)
14. Newman theory (1972)
15. Watson theory (1979)
16. Porse theory (1981)

"14 Basic Need Concepts" given by Handerson

1. Breathe Normally
2. Eat and drink adequate
3. Sleep and Rest
4. Eliminate all avenue of Elimination
5. Move and maintain desire
6. Keep the Body clean and well growned
7. Worship according to Faith
8. Communication
9. Select adequate clothing
10. Sense of accoupshment
11. Avoid danger of environment
12. Learn, discover or satisfy
13. Maintain body temperature
14. Play and participate in various recreations

Important Days

Anti Leprosy Day	31 January
World Disabled Day	15 March
World Tuberculosis Day	24 March
World Doctor Day	30 March
World Health Day	5 April
World Haemophilia Day	17 April
World Earth Day	22 April
World Worker Day	1 May
Red Cross Day	8 May
World Nurse Day	12 May
World Thalassaemia Day	19 May
World Diabetes Day	14 November
World AIDS Day	1 December

वस्तुनिष्ठ प्रश्नावली

1. Hyper pyrexia से अभिप्राय है?
A. 103°F से ऊपर B. 104°F से ऊपर
C. 105°F से ऊपर D. 106°F से ऊपर

2. थर्मामीटर पर न्यूनतम तापमान अंकित होता है
A. 92°F B. 93°F
C. 94°F D. 95°F

3. बड़े Hospital की bed क्षमता होती है
A. 100 से ज्यादा B. 200 से ज्यादा
C. 300 से ज्यादा D. 400 से ज्यादा

4. Insulin syringe में 1cc को कितने भागों में बांटते हैं?
A. 40 भागों में B. 40 या 80 भागों में
C. 10 भागों में D. 100 भागों में

5. स्टिज बाथ देते हैं
A. डिसमेनोरिहीया B. सिस्टोस्कोपी
C. हेमरोइडस D. उपरोक्त सभी में

6. Cold sponging में पानी का तापक्रम होता है
A. 90-100°F B. 80-100°F
C. 65-90°F D. 75-95°F

7. Tepid sponging में पानी का तापक्रम रखते हैं
A. 75-95° F B. 65-90° F
C. 85-100° F D. उपरोक्त में से कोई नहीं

8. एक नये मरीज की भर्ती के लिये जो bed तैयार किया जाता है, कहलाता है
A. Occupied bed B. Closed bed
C. Open bed D. Admission bed

9. क्रामिनेटिव का कार्य है
A. उल्टी का होना B. पेट से गैस निकालना
C. पेट में दर्द होना D. कब्ज रोकना

10. एन्टीमायोटिक का कार्य है
A. वाइरल संक्रमण की रोकथाम में
B. वाइरल व फंगल संक्रमण की रोकथाम में
C. फंगल संक्रमण में
D. कैंसर में

11. Coagulants का कार्य है
A. रक्त की मात्रा बढ़ाने वाले
B. रक्त का थक्का बनने के विरुद्ध

C. रक्त का थक्का बनने में सहायक
D. उपरोक्त में से कोई नहीं

12. Antipyretic का कार्य है
A. संक्रमण रोकना
B. खुजली कम करना
C. जुकाम कम करना
D. बुखार कम करना

13. Rigor mortis में सर्वप्रथम कौन-सी मांसपेशी (Muscles) प्रभावित होती है?
A. Eyelids B. Neck
C. Trunk D. Legs

14. रक्तचाप में ज्यादा महत्वपूर्ण reading है
A. Diastolic BP B. Systolic BP
C. Pulse pressure D. Mean pressure

15. Tuberculin syringe में needle की लम्बाई होती है
A. 1/2 से 5/8 inch B. 1/2 से 1 inch
C. 3/8 से 5/8 inch D. 3/5 से 5/11 inch

16. Suppositories का गुदा में प्रवेश का उदाहरण है
A. Local का
B. Spray का
C. Insufflation का
D. उपरोक्त में से कोई नहीं

17. दवाई को वाष्प के रूप में देना उदाहरण है
A. Insertions
B. Instillation
C. Insufflation
D. उपरोक्त में से कोई नहीं

18. शरीर के ऊतकों में किसी ठोस दवाई को रखना कहलाता है
A. Institution B. Insertions
C. Implanation D. Inunction

19. 1 Table spoon में कितना द्रव आता है?
A. 5 ml B. 10 ml
C. 15 ml D. 20 ml

20. I.M. Injection में needle का व्यास होता है
A. 25 to 27 gauge
B. 18 to 21 gauge
C. 21 to 23 gauge
D. उपरोक्त सभी

21. I.V. Injection में needle का व्यास होता है
A. 25 to 27 gauge B. 18 to 21 gauge
C. 21 to 23 gauge D. उपरोक्त सभी

22. Glasgow scale में अधिकतम स्कोर होता है
A. 10 B. 15
C. 25 D. 18

23. Barium meal में प्रयुक्त होता है
A. बेरियम कार्बोनेट B. बेरियम सल्फेट
C. बेरियम फास्फेट D. उपरोक्त सभी

24. कितने मिली. (ml) संक्रमित रक्त के स्थानान्तरण से सिरम हेपेटाइटिस हो सकती है?
A. 0.4 ml B. 0.04 ml
C. 0.004 ml D. 0.0004 ml

25. Unconscious patient में consciousness के स्तर को किससे मापते हैं?
A. कोमा स्केल B. रिचर्ड स्केल
C. स्मिथ स्केल D. ग्लासगो स्केल

26. Glasgow scale से क्या नहीं देखते हैं?
A. Verbal response B. Eye response
C. Respiration D. Motor response

27. जब किसी व्यक्ति में life का कोई sign नहीं हो परन्तु life है व उसमें resucitation से पुनः life के sign लाया जा सकता हो, यह कहलाता है
A. Natural death
B. False death
C. Suspended animation
D. Heart death

28. मृत्यु के बाद ऊतक की मृत्यु क्या होती है?
A. Rigor mortis B. Mummificaiton
C. Autolysis D. Adipocere

29. निम्न में से Cardinal sign है
A. मरमर B. पाल्पीटेशन
C. ब्लड प्रेशर D. आंखों का पीलापन

30. निम्न में से Vital sign है
A. तापक्रम B. ब्लड प्रेशर
C. पल्स D. उपरोक्त सभी

31. निम्न में किस स्थिति में शरीर का तापक्रम कम होता है?
A. Sleep में B. Starvation में
C. Stock में D. उपरोक्त सभी में

32. छोटे Hospital की bed क्षमता होती है

A. 100 या कम B. 100 से 150
C. 150 से 200 D. 200 से 300

33. संक्रमित व्यक्ति को सबसे लम्बे Incubation period तक अलग रखना कहलाता है

A. Isolation
B. Quarantine
C. Notification
D. उपरोक्त में से कोई नहीं

34. Fomites का उदाहरण है

A. आभूषण B. चम्मच
C. कपड़े D. उपरोक्त सभी

35. Sepsis से अभिप्राय है?

A. किसी भी बैक्टीरिया का संक्रमण
B. मवाद बनाने वाले बैक्टीरिया का संक्रमण
C. बैक्टीरिया या वायरस का संक्रमण
D. किसी भी सूक्ष्मजीवी का संक्रमण

36. रसोई घर व भोज्य पदार्थों का कचरा कहलाता है

A. Garbage B. Sewage
C. Refuses D. उपरोक्त सभी

37. Anticeptic का कार्य है

A. बैक्टीरिया को नष्ट करना
B. बैक्टीरिया की वृद्धि रोकना
C. बैक्टीरिया से मुक्त करना
D. उपरोक्त सभी

38. Surgical aspesis के लिए हाथों को कितने मिनट तक साफ करते हैं?

A. 5 से 10 मिनट B. 7 से 9 मिनट
C. 3 से 5 मिनट D. 5 से 8 मिनट

39. Surgical aspesis से तात्पर्य है

A. समस्त बैक्टीरिया से मुक्त करना
B. पैथोजेनिक बैक्टीरिया से मुक्त करना
C. समस्त सूक्ष्मजीवियों से मुक्त करना
D. केवल पैथोजेनिक सूक्ष्मजीवियों से मुक्त करना

40. Anaphylaxis से तात्पर्य है

A. एक्टिनोमायसीस बैक्टीरिया का संक्रमण
B. एक प्रकार के कृमि का संक्रमण
C. एलर्जी रिएक्शन
D. जन्मजात होने वाला एक रोग

41. शल्य आपूर्ति रोधी (Surgical aspesis) में कौन-सी technique उपयोग में आती है?

A. Clean technique
B. Sterile technique
C. Smith technique
D. Barrier technique

42. Surgical aspesis में किसे ज्यादा contaminated मानते हैं?

A. Hands को B. Elbow को
C. Forearm को D. सभी को बराबर

43. Bacteriocidal कहलाता है

A. जो बैक्टीरिया की वृद्धि को रोके
B. जो बैक्टीरिया को नष्ट करे
C. जो बैक्टीरिया के टॉक्सिन को नष्ट करे
D. उपरोक्त सभी

44. Fumigation के लिये प्रयुक्त होता है

A. Formalin tablets
B. Ethylene oxide liquid
C. Sulphur
D. उपरोक्त सभी

45. Autoclave किस सिद्धान्त पर कार्य करता है?

A. Dry heat
B. Steam under pressure
C. Boiling
D. Radiation

46. Spirit कितने मिनट में instrument का disinfection कर देता है?

A. 5 मिनट B. 2 मिनट
C. 1 मिनट D. 3 मिनट

47. Fungus से infected body cavities को paint करने के लिए उपयोग में लाया जाता है

A. Betadine B. Gentian violet
C. Cidex D. Savlon

48. Autoclave में दाब व ताप क्रमशः होता है

A. 15 lbs/inch^2, 121°C
B. 20 lbs/inch^2, 121°C
C. 15 lbs/inch^2, 160°C
D. 20 lbs/inch^2, 160°C

49. Autoclaving के लिये न्यूनतम कितना समय होता है?
A. 10 मिनट B. 15 मिनट
C. 30 मिनट D. 40 मिनट

50. Cold sterilization से अभिप्राय है
A. ठंडे तापमान द्वारा स्टरलाइजेशन
B. रासायनिक डिसइन्फेक्शन द्वारा स्टरलाइजेशन
C. अल्ट्रावायलेट रे द्वारा स्टरलाइजेशन
D. गैस द्वारा स्टरलाइजेशन

51. Endoscopes किससे sterilized करते हैं?
A. spirit B. savlon
C. cidex D. lysol

52. Fumigation को कहते हैं
A. Cold sterilization
B. Mechanical sterilization
C. Heat sterilization
D. Gas sterilization

53. Sterilization से अभिप्राय है
A. सभी सूक्ष्मजीवियों को नष्ट करना
B. सभी पैथोजेनिक बैक्टीरिया को नष्ट करना
C. सभी बैक्टीरिया को नष्ट करना
D. उपरोक्त सभी

54. Blood isolation से तात्पर्य है
A. रक्त को प्रदूषित होने से रोकना
B. रक्त को अधिक तापक्रम से बचाना
C. संक्रमित रक्त के सम्पर्क में आये उपकरणों से बचाव
D. रक्त को जमने से रोकना

55. सभी Contaminated articles व Body discharge का तुरन्त disinfection कहलाता है
A. Terminal disinfection
B. Concurrent disinfection
C. Complete disinfection
D. Sterilization

56. Boiling से किसे sterilize नहीं करना चाहिए?
A. Metal instrument
B. Syringes
C. Sharp instrument
D. उपरोक्त सभी

57. Hydrogen peroxide कहां पर उपयोग करते हैं?
A. Infected wound में
B. Blood stains from clothes
C. रासायनिक थक्का में
D. उपरोक्त सभी में

58. सामान्य Oral temperature होता है
A. 97.6°F B. 98.6°F
C. 99.6°F D. 96.6°F

59. Barrier nursing का हिस्सा नहीं है
A. Respiratory isolation
B. Enteric isolation
C. Skin isolation
D. Patient isolation

60. Formalin से fumigation के पश्चात कमरे को कितने समय के लिये बन्द करते हैं?
A. 6 से 12 घण्टा B. 24 से 36 घण्टा
C. 12 से 24 घण्टा D. 24 से 48 घण्टा

61. Old blood strain को किससे हटाते हैं?
A. उबालकर
B. हाइड्रोजन परआक्साइड + अमोनिया
C. ऐल्कोहाल 70% से
D. ऐल्कोहाल 99 प्रतिशत से

62. एक Standard hospital bed जमीन से ऊपर होना चाहिए
A. 26 inch B. 28 inch
C. 30 inch D. 24 inch

63. Moderate pyrexia से अभिप्राय है
A. 99 to 102°F B. 100 to 103°F
C. 99 to 103°F D. 100 to 108°F

64. High pyrexia से अभिप्राय है
A. 102°F - 105°F
B. 102°F - 106°F
C. 103°F - 105°F
D. 102°F - 104°F

65. Subnormal temperature में तापक्रम होता है
A. 94 से 98°F के मध्य
B. 96 से 98°F के मध्य
C. 95 से 98°F के मध्य
D. 97 से 98°F के मध्य

66. क्राइसिस से अभिप्राय है
A. बुखार एकदम से बढ़ना
B. बुखार का एकदम से घटना
C. बुखार का धीरे-धीरे चढ़ना
D. बुखार का धीरे-धीरे उतरना

67. जब सुबह व सायं के तापक्रम में 2°F या इससे अधिक का अन्तर हो व तापक्रम सामान्य न हो ऐसा बुखार कहलाता है
A. Remittent fever
B. Intermittent fever
C. Orthopryria
D. Hypopyrexia

68. Asphyxia से अभिप्राय है
A. O_2 की कमी
B. CO_2 की अधिकता
C. CO की अधिकता
D. N_2 की अधिकता

69. आक्सीजन की कमी में सबसे संवेदनशील ऊतक है
A. हृदय की पेशी
B. तंत्रिका कोशिका
C. वृक्क कोशिका
D. यकृत कोशिका (Liver cell)

70. Anoxmia से अभिप्राय है?
A. ऊतकों में आक्सीजन की कमी
B. रक्त में आक्सीजन की कमी
C. फेफड़ों में आक्सीजन की कमी
D. उपरोक्त सभी

71. Cross infection होने का तरीका है
A. Direct contact
B. From the hospital
C. Through dust
D. उपरोक्त सभी

72. शरीर का तापक्रम सामान्यतया कितने से कितने के मध्य रहता है?
A. 96 to 99°F B. 97 to 99°F
C. 97 to 100°F D. 96 to 98°F

73. अधिकतम तापमान होता है
A. Axilla का
B. Oral temperature
C. Rectal temperature
D. सभी समान होते हैं

74. देखकर जांच करना कहलाता है
A. Palpation B. Percussion
C. Inspection D. Auscultation

75. हाथ से महसूस कर जांच करना कहलाता है
A. Palpation B. Percussion
C. Auscultation D. Inspection

76. मूत्र का सर्वोत्तम नमूना होता है
A. Starting stream urine
B. Mid-stream urine
C. End-stream urine
D. सभी समान हैं

77. मूत्र में खून आना कहलाता है
A. Haematemesis B. Haemoptysis
C. Haematurea D. Blood urea

78. मूत्र में कीटोन बॉडी के कारण उसकी गन्ध होती है
A. क्लोरीन की गंध
B. सड़े अण्डे जैसी गंध
C. फलों जैसी गंध
D. उपरोक्त में से कोई नहीं

79. Infant में पल्स कहां से लेते हैं?
A. रेडियल Artery
B. ऐपीकल पल्स
C. डोर्सल पेडिस Artery
D. केरोटिड Artery

80. Groin में कौन-सी Artery से Pulse लेते हैं?
A. फिमोरल Artery
B. पोपलीटियल Artery
C. डोर्सल पेडिस Artery
D. पोस्टीरीयर टिबियल

81. थर्मामीटर में मर्करी क्यों उपयोग में लाते हैं?
A. तापक्रम में परिवर्तन के प्रति संवेदनशील
B. मर्करी में एक समान विस्तार होता है
C. आसानी से उपलब्ध है
D. उपरोक्त सभी

82. एक वयस्क में सामान्य श्वास की गति होती है
A. 26-30 min B. 16-20 min
C. 20-26 min D. 30-40 min

83. फारेनहाइट को सेल्सियस में बदलने हेतु सूत्र है
A. $C = \frac{(F-32)\times 5}{9}$
B. $C = \frac{(F-28)\times 5}{9}$
C. $C = \frac{F-26\times 5}{9}$
D. $C = \frac{F-24\times 5}{9}$

84. Fever है
A. Sign B. Symptom
C. Disease D. उपरोक्त सभी

85. थर्मामीटर को विसंक्रमित करने हेतु डेटाल का उपयोग करते हैं
A. 1:40 सांद्रता, 10 मिनट
B. 1:40 सांद्रता, 5 मिनट
C. 1:20 सांद्रता, 10 मिनट
D. 1:20 सांद्रता, 5 मिनट

86. बुखार में Fastigium से तात्पर्य है
A. बुखार का बढ़ना
B. बुखार का उच्चतम स्तर
C. बुखार का उतरना
D. उपरोक्त सभी

87. बुखार में उच्च व निम्न तापमान में बहुत अन्तर कहलाता है
A. इन्वरस बुखार
B. हेक्टिक बुखार
C. रेमिटेन्ट बुखार
D. इन्टरमिटेन्ट बुखार

88. Low pyrexia से अभिप्राय है
A. 99°F से कम बुखार
B. 100°F से कम बुखार
C. 101°F से कम बुखार
D. उपरोक्त सभी

89. Bradypnoea से अभिप्राय है
A. श्वसन दर का कम होना
B. श्वसन दर का अधिक होना
C. श्वास लेने में दिक्कत
D. ऊंचाई पर जाने में श्वास लेने में दिक्कत है

90. Apical pulse कहां से record करते हैं?
A. 3 & 4th left Intercostal space से
B. 4 & 5th left Intercostal space से
C. 5 & 6th left Intercostal space से
D. उपरोक्त सभी

91. Rectal temperature note करने हेतु थर्मामीटर को कितना प्रवेश कराते हैं?
A. 1/2 inch B. 1 inch
C. 1.5 inch D. 2.5 inch

92. Foot में पल्स किस Artery से महसूस करते हैं?
A. फिमोरल Artery से
B. पोपलीटियल Artery से
C. डोर्सल पेडिस Artery
D. उपरोक्त सभी

93. Tachyardia में pulse होती है
A. 72 से उपर B. 90 से उपर
C. 100 से उपर D. 110 से उपर

94. बहुत गहरा inspiration व लम्बा expiration कहलाता है
A. Role B. Wheese
C. Stridor D. Sigh

95. Anorexia से अभिप्राय है
A. भूख नहीं लगना
B. नींद नहीं आना
C. सूँघने की क्षमता कम होना
D. चिन्ता होना

96. स्टेथोस्कोप की सहायता से शरीर से आवाज सुनना कहलाता है
A. Palpation B. Percussion
C. Inspection D. Auscultation

97. क्षारीय मूत्र होता है?
A. Prostitis में B. Cystitis में
C. Mastitis में D. Urethritis में

98. Orthostatic Hypotension से अभिप्राय है
A. खड़े होने पर रक्तचाप एकाएक कम हो जाता है
B. बैठने पर रक्तचाप एकाएक कम हो जाता है
C. लेटने पर रक्तचाप एकाएक कम हो जाता है
D. उपरोक्त सभी

99. ओटोस्कोप का उपयोग होता है
A. कान की जाँच हेतु
B. सुनने की क्षमता जानने हेतु
C. नाक की जाँच हेतु
D. भ्रूण की जांच हेतु

100. Examination by tapping with the fingers on the body कहलाता है
A. Palpation B. Percussion
C. Inspection D. Auscultation

101. फिटोस्कोपी का उपयोग है
A. भ्रूण की गतिविधियां देखने हेतु
B. F.H.S. सुनने में
C. भ्रूण के हृदय की गतिविधियां देखने हेतु
D. भ्रूण के फेफड़ों की क्षमता देखने हेतु

102. प्रोक्टोस्कोप का उपयोग है
A. प्रोस्टेट की जांच हेतु
B. प्रोस्टेट, मूत्राशय व मूत्रमार्ग की जांच हेतु
C. मूत्राशय की जांच हेतु
D. रेक्टम की जांच हेतु

103. Hametemesis से अभिप्राय है
A. Sputum में blood
B. उल्टी में blood
C. Stool में blood
D. नाक में से blood

104. मूत्र की मात्रा का सामान्य से कम होना कहलाता है–
A. पोलीयूरिया B. ओलीगूरिया
C. एन्यूरिया D. लेस यूरिया

105. मृत्यु के पश्चात् होने वाला परिवर्तन है?
A. Rigour mortis
B. Post-mortem hypostasis
C. Putrefaction
D. उपरोक्त सभी

106. बेनेडिक्टस टेस्ट से पता लगाते हैं?
A. मूत्र में एल्बुमिन का
B. मूत्र में शर्करा का
C. मूत्र में कीटोन बॉडी का
D. मूत्र में बाइल साल्ट का

107. स्मिथ टेस्ट से पता लगाते हैं
A. बाइल साल्ट का
B. बाइल पिगमेन्ट का
C. मूत्र शर्करा का
D. मूत्र एल्बुमिन का

108. Melana से अभिप्राय है
A. Black vomiting
B. Black urine
C. Black stool
D. उपरोक्त सभी

109. रोथरा टेस्ट से पता लगाते हैं
A. मूत्र में एल्बुमिन का
B. मूत्र में शर्करा का
C. मूत्र में कीटोन बॉडी का
D. मूत्र में बाइल साल्ट का

110. Gastric gavage से अभिप्राय है
A. Stomach wash करना
B. Tube-feeding करना
C. Gastric पदार्थों की जांच
D. उपरोक्त सभी

111. Pressure sore को रोकने हेतु रोगी की अवस्था में कितने समय में परिवर्तन करना चाहिए?
A. 1 hr B. 2 hr
C. 3 hr D. 4 hr

112. Pressure sore का early लक्षण नहीं है
A. Local odema
B. Red nerves
C. Hot to touch
D. Insenstive

113. Tub bath में पानी का तापक्रम होता है
A. 100-110°F B. 115-125°F
C. 110-115°F D. 90-100°F

114. Decubitus ulcer का treatment है?
A. Heat B. Granulated sugar
C. Insulin drop D. उपरोक्त सभी

115. Decubitus ulcer में कितने वाट की बल्ब से कितने समय तक heat देंगे?
A. 60 W, 30 min B. 100 W, 10 min
C. 200 W, 10 min D. 500 W, 15 min

116. Pediculosis का उपचार है
A. Gamma Benzene Hexachloride
B. D.D.T.
C. Kerosine oil
D. उपरोक्त सभी

117. Infant को दूध की आवश्यकता होती है
A. 70 से 100 ml/kg/body weight
B. 100 से 130 ml/kg/body weight
C. 130 से 150 ml/kg/body weight
D. 150 से 170 ml/kg/body weight

118. Foot drop का कारण है
A. Prolonged bed rest
B. Incorrect positioning of bed
C. Lack of exercise
D. उपरोक्त सभी

119. Foot drop को रोका जा सकता है
A. Foot board के प्रयोग से
B. Foot को leg से 90° के कोण पर रखकर
C. Flexion व extension कसरत द्वारा
D. उपरोक्त सभी

120. Rice water stool मिलती है
A. जियार्डीयासिस में B. अमीबियासिस में
C. कोलेरा में D. टायफायड में

121. बच्चे को दूध पिलाते समय बोतल कितनी डिग्री के कोण पर होनी चाहिए?
A. 75° B. 60°
C. 45° D. 30°

122. Burn, injury या operation on back पर सर्वोत्तम पोजीशन होगी
A. Dorsal position
B. Semirecumbent position
C. Prone position
D. उपरोक्त सभी

123. Fowlers position में मरीज की स्थिति होती है
A. Lie flat on his back
B. Lie flat on abdomen
C. Side lying position
D. Sitting posture

124. Gingivitis से अभिप्राय है?
A. Gums में सूजन
B. Tongue में सूजन
C. Mouth में सूजन
D. Pharynx में सूजन

125. Gruenupectrol position उपयुक्त है
A. Burn patient में
B. Vaginal examination में
C. Rectal examination में
D. Cardiac patient में

126. Sigmoidoscopy के लिये सर्वोत्तम position है
A. Lithotomy position
B. Trendelenburg positon
C. Fowler's position
D. Knee chest position

127. पायरिया में होता है
A. Gingivitis
B. Periodontitis
C. Periodontium atropy
D. उपरोक्त सभी

128. Tarter पाया जाता है
A. जीभ पर B. दांतों पर
C. होठों पर D. टोन्सिल पर

129. Adult में Tube feeding के Drip method में अधिकतम द्रव देते हैं?
A. 20-30 ml/min B. 30-60 ml/min
C. 60-90 ml/min D. 90-100 ml/min

130. Decubitus ulcer का कारण है
A. दाब
B. नमी व पैथोजेनिक आर्गेनिज्म
C. रगड़
D. उपरोक्त सभी

131. Artificial teeth के बारे में सत्य है

A. इन पर Debris, dental plaque, a calculus बना करते हैं

B. इन पर सामान्य पेस्ट से प्रतिदिन ब्रश करना चाहिए

C. Unconscious रोगी के artificial teeth निकाल लेने चाहिए

D. उपरोक्त सभी

132. Feeding tube की सामान्य लम्बाई होती है

A. 8-10 inch B. 10-12 inch

C. 12-14 inch D. 14-16 inch

133. बच्चों में Evacuant enema का तापक्रम होता है

A. 95°F B. 100°F

C. 110°F D. 105°F

134. Enuresis से अभिप्राय है

A. मूत्र का अनैच्छिक रूप से निकलना

B. मूत्र करते समय दर्द होना

C. मूत्र का इकट्ठा होना

D. मूत्र बार बार आना

135. वयस्कों में Evacuant enema की मात्रा होती है

A. 250 ml

B. 250 to 500 ml

C. 500 to 1000 ml

D. 1000 to 1250 ml

136. International Nursing Day मनाया जाता है

A. 12 May B. 17 May

C. 2 May D. 21 May

137. Clubbing देखते हैं

A. X-ray में B. Nail में

C. Hair पर D. Eyelid पर

138. 30 ml दूध से कितनी कैलोरी मिलती है?

A. 10 कैलोरी B. 20 कैलोरी

C. 30 कैलोरी D. 40 कैलोरी

139. Shock में कौन-सा enema देते हैं?

A. Anthelmintic enema

B. Stimulant enema

C. Carminative enema

D. Astringent enema

140. Carminative enema देते हैं

A. कीड़े मारने हेतु

B. कोलाइटिस में आराम हेतु

C. ओपियम प्वाइजनिंग में

D. गैस व मल निकालने हेतु

141. Anthelmintic enema कहां देते हैं?

A. हाइपोथर्मिया में

B. कब्ज में

C. पेट से गैस निकालने हेतु

D. पेट के कीड़े मारने हेतु

142. Protocylsis से अभिप्राय है

A. Collection of hard faeces in rectum

B. Infusion into rectum

C. Excessive gas formation in colon

D. Digestion by Anaerobic bacteria in colon

143. वयस्क में ऐनीमा के लिये किस आकार की ट्यूब उपयोग में लाते हैं?

A. 12 फ्रेंच

B. 14 to 18 फ्रेंच

C. 22 फ्रेंच

D. 24 फ्रेंच

144. Fowler's position उपयुक्त है

A. Drainge of abdominal cavity में

B. Poitonities में

C. To relieve tension on abdominal suture में

D. उपरोक्त सभी में

145. Sim's position है

A. Left lateral prone position

B. Lateral prone position

C. Dorsal recumbent position

D. Erect position

146. Flatus tube को कितनी दूरी तक प्रवेशित कराते हैं?

A. 2-4 inch B. 4-6 inch

C. 7-8 inch D. 6-7 inch

147. Flatus tube को अधिकतम कितने समय तक Anal Canal में रख सकते हैं?

A. 10 minutes B. 15 minutes

C. 20 minutes D. 25 minutes

148. एक रोगी जो कई दिनों से लेटा हुआ एकदम से खड़ा होता है गिर जाता है कारण है?
A. Weakness
B. Orthostatic hypotension
C. Hypotension
D. Anemia

149. International Code of Nursing कब लागू हुआ?
A. 1970 B. 1972
C. 1973 D. 1971

150. Nursing शब्द का जन्म हुआ है
A. जगह के नाम से B. Nutricius से
C. चिकित्सा से संबंधित D. वैज्ञानिक के नाम से

151. Nursing में महत्वपूर्ण योगदान देने वाली महिला हैं
A. Sister Monica
B. Sister Nensy
C. Florance Nightingale
D. Sister Williams

152. 1 teacupful में कितना द्रव आता है?
A. 500 ml B. 100 ml
C. 150 ml D. 200 ml

153. 1 Ounce में कितना ग्राम होता है?
A. 20 gram B. 40 gram
C. 30 gram D. 10 gram

154. 1 Glassful में कितना द्रव आता है?
A. 100 ml B. 150 ml
C. 200 ml D. 250 ml

155. 1 Foot में कितने inch होते हैं?
A. 10 inch B. 11 inch
C. 12 inch D. 13 inch

156. 60 वाट का heating lamp शरीर से कितनी दूरी पर रखेंगे?
A. 35 cm B. 45 cm
C. 60 cm D. 80 cm

157. Rheumatoid arthritis में कौन-सा bath उपयोग में आता है?
A. मेडिकेटेड फोमिएशन B. स्टिज बॉथ
C. हिप बॉथ D. पैराफिन बॉथ

158. स्टिज बाथ में पानी का तापमान होता है?
A. 100-105°F B. 110-115°F
C. 90-100°F D. 105-110°F

159. Oil enema देते हैं?
A. Drip method से
B. Enema can and tube method से
C. Funnel and catheter method से
D. उपरोक्त सभी

160. Hot application on contrnindication है
A. Malignancies
B. Acute appendicitis
C. Tooth abscess
D. उपरोक्त सभी

161. Cold application का contraindication है
A. डाइबेटिज मैलाइटस B. रक्त स्राव
C. दर्द D. उपरोक्त सभी

162. If Necessary in emergency का संक्षिप्तीकरण है
A. N.E. B. I.N.E.
C. SOS D. P.r.n.

163. 5R Rule में सम्मिलित नहीं है
A. Right method B. Right time
C. Right order D. Right Drug

164. A.C. का अर्थ है
A. सुबह के खाने के बाद
B. सायं के खाने के बाद
C. खाना खाने के बाद
D. खाना खाने से पहले

165. 1 TSF में कितनी drops आती है?
A. 40 B. 60
C. 80 D. 100

166. Feeding tube की लम्बाई मापते हैं
A. Bridge of nose से xiphoid process
B. Bridge of nose से ear lob + ear lobe से xiphoid process
C. Bridge of nose से umblicus तक
D. Lips से Xiphoid process + 10

167. Soap and water ऐनीमा देते हैं
A. Drip method से
B. Enema can and tube method से
C. Funnel and catheter method से
D. Glycerine syringe and catheter method से

उत्तरमाला

1	**2**	**3**	**4**	**5**	**6**	**7**	**8**	**9**	**10**
C	D	C	B	D	C	C	C	B	C
11	**12**	**13**	**14**	**15**	**16**	**17**	**18**	**19**	**20**
C	D	A	A	C	D	C	C	C	C
21	**22**	**23**	**24**	**25**	**26**	**27**	**28**	**29**	**30**
B	B	B	D	D	C	C	C	C	D
31	**32**	**33**	**34**	**35**	**36**	**37**	**38**	**39**	**40**
D	A	B	D	B	A	B	C	C	C
41	**42**	**43**	**44**	**45**	**46**	**47**	**48**	**49**	**50**
B	C	B	D	B	B	B	A	C	B
51	**52**	**53**	**54**	**55**	**56**	**57**	**58**	**59**	**60**
C	D	A	C	B	C	D	B	D	C
61	**62**	**63**	**64**	**65**	**66**	**67**	**68**	**69**	**70**
B	B	B	C	C	B	A	A	B	B
71	**72**	**73**	**74**	**75**	**76**	**77**	**78**	**79**	**80**
D	B	C	C	A	B	C	C	B	A
81	**82**	**83**	**84**	**85**	**86**	**87**	**88**	**89**	**90**
D	B	A	A	B	B	B	B	A	B
91	**92**	**93**	**94**	**95**	**96**	**97**	**98**	**99**	**100**
C	C	C	D	A	D	B	A	A	B
101	**102**	**103**	**104**	**105**	**106**	**107**	**108**	**109**	**110**
B	D	B	B	D	B	B	C	C	B
111	**112**	**113**	**114**	**115**	**116**	**117**	**118**	**119**	**120**
B	C	D	D	B	D	B	D	D	C
121	**122**	**123**	**124**	**125**	**126**	**127**	**128**	**129**	**130**
C	C	D	A	C	D	D	B	B	D
131	**132**	**133**	**134**	**135**	**136**	**137**	**138**	**139**	**140**
D	B	B	A	C	A	B	B	B	D
141	**142**	**143**	**144**	**145**	**146**	**147**	**148**	**149**	**150**
D	B	C	D	A	B	C	B	C	B
151	**152**	**153**	**154**	**155**	**156**	**157**	**158**	**159**	**160**
C	C	C	C	C	C	D	B	C	D
161	**162**	**163**	**164**	**165**	**166**	**167**			
A	C	C	D	B	B	B			

2. वरिष्ठ परिचर्या प्रक्रिया
(Senior Nursing Procedure)

- घाव (Wound) किसी भी ऊतक की निरन्तरता में बाधा होती है।
- घाव खुला, बन्द तथा ट्रोमेटिक (Traumatic) कई प्रकार के हो सकते हैं।
- शल्य (Surgical) घाव किसी भी असाध्य घाव को जो योजना (Plan) हो अर्थात् किसी अन्य रोग की रोकथाम अथवा ठीक करने के लिए होता है।
- घाव (Wound) को ठीक तरह से ढ़कने (cover) के लिए आसंजक (Tape) व मरहम पट्टियां (Bandages) की आवश्यकता होती है जो अलग-अलग Body Part के लिए अलग-अलग होती है।

  Fingers — 1 इंच
  Head/Arm — 2 इंच
  Trunk — 4-6 इंच
  Legs — 3-5 इंच
- Body के Part के अनुसार मरहम पट्टियां की जाती हैं। जैसे उदरीय चिकित्सा के लिए Montgomery straps काम में लेते हैं।
- त्वचा पर अलग-अलग अंगों के हिसाब से टांकों (sutures) को निकालना होता है, जैसे चेहरा पर 2 से 5 दिन।
- सामान्यतः पोषक घोल 5%, 10%, 20%, 25%, 50% Glucose होता है।
- परिवाही अतिभार (circulatory overload) को रोकने के लिए बहाव दर (flow rate) से द्रव (fluid) देना चाहिए।
- बहाव दर = $\frac{\text{द्रव की मात्रा जो शरीर में देना हो (ml में)}}{\text{समय (मिनट में)}} \times$ द्रव की बूंद प्रति ml
- 1 मिली में सामान्यतः 15 बूंद होती हैं।
- रक्त को आघात (transfuse) करने के लिए कई बातों का ध्यान रखना होता है। जैसे–Blood group, Circulatory overload.
- सामान्यतया रक्त को 1°C से 6°C तक के बीच में संग्रहित किया जाता है।
- 30 मिनट में रक्त का तापमान 1°C तक बढ़ जाता है।
- Rh factor की खोज 1940 में लेन्डस्टीनर ने की थी।
- किसी भी आवश्यक मरीज को ऑक्सीजन (Oxygen) निम्न तरीके से दे सकते हैं :
  - ❑ केथेटर (नसिका) द्वारा
  - ❑ Mask के द्वारा
  - ❑ Oxygen tent के द्वारा
  - ❑ Oxygen by hood बच्चों में
- सामान्यतः मूत्र को मूत्राशय से Foley's Catheter से अलग किया जाता है।
- Colostomy एक कृत्रिम निकास है जो कि उदरीय भित्ति के अग्र भाग पर मल व उदर वायु को प्रक्षालन के लिए किया जाता है।
- CPR—Cardio Pulmonary Resuscitation है।
- मस्तिष्क की कोशिकाओं का 4 से 6 मिनट में Oxygen नहीं मिलने पर ह्रास होने लग जाता है।
- CPR में हृदय संपीडन (compression) व वायु संचारण (ventilation) का अनुपात 5 : 1 होता है।
- यदि एक ही व्यक्ति CPR कर रहा हो तो यह अनुपात 15 : 2 होता है।
- Tracheostomy में trachea में एक कृत्रिम छिद्र बनाया जाता है जो कि थायराइड इस्थमस के ऊपर लगाया जाता है।

- निम्नस्थ tracheostomy में चीरा श्वासनली की तीसरी अवस्था अथवा चौथी वलय में लगाया जाता है।
- ET Tubes-Endotracheal tube आपातकाल में किसी भी Pt की जान बचाने के लिए कृत्रिम ventilation है।
- ET Tubes की लम्बाई अलग-अलग होती है।
- Endoscopies से कोई भी गुहा (Blind end) की चिकित्सीय जाँच की जाती है।
- Bronchoscopy श्वसनी परीक्षण होता है।
- प्रोक्टोस्कोपी (Proctoscopy)–मलाशय एवं गुदा मार्ग का परीक्षण।
- Sigmoidoscopy–बड़ी आंतों के निचले भागों का परीक्षण।
- Cystoscopy–मूत्राशय का परीक्षण।
- वक्ष भित्ति पंक्चर (Thorocentesis) में 8वीं व नवीं वक्ष पसली के बीच (space) में Puncture करते हैं।
- CSF की जाँच के लिए Lumber Puncture करते हैं। Lumber Puncture चौथी व पांचवीं Lumber Vertibra के बीच Puncture करते हैं।
- Barium Enema का उपयोग आंत/आहारनाल की जाँच के लिए किया जाता है।
- Pyelography—किसी भी अंग व ऊतक (tissue) की जाँच के लिए जो Dye पिलाई अथवा Vein के द्वारा दी जाती है।

वस्तुनिष्ठ प्रश्नावली

1. I.V. Infusion में Flow rate की गणना करने का सूत्र है

A. $\dfrac{\text{Total time of infusion in min} \times \text{drops/ml}}{\text{Total Volume infused in ml}}$

B. $\dfrac{\text{Total volume of infused in min} \times \text{drops/ml}}{\text{Total time infused in ml}}$

C. $\dfrac{\text{Total volume infused in ml}}{\text{Total time of infusion in ml} \times \text{drops/ml}}$

D. उपरोक्त में से कोई नहीं

2. यदि CPR एक ही व्यक्ति कर रहा हो तो Cardiac compression व Ventilation के मध्य अनुपात होना चाहिए

A. 15 : 2 B. 5 : 1
C. 5 : 2 D. 15 : 1

3. Tracheostomy tube से एक बार में लम्बे समय तक Suctioning से होगा

A. Tracheo-oesophageal fistula
B. Emphysema
C. Cardiac arrest
D. Chocking

4. Postural drainage किया जाता है

A. एन्डोट्रेकियल ट्यूब द्वारा
B. सक्शन मशीन (Suction machine) द्वारा
C. रायलस ट्यूब द्वारा
D. एक विशेष स्थिति में रोगी को बैठाकर, गुरुत्वाकर्षण के आधार पर उपरोक्त सभी से

5. Indirect opthalmoscope से वस्तु कितने गुना बड़ी दिखाई देती है?

A. 7 गुना B. 5 गुना
C. 15 गुना D. 3 गुना

6. Pupil को dilate करने में प्रयुक्त होती है

A. ऐट्रोपीन 4% B. एट्रोपीन 1%
C. पाइलोकारपाइन 4% D. पाइलोकारपाइन 1%

7. Pupil को छोटा करने में प्रयुक्त होती है

A. Scopolamine 4%
B. Scopolamine 0.25%
C. Pilocarpine 4%
D. Atropine 1%

8. Cholecystography से तात्पर्य है

A. लीवर को देखना
B. मस्तिष्क की वाहिकाओं को देखना
C. Gall bladder को देखना
D. Kidney (वृक्क) को देखना

9. Intravenous pyelography से देखा जाता है
A. Kidney को B. Renal pelvis को
C. Bladder को D. उपरोक्त सभी को

10. Retrograde pyelography में देखा जाता है
A. Kidney व ureter को
B. Colon व rectum को
C. Vagina व cervix को
D. उपरोक्त में से कोई नहीं

11. नवजात शिशु में Spinal cord किस स्तर पर समाप्त होती है?
A. L-1 B. L-2
C. L-3 D. L-4

12. Lumber puncture करने का उद्देश्य नहीं है
A. CSF का दाब जानने हेतु
B. CSF का नमूना लेने हेतु
C. Bone marrow transplantation हेतु
D. Diagnostic X-ray हेतु

13. एक वयस्क में Lumber puncture कर सकते हैं
A. L-1 vertebra तक
B. L-5 vertebra तक
C. II sacral vertebra तक
D. 5 sacral vertebra तक

14. I & D के बारे में असत्य है
A. Drain tube लगा सकते हैं
B. Wet dressing कर सकते हैं
C. सूचर लगा सकते हैं
D. Ribbon Gauze से pack कर सकते हैं

15. यदि Tracheostomy tube, बाहर निकल जाये तो, परिणाम होगा
A. हवा स्टोमक में चली जायेगी
B. न्यूमोनिया हो जायेगा
C. Airway तुरन्त अवरोधित हो जायेगा
D. ऐम्फीसीमा हो जायेगा

16. Tracheostomy के पश्चात् एक समय में अधिकतम कितने समय तक Suctioning कर सकते हैं?
A. 15 seconds B. 10 seconds
C. 20 seconds D. 30 seconds

17. Newborn में Endotracheal tube का आकार होता है
A. 7 mm to 8 mm B. 4 mm to 4.5 mm
C. 5 mm to 7 mm D. 2.5 mm to 4 mm

18. Venesection में करते हैं
A. A.V. Fistula की repair करते हैं
B. Varicose vein को काटकर अलग करना
C. Vein में metal canula fit करना
D. उपरोक्त में से कोई नहीं

19. निम्न Skin traction का प्रकार नहीं है
A. Buck's traction B. Bryants traction
C. Thomas traction D. Russel traction

20. शरीर के कुल fluid का सबसे अधिक भाग पाया जाता है
A. कोशिका के अन्दर
B. कोशिका के मध्य में
C. वेसल्स के अन्दर
D. उपरोक्त में से नहीं

21. Abrassions की विशेषता है
A. नियमित किनारे वाला घाव
B. अनियमित किनारे वाला घाव
C. सतही घाव
D. आन्तरिक घाव

22. Surgical wound उदाहरण है
A. Abrassion
B. Puncture wound
C. Clean wound
D. Contaminated wound

23. घाव के भरने में सहायक नहीं है
A. फॉरेन बाडी
B. अत्यधिक कोर्टिकोस्टेरॉयड
C. कम रक्त प्रवाह
D. उपरोक्त में से कोई नहीं

24. Primary haemorrhage होता है?
A. ऑपरेशन के दौरान
B. ऑपरेशन के पश्चात 24 घण्टे में
C. ऑपरेशन के पश्चात 48 घण्टे में
D. ऑपरेशन के पश्चात 72 घण्टे में

25. Secondary haemorrhage होता है
A. ऑपरेशन के बाद
B. ऑपरेशन के 7 दिन पश्चात
C. ऑपरेशन के 1 दिन पश्चात
D. ऑपरेशन के 2 दिन पश्चात

26. ऑपरेशन के बाद Reactionary haemorrhage होता है
A. 24 घण्टे में
B. 24-48 घण्टे के मध्य
C. 24-72 घण्टे के मध्य
D. 24-36 घण्टे के मध्य

27. Wound dehiscence का चिन्ह् है
A. घाव में गेंगेरीन होना
B. घाव में संक्रमण होना
C. घाव के किनारों का अलग-अलग होना
D. घाव पर अत्यधिक खुजली होना

28. निम्न में से Waterproof ointment है
A. सिल्वर सल्फा डाइजीन
B. जिंक आक्साइड
C. पोवोडीन आयोडीन
D. सल्फर ओइन्टमेंट

29. घाव को साफ किया जाता है
A. पहले बीच में से, फिर चारों ओर से
B. पहले चारों ओर से, फिर बीच से
C. कहीं से भी कर सकते हैं
D. आयु के अनुसार

30. घाव की ड्रेसिंग में, कितने प्रतिशत ऐल्कोहल सोल्यूशन प्रभावी है?
A. 60% B. 70%
C. 90% D. 98%

31. घाव की ड्रेसिंग में Savlon उपयोग में लाते हैं
A. 4% B. 5%
C. 3% D. 2%

32. Dry dressing होती है
A. संक्रमित घाव के लिए
B. ताजा असंक्रमित घाव के लिए
C. पोवोडीन पाउडर से
D. केवल सूखी पट्टी को बांधना

33. Head के लिये बैन्डेज की चौड़ाई है
A. 2-2.5 inch B. 1.5-2 inch
C. 1-1.5 inch D. 2.5-3 inch

34. Bandage बांधते समय सही है
A. पहले घुमाव में अधिक दाब लगाते हैं
B. आखिरी घुमाव में अधिक दाब लगाते हैं
C. प्रत्येक घुमाव में समान दाब लगाते हैं
D. उपरोक्त में से कोई नहीं

35. Chest surgery में कौन-सा drag लगाते हैं?
A. Corrugated drains
B. T-tubes
C. Rubber tubes
D. Gauze wick

36. Cholecystectomy के पश्चात् कौन-सा ड्रेन लगाते हैं?
A. Rubber tubes
B. T-tubes
C. Corrugated tubes
D. Inter cath

37. Mastectomy के पश्चात् कौन-सा drain लगाते हैं?
A. Rubber tubes B. T-tubes
C. Inter cath D. Gauze wick

38. Sinus को खुला रखने हेतु उपयोग में लाते हैं?
A. Gauze wick B. T-tube
C. Inter cath D. उपरोक्त सभी

39. Retention suture लगाये जाते हैं
A. ट्रामा में
B. Wound dehiscene की संभावना में
C. आँतों में
D. चेहरे पर

40. Retention suture को कब remove करते हैं?
A. 2 से 5 दिन में B. 7 से 14 दिन में
C. 14 से 21 दिन में D. 5 से 10 दिन में

41. एक घाव की सुचरिंग में कितना प्रतिशत Local Anaesthesia देते हैं?
A. 2-4% B. 4-6%
C. 1-2% D. 4-6%

42. एक सुचर की लम्बाई होती है?
A. 11 इंच B. 13 इंच
C. 15 इंच D. 17 इंच

43. Suture को काटते समय, Knot से कितना ऊपर काटना चाहिए?
A. 1/8 inch B. 1/4 inch
C. 1/2 inch D. 1 inch

44. Subcutaneous tissue की suturing हेतु उपयोग में लाते हैं?
A. Roundbody needle, catgut
B. Cutting needle, cotton
C. Roundbody needle, nylon
D. Cutting needle, dacron

45. Scalp पर से suture कितने समय पश्चात हटाते हैं?
A. 7-10 दिन B. 3-5 दिन
C. 10-14 दिन D. उपरोक्त सभी सही है

46. Abdominal wounds पर से suture कितने समय पश्चात् remove करते हैं?
A. 10-14 दिन B. 3-5 दिन
C. 7-10 दिन D. उपरोक्त में से कोई नहीं

47. शरीर में Dehydration का पता लगाते हैं
A. Skin turgor से
B. Peripheral vein से
C. Skin turgor व Peripheral vein से
D. उपरोक्त में से कोई नहीं

48. निम्न में से डिहाइड्रेशन का लक्षण है
A. शरीर का तापक्रम बढ़ना
B. त्वचा की शिथिलता बढ़ना
C. B.P. कम होना
D. उपरोक्त सभी

49. निम्न में से Plasma volume expander है
A. 5% GDW B. R.L.
C. डेक्स्ट्रान D. उपरोक्त सभी

50. I.V. Infusion के लिए सर्वाधिक प्रयोग में आने वाली Vein है
A. Veins of forearm
B. Veins in anticubital fossa
C. Veins in radial area
D. Veins in foot

51. यदि एक रोगी को I.V. Infusion दिया जा रहा है तो जिस भुजा से यह दिया जा रहा है उसे हृदय के तल से ऊपर नहीं उठाना चाहिए, क्यों?
A. यह कथन असत्य है
B. हिमेटोमा रोकने के लिये
C. थ्रोम्बोब्लास्टोसिस रोकने के लिए
D. Air embolism रोकने के लिए

52. Blood transfusion के तुरंत पश्चात् कौन-सा I.V. Infusion देना चाहिए?
A. R.L. B. 5% GDW
C. N.S. D. उपरोक्त सभी

53. Veinpuncture में needle डालते हैं?
A. 30° के कोण पर B. 45° के कोण पर
C. 15° के कोण पर D. उपरोक्त सभी

54. Hypodermolysis से तात्पर्य है
A. डिहाइड्रेशन
B. त्वचा को विसंक्रमित करना
C. S.C. infusion
D. Intradermal infusion

55. Blood transfusion की जटिलता हो सकती है
A. मलेरिया का ट्रांसमिशन
B. STD Transment
C. एलर्जी
D. उपरोक्त सभी

56. यदि एक Blood donar दुबारा ब्लड देता है तो कम से कम कितना अन्तर होना चाहिए?
A. 1 माह B. 2 माह
C. 3 माह D. 4 माह

57. एक Blood donar का हीमोग्लोबिन का स्तर कम से कम कितना होना चाहिए?
A. 11 gm/100 ml B. 12 gm/100 ml
C. 10 gm/100 ml D. 9 gm/100 ml

58. Donar blood को कितने तापक्रम पर संग्रह करते हैं?
A. –4 से 1°C B. 1 से 6°C
C. 6 से 8°C D. –4°C

59. यदि blood को दूर स्थान पर ले जाना है तो कितने तापक्रम पर ले जा सकते हैं?
A. 13°C से कम B. 11°C से कम
C. 10°C से कम D. 12°C से कम

60. यदि blood को, कमरे के तापक्रम पर रखा जाये तो, 30 मिनट में उसका तापक्रम बढ़ता है?
A. 2°C B. 4°C
C. 6°C D. 1°C

61. Hyponatarium क्या है?
A. रक्त में पोटेशियम की कमी
B. रक्त में सोडियम की कमी
C. रक्त में पानी की कमी
D. रक्त में सोडियम की अधिकता

62. पोटेशियम की रक्त में कमी का लक्षण नहीं है
A. Gaseous distension of abdomen
B. Paralytic ileus
C. Hypertension
D. Absence of reflex

63. रक्त में पोटेशियम की कमी कहलाती है
A. हाइपोटेमिया B. हाइपोनेट्रेमिया
C. हाइपोकेलेमिया D. हाइपोक्लोरेमिया

64. Neonate में Exchange Blood transfusion करते हैं
A. मलेरिया में
B. हिमोलाइटिक डिजीज में
C. जन्मजात सिफलिस में
D. AIDS में

65. Newborn में रक्त के आदान-प्रदान के लिये सबसे उपयुक्त है
A. Femoral vein B. Umblical vein
C. Sephanous vein D. Basilic vein

66. Exchange transfusion में cardiac arrest complication हो सकता है। इसे रोका जा सकता है?
A. Fresh blood से B. हिपेरिन से
C. पोटेशियम से D. उपरोक्त सभी से

67. Exchange transfusion में कितने blood transfusion पर, 1 ml कैल्शियम ग्लुकोनेट देंगे?
A. 20 ml B. 100 ml
C. 50 ml D. 150 ml

68. Oxygen inhalation का complication है
A. Atelctasis
B. Retrolental fibroplasia
C. Apnoea
D. उपरोक्त सभी

69. Arterial blood में ऑक्सीजन की सामान्य मात्रा है
A. 60-80 mm/Hg
B. 80-100 mm/Hg
C. 100-120 mm/Hg
D. 120-140 mm/Hg

70. यदि Eye में ointment लगाना है तो सही तरीका है
A. मध्य में लगायेंगे
B. Inner aspect से lateral aspect की ओर लगायेंगे
C. Lateral aspect से inner aspect की ओर लगायेंगे
D. उपरोक्त सभी

71. Ear irrigations में प्रयुक्त नहीं होता है
A. बोरिक एसिड 4%
B. हाइड्रोजन परऑक्साइड
C. N.S.
D. कोकेन

72. एक वयस्क रोगी के ear में drops डालनी हो तो side lying position के पश्चात् auditory canal को सीधा करने के लिए Pinna को खीचेंगे
A. Upward & forward
B. Upward & backward
C. Downward & backward
D. Downward & forward

73. Bladder irrigation के drip method में किस दर पर द्रव देते हैं?
A. 20-40 बूंद/मिनट B. 40-60 बूंद/मिनट
C. 60-80 बूंद/मिनट D. 80-100 बूंद/मिनट

74. CPR में सही क्रम है
A. Airway-Breathing-Circulation
B. Breathing-Airway-Circulation
C. Circulation-Airway-Breathing
D. Airway-Circulation-Breathing

75. Cardiac arrest के कितने समय पश्चात् biological death हो जाती है?
A. 8 मिनट B. 10 मिनट
C. 15 मिनट D. 6 मिनट

76. CPR कितने समय में शुरू हो जानी चाहिए?
A. 4 मिनट में B. 8 मिनट में
C. 10 मिनट में D. उपरोक्त सभी सही है

77. Tracheostomy के पश्चात् रोगी को किस अवस्था में रखते हैं?
A. Left lateral position
B. Supine position
C. Dorsal position
D. Fowler's position

78. वयस्क में Endotracheal tube का आकार होता है
A. 2.5 mm to 4 mm
B. 4 mm to 4.5 mm
C. 7 mm to 8 mm
D. 8 mm to 9.5 mm

79. Gallow's tractions का उपयोग होता है
A. 6 वर्ष से कम आयु में, Fracture femur में
B. 6 वर्ष से अधिक आयु में, Fracture femur में
C. 6 वर्ष से कम आयु में, Fracture tibia में
D. 6 वर्ष से अधिक आयु में, Fracture tibia में

80. Crutch की लम्बाई निकालने हेतु रोगी की ऊंचाई में से घटाते हैं?
A. 14 inch B. 16 inch
C. 12 inch D. 18 inch

81. Pandoscopy का उपयोग होता है
A. साइनस को देखने में
B. सिगमोइड कोलोन को देखने में
C. एक Endoscope में एक से अधिक अंगों को देखने में
D. रेक्टम को देखने में

82. Arthroscopy में देखा जाता है
A. Sinus B. Ear
C. Joint D. Nose

83. Arthroscopy सबसे अधिक किस joint के लिये प्रयोग में लाई जाती है?
A. Shoulder joint B. Knee joint
C. Hip joint D. Ankle joint

84. Bone marrow biopsy में नमूना लेने की जगह नहीं है?
A. Iliac crest
B. Sternum
C. Femur
D. Posterior superior iliac spine

85. कौन-से Vertebra का स्पाइनस प्रोसेस बोन मैरो बायोप्सी के लिये उपयुक्त है?
A. T-11, T-12 B. L-1, L-2
C. L-3, L-4 D. T-10, T-11

86. Pericardial aspiration के लिये जगह है
A. 4 intercostal space
B. 5 intercostal space
C. 6 intercostal space
D. उपरोक्त सभी

87. Abdominal paracentesis के लिए सर्वोत्तम है
A. सुपाइन पोजीशन
B. डोर्सल रिकम्बेन्ट पोजीशन
C. फाउलर पोजीशन
D. लिथेटामी पोजीशन

88. यदि Lumber puncture के पश्चात् किसी रोगी में सरदर्द है तो करेंगे?
A. फाउलर पोजीशन B. Head and elevate
C. Foot and elevate D. स्मिस पोजीशन

89. CSF में शर्करा का सामान्य मान है
A. 10-20 mg/dl B. 40-60 mg/dl
C. 20-30 mg/dl D. 0-10 mg/dl

90. CSF में क्लोराइड का सामान्य मान है
A. 600-630 mg/dl
B. 500-530 mg/dl
C. 210-250 mg/dl
D. 720-750 mg/dl

91. CSF में प्रोटीन का सामान्य मान है
A. 0-4 mg/dl B. Nil
C. 10-30 mg/dl D. 30-50 mg/dl

92. Liver Biopsy का contraindication है
A. थ्रोम्बोसाइटेपीनिया
B. लीवर कैंसर
C. अधिक प्रोथ्रोम्बिन टाइम
D. उपरोक्त सभी सत्य हैं

93. Angiography से देखते हैं
A. कोरोनरी धमनी को
B. हृदय के चैम्बर को
C. उपरोक्त दोनों को
D. रक्त वाहिकाओं को

94. Angiography उपयोगी है
A. हृदय रोग में
B. मस्तिष्क रोगों में
C. फेफड़ों के रोगों में
D. उपरोक्त सभी में

95. Barium meal उपयोगी है
A. In Oesophagus disorder
B. In Stomach disorder
C. In Duodenum disorder
D. उपरोक्त सभी

96. Barium enema का उपयोग है
A. सख्त Stool में
B. लम्बी कब्ज में
C. कोलोन को देखने हेतु
D. हाइपोथरमिया में

97. ECG में 1 छोटा खाना बराबर होता है
A. 0.1 mm B. 5 mm
C. 1 mm D. 0.5 mm

98. ECG में 1 बड़ा खाना बराबर होता है
A. 0.04 seconds B. 0.2 seconds
C. 0.02 seconds D. 0.4 seconds

99. औसत PR interval का सामान्य मान है?
A. 0.08 seconds B. 0.16 seconds
C. 0.12 seconds D. 0.20 seconds

100. T-wave का सामान्य मान है?
A. 0.20 seconds B. 0.08 seconds
C. 0.16 seconds D. 0.12 seconds

101. Histero-salpingography को किस position में करते हैं?
A. फाउलर पोजीशन में B. लिथोटोमी पोजीशन में
C. सिम्स पोजीशन में D. नी चेस्ट पोजीशन में

102. EEG सबसे अधिक उपयोगी है
A. Brain abscess में B. Brain tumour में
C. Seizure disorder में D. Meningitis में

103. EEG का क्या मतलब है?
A. Electro Elent Graph
B. Electro Encephalo Gram
C. Electro encephalo Graph
D. उपरोक्त में से कोई नहीं

104. CSF का नमूना लेते हैं?
A. 2 टेस्ट ट्यूब में B. 3 टेस्ट ट्यूब में
C. 1 टेस्ट ट्यूब में D. 4 टेस्ट ट्यूब में

105. Caloric test प्रयोग में लेते हैं
A. कुपोषण में B. हाइपोथरमिया में
C. Ear में D. हाइपरथरमिया में

106. Caloric test से जांचते हैं
A. सुनने की क्षमता B. 8th नर्व के कार्य
C. Ear tumour D. Tympanic membrane

107. वयस्क में Nucleated red cell की संख्या है
A. 2% B. 1%
C. Nil D. 0.2%

108. महिलाओं में प्रथम एक घण्टे में E.S.R. का सामान्य मान है
A. 0 से 9 mm/Hg B. 0 से 20 mm/Hg
C. 0 से 5 mm/Hg D. 5 से 100 mm/Hg

109. मल (Stool) में सामान्य रूप से पाया जाने वाला बैक्टीरिया है?
A. Proteus B. Deuodrin bacilli
C. E. coli D. Klebsella

110. S.C. infusion के लिए preferred site नहीं है
A. Thigh B. Breast
C. Back D. Arm

111. O ब्लड ग्रुप में Antigen पाया जाता है
A. A B. B
C. AB D. कोई नहीं

112. AB ब्लड ग्रुप में एन्टीबॉडी पाई जाती है
A. a B. b
C. ab D. कोई नहीं

113. Rh एन्टीजन की खोज हुई
A. 1902 B. 1932
C. 1940 D. 1918

114. Kidney tray का दूसरा नाम है
A. Vomis tray B. Smith tray
C. Hospital tray D. Emesis tray

115. कोई स्त्री प्रसव के कितने समय पश्चात् रक्त दान कर सकती है?
A. 2 महीने B. 3 महीने
C. 6 महीने D. 12 महीने

116. ब्लड ट्रांसफ्यूजन से कौन-सा रोग होता है?
A. मलेरिया
B. हिपेटाइटिस
C. एड्स
D. उपरोक्त में से कोई नहीं

117. Thrombophlebitis के बारे में सत्य नहीं है
A. इससे बुखार व तीव्र पल्स हो जाती है
B. प्रभावित क्षेत्र पर मसाज करना चाहिए
C. Needle से Mechanical tracing के कारण हो सकता है
D. प्रभावित क्षेत्र पर नमीयुक्त गर्म सेक करना चाहिए

118. CPR करने के पश्चात् Urine out put कम से कम होना चाहिए
A. 70 ml/per hour B. 50 ml/per hour
C. 80 ml/per hour D. 30 ml/per hour

119. Monocytosis का कारण है
A. Malaria B. T.B.
C. Kala Azar D. उपरोक्त सभी

120. Rh एन्टीजन की खोज की
A. एडवर्ड व जैनर
B. लेन्डस्टीनर व वीनर
C. राबर्ट हुक व जॉनसन
D. उपरोक्त में से कोई नहीं

121. Colostomy से तात्पर्य है
A. Colon में छिद्र बनाना
B. Gall bladder में छिद्र बनाना
C. Cecum में छिद्र बनाना
D. Stomach में छिद्र बनाना

122. Brochioscopy के पश्चात् मुंह से देना प्रारम्भ करते हैं
A. 2 घण्टे पश्चात्
B. Gag reflex समाप्त होने पर
C. Gag reflex आने पर
D. 6 घण्टे पश्चात्

123. Endoscope के disinfection के लिये प्रयोग में लाया जाता है
A. Spirit B. Savlon solution
C. Cidex solution D. Betadine lotion

124. Sigmoidoscopy से देखा जा सकता है
A. Sigmoid colon B. Rectum
C. Anal canal D. उपरोक्त सभी

125. Sigmoidoscopy किस स्थिति में करते हैं
A. Genu-pectoral position
B. Left lateral position
C. Sim's position
D. उपरोक्त सभी

126. निदान के लिये कितना Pleural aspriatin के लिये सामान्य जगह है
A. 6th Intercostal space
B. 7th Intercostal space
C. 8th Intercostal space
D. 9th Intercostal space

127. Pleural effusion में Pleural aspriatin के लिये सामान्य जगह है
A. 6th Intercostal space
B. 7th Intercostal space
C. 8th Intercostal space
D. 9th Intercostal space

128. L.P. Puncture के पश्चात् नमूना लेते हैं
A. 3 टेस्ट ट्यूब में, प्रत्येक में 2-3 मिलीलीटर
B. 2 टेस्ट ट्यूब में, प्रत्येक में 3-4 मिलीलीटर
C. 1 टेस्ट ट्यूब में, 5-6 मिलीलीटर
D. उपरोक्त सभी सही हैं

उत्तरमाला

1	2	3	4	5	6	7	8	9	10
B	A	C	D	B	B	C	C	D	A
11	**12**	**13**	**14**	**15**	**16**	**17**	**18**	**19**	**20**
C	D	C	C	C	B	D	C	C	A
21	**22**	**23**	**24**	**25**	**26**	**27**	**28**	**29**	**30**
C	C	D	A	B	A	C	B	A	B

31	32	33	34	35	36	37	38	39	40
B	B	A	C	C	B	C	A	B	C
41	42	43	44	45	46	47	48	49	50
C	C	B	A	B	C	C	D	C	A
51	52	53	54	55	56	57	58	59	60
D	C	A	C	D	C	B	B	C	D
61	62	63	64	65	66	67	68	69	70
B	C	C	B	B	B	B	D	B	B
71	72	73	74	75	76	77	78	79	80
D	B	B	A	D	A	D	D	A	B
81	82	83	84	85	86	87	88	89	90
C	C	C	C	C	D	C	C	B	D
91	92	93	94	95	96	97	98	99	100
D	D	D	D	D	C	C	B	B	C
101	102	103	104	105	106	107	108	109	110
B	C	C	B	C	B	C	B	C	D
111	112	113	114	115	116	117	118	119	120
D	D	C	D	C	D	B	D	D	B
121	122	123	124	125	126	127	128		
A	B	C	D	D	C	B	A		

3. शरीर रचना-विज्ञान परिचर्या (Anatomical Nursing)

- शरीर में अस्थियों की कुल संख्या 206 होती है जो कि जन्म के समय 260 होती हैं।
- शरीर में कशेरुक की संख्या 33 है।
- शरीर की सबसे छोटी अस्थि स्टेपेस है।
- शरीर की सबसे बड़ी अस्थि फीमर है।
- शरीर में 12 जोड़ी पसलियां होती हैं।
- शरीर में दाँतों की संख्या 32 है।
- शरीर में पेशियों की संख्या 639 है।
- RBC का जीवन काल 120 दिन होता है।
- शरीर में रक्त कुल शरीर के वजन का 8% होता है।
- रक्त का स्कंदन काल (Clotting time) 3-6 मिनट होता है।
- एक दृश्यी चक्र का सम्पूर्ण काल 0.8 sec होता है।
- सबसे बड़ी ग्रन्थि यकृत होती है।

सिन्ड्रोम	कारण
कुशिंग सिन्ड्रोम (Cushing Syndrome)	एड्रीनल बल्कुट से लुकोकारिकाइट का अतिस्रवण
टर्नर सिन्ड्रोम (Turner's syndrome)	लिंग गुणसूत्र में कमी Monosomy
डाउन सिन्ड्रोम (Down Syndrome)	एक गुणसूत्र की अधिकता (Trisomy)
एडवर्ड सिन्ड्रोम	18वें गुणसूत्र की अधिकता
पटाऊ सिन्ड्रोम	Trisomy 13वें गुणसूत्र में एक गुणसूत्र की अधिकता

- हृदय की मासपेशियों में तीन प्रकार की परत दिखाई देती है–
  - ❑ बाहरी स्तर – एपिकार्डियम
  - ❑ मध्य स्तर – मायोकार्डियम
  - ❑ अन्तः स्तर – एण्डोकार्डियम
- हृदय मायोकार्डियम की परत होती है।
- हृदय की पेशियां शाखान्वित, रेखित व अनैच्छिक होती है।
- दायें (Right) आलिन्द (Auricle) में तीन महाशिराऐं खुलती हैं।
- बायीं अग्र महाशिरा के छिद्र के पास कोरोनरी सायनस का रन्ध्र पाया जाता है।
- हृदय स्पंदन के संवहन का क्रम निम्न है–

S.A. Node घूण्डी
↓
A.V. Node
↓
हिज का बण्डल
↓
पुरकिन्जे के तन्तू

- मनुष्य में हृदय स्पंदन दर 75 धड़कन/मिनट होती है।
- मनुष्य में कार्डियक चक्र के निम्न चरण हैं।
  - ❑ आलिन्द प्रकुंचन (Auricular systole) = 1/sec
  - ❑ आलिन्द diastole = 0.7 sec
  - ❑ Venticular diastole = 0.5 sec
  - ❑ निलय प्रकुंचन = 0.3 sec
- प्रथम हृदय ध्वनि LUBB होती है जो कि AVV बन्द होती है।
- द्वितीय हृदय ध्वनि Dup होती है जो कि SLV बन्द होती है।
- कार्डियक आउटपुट = हृदय स्पंदन दर × स्ट्रोक आयतन होता है।
- रक्त समूह की खोज लेन्डस्टीनर ने की है।

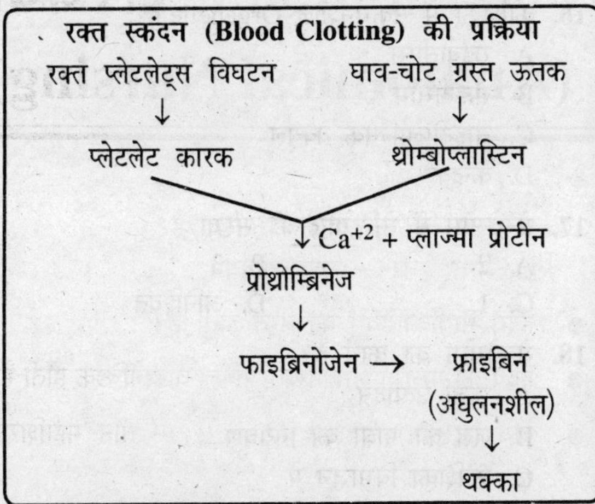

- सबसे मोटी भित्ति बायें निलय की होती है।
- एपिग्लाटिस भोजन को वायु नाल में जाने से रोकती है।
- आर्निथीन चक्र यूरिया के निर्माण से सम्बन्धित है।
- मनुष्य के मूत्र का रासायनिक संगठन :

pH = 6
विशिष्ट घनत्व 1.1−1.04 होता है।
मूत्र का पीला रंग यूरोक्रोम के कारण होता है।
जल = 96%
यूरिया = 2%
यूरिक अम्ल = 0.2%
अमोनिया = 0.25%
लवण = 1%

- ताजा मूत्र में दुर्गन्ध यूरिनोइड के कारण होती है।
- मानव के तन्त्रिका तन्त्र को तीन भागों में बांटा जा सकता है।
  - ❑ केन्द्रीय तन्त्रिका तन्त्र (Central Nervous System)
  - ❑ परिधीय तन्त्रिका तन्त्र (Peripheral Nervous System)
  - ❑ स्वात्य तन्त्रिका तन्त्र (Autonomous Nervous System)
- केन्द्रीय तन्त्रिका तन्त्र में मस्तिष्क व मेरुरज्जू आते हैं।
- केन्द्रीय तन्त्रिका तन्त्र का उद्‌भव एक्टोडर्म द्वारा होता है।
- तन्त्रिका तन्त्र का निर्माण भ्रूण में सबसे पहले होता है।
- डायसेफलान के फर्श पर हाइपोथैलामस पाया जाता है जो बहुत महत्वपूर्ण है एवं निम्न का केन्द्र है :
  - ❑ भूख
  - ❑ प्यास
  - ❑ ताप
  - ❑ थकान
  - ❑ संभोग
  - ❑ अन्तःस्रावी ग्रन्थियों का नियमन
- तन्त्रिका कोशिका की सबसे छोटी इकाई न्यूरोन के बीच में कुछ क्रियात्मक सम्पर्क होता है इसे Synapse कहते हैं।
- युग्माबन्धन की खोज सबसे पहले सेरिंगटन ने की थी।

वस्तुनिष्ठ प्रश्नावली

1. "प्रोटीन फैक्टरी" कहलाता है?
A. राइबोसोम
B. खुरदरी ऐन्डोप्लाज्मिक रेटीकुलम
C. चिकनी ऐन्डोप्लाज्मिक रेटीकुलम
D. गाल्जी बॉडी

2. कोशिका का पावर हाऊस कहलाता है?
A. गाल्जीकाय B. केन्द्रक
C. सेन्ट्रोसोम D. माइटोकोन्ड्रिया

3. मिट्रल वाल्व कहाँ पाया जाता है?
A. राइट ऐट्रियम व राइट वेन्ट्रिकल के मध्य
B. लेफ्ट ऐट्रियम व लेफ्ट वेन्ट्रिकल के मध्य
C. लेफ्ट वेन्ट्रिकल व ऐओर्टा के मध्य
D. राइट वेन्ट्रिकल व पल्मोनरी आर्टरी के मध्य

4. एक वयस्क में श्वसन की सामान्य गति है?
A. 12-16/ प्रति मिनट B. 16-20/ प्रति मिनट
C. 20-24/ प्रति मिनट D. 24-28/ प्रति मिनट

5. काऊपर्स ग्लैन्ड पाई जाती है?
A. Cervix में
B. Male Urethra में
C. Female Urethra में व Vagina में
D. Breast में

6. Organ of Corti पाया जाता है?
A. मस्तिष्क में B. हृदय में
C. Internal ear में D. Middle ear में

7. सुनने की तन्त्रिका है?
A. कोक्लियर नर्व B. वैस्टीबुलर नर्व
C. वेगस नर्व D. फेसियल नर्व

8. Cell membrane में पाई जाने वाली फास्फोलिपिड होती है?
A. हाइड्रोफिलिक
B. हाइड्रोफिलिक व हाइड्रोफोबिक
C. हाइड्रोफोबिक
D. उपरोक्त में से कोई नहीं

9. Cell membrane में पाई जाने वाली मुख्य lipid हैं?
A. स्फन्जियोलिपिड B. ग्लायकोलिपिड
C. फास्फोलिपिड D. उपरोक्त में से नहीं

10. कोशिका का पीना (Drinking of Cell) कहलाता है?
A. फेगोसाइटोसिस B. इमियोसाइटोसिस
C. पिनोसाइटोसिस D. रिवर्स पिनोसाइटोसिस

11. Smooth ER पाई जाती है?
A. Skeletal muscles cell में
B. Stomach में
C. Steroid hormone बनाने वाली cell में
D. उपरोक्त सभी

12. राइबोसोम की दो Unit है?
A. 30s व 40s B. 70s व 40s
C. 50s व 40s D. 60s व 40s

13. आत्मघाती थैला (Sucidal bag) है?
A. गाल्जीकाय B. सेन्ट्रोसोम
C. लाइसोसोम D. परआक्सीसोम

14. कोशिका का पाचक अंग (Digestive organelle) है?
A. E.R. B. लाइसोसोम
C. आक्सीसोम D. साइटोप्लाज्मिक वेक्यूल

15. हाइड्रोलायटिक एन्जाइम्स (Hydrolytic enzyme) पाये जाते हैं?
A. एन्डोप्लाज्मिक रेटीकुलम में
B. साइटोप्लाज्मिक वेक्यूल में
C. साइटोप्लाज्म में
D. लाइसोसोम में

16. कोशिका में संकुचनशील Organelle है?
A. राइबोसोम्स
B. साइटोसोम
C. साइटोप्लाज्मिक वेक्यूल
D. केन्द्रक

17. सेन्ट्रोसोम में सेन्ट्रियोल की संख्या है?
A. 2 B. 3
C. 1 D. अनिश्चित

18. सेन्ट्रोसोम का कार्य है?
A. ऊर्जा उत्पादन
B. जल की मात्रा का नियंत्रण
C. कोशिका विभाजन में
D. कोशिका भक्षण में

19. केन्द्रक (Nucleus) की खोज की?
A. रार्बट कोच ने B. रार्बट ब्राउन ने
C. लुई पाश्चर ने D. चार्ल्स डार्विन ने

20. Meiosis में पुत्री कोशिका में क्रोमोसोम्स की संख्या जनक कोशिका की तुलना में होती है?
A. आधी B. समान
C. दुगनी D. डेढ़ गुनी

21. क्यूबोइडल ऐपीथीलियम (Cuboidal Epithelium) पायी जाती है?
A. थायरॉइड ग्रन्थि में
B. Distal Convoluted tubules में
C. उपरोक्त दोनों में
D. दोनों में से कोई नहीं

22. Distal Convoluted tubules में ऐपीथीलियम पायी जाती है?
A. स्क्वामस ऐपीथीलियम
B. क्यूबोइडल ऐपीथीलियम
C. कोल्यूमनर ऐपीथीलियम
D. सिलियेटेड ऐपीथीलियम

23. श्लेष्मा (Mucus) बनाने वाली ग्रन्थियों में ऐपीथीलियम होती है?
A. स्क्वामस ऐपीथीलियम
B. क्यूबोइडल ऐपीथीलियम
C. कोल्यूमनर ऐपीथीलियम
D. सीलियेटेड ऐपीथीलियम

24. केरेटिन (Keratin) है?
A. कार्बोहाइड्रेट B. प्रोटीन
C. वसा D. वसा + लवण

25. स्ट्रेटीफाइड स्क्वामस ऐपीथीलियम (Straitified squamous epithelium) होती है?
A. Skin में B. Conjunctiva में
C. Anal canal में D. उपरोक्त सभी में

26. सबसे सख्त Connective tissue है?
A. फाइब्रस टिश्यू B. बोनी टिश्यू
C. कर्टिलेज टिश्यू D. हाइलाइन कार्टिलेज

27. Blood (रक्त) है?
A. लिम्फोइड टिश्यू B. तरल कनेक्टिव टिश्यू
C. ऐरियोलर टिश्यू D. उपरोक्त में से नहीं

28. Inter-vertebral disc पर पाई जाती है?
A. इलास्टिक कार्टिलेज B. फाइब्रो कार्टिलेज
C. हाइलाइन कार्टिलेज D. फाइब्रस टिश्यू

29. इलास्टिक कार्टिलेज कहाँ पर पायी जाती है?
A. इयर लोब पर B. ऐपीग्लोटिस पर
C. यूस्टेकियन ट्यूब पर D. उपरोक्त सभी पर

30. एक Cell में अनेक केन्द्रक (Nuleous) पाये जाते हैं?
A. कंकाली पेशियों में B. चिकनी पेशियों में
C. कार्डियक पेशियों में D. उपरोक्त सभी में

31. कौन-सी कोशिका पर Membrane नहीं होती है?
A. रेखित पेशियां (Skeletal muscles)
B. चिकनी पेशियां (Smooth muscles)
C. हृदय पेशियां (Cardiac muscles)
D. उपरोक्त सभी

32. Muscles cell की cell membrane कहलाती है?
A. मायोलेमा B. सारकोलेमा
C. पायोलेमा D. रहडोलेमा

33. शरीर में न्यूरोन की कुल संख्या होती है?
A. 10^{10} B. 10^{12}
C. 10^{14} D. 10^{16}

34. दो न्यूरोन के जुड़ने का junction कहलाता है?
A. सिनेप्सिस B. ट्राइसेप्स
C. ऐक्सोन D. डेन्ड्राइट

35. परिपक्व Bone Cell है?
A. ओस्टियो ब्लास्ट B. ओस्टियो क्लास्ट
C. ओस्टियो साइट D. उपरोक्त सभी

36. Bone में शरीर का कितना प्रतिशत कैल्शियम होता है?
A. 70% B. 92%
C. 83% D. 99%

37. Bone में कार्बनिक पदार्थ होते हैं?
A. 10-15% B. 25-30%
C. 45-50% D. 50-55%

38. Bone में अकार्बनिक पदार्थ होते हैं?
A. Ca
B. Ca + P
C. Ca, P, Mg, K, Na, Fe
D. Phosphorus + Ca + P

39. 'Goblet cell' का कार्य है?
A. श्लेष्मा बनाना B. एन्जाइम बनाना
C. हारमोन बनाना D. उपरोक्त सभी

40. जिनमें स्राव Excretory duct द्वारा स्रावित होता है?
A. होलोक्राइन ग्लैण्ड B. मिरोक्राइन ग्लैण्ड
C. ऐपोक्राइन ग्लैण्ड D. उपरोक्त सभी

41. Alveoli में पायी जाने वाली ग्रन्थियां उदाहरण हैं?
A. सिम्पल ट्यूबलर ग्लैण्ड
B. सिम्पल सेक्यूलर ग्लैण्ड
C. कम्पाउन्ड ट्यूबलर ग्लैण्ड
D. कम्पाउन्ड रेसिमोज ग्लैण्ड का

42. नेफ्रोन में पायी जाने वाली ग्रन्थियाँ हैं?
A. सिम्पल ट्यूबलर ग्लैण्ड
B. सिम्पल सेक्यूलर ग्लेण्ड
C. कम्पाउन्ड ट्यूबलर ग्लैण्ड
D. कम्पाउन्ड सेक्यूलर ग्लैण्ड

43. कम्पाउन्ड सेक्यूलर ग्लैण्ड पायी जाती है?
A. Alveoli में B. Salivary gland में
C. Pancreas में D. उपरोक्त सभी में

44. Mammary gland उदाहरण है?
A. ऐपोक्राइन ग्लैण्ड का
B. मिरोक्राइन ग्लैण्ड का
C. न्यूरोक्राइन ग्लैण्ड का
D. होलोक्राइन ग्लैण्ड का

45. Peritonium में पायी जाती है?
A. म्यूकस मेम्ब्रेन B. सिरस मेम्ब्रेन
C. सायनोवियल मेम्ब्रेन D. पेरो मेम्ब्रेन

46. मसल्स शरीर का कितना भाग बनाती है?
A. 1/3 B. 2/5
C. 2/3 D. 3/5

47. Red muscles है?
A. डेल्टोइड B. ग्लुटियस मैक्सिमस
C. हार्ट मसल्स D. पेक्टोरेलिस मेजर

48. चबाने वाली पेशी नहीं है?
A. मैसेटर मसल्स B. टैम्पोरेलिस मसल्स
C. टेरीगोइड मसल्स D. बक्सीनेटर मसल्स

49. पैक्टोरेलिस मेजर मसल्स पायी जाती है?
A. Abdomen पर B. Thorax पर
C. Upperlimb में D. Lowerlimb में

50. Shoulder की Muscles नहीं है?
A. डेल्टोइड B. सारटोरियस
C. सुप्रासपाइनेटस D. सबस्केपुलेरिस

51. बाइसेप्स (Bicepes) muscles का कार्य है?
A. Flexion B. Extension
C. Abduction D. Adduction

52. ट्राइसेप्स मसल्स का कार्य है?
A. Flexion B. Extension
C. Abduction D. Adduction

53. Muscles जो Thorax पर नहीं पाई जाती है?
A. पेक्टोरेलिस मेजर B. पेक्टोरेलिस माइनर
C. डायफ्राम D. उपरोक्त सभी

54. Neuromuscular Junction पर कौन-सा रसायन उद्दीपन का स्थानान्तरण करता है?
A. गेलामाइन B. ऐसिटिलकोलीन
C. न्यूरामाइन D. सिरेटोनिन

55. Muscle के संकुचन में होता है?
A. Na^+ कोशिका से बाहर व K^+ कोशिका के अन्दर
B. Na^+ कोशिका से अन्दर व K^+ कोशिका के बाहर
C. Na^+ व K^+ दोनों अन्दर आते हैं
D. Na^+ व K^+ दोनों बाहर जाते हैं

56. डायफ्राम का कार्य है?
A. श्वसन में सहयोग करना
B. Delivery (प्रसव) में सहयोग करना
C. पेशाब करने में सहयोग करना
D. उपरोक्त सभी

57. डायाफ्राम में से क्या pass नहीं होता है?
A. Oesophagus B. Aorta
C. Carotid artery D. Inferior vena cava

58. शरीर में कुल कितनी अस्थियाँ पाई जाती हैं?
A. 202 B. 206
C. 208 D. 204

59. Skull में कुल कितनी हड्डियाँ होती हैं?
A. 22 B. 8
C. 12 D. 24

60. Cranium के बारे में सही नहीं है?
A. एक फ्रन्टल बोन (1 Frontal bone)
B. दो पेराइटल बोन (2 Perietal bone)
C. दो टेम्पोरल बोन (2 Temporal bone)
D. दो स्फिनोइड बोन (2 Sphenoid bone)

61. दो Perietal Bone के मध्य पाया जाता है?
A. लेम्बेडोइड सूचर (Lambadoid suture)
B. कोरोनल सूचर (Cornel suture)
C. सेजाइटल सूचर (Sagittal suture)
D. उपरोक्त में से कोई नहीं

62. Occipital व Perietal Bone के मध्य पाया जाता है?
A. लेम्बेडोइड सूचर (Lambadoid suture)
B. कोरोनल सूचर (Cornel suture)
C. सेजोइटल सूचर (Sagittal suture)
D. उपरोक्त में से कोई नहीं

63. Fontanelles (फोन्टेनेलीज) पाये जाते हैं?
A. Liver में B. Kidney में
C. Spleen में D. Cranium में

64. Anterior fontanelle पाई जाती है?
A. Frontal व perietal bone के मध्य
B. दो perietal bone के मध्य
C. Perietal व Occipital bone के मध्य
D. Sphenoid व perietal bone के मध्य

65. Anterior fontanelle के बारे में सही नहीं है?
A. सबसे बड़ी Fontanelle है
B. जन्म के तुरंत बाद बन्द हो जाती है
C. Frontal व perietal bone के मध्य पायी जाती है
D. उपरोक्त में से कोई नहीं

66. Root of nose में कौन-सा sinus पाया जाता है?
A. Frontal sinus B. Maxillary sinus
C. Spnenoid sinus D. Ethomoid sinus

67. Sinus का कार्य है?
A. हड्डी को हल्की बनाना
B. बोलने में
C. श्वसन में
D. उपरोक्त सभी

68. Face में हड्डियों की संख्या है?
A. 12 B. 14
C. 22 D. 8

69. खोपड़ी के गतिशील अस्थियों की संख्या है?
A. 1 B. 2
C. 3 D. 4

70. खोपड़ी की एक मात्र गतिशील अस्थि है?
A. मैक्सिला (Maxilla)
B. मेन्डिबल (Mandible)
C. लेक्रिमल (Lacrimal)
D. फ्रान्टल (Frontal)

71. निचले जबड़े की हड्डी है?
A. Maxilla B. Mandible
C. Zygomatic bone D. Hyoid bone

72. Mandible bone का आकार है?
A. अनियमित आकार की
B. U के आकार की
C. S के आकार की
D. L के आकार की

73. Maxial bone की संख्या है?
A. 1 B. 2
C. 3 D. उपरोक्त सभी

74. Mental foramina पाया जाता है?
A. Maxilla में B. Lacrimal bone में
C. Nasal bone में D. Mandible में

75. Anterior fontanelle संबंधित रहती है?
A. Cornal suture से
B. Sagittal suture से
C. Frontal bone से
D. उपरोक्त सभी

76. खोपड़ी में कुल हड्डियों की संख्या है?
A. 22 B. 29
C. 14 D. 26

77. Cervical vertebrae की संख्या है?
A. 6 B. 7
C. 8 D. 9

78. एक्सिस वर्टीब्रा (Axis vertebra) होता है?
A. प्रथम सरवाइकल वर्टिब्रा (Cervical vertebra)
B. द्वितीय सरवाइकल वर्टिब्रा (Cervical vertebra)
C. प्रथम दो सरवाइकल वर्टिब्रा
D. आखिरी सरवाइकल वर्टिब्रा (Cervical vertebra)

79. सबसे बड़े Vertebrae है?
A. Cervical B. Thoracic
C. Lumbar D. Sacrum

80. Sternum का सबसे निचला भाग है?
A. Manubrium sterni
B. Xiphisternum
C. Body of sternum
D. उपरोक्त में से कोई नहीं

81. शरीर में पसलियों (Ribs) की संख्या है?
A. 10 जोड़ी B. 11 जोड़ी
C. 12 जोड़ी D. 13 जोड़ी

82. सबसे ज्यादा तिरछी पसली है?
A. 9 B. 11
C. 12 D. 7

83. True ribs है?
A. प्रथम 7 पसलियाँ
B. प्रथम 8 पसलियाँ
C. प्रथम 9 पसलियाँ
D. प्रथम 11 पसलियाँ

84. False ribs की संख्या है?
A. 4 B. 5
C. 6 D. 7

85. कलाई (Wrist) में कौन-सी हड्डियाँ पाई जाती हैं?
A. मेटाकार्पल (Metacarpal)
B. कार्पल (Carpal)
C. टार्सल (Tarsal)
D. मेटा टार्सल (Metatarsal)

86. कार्पल बोन (Carpal bone) की संख्या है?
A. 10 B. 6
C. 8 D. 12

87. अंगुलियों में कितनी अस्थियाँ होती हैं?
A. 5 B. 10
C. 14 D. 15

88. हथेली (Palm) में कितनी अस्थियाँ होती हैं?
A. 4 B. 5
C. 14 D. 20

89. Obturater foramen (ओब्ट्यूरेटर फोरामेन) पाया जाता है?
A. Vertebrata में B. Skull में
C. Pelvic bone में D. Heart में

90. शरीर की सबसे लम्बी हड्डी है?
A. Humerus B. Tibia
C. Femur D. Fibula

91. Patella का आकार है?
A. त्रिभुजाकार B. चतुर्भुज
C. गोल D. V के आकार की

92. टार्सल बोन की संख्या है?
A. 8 B. 7
C. 10 D. 12

93. मेटाटार्सल बोन की संख्या है?
A. 14 B. 8
C. 7 D. 5

94. ऐसा जोड़ जिसमे सभी गतियाँ आराम से हो सकती हैं?
A. Gliding joint
B. Ball & Socket joint
C. Hinge joint
D. फ्राइबस जोइन्ट

95. Circumduction (सरकमडक्शन) movement में कौन-सी गतियाँ आती हैं?
A. Flexion B. Extension
C. Adduction D. उपरोक्त सभी

96. कौन-सी गति में भुजा मध्य रेखा की ओर आती है?
A. Flexion B. Extension
C. Adduction D. उपरोक्त सभी

97. कोहनी को मोड़ लेना उदाहरण है?
A. Flexion B. Abduction
C. Adduction D. Extension

98. कोहनी को सीधा करना – उदाहरण है?
A. Flexion B. Abduction
C. Adduction D. Extension

99. Wrist joint बनता है?
A. Radio-ulna joint से
B. Radio-carpal joint से
C. Carpal joint से
D. उपरोक्त सभी

100. सुपीनेशन (Supination) गति होती है?
A. Carpal joint पर
B. Radio-ulna joint पर
C. Radio-carpal joint पर
D. Elbow joint पर

101. Radio-ulna Joint उदाहरण है?
A. Pivot joint का B. Hinge joint का
C. Gliding joint का D. Saddle joint का

102. Knee joint उदाहरण है?
A. Ball & Socket Joint का
B. Saddle Joint का
C. Pivot Joint का
D. Hinge Joint का

103. कोशिका के बाहर, सबसे अधिक पाया जाने वाला धनात्मक आयन है?
A. Na^+ B. Fe^+
C. K^+ D. Ca^+

104. कोशिका के अन्दर, सबसे अधिक पाया जाने वाला धनात्मक आयन है–
A. Na^+ B. Fe^+
C. K^+ D. Ca^+

105. कोशिका की मुद्रा (Currency) है?
A. ATP B. ADP
C. GTP D. ऐडीनाइसाइक्लेज

106. प्लाज्मा होता है?
A. अम्लीय B. क्षारीय
C. उदासीन D. p.H बदलता रहता है

107. प्लाज्मा का जमाव बिन्दु है?
A. –0.54°C B. –2.3°C
C. –14.1°C D. –33.0°C

108. प्लाज्मा में सबसे अधिक सान्द्रता में पाई जाने वाली प्रोटीन है?
A. ग्लोबुलिन B. ऐल्बुमिन
C. प्रोथ्रोम्बिन D. फाइब्रिनोजन

109. RBC का आकार है?
A. Circular, Biconvex, Disc shape
B. Circular, Biconcave, Disc shape
C. Oval, Biconvex, Ribbion shape
D. Oval, Biconvex, Disc shape

110. RBC के निर्माण में आवश्यक है?
A. Vit B_2 & Vit. C
B. Vit B_{12} & Folic acid
C. Vit E & Vit B_2
D. Vit B_6 & Folic acid

111. रक्त का रंग लाल क्यों होता है?
A. पोरफायरिन के कारण
B. क्युप्रामाइन के कारण
C. आयरन के कारण
D. कॉपर के कारण

112. हीमोग्लोबिन अणु में आयरन के कितने अणु पाये जाते हैं?
A. 6 B. 4
C. 1 D. 2

113. निम्न में से एग्रेन्यूलोसाइट है?
A. लिम्फोसाइट B. न्यूट्रोफिल
C. इओसिनोफिल D. बेसोफिल

114. Arneth Count (अर्नथ काउन्ट) होता है?
A. इओसिनोफिल्स की संख्या
B. न्यूट्रोफिल्स में lobes की संख्या
C. न्यूट्रोफिल्स + बेसोफिल्स की संख्या
D. मोनोसाइट में केन्द्रक की संख्या

115. Neutrophil में कितने lobes होते हैं?
A. 3-7 lobe B. 2-5 lobe
C. 1-3 lobe D. 4-8 lobe

116. न्यूट्रोफिल के साइटोप्लाज्म में ग्रेन्यूलस कौन-सी डाई से रंगते हैं?
A. इओसिन डाई से B. बेसिक डाई से
C. न्यूट्रल डाई से D. ऐसिडिक डाई से

117. Acidophilis नाम है?
A. बेसोफिल का B. इओसिनोफिल का
C. न्यूट्रोफिल का D. W.B.C. का

118. लिम्फोसाइट की कुल संख्या WBC की कुल संख्या का है?
A. 50-70% B. 25-30%
C. 30-35% D. 40-45%

119. RBC का जीवन काल है?
A. 100 दिन B. 135 दिन
C. 120 दिन D. 180 दिन

120. प्लेटलेट्स का जीवन काल है?
A. 100-120 दिन B. 9-12 दिन
C. 20-28 दिन D. 42-72 दिन

121. फाइब्रिनोजन है?
A. फैक्टर-I B. फैक्टर-II
C. फैक्टर-III D. फैक्टर-IV

122. सर्वग्राही (Universal recipient) ब्लड ग्रुप है?
A. A B. AB
C. O D. B+

123. सर्वदाता (Universal Donor) ब्लड ग्रुप है?
A. A B. AB
C. O D. B

124. ब्लड ग्रुप ऐन्टिजन पाया जाता है?
A. Semen में B. Saliva में
C. Aminotic fluid में D. उपरोक्त सभी में

125. इरिथ्रोब्लोस्टोसिस फिटेलीस रोग होता है?
A. ABO ब्लड ग्रुप नहीं मिलने के कारण
B. Rh फेक्टर नहीं मिलने के कारण
C. गर्भावस्था में वायरस के संक्रमण से
D. गर्भावस्था में बैक्टीरिया के संक्रमण से

126. प्रोटीन की मुख्य इकाई है?
A. पेप्टाइड B. अमीनो अम्ल
C. वसीय अम्ल D. ग्लिसरॉल

127. पॉलीसाइथिमिया में किसकी संख्या बढ़ती है?
A. WBC की B. RBC की
C. Platelet की D. उपरोक्त सभी की

128. हीमोग्लोबिन का सामान्य मान है?
A. 12 ग्राम/100 मिली B. 14 ग्राम/100 मिली
C. 16 ग्राम/100 मिली D. 13 ग्राम/100 मिली

129. MCH का सामान्य मान है?
A. 22 से 27 पिकोग्राम B. 27 से 32 पिकोग्राम
C. 32 से 37 पिकोग्राम D. 37 से 42 पिकोग्राम

130. ESR का सामान्य मान है?
A. 1-5 मिली/घण्टा B. 4-10 मिली/घण्टा
C. 30-35 मिली/घण्टा D. 5-30 मिली/घण्टा

131. ESR किसमें कम नहीं होता है?
A. नवजात शिशु में
B. पॉलीसाइथिमिया में
C. सिकल सेल एनीमिया में
D. वृद्धावस्था में

132. मोनोसाइट का व्यास होता है?
A. 2 से 5 माइक्रोन
B. 18 से 21 माइक्रोन
C. 14 से 17 माइक्रोन
D. 11 से 13 माइक्रोन

133. सामान्य Clotting time है?
A. 1-3 मिनट B. 2-3 मिनट
C. 5-7 मिनट D. 3-5 मिनट

134. रक्त में ग्लूकोज का सामान्य स्तर है?
A. 70 mg/dl B. 90 mg/dl
C. 110 mg/dl D. 130 mg/dl

135. दर्द संवेदनहीन (Pain insensitive) होती है?
A. Fibrous pericardium
B. Parietal pericardium
C. Visceral pericardium
D. उपरोक्त सभी

136. S.A. Node उद्दीपन जानने की दर है?
A. 60/मिनट B. 70/मिनट
C. 50/मिनट D. 75/मिनट

137. A.V. Node पाया जाता है?
A. राइट ऐट्रियम B. लेफ्ट ऐट्रियम
C. राइट वेन्ट्रिकल D. लेफ्ट वेन्ट्रिकल

138. पुरकिन्जे तन्तु पाये जाते हैं?
A. ऐट्रियम में B. वेन्ट्रिकल में
C. दोनों में D. ऐट्रियम सेप्टम में

139. First Heart Sound किस कारण से आती है?
A. मिट्रल वाल्व के बन्द होने के कारण
B. ट्राइकस्पिड वाल्व के बन्द होने के बाद
C. मिट्रल वाल्व व ट्राइकस्पिड वाल्व के बन्द होने के कारण
D. सेमिल्यूनर वाल्व के बन्द होने के कारण

140. First Heart Sount की अवधि होती है?
A. 0.1 सैकण्ड B. 0.2 सैकण्ड
C. 0.3 सैकण्ड D. 0.4 सैकण्ड

141. नवजात शिशु की Heart Beat होती है?
A. 120/मिनट B. 140/मिनट
C. 130/मिनट D. 90/मिनट

142. Cardiac cycle की अवधि होती है?
A. 0.7 sec. B. 0.8 sec.
C. 0.6 sec. D. 0.9 sec.

143. Cardiac output सबसे अधिक होता है?
A. नींद के समय
B. कसरत के समय
C. लेटी हुई अवस्था में
D. उत्तेजना में

144. प्रति मिनट प्रति वर्गमीटर शरीर की सतह पर Cardiac output की मात्रा कहलाता है?
A. कार्डियेक इन्डेक्स B. स्ट्रोक इन्डेक्स
C. स्ट्रोक इन्डेक्स D. स्टॉलिंग इन्डेक्स

145. कार्डियक इन्डेक्स का सामान्य मान है?
A. 5 litre B. 3.2 litre
C. 4.3 litre D. 3.8 litre

146. सबसे अधिक क्षेत्रफल होता है?
A. Aorta का
B. Superior Vena cava का
C. Inferior Vena cava का
D. Capillaries का

147. सिस्टोलिक व डायस्टोलिक प्रेशर का अन्तर कहलाता है?
A. पल्स प्रेशर
B. मीन प्रेशर (Mean pressure)
C. प्रभावी ब्लड प्रेशर
D. प्रेशर इन्डेक्स

148. सबसे अधिक रक्त प्रवाह होता है?
A. Liver में   B. Brain में
C. Kidney में   D. Spleen में

149. पाल्पीटेशन (Palpitation) है?
A. जब हृदय में रक्त का प्रभाव एकदम रुक जाये
B. जब व्यक्ति को स्वयं की धड़कन का अहसास हो
C. जब Brain में जाने वाली धमनी की धड़कन बढ़ जाये
D. जब Brain में रक्त का प्रभाव एकदम रुक जाये

150. यदि हृदय दायीं ओर स्थित हो तो कहलाता है?
A. लियोकार्डिया
B. डेक्स्ट्रोकार्डिया
C. रियोकार्डिया
D. हृदय दायीं ओर नहीं जा पाता

151. सबसे बड़ी कार्टिलेज है?
A. क्रिकोइड कार्टिलेज
B. ऐपीग्लोटिक कार्टिलेज
C. थायरॉइड कार्टिलेज
D. क्यूनीफोर्म कार्टिलेज

152. थायरॉइड कार्टिलेज का आकार है?
A. V के आकार की   B. अंगूठी के आकार की
C. पत्ती के आकार   D. S के आकार की

153. ट्रेकिया (Trachea) किस स्तर पर विभाजित होता है?
A. 5th सरवाइकल वर्टिब्रा पर
B. 6th सरवाइकल वर्टिब्रा पर
C. 7th सरवाइकल वर्टिब्रा पर
D. 4th सरवाइकल वर्टिब्रा पर

154. ट्रेकियल कार्टिलेज का आकार है?
A. V का आकार
B. C का आकार
C. U का आकार
D. L का आकार

155. प्रत्येक फेफड़ा, Mid clavicular line में कहाँ तक पाया जाता है?
A. 6th पसली तक   B. 7th पसली तक
C. 8th पसली तक   D. 9th पसली तक

156. Inspiration में काम नहीं आने वाली पेशिया है?
A. डायाफ्राम
B. एक्स्ट्रनल इन्टरकोस्टल
C. इन्टरनल इन्टरकोस्टल
D. उपरोक्त में से नहीं

157. Expiration में काम आने वाली पेशियां हैं?
A. इन्टरनल इन्ट्रकोस्टल
B. डायाफ्राम
C. ऐबडोमन की पेशियाँ
D. उपरोक्त सभी

158. ERV (Expiratory Reserve Volume) का सामान्य मान है?
A. 1800 ml   B. 1500 ml
C. 500 ml   D. 2000 ml

159. Hb के साथ जुड़कर कितनी CO_2 का परिवहन होता है?
A. 27%   B. 23%
C. 7%   D. 70%

160. साइनोसिस (Cyanosis) का कारण नहीं है?
A. रिड्युस्ड हीमोग्लोबिन
B. ऑक्सीजनेटेड हीमोग्लोबिन
C. आक्सीजन की कमी
D. साइनाइड

161. ऊँचाई पर जाने पर क्या अनुकूलन नहीं होगा?
A. RBC की संख्या कम होगी
B. माइट्रोकोन्ड्रिया की संख्या बढ़ेगी
C. Cardiac output कम होगा
D. हीमोग्लोबिन की मात्रा बढ़ेगी

162. कम मात्रा में भी कार्बन मोनोआक्साइड जहरीली होती है?

A. क्योंकि CO की Hb के प्रति अत्यधिक बन्धन क्षमता

B. क्योंकि CO रक्त में अघुलनशील है

C. क्योंकि CO रक्त में अत्यधिक घुलनशील है

D. उपरोक्त में से नहीं

163. ऐलविओलर वेन्टीलेशन (Alveolar ventilation) का सामान्य मान है?

A. 3.2 लीटर/मिनट B. 4.2 लीटर/मिनट

C. 5.2 लीटर/मिनट D. 6.2 लीटर/मिनट

164. श्वास का कुछ समय के लिए रुकना कहलाता है?

A. एपनिया B. हाइपरपीनिया

C. डिसनिया D. ओर्थोपीनिया

165. निम्न में Buffer नहीं है?

A. प्रोटीन B. फास्फेट

C. कार्बोनेट D. कार्बोहाइड्रेट

166. एक नवजात शिशु में श्वसन की गति है?

A. 16-20/मिनट B. 40/मिनट

C. 24/मिनट D. 30/मिनट

167. Kidney में कितने खंड (Segment) पाये जाते हैं?

A. 4 B. 5

C. 6 D. 7

168. कोर्टेक्स में कितने रीनल पिरामिड पाये जाते हैं?

A. 10-11 B. 15-16

C. 20-21 D. 27-28

169. प्रत्येक Kidney में नेफ्रोन की संख्या है?

A. 1 लाख B. 10 हजार

C. 10 लाख D. 2 लाख

170. Glomerular filtrate में से अधिकांश अमीनोअम्ल, ग्लुकोज, पानी का अवशोषण होता है?

A. Proximal Convoluted tubule में

B. Distal Convoluted tubule में

C. Collecting duct में

D. Loop of Henele में

171. काउन्टर करन्ट मैकेनिज्म कहाँ पर पाया जाता है?

A. क्लेक्टिंग डक्ट में

B. हेनल के लूप में

C. जक्स्टाग्लोमेरूलस नेफ्रोन में

D. डिस्टल कन्वोल्यूटिड ट्यूबल्स में

172. Distal Convoluted tubules में किसका स्राव होता है?

A. K^+ व Na^+

B. K^+ व Na^+

C. K व H^+

D. उपरोक्त में से कोई नहीं

173. Urine का pH होता है?

A. 6 B. 7

C. 8 D. 3

174. एक वयस्क व्यक्ति में प्रतिदिन कितना Urine बनता है?

A. 1200-1500 ml B. 1500-1800 ml

C. 1800-2100 ml D. 2100-2500 ml

175. कितना ml Urine एकत्र होने पर Micturation की इच्छा उत्पन्न होती है?

A. 110 ml B. 220 ml

C. 320 ml D. 420 ml

176. Male Urethra का सबसे छोटा भाग है?

A. प्रोस्टेटिक भाग B. मेम्ब्रेनस भाग

C. स्पंजी भाग D. उपरोक्त में से नहीं

177. नवजात शिशु में Spinal cord का विस्तार होता है?

A. L-1 तक B. L-2 तक

C. L-3 तक D. L-4 तक

178. फिलम टरमिनेल (Filum terminale) खत्म होती है?

A. सेक्रम वर्टीब्रा में B. कोक्सीस वर्टीब्रा में

C. लम्बर वर्टीब्रा में D. कोई निश्चित नहीं

179. Vertebral Canal व Durameter के मध्य पाया जाता है?

A. सबड्यूरल स्पेस

B. सबऐरेक्नोइड स्पेस

C. इपिड्यूरल स्पेस

D. उपरोक्त में से नहीं

180. ताप का केन्द्र (Temperature centre) कहाँ स्थित है?

A. सेरीब्रम में B. हाइपोथैलेमस में

C. सेरीबेलम में D. पोन्स में

181. भूख का केन्द्र (Appetite centre) कहाँ स्थित है?

A. सेरीब्रम में B. हाइपोथैलेमस में

C. सेरीबेलम में D. मेडूला में

182. Sexual Behaviour व reproduction का नियंत्रण कौन करता है?
A. थेलेमस B. सेरीब्रम
C. हाइपोथैलेमस D. पोन्स व मेडूला

183. श्वसन पर नियंत्रण होता है?
A. पोन्स व मेडूला से B. मेडयूला से
C. सेरीबेलम से D. हाइपोथैलेमस से

184. पोन्स में कौन-सी नर्व के Nuclei नहीं पाये जाते हैं?
A. 5 B. 6
C. 8 D. 9

185. Lateral vertical है?
A. सेरीब्रल हेमीस्फियर की गुहा
B. मध्य मस्तिष्क की गुहा
C. पोन्स की गुहा
D. मेड्यूला की गुहा

186. CSF बनता है?
A. Piameter द्वारा
B. Arachnoid द्वारा
C. Choroid plexus द्वारा
D. Durameter द्वारा

187. C.S.F. मुख्यतया बनता है?
A. IIIrd Ventrical में
B. Lateral ventrical में
C. Medulla से
D. IV ventrical से

188. C.S.F. का अवशोषण होता है?
A. Choroid plexus द्वारा
B. Piameter द्वारा
C. Archanoid villi द्वारा
D. Durameter द्वारा

189. सामान्य C.S.F. pressure होता है?
A. 60-110 mm of H_2O
B. 110-150 mm of H_2O
C. 160-200 mm of H_2O
D. 200-250 mm of H_2O

190. रफनीस ऐन्ड आर्गन कौन-सी संवेदनाएँ लेकर जाते हैं?
A. दाब B. स्पर्श
C. ठंड D. ताप

191. ब्रोंकियल प्लेक्सीस की शाखा नहीं है?
A. रेडियल नर्व B. मिडियन नर्व
C. अल्नर नर्व D. फ्रेनिक नर्व

192. शरीर की सबसे छोटी Nerve है?
A. फिमोरल नर्व B. अलनर नर्व
C. शियाटिक नर्व D. रेडियल नर्व

193. एक मात्र Cranial nerve जो कि मस्तिष्क में पृष्ठ भाग से निकलती है?
A. ट्राइजेमिनल नर्व B. ट्रोकिलियर नर्व
C. एब्डयूमेन्ट नर्व D. वेगस नर्व

194. चबाने वाली पेशियों को supply करती है?
A. आक्यूलोमोटर नर्व
B. वेगस नर्व
C. ट्राइजेमिनल नर्व
D. ऐसेसरी नर्व

195. स्वाद का बोध होता है?
A. फेसियल नर्व द्वारा
B. ग्लोसोफेरन्जियल नर्व द्वारा
C. उपरोक्त दोनों
D. आक्यूलोमोटर नर्व द्वारा

196. Tongue की मसल्स की मुख्य Nerve supply है?
A. वेगस नर्व B. हाइपोग्लोसल नर्व
C. ट्रोकिलीयर नर्व D. फेसियल नर्व

197. ब्रैकियल प्लेक्सेस की शाखा नहीं है?
A. रेडियल नर्व B. एक्सलॅरी नर्व
C. अलनर नर्व D. ओक्यूलोमोटर नर्व

198. Peritoneal cavity से अभिप्राय है?
A. Peritonium की दो layer के मध्य का स्थान
B. Viseral peritonium से घिरा हुआ स्थान
C. Abdominal cavity
D. Pelvic cavity

199. Body की सबसे बड़ी Serous membrane है?
A. प्लयूरा B. पेरिटोनियम
C. पेरीकार्डियम D. उपरोक्त में से नहीं

200. सबसे बड़े स्वाद अंकुर होते हैं?
A. Fungiform papillae B. Vallate papillae
C. Filliform papillae D. उपरोक्त में से नहीं

201. यूस्टेचियन ट्यूब (Eustachian tube) कहाँ आकर खुलती है?

A. ओरोफेरिंक्स में B. नेसोफेरिंक्स में
C. लेरिन्जियोफेरिंक्स में D. इसोफेगस में

202. सबसे बड़ी Salivary gland है?

A. सबमेन्डीवुलर ग्लैण्ड
B. पेरोटीड ग्लैण्ड
C. सबलिंगुअल ग्लैण्ड
D. सबमेक्सीलरी ग्लैण्ड

203. लार के स्राव को कम करता है?

A. सिम्पेथेटिक तन्त्र B. पैरासिम्पेथेटिक तन्त्र
C. वेगस नर्व D. उपरोक्त सभी

204. Parotid gland का वजन होता है?

A. 10 ग्राम B. 15 ग्राम
C. 20 ग्राम D. 25 ग्राम

205. सबमैन्डीबुलर ग्लैण्ड कहाँ खुलती है?

A. उपरी मोलर दाँतों के पास
B. फेनुलम व Tongue के दोनों ओर
C. निचले मोलर दाँतों के पास
D. प्रिमोलर दाँतों के पास

206. सबलिंगुवल सेलिवरी ग्लैण्ड कहाँ खुलती है?

A. ऊपरी मोलर दाँत के पास
B. जीभ के तल पर
C. नासोफटिकल में
D. ओरोफटिकल में

207. इसोफेगस किस स्तर पर डायफ्राम को बेंधती है?

A. T-9 B. T-10
C. T-11 D. T-12

208. लार का कार्य नहीं है?

A. वसा का पाचन
B. कार्बोहाइड्रेट का पाचन
C. संक्रमण से बचाव
D. भोजन को चिकना करना

209. Pavlov of Classical condition reflex के लिये प्रयोग किया गया?

A. चूहे पर B. कुत्ते पर
C. गाय पर D. सूअर पर

210. Greator Omentum के बारे में सत्य नहीं है?

A. यह Stomach से सम्बन्ध रहता है
B. यह Intestine से सम्बन्ध रखता है
C. इसमें लिम्फनोड व लिम्फ वेसल्स रहती है
D. इसमें वसा संचित रहती है

211. इन्ट्रेन्सिक फैक्टर ऑफ केस्टेले का कार्य है?

A. Vit B_1 अवशोषण
B. Vit B_6 का अवशोषण
C. Vit B_{12} का अवशोषण
D. उपरोक्त सभी

212. गैस्ट्रिक जूस का स्राव बढ़ता है?

A. पैरासिम्पेथेटिक तन्त्र से
B. गैस्ट्रिन नामक हारमोन से
C. स्वादिष्ट भोजन को देखने व सूंघने में
D. उपरोक्त सभी से

213. Stomach में नहीं होता है?

A. पानी का अवशोषण
B. केसीन का पाचन
C. वसा का पाचन
D. कार्बोहाइड्रेट का पाचन

214. Sphinctor of oddi पाया जाता है?

A. इलियम में B. ड्युओडेनम में
C. कोलोन में D. जेजुनम में

215. Small intestine की लम्बाई होती है?

A. 5-7 metre B. 5-7 metre
C. 7-9 metre D. 9-11 metre

216. पैयर्स पैच के बारे में सही नहीं है?

A. लिम्फ फोलीकल होते हैं
B. संक्रमण से रक्षा करते हैं
C. पाचक एन्जाइम बनाते हैं
D. Enteric Fever में इनमें सूजन आती है

217. आंत में पाई जाने वाली गतियां हैं?

A. पेरीस्टलाइसिस गतियां
B. सेगमेन्टल गतियां
C. पेन्डूलर गतियां
D. उपरोक्त सभी

218. Pancreas की लम्बाई है?
A. 12-15 cm B. 15-18 cm
C. 9-12 cm D. 18-21 cm

219. आइसेलेट ऑफ लैगरहैन्स कोशिकाएँ पाई जाती हैं?
A. Liver में B. Spleen में
C. Pancreas में D. Intestine में

220. Insuline हारमोन बनता है?
A. लैंगरहेन्स की β कोशिकाओं से
B. लैंगरहेन्स की α कोशिकाओं से
C. लैंगरहेन्स की δ कोशिकाओं से
D. लैंगरहेन्स की γ कोशिकाओं से

221. ग्लुकागोन नामक हारमोन बनता है?
A. लैंगरहेन्स की β कोशिकाओं से
B. लैंगरहेन्स की α कोशिकाओं से
C. लैंगरहेन्स की δ कोशिकाओं से
D. लैंगरहेन्स की γ कोशिकाओं से

222. पैनक्रियाज कैसी ग्रन्थि है?
A. Exocrine
B. Endocrine
C. Exocrine & Endocrine
D. Merocrine

223. पैंक्रियाज का कैन्सर किस भाग में सबसे अधिक होता है?
A. Head B. Neck
C. Body D. Tail

224. शरीर की सबसे बड़ी रसायनी फैक्ट्री है?
A. Spleen में B. Liver में
C. Pancreas में D. Gall bladder में

225. कुफर कोशिकाएं (Kuffer cells) का कार्य है?
A. बाइल का निर्माण B. यूरिया का निर्माण
C. फेगोसाइटोसिस D. विटामिन A का निर्माण

226. Bile का संघटन है?
A. कोलेस्ट्रोल + सोडियम व पोटेशियम क्लोराइड
B. जल + सोडियम ग्लायकोलेट
C. जल + सोडियम टारकोलेट
D. उपरोक्त सभी

227. Bile में क्या नहीं पाया जाता है?
A. सोडियम टारकोलेट
B. सोडियम ग्लायकोलेट
C. कोलेस्ट्रोल
D. पाचक एन्जाइम

228. बड़ी आंत की लम्बाई है?
A. 1 metre B. 1.5 metre
C. 2 metre D. 2.5 metre

229. टीनिया कोलाई पाये जाते हैं?
A. इलियम में B. जेजुनम में
C. रेक्टम में D. कोलोन में

230. वाल्व पाये जाते हैं?
A. जेजुनम व इलियम के जोड़ पर
B. रेक्टम व एनल केनाल के जोड़ पर
C. कोलोन व रेक्टम के जोड़ पर
D. इलियो सीमम जंक्शन पर

231. Stool के द्वारा प्रतिदिन कितने पानी का क्षय होता है?
A. 400 ml B. 200 ml
C. 100 ml D. 500 ml

232. Steatorrhoea का कारण है?
A. वसा का पाचन न होना
B. कार्बोहाइड्रेट का पाचन न होना
C. प्रोटीन का पाचन न होना
D. उपरोक्त सभी में

233. Spleen का कौन-कौन से पसली से सम्बन्ध रहता है?
A. 9, 10, 11 B. 8, 9, 10
C. 10, 11, 12 D. 7, 8, 9

234. Spleen का कार्य है?
A. फेगोसाइटोसिस B. लिम्फोपोइसिस
C. हिमोपोइसिस D. उपरोक्त सभी

235. फेगोसाइटोसिस कार्य नहीं है?
A. R.E. Cells का
B. कुफर सैल्स का
C. मेक्रोफेज का
D. लैंगरहेन्स कोशिका का

236. थायमस ग्रन्थि (Thymus gland) पाई जाती है?
A. स्टर्नम के पीछे B. मस्तिष्क में
C. किडनी के ऊपर D. ऐबडोमिनल कैविटी में

237. हेसल्स कॉर्पसल्स पाये जाते हैं?
A. थायरॉइड ग्रन्थि में B. थायमस ग्रन्थि में
C. पिट्यूटरी ग्रन्थि में D. ऐड्रिनल ग्रन्थि में

238. एन्टीरियर पिट्यूटरी (Anterior pitutary) का हारमोन नहीं है?
A. ग्रोथ हारमोन
B. ल्यूटिनाइजिंग हारमोन
C. थायरोट्रोपिक हारमोन
D. ADH

239. जिगनेटिज्म का कारण है?
A. बच्चों में GH की अधिकता
B. वयस्कों में GH की अधिकता
C. बच्चों में से GH की कमी
D. वयस्कों में GH की कमी

240. एक्रोमेगली किसकी अधिकता के कारण होती है?
A. GH B. ACTH
C. TSH D. LH

241. GH की कमी से होने वाला रोग है?
A. एक्रोमेगिली B. बौनापन
C. क्रिटेनिज्म D. जिगेनेटिज्म

242. दूध के उत्पादन को बढ़ाता है?
A. ल्यूटिनाइजिंग हारमोन B. ल्यूटियोट्रोपिक हारमोन
C. वैसोप्रेसिन हारमोन D. FSH हारमोन

243. गोयटर (Goiter) किस कारण से होती है?
A. थायरॉइड हारमोन की कमी से
B. थायरॉइड हारमोन की अधिकता से
C. आयोडिन की अधिकता से
D. थायमस ग्रन्थि के स्राव की कमी से

244. मिक्सोडीमा (Myxoedema) का कारण है?
A. बच्चों में थायरॉइड हारमोन की अधिकता
B. बच्चों में थायरॉइड हारमोन की कमी
C. वयस्कों में थायरॉइड हारमोन की अधिकता
D. वयस्कों में थायरॉइड हारमोन की कमी

245. Exopthalmic goiter का कारण है?
A. थायरॉइड हारमोन की कमी
B. थायरॉइड हारमोन की अधिकता
C. पोस्टीरियर पिट्यूटरी हारमोन की कमी
D. पोस्टीरियर पिट्यूटरी हारमोन की अधिकता

246. टिटेनी का कारण है?
A. पैराथॉरमोन की कमी
B. पैराथॉरमोन की अधिकता
C. थायरॉयड हारमोन की कमीं
D. कैल्सीटोनिन की कमी

247. एड्रीनल ग्रन्थियाँ पाई जाती हैं?
A. मस्तिष्क में
B. किडनी के ऊपरी सिरे पर
C. किडनी के निचले सिरे पर
D. गर्दन में

248. एडिसन डिजीज किस कारण से होती है?
A. एड्रीनल कार्टेक्स के हारमोन की कमी से
B. एड्रीनल कार्टेक्स के हारमोन की अधिकता
C. एड्रीनल मेड्यूला के हारमोन की कमी
D. एड्रीनल मेड्यूला के हारमोन की अधिकता

249. मिनरेलोकार्टिकोइड का स्राव होता है?
A. जोना ग्लोमेरूलोसा
B. जोना फेसक्यिूलेटा
C. जोना रेटिक्यूलेरिस
D. एड्रिनल मेडयूला

250. ग्लुको कार्टिकोयड हारमोन का स्राव होता है?
A. जोना ग्लोमेरूलोसा B. जोना फेसक्यूलेटा
C. जोना रेटिक्यूलेरिस D. एड्रिन मेडयूला

251. Pancreas से बनने वाले हारमोन हैं?
A. इन्सुलिन B. ग्लुकागोन
C. सोमेटोस्टेटीन D. उपरोक्त सभी

252. Male Urethra का सबसे छोटा भाग है?
A. प्रोस्टेटिक यूरेथ्रा
B. मेम्ब्रेन्स यूरेथ्रा
C. पेनाइल यूरेथ्रा
D. उपरोक्त में से नहीं

253. Semen होता है?
A. क्षारीय B. अम्लीय
C. उदासीन D. pH निश्चित नहीं

254. ओलीगोस्परमिया में प्रति मिलीलीटर में कितने से कम शुक्राणु होते हैं?
A. 5 मिलियन से कम B. 10 मिलियन से कम
C. 20 मिलियन से कम D. 50 मिलियन से कम

255. सन्तानोत्पत्ति के लिये Semen में कम से कम कितने प्रतिशत शुक्राणु चलायमान होने चाहिए?
A. 80% B. 60%
C. 100% D. 40%

256. Vagina की ऐपिथीलियम होती है?
A. स्ट्रेटीफाइड कोल्यूमनर
B. स्ट्रेटीफाइड स्क्वामस ऐपीथीलियम
C. स्ट्रेटीफाइड क्यूबोइडल
D. ट्रांजीशनल ऐपीथिलीयम

257. वेजाइना में सामान्य रूप से पाया जाने वाला बैक्टीरिया है?
A. इ. कोलाई B. बैसिलस डोडार्लिन
C. प्रोटियस बैसीलस D. बैसिलस फ्रेगलीस

258. Uterus का आकार होता है?
A. 3 × 2 inch B. 4 × 3 inch
C. 5 × 4 inch D. 6 × 5 inch

259. ऐन्टिवरजन का कोण होता है?
A. 80° B. 90°
C. 100° D. 110°

260. कौन-से लोब में प्रोस्टेट हायपरट्रोफी अधिक होती है?
A. एन्टीरीयर लोब B. पोस्टीरियर लोब
C. लेटरल लोब D. मिडिल लोब

261. यदि निषेचन न हो तो, Ovary में बनता है?
A. कार्पस ल्यूटियम B. कार्पस ऐलबिकेन
C. कार्पस कैलोसम D. कार्पस सर्पेन्स

262. Menarch कहलाता है?
A. Ovary से प्रथम बार अण्डे का स्राव
B. लड़कियों में पहली बार Menstruation होना
C. लड़की का प्रथम बार गर्भवती होना
D. Menstrual cycle में Menstruation समाप्त होना

263. Menstrual cycle secretory phase किस कारण से होती है?
A. ल्यूटिनाइजिंग हारमोन
B. इस्ट्रोजन + प्रोजेस्टेरोन
C. इस्ट्रोजन
D. प्रोजेस्टेरोन

264. संक्रमण होने की सम्भावना सबसे कम होती है?
A. सीक्रेटरी फेज में
B. प्रीमेन्स्ट्रल फेज में
C. प्रोलीफिरेटिव फेज में
D. मेन्सट्रूअल फेज में

265. Breast पर कौन-से Horomone का प्रभाव पड़ता है?
A. इस्ट्रोजन का
B. प्रोजेस्टेरोन का
C. ऑक्सीटोसिन व प्रोलेक्टिन
D. उपरोक्त सभी

266. मान्टगॉमेरी की ग्रन्थियां पाई जाती हैं?
A. Urethra में
B. Breast में
C. Cervix में
D. Mons Pubic में

267. नेत्र के सबसे अन्दर की परत है?
A. स्कलेरा B. आइरिस
C. रेटिना D. सिलियरी बॉडी

268. Breast के Self-examination के लिए उपयुक्त समय है?
A. Menstrual cycle के मध्य में
B. Menstrual period में
C. Menstrual period से तुरन्त पहले
D. Menstrual cycle के तुरन्त बाद

269. Fovea centralis में पाये जाते हैं?
A. केवल शलाकाएं
B. केवल शंकु
C. शलाका व शंकु दोनों
D. न शलाका न शंकु

270. Optic disc पर पाये जाते हैं?
A. शंकु
B. शलाकाएं
C. शलाका व शंकु दोनों
D. ओप्टिक नर्व

271. श्लेमन की नलिका मिलती है?
A. कान में
B. आंखों के एन्टीरियर चैम्बर में
C. नाक में
D. आंखों के पोस्टीरियर चैम्बर में

272. एक आंख में Lacrimal gland की संख्या होती है?
A. 1 B. 2
C. 4 D. 8

273. दिन में देखने का कार्य प्रमुख रूप से होता है?
A. शंकु का
B. शलाकाओं का
C. शलाका व शंकु दोनों का
D. उपरोक्त में से नहीं

274. स्वाद ले जाने वाली तंत्रिका है?
A. 7 B. 9
C. 10 D. उपरोक्त सभी

275. Protoplasm शब्द दिया?
A. Pasture ने B. Purkinje ने
C. Benda ने D. Erikenson ने

276. Mitocondria शब्द दिया?
A. Robert Kotch ने B. Purkinje ने
C. Banda ने D. Pasture ने

277. Mitocondria की खोज की?
A. रोबर्ट कोच ने
B. फ्लेमिंग व अल्टमान ने
C. बेण्डा ने
D. पाश्चर ने

278. Cartilage बनाने वाली Cell है?
A. Condroblast
B. Osteoblast
C. उपरोक्त दोनों
D. इनमें से कोई नहीं

279. कोशिका की खोज हुई?
A. 1665 B. 1731
C. 1820 D. 1790

280. Bipolar nerve cells पाई जाती है?
A. Ear में B. Eye में
C. Nose में D. Cerebrum में

281. जब एक व्यक्ति प्रकाश से अंधेरे में जाता है तो क्रिया होती है?
A. Rhodopsin = Opsin + Retinin
B. Opsin + Retinin = Rhodopsin
C. उपरोक्त दोनों
D. उपरोक्त में से कोई नहीं

282. तेज प्रकाश से Pupil पर प्रभाव होगा?
A. छोटी होगी
B. आकार में कोई परिवर्तन नहीं
C. बड़ी होगी
D. कोई निश्चित नहीं

283. मनुष्य में पाया जाने वाला Lens होता है?
A. Convex
B. Concave
C. Cylindrical
D. Concavoconvex

284. Rhodopsin pigment पाया जाता है?
A. Choroid cells में
B. Retinal cells में
C. Iris cells में
D. Coroneal cells में

285. निम्न में से दृष्टि तन्त्रिका है?
A. Ist C.N. B. IInd C.N.
C. IIIrd C.N. D. IVth C.N.

286. शरीर की Muscles का अध्ययन कहलाता है?
A. मायकोलोजी B. मायोलोजी
C. मोर्फोलोजी D. मेमोलोजी

287. "कोशिका द्वारा उल्टी" (Vomating of cell) कहलाता है?
A. पिनोसाइटोसिस B. इमियोसाइटोसिस
C. वोमेटोसाइटोसिस D. फेगोसाइटोसिस

288. ऐसीमिलेशन (Assimilation) से अभिप्राय है?
A. रक्त का बनना
B. प्रोटोप्लाज्म का बनना
C. कोशिका का बनना
D. हड्डी का बनना

289. राइबोसोम बनते हैं?
A. RNA से B. DNA से
C. RNA+DNA से D. उपरोक्त में से कोई नहीं

290. राइबोसोम का आकार है?
A. 11 × 18 nm B. 22 × 32 nm
C. 40 × 42 nm D. उपरोक्त में से कोई नहीं

291. ऊर्जा उत्पादन कार्य है?
A. राइबोसोम्स का
B. माइटोकोन्ड्रिया का
C. E.R. का
D. उपरोक्त सभी का

292. शरीर के Joints का अध्ययन कहलाता है?
A. एन्थ्रोलोजी B. आर्थोलोजी
C. ओरोलोजी D. जोइन्टोलोजी

293. कोशिका विभाजन में पायी जाने वाली चार अवस्थाओं का सही क्रम है?
A. मेटाफेज – प्रोफेज – टेलोफेज – ऐनाफेज
B. टेलोफेज – प्रोफेज – मेटाफेज – ऐनाफेज
C. प्रोफेज – मेटाफेज – ऐनाफेज – टेलोफेज
D. प्रोफेज – ऐनाफेज – मेटाफेज – टेलोफेज

294. परआक्सीसोम का आकार है?
A. 1.0 mm B. 0.5 mm
C. 1.5 mm D. 2 mm

295. किरेटिनाइज्ड स्ट्रेटीफाइड स्क्वामस ऐपीथीलियम होती है?
A. त्वचा B. बाल
C. हथेली D. उपरोक्त सभी

296. आँतों में से पायी जाने वाली पेशियां हैं?
A. अनैच्छिक पेशियां (In-volunatary muscles)
B. चिकनी पेशियां (Smooth muscles)
C. अरेखित पेशियां (Non straited muscles)
D. उपरोक्त सभी

297. सेसेमोइड बोन का उदाहरण है?
A. Clavical B. Sacrum
C. Patella D. उपरोक्त सभी

298. बोन लम्बाई में वृद्धि करती है?
A. Metaphysis से B. Epiphysis से
C. Neurophysis से D. Diaphysis से

299. 'Tight closure of eye' में कौन-सी मसल्स सम्मिलित है?
A. ओराविक्यूलेरिस ओक्यूलाई मसल्स
B. बक्सीनेटर मसल्स
C. ओराबिक्यूलेरिस ओरीस मसल्स
D. उपरोक्त में से कोई नहीं

300. Anterior Fontanelle कब भर जाती है?
A. 12 माह तक B. 18 माह तक
C. 3 माह तक D. 6 माह तक

301. Vomer bone की संख्या है?
A. 1 B. 2
C. 3 D. 4

302. Vertebral column में Primary curve है?
A. Thoracic व Pelvic curve
B. Cervical व Lumbar curve
C. Thoracic व Lumbar curve
D. Cervical व Pelvic curve

303. Styloid process पाया जाता है?
A. Maxilla bone में
B. Zygomatic bone में
C. Temporal bone में
D. Mandible bone में

304. Pelvic Girdle बनता है?
A. Pelvic bone व Secrum से
B. Pelvic bone व Coccyx से
C. Ischium, Ileum व Pupis से
D. Pelvic Bone, Sacrum व Coccyx से

305. Gliding joint का उदाहरण नहीं है?
A. Acromiclavicular joint
B. Sterno-clavicular joint
C. Wrist joint
D. Carpal joint

306. Dorsi flexion व Planter flexion गतियां होती हैं?
A. Ankle joint में
B. Tarso-metatarsal joint में
C. Tarsal joint में
D. Knee joint में

307. एल्बुमिन व ग्लोबुलिन का अनुपात है?
A. 1.5 : 1 B. 1 : 1
C. 2 : 1 D. 1 : 2

308. रक्त का pH होता है?
A. 7.4 B. 7.2
C. 7.6 D. 7.0

309. रक्त का थक्का बनने में सहायक है?
A. प्रोथ्रोम्बिन B. फाइब्रिनोजन
C. थ्रोम्बोप्लास्टिन D. उपरोक्त सभी

310. हिस्टामाइन (Histamine) secrete करती है?
A. मेक्रोफेज B. मोनोसाइट
C. मास्ट सेल D. उपरोक्त सभी

311. स्टुअर्ट पावर फैक्टर है?
A. फैक्टर-I B. फैक्टर-II
C. फैक्टर-V D. फैक्टर-X

312. राइट ऐट्रियम में नहीं खुलता है?
A. Superior vena cava
B. Inferior vena cava
C. Pulmonary vein
D. Coronary sinus

313. हृदय की Blood supply है?
A. पल्मोनरी आरटी B. जुगलर आरटी
C. कोरोनरी आरटी D. केरोटिड आरटी

314. प्रत्येक Ventrical द्वारा प्रति धड़कन पम्प किया गया रक्त कहलाता है?
A. कार्डियक आउटपुट (Cardiac output)
B. वेन्ट्रिकुलर वोल्यूम (Ventricular volume)
C. स्ट्रोक वोल्यूम (Stroke volume)
D. कार्डियक इन्डेक्स (Cardiac Index)

315. हृदय का पेसमेकर कहलाता है?
A. S.A. Node B. A.V. Node
C. पुरकिन्जे तन्तु D. उपरोक्त सभी

316. S.A. Node कहां स्थित है?
A. राइट ऐट्रियम में B. लेफ्ट ऐट्रियम में
C. राइट वेन्ट्रिकल में D. लेफ्ट वेन्ट्रिकल में

317. स्ट्रोक वोल्यूम का सामान्य मान है?
A. 140 ml/min B. 70 ml/min
C. 5 litres/min D. 90 ml/min

318. सिस्टोलिक प्रेशर, डायस्टोलिक प्रेशर व पल्स प्रेशर का अनुपात है?
A. 2 : 1 : 1 B. 3 : 1 : 1
C. 3 : 2 : 1 D. 3 : 1 : 2

319. Lungs पाये जाते हैं?
A. पेरीकार्डियम में B. प्ल्यूरा में
C. सिरस मेम्ब्रेन में D. लंग कैविटी में

320. स्वर यंत्र (Larynx) में कितनी कार्टिलेज पाई जाती है?
A. 7 B. 8
C. 9 D. 10

321. ऐडम्स ऐपल (Adams apple) बनता है?
A. ऐपीग्लोटिक कार्टिलेज से
B. ऐरीटीनोइड कार्टिलेज से
C. थायरॉइड कार्टिलेज से
D. क्रिकोइड कार्टिलेज से

322. दायें फेफड़े में कितने Bronchio pulmonary segment होते हैं?
A. 8 B. 10
C. 6 D. 12

323. फेफड़े की Nerve supply है?
A. एब्ड्यूसेन्ट नर्व B. फ्रेनिक नर्व
C. वेगस नर्व D. ट्राइजेमिनल नर्व

324. Respiratory unit में सम्मिलित नहीं है?
A. Secondary bronchiole
B. Respiratory bronchiole
C. Alveolar duct
D. Alveoli

325. IRV (Inspiratory Reserve Volume) का सामान्य मान है?
A. 1,500 ml B. 3,000 ml
C. 11,000 ml D. 18,000 ml

326. Pleural cavity होती है?
A. प्ल्यूरा द्वारा बनाया गया स्थान जिसमें lungs आते हैं
B. दो प्ल्यूरल मेम्ब्रेन के मध्य का स्थान
C. लंग्स के अन्दर पाई जाने वाली गुहा
D. मध्य मस्तिष्क में पाई जाने वाली गुहाएं

327. श्वसन के लिये कीमोरिसेप्टर (Chemoreceptor) कहाँ पाये जाते हैं?
A. केरोटिड बॉडी में B. ऐरोटिड बॉडी में
C. मेड्यूला में D. उपरोक्त सभी में

328. सामान्य GFR (ग्लोमेरुलस फिल्टरेशन रेट) है?
A. 100 मिली/मिनट B. 125 मिली/मिनट
C. 150 मिली/मिनट D. 175 मिली/मिनट

329. Kidney किस स्तर पर पाई जाती है?
A. T-12 से L3 कशेरुक के स्तर पर
B. T-11 से L2 केशरुक के स्तर पर
C. L-1 से L4 केशरुक के स्तर पर
D. L-1 से L3 कशेरुक के स्तर पर

330. Kidney में प्रति मिनट कितना रक्त का प्रवाह होता है?
A. 500 से 600 ml B. 1.2 से 1.3 litre
C. 2 से 2.1 litre D. 250 से 800 ml

331. यूरेटर (Ureter) की लम्बाई होती है?
A. 22 cm B. 25 cm
C. 28 cm D. 32 cm

332. GFR को किससे मापते हैं?
A. इन्युलिन से
B. पैरा ऐमीनोहेप्यूरिक ऐसिड में
C. क्रिएटेनिन से
D. यूरिक ऐसिड की मात्रा से

333. Female urethra की लम्बाई होती है?
A. 4 सेमी B. 6 सेमी
C. 7 सेमी D. 8 सेमी

334. मसल्स में टोन व मस्कुलर मूवमेन्ट में सामन्जस्य बनाना कार्य है?
A. सेरीब्रम का B. सेरीबेलम का
C. हाइपोथैलमस का D. थेलैमस का

335. पेशी व जोड़ से संवेदनाओं को ग्रहण करते हैं?
A. ऐन्टीरोसेप्टिव आर्गन
B. इन्टरोसेप्टिव आर्गन
C. प्रोपेरीओसेप्टिव आर्गन
D. एक्सटिरोसेप्टिव आर्गन

336. Parasympathetic system (परानुकम्पी तंत्र) का कार्य नहीं है?
A. Pupil का संकुचन
B. Heart rate को कम करना
C. Constipation करता है
D. Bronchia का संकुचन

337. Lumber puncture सबसे अधिक किया जाता है?
A. L_1 व L_2 के मध्य
B. L_2 व L_3 के मध्य
C. L_3 व L_4 के मध्य
D. L_4 व L_5 के मध्य

338. Salivary gland किस प्रकार की ग्रन्थि होती है?
A. सिम्पल रेसीमोज ग्लैण्ड
B. कम्पाउन्ड रेसीमोज ग्लैण्ड
C. सिम्पल ट्यूबलर ग्लैण्ड
D. कम्पाउन्ड ट्यूबलर ग्लैण्ड

339. आहार नाल का सबसे संकरा भाग है?
A. इसोफेगस B. ऐपेंडिक्स
C. ऐनल कैनाल D. जेजुनम

340. Stomach की लम्बाई होती है?
A. 8 inch B. 10 inch
C. 12 inch D. 14 inch

341. क्रिप्ट्स ऑफ लाइबरकुहन (Crypts of liberkunh) पाई जाती है?
A. Stomach में B. Small intestine में
C. Large intestine में D. Colon में

342. कौन-सा ऐन्जाइम कार्बोहाइड्रेट का पाचन नहीं करता है?
A. माल्टेज B. लेक्टेज
C. इनवर्टेज D. इरिप्सिन

343. पैनक्रियाटिक जूस में सबसे अधिक होता है?
A. HCO_3 B. Cl^-
C. Na^+ D. K^+

344. Bile का स्राव के लिये सबसे बड़ा उद्दीपन है?
A. वसा युक्त भोजन
B. कार्बोहाइड्रेट युक्त भोजन
C. बाइल साल्ट
D. कोलीसिस्टोकाइनिन व पैन्क्रियोजाइमीन एन्जाइम

345. पदार्थ जो Gall bladder के संकुचन को बढ़ाते हैं कहलाते हैं?
A. Choleretics
B. Gall bladder contractor
C. Colesis
D. Cholagogues

346. Liver का वजन होता है?
A. 1 kg　B. 1.5 kg
C. 2 kg　D. 2.5 kg

347. छोटी आंत में पाई जाने वाली लेक्टियल (Lacteals) का कार्य है?
A. इमल्सीफाइड वसा का अवशोषण
B. श्लेष्मा का स्राव
C. प्रोटीन के पाचन में सहयोग
D. उपरोक्त सभी में

348. Anal canal की लम्बाई होती है?
A. 2.8 cm　B. 3.8 cm
C. 4.8 cm　D. 5.8 cm

349. द्वितीय हृदय कहलाता है?
A. Spleen　B. सिस्टर्नकाइलाई
C. सुप्रारिनल ग्लैण्ड　D. थोरेसिक डक्ट

350. थायरॉइड ग्रन्थि से कौन-सा हारमोन बनता है?
A. ट्राइआयडोथाइरोमिन　B. थायरोक्सिन
C. केल्सीटोनीन　D. उपरोक्त सभी

351. कैल्सीटोनिन का कार्य है?
A. रक्त में कैल्शियम को कम करना
B. रक्त में कैल्शियम को बढ़ाना
C. रक्त में फास्फेट को कम करना
D. उपरोक्त सभी

352. Testis के सबसे अन्दर का स्तर है?
A. ट्यूनिका एल्बुजीनिया में
B. ट्यूनिका वेस्क्यूलोसा में
C. ट्यूनिका वेजीनाइलिस में
D. उपरोक्त में से कोई नहीं

353. क्रोध में किस हारमोन का स्राव बढ़ता है?
A. ग्लुकोकार्टिकोयड　B. मिनरेलोकार्टिकोयड
C. ऐड्रेनेलीन　D. थायरॉइड हार्मोन

354. Spermatogenesis में कितना समय लगता है?
A. 8 दिन　B. 16 दिन
C. 31 दिन　D. 61 दिन

355. प्रोलेफेरेटिव स्टेज को कहते हैं?
A. इस्ट्रोजन प्रोजेस्ट्रोन फेज
B. ल्यूटिनाइजिंग फेज
C. प्रोजेस्टरोन फेज
D. इस्ट्रोजन फेज

356. Mastitis में सूजन होती है?
A. सरविक्स में　B. स्तन ग्रन्थियों में
C. आंतों में　D. लिम्फनोड में

357. Balanitis में सूजन होती है?
A. प्रोस्टेट में　B. वेजाइना में
C. पेरीनियम में　D. पेनिस में

358. सामान्य IOP कितना होता है?
A. 10 mm/Hg　B. 16 mm/Hg
C. 21 mm/Hg　D. 24 mm/Hg

359. नेत्र की आकृति बनाये रखती है?
A. स्केलरा द्वारा
B. रेटिना द्वारा
C. Vitrous humour व aquous humour द्वारा
D. सिलियरी बॉडी

360. प्रोस्ट्रेट में कितने lobe मिलते हैं?
A. 2　B. 4
C. 3　D. 5

361. Karyology में अध्ययन होता है?
A. क्रोमोसोम्स का
B. केन्द्रक का
C. कोशिका विभाजन का
D. जीव द्रव्य का

362. आंखों के रंग का कारण है?
A. Conjuctiva　B. Iris
C. Cornea　D. Lens

363. Hair follicles के साथ कौन-सी पेशियां पाई जाती है?
A. ट्रेकियलिस मसल्स B. स्टेपीयस मसल्स
C. ऐरेक्टर पाइलोरम D. लेनेटर पाइलोरम

364. जैकब्सन आर्गन पाया जाता है?
A. Trachea में B. Lungs में
C. Nose में D. उपरोक्त सभी में

365. ऐड्रीनल मेड्यूला के हारमोन हैं?
A. ऐल्डोस्टीरोन
B. एपीनेफ्रिन व नोरएपीनेफ्रिन
C. ऐन्ड्रोजन
D. उपरोक्त सभी

366. CO_2 का परिवहन होता है?
A. HCO_3 के रूप में
B. HCO_3 + Hb के साथ
C. HCO_3 + Hb + प्लाज्मा में घुलकर
D. स्वतंत्र रूप से

367. Lateral Ventrical व Third Ventrical को आपस में जोड़ता है?
A. मोनेरो का छिद्र B. मैगेन्डी का छिद्र
C. लुश्का का छिद्र D. सेरीब्रल एक्वाइडक्ट

368. सुनने की तंत्रिका है?
A. ग्लोसोफेरिन्जियल नर्व
B. वेस्टुबुलोकोकिलियर नर्व
C. वेगस नर्व
D. ट्राइजेमिनल नर्व

369. गैस्ट्रिक जूस का स्राव कम करता है?
A. सिम्पेथेटिक तन्त्र
B. वेगस नर्व को काटने पर
C. एन्ट्रोगेस्ट्रोन हारमोन
D. उपरोक्त सभी से

370. हाइड्रोसील में द्रव एकत्रित होता है?
A. ट्यूनिका एल्बुजीनिया में
B. ट्यूनिका वेस्क्यूलोसा में
C. ट्यूनिका वैजीनाइलिस में
D. उपरोक्त सभी

371. कर्ण में पाई जाने वाली अस्थि नहीं है?
A. मैलियस B. इन्कस
C. ट्रेपीजियम D. स्टेपस

372. निहाई के आकार की अस्थि है?
A. मैलियस B. इन्कस
C. स्टेपीज D. स्कैफोइड

उत्तरमाला

1	2	3	4	5	6	7	8	9	10
A	D	B	B	B	C	A	B	C	C
11	**12**	**13**	**14**	**15**	**16**	**17**	**18**	**19**	**20**
D	D	C	B	D	C	A	C	B	A
21	**22**	**23**	**24**	**25**	**26**	**27**	**28**	**29**	**30**
C	B	C	B	D	B	B	B	D	A
31	**32**	**33**	**34**	**35**	**36**	**37**	**38**	**39**	**40**
B	B	B	A	C	D	B	C	D	B
41	**42**	**43**	**44**	**45**	**46**	**47**	**48**	**49**	**50**
D	C	D	A	B	B	C	D	B	B
51	**52**	**53**	**54**	**55**	**56**	**57**	**58**	**59**	**60**
A	B	C	B	B	D	C	B	A	D
61	**62**	**63**	**64**	**65**	**66**	**67**	**68**	**69**	**70**
C	A	D	A	B	A	D	B	A	B
71	**72**	**73**	**74**	**75**	**76**	**77**	**78**	**79**	**80**
B	B	A	D	D	B	B	B	C	B

81	82	83	84	85	86	87	88	89	90
C	A	A	B	B	C	C	B	C	C
91	92	93	94	95	96	97	98	99	100
A	B	D	B	D	C	A	D	B	B
101	102	103	104	105	106	107	108	109	110
A	D	A	C	A	B	A	B	B	B
111	112	113	114	115	116	117	118	119	120
C	B	A	B	B	C	B	B	C	B
121	122	123	124	125	126	127	128	129	130
A	B	C	D	B	B	B	B	B	B
131	132	133	134	135	136	137	138	139	140
D	B	D	B	C	B	A	B	C	C
141	142	143	144	145	146	147	148	149	150
B	B	B	A	B	D	A	C	B	B
151	152	153	154	155	156	157	158	159	160
C	A	B	B	A	C	D	B	B	B
161	162	163	164	165	166	167	168	169	170
C	A	B	A	D	B	B	B	C	A
171	172	173	174	175	176	177	178	179	180
B	C	A	A	B	A	C	B	C	B
181	182	183	184	185	186	187	188	189	190
B	C	A	D	A	C	B	C	B	D
191	192	193	194	195	196	197	198	199	200
D	C	B	C	C	B	D	A	B	B
201	202	203	204	205	206	207	208	209	210
B	B	A	B	B	B	B	A	B	B
211	212	213	214	215	216	217	218	219	220
C	D	D	B	B	C	D	B	C	A
221	222	223	224	225	226	227	228	229	230
B	C	A	B	C	D	D	B	D	D
231	232	233	234	235	236	237	238	239	240
B	A	A	D	D	A	B	D	B	A
241	242	243	244	245	246	247	248	249	250
B	B	A	D	B	A	B	A	A	B
251	252	253	254	255	256	257	258	259	260
D	B	A	D	B	B	B	A	B	D
261	262	263	264	265	266	267	268	269	270
B	B	D	D	D	B	C	D	B	D
271	272	273	274	275	276	277	278	279	280
B	A	A	D	B	C	B	D	A	B
281	282	283	284	285	286	287	288	289	290
B	A	A	B	B	B	B	B	A	B
291	292	293	294	295	296	297	298	299	300
B	B	C	B	D	D	C	B	A	B
301	302	303	304	305	306	307	308	309	310
A	A	C	D	C	A	A	A	D	C

311	312	313	314	315	316	317	318	319	320
D	C	C	C	A	A	B	C	B	C
321	**322**	**323**	**324**	**325**	**326**	**327**	**328**	**329**	**330**
C	B	C	A	B	B	D	B	A	B
331	**332**	**333**	**334**	**335**	**336**	**337**	**338**	**339**	**340**
B	A	A	B	C	C	C	B	B	B
341	**342**	**343**	**344**	**345**	**346**	**347**	**348**	**349**	**350**
B	D	A	C	D	B	D	B	B	D
351	**352**	**353**	**354**	**355**	**356**	**357**	**358**	**359**	**360**
A	C	C	D	D	B	D	B	C	D
361	**362**	**363**	**364**	**365**	**366**	**367**	**368**	**369**	**370**
B	B	C	C	B	C	A	B	D	C
371	**372**								
C	B								

4. काय एवं शल्य-क्रिया परिचर्या (Medical & Surgical Nursing)

- काय चिकित्सा में कई ऐसे परीक्षण अथवा बिमारियां हैं जिनका एक नर्स को जानना अति आवश्यक है जो कि नर्स की चिकित्सा क्षेत्र में बहुत मददगार होते हैं।
- हृदय रुधिर वाहिनी से सम्बन्धित बिमारियों के अध्ययन के लिए हम कई प्रकार के परीक्षण करते हैं। इसे परिवहन तन्त्र कहते हैं?
- परिवहन तन्त्र (Cordiovascular System) के अन्तर्गत परीक्षण व निदान निम्न हैं–
  - खून की जाँच (Blood Test)
  - छाती का एक्स-रे (Chest Radio Graph)
  - ECG—Electro Cardiogram
  - Dopler Ultrasound
  - CSE—Cross Sectional Cardiography
  - TOE—Trans Oesophageal Cardiography
  - MRI—Magnetic Resonance Imaging
  - NMR—Nuclear Magnetic Resonance
  - PET—Postrion Emission Tomography
  - Nuclear Cardiology test—इस परीक्षण में निम्न परीक्षण होते हैं–
    - Technetium-99
    - Indium-III
    - Thallium-201
    - Kinetics-IV

    Indium-III में MUGA होता है। (multigated technique) होती है।
  - DSA—Digital Subtraction Angiography

उपरोक्त सभी परीक्षण Cardiac (हृदय सम्बन्धी) रोगों को पता लगाने के लिए पर्याप्त है।

- हृदय गति का कम व अधिक होना हृदय की लय को बताता है, जिसे Cardiac Arnthymias कहते हैं।
- Tachy Cardia—हृदय की गति का बढ़ जाना।
- Brady Cardia—हृदय की गति का कम होना।
- हृदय गति का रुकना हृदय अवरोध कहलाता है। हृदय अवरोध तीन प्रकार का होता है।
  - S.A. Block (Sino-Atrial अवरोध)
  - A.V. Block (Atrioventicular Block) पुरकिन्जे या हिस के समूह के पास
  - A.V. Block (Bundle की शाखाओं के पास)
    - S.A. Block में S.A. Node से आवेग तो उत्पन्न होते हैं पर उनको प्राप्त करने के लिए कोई नहीं होता है।
    - A.V. Block में तीन प्रकार के Block होते हैं– (1) 1° Block (2) 2° Block (3) 3° Block
- Pedegree अवरोध P व R तरंग में अधिक अन्तराल की वजह से होता है।
- 2° अवरोध आंशिक हृदय अवरोध होता है।
- 3° अवरोध पूर्ण हृदय अवरोध होता है।
- Tetralogy of Fallot में हृदय में रक्त की आपूर्ति जन्म या जन्म के एक साल के अन्दर होती है तथा सिस्टोलिक मरमर ध्वनि तेज व कभी-कभी होती है।
- Trilogy of Fallot में रक्त आपूर्ति कुछ सालों के बाद होती है तथा सिस्टोलिक मरमर तेज व trill होती है।
- मिट्रल वाल्व में मिट्रल स्टेनोसिस (mitral stenosis) होता है।
- एन्जिना पेक्टोरिस (Angina Pectoris) में छाती में दर्द होता है जो कि हृदय की मध्य भित्ति (Myocardium) में रक्त की आपूर्ति (supply) कम होने से होती है।
- CHF—Chronic Heart Failure सोडियम व पानी के Retention के कारण होती है।

- उच्च रक्त दाब (Hypertension)—यदि रक्त दाब 140/80 mm of Hg से अधिक हो तो यह उच्च रक्तदाब की श्रेणी में आता है।
- हृदय आघात (Heart Failure) में हृदय शरीर के लिए पर्याप्त खून (Blood) का सही आउटपुट नहीं कर पाता है।
- हृदय में खून के आउटपुट के आधार पर हृदय आघात दो प्रकार का होता है–
  - ❑ कम आउटपुट (Low output Failure)
  - ❑ अधिक आउटपुट (High output Failure)
- TAPVD—Total Anomalous Pulmonary Venous Drainage.
- पल्मोनरी फंक्शन परीक्षण (PFT) में श्वसन सम्बन्धी बिमारियों के बारे में पता लगाया जाता है।
- हिमोपटायसिस (Hemoptysis) में कफ में खून आता है।
- हिमेटेमिसिस (Haemetemisis) में उल्टी (Vomiting) में खून आता है।
- श्वसनवक्ष में सूजन (Inflammation) होना ब्रोंकाइटिस (Bronchitis) कहलाता है।
- ब्रोंक्एिटेसिस (Bronchietasis) में स्थायी डायलेशन होता है जो कि श्वसनिका (Bronchi) को प्रभावित करता है।
- रक्त की कमी को एनीमिया कहा जाता है।
- एनीमिया में रक्त में हीमोग्लोबिन की सान्द्रता सामान्य सान्द्रता से कम हो जाती है।
- रक्त में सामान्य हीमोग्लोबिन की सान्द्रता 13.5-17.5 g/dl होती है।
- आयरन की कमी से होने वाले एनीमिया में शरीर में आयरन की कमी होती है।
- मेगोनोब्लास्टिक एनीमिया विटामिन B_{12} की कमी से होता है।
- हिमोलापटिक एनीमिया में RBC के बहाव व उत्पत्ति में कमी होती है।
- वसा विलेय विटामिन–
  विटामिन-A
  विटामिन-D
  विटामिन-E
  विटामिन-K
- जल विलेय विटामिन–
  विटामिन-B काम्पलेक्स
  विटामिन-C
- विटामिन-A—5000 IU/kg Body वजन/दिन की मात्रा ली जाती है।
- विटामिन-D—400 IU (.025 mg)/Day मात्रा।
- विटामिन-E—10-30 mg/Day मात्रा।
- विटामिन-K—सही मात्रा का अभी निर्धारण नहीं है।
- विटामिन-B काम्पलेक्स
- विटामिन-B_1 का दूसरा नाम थायमीन है जो कि 50-100mg ली जाती है।
- विटामिन-B_2 का दूसरा नाम राइबोफ्लेविन है जिसकी 5-10mg मात्रा प्रतिदिन ली जाती है।
- विटामिन-B_6 का दूसरा नाम पायरीडोक्सिन है जो 50-100mg ली जाती है।
- विटामिन-B_{12} का दूसरा नाम सायनोकोबाल्मिन है जो प्रतिदिन 2.5 μ/mg जरूरत है।
- अत्यधिक मात्रा में सोडियम की मात्रा हाइपरनेट्रियम कहलाता है।
- साडियम की कमी हाइपोनेट्रियम कहलाती है।
- पोटेशियम की अधिकता हाइपरकेलिमिया कहलाती है।
- पोटेशियम की कमी को हाइपोकेलेमिया कहते हैं।
- कटि बेधन (लम्बर पन्चर) में तीसरी कटि कशेरुका का CSF निकाला जाता है।

वस्तुनिष्ठ प्रश्नावली

1. Myocardial Interaction का सर्वाधिक कारण है
A. कोरोनरी आर्टी स्पाज्म
B. एथिरीयोस्क्लेरीयोसिस
C. कोरोनरी आर्टी थ्रोम्बोसिस
D. कोरोनरी ऐट्रेराइटीस

2. Rheumatic Fever का सबसे अधिक कारण है
A. बीटा हीमोलाइटिक स्ट्रेप्टोकोकाई
B. स्टेफाइलोकोक्कस यूरेस
C. स्टेफाइलोकोक्कस एल्बस
D. न्यूमोकोक्कस

3. ECG में सबसे छोटा खाना बराबर होता है
A. 0.04 sec B. 0.4 sec
C. 0.02 sec D. 0.2 sec

4. Hemiplegia से तात्पर्य है
A. Paralysis of any side
B. Paralysis of Upper Extremity
C. Paralysis of Lower Extremity
D. Paralysis of one half of the body

5. Paraplegia से तात्पर्य है
A. Paralysis of any site
B. Paralysis of Upper Extremity
C. Paralysis of Lower Extremity
D. Paralysis of one half of the body

6. T.B. Lungs के किस हिस्से में सर्वाधिक होती है?
A. Apex B. Base
C. Middle D. Posteriorly

7. शुक्राणु गतिमान होते हैं
A. सेमिनीफेरस ट्यूबल्स में
B. टेस्टिस में
C. ऐपीडिडायमिस में
D. सेमीनल वेसाइकल में

8. Cryptorchidism से तात्पर्य है
A. विकृत टेस्टिस
B. अविकसित टेस्टिस
C. दोनों टेस्टिस उदर में
D. अत्यन्त छोटे टेस्टिस

9. Prepuce जब tight होती है तब इसे ग्लान्स पेनिस से पीछे खींच तो सकते हैं पर यह पुनः वापिस ग्लान्स पेनिस पर नहीं आती है, यह घटना कहलाती है?
A. Epispadias B. Phimosis
C. Paraphimosis D. Hypospadias

10. Hypothyrodism का कारण है
A. थायराइड ग्रन्थि की ऐट्रोफी
B. टोटल थायरोइडेक्टोमी का कोम्पलीकेशन
C. ऐन्टिथायरोइड ड्रग का कोम्पलीकेशन
D. उपरोक्त सभी

11. हाइड्रोसील का लक्षण है
A. Swelling B. दर्द
C. अपारदर्शी D. उपरोक्त सभी

12. Ophthalmoscope की खोज की
A. पाश्चर ने B. राबर्ट कोच ने
C. बेबीज ने D. फ्लेमिंग ने

13. शरीर में सबसे अधिक आयोडीन पाया जाता है
A. Liver में B. Thyroid में
C. Blood में D. Spleen में

14. Calcitonin हारमोन बनता है
A. Pancreas से
B. B Cell of Thyroid से
C. Cell of Thyroid से
D. C Cell of Thyroid से

15. निम्न में से Hyper parathyroidism का सबसे अधिक लक्षण है
A. Fracture B. Osteoporosis
C. Renal Stone D. Polyurea

16. Hyper parathyroidism का उपचार है
A. दवाइयां
B. कैल्सियम ग्लुकोनेट
C. सभी चारों ग्रन्थियों को हटाना
D. सभी ग्रन्थियों को हटाना + कटे हुए उत्तक को बांह में स्थापित करना

17. हाइड्रोसील पाई जाती है

A. Brain में B. Kidney में
C. Testis में D. उपरोक्त सभी में

18. Testis में सबसे अधिक पाया जाने वाला ट्यूमर है

A. ट्रेटोमा B. सेमीनोसा
C. लिम्फोमा D. हाजकिन्स डिजीज

19. सेमीनोमा का उपचार है

A. Orchiectomy
B. Orchiectomy + Radiotherapy
C. Orchiectomy + Chemotherapy
D. उपरोक्त सभी

20. Parathyroidectomy का complication है

A. Bleeding B. Tetany
C. Infection D. उपरोक्त सभी

21. Diabetes Mellitus का कारण है

A. इन्सुलीन का कम उत्पादन
B. इन्सुलीन का नष्ट होना
C. इन्सुलीन के प्रति उत्तकों में प्रतिरोध
D. उपरोक्त सभी

22. Direct ophthalmoscope द्वारा जांच कितनी दूरी से करते हैं

A. 15 cm B. 25 cm
C. 10 cm D. 20 cm

23. Heart patient को surgery के पश्चात् कौन-सी अवस्था में रखते हैं

A. Dorsal Position
B. Semi Fowler's Position
C. Elevated Foot Position
D. Supine Position

24. Reactionary Haemorrhage होता है

A. ऑपरेशन के समय
B. प्रथम 24 घण्टे में
C. प्रथम सात दिन में
D. प्रथम तीन दिन में

25. हार्टमान सोल्यूशन में होता है

A. सोडियम क्लोराइड B. कैल्शियम क्लोराइड
C. सोडियम लेक्टेट D. उपरोक्त सभी

26. सबसे अधिक पोटेशियम पाया जाता है

A. R.L.
B. Hartman's Solution
C. Darrow's Solution
D. N.S.

27. हृदयरोगी में Surgery के पश्चात् प्रत्येक घण्टे में Urine output कितना होना चाहिए?

A. 100-110 ml B. 5-10 ml
C. 15-30 ml D. कोई निश्चित नहीं

28. Operation के पश्चात् Primary haemorrhage होता है

A. तत्काल B. 24 घण्टे में
C. 48 घण्टे में D. 72 घण्टे में

29. 65 वर्ष से अधिक के पुरुषों में सबसे अधिक पाया जाने वाला कैंसर है

A. फेफड़ों का कैंसर B. टेस्टीस का कैंसर
C. प्रोस्टेट का कैंसर D. गले का कैंसर

30. कार्सीनोमा पेनिस से बचाव है

A. टीका लगाकर
B. जन्म के बाद circumcision से
C. किमोप्रोफाइलेक्सीस द्वारा
D. बचाव सम्भव नहीं

31. Tetrology of Fallot में सम्मिलित है

A. Right Ventricle Hypertropy
B. Pulmonary Stenosis
C. V.S.D.
D. उपरोक्त सभी

32. घाव भरने में महत्त्वपूर्ण है

A. Vit. C B. Protein
C. Zinc D. उपरोक्त सभी

33. निम्न में से कौन-सी Immunoglobulin नहीं पाई जाती है?

A. Ig A B. Ig C
C. Ig M D. Ig E

34. सबसे अधिक पाई जाने वाली Immunoglobulin है

A. Ig G B. Ig A
C. Ig M D. Ig E

35. β-Thalassemia में होता है?
A. अल्फा चेन की कमी
B. बीटा चेन की कमी
C. गामा चेन की कमी
D. डेल्टा चेन की कमी

36. Thalassemia के उपचार में सम्मिलित नहीं है
A. Blood Transfusion
B. Splenectomy
C. Iron
D. Emotional Support

37. सबसे अधिक पाया जाने वाला Thalassemia है
A. Alpha Thalassemia
B. Beta Thalassemia
C. Gamma Thalassemia
D. Delta Thalassemia

38. सामान्य Adult Haemoglobin में होता है
A. दो अल्फा, दो बीटा चेन
B. दो अल्फा, दो गामा चेन
C. एक अल्फा, एक बीटा चेन
D. एक अल्फा, एक गामा चेन

39. Ig G Immunoglobulin पाई जाती है
A. माता के दूध में B. हृदय में
C. आँखों में D. उपरोक्त किसी में नहीं

40. Ig A अधिक पाई जाती है
A. श्लेषमा में B. लार में
C. आंसुओं में D. उपरोक्त सभी में

41. न्यूमोनिया का सबसे अधिक पाया जाने वाला कारण है
A. न्यूमोकोक्कस B. स्ट्रेप्टोकोक्कस
C. स्टेफायलोकोक्कस D. माइकोप्लाज्मा

42. Atypical Pneumonia किससे होता है?
A. न्यूमोकोक्कस B. स्ट्रेप्टोकोक्कस
C. स्टेफाइलोकोक्कस D. माइकोप्लाज्मा

43. वायरल न्यूमोनिया का युवावस्था में सबसे अधिक कारण है
A. एडिनो वायरस B. इन्फ्लूएन्जा वायरस
C. R.S.V. वायरस D. रूबिओला वायरस

44. वायरल न्यूमोनिया का बच्चों में सबसे अधिक कारण है
A. एडिनो वायरस B. इन्फ्लूएन्जा वायरस
C. R.S.V. वायरस D. रूबिओला वायरस

45. Tetrology of Fallot में Hypoxic Spell की रोकथाम के लिए अवस्था होगी
A. Fowler's Position
B. Knee-Chest Position
C. Trendelberg Position
D. Dorsal Position

46. नवजात शिशु में सामान्य B.P. होगा
A. 110/70 mm/Hg B. 120/80 mm/Hg
C. 90/50 mm/Hg D. 110/80 mm/Hg

47. जन्म के कितने समय पश्चात् Ductus Arteriosus कार्य करना बंद कर देता है?
A. 24-48 hrs B. 10-15 hrs
C. 48-72 hrs D. 3 months

48. Hirsutism से तात्पर्य है
A. आवाज का बारीक होना
B. आवाज का मोटा होना
C. अत्यधिक बालों का होना
D. कम बालों का होना

49. Syncope से अभिप्राय है
A. Feeling of Heart Sound
B. Transient Loss of Consciousness
C. Difficulty in Breathing on Lying Down
D. A type of Psychiatric Disorder

50. Wilm's tumour का सबसे अधिक पाया जाने वाला लक्षण है
A. Abdominal Lump B. Fever
C. Hematuria D. Pain

51. Wilm's tumour में कौन-से नम्बर का क्रोमोसोम प्रभावित होता है?
A. 12 B. 11
C. 13 D. 14

52. First Heart Sound का कारण है
A. Mitral Valve का बंद होना
B. Mitral & Tricuspid Valve का बंद होना
C. Tricuspid Valve का बंद होना
D. Semilunar Valve का बंद होना

53. एक वर्ष की आयु के बाद Cynotic Heart disease का सर्वाधिक कारण है
A. T.G.A.
B. T.O.F.
C. ट्राइकस्पीड एट्रेशिया
D. कोआर्कटेशन ऑफ ऐओरटा

54. हृदय रोग में कौन-सी जांच कराएँगे?
A. ECG
B. Urine
C. Blood
D. उपरोक्त सभी

55. ECG में P-Wave बताती है
A. Atrial Depolarisation
B. Ventricle Depolarisation
C. Atrial Repolarisation
D. Ventricle Repolarisation

56. हाइड्रोसिल में द्रव एकत्र होता है
A. ट्यूनिका एल्ब्रुजीनिया में
B. ट्यूनिका वेजाइनेलीस में
C. ट्यूनिका प्रोसीयस में
D. उपरोक्त सभी में

57. Lungs Abscess का सबसे अधिक कारण है
A. एनैरोबिक बैक्टीरिया
B. स्ट्रेप्टोकोक्कस
C. वाइरस
D. स्टेफाइलोकोक्कस

58. Asthalin में पाया जाता है
A. Ipratoprium Bromide
B. Salbutamol
C. Aminophylline
D. Codine

59. ECG में QRS Complex बताता है
A. Atrial Depolarisation
B. Atrial Repolarisation
C. Ventricle Depolarisation
D. Ventricle Repolarisation

60. हृदय में Electric activity का उदगम् होता है
A. Purkinje Fibres में
B. Bundle of His में
C. S.A. Node में
D. A.V. Node में

61. सामान्य Arm to tongue का Circulation time है
A. 60 sec
B. 45 sec
C. 15 sec
D. 30 sec

62. Orchitis से तात्पर्य है
A. ओवरी में सूजन
B. टेस्टीस में सूजन
C. फैलोपीयन ट्यूब में सूजन
D. एक प्रकार का ट्यूमर

63. Cardiac Catheterization के उद्देश्य हैं
A. Cardiac Output का निर्धारण
B. Cardiac Chamber व Vessels को देखने हेतु
C. Cardiac Chamber का Pressure निर्धारण हेतु
D. उपरोक्त सभी

64. सामान्य Stroke Volume है
A. 50 ml/Beat
B. 60 ml/Beat
C. 80 ml/Beat
D. 70 ml/Beat

65. Hypertension के कारण Kidney में होने वाला परिवर्तन कहलाता है
A. नेफ्रोपटोसिस
B. पॉलीसिस्टटिक किडनी
C. नेफ्रोस्केलोरीयोसिस
D. हाइड्रोनेफ्रोसिस

66. पाइलोनेफ्राइटिस का सबसे अधिक कारण है
A. गर्भावस्था
B. इम्यूनोडिफीसोयेन्ट डिजीज
C. डाइबिटिज
D. UTI

67. Testis का सामान्य मार्ग से अतिरिक्त और कहीं पाया जाना कहलाता है
A. Ectopic testis
B. Incomplete Descended Testis
C. Cryptorchidism
D. उपरोक्त सभी

68. Pericarditis का अभिप्राय है
A. Epicardium में Inflammation
B. Myocardium में Inflammation
C. Endocardium में Inflammation
D. उपरोक्त सभी

69. Pericarditis का कारण है
A. Infection
B. Immunological Disease
C. Idiopathic
D. उपरोक्त सभी

70. Atherosclerosis के लिए Risk Factor है
A. Smoking B. Hypertension
C. Diabetes D. उपरोक्त सभी

71. M.I. से बचने में सहायक है?
A. Increased LDL
B. Increased VLDL
C. Increased HDL
D. Increased Triglyceride

72. Pericardio centesis कौन-से नम्बर की नीडिल से करते हैं?
A. 18 गॉज B. 21 गॉज
C. 25 गॉज D. 27 गॉज

73. Varicocele पाई जाती है?
A. पुरुषों में B. महिलाओं में
C. उपरोक्त दोनों में D. वृद्धों में

74. M.I. में कौन-सा एन्जाइम बढ़ जाता है?
A. CPK–MB
B. SGOT
C. LDH
D. उपरोक्त सभी

75. M.I. में most specific enzyme जो बढ़ता है
A. CPK–MB B. SGOT
C. LDH D. Amylase

76. M.I. का सबसे अधिक पाया जाने वाला Complication है?
A. Pericarditis
B. Papillary Muscles Rupture
C. Arrhythmia
D. Shock

77. भारत में सबसे अधिक होने वाली poisoning है
A. Organophosphorus Poisoning
B. Nux Vomica
C. Cannabis
D. Gelsemium

78. C.P.R. करते समय Sternum को कितना दबाते हैं?
A. 2–2½ inch B. 1½–2 inch
C. 1–1½ inch D. ½–1 inch

79. Infant में C.P.R. करते समय उपयोग में लाते हैं?
A. हथेलियाँ
B. इन्डेक्स व मिडिल फिंगर
C. पूरा हाथ
D. पांचों फिंगर

80. M.I. का Diagnosis किससे होता है?
A. ECG से
B. CPK–MB Enzyme से
C. LDH Enzyme से
D. उपरोक्त सभी से

81. M.I. का लक्षण है?
A. Chest Pain B. Pain epigestrium
C. Vomiting D. उपरोक्त सभी

82. Infant में C.P.R. करते समय Chest को दबाते हैं?
A. 1 से 2 सेमी B. 2 से 3 सेमी
C. 3 से 4 सेमी D. ½ से 1 सेमी

83. जन्म के कितने समय पश्चात् Foramen Ovale कार्य करना बंद कर देता है?
A. 1.5 माह B. 3 माह
C. 12 माह D. 6 माह

84. Thyroid ग्रन्थि निम्न हारमोन बनाती है
A. T-3
B. T-3, T-4
C. T-3, T-4, TSH
D. T-3, T-4, Calcitonin

85. थायरोइड हारमोन के संश्लेषण में कार्य आता है
A. कैल्सियम B. फ्लोरीन
C. आयोडीन D. सोडियम

86. CHF का निदान होता है
A. X-ray Chest से
B. ECG से
C. Clinical Diagnosis से
D. उपरोक्त सभी से

87. CHF का उपचार नहीं है
A. O_2 व Bed Rest B. Diuretics
C. Emotional Rest D. R.L. Drip

88. ट्यूबर क्यूलीन रिएक्शन उदाहरण है
A. इक्यून कोम्पलेक्स रिएक्शन का
B. सेल-मिडिऐट रिएक्शन का
C. एनफाइलेटिक रिएक्शन का
D. हे-फीवर का

89. Infant में C.P.R. करते समय Cardiac Compression करते हैं?
A. Upper Sternum पर
B. Middle Sternum पर
C. Lower Sternum पर
D. Heart पर

90. C.P.R. करते समय, Arm की Position होनी चाहिए
A. Straight Arm Position
B. Flexed Elbow Position
C. Straight Wrist Position
D. उपरोक्त में से कोई भी नहीं

91. Digitalis का कार्य है
A. Dyspnoea से मुक्ति देना
B. Heart की संकुचन क्षमता बढ़ाना
C. Urine output बढ़ाना
D. Heart Rate को कम करना

92. Cardiac Monitor में सामान्यतया कौन-सी ECG Lead का उपयोग अधिक होता है?
A. Lead I B. Lead II
C. Lead III D. सभी का बराबर

93. सामान्यतया PR Interval होता है
A. 0.01 sec – 0.02 sec
B. 0.05 sec – 0.12 sec
C. 0.12 sec – 0.20 sec
D. 0.20 sec – 0.28 sec

94. सामान्य QRS अवधि होती है
A. 0.02 – 0.06 sec B. 0.1 – 0.5 sec
C. 0.06 – 0.10 sec D. 0.5 – 0.7 sec

95. CHF के लक्षण हैं
A. Dyspnoea B. Peripheral oedema
C. Weakness D. उपरोक्त सभी

96. Lanoxin में आता है
A. Betamethasone B. Digoxin
C. Frusemide D. Spironolactone

97. SA Node कहां स्थित होता है?
A. Left Atrium B. Right Ventricle
C. Left Ventricle D. Right Atrium

98. कौन-से Vaccine से Congenital heart disease कम हो सकती है?
A. Measles B. Diphtheria
C. Rubella D. उपरोक्त में से कोई नहीं

99. Palpitation से अभिप्राय है
A. रोगी को हृदय की धड़कन महसूस होना
B. एक प्रकार का सिरदर्द
C. पाल्पीटेशन करना
D. चलने पर काल्फ मसल्स में दर्द

100. एन्टीबॉडी बनती है
A. एल्बुमीन से B. गामा ग्लोब्यूलीन से
C. अल्फा ग्लोब्यूलीन से D. बीटा ग्लोब्यूलीन से

101. एक वयस्क में 1 यूनिट प्लेटलेट्स चढ़ाने पर प्लेटलेट्स की संख्या बढ़ती है
A. दस हजार B. एक लाख
C. पचास हजार D. पच्चीस हजार

102. Acute Pulmonary Oedema का रोगी जिसका BP अधिक हो, रखा जाता है
A. Propped up Position
B. Foot Elevated Position
C. Smith's Position
D. Dorsal Position

103. हृदय रोगी में Surgery के पश्चात् आने वाली complication है
A. Low Cardiac Output
B. Pericarditis
C. Cardiac Arrythmias
D. उपरोक्त सभी

104. हृदयरोगी को surgery के पश्चात् दी जाने वाली O_2 की सान्द्रता है
A. 60% B. 40%
C. 90% D. 100%

105. Blood Transfusion के पश्चात् सबसे अधिक होने वाली एलर्जी क्रिया है

A. Dyspnoea B. Whuzing
C. Urticaria D. Fever

106. निम्न में से सर्वाधिक दाता ब्लड ग्रुप है (Universal Donor)

A. A B. B
C. AB D. O

107. Aortic Aneurysms का सबसे मुख्य कारण है?

A. Bacteria B. Alcohol
C. Diabetes D. Atherosclerosis

108. Hypertension का सर्वाधिक कारण है?

A. ऐसेन्सियल हाइपरटेन्शन
B. रीनल पेरेनकायमल डिजीज
C. काआर्कटेशन आफ एओर्टा
D. फेक्रोमासायटोमा

109. Secondary Hypertension का सर्वाधिक कारण है?

A. फेक्रोमासायटोमा
B. कोआर्कटेशन आफ एओर्टा
C. रीनल पेरेनकायमल डिजीज
D. नमक का अधिक उपयोग

110. M.I. का रोगी काम पर पुनः कब लौट सकता है?

A. 15 दिन पश्चात् B. 30 दिन पश्चात्
C. 45 दिन पश्चात् D. 90 दिन पश्चात्

111. M.I. का घाव कितने समय में ठीक होता है?

A. 15 दिन में B. 7 दिन में
C. 30 दिन में D. 45 दिन में

112. Venous pressure के बारे में सत्य है?

A. यह वेन में प्रेशर को मापता है
B. इसे गर्दन की वेन से मापते हैं
C. इसे सीवीपी से मापते हैं
D. उपरोक्त सभी

113. सामान्य C.V.P. का मान है

A. 2 से 4 सेमी. प्रेशर आफ वाटर
B. 4 से 10 सेमी. प्रेशर आफ वाटर
C. 10 से 15 सेमी. प्रेशर आफ वाटर
D. उपरोक्त में से कोई नहीं

114. सामान्य arm to tongue circulation time है

A. 60 सेकण्ड B. 45 सेकण्ड
C. 15 सेकण्ड D. 30 सेकण्ड

115. Angina pectoris का कारण है

A. हृदय की पेशियों का मुलायम होना
B. हृदय की पेशियों का सख्त होना
C. हृदय की पेशियों को पर्याप्त O_2 न मिलना
D. हृदय की पेशियों में अत्यधिक तनाव होना

116. Thromboangitis obliterens में सबसे अधिक सम्मिलित होता है?

A. Coronary Artery B. Abdominal Aorta
C. Lower Limb D. Upper Limb

117. Burger's disease का कारण है?

A. धूम्रपान
B. एल्कोहल
C. अधिक वसायुक्त भोजन
D. संक्रमण

118. Burger's disease किस आयु वर्ग में ज्यादा होती है?

A. 40-70 वर्ष B. 10-20 वर्ष
C. 20-30 वर्ष D. 40-50 वर्ष

119. निम्न में से P.V.D. का उदाहरण नहीं है?

A. ऐथिरोस्क्लेरोसिस
B. थ्रोम्बोएन्जाइटिस ओबलीटेरीन्स
C. रेनॉड्स डिजीज
D. डायबिटिज इन्सीपिडस

120. Saddle embolism का तात्पर्य है?

A. शिराओं में इम्बोलस
B. धमनी के द्विविभाजन पर इम्बोलस
C. लसिका वाहिकाओं में इम्बोलस
D. अस्पताल में भर्ती व्यक्तियों में इम्बोलस

121. Air embolism का कारण है?

A. केसियन डिजीज
B. अबोर्शन (Abortion)
C. I.V. ड्रिप से हवा प्रवेश
D. उपरोक्त सभी

122. Aneurysm से तात्पर्य है?
A. शिरा के किसी खण्ड में फैलाव
B. धमनी के किसी खण्ड में फैलाव
C. नर्व का किसी खण्ड पर चौड़ा होना
D. नर्व का किसी जगह से टूटना

123. Aneurysm किसमें सबसे अधिक पाया जाता है?
A. फीमोरल आर्टरी में
B. कैरोटिड आर्टरी में
C. पोपलीटियल धमनी में
D. ऐबडोमिनल एओर्टा

124. Thrombophlebitis से अभिप्राय है?
A. थक्के के कारण धमनी में सूजन
B. थक्के के कारण शिरा में सूजन
C. थक्के के कारण लिम्फेटिक वेसल्स में सूजन
D. उपरोक्त सभी

125. Varicose vein के बारे में सत्य है?
A. Lower limb में थकान व दर्द
B. ट्रेन्डेलबर्ग टेस्ट पोजिटिव
C. शिराओं के वाल्व की अक्षमता
D. उपरोक्त सभी

126. U.T.I. में सबसे अधिक जो सूक्ष्मजीवी सम्मिलित होता है?
A. ई. कोलाई B. स्टेफाइलोकोक्कस
C. प्रोटियस D. केल्बसेला

127. U.T.I. का सबसे अधिक कारण है?
A. वेसिकोयूरीथ्रल रिफलेक्स
B. हाइपरटेन्शन
C. ग्लोमेरूलोनेफ्राइटिस
D. पोलीसिस्टिक किडनी

128. सबसे अधिक पाये जाना वाला रीनल स्टोन है?
A. मिक्सड स्टोन B. कैल्सियम स्टोन
C. यूरिक एसिड स्टोन D. सिस्टाइन स्टोन

129. यदि यूरेटर के निचले 1/3 हिस्से में स्टोन है तो सर्वोत्तम प्रबन्धन है?
A. यूरेटरोलिथोटोमी
B. ESWL
C. यूरेटरोस्कोपिक स्टोन रिमूवल
D. उपरोक्त सभी

130. एक वर्ष से कम के बच्चों में सबसे अधिक पाये जाने वाली मैलिगनैन्सी है?
A. न्यूरोब्लास्टोमा B. नेफ्रोब्लास्टोमा
C. हाइपरनेफ्रोमा D. एडीनोमा

131. किडनी में सबसे अधिक पाये जाने वाला ट्यूमर है?
A. विल्मस ट्यूमर B. नेफ्रोब्लास्टोमा
C. हाइपरनेफ्रोमा D. ऐडीनोमा

132. Hypernephroma का सबसे अधिक लक्षण है?
A. लम्प B. इन्टरमीटेन्ट हैमेच्यूरिया
C. दर्द D. वजन में कमी

133. Tuberculosis of kidney का लक्षण नहीं है?
A. पेशाब का कम आना
B. मूत्र त्याग करते समय दर्द होना
C. हिमेच्यूरिआ
D. हल्का बुखार

134. Tuberculosis of kidney का सर्वप्रथम लक्षण है?
A. पेशाब का बार-बार आना
B. मूत्र त्याग करते समय दर्द होना
C. हिमेच्यूरिया
D. पेशाब का रुक जाना

135. किसमें रीनल केलीक्स पर mouth eaten appearance मिलती है?
A. पॉलीसिस्टीक किडनी B. हाइड्रोनेफ्रोसिस
C. टी.बी. किडनी D. नेफ्रोस्क्लेरियोसिस

136. Acute Glomerulonephritis में संक्रमण का स्रोत है?
A. टोन्सिल B. फेरींक्स
C. त्वचा D. उपरोक्त सभी

137. Acute Glomerulonephritis में उपचार से कितने प्रतिशत सही हो जाते हैं?
A. 65% B. 75%
C. 85% D. 95%

138. यदि Airway में Foreign body है तो Emergency में प्रबन्धन है?
A. Richard's Maneuver
B. Janson Maneuver
C. Hanson Maneuver
D. Heimlich Maneuver

139. यदि External bleeding है तो सर्वप्रथम करेंगे?
A. R.L. Drip B. X-ray
C. Direct Pressure D. Splint

140. Charcoal का प्रयोग होता है?
A. Tumour में B. Infection में
C. Poisoning में D. Skin Disease में

141. एक लम्बे समय से, भर्ती रोगी में Emboli की सम्भावना में Nursing Intervention है?
A. Elevation of Leg
B. Use of Butterfly Needle
C. Listening for Lung Sound
D. उपरोक्त सभी

142. Critical Care Unit में कौन-सी drug का nursing implication monitor heart rate व urine output and contraindicated with glaucoma है?
A. Lasix B. Atropine
C. Lidocane D. Dopamine

143. निम्न में से ATT नहीं है?
A. Isoniazid B. Rifampicin
C. Ethambutol D. Albendazole

144. Dapsone Drug किसमें कार्य करती है?
A. T.B. B. Leprosy
C. AIDS D. Ascariasis

145. Shock से तात्पर्य है?
A. शरीर के अंगों को अपर्याप्त रक्त प्रवाह
B. शरीर के उत्तकों में (O_2) ऑक्सीजन की कमी
C. Hypoxia के कारण शरीर के अंगों का फेल होना
D. उपरोक्त सभी

146. आंतों में सामान्य रूप से पाये जाने वाला बैक्टीरिया है?
A. क्लोस्ट्रीडियम परफेन्जियस
B. ई. कोलाई
C. एनैरोब्स
D. उपरोक्त सभी

147. Exudates जिसमें Mucous Secretion हो कहलाता है?
A. Purulent B. Catarrhal
C. Sanguineous D. Sero-Sanguineous

148. यदि रक्त में बैक्टीरिया है व इसके टॉक्सिन हैं व वह वृद्धि कर रहा है तो कहलाता है?
A. बैक्टीरीमिया B. सेप्टीसीमिया
C. सैकण्डरी इन्फेक्शन D. संक्रमण

149. Ischemia को लम्बे समय तक सहन कर सकता है?
A. हेपेटोसाइट B. कंकाक पेशियां
C. न्यूरोन D. मायोकार्डियम

150. Inflammation का चिह्न नहीं है?
A. ट्यूमर B. केलोर
C. डोलोर D. पेलोर (Pallor)

151. Wound में सबसे अधिक संक्रमण होता है?
A. क्लोस्ट्रीडियम B. स्ट्रेप्टोकोक्कस
C. स्यूडोमोनास D. स्टेफाइलोकोक्कस यूरेस

152. Tetanus के उपचार में सम्मिलित है?
A. Diazepam
B. Tetanus Immunoglobulin
C. Penicillin
D. उपरोक्त सभी

153. अंगुली के सिरे में soft tissue का infection कहलाता है?
A. पेरोनचियां B. फेलोन
C. सेल्यूलाइटिस D. उपरोक्त सभी

154. घाव में ग्रेन्यूलेशन Tissue होता है?
A. मृत ऊतक
B. नया बना वेस्कुलर ऊतक
C. बैक्टीरिया द्वारा संक्रमित ऊतक
D. पुराना जीवित ऊतक

155. घाव में सर्वप्रथम कौन-सी कोशिकाएँ आती हैं?
A. Neutrophils B. Lymphocytes
C. Monocytes D. Eosinophils

156. Ig E की Serum में मात्रा है?
A. 10% B. 7%
C. 1% D. 0.002%

157. निम्न में से कौन-सी इम्यूनोग्लोब्यूलीन Allergy से संबंधित है?
A. Ig G B. Ig A
C. Ig M D. Ig E

158. Blood Transfusion की अधिकतम dose है?
A. 10 ml/kg B. 20 ml/kg
C. 5 ml/kg D. 15 ml/kg

159. Blood Transfusion पर होने वाली reaction है?
A. वोल्यूम ओवरलोड B. हाइपोकेल्सिमियां
C. थ्रोम्बोसाइटोपिनियां D. उपरोक्त सभी

160. Autoimmune Disease का उदाहरण नहीं है?
A. SLE
B. आयरन डेफिसिएन्सी डिजीज
C. मिस्थेनियां ग्रेविस
D. परनीसियस एनीमिया

161. Autoimmune Disease में Immune System
A. सामान्य रहता है
B. शरीर के ऊतकों व बाहरी एन्टीजन में भेद नहीं कर पाता
C. अत्यधिक कम हो जाता है
D. अत्यधिक बढ़ जाता है

162. शरीर के द्रवों के कितने pH पर मृत्यु हो जाती है?
A. 7.2 B. 7.4
C. 7.6 D. 8

163. शरीर में K^+ की कमी होती है?
A. चिन्ता व तनाव से
B. चोट लगने पर
C. सर्जरी से
D. उपरोक्त सभी से

164. शरीर में केवल पानी की कमी हो तो लक्षण नहीं होगा?
A. अत्यधिक प्यास B. शुष्क त्वचा
C. ठण्डी त्वचा D. मूत्र त्याग कम होना

165. Oedema के उपचार में सम्मिलित नहीं है?
A. ऑक्सीजन
B. प्रभावित भाग को ऊपर उठाना
C. स्पेंग
D. सोडियम की मात्रा को बढ़ाना

166. निम्न में से सोडियम की कमी का कारण है?
A. Oedema
B. Diarrhoea & Vomiting
C. Burns
D. उपरोक्त सभी

167. हाइपरकेलेमिया का कारण नहीं है?
A. अत्यधिक ट्रोमा
B. भोजन में अत्यधिक पोटेशियम
C. बार-बार मूत्र आना
D. मेटाबोलीक एसीडोसिस

168. Serum calcium की सामान्य मात्रा है?
A. 2.3-4.0 Meq. Litre
B. 4.5-5.8 Meq. Litre
C. 1.2-2.3 Meq. Litre
D. उपरोक्त में से कोई नहीं

169. रक्त में बाइकार्बोनेट व कार्बोनिक एसिड का सामान्य अनुपात है?
A. 18 : 1 B. 1 : 20
C. 20 : 1 D. 1 : 18

170. Whole Blood को कितने तापक्रम पर संग्रहित करते हैं?
A. 8ºC B. 4ºC
C. – 8ºC D. – 4ºC

171. 1 ml में कितनी बूंदे होती हैं?
A. 10 Drops B. 12 Drops
C. 15 Drops D. 20 Drops

172. Parenteral route में कौन-सा Route नहीं है?
A. IV B. Oral
C. IM D. SC

173. AIDS में न्यूमोनिया का मुख्य कारण है?
A. न्यूमोकोक्कस B. क्लेमाइडिया
C. न्यूकोसिस्टीक क्रेनाई D. माइकोप्लाज्मा

174. एसिड फास्ट बैसिलाई है?
A. ट्यूबरक्यूलीन बैसिलाई
B. माइकोबैक्टीरियल लेप्रे
C. उपरोक्त दोनों
D. माइकोप्लाज्मा

175. Lungs Abscess से अभिप्राय है?
A. Inflammation of lungs tissue
B. Cavity formation in lungs tissue
C. Suppurative necrosis of lungs tissue
D. Consolidation of lungs tissue

176. किसके Sputum में Crushman's spirals में (क्रशमानस स्पाइरल) पाया जाता है?
A. Emphysema B. Chronic bronchitis
C. Asthma D. उपरोक्त सभी

177. सबसे अधिक किस प्रकार का Emphysema पाया जाता है?
A. Panacinar B. Centricenan
C. Distal Acinar D. Irregular

178. Asthma में कौन-सा Reaction होता है?
A. Type I Hypersensitive Reaction
B. Type II Hypersensitive Reaction
C. Type III Hypersensitive Reaction
D. Type IV Hypersensitive Reaction

179. Burger's disease का सर्वप्रथम लक्षण है?
A. कोलडनेस व नम्बनेस B. अल्सरेशन
C. दर्द D. साइनोसिस

180. Burger's disease का उपचार नहीं है?
A. धूम्रपान को रोकना B. दर्द निवारक दवाईयां
C. बिस्तर पर आराम D. सिम्पेथैक्टोमी

181. एक वयस्क व्यक्ति में प्रतिदिन Stool में कितना द्रव उत्सर्जित होता है?
A. 200-300 ml B. 100-150 ml
C. 250-300 ml D. 500-600 ml

182. सामान्य IOP होता है?
A. 5-10 mm/Hg B. 21-23 mm/Hg
C. 10-21 mm/Hg D. 15-25 mm/Hg

183. Hyphamea से अभिप्राय है?
A. दूर की वस्तु साफ दिखाई न देना
B. पास की वस्तु साफ दिखाई न देना
C. Anterior chamber में Blood
D. Posterior chamber में Blood

184. Hypermetropia का उपचार है?
A. Cylandrical Lense
B. Convex Lense
C. Concave Lense
D. उपरोक्त सभी

185. कितना Anisometropia सहन हो सकता है?
A. 2.5 Dioptre B. 3.5 Dioptre
C. 1.5 Dioptre D. 4.5 Dioptre

186. Presbyopia से अभिप्राय है?
A. वृद्धावस्था में निकट व दूर दोनों दृष्टि का कम होना
B. रात्रि में कम दिखाई देना
C. नेत्र में लेंस का न होना
D. दूर की वस्तु साफ दिखाई नहीं देना

187. Cornea का Curvature नापते हैं?
A. Cytometer द्वारा B. Tonometer द्वारा
C. Perimeter द्वारा D. Keratometer द्वारा

188. Tracoma में होता है?
A. Cataract
B. Keratoconjunctivities
C. Tumour
D. Glaucoma

189. Tracoma का कारण है?
A. *Salmonella*
B. *Staphylococcus*
C. *Streptococcus*
D. *Clamydia trachomitis*

190. Pinkeye से अभिप्राय है?
A. Acute protozoal conjunctivitis
B. Acute viral conjunctivitis
C. Acute bacterial conjunctivitis
D. Acute fungal conjunctivitis

191. एक रोग जो केवल पुरुषों में होता है?
A. एथिरीयोस्केलीरियोसिस B. ब्रजरस डिजीज
C. रेनोल्ड डिजीज D. ग्रेविस डिजीज

192. Hypernetremia से अभिप्राय है?
A. Blood की अम्लीयता का घटना
B. Blood की क्षारीयता का घटना
C. Blood में सोडियम का बढ़ना
D. Blood में पोटैशियम का बढ़ना

193. Reynaud's disease का उपचार है?
A. ठंड से बचाव
B. नाखून के संक्रमण से बचाव
C. सिम्पैथेक्टामी
D. उपरोक्त सभी

194. Embolism का कारण है?
A. गैस B. वसा
C. रक्त का थक्का D. उपरोक्त सभी

195. निम्न में से anti-hypertensive drug है?
A. स्पाइनोलेक्टोन B. फ्यूरासीमाइड
C. प्रोपेनोलोल D. उपरोक्त सभी

196. Keratoplasty से अभिप्राय है?
A. लेंस प्रत्यारोपण
B. कन्जंक्टाइवल ग्राफ्टिंग
C. कोर्नियल ग्राफ्टिंग
D. आइरिस ग्राफ्टिंग

197. Corneoplasty में कार्निया का उपयोग कितने समय के अन्दर हो तो आदर्श है?
A. 72 घण्टे B. 48 घण्टे
C. 24 घण्टे D. 96 घण्टे

198. Corneal ulcer का उपचार है?
A. Antibiotics Drops
B. Systemic Analgesics
C. Hot Fomantation
D. उपरोक्त सभी

199. कौन-सा protozoa, keratitis कर सकता है?
A. एन्ट एमीबा जिन्जीवेलीस
B. एन्ट एमीबा हिस्टोलाइटिका
C. एकन्थ अमीबा
D. उपरोक्त सभी

200. Chronic valvular heart disease का सर्वाधिक कारण है?
A. जन्मजात हृदय रोग
B. सिफलेटिक हार्ट डिजीज
C. रूयेमेटिक हार्ट डिजीज
D. उपरोक्त में से नहीं

201. Arteriosclerosis से तात्पर्य है?
A. Artery का कड़ा होना
B. Artery का मुलायम होना
C. Artery का लम्बा होना
D. Artery का छोटा होना

202. Thromboangitis obliterins में सम्मिलित होती है?
A. छोटे व मध्यम आकार की ब्लड वेसल्स
B. बड़े आकार की ब्लड वेसल्स
C. सभी ब्लड वेसल्स
D. उपरोक्त में से कोई नहीं

203. Uvitis के लक्षण हैं?
A. Pain
B. Lacrimation
C. Visual disturbance
D. उपरोक्त सभी

204. Conginital cataract का सर्वाधिक मुख्य कारण है?
A. CMV B. HSV
C. Rubella D. Toxoplasma

205. अन्धता का सर्वाधिक कारण है?
A. Tracoma B. Pterygium
C. Glaucoma D. Cataract

206. Cataract से अभिप्राय है?
A. Lens का अपारदर्शी होना
B. Lens का मोटा होना
C. Lens का पतला होना
D. Lens में रक्तवाहिनियों का बढ़ना

207. Infective endocarditis का सबसे अधिक कारण है?
A. स्यूडोमोनास
B. स्ट्रेप्टोकोक्कस व स्टेफाइलोकोक्कस
C. वायरस
D. फंगस

208. Infective mndocarditis का लक्षण है?
A. Fever, Rigor, Chilis
B. Clubbing
C. Petechiae
D. उपरोक्त सभी

209. Infective mndocarditis का उपचार है?
A. Streptomycin B. Penicillin
C. Good nutrition D. उपरोक्त सभी

210. M.I. में कौन-सा एन्जाइम बढ़ेगा?
A. CPK B. SGOT
C. LDH D. उपरोक्त सभी

211. M.I. के लिए सबसे विश्वसनीय एन्जाइम है?
A. CPK-MB B. SGOT
C. LDH D. SGPT

212. Conginital cataract का कारण है?
A. Tetanus B. Psuedumonas
C. Adino Virus D. Germen measles

213. Phacoimulsification में करते हैं?
A. लेंस को केप्सूल सहित बाहर निकालना
B. लेंस को बिना केप्सूल बाहर निकालना
C. लेंस को टुकड़े-टुकड़े करके बाहर निकालना
D. उपरोक्त में से कोई नहीं

214. Cataract का उपचार है?
A. Medical
B. Surgery
C. First medical then surgical
D. Antibiotics

215. IOL किससे बने होते हैं?
A. Elastic tissue B. Plaster of paris
C. PMMA D. Methyl cellulose

216. Red eye का कारण है?
A. Acute irdio cyclitis
B. Acute congestive Glucoma
C. Acute conjunctivities
D. उपरोक्त सभी

217. कार्डियक मोनीटर में सामान्यतया कौन-सी ECG Lead का उपयोग अधिक होता है?
A. Lead I
B. Lead II
C. Lead II & MCL, (V_1)
D. उपरोक्त सभी

218. I.H.D. में सम्मिलित नहीं है?
A. एन्जाइना पेक्टोरिस
B. मायोकार्डियल इन्फ्राक्शन
C. हाइपरटेन्शन
D. उपरोक्त में से नहीं

219. Angio cardiography में देखते हैं?
A. कार्डियक चेम्बर B. कार्डियक वाल्व
C. कोरोनरी वेसल्स D. उपरोक्त सभी

220. Glaucoma से अभिप्राय है?
A. Decreased IOP B. Increased IOP
C. Opacity of lense D. Infection

221. Chronic simple glaucoma का उपचार है?
A. Atropine drops
B. 2% Pilocarpine drops
C. Acitone
D. उपरोक्त सभी

222. Primary closed angle glaucoma के precipitating कारण है?
A. Hypermetropic eye
B. Atropine
C. Emotional excitement
D. उपरोक्त सभी

223. Diamox में पाया जाता है?
A. Frusamid B. Manitol
C. Acitazolamide D. Pilocarpine

224. जब Aneurysm में धमनी की पूरी परिधि सम्मिलित हो तो कहलाता है?
A. सेक्यूलर एन्यूरिज्म B. फ्यूसीफोर्म एन्यूरिज्म
C. डिसेक्टिंग ऐन्यूरिज्म D. उपरोक्त में से नहीं

225. निम्न में से Anti-fungal drug है?
A. Alprazolam B. Rifampin
C. Ketoconazole D. Albendazole

226. यदि Body से Fluid व Electrolyte दोनों का नुकसान हो तो यह कहलाता है?
A. Istonic Fluid loss
B. Hypotonic fluid loss
C. Hypertonic fluid loss
D. उपरोक्त में से नहीं

227. Diabitic retinopathy में सबसे महत्वपूर्ण घटक है?
A. लिंग
B. मूत्र में शक्कर की मात्रा
C. रक्त में शक्कर की मात्रा
D. Diabetes की अवधि

228. Sun Burn कहलाता है?
A. Photo Conjunctivities
B. Photo Keratitis
C. Photo Retinitis
D. Photo Iritis

229. Optic nerve की लंबाई है?
A. 35-88 mm B. 44-47 mm
C. 47-50 mm D. 57-60 mm

230. एक व्यक्ति जो हरे रंग की पहचान नहीं कर पाता है, वो कहलाता है?
A. ट्राइटेनोपिया B. ड्यूटेरेनोपिया
C. प्रोटेनोपियां D. उपरोक्त सभी

231. एक व्यक्ति जिसमें नीले रंग की पहचान नहीं होती, कहलाता है?
A. ट्राइटेनोपिया B. ड्यूटेरेनोपिया
C. प्रोटेनोपिया D. उपरोक्त में से नहीं

232. Blephritis का अभिप्राय है?
A. Inflammation of cornea
B. Inflammation of conjunctiva
C. Inflammation of Retina
D. Inflammation of Eyelid

233. Chalazion में सूजन होती है?
A. Lacrimal gland में B. Zeis gland में
C. Meiobomium में D. उपरोक्त सभी में

234. पलकों के किनारे सामान्य स्थिति में हो पंर झिल्लियां अंदर की ओर मुड़ी हुई हों, कहलाता है?
A. Hardeolum externum
B. Enteropion
C. Triachiasis
D. Hordeolum internum

235. नेत्र गोलक का अन्दर की ओर धसना कहलाता है?
A. Ptosis
B. Trichiasis
C. Enopthalmos
D. Hordeolum internum

236. दवाईयां जो Pupil को छोटा करती है?
A. Cycloplegic B. Miotics
C. Mydritics D. उपरोक्त सभी

237. कृत्रिम आंसू होते हैं?
A. नार्मल सेलाइन के B. PMMA के
C. पालीहाइड्रोकार्बन के D. मिथाइल सेल्यूलोस के

238. 5% डेक्सट्रोस में होता है?
A. Na, Glucose, Water
B. Glucose & Water
C. K, Na, Water
D. सभी सही

239. Aortic surgery के पश्चात् post operative care में सम्मिलित नहीं है?
A. कूल्हे व घुटने का फलेक्शन करना है
B. थ्रोम्बोफेलेबाइटिस जटिलता हो सकती है
C. डोर्सलपेडिस आर्टरी से पल्स लेंगे
D. उपरोक्त सभी

240. Embolism के कारण हो सकता है?
A. श्वास में कठिनता B. नपुंसकता
C. गैंगरीन D. उपरोक्त सभी

241. रीनल पेरेनकाइमा में चीरा लगाकर स्टोन को बाहर निकालना कहलाता है?
A. नेफ्रोलिथोटोमी B. पायलोलिथोटोमी
C. यूरोलिथोटोमी D. उपरोक्त सभी

242. Ear irrigation के लिए solution का तापक्रम है?
A. 24°C B. 38°C
C. 30°C D. 42°C

243. Conductive deafness का कारण है?
A. External Auditary canal में deafness
B. Middle ear का defect
C. T.M. में defect
D. उपरोक्त सभी

244. सामान्यतया होता है
A. Bone Conduction > Air conduction
B. Bone Conduction = Air Conduction
C. Both
D. Air Conduction > Bone Conduction

245. ASOM के लक्षण हैं?
A. Deafness B. Earache
C. Fever D. उपरोक्त सभी

246. Otitic Barotrauma पाया जाता है?
A. Air flight में
B. Under water diving में
C. Pressure chamber में
D. उपरोक्त सभी में

247. CSOM का लक्षण है?
A. लम्बे समय से कान का बहना
B. Tympanic membrane में छिद्र
C. बहरापन
D. उपरोक्त सभी

248. बहरापन को मापने की इकाई है?
A. Candila B. Hz
C. Desible (db) D. Lux

249. Otoscope का उपयोग है?
A. Eye examination हेतु
B. Ear canal की जांच हेतु
C. Oral cavity की जांच हेतु
D. Anal cavity की जांच हेतु

250. Nystagmus से अभिप्राय है?
A. भ्रम की स्थिति उत्पन्न होना
B. असामान्य, लयबद्ध, नेत्रगोलक की जर्की गतियां
C. उठने पर चक्कर आना
D. दो दिखाई देना

251. Septic shock का लक्षण नहीं है?
A. बुखार व कंपकंपी
B. कार्डियक आउटपुट में कमी
C. हाइपरटेन्शन
D. मूत्र त्याग में कमी

252. Fight व Flight क्रिया के लिए कौन-सा हार्मोन जिम्मेदार है?
A. टेस्टोस्टेरोन B. इन्सुलीन
C. ग्रोथ हार्मोन D. ऐड्रेनेलिन

253. Dopamine का उपयोग होता है?
A. Cardiogenic shock में
B. Traumatic shock में
C. Septic shock में
D. उपरोक्त सभी में

254. Vericose vein में होता है?
A. शिराओं का सिकुड़ना
B. शिराओं का कड़ा होना
C. शिराओं का मुलायम होना
D. शिराओं का विस्तार व टेड़ा-मेढ़ा होना

255. Vericose vein का कारण है?
A. जन्मजात B. गर्भावस्था
C. ट्यूमर D. उपरोक्त सभी

256. Cystitis का कारण है?
A. क्लेबसेला B. प्रोटियस
C. ई. कोलाई D. एन्टीरोबैक्टर

257. Saddle nose का कारण है?
A. Syphillus B. T.B.
C. Septal defect D. उपरोक्त सभी

258. Renal calculi का कारण नहीं है?
A. हाइपर पैराथायरोडिज्म B. लम्बे समय तक बेड रेस्ट
C. फ्रैक्चर D. उपरोक्त में से नहीं

259. Ectopic Kidney से अभिप्राय है?
A. किडनी में विकृति होना
B. किडनी का नहीं मिलना
C. किडनी का सामान्य से अलग जगह पर मिलना
D. किडनी का सही कार्य न करना

260. Ischemia से तात्पर्य है?
A. O_2 की कमी
B. रक्त प्रवाह की कमी
C. साइनाइड प्वाइजन
D. कार्बन मोनोआक्साइड प्वाइजन

261. यदि Water Intoxication के कारण convulsion आ रहे हैं तो देंगे?
A. R.L. I.V.
B. 5% GDW I.V.
C. हाइपरटोनिक NaCl I.V.
D. हाइड्रोकोर्टिसोन I.V.

262. कौन-सा Virous, common cold करता है?
A. Rhynovirus B. Adeno Virus
C. Influenza Virus D. उपरोक्त सभी

263. Translumination test का प्रयोग होता है?
A. मुंह की जांच में B. कानों की जांच में
C. आंखों की जांच में D. साइनस की जांच में

264. Necrosis से तात्पर्य है?
A. Cell का ग्राम नेगेटिव बैक्टीरिया द्वारा संक्रमण
B. Cell Injury
C. कोशिका की मृत्यु के पश्चात परिवर्तन
D. कोशिका पर एन्जाइम की क्रिया

265. Pilica Semiluneris नेत्र में कहां पाई जाती है?
A. Lateral canths B. Middle canthus
C. On the cornea D. On the conjunctiva

266. Bacterial conjuctivitis का सबसे अधिक कारण है?
A. Pnuemococcus B. Gonococcus
C. Stephylococcus D. Diphtheria bacelli

267. Acute purulent conjunctivitis का सबसे अधिक कारण है?
A. सालमोनेला B. गोनोकोक्कस
C. स्टेफाइलोकोक्कस D. स्ट्रेप्टोकोक्कस

268. Angular Conjunctivitis का कारण है?
A. स्ट्रेप्टोकोक्कस
B. स्टेफाइलोकोक्कस
C. मोरेक्सेला ऐक्सनफिल्ड बैसिलस
D. गोनोकोक्कस

269. किडनी में सबसे अधिक पायी जाने वाली जन्मजात विकृति है?
A. किडनी में ट्यूमर होना
B. किडनी में सिस्ट मिलना
C. Renal pelvis का दो होंना
D. उपरोक्त में से कोई नहीं

270. Rhinitis से अभिप्राय है?
A. Inflammation of mucus membrane of throat
B. Inflammation of mucus membrane of nose
C. Inflammation of mucus membrane of ear
D. Inflammation of eustachian tube

271. Nasal myiasis के बारे में सत्य है?
A. नाक में मैगोट का होना
B. अगस्त से अक्टूबर माह में अधिक होता है
C. क्लोरोफार्म पानी या तेल से नष्ट करते हैं
D. उपरोक्त सभी

272. Epistaxis का अभिप्राय है?
A. Bleeding from vagina
B. Bleeding from anal cavity
C. Bleeding from nose
D. Bleeding from mouth

273. Tracoma का उपचार है?
A. Paracetamol B. Gentamycine
C. Ciprofloxacine D. Tetracycline

274. *Clostridium tetani* के बारे में सत्य नहीं है?
A. Lock jaw करता है
B. ऐनऐरोबिक
C. ग्राम नेगेटिव
D. मनुष्य की आंतों में सामान्य पाया जाता है

275. Larynx के cancer का सर्वाधिक प्रकार है?
A. Squamus cell carcinoma
B. Adino carcinoma
C. Sarcoma
D. Transitional cell carcinoma

276. Myringoplasty में repair करते हैं?
A. Middle ear की
B. Tympanic membrane की
C. Eustachian tube की
D. Inner ear की

277. Direct laryngioscopy जिस स्थिति में करते हैं?
A. Rose position में
B. Barking dog position में
C. Fowler's position में
D. Sim's position में

278. Addison's disease का कारण है?
A. Adrenal cortex Hypofunction
B. Adrenal medulla Hypofunction
C. Adrenal cortex Hyperfunction
D. Adrenal medulla Hyperfunction

279. Excessive Secretion of ACTH by Pituitary gland, stimulating increased levels of Cortisol. This condition is called?
A. Addison's disease
B. Cushing's disease
C. Graves disease
D. Myxedema

280. अत्यधिक गर्मी से हो सकता है?
A. Heat cramps B. Heat exhaustion
C. Heat stroke D. उपरोक्त सभी

281. नेत्र में Accommodation से अभिप्राय है?
A. नेत्र का विभिन्न दूरियों पर स्थित वस्तुओं को देखने के लिए समायोजित होना
B. नेत्र की कार्यक्षमता
C. नेत्रों का खराब होना
D. नेत्रों से कम दिखाई देना

282. Triage सम्बन्धित है?
A. Tumour से
B. Disasters से
C. Sexually Transmitted Disease से
D. Leprosy से

283. Cushing syndrome का सर्वाधिक कारण है?
A. Congential B. Adenoma
C. Iatrogenic D. उपरोक्त में से नहीं

284. Cushing syndrome का लक्षण है?
A. Fracture B. Osteoporosis
C. Diabetes mellitus D. उपरोक्त सभी

285. Snellen's test में रोगी को सामान्यतया कितनी दूरी पर खड़ा रखा जाता है?
A. 4 मीटर B. 6 मीटर
C. 7 मीटर D. 3 मीटर

286. Phagocytosis की खोज करने वाले वैज्ञानिक हैं?
A. जॉनसन B. मेटनकोफ
C. हारमीसन्स D. राबर्ट ब्राउन

287. Primary aldosteronism का लक्षण है?
A. रक्त में सोडियम की अधिकता
B. रक्त में पोटेशियम की कमी
C. हाइपरटेन्शन
D. हाइपोटेन्शन

288. Hypophysectomy में किसे हटाते हैं?
A. Cerebrum को
B. Pineal gland को
C. Pituitary gland को
D. Medula को

289. कौन-से हारमोन की अधिकता से Gigantism है?
A. Thyroid hormone B. Growth hormone
C. Cortisol hormone D. ADH hormone

290. Atopic asthma किससे संबंधित है?
A. Ig E B. जन्मजात
C. परागकण D. उपरोक्त सभी

291. Myopia में किरणें कहाँ focus होती हैं?
A. लेन्स पर B. रेटिना पर
C. रेटिना के सामने D. रेटिना के पीछे

292. Myopia का उपचार है?
A. Convex lens B. Concave lens
C. Cylindrical lens D. उपरोक्त में से नहीं

293. Aphakia से अभिप्राय है?
A. Convex lens B. Concave lens
C. Cylindrical lens D. उपरोक्त में से नहीं

294. Aphakia से अभिप्राय है?
A. Anterior chamber में blood होना
B. पास की वस्तु साफ दिखाई नहीं देती
C. दूर की वस्तु साफ दिखाई नहीं देती
D. नेत्र में लेंस का अनुपस्थित होना

295. Cirrhosis of liver में होता है?
A. पैरेनकाइमा नष्ट होती है
B. फाइब्रोसिस होता है
C. नोड्यूल (गांठे) बनती है
D. उपरोक्त सभी

296. Cirrhosis of liver का सबसे अधिक कारण है?
A. ऐल्कोहॉल B. वायरल
C. सिफलिस D. विल्सन डिजीज

297. Ascites के रोगी का उपचार नहीं है?
A. डाइयूरेटिक B. सोडियम देना
C. पेरासेन्टेयासिस D. कम द्रव देना

298. Clubbing का कारण है?
A. Chronic bronchitis
B. Lungs abscess
C. Bronchitis
D. उपरोक्त सभी

299. Bronchiodilator drug नहीं है?
A. Spironalactone
B. Salbutamal
C. Terbuteline
D. Ipratoprium bromide

300. आंख की कुल क्षमता कितनी होती है?
A. 10 Dioptor B. 15 Dioptor
C. 60 Dioptor D. 20 Dioptor

301. Paracentesis में रोगी को किस position में रखते हैं?
A. फाउलर पोजीशन B. नीन्चेस्ट पोजीशन
C. स्मिथ पोजीशन D. डोर्सल पोजीशन

302. Hepatic encephalopathy का तात्पर्य है?
A. लिवर का ट्यूमर
B. लिवर में वायरल संक्रमण
C. लिवर के कार्य न करने के कारण, मस्तिष्क को क्षति
D. लिवर में गठानों का बनना

303. Hepatic Comma का कारण है?
A. रक्त में यूरिया का स्तर बढ़ना
B. रक्त में अमोनिया का स्तर बढ़ना
C. रक्त में ग्लूकोज का स्तर बढ़ना
D. रक्त में ग्लूकोज का कम होना

304. Hepatic comma का उपचार नहीं है?
A. Lactulose
B. High protein diet
C. Enema
D. Carbohydrate in diet

305. Meglocornea से अभिप्राय है?
A. Cornea का शंकु आकार होना
B. Cornea का पतला होना
C. Cornea का मोटा होना
D. असामान्य रूप से बड़ा कोर्निया

306. Hypermetropia में होता है?
A. दूर की वस्तु साफ दिखाई नहीं देती
B. पास की वस्तु साफ दिखाई नहीं देती
C. उपरोक्त सभी
D. रात में दिखाई नहीं देता है

307. विटामिन जो रक्त स्राव को रोकता है?
A. विटामिन ई B. विटामिन के
C. विटामिन सी D. विटामिन ए

308. कैंसर कोशिकाओं का एक स्थान से दूसरे स्थान पर फैलना कहलाता है?
A. Cancer B. Metastasis
C. Meosis D. Atrophy

309. नवजात शिशु की आंखें होती हैं?
A. Aphakic B. Ansiometropic
C. Hypometropic D. Hypermetropic

310. Pterygium के उपचार के बारे में सत्य है?
A. Surgery
B. Medical उपचार संभव नहीं है
C. उपचार के बाद पुनः होने की संभावना 30-35 प्रतिशत
D. उपरोक्त सभी

311. Keratitis से अभिप्राय है?
A. Cornea में सूजन B. Conjuctiva में सूजन
C. Iris में सूजन D. Retina में सूजन

312. Fungal corneal ulcer में सत्य है?
A. कम लक्षण व ज्यादा चिह्न
B. इनफेक्टिव केटरेक्ट
C. जोन्यूलर केटरेक्ट
D. ट्रोमोटिक केटरेक्ट

313. मनुष्य का lens होता है?
A. Cylendrical B. Biconcave
C. Biconvex D. Concavo-convex

314. Lens का refractive index होता है?
A. 4.39 B. 3.39
C. 2.39 D. 1.39

315. Viral corneal ulcer का सर्वाधिक कारण है?
A. CMV B. HSV
C. Adenovirus D. Rotavirus

316. Choleithiasis का तात्पर्य है?
A. Cancer of Gall bladder
B. Inflammation of Gall bladder
C. Infection of Gall bladder
D. Stone in Gall bladder

317. Cataract का लक्षण है?
A. Loss of vision B. Coloured halos
C. Glare D. उपरोक्त सभी

318. Uvitis से अभिप्राय है?
A. Iris में सूजन
B. Cilliary body में सूजन
C. Choroid में सूजन
D. उपरोक्त सभी

319. Gall stone का लक्षण नहीं है?
A. खाना खाने के बाद दर्द
B. वसायुक्त भोजन के बाद अधिक दर्द
C. अपच
D. 20 से 30 वर्ष की आयु में अधिक

320. किसी नेत्र के रोग से द्वितीयक रूप से cataract विकसित हो तो कहलाता है?
A. Primary cataract
B. Senile cataract
C. Complicated cataract
D. Infective cataract

321. Tunnel vision मिलती है?
A. Cataract में
B. Chronic simple glaucoma में
C. Retinoblastoma में
D. Conjuctivitis में

322. Atropine drops कहाँ नहीं देंगे?
A. Cataract में
B. Ratioblastoma में
C. Primary closed angle glaucoma
D. उपरोक्त सभी में

323. Choledocholithotomy से तात्पर्य है?
A. Gall bladder में से स्टोन निकालना
B. Bile duct में से स्टोन निकालना
C. Bile duct काटकर निकालना
D. Gall bladder व Bile duct दोनों निकालना

324. Cholecystitis का तात्पर्य है?
A. Stone in Gall bladder
B. Inflammation of Gall bladder
C. Hole in Gall bladder
D. To remove Gall bladder

325. Cholecystitis का कारण है?
A. गॉल ब्लेडर में अवरोध
B. स्ट्रेटोकोकाई व टाइफाइड बेसिलाई
C. गॉल स्टोन
D. उपरोक्त सभी

326. Enucleations से अभिप्राय है?
A. Removal tumor
B. Removal of lens
C. Removal of eye
D. Removal of optic nerve

327. नेत्र में सर्वाधिक पाया जाने वाला Tumor है?
A. Neuroblastoma B. Hemingioblastoma
C. Lymphoma D. Retinoblastoma

328. Cholecystostomy से अभिप्राय है?
A. गॉल ब्लेडर को काटकर हटाना
B. गॉल ब्लेडर में छिद्र कर, उसे ड्रेन करना
C. बाइल डक्ट को हटाना
D. उपरोक्त सभी

329. Night vision कार्य है?
A. Cones का B. Rods का
C. दोनों का D. Iris का

330. Eyelid में होने वाला सर्वाधिक Fungal infection है?
A. हिस्टोप्लाज्मा B. एक्टिनोमाइसीज
C. एस्परजिलस D. केन्डीडा

331. Cholengitis का सर्वाधिक कारण है?
A. स्टेफाइलोकोकस B. स्ट्रेप्टोकोकस
C. ई. कोलाई D. डिफ्थीरिया

332. Pancreas के स्राव का pH है?
A. क्षारीय B. अम्लीय
C. उदासीन D. उपरोक्त में से कोई नहीं

333. Otospongiosis का उपचार है?
A. Stepedectomy B. Antibiotics
C. Analgesic D. Mirangotomy

334. Diplopia से अभिप्राय है?
A. अस्पष्ट दिखाई देना
B. भ्रम होना
C. चक्कर आना
D. दो दिखाई देना

335. नेत्र में Syringing के लिए उपयोग में लाते हैं?
A. 10% Xylocaine
B. 1% Xylocaine
C. 2% Xylocaine
D. 4% Xylocaine

336. Peritonitis से तात्पर्य है?
A. पेरीटोनिअल केविटी में द्रव का एकत्र होना
B. पेरीटोनिअम में सूजन
C. ऐबडोमन में सूजन
D. उपरोक्त में से कोई नहीं

337. Stomatitis से तात्पर्य है?
A. Inflammation of stomach
B. Infection of stomach
C. Tumour of stomach
D. Inflammation of mouth

338. Lacrimal gland पाई जाती है?
A. Upper outer quadrant में
B. Inner outer quadrant में
C. Palpable conjunctiva में
D. Bulbar conjunctiva में

339. Lid से सबसे अधिक कैंसर जो पाया जाता है?
A. Cubical cell carcinoma
B. Transinal cell carcinoma
C. Squamous cell carcinoma
D. Basal cell carcinoma

340. एक व्यक्ति जो सामान्य रंगों को पहचान सकता हो, कहलाता है?
A. प्रोटोक्रोमेट B. मोनोक्रोमेट
C. डाईक्रोमेट D. ट्राइकोमेट

341. Ludwig's angina है?
A. हृदय रोग
B. होठों में सूजन
C. मुंह के तल में सूजन
D. आमाशय में सूजन

342. Ludwig's angina का कारण है?
A. स्ट्रेप्टोकोक्कस
B. स्टेफाइलोकोक्कस
C. बैसील्स फ्रेगेलीस
D. डिफ्थीरिया

343. Weber test किसके लिए किया जाता है?
A. Air conduction के लिए
B. Bone conduction के लिए
C. Air व Bone conduction की तुलना के लिए
D. उपरोक्त सभी

344. ASOM का उपचार है?
A. Analgesics
B. Ampicilline
C. Myringotomy
D. उपरोक्त सभी

345. Bell's Palsy से अभिप्राय है?
A. Lower limb Palsy
B. Facial Palsy
C. Upper Limb Palsy
D. उपरोक्त में से कोई नहीं

346. Meniere's Disease कहां का रोग है?
A. Pinna
B. Middle ear
C. Inner ear
D. External ear

347. Meniere's Disease का विशिष्ट लक्षण है?
A. Vertigo
B. Sensoneural hearing loss
C. Tinitus
D. उपरोक्त सभी

उत्तरमाला

1	2	3	4	5	6	7	8	9	10
B	A	A	D	C	A	C	C	C	D
11	**12**	**13**	**14**	**15**	**16**	**17**	**18**	**19**	**20**
A	C	B	D	C	D	C	B	B	D
21	**22**	**23**	**24**	**25**	**26**	**27**	**28**	**29**	**30**
D	B	B	B	D	C	C	B	C	B
31	**32**	**33**	**34**	**35**	**36**	**37**	**38**	**39**	**40**
D	A	B	A	B	C	B	A	A	D
41	**42**	**43**	**44**	**45**	**46**	**47**	**48**	**49**	**50**
A	D	C	B	B	C	B	C	B	A
51	**52**	**53**	**54**	**55**	**56**	**57**	**58**	**59**	**60**
B	B	B	D	A	B	A	B	C	C
61	**62**	**63**	**64**	**65**	**66**	**67**	**68**	**69**	**70**
C	B	D	D	A	D	A	D	D	D
71	**72**	**73**	**74**	**75**	**76**	**77**	**78**	**79**	**80**
C	A	A	D	A	C	A	B	B	D
81	**82**	**83**	**84**	**85**	**86**	**87**	**88**	**89**	**90**
D	A	B	D	C	D	D	B	B	A
91	**92**	**93**	**94**	**95**	**96**	**97**	**98**	**99**	**100**
B	B	C	C	D	B	D	C	A	B
101	**102**	**103**	**104**	**105**	**106**	**107**	**108**	**109**	**110**
A	A	D	A	C	D	D	A	C	D
111	**112**	**113**	**114**	**115**	**116**	**117**	**118**	**119**	**120**
D	D	B	C	C	C	A	C	D	B
121	**122**	**123**	**124**	**125**	**126**	**127**	**128**	**129**	**130**
D	B	D	B	D	A	A	B	C	A
131	**132**	**133**	**134**	**135**	**136**	**137**	**138**	**139**	**140**
C	C	A	A	C	D	D	D	C	C
141	**142**	**143**	**144**	**145**	**146**	**147**	**148**	**149**	**150**
D	B	D	B	D	D	B	B	B	D
151	**152**	**153**	**154**	**155**	**156**	**157**	**158**	**159**	**160**
D	D	B	B	A	C	D	B	D	B
161	**162**	**163**	**164**	**165**	**166**	**167**	**168**	**169**	**170**
B	D	D	C	D	D	C	B	C	B
171	**172**	**173**	**174**	**175**	**176**	**177**	**178**	**179**	**180**
C	B	C	C	C	C	D	A	A	B
181	**182**	**183**	**184**	**185**	**186**	**187**	**188**	**189**	**190**
A	C	C	B	A	A	D	B	D	C
191	**192**	**193**	**194**	**195**	**196**	**197**	**198**	**199**	**200**
B	C	D	D	D	C	C	D	C	C
201	**202**	**203**	**204**	**205**	**206**	**207**	**208**	**209**	**210**
A	A	D	D	D	A	B	D	D	D
211	**212**	**213**	**214**	**215**	**216**	**217**	**218**	**219**	**220**
A	D	C	B	C	D	C	C	D	B

221	222	223	224	225	226	227	228	229	230
B	D	C	B	C	A	D	C	C	B
231	232	233	234	235	236	237	238	239	240
A	D	C	C	C	B	D	B	A	D
241	242	243	244	245	246	247	248	249	250
A	B	D	D	D	D	D	C	B	B
251	252	253	254	255	256	257	258	259	260
C	D	D	D	D	C	D	D	C	B
261	262	263	264	265	266	267	268	269	270
C	D	D	C	B	C	B	C	C	B
271	272	273	274	275	276	277	278	279	280
D	C	D	C	A	B	B	B	B	D
281	282	283	284	285	286	287	288	289	290
A	B	C	D	B	B	D	C	B	D
291	292	293	294	295	296	297	298	299	300
C	A	A	D	D	A	B	D	A	C
301	302	303	304	305	306	307	308	309	310
A	C	B	B	D	B	B	B	D	D
311	312	313	314	315	316	317	318	319	320
A	B	C	D	B	D	D	D	D	C
321	322	323	324	325	326	327	328	329	330
B	C	B	B	D	C	D	B	B	D
331	332	333	334	335	336	337	338	339	340
C	A	C	D	D	B	D	A	D	D
341	342	343	344	345	346	347			
C	A	C	D	B	C	D			

5. प्रसूति-विद्या
(Midwifery)

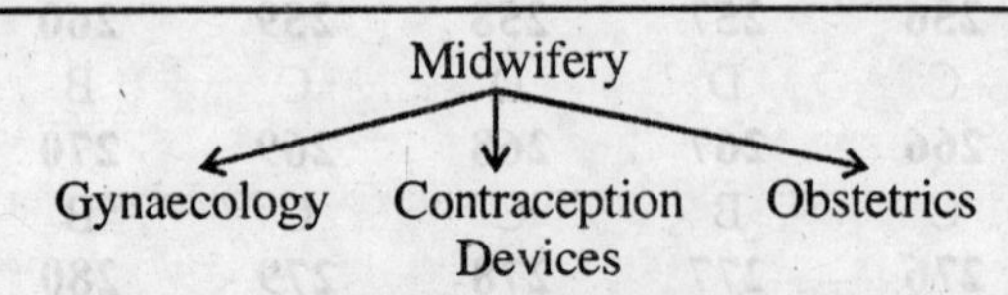

स्त्री रोग विज्ञान (Gynaecology)

- किसी भी मादा के वे अंग जो निषेचन, वृद्धि तथा भ्रूण (Foetus) के विकास में योगदान करते हैं, मादा (Female) जननांग कहलाते हैं।
- मादा (Female) जननांग को तीन भागों में विभाजित करते हैं :
  - ❑ बाह्य
  - ❑ आन्तरिक
  - ❑ सहायक प्रजनन अंग
- बाह्य जननांग (External Genitalia) को छः भागों में विभाजित करते हैं :
  - ❑ Monspubis
  - ❑ Labia Majora
  - ❑ Labia Minora
  - ❑ Cliatoris
  - ❑ Vestibule
  - ❑ Perinium
- आन्तरिक (Internal Genitalia) को दो भागों में विभाजित करते हैं :
  - ❑ Vagina
  - ❑ Uterus
- Uterus (गर्भाशय) मुख्य अंग होता है।
- सामान्यतया गर्भाशय का वजन 50-80 gm होता है।
- स्तन (Breast) एक Bilateral glandular संरचना है जो कि एक बहुत महत्वपूर्ण सहायक अंग है।
- स्तन (Breast) के अन्दर दुग्ध ग्रन्थियां (Man mary glands) होती हैं।
- किसी भी प्रजनन में दो प्रक्रिया होती हैं:
  - ❑ Spermatogenesis
  - ❑ Ovulation

  Spermatogenesis किसी भी प्रकार के शुक्राणु (Sperm) का निर्माण कहलाता है।

  Ovulation अंगों का निर्माण कहलाता है।
- निषेचन की प्रक्रिया गर्भाशय की अण्ड वाहिनी (Fallopian tube) में होती है।
- गर्भाशय में भ्रूण (Foetus) के आरोपण (Implantation) 6वें से 20वें दिन में हो जाता है।
- गर्भाशय में भ्रूण (Foetus) का आरोपण (Implantation) एक संरचना अपरा (Placenta) के द्वारा होता है।
- अपरा (Placenta) एक बहुत उपयोगी संरचना है जो माता के द्वारा भ्रूण (Foetus) को सभी आवश्यक पोषण सामग्री पहुंचाता है।
- Placenta Carrier Technique से काम करता है।
- अपरा (Placenta) में 2 धमनियां (Arteries) और 1 शिरा (Vein) होती है जोकि शुद्ध रक्त का परिवहन करती है।
- क्लेविकल को काटना क्लेइडोटोमी (Cleidotomy) कहलाता है।

स्त्री रोग विज्ञान (Obstetrics)

- सामान्य अवस्था में गर्भावस्था (Pregnancy) में गर्भाशय का वजन 900-1000 gm हो जाता है तथा उसकी लम्बाई 35 cm होती है जो कि सामान्य में 7.5 cm होती है।
- Pregnancy Mask—Pregnancy में Face में जो परिवर्तन आते हैं उसे Pregnancy Mask कहते हैं। इसे Chloasma gravidarum कहते हैं।
- स्तन (Breast) पर जो परिवर्तन होते हैं उसे Vide supro कहते हैं।

- उदर (Abdomen) पर आने वाले परिवर्तन को linea nigra कहते हैं। इसे Striae gravidum कहते हैं जब यह भूरे रंग की लाइन होती है।
- Cushing's Syndrome—गर्भावस्था में आने वाली सूजन (Odema)।
- अपरा (Placenta) के द्वारा HCG हार्मोन स्रावित (Secreat) होता है जो कि Human Choronic Gonadotrophin है।
- HCG का अर्द्ध आयु (Half Time) 24 घण्टे है।
- सोनोग्राफी (Ultra Sonography) के द्वारा 29 से 35 दिन के अन्दर ही भ्रूण (Foetus) को identify किया जाता है।
- 18 सप्ताह के बाद ही भ्रूण की लाइफ (Quickening) को महसूस किया जा सकता है।
- गाल (Cheek) और माथा (Forehead) पर जो रंग के चिकत्ते लगते हैं उसे Chlosma कहते हैं।
- Jacquemier's or Chadwick sign—सामने की योनि दीवार का नजर आना।
- Osain der's sign—योनि (Vagina) में स्पंदन (pulse) का अनुभव (feel) होना।
- Godell's sign—Cervix का मुलायम (soft) होना।
- Piskacek's sign—असीमित गर्भाशय का बढ़ना।
- Hegar's sign—इसमें गर्भाशय का ऊपरी भाग बढ़ा होता है व निचला भाग मुलायम (soft) व खाली होता है।
- Lie—माता की रीढ़ (spine) का भ्रूण की (spine) के साथ सम्बन्ध।
- 95.5% Cephalic Presentation होता है।
- सबसे कम कंधा (shoulder) 0.5% होता है
- प्रथम गर्भावस्था (Pregnancy) *Primagravida* कहलाती है तथा दूसरी गर्भावस्था (Pregnancy) *Mutigravido* कहलाती है।
- प्रसव (Delivery) की संभावित (Expected) तिथि को Negelds Formula के द्वारा पता लगाते हैं।
- सामान्यतः लेवर (Labour) तीन अवस्था में होता है।
- सफल लेवर (Labour) में "3P" का बहुत महत्व है।
  - ❑ Power
  - ❑ Passanger
  - ❑ Passage
- प्रथम अवस्था में Cervix का पूर्ण फैलाव होता है।
- दूसरी अवस्था में भ्रूण (baby) बाहर आ जाता है।
- तीसरी अवस्था में अपरा (Placenta) का बाहर आना।
- सामान्य प्रसव (Delivery) के बाद अंगों का वापस अपनी अवस्था में आने को "Puerperium" कहते हैं।
- Puerperium में शारीरिक व फिजियोलोजिक परिवर्तन होते हैं।
- प्रथम Fortnight के बाद योनि के साथ जो स्रावित होता है Luchia कहलाता है।
- किसी भी कारण से गर्भाशय से भ्रूण (Foetus) का 22 सप्ताह से पहले बाहर आना गर्भपात (Abortion) कहलाता है।
- MTP—Medical Termination of Pregnancy.
- गर्भाशय (uterus) के अलावा भ्रूण (foetus) का कहीं भी आरोपण होना *Ecotopic Pregnancy* कहलाता है।
- जुड़वाँ (Twins)—जब दो भ्रूण (foetus) एक साथ गर्भाशय में हों।
- जुड़वाँ (twins) दो प्रकार के होते हैं :
  - ❑ Dizygotic
  - ❑ Monozygotic
- PIH—Pregnancy Induced Hypertension.
- जब BP (Blood pressure) 140/90 mm of Hg होता है तो इसे (Pre-Eliampsia) कहते हैं।
- APH—Anti Partum haemorrhage.
- PPH—Post Partum haemorrhage.
- अवांछित गर्भावस्था को रोकना गर्भनिरोधक (Contraception कहलाता है।

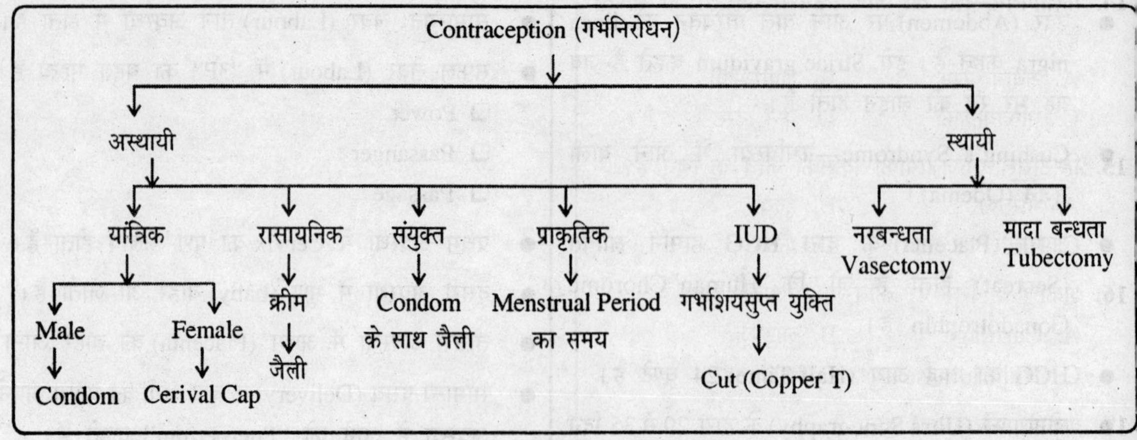

वस्तुनिष्ठ प्रश्नावली

1. बार्थोलिन ग्रन्थियों में सूजन का मुख्य कारण है

A. स्टेफाइलोकोकस B. स्युडोमोनास

C. स्ट्रेप्ट्रोकोकस D. गोनोकोकस

2. योनि में पाई जाने वाली ऐपिथिलियम है

A. ट्रांजिसनल ऐपिथिलियम

B. कोलुमर ऐपिथिलियम

C. क्युबाइड ऐपिथिलियम

D. स्ट्रेटिफाइड स्क्वायस ऐपिथिलियम

3. शरीर की सबसे बड़ी कोशिका है

A. शुक्राणु B. अण्डाणु

C. यकृत कोशिका D. पेशीय कोशिका

4. हाइमन झिल्ली पाई जाती है

A. आंख में B. हड्डियों में

C. मादा जनन अंगों में D. मस्तिष्क में

5. यदि हाइमन झिल्ली में छिद्र नहीं हो तो यह क्या कहलाता है?

A. क्रिप्ट्रोमोनिरिया B. हाइपोमेनोरिया

C. ऐमोनिरिया D. आलिगोमोनिरिया

6. क्रिप्ट्रोमोनिरिया का कारण है

A. परफोरेट हाइमन झिल्ली

B. इमपरफोरेट झिल्ली

C. यूटेरस की कमी

D. उपरोक्त में कोई नहीं

7. रजोनिवृत्ति (Menopause) की उम्र क्या है?

A. 45-50 वर्ष B. 50-55 वर्ष

C. 40-45 वर्ष D. उपरोक्त में कोई नहीं

8. पुरुष के सीमन का pH क्या है?

A. 2 B. 4

C. 6 D. 8

9. दर्दयुक्त रजोधर्म कहलाता है?

A. डिसमेनोसिआ B. एपिमेनोरिया

C. मेट्रोपेथिका D. मेनोरिहिया

10. सीमन (semen) का विश्लेषण कियां जाता है।

A. कन्डोम के नमूना B. संभोग के बाद

C. हस्तमैथुन के बाद D. कोई नहीं

11. किसी के सीमन में स्पर्म नहीं हो तो कहलाता है

A. Azoospermia B. Oligospermia

C. Nospermia D. उपरोक्त में कोई नहीं

12. निषेचन सबसे अधिक गर्भाशय के किस भाग में होता है?

A. Ovary में B. Cervix में

C. Isthmus में D. Ampullary में

13. निषेचन कहाँ होता है?

A. योनि में B. अण्डवाहनी में

C. गर्भाशय में D. Cervix में

14. फेलोपियन नली की जाँच किससे नहीं की जा सकती है?

A. रुबीन टेस्ट B. लेप्रोस्कोपी
C. एन्जियोग्राफी D. फर्न टेस्ट

15. हिस्टोसेल एन्जियोग्राफी किसकी जाँच के लिए है?

A. मस्तिष्क B. हृदय
C. फेलोपियन नली D. कैंसर

16. शुक्राणु के सिरे पर कौन-सा एन्जाइम होता है?

A. Cartilage B. लाइपेज
C. Hyluridinase D. कोई नहीं

17. शुक्राणु का आकार होता है

A. 5×10^{-4} mm B. .5 mm
C. 5×10^{-2} mm D. 5×10^{-6} mm

18. अण्डाणु किसके द्वारा गति करता है?

A. फेलोपियन ट्यूब के संकुचन के द्वारा
B. सिलिया द्वारा
C. अण्डाणु के सिलिया द्वारा
D. फलेजिला द्वारा

19. शुक्राणु का निर्माण कहाँ होता है?

A. Penis में B. शुक्राणु कोड में
C. सेमनिफेरस ट्यूब में D. वासा एपिडिडायमिस में

20. निम्न में से किसमें ग्रन्थियाँ नहीं पाई जाती हैं?

A. Cervix में B. योनि में
C. मूत्राशय में D. त्वचा में

21. गर्भाशय की सामान्य स्थिति है

A. एन्टिवर्जन B. रिट्रोवर्जन
C. डिस्कोइड D. कोई नहीं

22. मादा के मूत्र मार्ग की लम्बाई होती है

A. 80 mm B. 60 mm
C. 35 mm D. 20 mm

23. दर्दयुक्त ओवूलेशन कहलाता है

A. Dysmerrohoea B. Epimenorrhoea
C. Ovimenorrhoea D. Miltlesshmmerz

24. लिनिया नाइग्रा (linea Nigra) कहाँ पाई जाती हैं?

A. चेहरे पर B. उदर पर
C. गालों पर D. हाथों पर

25. Hegar's Sign कब आता है?

A. 8 सप्ताह पर B. 14 सप्ताह पर
C. 6 सप्ताह पर D. 10 सप्ताह पर

26. शिशु के गर्भावस्था में प्रथम हलचल को कहते हैं।

A. Heger's sign B. Jacqumier sign
C. Quickening D. Osainder sign

27. गर्भावस्था का मास्क (Pregnancy Mask) है

A. मल्टीग्रेविडा B. क्लाएज्मा
C. लिनिया नाइग्रा D. कोई नहीं

28. गर्भावस्था की अन्तिम अवस्था पर हृदय दर होती है

A. 80-120/min B. 140-160/min
C. 120-160/min D. 200/min

29. सामान्य Labour की कितनी अवस्था होती है?

A. एक B. दो
C. तीन D. चार

30. बच्चे का जन्म Labour की कौन-सी अवस्था में होता है?

A. प्रथम B. द्वितीय
C. तृतीय D. कोई नहीं

31. कृत्रिम विवेचन (Artificial Insemination) क्या है?

A. ट्यूब में अवरोध B. हृदय में अवरोध
C. स्पर्म का अन्दर देना D. कोई नहीं

32. PID क्या है?

A. Pelvic Imflammatory Diseases
B. Pelvic Infection diseases
C. Pelvic Initial diseases
D. इनमें से कोई नहीं

33. सबसे आदर्श श्रोणी मेखला (Pelvis) है

A. Anthopoid B. Android
C. Platipoids D. Gyanecoid

34. मधुमेह माता के नवजात शिशु में सर्वाधिक सम्भावना है

A. अति रक्तग्लुकोज B. अल्पग्लुकोजरक्तता
C. छोटा शिशु D. मृत शिशु

35. गर्भावस्था में HCG का कब पता लगा सकते हैं?

A. 4-5 दिन में B. 12-14 दिन में
C. 8-9 दिन में D. 10-12 दिन में

36. गर्भावस्था में फंडस नाभि तक कब पहुंचता है?
A. 30 सप्ताह B. 20 सप्ताह
C. 24 सप्ताह D. 28 सप्ताह

37. अपरा (Placenta) में एमनीआन व कोरिओन सतह को कहते हैं
A. मातृ (Maternal) सतह
B. भ्रूण (Foetal)
C. गर्भाशय
D. कोई भी नहीं

38. अपरा (Placenta) की क्रियात्मक इकाई है
A. स्टेमविलाई B. कोरियोनिक प्लेट
C. इन्टराविलिस D. मेम्ब्रेन

39. कार्पस ल्यूटियम नष्ट कब होता है?
A. 8 सप्ताह में B. 12 सप्ताह में
C. 14 सप्ताह में D. 16 सप्ताह में

40. अपरा (Placenta) का वजन होता है
A. 200 gm B. 400 gm
C. 300 gm D. 500 gm

41. अपरा (Placenta) का व्यास होता है
A. 5-10 cm B. 10-15 cm
C. 15-20 cm D. 20-25 cm

42. एम्नियोटिक तरल की मात्रा होती है
A. 400 ml B. 600 ml
C. 800 ml D. 1000 ml

43. एम्नियोटिक द्रव का pH होता है
A. अम्लीय B. क्षारीय
C. उदासीन D. अति अम्लीय

44. एम्नियोटिक द्रव का घटक है
A. पानी 98%, प्रोटीन 2%
B. पानी 90%, प्रोटीन 10%
C. पानी 70%, प्रोटीन 30%
D. उपरोक्त में से कोई नहीं

45. अपरा (Placenta) का गलत निर्माण कहलाता है
A. सहखण्डी प्लेसेन्टा
B. द्विखण्डी प्लेसेन्टा
C. प्लेसेन्टा सरकमवलेटा
D. उपरोक्त सभी

46. एम्नियोटिक द्रव का सुनहरा रंग किसकी पहचान है?
A. शिशु मृत्यु
B. शिशु की मानसिक बीमारी
C. Rh factor
D. इनमें से कोई नहीं

47. गर्भावस्था में निदान का कब नमूना लेते हैं?
A. सुबह B. केथेदर
C. मध्य D. कभी भी

48. वैजाइना (योनि) का pH कितना होता है
A. 6-5 B. 7-5
C. 7 D. 4-5

49. 'Menarch' का मतलब है
A. प्रथम ऋतु स्राव B. ऋतु स्राव का बन्द होना
C. प्रथम चक्र D. द्वितीय चक्र

50. अपरा (Placenta) में सर्वाधिक पाई जाने वाली बीमारी है
A. सिस्ट B. कैंसर
C. इनक्रामट D. कैल्शियम का जमना

51. मानव में पाये जाने वाला अपरा (Placenta) हैं
A. डिस्कोइड B. डेसिड्यूट
C. हिमोकोरियल D. उपरोक्त सभी

52. प्लेसेन्टा में स्टेम विलाई की संख्या होती है
A. 40 B. 50
C. 70 D. 60

53. प्लेसेन्टा का कार्य है
A. पोषण B. श्वसन
C. उत्सर्जन D. उपरोक्त सभी

54. प्लेसेन्टा में कितनी शिरा व धमनियां होती हैं
A. 2 शिरा 1 धमनी B. 1 धमनी 2 शिरा
C. 1 धमनी 1 शिरा D. 2 धमनी 2 शिरा

55. जन्म के समय अपरा (Placenta) की तरफ जुड़ा रहता है
A. डेसिडुआ बेसिलस
B. डेसिडुआ एरा
C. डेसिडुआ स्पोन्जिओसम
D. इनमें से कोई नहीं

56. गर्भस्थ शिशु का हृदय अपरा (Placenta) के द्वारा प्रति मिनट कितना रक्त पम्प करता है?

A. 300 ml B. 200 ml
C. 500 ml D. 700 ml

57. सामान्यतः अण्डाणु का आकार होता है?

A. 222 micron B. 60 micron
C. 130 micron D. 190 micron

58. रजोधर्म (Menstrual Cycle) की कौन-सी अवस्था नहीं है?

A. Menstrual phase
B. Progestrone phase
C. Proliferative phase
D. इनमें से कोई नहीं

59. Sken's ग्रन्थियाँ कहाँ पाई जाती हैं?

A. त्वचा में
B. स्तनों में
C. पुरुष के मूत्र मार्ग में
D. मादा के मूत्र मार्ग में

60. 'बार्थोलिन ग्रन्थियाँ' पाई जाती हैं।

A. लेबिया मेजोरा में
B. लेबियामानेरा में
C. मोन्सप्युबिस (Monspubis) में
D. योनि में

61. गर्भाशय (uterus) की कौन-सी परत से अपरा (Placenta) जुड़ता है?

A. एपिमेट्रियम B. मायोमेट्रियम
C. एण्डोमेट्रियम D. इनमें से कोई भी नहीं

62. लेप्रोस्कोपी में कौन-सी गैस उपयोग में लाते हैं?

A. CO_2 B. N_2
C. Cl_2 D. C_2H_4

63. महिलाओं में सबसे अधिक कैंसर किस हिस्से में होता है?

A. Cervix B. Vagina
C. Uterus D. उपरोक्त सभी में

64. Cervix के फार्सिनोमा का कारण है

A. एडिनोवायरस B. सिफिलस
C. पेपिलोंमा वायरस D. ट्राईकोमोनास

65. मायोमा (Myoma) क्या है?

A. वल्वा का ट्यूमर B. योनि का ट्यूमर
C. गर्भाशय का ट्यूमर D. शिश्न का कैंसर

66. Partogram है

A. Graphical monitoring of foetal heart rate
B. Graphical recording of stage of labour
C. Recording of pulse
D. उपरोक्त सभी

67. Hubner's Test में किसकी जाँच की जाती है?

A. थायराइड की
B. नपुंसकता (Infertility) की
C. हृदय की
D. मस्तिष्क की

68. गर्भधारण की क्षमता नहीं होना कहलाता है?

A. Infertility B. Sterlity
C. मम्पस D. Purpurea

69. एक 28 वर्षीय युवती में बार बार PID हो रही है। कारण?

A. HIV B. Gonococus
C. क्लेमाइकिया D. इनमें से कोई नहीं

70. वेजाइनोप्लास्टी को करने का उपयुक्त समय है

A. प्युबर्टी पर
B. विवाह से पहले
C. 40-45 आयु के बाद
D. कभी भी उपयुक्त नहीं

71. योनि में सामान्य संक्रमण होता है

A. केनिडिडा B. ट्राइकोमोनास
C. सिफेलिस D. गोनोकोकस

72. ल्युकोरिया का सर्वाधिक कारण है?

A. Vaginitis B. Cervicitis
C. Endometritis D. उपरोक्त सभी

73. ल्युकोरिया से तात्पर्य है

A. पीले रंग का वेजाइना स्राव
B. मवाद युक्त वेजाइना स्राव
C. सफेद रंग का अत्यधिक वेजाइना स्राव
D. उपरोक्त सभी

74. आयरन की कमी से होने वाला एनिमिया है
A. भूख का बढ़ना
B. बहुत अधिक प्यास होना
C. श्वास फूलना
D. उपरोक्त सभी

75. शरीर में आयरन दे सकते हैं
A. सिर्फ मुंह द्वारा B. सिर्फ I.V. द्वारा
C. सिर्फ I.M. द्वारा D. उपरोक्त सभी के द्वारा

76. IUCD क्या है
A. Intra uterine device
B. Intra uterine contracepic device
C. Intra contra device
D. (A) और (B) दोनों

77. IUCD को कब समेकित (Insert) करना चाहिए
A. प्रिमेन्स्ट्रअल (Premenstural) अवस्था में
B. प्रोलीफरेशन (Proliferation) अवस्था में
C. सिक्रेटरी (Secretry) अवस्था में
D. मैन्सट्रअल (Menstrual) अवस्था में

78. Vasectomy क्या है?
A. नर बंध्यता B. मादा बंध्यता
C. (A) और (B) दोनों D. अस्थायी नर बंध्यता

79. Vasectomy में क्या करते हैं?
A. फेलोपियन ट्यूब काटते हैं
B. वासा डिफरेन्स काटते हैं
C. शिश्न काटते हैं
D. वृषण (Testis) काटते हैं

80. Tubectomy क्या है?
A. नर बंध्यता B. मादा बंध्यता
C. (A) और (B) दोनों D. स्थायी मादा बंध्यता

81. 'Syntocin' नामक औषधि काम में आती है
A. Oxytocin में B. Insulin में
C. Progesterone में D. कोई नहीं

82. 'Ripeness of Cervix' को किससे निर्धारित करते हैं?
A. रिचर्ड स्कोर से B. स्मिथ स्कोर से
C. बिशप स्कोर से D. अपगार स्कोर से

83. 'बिशप स्कोर' लेवर की शुरुआत के लिए है
A. 5–10 B. 0–5
C. 6–13 D. 10–13

84. लोचिया होता है
A. अम्लीय B. उदासीन
C. क्षारीय D. कोई भी एक

85. Vacuum Delivery से अभिप्राय है
A. एक प्रकार की Forcep प्रसव
B. चूसन बल (Suction) के द्वारा प्रसव
C. मृत शिशु का बाहर निकालना
D. गर्भपात (Abortion)

86. 'Ventouse' है
A. Forcep Delivery B. Vacuum Delivery
C. Abortion D. इनमें से कोई नहीं

87. Precocious menstruation में menstruation शुरु हो जाता है
A. 10 वर्ष से पहले
B. 11 वर्ष से पहले
C. 12 वर्ष से पहले
D. रजोधर्म (menstruation) नहीं होता है

88. गर्भ निरोधक के प्रकार हैं
A. मुख द्वारा B. अन्तः त्वचीय
C. स्थायी D. उपरोक्त सभी

89. मुख द्वारा गर्भ निरोधक का प्रतिकूल प्रभाव नहीं है?
A. वजन में वृद्धि B. हाइपरटेंशन
C. दर्द युक्त रजोधर्म D. स्तनों में दर्द

90. Cu 'T' किस प्रकार का गर्भ निरोधक है?
A. स्थायी B. अस्थायी
C. मुख द्वारा D. स्थानीय निश्चेतना

91. निम्न में अवरोध गर्भ निरोधक (Barrier) है
A. Condom B. डायफ्राम
C. Sponges D. उपरोक्त सभी

92. डायफ्राम गर्भ निरोधक का प्रयोग कब तक किया जा सकता है?
A. एक बार B. 3 माह तक
C. 6 माह तक D. 2 माह तक

93. डायफ्राम गर्भ निरोधक को संभोग के कितने समय पश्चात हटाते हैं?
A. 30 मिनट B. 6 माह तक
C. 6 घण्टे D. तुरन्त

94. प्रथम प्रसव (Primi Gravida) में सर्वोत्तम गर्भ निरोधक है
A. कण्डोम B. Cu-T
C. गोलियां D. स्थायी

95. IUCD की सबसे अधिक जटिलता (Complication) है
A. रक्त स्राव B. दर्द
C. असुविधा D. संक्रमण

96. IUCD नहीं लगानी चाहिए
A. पेल्विस संक्रमण (Pelvic Infection) में
B. गर्भावस्था (Pregnancy) में
C. वेजाइना रक्त स्राव में
D. उपरोक्त सभी में

97. IUCD हटाने के बाद Fertility आ जाती है
A. तुरन्त B. 1 माह के बाद
C. 2 माह के बाद D. 6 माह के बाद

98. वेन्टोस कहाँ के लिए निर्देशित नहीं है?
A. Foetal distress में
B. Prematurity में
C. Face Presentation में
D. उपरोक्त सभी में

99. यदि एक महिला प्रथम बार जुड़वाँ बच्चों को जन्म दिया है तो वह है
A. Primi Gravida
B. Multi Gravida
C. Bi Gravida
D. उपरोक्त में से कोई नहीं

100. बिशप स्कोर में क्या-क्या घटक हैं?
A. Cervix की संरचना
B. Cervix का फैलाव
C. Cervix का विस्तारण
D. (B) व (C) दोनों

101. कहाँ पर ARM नहीं करते हैं?
A. APH में B. IUD में
C. Pre-eclampsia D. इनमें से कोई नहीं

102. क्लीडोटोमी (Cleidotomy) क्या है?
A. सिर का काटना
B. क्लेविकल हड्डी को काटना
C. कुल्हे की हड्डी को काटना
D. सिर में छेद करना

103. D&C क्या है?
A. Dilatation and curatation
B. Device and Connection
C. Dilation and currate
D. इनमें से कोई नहीं

104. STD से तात्पर्य है
A. Socially Transmitted Disease
B. Sexually Transmitted Disease
C. Severely Transmitted Disease
D. Senile Transmitted Disease

105. Selpengitis क्या है?
A. सर्विक्स की सूजन
B. फेलोपियन ट्यूब की सूजन
C. यूरिनरी बलेडर की सूजन
D. गर्भाशय की सूजन

106. सामान्य रजोधर्म में रक्तस्राव होता है
A. 20-50 ml B. 50-80 ml
C. 100-150 ml D. 110-140 ml

107. सहेली में होता है
A. सेन्टक्रोमन B. ऐस्ट्रोजन
C. प्रोजेस्ट्रोरोन D. इनमें से कोई नहीं

108. सहेली है
A. एक गर्भ निरोधक गोली
B. दर्द निवारक दवा
C. एण्टासिड
D. इनमें से कोई नहीं

109. Minipill में होता है
A. केवल प्रोजेस्ट्रोन
B. प्रोजेस्ट्रोन व टेस्टोस्टोन
C. प्रोजेस्ट्रोन व इस्ट्रोजन
D. केवल इस्ट्रोजन

110. माला डी में हारमोन की गोलियों की संख्या है
A. 28 B. 21
C. 7 D. 29

111. माला डी एक है
A. गर्भ निरोधक गोलियां
B. स्थायी गर्भ निरोधक गोलियां
C. अस्थायी गर्भ निरोधक गोलियां
D. सिर्फ गर्भ निरोधक

112. एम्नियोटिक तरल की मात्रा का संतुलन बनता है?
A. प्लेसेन्टा द्वारा अवशोषण
B. Foetal द्वारा अवशोषण
C. Foetal (भ्रूण) के मूत्र उत्सर्जन व अवशोषण
D. उपरोक्त सभी

113. Meconium क्या है?
A. प्रथम शिशु मूत्र B. प्रथम शिशु मल
C. प्रथम शिशु दूध D. प्रथम शिशु श्वसन

114. एम्नियोटिक तरल में मीकोनियम (meconium) का होना तय करता है
A. Rh Incompatibility को
B. IUGR को
C. Foetal distress को
D. Death को

115. Umbilical cord की लम्बाई होती है
A. 40 cm B. 95 cm
C. 50 cm D. 45 cm

116. Foetus की life है
A. 9 वें दिन से जन्म तक का गर्भ
B. युग्मक से जन्म तक का गर्भ
C. 9 सप्ताह से जन्म तक का गर्भ
D. उपरोक्त सभी

117. CuT_{200} में 200 से क्या मलतब है?
A. 200 mg cu की मात्रा
B. 200 m^2 cu की मात्रा
C. 200 कापर के घुमाव
D. 200 दिन तक प्रभावी

118. जब गर्भस्थ शिशु मृत हो जाता है और गर्भाशय में ही रुक जाता है तो कहलाता है
A. Incomplete Abortion
B. Inevitable Abortion
C. Septic Abortion
D. Missed Abortion

119. केरीनियस मोल बनता है
A. Abortion में
B. Threatened Abortion में
C. Missed Abortion में
D. Inevitable Abortion में

120. संक्रमित गर्भपात (Septic Abortion) में विषैला आघात का मुख्य कारण है
A. प्रोटीयस
B. ई. कोलाई व कोलेस्ट्रेडियम वेल्वाई
C. स्ट्रेप्टोकोकस
D. स्यूडोमोनास

121. एक औरत MTP करवा सकती है यदि
A. पति की मृत्यु हो गयी हो
B. तीसरा बच्चा हो
C. उम्र 35 वर्ष से अधिक हो
D. गर्भनिरोधक असफल रहा हो

122. MTP Act कब तक गर्भपात (Abortion) की अनुमति देता है?
A. 12 सप्ताह B. 28 सप्ताह
C. 20 सप्ताह D. 10 सप्ताह

123. Ectopic pregnancy का समापन किसके समान लगता है?
A. Threatened Abortion
B. Missed Abortion
C. Incomplete Abortion
D. Complete Abortion

124. Hydatidiform Mole का कठिन रूप है
A. रक्तस्राव B. कोरिओकार्सिनोमा
C. संक्रमण D. उपरोक्त सभी

125. Hydatidiform Mole का अति कठिन रूप है
A. संक्रमण B. रक्तस्राव
C. कोरिओकार्सिनोमा D. ईरोजन

126. लाल किसमिस के जूस में सफेद किसमिस के समान थैली (Vesicle) मिलती है, यह है
A. Hydrocephalus
B. Anencephaly
C. Hydatidiform Mole
D. इनमें से कोई नहीं

127. 40 वर्ष की आयु में Hydatidiform Mole का उपचार है
A. कीमोथेरेपी B. रेडियोथेरेपी
C. हिस्टेरक्टोमी D. इनमें से कोई नहीं

128. Vesicular Mole का सर्वोत्तम उपचार है
A. रेडियोथेरेपी
B. कीमोथेरेपी
C. सक्शनइवेक्यूऐशन
D. उपरोक्त में से कोई नहीं

129. Hydatidiform Mole के Case का सर्वोत्तम follow up है
A. एक्स-रे द्वारा
B. सोनोग्राफी द्वारा
C. सिरम में β HCG की मात्रा द्वारा
D. लीवर फंक्शन टेस्ट द्वारा

130. Ectopic Gestation का अभिप्राय है
A. यदि जाइगोट गर्भाशय के बाहर अन्तःस्थापित होता है
B. यदि जाइगोट गर्भाशय में अन्तःस्थापित होता है
C. गर्भरोधक असफल होने के कारण गर्भावस्था
D. उपरोक्त सभी

131. Ectopic Gestation का सर्वाधिक स्थान है
A. ओवरी B. फेलोपियन ट्यूब
C. सर्विक्स D. ऐबडोमन

132. नली गर्भावस्था (Tubal Pregnancy) का मुख्य स्थान है
A. Ampulla B. Interstitial
C. Infundibulum D. Isthmus

133. निम्न में से गर्भपात (Abortion) का कारण नहीं है
A. दवाइयां
B. ABO असंगति
C. संक्रमण
D. उपरोक्त में से कोई नहीं

134. यदि गर्भपात शुरू हो चुका है पर गड़बड़ी इतनी कम है कि गर्भावस्था को पूर्ण अवधि तक निरन्तर रखा जा सकता है। यह कहलाता है
A. Threatened Abortion
B. Incomplete Abortion
C. Inevitable Abortion
D. उपरोक्त में से कोई नहीं

135. निम्न में से Threatened Abortion का चिन्ह नहीं है
A. कमर दर्द B. ओस बंद
C. कम रक्त स्राव D. तीव्र रक्त स्राव

136. निम्न में से Threatened Abortion में नहीं करेंगे
A. Sedation B. Enema
C. Bed Rest D. Analgesic

137. सबसे अधिक पायी जाने वाली Presentation है
A. Shoulder B. Brow
C. Breech D. Vertex

138. Eclampsia का लक्षण है
A. अति रक्त दबाव B. प्रोटीन्यूरिया
C. फिटल मृत्यु D. मिरगी के दौरे

139. एक औरत में प्राथमिक बांझपन है। इसकी दोनों फेलोपियन ट्यूब में अवरोध है तथा इसके पति को ओलिगोस्पर्मिया है तो बच्चे की प्राप्ति के लिए सर्वोत्तम उपचार है
A. गोद लेना
B. इन विट्रो फर्टिलाइजेशन
C. ट्यूबोप्लास्टी
D. इनमें से कोई नहीं

140. Hyperemsis gravidum होती है
A. गर्भावस्था में होनी वाली सामान्य उल्टियां
B. गर्भावस्था में डायबिटिस के कारण होने वाली उल्टियां
C. गर्भावस्था में होने वाली अत्यधिक उल्टियां
D. सभी प्रकार की उल्टियां

141. हाइपरएमिस ग्रेविडम का उपचार है
A. I.V. Fluid
B. Drugs मुख द्वारा
C. Antiemitic Tablets
D. सभी (कोई भी एक)

142. एक गर्भवती महिला को मिर्गी के दौरे आ रहे हों तो सबसे पहले
A. I.V. Phenotin देंगे
B. Calmpose देंगे
C. Airways clear (साफ करेंगे)
D. उपरोक्त सभी करेंगे

143. अनुचित व आपराधिक गर्भपात सम्बन्धित है
A. Incomplete Abortion से
B. Missed Abortion से
C. Septic Abortion से
D. Threatened Abortion से

144. गर्भ निरोधक (Contraception) की failure rate है
A. 2% B. 3%
C. .1% D. 8%

145. Menstrual Bleeding में आयरन की क्षति होती है
A. 5 mg B. 15 mg
C. 30 mg D. 45 mg

146. गर्भावस्था में प्रतिदिन Ca की आवश्यकता है
A. 0.5 gm B. 1.5 gm
C. 2.5 gm D. 3.5 gm

147. गर्भावस्था में कुल कितने वजन की वृद्धि होती है
A. 11 kg B. 14 kg
C. 8 kg D. 7 kg

148. सबसे अधिक पाई जाने वाली Presentation है
A. Vertex B. Breech
C. Shoulder D. Brow

149. Vertex Presentation में Denomator होता है
A. Occiput B. Saerum
C. Mentum D. Accromian

150. कितने प्रतिशत Vertex स्थित होती है
A. 96% B. 92%
C. 90% D. 86%

151. Pre-Eclampsia में सूजन (swelling) सर्वप्रथम होती है
A. Ankle joint B. Face
C. Ulva D. Knee joint

152. 'Severe' अति PIH में B.P. होता है
A. 160/100 mm of Hg
B. 150/100 mm of Hg
C. 120/80 mm of Hg
D. 200/100 mm of Hg

153. Placenta Previa में रक्तस्राव होता है
A. दर्द युक्त व कम
B. दर्द युक्त व अधिक
C. दर्द रहित व अधिक
D. दर्द रहित व कम

154. 'Breech presentation' में सिर को बाहर निकालने का तरीका है
A. लांवसेट विधि
B. बर्नस मार्शल विधि
C. स्मिथ विधि
D. रिचईस विधि

155. जटिल स्थिति में सबसे अधिक पाये जाने वाला प्रकार है
A. सिर के साथ पैर
B. सिर के साथ पैर व हाथ दोनों
C. सिर के साथ हाथ
D. उपरोक्त में से कोई नहीं

156. APH का कारण नहीं है
A. Placenta Previa
B. Abrupilo Placenta
C. Atomic Uterus
D. इनमें से कोई नहीं

157. Mastitis से अभिप्राय है
A. वेजाइना में सूजन
B. स्तनों में सूजन
C. गर्भाशय में सूजन
D. सर्विक्स में सूजन

158. Episiotomy कब दी जा सकती है
A. जब सिर Mid cavity में प्रवेश करे
B. जब सिर Spine के नीचे हो
C. जब सिर Crowing करे
D. जब सिर Brim of Pelvis में प्रवेश करे

159. दो पैराइटल बोन (अस्थि) के मध्य पाया जाने वाला joint है
A. कोरोनल सूचर
B. लेम्बोइड सूचर
C. सेजाइटल सूचर
D. फ्रन्टल सूचर

160. फ्रन्टल सूचर होता है
A. फ्रन्टल अस्थि की ओर
B. दो फ्रन्टल अस्थि के बीच
C. पेराइटल व फ्रन्टल अस्थि के बीच
D. उपरोक्त में से कोई नहीं नहीं

उत्तरमाला

1	2	3	4	5	6	7	8	9	10
D	D	B	C	A	B	C	D	A	C
11	**12**	**13**	**14**	**15**	**16**	**17**	**18**	**19**	**20**
A	D	B	D	C	C	B	C	C	B
21	**22**	**23**	**24**	**25**	**26**	**27**	**28**	**29**	**30**
A	C	D	B	A	A	B	C	C	B
31	**32**	**33**	**34**	**35**	**36**	**37**	**38**	**39**	**40**
C	A	C	B	C	C	B	A	B	D
41	**42**	**43**	**44**	**45**	**46**	**47**	**48**	**49**	**50**
C	D	B	A	C	C	C	D	A	C
51	**52**	**53**	**54**	**55**	**56**	**57**	**58**	**59**	**60**
D	C	A	A	C	C	C	D	D	C
61	**62**	**63**	**64**	**65**	**66**	**67**	**68**	**69**	**70**
C	A	A	B	C	A	B	A	B	B
71	**72**	**73**	**74**	**75**	**76**	**77**	**78**	**79**	**80**
B	A	C	D	D	B	?	A	B	D
81	**82**	**83**	**84**	**85**	**86**	**87**	**88**	**89**	**90**
D	C	C	C	B	B	A	D	C	B
91	**92**	**93**	**94**	**95**	**96**	**97**	**98**	**99**	**100**
D	?	C	A	A	D	A	?	B	D
101	**102**	**103**	**104**	**105**	**106**	**107**	**108**	**109**	**110**
B	C	A	B	B	B	A	A	A	B
111	**112**	**113**	**114**	**115**	**116**	**117**	**118**	**119**	**120**
C	C	B	C	D	C	B	D	C	B
121	**122**	**123**	**124**	**125**	**126**	**127**	**128**	**129**	**130**
D	A	A	D	A	C	C	C	C	A
131	**132**	**133**	**134**	**135**	**136**	**137**	**138**	**139**	**140**
B	C	D	A	D	B	D	D	B	C
141	**142**	**143**	**144**	**145**	**146**	**147**	**148**	**149**	**150**
D	C	C	C	B	B	A	A	A	A
151	**152**	**153**	**154**	**155**	**156**	**157**	**158**	**159**	**160**
A	A	C	B	B	C	B	C	C	B

6. सामुदायिक स्वास्थ्य परिचर्या (Community Health Nursing)

- जनसंख्या और परिवार नियोजन (Family Planning) का मुख्य धारणा पहला बच्चा देरी में करना तथा दूसरे बच्चे को टालना तथा तीसरे से बचना है।

  "Delay the first, postpone the second and prevent the third."

- डेमोग्राफी मानव जनसंख्या का वैज्ञानिक तरीके से अध्ययन होता है।

- डेमोग्राफी (Demography Cycle) में पाँच अवस्थाएं होती हैं।

  प्रथम–उच्च स्थिर अवस्था (High Stationary): उच्च मृत्यु दर व उच्च जन्म दर।

  द्वितीय–शीघ्र बढ़ना (Early expanding): मृत्यु दर में कमी तथा जन्म दर स्थिर।

  तृतीय–देरी से बढ़ना (Late expanding): मृत्यु दर में कमी, जन्म दर में कमी शुरू होने लगती है।

  चतुर्थ–निम्न स्थिर अवस्था (Low stationary): मृत्यु दर में कमी, जन्म दर में कमी।

  पंचम–ढलाव (Declining अवस्था): मृत्यु दर अधिक जन्म दर में कमी।

जनसंख्या को आकलित करने के आंकड़े अथवा जनसंख्या सांख्यिकी (Statistics)

$$\text{जन्म दर} = \frac{\text{एक साल में जीवित जन्मे बच्चे}}{\text{कुल जनसंख्या एक साल की}} \times 1000$$

- डेमोग्राफी में परिवार के आकार (Family Size) का भी बहुत महत्व होता है।

- परिवार आकार–परिवार के कुल बच्चों की संख्या जो उनकी माँ के द्वारा 15 से 45 वर्ष की उम्र तक जन्मे हों।

- भारत में सामान्यतः परिवार का आकार 3.1 होता है। (जनसंख्या जनगणना 2000 के अनुसार)

- निर्भरता का अनुपात भारत में सबसे अधिक होता है। भारत में निर्भरता का समूह 65 साल से ऊपर तथा 15 साल से कम की जनसंख्या होती है।

- भारत में जन्म की उम्मीद (Life Expectation) भी अधिक होती है। यह सामान्यतः 62.8 आदमी व औरत का 63.8 होता है।

- परिवार नियोजन के मुख्य उद्देश्य निम्न होते हैं–
  - ❑ अवांछित बच्चे (unwanted child) को रोकना
  - ❑ वांछित बच्चे (wanted child) को टालना
  - ❑ दो गर्भावस्था के बीच में अन्तर करना
  - ❑ बच्चे की संख्या को सुनिश्चित करना

व्यावसायिक स्वास्थ्य (Occupational Health)

- आज लोगों का ध्यान व्यवसाय जैसे कई मशीनरी उद्योग, अथवा किसी भी प्रकार का उद्योग जहां लोग काम करते हैं उनके स्वास्थ्य का ध्यान रखना WHO का उद्देश्य है। इस प्रकार के कर्मचारी (कार्य करने वाले लोगों) के स्वास्थ्य के बारे में जानना व्यवसायिक स्वास्थ्य कहलाता है।

- कार्य क्षेत्र में निम्न प्रकार के नुकसान हो सकते हैं–
  - ❑ भौतिक नुकसान (Physical Hazards)
  - ❑ रासायनिक नुकसान (Chemical Hazards)
  - ❑ जैविक नुकसान (Biological Hazards)
  - ❑ मशीनरी नुकसान (Mechanical Hazards)
  - ❑ मानसिक नुकसान (Mental Hazards)

- भौतिक नुकसान के तहत कई प्रकार के नुकसान हो सकते हैं–
  - ❑ गर्म व सर्दी (Heat & Cold)
  - ❑ प्रकाश (Light)
  - ❑ शोर (Noise)
  - ❑ कम्पन्न (Vibration)
  - ❑ पराबैंगनी तरंगों का
  - ❑ आयनिक तरंगों का

- रासायनिक नुकसान (Chemical Hazzards)
  - सतही क्रिया/Local action
  - धूल, मिट्टी को श्वसन क्रिया के तहत अन्दर लेना
  - हानिकारक गैसों का अन्दर जाना
  - हानिकारक रासायनिक पदार्थों को खा लेना
- जैविक नुकसान
  - कई प्रकार के वायरस, बैक्टीरिया का अन्दर से संक्रमण होना
  - Mechanical Hazzards—उद्योगों, फैक्ट्री में काम करने वाले लोगों में दुर्घटना होना।
  - मानसिक तनाव की वजह भी व्यवसायिक स्वास्थ्य के अन्दर आती है।
  - जलना (Burns), भी एक व्यवसायिक बीमारी हो सकती है।
  - अलग-अलग प्रकार के धूल (Dust) से अलग-अलग बीमारी होती है।

अकार्बनिक धूल जैसे–कोयला, आयरन, एस्बेस्टस आदि के कारण अलग बीमारी होती है।

Coal dust—Anthracosis
Silica—Silicosis
Asbestos—फेफड़ों का कैंसर
आयरन—Siderosis

कार्बनिक धूल के कारण–

गन्ने के तंतु—Bagassosis
रुई के धागों के तंतु—Byssinosis
गेहूं के तंतु—Farmer's lung बीमारी

व्यवसायिक स्वास्थ्य के लिए भारत में दो फैक्ट्री नियम बनाये गये हैं–

(1) फैक्ट्री नियम, 1948
(2) Employees State Insurance (ESI), 1948

उपरोक्त नियम (Act) के तहत कई फायदे कार्यकर्ता (workers) को मिलते हैं–

(1) Medical Benefit
(2) Sickness Benefit (बीमारी)
(3) Maternity Benefit (गर्भावस्था लाभ)
(4) Disablement Benefit
(5) Funeral expenses
(6) पुनर्वास भत्ता

स्वैच्छिक स्वास्थ्य संस्थाऐं

- वर्तमान में कई प्रकार की स्वास्थ्य संस्थाऐं (Voluntary Agencies) हैं जो स्वास्थ्य सेवाओं को बेहतर बनाने का काम करती हैं–

(1) Indian Red Cross Society—यह 1920 में established हुआ।
(2) हिन्द कुष्ठ निवारण संघ
(3) भारतीय परिषद् बच्चों का संघ
(4) Tuberculosis Association of India
(5) Bharat Sevek Samaj
(6) Central Social Welfare Board
(7) The Kasturba Memorial Fund
(8) Family Planning Association

- संक्रमित बिमारियां (Communicable Diseases)

श्वसन बिमारियां–

- Small Pox
- Chicken Pox
- Measles (खसरा)
- Rubella
- Mumps
- Influenza
- Diptheria
- Whooping cough
- Tuberculosis
- Acute Respiratory संक्रमण

- सार्वत्रिक प्रतिरक्षा कार्यक्रम को बताया जो कि EPI (Expanded Programme on Immunization) के नाम से जाना गया।
- अभी वर्तमान में इसे सार्वत्रिक बच्चों की प्रतिरक्षा सारणी कहते हैं। (Universal Child Immunization)
- राष्ट्रीय प्रतिरक्षा समूह सारणी निम्न प्रकार है।

राष्ट्रीय प्रतिरक्षा सारणी

बच्चों में

जन्म के समय	—	BCG and OPV dose
छः सप्ताह	—	BCG
10 सप्ताह	—	DPT-2 OPV 2
14 सप्ताह	—	DPT-3 OPV 3
9 महीने	—	Measles
15 महीने	—	MMR

16-24 महीने — DPT and OPU
5-6 वर्ष — DT
10-16 वर्ष — TT

गर्भवती महिलाओं में

गर्भावस्था के शुरुआत में — TT
एक महीने के बाद — TT-1 TT-2

यदि किसी भी टीकाकरण के बाद थोड़ा बहुत खांसी, बुखार आता है तो यह उसका प्रभाव नहीं है अर्थात Reverse effect नहीं है।

- Small Pox बीमारी *Veriola* नामक वाइरस (virus) से होती है जो कि छोटे-छोटे दाने (Rash) के द्वारा प्रभावित होती है।
- Small Pox में दाने (Rashes) Axilla (कांख) में नहीं होते हैं।
- Chicken Pox बीमारी *Vercilla* नामक वाइरस से होता है तथा इसका प्रभाव 15 दिनों के अन्दर दिखाई देने लग जाता है।
- Chicken Pox में दाने Axilla में भी दिखाई देते हैं।
- खसरा (measles) को Rubella भी कहते हैं।
- यह बीमारी Myxovirus के द्वारा होता है।
- Measles (खसरा) का Vaccine 9 महीने में दिया जाता है।
- बच्चों में टीकाकरण के 11-12 दिन बाद प्रतिरक्षा उत्पन्न होती है।
- खसरे के टीके का उल्टा प्रभाव TSS होता है।
- TSS—Toxic Shock Syndrome
- Rubella को जर्मन खसरा (German Measles) भी कहते हैं।
- Rubella, RNA virus के द्वारा होता है।
- Rubella का टीका 15 महीने में MMR के साथ होता है।
- Rubella का सीरम के द्वारा पता लगाया जाता है।
- टी.बी. (Tuberculosis) एक संक्रमित बीमारी है जो कि माइकोबैक्टिरियम ट्यूबरकुलोसिस के द्वारा होती है।
- टी.बी. शरीर के किसी भी अंग को हो सकती है। यह सिर्फ फेफड़ों को ही प्रभावित नहीं करती है।
- टी.बी. जानवरों को भी प्रभावित कर सकती है जिसे "बोबाइन ट्यूबरकुलोसिस" कहते हैं।
- टी.बी. की जाँच के लिए दो प्रकार के परीक्षण (Test) किये जाते हैं–
  - ❑ Tuberculin test
  - ❑ Mantoux text (मैनटोक्स परीक्षण)
- Tuberculin परीक्षण में परिवर्धित शुद्ध प्रोटीन (PPO) परीक्षण Purified Protein Derivatives का प्रयोग किया जाता है।
- मैनटोक्स परीक्षण में "PPP-RT-23 के साथ ट्वीन 80" का प्रयोग किया जाता है।
- टी.बी. की बीमारी में दो तरह की दवाईयां दी जाती हैं–
  - ❑ बैक्टिरिसाइडल (Bactericidal)
  - ❑ बैक्टिरियोस्टेटिक (Bacteriostatic)
- बैक्टिरिसाइडल बैक्टिरिया की वृद्धि को रोकता है।
- बैक्टिरिसाइडल दवाईयां निम्न प्रकार की होती हैं–
  - ❑ रिम्फिमसीन (RMP)
  - ❑ आइसोमिओजाइड (INH)
  - ❑ स्ट्रेप्टोमायसिन (*Streptomycin*)
  - ❑ पाइरिनियाजाइड (*Pyriniazide*)
- बैक्टिरियोस्टेटिक दवाईयां निम्न प्रकार की होती हैं–
  - ❑ इथमब्युटोल (Ethambutol)
  - ❑ थायोएसिटाजोन (Thioacetazone)
- टी.बी. के उपचार में दो तरह के उपचार हैं–
  - ❑ अल्पअवधि (Short term)
  - ❑ दूरगामी (Long term)
- DOTS (Directly Observed Treatment Short Course Chemotherapy) को टी.बी. का बेहतरीन उपचार माना गया है।
- राष्ट्रीय टी.बी. कार्यक्रम (NTP) 1962 में शुरू हुआ।
- संशोधित राष्ट्रीय टी.बी. कार्यक्रम 1992 में शुरू हुआ।
- पोलियो बीमारी एक वाइरस जनित रोग है जो कि आंतों के संक्रमण के द्वारा होता है।
- पोलियो के लिए टीकाकरण में अभी OPV (Oral Polio Vaccine) देते हैं जिसकी खोज Sabin नामक वैज्ञानिक ने 1957 में की थी।
- पल्स पोलियो प्रतिरक्षा कार्यक्रम 1996 में शुरू किया गया जिसमें सिर्फ तीन साल से छोटे बच्चों को शामिल किया गया।
- अभी 5 साल से छोटे बच्चों को शामिल किया गया है।
- सामुदायिक स्वास्थ्य में स्वास्थ्य शिक्षा का बहुत योगदान होता है।
- स्वास्थ्य शिक्षा से ही लोगों में जागरूकता लाई जा सकती है।

वस्तुनिष्ठ प्रश्नावली

1. 'National Malaria Eradication Programme' कब लागू किया गया?
A. 1950 B. 1953
C. 1958 D. 1954

2. किसकी सहायता से Mid Day Meal Programme चलता है?
A. CARE B. Ford Foundation
C. W.H.O. D. UNDP

3. UNICEF की स्थापना हुई?
A. 1942 B. 1944
C. 1946 D. 1948

4. UNICEF का मुख्यालय है?
A. पेरिस B. रोम
C. न्यूयॉर्क D. जेनेवा

5. DOTS का पूरा नाम है?
A. District Officer Treatment System
B. Direct Observation Treatment System
C. District Officer Treatment Short Term
D. Direct Observation Treatment Short Term

6. National AIDS Control Programme कब शुरू हुआ?
A. 1987 B. 1991
C. 1992 D. 1994

7. 'Artificially Feed Baby' को दूध की आवश्यकता है?
A. 150 मि.ली. प्रति कि.ग्रा.
B. 100 मि.ली. प्रति कि.ग्रा.
C. 200 मि.ली. प्रति कि.ग्रा.
D. 250 मि.ली. प्रति कि.ग्रा.

8. कितनी आबादी पर एक 'Urban Leprosy Centre' स्थापित किया जाता है?
A. 25 हजार B. 50 हजार
C. 1 लाख D. 4 लाख

9. W.H.O. के South East Asia क्षेत्र का मुख्यालय है?
A. मुम्बई B. नई दिल्ली
C. लाहौर D. मनीला

10. 'Health Survey व Development Committee' का concept दिया था?
A. जंगलवाला कमेटी ने
B. चड्डा कमेटी ने
C. बोहरा कमेटी ने
D. मुदालियर कमेटी ने

11. Basic Health Worker' का Concept बताया?
A. जंगलवाला कमेटी ने
B. चड्डा कमेटी ने
C. बोहरा कमेटी ने
D. मुदालियर कमेटी ने

12. 'Neonatal Mortality' में किस आयु तक की मृत्यु सम्मिलित है?
A. 3 माह तक B. 28 दिन तक
C. 42 दिन तक D. 1 वर्ष तक

13. 'Health' की परिभाषा दी
A. Hobert ने B. UNICEF ने
C. W.H.O. ने D. United Nations

14. F.A.O. का मुख्यालय है
A. पेरिस B. रोम
C. जेनेवा D. न्यूयार्क

15. किस रोग को 'Split Personality' कहते हैं?
A. Schizophrenia
B. Manic Depressive Psycosis
C. Paronia
D. Neurosis

16. सामान्य पुरुष का Karyotype है?
A. 46 XX B. 47 XXY
C. 46 XY D. 46 XO

17. सामान्य महिला का Karyotype है?
A. 46 XX B. 47 XXY
C. 46 XY D. 46 XO

18. सामान्य मानव Karyotype में क्रोमोसोम की संख्या है?
A. 46 B. 23
C. 44 D. 22

19. Deep wells से तात्पर्य है?
A. कुएं की गहराई से
B. Imprevious layer के छेदन से
C. 30 to 50 feet गहरे कुएं से
D. उपरोक्त सभी

20. पानी की कठोरता से फायदा है?
A. कपड़े धोने में
B. कार्डियोवेस्कुलर डिजीज में
C. उद्योगों में
D. उपरोक्त सभी में

21. Temporary व Parmanent दोनों कठोरताएं किस तरीके से हटा सकते हैं?
A. सोडियम कार्बोनेट से
B. बेस आदान प्रदान तरीके से
C. Permutit तरीके से
D. उपरोक्त सभी

22. Primigrevida में Tetanus toxoid के dose की संख्या है?
A. 1 B. 2
C. 3 D. उपरोक्त सभी

23. गर्भवती स्त्री को दिये जाने वाले Tetanus Immunization में दो dose के मध्य कम से कम कितना अन्तर होना चाहिये?
A. दो सप्ताह B. एक सप्ताह
C. चार सप्ताह D. आठ सप्ताह

24. Major mental illness नहीं है?
A. Schizophrenia
B. Manic Depressive psycosis
C. Paronia
D. Neurosis

25. Chlorine का Action निर्भर करता है?
A. pH B. समय
C. तापमान D. उपरोक्त सभी

26. क्लोरीनेशन के लिये प्रयुक्त होता है?
A. क्लोरामाइन B. परक्लोरेट
C. ब्लीचिंग पाउडर D. उपरोक्त सभी

27. क्लोरीनेशन में contact period होना चाहिए?
A. 15 मिनट B. 30 मिनट
C. 60 मिनट D. 45 मिनट

28. भारत में वर्तमान में Birth rate है?
A. 18 B. 26
C. 9 D. 20

29. पीने के पानी में, अधिकतम स्वीकार्य Total chloride का स्तर है?
A. 25 mg/litre B. 50 mg/litre
C. 100 mg/litre D. 200 mg/litre

30. पीने के पानी में अधिकतम स्वीकार्य नाइट्राइट का स्तर है?
A. 500 mg/litre B. Nil
C. 200 mg/litre D. 100 mg/litre

31. पीने के पानी में अधिकतम स्वीकार्य Total hardness का स्तर है?
A. 150 mg/litre B. 300 mg/litre
C. 100 mg/litre D. 50 mg/litre

32. पानी में प्रदूषण किससे पता चलता है?
A. अमोनिया B. फ्लयूराइड
C. नाइट्रेट D. उपरोक्त सभी

33. पानी का Bacteriological standard है?
A. पानी के 95% sample में कोई coliform organisms नहीं होना चाहिए।
B. प्रत्येक 100 ml में कोई ई. कोलाई नहीं होना चाहिए
C. प्रत्येक 100 ml में 10 से अधिक कोलीफोर्म नहीं होना चाहिए
D. उपरोक्त सभी

34. Comfortable क्षेत्र किस effective temperature पर होता है?
A. 69-76°F B. 77-80°F
C. 76-81°F D. 81-98°F

35. कितना Floor space प्रति व्यक्ति होना चाहिए?
A. 100-150 sq. feet B. 50-150 sq. feet
C. 50-100 sq. feet D. 100-200 sq. feet

36. Hospital wards में कितनी noise स्वीकार्य है?
A. 10-20 डेसिबल B. 20-35 डेसिबल
C. 35-50 डेसिबल D. 50-65 डेसिबल

37. कितने डेसिबल से उपर की Noise पर कान का पर्दा फट सकता है?

A. 140 डेसिबल B. 160 डेसिबल
C. 180 डेसिबल D. 200 डेसिबल

38. ध्वनि प्रदूषण को नियंत्रण किया जा सकता है?

A. Noise के स्रोत पर नियंत्रण से
B. प्रभावित व्यक्ति की सुरक्षा से
C. कानून बनाकर
D. उपरोक्त सभी

39. फल व सब्जियों का कचरा क्या कहलाता है?

A. Refuse B. Litter
C. Garbage D. Sewage

40. मलेरिया का पुर्नआगमन कब हुआ?

A. 1963 B. 1966
C. 1969 D. 1976

41. W.H.O. का मुख्य उद्देश्य है?

A. विकासशील देशों के स्वास्थ्य कार्यक्रमों में वित्तीय मदद देना
B. मेडिकल रिसर्च में मदद करना
C. राष्ट्रीय स्वास्थ्य कार्यक्रमों का विश्लेषण करना
D. स्वास्थ्य के क्षेत्र में अन्तर्राष्ट्रीय सहयोग करना

42. W.H.O. का मुख्यालय है?

A. पेरिस B. रोम
C. जेनेवा D. न्यूयॉर्क

43. Refuse disposal व Trech method किस प्रकार का तरीका है?

A. Composting
B. Incineration
C. Controlled tipping
D. उपरोक्त सभी

44. सबसे प्रभावशाली Sanitation barrier है?

A. स्वच्छ पानी की आपूर्ति
B. स्वच्छ भोजन की आपूर्ति
C. मल का समुचित सही निकास
D. मक्खियों पर नियंत्रण

45. R.C.A. latrine में पानी की सील की गहराई कितनी होती है?

A. 2 cm B. 4 cm
C. 5 cm D. 7.5 cm

46. Septic tank की क्षमता कितनी होनी चाहिए?

A. 20-30 gallon प्रति व्यक्ति
B. 40-50 gallon प्रति व्यक्ति
C. 40-60 gallon प्रति व्यक्ति
D. 100 gallon प्रति व्यक्ति

47. Sewage में कार्बन पदार्थ की मात्रा को बताता है?

A. निर्लम्बित ठोस पदार्थ
B. बायलोजिकल आक्सीजन डिमांड
C. इ. कोलाई की संख्या
D. उपरोक्त सभी

48. Strength of sewage किससे प्रदर्शित होती है?

A. Biological oxygen demand
B. Chemical oxygen demand
C. Suspended solid particle
D. उपरोक्त सभी

49. मानव में रोग फैलाने में आने वाले आर्थोपोडा का अध्ययन कहलाता है?

A. Medical insect
B. Medical biology
C. Medical entomology
D. Medical Arthropods

50. मच्छर का जैविक नियंत्रण किसके द्वारा होता हे?

A. गेम्बयूसिया मछली B. बारबोडस मछली
C. कोलोमोमायसिस D. उपरोक्त सभी

51. किसके लार्वा में साइफन ट्यूब नहीं मिलती है?

A. क्यूलेक्स B. ऐनोफेलीज
C. ऐडीज D. मलेरिया

52. DDT कितनी अवधि तक प्रभावी रहता है?

A. 6-12 months B. 3-6 months
C. 2 years D. 3 months

53. फाइलेरियासिस किस से फैलता है?

A. ऐनाफिलीज B. क्यूलेक्स
C. मानसोडोनिया D. दोनों B व C

54. आर्थोपोडा के नियंत्रण के लिये Sterile male technique कहलाती है?

A. पर्यावरण नियंत्रण B. रासायनिक नियंत्रण
C. जैविक नियंत्रण D. जेनेटिक नियंत्रण

55. घरेलू मक्खी पर नियंत्रण का सबसे अच्छा तरीका है?

A. प्रजनन स्थानों को खत्म करना
B. 5% मेलेथियान का छिड़काव
C. पायरीथीन का छिड़काव
D. फ्लाई पेपर

56. Lice (जू) किस तरीके से रोग फैलाती है?

A. काटकर B. मलद्वार
C. उपरोक्त दोनों D. उपरोक्त में से नहीं

57. Sleeping sickness (Trypanosomiasis) नामक रोग किससे फैलता है?

A. सेन्ड फ्लाई B. Tse-tse fly
C. घरेलू मक्खी D. फिलियोबोटोमस मक्खी

58. Rat Flea द्वारा रोग फैलाने का मुख्य तरीका है?

A. काटकर B. यांत्रिक स्थानान्तरण
C. मल द्वारा D. मूत्र द्वारा

59. Flea के नियंत्रण के लिये कौन-सा फ्लीया रिपलीएन्ट उपयोग में आता है?

A. डायमिथाइल प्लेट B. डाइमिथाइल टोल्यूमाइड
C. ऐथाइल हैक्सीनीडोल D. इनडेलोन

60. Sarcoptes scabies का आकार है?

A. 0.4 mm B. 0.6 mm
C. 0.8 mm D. 0.10 mm

61. Scabies से खुजली किस समय अधिक होती है?

A. सुबह B. दोपहर
C. सांय D. रात में

62. Scabies त्वचा में किस जगह अण्डे देती है?

A. Empidermis में B. Endodermis में
C. Muscles में D. Hairs में

63. चूहों का Fumigations के लिए उपयोग में लाया जाता है?

A. जिंक फास्फाइड B. सायनो गैस
C. कार्बन मोनोआक्साइड D. पोटेशियम आयोडाइड

64. Guinea worm (गिनी वर्म डिजीज) किसके द्वारा फैलती है?

A. साइक्लोपस B. घोंघा
C. मछली D. रूडीवड बंग

65. शरीर में कार्बोहाइड्रेट कितने प्रतिशत होता है?

A. 15% B. 1%
C. 10% D. 7%

66. Protective food का उदाहरण है?

A. फल B. सब्जियां
C. दूध D. उपरोक्त सभी

67. सोयाबीन में कितने प्रतिशत प्रोटीन होती है?

A. 43% B. 20%
C. 25% D. 50%

68. प्रोटीन की कमी से होने वाला रोग है?

A. मेरेस्मस व क्वाशियोकर
B. मेन्टल रिटारडेशन
C. L.B.W.
D. उपरोक्त सभी

69. Supplementary Action of protein से अभिप्राय है?

A. दो शाकाहारी पदार्थ, आपस में एक दूसरे के प्रोटीन की कमी को पूरा करते हैं।
B. प्रोटीन एन्जाइम का कार्य करते हैं।
C. मांसाहारी व शाकाहारी पदार्थ मिलकर पूर्ण प्रोटीन बनाते हैं।
D. प्रोटीन शरीर बनाने का कार्य भी करती है।

70. Essential fatty acid नहीं है?

A. Linolic acid
B. Linolenic acid
C. Aradhidonic acid
D. Siteric acid

71. प्रतिदिन वसा की मात्रा कुल भोजन से प्राप्त ऊर्जा से अधिक नहीं होनी चाहिए?

A. 45% B. 20%
C. 25% D. 30%

72. वसा में घुलनशील विटामिन नहीं है?

A. Vit A B. Vit B
C. Vit D D. Vit E

73. पानी में घुलनशील विटामिन नहीं है?
A. Vit B B. Vit C
C. फोलिक एसिड D. Vit K

74. Vit A का सबसे सस्ता व अच्छा स्रोत है?
A. हरी पत्तेदार सब्जियां B. आम
C. नारियल D. अण्डा

75. विटामिन ए की कमी से Bitot spots कहां पर पाया जाता है?
A. Cornea पर B. Conjunctiva पर
C. Iris पर D. Lens पर

76. कौन-सा विटामिन त्वचा में सूर्य के प्रकार का कारण बनता है?
A. Vit E B. Vit K
C. Vit D D. Biotin

77. Vit D का कार्य है?
A. हड्डियों का निर्माण
B. कैल्शियम व फास्फोरस का आंतों से अवशोषण
C. दाँतों का निर्माण
D. उपरोक्त सभी

78. Vit D का richest स्रोत है?
A. Butter B. Fish liver oil
C. Egg D. Milk

79. वयस्क में टोकोफेरोल (Vit E) की प्रतिदिन आवश्यकता है?
A. 5 mg/day B. 10 mg/day
C. 15 mg/day D. 20 mg/day

80. विटामिन K का स्रोत है?
A. हरी पत्तीदार सब्जियां B. फल
C. आंतों के बैक्टीरिया D. उपरोक्त सभी

81. Thiamine के कार्य हैं?
A. कार्बोहाइड्रेट मेटाबोलिज्म में
B. तन्त्रिका तन्त्र के कार्य करने में
C. बेरी-बेरी रोग को रोकना
D. उपरोक्त सभी

82. Thiamine का richest स्रोत है?
A. गेहूं B. मूंगफली
C. चावल D. अण्डा

83. बेरी-बेरी रोग किसकी कमी से होता है?
A. Vit B-1 B. Vit B-2
C. Vit B-3 D. Vit B-5

84. बेरी-बेरी रोग कहां पर Endemic है?
A. आन्ध्र प्रदेश B. राजस्थान
C. मध्य प्रदेश D. उड़ीसा

85. Pyridoxine है?
A. Vit B-1 B. Vit B-2
C. Vit B-3 D. Vit B-6

86. Riboflavin है?
A. Vit B-1 B. Vit B-2
C. Vit B-3 D. Vit B-6

87. Niacin है?
A. Vit B-1 B. Vit B-2
C. Vit B-3 D. Vit B-6

88. कौन-सी फसल खाने से Pellegra होने की सम्भावना है?
A. सोरगम B. राइस
C. गेहूं D. बाजरा

89. अन्तर्राष्ट्रीय रेड क्रॉस की नींव कब रखी गयी।
A. 1864 B. 1942
C. 1946 D. 1948

90. Niacin की कितनी दैनिक आवश्यकता होती है?
A. 0.5 mg/1000 kcal
B. 1 mg/1000 kcal
C. 6.6 mg/1000 kcal
D. 12 mg/1000 kcal

91. Pyridoxin की कमी से होने वाला रोग है?
A. Skin lesion chilosis
B. Glossitis
C. Convulsion
D. उपरोक्त सभी

92. Folic acid का richest स्रोत है?
A. दालें B. गेहूं
C. लीवर D. दूध

93. फोलिक एसिड की कमी से होने वाला रोग है?
A. मैग्लोब्लास्टिक एनीमिया
B. ग्लोसाइटिस
C. बांझता
D. उपरोक्त सभी

94. केवल शाकाहारी भोजन करने से कौन-से विटामिन की कमी हो जाती है?
A. Vit B-1 B. Vit B-2
C. Vit B-6 D. Vit B-12

95. ऊष्मा में सबसे अधिक अस्थिर विटामिन है?
A. Vit A B. Vit C
C. Vit B complex D. Vit E

96. विटामिन सी का प्रचुर स्रोत है?
A. नारंगी B. नींबू
C. आंवला D. पत्तागोभी

97. Indian goosberry किसका सबसे अधिक स्रोत है?
A. Vit A B. Vit B
C. Vit C D. Vit D

98. कैल्शियम के अवशोषण में बाधक है?
A. आक्सलेट B. फास्फेट
C. फैटी एसिड D. उपरोक्त सभी

99. Calcium की कितनी मात्रा हड्डियों में पाई जाती है?
A. 90% B. 93%
C. 96% D. 99%

100. फल जिसमें सबसे अधिक कैल्शियम होता है?
A. पपीता B. आम
C. सीताफल D. केला

101. 1 ग्राम हीमोग्लोबिन में आयरन होता है?
A. 1.2 mg B. 2.3 mg
C. 6.5 mg D. 3.3 mg

102. फास्फोरस की दैनिक आवश्यकता है?
A. 5 gm B. 7 gm
C. 2 gm D. 10 gm

103. निम्न में से दुधारी तलवार है?
A. फ्लोरीन B. क्लोरीन
C. आयोडीन D. जिंक

104. Milling of rice से सबसे महत्वपूर्ण कौन-सा तत्व नष्ट होता है?
A. थायमीन B. नियासिन
C. प्रोटीन D. Vit D

105. कैल्शियम का अच्छा स्रोत है?
A. मक्का B. बाजरा
C. ज्वार D. रागी

106. *Aspergillus flavus* नामक fungus जो Aflatoxin बनाता है पाया जाता है?
A. काजू में B. खेसारी दाल में
C. मूंगफली में D. उपरोक्त सभी में

107. दूध का मुख्य प्रोटीन है?
A. केसीन B. लेक्ट एल्बुमिन
C. लेक्ट ग्लोबुलिन D. सभी समान मात्रा में

108. दूध अच्छा स्रोत नहीं है?
A. विटामिन D का B. विटामिन A का
C. विटामिन C का D. प्रोटीन का

109. सबसे अधिक NPU (Net Protein Utilization) है?
A. अण्डे का B. मांस का
C. दूध का D. मछली का

110. एक ग्राम प्रोटीन से ऊर्जा प्राप्त होती है?
A. 2 kcal B. 4 kcal
C. 9 kcal D. 6 kcal

111. 6 माह में कम से कम शिशु के लिये ऊर्जा की आवश्यकता है?
A. 90 Kcal/kg B. 98 Kcal/kg
C. 108 Kcal/kg D. 118 Kcal/kg

112. Net Protein Utilization से अभिप्राय है?
A. आवश्यक अमीनो अम्ल की संख्या
B. शरीर में नाइट्रोजन की मात्रा जो रहती है
C. प्रोटीन में नाइट्रोजन की मात्रा
D. प्रोटीन द्वारा दी जाने वाली कैलोरी

113. दूध पिलाने वाली माताओं में, अतिरिक्त प्रोटीन की आवश्यकता है (प्रथम 6 माह में)
A. 14 gram B. 25 gram
C. 20 gram D. 30 gram

114. 0-3 माह की आयु के शिशु में कितनी प्रोटीन की आवश्यकता है?

A. 1 gram/kg B. 1.5 gram/kg
C. 1.8 gram/kg D. 2.3 gram/kg

115. प्रति 100 ग्राम मानव दूध में ऊर्जा होती है?

A. 55 कैलोरी B. 65 कैलोरी
C. 75 कैलोरी D. 85 कैलोरी

116. Pre-school children में आयु के बच्चे सम्मिलित हैं?

A. 0-5 years B. 1-5 years
C. 3-5 years D. 0-3 years

117. पाश्चुराइजेशन के होल्डर प्रक्रम में दूध को गर्म करते हैं?

A. 60°C पर 45 मिनट तक
B. 65°C पर 30 मिनट तक
C. 100°C पर 15 मिनट तक
D. 136° C पर 15 मिनट तक

118. पाश्चुराइजेशन के HTST तरीके से गर्म करते हैं?

A. 63°C पर 15 मिनट तक
B. 72°C पर 15 मिनट तक
C. 132°C पर 30 सेकण्ड तक
D. उपरोक्त में से कोई नहीं

119. भोजन जनित रोग हैं?

A. अमीबियासिस B. वायरल हैपेटाइटिस
C. राउन्ड वर्म D. उपरोक्त सभी

120. Food fortification का उदाहरण नहीं है?

A. वनस्पति घी में विटामिन ए व विटामिन बी मिलाना
B. पानी में फ्लोराइड मिलाना
C. आयोडाइज्ड नमक
D. आचार में सिरका मिलाना

121. Epidemic dropsy क्या खाने से हो सकती है?

A. खसेरी दाल B. सरसों का तेल
C. आर्जीमोन तेल D. क्रोटेलेरिया बीज

122. Mid day school meal programme की शुरूआत हुई?

A. 1962 में B. 1996 में
C. 1993 में D. 2001 में

123. Special Nutrition Programme में गर्भवती महिलाओं व स्तनपान करवाने वाली महिलाओं को दिया जाता है?

A. 500 कैलोरी व 25 ग्राम प्रोटीन
B. 500 कैलोरी व 10 ग्राम प्रोटीन
C. 300 कैलोरी व 10 ग्राम प्रोटीन
D. 300 कैलोरी व 25 ग्राम प्रोटीन

124. गर्भवती महिलाओं को प्रतिदिन आयरन व फोलिक एसिड दिया जाता है?

A. 60 mg Elemental Iron & 0.5 Folic acid
B. 80 mg Elemental Iron & 0.5 mg Folic acid
C. 20 mg Elemental Iron & 0.1 mg Folic acid
D. 40 mg Elemental Iron & 0.5 mg Folic acid

125. Epidemilogical triad है?

A. Agent, host, environment
B. Agent, vector, host
C. Vector, cancer, environment
D. Agent, environment, treatment

126. Epidemiology में अध्ययन होता है?

A. स्वास्थ्य से सम्बन्धित समस्त घटनाएं व स्थिति
B. Epidemic disease
C. Communicable disease
D. Communicable & Non-communicable disease

127. Yellow fever का भारत में करेंगे?

A. Primary prevention
B. Primordial prevention
C. Secondary prevention
D. Tertory prevention

128. मलेरिया व कुष्ठरोग पर नियंत्रण सम्भव है?

A. Primordial prevention
B. Primary prevention
C. Secondary prevention
D. Tertory prevention

129. Primary prevention का उदाहरण है?

A. पानी में क्लोराइड मिलाना
B. नमक में आयोडीन व डालडा में विटामिन ए मिलाना
C. टीकाकरण कार्यक्रम
D. उपरोक्त में से कोई नहीं

130. प्राकृतिक रूप से कोई रोग जन्तु व मानव में आदान प्रदान हो सके कहलाता है?
A. Zoonosis
B. Communicable disease
C. Epidemic
D. Endemic

131. AIDS उदाहरण है?
A. Epidemic का B. Pandemic का
C. उपरोक्त दोनों का D. Sporadic का

132. Zoonosis का उदाहरण नहीं है?
A. रेबीज व प्लेग
B. बावाइन ट्यूबरक्यूलोमिन
C. ऐन्थ्रेक्स
D. टाइफाइड

133. यदि कोई Epidemic सम्पूर्ण विश्व में एक देश से दूसरे देश में फैले यह कहलाता है?
A. Pandemic
B. Communicable disease
C. Sporadic
D. Zoonosis

134. Virulence कहलाता है?
A. रोग करने की क्षमता
B. रोग की गम्भीरता
C. बैक्टीरिया का प्रकार
D. वायरस का प्रकार

135. Droplet nuclei से कौन-सा रोग नहीं होता है?
A. इन्फलूएन्जा B. टी.बी.
C. मिजल्स D. उपरोक्त सभी

136. प्राकृतिक निवास जहां कोई जीव प्रजनन कर रहता है वह कहलाता है?
A. Source of infection
B. Reservoir
C. Vector
D. Carrier

137. Vertical transmission का अभिप्राय है?
A. परिवार में रोग का फैलाव
B. प्लेसेन्टा द्वारा रोग का फैलाव
C. पीढ़ी दर पीढ़ी चलने वाला रोग
D. उपरोक्त सभी

138. Nosocomial infection सबसे अधिक फैलता है?
A. हवा द्वारा B. जल द्वारा
C. यांत्रिक विधि द्वारा D. स्पर्श से

139. Iatragenic disease से अभिप्राय है?
A. हास्पिटल में होने वाले संक्रमण
B. चिकित्सक, नर्स व दवाइयां द्वारा होने वाले रोग
C. रोगी से Attendant को होने वाला रोग
D. उपरोक्त सभी

140. Iatragenic disease का उदाहरण है?
A. Blood transfusion के कारण होने वाली Hepatitis
B. टीके द्वारा होने वाले reaction
C. किसी दवाई के दुष्प्रभाव से होने वाला रोग
D. उपरोक्त सभी

141. DPT किस रोग के प्रति रक्षा पैदा नहीं करता है?
A. Tetanus B. Diptheria
C. Polio D. Whooping cough

142. National immunization schedule में कितनी diseases के प्रति Vaccine दिये जाते हैं?
A. 5 B. 6
C. 8 D. सभी प्रकार के टीके

143. Cold chain का अभिप्राय है?
A. टीकों का उत्पादन ठंडे स्थानों पर हो
B. ठण्डे स्थानों पर होने वाले रोग
C. Common cold का Epidemic
D. Vaccine का परिवहन व संग्रह कम तापक्रम पर

144. ताप के प्रति सबसे संवेदनशील Vaccine है?
A. BCG B. Polio
C. Measles D. DDT

145. अधिकांश टीकों को कितने तापक्रम पर संग्रह किया जाता है?
A. –1 to 20°C B. 0 to 5°C
C. 4 to 8°C D. 20 to 25°C

146. PHC पर vaccine किसमें संग्रह करते हैं?
A. कोल्ड बोक्स में
B. आइस लाइन रेफ्रीजरेटर में
C. आइस पैक में
D. ठण्डे कमरों में

147. Vaccine से बचाव होने वाले रोगों में, सबसे अधिक मृत्यु का कारण है?
A. डिफ्थीरिया B. मिजल्स
C. टिटनस D. परट्यूसिस

148. OPV की प्रथम dose कब देते हैं?
A. 4 week B. 6 week
C. On birth D. 12 week

149. Live vaccine नहीं है?
A. Salk vaccine B. O.P.V.
C. Measles D. B.C.G.

150. Measles vaccine दिया जाता है?
A. 6 month पर B. 9 month पर
C. 12 month पर D. 1-5 years पर

151. सूर्य के प्रकाश में Disinfection का गुण मुख्यतया होता है?
A. गर्मी के कारण
B. अल्ट्रावायलेट किरणों के कारण
C. इन्फ्रारेड किरणों के कारण
D. ओजोन बनने के कारण

152. अस्पताल के कचरे को नष्ट करने का सबसे अच्छा तरीका है?
A. जलाकर नष्ट करना
B. खड्डा खोदकर गाड़ना
C. बैक्टीरिया द्वारा क्षय
D. जंगलों में ले जाना

153. Glass ware व syringe के स्टरलाइजेशन का साधन है?
A. एथायलीन डाइआक्साइड
B. होट एयर ओवन
C. ओटोक्लेविंग
D. इन्फ्रारेड

154. Hot air oven का तापमान होता है?
A. 80-100°C B. 180-200°C
C. 160-180°C D. 100-150°C

155. Linen के Sterilization का सर्वोत्तम तरीका है?
A. उबालना B. आटोक्लेव
C. रसायन का उपयोग D. गामा रेडिएशन

156. Spores किससे नष्ट होते हैं?
A. 70% ऐल्कोहाल से B. ब्लीचिंग पाउडर से
C. आटोक्लेव से D. फोरमेलीन से

157. Catgut को sterilized करते हैं?
A. Hot air oven
B. Steam under pressure
C. Gamma radiation
D. Ethylene oxide

158. निम्न में से Live vaccine है?
A. Hot air oven
B. Steam under pressure
C. Gamma radiation
D. Ethylene oxide

159. Crude Phenol किसके प्रति effective नहीं है?
A. Gram +ve bacteria
B. Gram –ve bacteria
C. Spore & Acid fast bacteria
D. सबके प्रति effective है

160. कौन-से Vaccine को Freezer में रखा जाता है?
A. T.T. B. DPT
C. Polio D. DCG

161. भारतीय संविधान में कितने मूलभूत अधिकार दिये गये हैं?
A. 6 B. 7
C. 8 D. 9

162. उपभोक्ता संरक्षण कानून कब शुरू हुआ?
A. 1980 B. 1976
C. 1990 D. 1986

163. Thermometer के लिये सर्वोत्तम disinfactant है?
A. डिटोल B. सेवलोन
C. सिरोसोल D. क्रुड फिनोल

164. Stool किससे विसंक्रमित होती है?
A. ब्लीचिंग पाउडर B. फिनोल
C. फोर्मल्डिहाइड D. सिट्रामाइड

165. Betadine का Tincture iodine की तुलना में फायदा है?
A. सस्ता
B. त्वचा पर धब्बे नहीं बनाता है
C. प्रभावकारी
D. जल्दी क्रिया

166. आदर्श रूप से Urinals sterilized होने चाहिए?
A. 1% सिरोसोल से B. ब्लीचिंग पाउडर से
C. Steam से D. उपरोक्त सभी से

167. मल के Disinfection के लिए ब्लीचिंग पाउडर की मात्रा है?
A. 25 ग्राम/लीटर B. 50 ग्राम/लीटर
C. 75 ग्राम/लीटर D. 100 ग्राम/लीटर

168. Formaldehyde disinfectant के बारे में सही नहीं है?
A. उच्च तापक्रम पर प्रभावी
B. 80-90% आर्द्रता पर प्रभावी
C. कमरे को 6-12 घण्टे तक बन्द रखना है
D. कम्बल, बिस्तर व किताबों के लिये प्रभावकारी नहीं

169. Small pox किस कारण से होता है?
A. Varicella virus B. Herpes virus
C. Variola virus D. Arbovirus

170. भारत में Small pox का आखिरी case कब मिला?
A. 8th May, 1974
B. 24 May, 1975
C. 10 July, 1975
D. 11 September, 1978

171. एक School Hostal में एक लड़के को Chicken pox हो गया है तो सबसे सही कदम है?
A. सभी लड़कों का टीकाकरण करना
B. लड़के को आइसोलेशन में रखेंगे
C. लड़के को वापस घर भेज देंगे
D. उपरोक्त सभी

172. Chicken pox फैलती है?
A. दूषित जल पीने से
B. एक व्यक्ति से दूसरे व्यक्ति में
C. दूषित खाद्य पदार्थ खाने से
D. संक्रमित सुई से

173. Chicken pox मुख्यतया किस आयु में होती है?
A. 10 वर्ष से कम आयु में
B. 20 वर्ष से कम आयु में
C. 5 वर्ष से कम आयु में
D. सभी उम्र में बराबर होना

174. Chicken pox का incubation period कितना होता है?
A. 14 से 17 दिन B. 10 से 15 दिन
C. 1 माह से 3 माह D. 0 से 7 दिन

175. भारत में Measles मुख्यतया किस उम्र में होती है?
A. 6 माह के कम में
B. 6 माह से तीन वर्ष तक
C. 5 वर्ष से उपर में
D. 10 वर्ष कम में

176. Measles के टीके के बारे में सही है?
A. 1 dose से 95% में Protection मिलता है
B. Vaccine के 10 से 12 दिन बाद Immunity आती है
C. इसे 9 month पर देना चाहिए
D. उपरोक्त सभी

177. Measles का complication है?
A. Diarrhoea B. Pneumonia
C. Encephalitis D. उपरोक्त सभी

178. Measles में संक्रमण का स्रोत है?
A. Case of measles
B. Subclinical infection
C. Carriers
D. उपरोक्त सभी

179. कौन-सी Disease में Eradication संभव नहीं है?
A. मिजल्स B. पोलियो
C. डिफ्थरिया D. ट्यूबरक्यूलोसिस

180. जन्मजात रूबेला विशेष तीन लक्षणों में नहीं है?
A. बहरापन B. केट्रेक्ट
C. PDA D. माइक्रोसिफेलिस

181. Vaccine जो लड़कों में नहीं देते हैं?
A. मिजल्स B. जर्मन मिजल्स
C. मम्पस D. बी.सी.जी.

182. जन्मजात विकृति होने की सम्भावना अधिक है, यदि रूबैला गर्भावस्था में हो?
A. Ist Timester में B. IInd Timester में
C. IIIrd Timester में D. कभी भी

183. Mumps के होने का मुख्य कारण है?
A. अर्बोवायरस B. रहब्डोवायरस
C. पैरामिक्सोवायरस D. मिक्सोवायरस

184. Mumps का Incubation Period है?
A. 18 दिन B. 10 दिन
C. 28 दिन D. 5 दिन

185. कौन-से प्रकार का इन्फ्लून्जा पेन्डेमीक करता है?
A. A B. B
C. C D. उपरोक्त में से नहीं

186. Influenza में सबसे अधिक कौन-सा Vaccine उपयोग में आता है?
A. Killed vaccine
B. Liver vaccine
C. Split virus vaccine
D. उपरोक्त सभी

187. Influenza का Incubation period है?
A. 7 से 14 दिन B. 12 से 5 दिन
C. 18 से 72 दिन D. 1 से 7 दिन

188. बैल जैसी गर्दन किस कारण से होती है?
A. डिफ्थीरिया B. वुपिंग काफ
C. मिजल्स D. पिस्टीकोसीस

189. डिफ्थीरिया का Incubation period है?
A. 1 से 2 दिन B. 2 से 6 दिन
C. 6 से 10 दिन D. 10 से 14 दिन

190. Schick test किसमें करते हैं?
A. Pertusis में B. Diphtheria में
C. German measles में D. Measles में

191. DPT में क्या नहीं है?
A. Diphtheria toxoid
B. Tetanus toxoid
C. Pertussis killed cells
D. Typhoid toxoid

192. DPT का संग्रह कितने तापमान पर किया जाता है?
A. 0ºC B. 4-8ºC
C. –4ºC D. कमरे के तापक्रम पर

193. Diphtheriea vaccine कहां पर contraindicated है?
A. अत्यधिक बुखार में
B. पहले vaccine पर एलर्जी हो तो
C. CNS disease में
D. उपरोक्त सभी

194. कौन-से Vaccine के पश्चात् बच्चा excessive cry करता है?
A. Polio B. Typhoid
C. Measles D. D.P.T.

195. निम्न में से Tetanus के प्रति प्रभावी Vaccine है?
A. DPT B. T.T.
C. dt D. उपरोक्त सभी

196. Paroxysmal stage का कितने दिन बाद तक Infective period रहता है?
A. 2 सप्ताह तक B. 3 सप्ताह तक
C. 6 सप्ताह तक D. 8 सप्ताह तक

197. Pertussis का Incubation period होता है?
A. 2-5 दिन B. 7-14 दिन
C. 14-21 दिन D. 3-6 सप्ताह

198. Menigococeal vaccine कहां नहीं देते हैं?
A. गर्भवती महिलाओं में
B. 1 वर्ष से कम आयु के बच्चों में
C. 2 वर्ष से कम आयु के बच्चों में
D. उपरोक्त सभी में

199. Menigiococeal meningitis vaccine के बारे में गलत है?
A. 0.5 ml dose
B. Subcutaneously देते हैं
C. 3 वर्ष तक Immunity रहती है
D. 1 वर्ष की उम्र पर प्रथम Dose देते हैं

200. Tuberculin test के बारे में गलत है?
A. Positive case Tubercle bacilli से infected होते हैं
B. Positive case Tuberculosis diseases को बताते हैं

C. Tuberculin negative case को BCG vaccine देते हैं

D. Tubercular infection की prevelence को बताता है

201. Tuberculosis bacteria infection के कुल case का पता किससे लगता है?

A. X-ray chest B. Tuberculin test से

C. Sputun +ve case D. Blood examination

202. Tuberculosis के कुल case पता चलता है?

A. X-ray chest से

B. Sputum का microscopic examination से

C. Sputum culture से

D. Tuberculin test

203. Mantoux test में PPB tuberculin का उपयोग होता है, इसकी Dose है?

A. 1 TU B. 2 TU

C. 5 TU D. 10 TU

204. Pulmonary tuberculosis की जांच का साधन है?

A. Sputum की जांच B. Chest x-ray

C. Mantoux test D. History

205. निम्न में Bactericidal ATT नहीं है?

A. Rifampicin B. INH

C. Streptomycin D. Ethambutol

206. BCG Vaccine के उत्पादन में कौन-सा stain काम में आता है?

A. HPV-77 B. RT-23

C. Danish-1331 D. Tween-80

207. BCG Vaccine के बारे में सही नहीं है?

A. तरल Vaccine

B. Freeze dried vaccine

C. Live vaccines

D. Vaccine को सूर्य की रोशनी से बचाना चाहिए

208. BCG Vaccine के लिए कौन-सा Diluent उपयोग में आता है?

A. N.S. (Normal Saline)

B. Distilled Water

C. Dextrose Saline

D. 10% Alcohol

209. BCG Vaccine का सर्वप्रथम प्रयोग हुआ

A. 1921 B. 1919

C. 1931 D. 1928

210. BCG Vaccine की बचाव क्षमता है?

A. 30 to 60% B. 0 to 80%

C. 40% D. 100%

211. BCG Vaccine देते हैं?

A. Insuline syringe द्वारा

B. Tubuculine syringe द्वारा

C. 2 ml की syringe द्वारा

D. उपरोक्त में से सभी

212. पोलियो के case में कितने प्रतिशत में लकवा होता है?

A. 1 to 2% B. 10 to 20%

C. 60% D. 90 to 100%

213. सबसे अधिक कौन-से प्रकार के Polio होते हैं?

A. Type Ist Virus B. Type IInd Virus

C. Type IIrd Virus D. उपरोक्त सभी समान

214. पोलियो में संक्रमण का स्रोत है?

A. मल व मूत्र

B. Pharyngeal secration व मल

C. संक्रमित खून, सूई व मल

D. उपरोक्त सभी

215. पोलियो किस मौसम में अधिक होता है?

A. मार्च से मई B. जुलाई से तिसम्बर

C. अक्टूबर से फरवरी D. सभी मौसम में समान

216. समाज में पोलियो के case का पता लगाने का साधन है?

A. विद्यालयों का निरीक्षण

B. अस्पताल के आंकड़े

C. 5 से 10 वर्ष के बच्चों का घर-घर जाकर लंगड़ेपन का सर्वे

D. 1 वर्ष से बड़े बच्चों के रक्त की जांच

217. Salk vaccine के बारे में सही नहीं है?

A. Killed vaccine

B. Subcutaneously देते हैं

C. सस्ता है

D. Epidemic में useful नहीं है

218. Oral Polio कहां नहीं देंगे?
A. Fever में
B. Diarrhoea व Dysentery में
C. Vomating में
D. उपरोक्त सभी में

219. Hepatitis A वायरस के संक्रमण का मुख्य स्रोत है?
A. मानव मूत्र
B. Nasal & Pharyngeal Secretions
C. रक्त
D. मानव मल

220. Infectious hepatitis किससे होती है?
A. Hepatitis A B. Hepatitis B
C. Hepatitis C D. Hepatitis D

221. Hepatitis B का Incubation period है?
A. 15 से 45 दिन B. 60 से 180 दिन
C. 1 से 15 दिन D. 6-9 माह

222. Hepatitis B Vaccine देते हैं?
A. 0, 1 & 6 महीने पर B. 0, 1, 3 महीने पर
C. 0, 6 & 12 महीने पर D. कैसे भी दे सकते हैं

223. Hepatitis B में Immunization होता है?
A. Active Immunization
B. Passive Immunization
C. Both Active & Passive Immunization
D. कोई Immunization उपलब्ध नहीं है

224. Cholera किस कारण से होता है?
A. *क्लोस्ट्रिडियम* B. *विब्रियो कोलेरा*
C. *स्टेफाइलोकोकस यूरेस* D. *स्ट्रेप्टोकोकस*

225. Cholera में Stool sample कैसे लेंगे?
A. Rubber catheter द्वारा
B. Rectal swab द्वारा
C. Disintected stool द्वारा
D. उपरोक्त सभी द्वारा

226. Cholera का Stool sample किसमें स्थानान्तरित करेंगे?
A. V.R. Medium
B. Alkaline peptone water
C. Bile salt agar
D. उपरोक्त सभी

227. ORS में NaCl की मात्रा है?
A. 2.5 gm per liter B. 3.5 gm per liter
C. 1.5 gm per liter D. 2 gm per liter

228. ORS में ग्लूकोज क्यों मिलाया जाता है?
A. स्वाद अच्छा हो जाता है
B. नमक व पानी का अवशोषण बढ़ाता है
C. ऊर्जा देता है
D. अमीनो अम्लों का अवशोषण बढ़ता है

229. घर में ORS कैसे बनाते हैं?
A. 10 ग्राम नमक, 10 ग्राम शक्कर
B. 5 ग्राम नमक, 20 ग्राम शक्कर
C. 20 ग्राम नमक, 5 ग्राम शक्कर
D. 5 ग्राम नमक, 50 ग्राम शक्कर

230. Chemoprohylaxis से अभिप्राय है?
A. रोग होने पर तुरन्त दवाईयां देना
B. रोग होने पर पूरे परिवार को दवाई देना
C. रोग होने से पूर्व उसके बचाव की दवाई देना
D. उपरोक्त सभी

231. Cholera नहीं फैलता है?
A. मक्खियों से B. दूषित पानी से
C. दूषित भोजन से D. उपरोक्त में से नहीं

232. Enteric fever का Incubation period है?
A. 1 से 7 दिन B. 7 से 28 दिन
C. 1 से 3 माह D. 1 से 15 दिन

233. Typhoid vaccine में Booster देते हैं?
A. प्रत्येक 6 महीने में B. प्रत्येक 1 वर्ष में
C. प्रत्येक 3 वर्ष में D. प्रत्येक 5 वर्ष में

234. Exotoxin के कारण होने वाली Food Poisoning नहीं है?
A. *स्टेफाइलोकोकस* B. *बोट्यूलिज्म*
C. *सालमोनेला* D. *बेसीलस सेसीस*

235. Botulisim toxin होता है?
A. न्यूरोटोक्सिन B. मायोटोक्सिन
C. एन्डोटोक्सिन D. उपरोक्त सभी

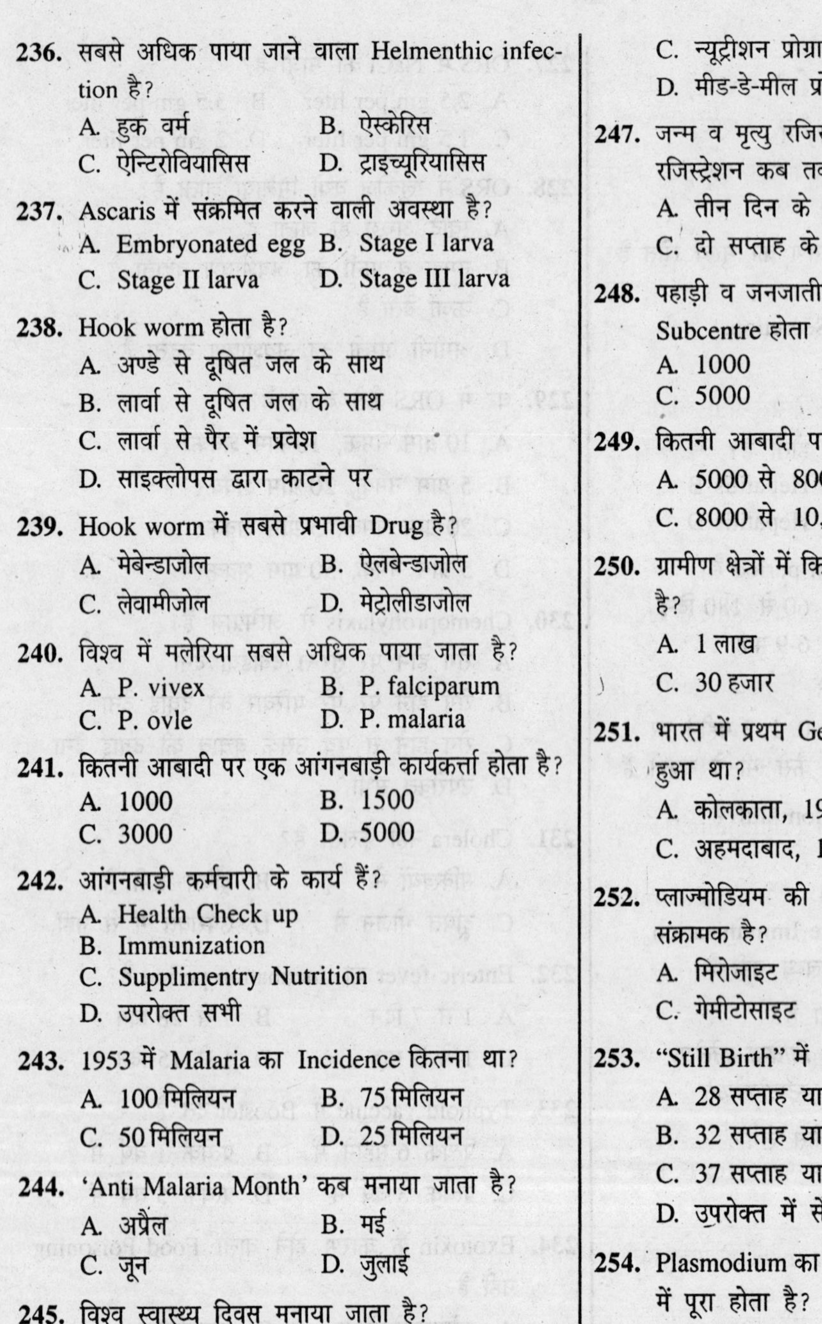

236. सबसे अधिक पाया जाने वाला Helmenthic infection है?

A. हुक वर्म B. ऐस्केरिस
C. ऐन्टिरोवियासिस D. ट्राइच्यूरियासिस

237. Ascaris में संक्रमित करने वाली अवस्था है?

A. Embryonated egg B. Stage I larva
C. Stage II larva D. Stage III larva

238. Hook worm होता है?

A. अण्डे से दूषित जल के साथ
B. लार्वा से दूषित जल के साथ
C. लार्वा से पैर में प्रवेश
D. साइक्लोपस द्वारा काटने पर

239. Hook worm में सबसे प्रभावी Drug है?

A. मेबेन्डाजोल B. ऐलबेन्डाजोल
C. लेवामीजोल D. मेट्रोलीडाजोल

240. विश्व में मलेरिया सबसे अधिक पाया जाता है?

A. P. vivex B. P. falciparum
C. P. ovle D. P. malaria

241. कितनी आबादी पर एक आंगनबाड़ी कार्यकर्त्ता होता है?

A. 1000 B. 1500
C. 3000 D. 5000

242. आंगनबाड़ी कर्मचारी के कार्य हैं?

A. Health Check up
B. Immunization
C. Supplimentry Nutrition
D. उपरोक्त सभी

243. 1953 में Malaria का Incidence कितना था?

A. 100 मिलियन B. 75 मिलियन
C. 50 मिलियन D. 25 मिलियन

244. 'Anti Malaria Month' कब मनाया जाता है?

A. अप्रैल B. मई
C. जून D. जुलाई

245. विश्व स्वास्थ्य दिवस मनाया जाता है?

A. 7 अप्रैल B. 2 मई
C. 8 अगस्त D. 11 मार्च

246. UNICEF के द्वारा कौन-सी सेवाएं नहीं दी जाती है?

A. वेक्सीन व सीरम बनाने में सहायता
B. माँ एवं बच्चे को प्राथमिक स्वास्थ्य प्रदान करना
C. न्यूट्रीशन प्रोग्रामों में सहायता करना
D. मीड-डे-मील प्रोग्राम में सहायता करना

247. जन्म व मृत्यु रजिस्ट्रेशन कानून के अन्तर्गत, मृत्यु का रजिस्ट्रेशन कब तक हो जाना चाहिये?

A. तीन दिन के अन्दर B. एक सप्ताह के अन्दर
C. दो सप्ताह के अन्दर D. तीन सप्ताह के अन्दर

248. पहाड़ी व जनजातीय क्षेत्रों में कितनी आबादी पर एक Subcentre होता है?

A. 1000 B. 3000
C. 5000 D. 10,000

249. कितनी आबादी पर एक M.P.W. होता है?

A. 5000 से 8000 B. 3000 से 5000
C. 8000 से 10,000 D. 10,000 से 20,000

250. ग्रामीण क्षेत्रों में कितनी आबादी पर एक P.H.C. होती है?

A. 1 लाख B. 50 हज़ार
C. 30 हजार D. 20 हजार

251. भारत में प्रथम General health survey कहाँ व कब हुआ था?

A. कोलकाता, 1946 B. नई दिल्ली, 1932
C. अहमदाबाद, 1938 D. मुम्बई, 1921

252. प्लाज्मोडियम की कौन-सी अवस्था, मच्छर के लिए संक्रामक है?

A. मिरोजाइट B. ट्रोफोजाइट
C. गेमीटोसाइट D. स्पोरोजाइट

253. "Still Birth" में सम्मिलित है?

A. 28 सप्ताह या अधिक के गर्भ की मृत्यु
B. 32 सप्ताह या अधिक के गर्भ की मृत्यु
C. 37 सप्ताह या अधिक के गर्भ की मृत्यु
D. उपरोक्त में से कोई नहीं

254. Plasmodium का sexual phase cycle कितने समय में पूरा होता है?

A. 48 घण्टे B. 10-14 दिन
C. 72 घण्टे D. 36 घण्टे

255. शहरी क्षेत्र में मलेरिया का मुख्य वाहक है?

A. *ए. स्टेफेनसाई* B. *ए. क्यूलीफेसीज*
C. *ए. फलेविटेलिस* D. *ए. मिनिमस*

256. मलेरिया में Hot stage रहती है?
A. ½ से 2 घण्टे B. 1 से 3 घण्टे
C. ½ से 5 घण्टे D. 2 से 4 घण्टे

257. मच्छर में प्लाज्मोडियम के विकसित होने के लिए अनुकूल स्थिति नहीं है?
A. वर्षा में
B. 20-30ºC तापमान
C. आर्द्रता 60%
D. 25000 मीटर की ऊंचाई

258. मलेरिया की Endemicity का किससे पता लगता है?
A. Parasite rate से
B. Spleen rate से
C. Infant parasite rate से
D. Proportional case rate से

259. Plasmodium vivex malaria का Radical Treatment है?
A. Chloroquine 600 mg + Primaquine 15 mg for 5 days
B. Chloroquine 600 mg + Primaquine 45 mg state
C. Chloroquine 600 mg + Primaquine 15 mg for 15 days
D. Chloroquine 600 mg + Pyrimethamine 500 mg state

260. मलेरिया के लिये Chemoprophylaxis के बारे में सही है?
A. Treatment, malaria zone छोड़ने के 6 week बाद तक देते हैं
B. 300 mg की 2 tablet, week में एक बार
C. Treatment यात्रा से 7 दिन पहले से शुरू करते हैं
D. उपरोक्त सभी

261. 0-1 वर्ष पर Presumptive treatment की मात्रा होगी?
A. 25 mg B. 50 mg
C. 75 mg D. 100 mg

262. Microfilaria रक्त में किस समय सबसे अधिक होते हैं?
A. 8.00 pm - 10.00 pm
B. 10.00 pm - 2.00 am
C. 5.00 am - 6.00 am
D. 8.00 am - 10.00 am

263. *Bancroftian filariasis* का मुख्य वाहक है?
A. ऐडीज इगेपटाई B. क्यूलेक्स
C. ऐनाफेलिज D. मानसोनिया

264. *Malyen filariasis* का मुख्य वाहक है?
A. *Culex*
B. *Mansonoides mosquito*
C. *Anopheles*
D. *Aedes aegypti*

265. मच्छर के किस अंग में माइक्रोफायलेरिया का विकास होता है?
A. Blood में
B. Throacic muscles में
C. Stomach में
D. Abdomen Muscles में

266. Rabies में मृत्यु दर है?
A. 2% B. 15%
C. 90% D. 100%

267. Rabies किससे हो सकती है?
A. चमगादड़ से B. भेड़िये से
C. बिल्ली से D. उपरोक्त सभी से

268. Rabies के वायरस का आकार है?
A. Cocci Shaped B. Bullet Shaped
C. Racket Shaped D. Rod Shaped

269. Rabies किससे नहीं फैलता?
A. चाटने से B. काटने से
C. Aerosole द्वारा D. भक्षण से (Ingestion)

270. Rabies का लक्षण है?
A. पानी से डरना B. आवाज से डरना
C. रोशनी से डरना D. उपरोक्त सभी

271. HDC vaccine का Dose schedule है?
A. 0, 3, 8, 16, 30 B. 0, 7, 14, 21, 28
C. 0, 3, 7, 14, 30 D. 0, 7, 14, 28, 90

272. HDC Vaccine की Pre-exposure Prophylaxis की dose है?
A. 0, 3, 21 B. 0, 7, 21
C. 0, 7 D. 0, 7, 14

273. Rabies में Pre-exposure Prophylaxis की बूस्टर डोज देते हैं?
A. 6 माह में B. 1 वर्ष में
C. 2 वर्ष में D. 3 वर्ष में

274. Rabies के नियंत्रण के लिये आवश्यक नहीं है?
A. कुत्तों का टीकाकरण करना
B. पालतू कुत्तों का रजिस्ट्रेशन करना
C. रेबीज का शीघ्र पता लगाना व उपचार करना
D. सभी आवारा कुत्तों का टीकाकरण करना

275. टिटनस इम्यूनोग्लोबलिन की Prophylactic dose है?
A. 250 I.U. B. 1000 I.U.
C. 1500 I.U. D. 4000 I.U.

276. Tetanus को रोकने के लिए प्रभावी एन्टिबॉयोटिक है?
A. इरिथ्रोमाइसिन B. पेनेसीलियन
C. ऐजिथ्रोमाइसिन D. नियोमाइसिन

277. Leprosy का अत्यन्त संक्रामक प्रकार है?
A. Multibacillary cases
B. Paucibacillary cases
C. दोनों में समान
D. उपरोक्त में से नहीं

278. Leprosy का संक्रमण नहीं हो सकता है?
A. Nose & Throat Secretion से
B. Skin Discharge से
C. Breast Milk से
D. Sexual Contact से

279. Leprosy की कितनी Prevalance पर Group Survey करते हैं?
A. 1/1000 से कम
B. 1/1000 या इससे अधिक
C. 10/1000 पर
D. 5/1000 पर

280. Leprosy में कार्य नहीं आने वाली दवाई है?
A. Rifampicin B. Ethambutol
C. Dapsone D. Clofazemine

281. Paucibacillary Leprosy में उपचार देते हैं?
A. 6 माह तक B. 1 वर्ष तक
C. 2 वर्ष तक D. 5 वर्ष तक

282. Cluster Testing किसमें करते हैं?
A. Leprosy B. T.B.
C. S.T.D. D. P.E.M.

283. HIV Virus नष्ट हो सकता है?
A. 20% ऐल्कोहल से
B. ईथर से
C. बीटा प्रोपियोलेक्टोन से
D. उपरोक्त सभी

284. AIDS होने के लिए High Risk Group है?
A. सूई द्वारा नशीली दवाईयाँ लेने वाले
B. एस.टी.डी. के रोगी
C. समलैंगिक (Homo sexual)
D. उपरोक्त सभी

285. AIDS में सबसे अधिक कौन-सी कोशिकाओं में कमी आती है?
A. T. Helper Lymphocyte
B. B. Lymphocyte
C. Macrophase
D. Eosinophils

286. AIDS का Incubation period है?
A. 9 दिन B. 90 दिन
C. 2 वर्ष D. 6 वर्ष से अधिक

287. Demography में सम्मिलित नहीं है?
A. जन्म दर B. मृत्यु दर
C. आबादी का पलायन D. उपरोक्त सभी

288. वह देश जिसकी आबादी में वृद्धि शून्य है?
A. स्वीडन B. फ्रांस
C. इंग्लैण्ड D. अमेरिका

289. एक वर्ष तक Protection के लिए कितने Condom चाहिए?
A. 72 B. 144
C. 288 D. 2

290. IUCD जो मुख्यतया उपयोग में आती है?
A. Cu-T B. Lippes Loop
C. Progesterone D. Nova-T

291. IUCD Inseration का Side effect नहीं होता है?
A. Lower Abdomen pain
B. Irregular bleeding
C. Amenorrhoea
D. Menorrhoea

292. IUCD Inseration का सबसे अधिक होने वाला Side effect है?
A. Low backache
B. Increased vaginal bleeding
C. Pelvic infection
D. Uterine perforation

293. IUCD का Complication नहीं है?
A. Low backache
B. Increased vaginal bleeding
C. Pelvic infection
D. Decreased lactation

294. IUCD Inseration का Complication नहीं है?
A. P.I.D. B. Ectopic Pregnancy
C. STD D. Diabeties

295. IUCD Inseration के लिए Contraindiction नहीं है?
A. Cervical cancer
B. Abnormal vaginal bleeding
C. Lactational amenorrhoea
D. उपरोक्त सभी

296. Oral Pills की प्रभाव क्षमता है?
A. 97% B. 98%
C. 99% D. लगभग 100%

297. Oral Pills का Contraindiction नहीं है?
A. 35 वर्ष से अधिक आयु
B. डाइबिटीस, मैलाइटस
C. C.R.F.
D. P.I.D.

298. Injectable contraceptive में होता है?
A. इस्ट्रोजनाप्रोजेस्टेरोन B. केवल प्रोजेस्टेरोन
C. केवल इस्ट्रोजन D. उपरोक्त में से नहीं

299. सबसे अधिक किस आकार का Diaphragm fit होता है?
A. 60 - 70 mm B. 70 - 80 mm
C. 80 - 90 mm D. 90 - 100 mm

300. Diaphragm की Failure Rate Per Year है?
A. 8% B. 12%
C. 6% D. 15%

301. Foam spermicide में सामान्यतया प्रयुक्त होता है?
A. Surface active agent
B. Cetric acid
C. Copper
D. Progesteron

302. IUCD का सर्वप्रथम उपयोग किया?
A. ओथेनहेमर ने B. ओटा ने
C. ग्रेफेनबर्ग ने D. इश्चिहान ने

303. Lippes loop में धागे का कार्य है?
A. यह सूजन होने से रोकता है
B. जब इच्छा हो लूप को निकाला जा सकता है
C. यह आकार बनाये रखती है
D. यह विश्वास दिलाता है कि लीपस लूप उपस्थित है

304. Vasectomy के बारे में सही है?
A. पांचवे दिन टांके खोले जाते हैं
B. 3 माह तक गर्भ निरोधक का उपयोग करते हैं
C. 7 दिन तक Sexual intercourse नहीं करते
D. उपरोक्त सभी

305. Vasectomy के कितने दिन पश्चात् Seminal Examination करते हैं?
A. सातवें दिन B. पन्द्रवें दिन
C. एक महीने पश्चात् D. तीन महीने पश्चात्

306. MTP Act बना?
A. 1971 में B. 1972 में
C. 1973 में D. 1970 में

307. MTP Act कब लागू हुआ?
A. 1971 में B. 1972 में
C. 1973 में D. 1970 में

308. MTP Act 1971 में सम्मिलित है?
A. व्यक्ति जो एमटीपी कर सकता है
B. स्थान जहां पर एमटीपी हो सकती है
C. कब तक एमटीपी हो सकती है
D. उपरोक्त सभी

309. Laproscopy Sterilization के बाद कम से कम कितने दिन अस्पताल में रहना पड़ता है?
A. 2 दिन B. 4 दिन
C. 7 दिन D. 10 दिन

310. P.H.C. स्तर पर केम्प में कौन-सा Sterilization Operation उपयुक्त है?
A. Tubectomy
B. Mini-lap operation
C. Laproscopy
D. उपरोक्त सभी

311. निम्न में से Family Planning का सबसे सस्ता तरीका है?
A. Condom B. Oral Pills
C. Copper-T D. Sterilization

312. निम्न में से Family Planning का सबसे सस्ता तरीका है?
A. Vesectomy B. Tubectomy
C. Copper-T D. Oral Pills

313. भारत में सबसे अधिक पाये जाने वाला ब्लड ग्रुप है?
A. O B. A
C. B D. AB

314. अधिकांश Industries को सबसे अधिक नुकसान पहुंचता है?
A. गर्मी से B. आवाज से
C. आर्द्रता D. रेडिएशन

315. *Pneumoconious* में सम्मिलित नहीं है।
A. *Siderosis* B. *Bagassosis*
C. *Pisticosis* D. *Anthrocoiasis*

316. Siderosis का कारण है?
A. Sugar Cane Dust B. Cotton Dust
C. Coal Dust D. Iron

317. Bagassosis का कारण है?
A. Sugar Cane Dust B. Cotton Dust
C. Coal Dust D. Iron

318. Byssionsis होता है?
A. Suger Cane Dust B. Cotton Dust
C. Coal Dust D. Iron

319. Lung cancer का कारण है?
A. Asbestos B. Nickel
C. Coaltar D. उपरोक्त सभी

320. Industries में Preplacement examination से तात्पर्य है?
A. नौकरी पर नियुक्त करने से पूर्व मेडिकल जांच
B. नौकरी करते समय नियमित मेडिकल जांच
C. कर्मचारी के पुलिस रिकार्ड की जांच
D. उपरोक्त सभी

321. Factory Act कहाँ पर लागू नहीं होता है?
A. आन्ध्र प्रदेश B. जम्मू कश्मीर
C. हरियाणा D. अरुणाचल प्रदेश

322. Inustries में कितनी संख्या से ज्यादा पर safety officer नियुक्त होता है?
A. 500 B. 1000
C. 2000 D. 5000

323. Factory Act, 1976 के तहत कितनी कम उम्र के बच्चों का कार्य करना प्रतिबंधित है?
A. 12 वर्ष B. 14 वर्ष
C. 15 वर्ष D. 16 वर्ष

324. E.S.I. Act के लिए वित्तीय प्रबंधन में होता है?
A. Workers
B. Central & State Government
C. Employers
D. उपरोक्त सभी

325. E.S.I. Act के फायदे हैं?
A. Medical benefit B. Materniti benefit
C. Dependent benefit D. उपरोक्त सभी

326. E.S.I. Act में कर्मचारियों को ओ.पी.डी. का फायदा कौन-से लाभ के अन्तर्गत मिलता है?
A. Medical benefit
B. Sickness benefit
C. Dependent benefit
D. उपरोक्त सभी

327. E.S.I. Act में कितने दिन के लिए Maternity benefit मिलता है?
A. 6 सप्ताह B. 12 सप्ताह
C. 16 सप्ताह D. 20 सप्ताह

328. भारत में Reproductive Period (15 से 44 वर्ष) की आयु की महिलाओं की संख्या है?
A. 15% B. 23%
C. 10% D. 30%

329. Prenatal period में Embryo का period है?
A. 0 से 2 सप्ताह B. 0 से 9 सप्ताह
C. 2 से 9 सप्ताह D. 12 से 24 सप्ताह

330. 28 सप्ताह के Foetus की लम्बाई होती है?
A. 20.4 सेमी. B. 35.4 सेमी.
C. 40.6 सेमी. D. 45.6 सेमी.

331. Morning sickness सबसे अधिक पाई जाती है?
A. 1 से 15 दिन के मध्य
B. 3 से 4 माह के मध्य
C. 1½ से 2½ माह के मध्य
D. 4 से 6 माह के मध्य

332. Pregnancy में Breast sign नहीं है?
A. Montgomery follicle.
B. Hypopigmentain
C. Engorment of breast vein
D. Secretion of nipple

333. भारत में 5 वर्ष से कम आयु के बच्चों की मृत्यु दर है? (Per One Thousand Live Birth)
A. 122 B. 70
C. 142 D. 90

334. गर्भावस्था का सामान्य काल है?
A. 280 दिन B. 9 माह
C. 270 दिन D. 290 दिन

335. कौन-से ब्लड ग्रुप में Duodenal ulcer अधिक पाया जाता है?
A. O B. ,
C. B D. AB

336. यदि कोई औरत IIIrd trimester में आये तो T.T. immunization के बारे में सही है?.
A. केवल 1 Dose देंगे
B. T.T. नहीं देंगे
C. एक Dose अभी व एक Dose प्रसव के एक माह बाद देंगे
D. उपरोक्त में से नहीं

337. Rh Isoimmunization से Hemolytic disease हो सकती है?
A. माँ Rh + ve व बच्चा Rh – ve
B. माँ Rh – ve व बच्चा Rh + ve
C. माँ व बच्चा दोनों Rh – ve
D. माँ व बच्चा Rh + ve

338. बच्चे में HIV infection हो सकता है।
A. प्लेसेन्टा द्वारा B. स्तनपान द्वारा
C. प्रसव के समय D. उपरोक्त सभी से

339. भारत में अधिकांश डिलेवरी होती है?
A. सरकारी अस्पताल में B. घर पर
C. निजी अस्पतालों में D. उपरोक्त में से नहीं

340. यदि Cord में धड़कन के रुकने पर, इसे बांधा जाए तो कितना अतिरिक्त ब्लड जाएगा?
A. 10 ml B. 30 ml
C. 50 ml D. 100 ml

341. Opthalmia Neonatorum सबसे अधिक होता है?
A. *गोनोकोक्स* B. *स्टेफाइलोकोक्स*
C. *क्लेमाइडिया* D. *ऐडीनोवायरस*

342. Opthalmiea Neonatorum के लिए Prophylaxsis है।
A. Penicilin Eye Drop
B. Sulpha Dizine Eye Drop
C. Penicilin Injection
D. 1% Silver Nitrate Solution Eye Drop

343. L.B.W. का कारण नहीं है?
A. संक्रमण
B. पूर्व सीजीरियन
C. बच्चों में अन्तराल कम होना
D. माँ का कुपोषण

344. Exclusive Breast Feeding देते हैं?
A. 1 माह तक B. 3 माह तक
C. 4 से 5 माह तक D. 9 से 10 माह तक

345. माँ के दूध में प्रति 100 मिली. ऊर्जा होती है?
A. 50 कि. कैलोरी B. 70 कि. कैलोरी
C. 90 कि. कैलोरी D. 100 कि. कैलोरी

346. Breast milk के बारे में सही नहीं है?
A. दूध चूसने से जबड़ों व दांतों के निर्माण में सहायक
B. हाइपोकेल्सिमिया से बचाव
C. हाइपोमैग्निसियम से बचाव
D. आयरन का प्रचूर स्रोत

347. Infant में कितनी प्रतिशत कैलोरी प्रोटीन से उत्पन्न होनी चाहिए?
A. 8 से 10% B. 20 से 22%
C. 15 से 18% D. 24 से 26%

348. 'Health for all by 2000' की घोषणा कब हुई?
A. 1976 B. 1978
C. 7980 D. 1985

349. भारत W.H.O. के किस क्षेत्रीय संगठन का सदस्य है?
A. South East Asia B. Western Pacific
C. Easten Pacific D. Western Asia

350. जन्म व मृत्यु का रजिस्ट्रेशन कब लागू हुआ?
A. 1953 B. 1950
C. 1960 D. 1970

351. 'Death Rate' को प्रकट करते हैं?
A. प्रति 100 आबादी पर
B. प्रति 100 डिलेवरी पर
C. प्रति 1000 आबादी पर
D. प्रति 1000 डिलेवरी पर

352. 'Germ Theory of Disease' दी?
A. लुइस पाश्चर B. रोबर्ट कोच
C. बेन्जामिन D. डार्विन

353. 'National Leprosy Erdication Programme' कब शुरू हुआ?
A. 1955 B. 1980
C. 1982 D. 1983

354. कौन-से 'Leprosy centre' पर चिकित्सा अधिकारी होता है?
A. SET Centre
B. Leprosy control unit
C. Urban leprosy centre
D. उपर्युक्त में से नहीं

355. NTCP (National Tuberculosis Control Programme) का उद्देश्य है?
A. मुफ्त ATT देना
B. BGG टीकाकरण करना
C. T.B. के ज्यादा से ज्यादा Case कर खोज व उपचार
D. उपरोक्त सभी

356. NTCP (National Tuberculosis Control Programme) का कार्य नहीं है?
A. BCG टीकाकरण
B. घर-घर जाकर Chemotherapy
C. T.B. Case का जल्द पता लगाना
D. T.B. Case का Isolation

357. National AIDS Control Programme का घटक है।
A. Blood Safety Programme
B. STD Control Programme
C. Condom Promotion
D. उपरोक्त सभी

358. रक्तदान के लिए रक्त की कौन-सी जांच की जाती है?
A. HIV B. Heb-C
C. Malaria D. उपरोक्त सभी

359. 'National Tracomma Control Programme' कब शुरू हुआ?
A. 1956 B. 1963
C. 1970 D. 1978

360. बोहरा कमेटी की स्थापना हुई?
A. 1941 B. 1942
C. 1943 D. 1946

361. Integration of Preventive and curative services at all administrative levels का सुझाव दिया?
A. बोहरा कमेटी ने B. चड्ढा कमेटी ने
C. जंगलवाला कमेटी ने D. मुदालियर कमेटी

362. 'Multipurpose Worker' कहाँ स्थापित होता है?
A. P.H.C. पर B. C.H.C. पर
C. Subcentre पर D. Village पर

363. "Referral Service Complex" का सुझाव दिया?
A. जंगलवाला कमेटी ने B. चड्ढा कमेटी ने
C. बोहरा कमेटी ने D. श्रीवास्तव कमेटी ने

364. कितनी आबादी पर एक Health Assistant प्रस्तावित है?

A. 5000 B. 3500
C. 4000 D. 4500

365. Village Health Guide को कितना Stipend प्रति माह मिलता है?

A. 50 रुपये B. 100 रुपये
C. 200 रुपये D. 300 रुपये

366. A.N.M. होती है?

A. Female Health Worker
B. Female व Male Health Worker
C. Aganwadi Worker
D. Village Health Guide

367. A.N.M. का कार्य है?

A. नवजात शिशु का टीकाकरण
B. जन्म व मृत्यु के रिकार्ड को आगे सूचित करना
C. मलेरिया की स्लाइड लेना
D. उपरोक्त सभी

368. "Early Neonatal Death" में सम्मिलित है?

A. जन्म के पश्चात् प्रथम 7 दिन में मृत्यु
B. जन्म के पश्चात् प्रथम 28 दिन में मृत्यु
C. जन्म के पश्चात् 3 माह के अन्दर मृत्यु
D. 1 वर्ष के अन्दर मृत्यु

369. "Neonatal Death" में सम्मिलित है?

A. जन्म के पश्चात् प्रथम 7 दिन में मृत्यु
B. जन्म के पश्चात् प्रथम 28 दिन में मृत्यु
C. जन्म के पश्चात् 3 माह के अन्दर मृत्यु
D. 1 वर्ष के अन्दर मृत्यु

370. "Post Neonatal Death" में सम्मिलित है?

A. 28 दिन से 1 वर्ष तक के शिशु की मृत्यु
B. 7 दिन से 1 वर्ष तक के शिशु की मृत्यु
C. 1 वर्ष पश्चात् शिशु की मृत्यु
D. 6 माह बाद शिशु की मृत्यु

371. रोकी जा सकने वाली Blindness का मुख्य कारण है?

A. ग्लेक्टोसिमिया B. विटामिन-ए की कमी
C. क्रिटिनीज्म D. Birth Asiphyxia

372. 4 से 8 वक्ता, श्रोताओं के सामने किसी समस्या पर विचार विमर्श करते हैं व अन्त में श्रोता भी इसमें भाग लेते हैं यह कहलाता है?

A. Panel Discussion B. Group Discussion
C. Symposium D. Workshop

373. भारत में वर्तमान में परिवार का आकार है?

A. 2.3 B. 3.3
C. 1.3 D. 4.3

374. सन् 2000 तक परिवार के आकार का लक्ष्य था?

A. 2.3 B. 3.3
C. 1.3 D. 4.3

375. सन् 2000 तक C.P.R. (Couple Protection Rate) कितना करने का लक्ष्य था?

A. 30 B. 44
C. 60 D. 72

376. BCG किसके साथ दिया जा सकता है?

A. OPV B. DPT
C. उपरोक्त दोनों D. Measles

377. जल की कठोरता किस कारण से होती है?

A. कैल्शियम व मैग्नीशियम के बाइकार्बोनेट
B. कैल्शियम व मैग्नीशियम के सल्फेट
C. आयरन, जिंक, सिल्को के साल्ट
D. उपरोक्त सभी

378. माँ के कुपोषण से क्या होता है?

A. L.B.W. B. P.P.H.
C. P.I.H. D. उपरोक्त सभी

379. Permanent Hardness से अभिप्राय है?

A. जो उबालने पर हटे
B. जो उबालने पर नहीं हटे
C. जो किसी भी तरीके से नहीं रहे
D. जिसमें बाइकार्बोनेट लवण हो

380. सामान्य Dose में क्लोरीनेशन किसको प्रभावित नहीं करता है?

A. सालमोनेला B. एच.आई.वी.
C. शाइजीला D. पोलियो वायरस

381. Safe and Wholesome पानी से तात्पर्य है?
A. हानिकारक जीवों से मुक्त हो
B. स्वाद में अच्छा हो
C. घरेलू कार्य के लिए उपयुक्त हो
D. उपरोक्त सभी

382. जल जनित रोग नहीं है?
A. पोलियोमायलायटिस B. विल्स डिजीज
C. जियार्डियासिस D. काला अजार

383. प्रकृति में शुद्धतम पानी कौन-सा है?
A. वर्षा का B. कुएँ का
C. नदी का D. उपरोक्त सभी

384. कुएँ के क्लोरीनेशन के लिए क्या नहीं करते हैं?
A. Chlorine demand मापते हैं
B. पानी का Volume मापते हैं
C. कम से कम एक घण्टा Contact period होना चाहिए
D. Bleeching पाउडर को सीधा कुएँ में डालते हैं

385. Rapid sand filter के मिट्टी के कण का आकार होता है?
A. 0.4 to 0.6 mm B. 0.15 to 0.30 mm
C. 2.5 to 3.0 mm D. 4 to 5.2 mm

386. क्लोरीनेशन से फायदा है?
A. यह गंध व स्वाद पैदा करने वाले पदार्थों की गंध को नष्ट करती है
B. यह शैवाल की वृद्धि को नियन्त्रित करती है
C. यह रोग करने वाले Bacteria को नष्ट करती है
D. उपरोक्त सभी

387. Chloramine का उपयोग कम क्यों किया जाता है?
A. यह सस्ता नहीं है
B. यह प्रभावकारी नहीं है
C. यह आसानी से प्रयुक्त नहीं किया जा सकता
D. उपरोक्त सभी

388. Hardness of water (जल की कठोरता) से अभिप्राय है?
A. पानी के स्रोत से
B. साबुन के साथ झाग बनाने या नहीं बनाने से
C. Industrial स्रोत से निकलने वाले पानी से
D. पानी के घनत्व से

389. Soft water की कठोरता कितनी होती है?
A. 70 से कम B. 20 से कम
C. 100 से कम D. 50 से कम

390. Coliform organism के बारे में सत्य है?
A. E. coli उदाहरण है
B. मनुष्य की आँतों में सामान्य रूप से मिलते हैं
C. पानी में प्रदूषण को बताते हैं
D. उपरोक्त सभी

391. वायु प्रदूषण से होने वाली बीमारी है?
A. अस्थमा B. क्रोनिक ब्रोंकाइटिस
C. M.I. D. उच्च रक्तचाप

392. जल प्रदूषण के बैक्टीरियोलोजिकल संकेत क्या हैं?
A. *E. coli* B. *Faecal streptococci*
C. *Cl. perfringens* D. उपरोक्त सभी

393. Smog कोहरा के क्या कारण हैं?
A. हवा में नमी अधिक होना
B. हवा का गतिमान नहीं होना
C. Temperature inversion
D. हिट आइलैण्ड फिनोमेनन

394. यदि किसी क्षेत्र में Hepatitis A Endemic है तो पानी में Free chlorine की मात्रा होनी चाहिए?
A. 0.1 mg/litre, contact period 30 minutes
B. 0.2 mg/litre, contact period 60 minutes
C. 0.5 mg/litre, contact period 30 minutes
D. 1 mg/litre, contact period 60 minutes

395. एक Latrine से पीने के पानी का स्रोत कम से कम कितनी दूर होना चाहिए?
A. 25 feet B. 50 feet
C. 75 feet D. 100 feet

396. Noise की परिभाषा में सम्मिलित है?
A. गलत ध्वनि B. गलत स्थान पर ध्वनि
C. गलत समय पर ध्वनि D. उपरोक्त सभी

397. Noise को किससे मापा जाता है?
A. हर्टज B. डेसीबल
C. लक्स D. फुट केन्डल

398. मच्छर से फैलने वाले रोग नहीं हैं?
A. लिशेमानायसिस B. फाइलेरियासिस
C. मलेरिया D. यलोफीवर

399. Culex क्या फैलाता है?
A. फाइलेरिया
B. जापानीज ऐन्सेफेलाइटिस
C. A & B दोनों फीवर
D. यलोफीवर

400. समुद्र के पानी में लवण की मात्रा है?
A. 1.5% B. 2%
C. 3.5% D. 5%

401. गन्दा पानी जिसमें ठोस व तरल मानव मल हो, कहलाता है?
A. Refuse B. Garbage
C. Sullage D. Sewage

402. Fly Paper किससे तैयार होता है?
A. रेजीन व केस्टर ऑयल से
B. DDT व रेजीन से
C. मलेथीनोन व DDT
D. DDT व केस्टर ऑयल

403. ऐनाफेलीज के बारे में क्या सही नहीं है?
A. यह दीवार की सतह के साथ कोण बनाकर बैठता है
B. अण्डे Boat shaped होते हैं
C. लार्वा में दो साइफन ट्यूब मिलती है
D. अण्डे अलग-अलग (Singly) दिये जाते हैं

404. चिकनगुनिया बुखार फैलता है?
A. ऐडिज मच्छर से B. मानसोडिनिया मच्छर से
C. दोनों A और B से D. क्यूलेक्स मच्छर से

405. काला अजार किससे फैलता है?
A. *फिलियोबोटमस आरजीनटीपस*
B. *फिलियोबोटमस सेरजनटाई*
C. *फिलियोबोटमस पेपाटेटेसीआई*
D. *एस. पनाब्रियना*

406. Rodents के द्वारा कौन-सा रोग नहीं फैलता है?
A. प्लेग B. लेप्टोस्पारिऑसिस
C. रेबीज D. सालमोनेलोसिस

407. निम्न में से कौन-सा Louse डिजीज का वाहक नहीं है?
A. हेड लाउस B. बॉडी लाउस
C. प्यूबिक लाउस D. उपरोक्त सभी

408. Red Viid Bug किस रोग का स्थानान्तरण करता है?
A. K.F.D.
B. चांगास रोग (Changas disease)
C. म्यूराइन टाइफस
D. उपरोक्त सभी

409. दालों में कौन-सी प्रोटीन की कमी होती है?
A. Methionine B. Lysine
C. Tryptophan D. Leucine

410. DDT का पूरा नाम है?
A. डाइआयडो, डाईफिनायल डाईआयडोएथाइलिन
B. डाइक्लोरो, डाईफिनायल ट्राइफ्लोरोएथाइलिन
C. डाइक्लोरो डाईफिनायल ट्राइक्लोरोएथाइलिन
D. उपरोक्त सभी

411. DDT के छिड़काव के लिए उपयुक्त मात्रा है?
A. 50-100 mg/sq foot
B. 100-200 mg/sq foot
C. 200-400 mg/sq foot
D. 10-20 mg/sq foot

412. Essential Amino Acid, Essential कहलाते हैं, क्यों?
A. यह शरीर में कई महत्त्वपूर्ण एन्जाइमुस बनाते हैं
B. इन्हें शरीर बना नहीं सकता, केवल भोजन से ही प्राप्त होते हैं
C. इन Amino acid की कमी से कई गंभीर रोग हो सकते हैं
D. उपरोक्त सभी

413. Dietetics क्या है?
A. स्वस्थ व्यक्ति के लिए भोजन की प्लानिंग
B. रोगी व्यक्ति के लिए भोजन की प्लानिंग
C. पोषण के सिद्धांतों का व्यवहारिक प्रयोग
D. उपरोक्त सभी

414. सबसे अधिक Vit A पाया जाता है?
A. Code liver B. Halibut liver oil
C. Oil D. Papaya

415. एक IU of Vitamin A बराबर होता है?
A. 0.3 माइक्रोग्राम रेटिनोल
B. 0.6 माइक्रोग्राम रेटिनोल
C. 1.2 माइक्रोग्राम रेटिनोल
D. 2 माइक्रोग्राम रेटिनोल

416. धोने व पकाने से फसलों में से कौन-सा विटामिन नष्ट होता है?
A. Thiamine B. Niacin
C. Riboflavin D. Vit B-12

417. Thiamine की कमी से होने वाला रोग है?
A. बेरी-बेरी व Calf muscles में दर्द
B. रिनकलज ऐनसेफेलोपेथी
C. Ankle व Knee jerk का नष्ट होना
D. उपरोक्त सभी

418. एक गर्भवती महिला को कितना विटामिन-डी चाहिए?
A. 300 IU B. 400 IU
C. 500 IU D. 600 IU

419. शरीर में संग्रहित होने वाला विटामिन नहीं है?
A. Vitamin A B. Vitamin D
C. Vitamin C D. Vitamin K

420. Pellegra के लक्षण नहीं हैं?
A. Diarrhoea
B. Dermatitis
C. Dementia
D. Demyelination of spinal cord

421. भारत के किस राज्य में Pellegra ज्यादा पाया जाता है?
A. केरल B. बंगाल
C. आंध्र प्रदेश D. बिहार

422. वयस्क को प्रतिदिन कितना फोलिक एसिड चाहिए?
A. 50 माइक्रोग्राम B. 100 माइक्रोग्राम
C. 150 माइक्रोग्राम D. 200 माइक्रोग्राम

423. गर्भावस्था में प्रतिदिन कितना फोलिक एसिड चाहिए?
A. 100 माइक्रोग्राम B. 200 माइक्रोग्राम
C. 300 माइक्रोग्राम D. 200 माइक्रोग्राम

424. आयरन का अवशोषण मुख्यतया होता है?
A. Stomach में B. Duodenum में
C. Colon में D. Jejunum में

425. DNA संश्लेषण के लिए आवश्यक है?
A. फोलिक एसिड B. Vit B-12
C. उपरोक्त दोनों D. Vit B-6

426. आयोडीन की कमी से सम्भव नहीं है?
A. High infant mortality
B. Mental retardation
C. Deafness
D. Still birth

427. मानव दूध में प्रोटीन पाया जाता है?
A. 1.1 gm% B. 3.4 gm%
C. 4.3 gm% D. 6.5 gm%

428. कैल्शियम का सबसे बढ़िया स्रोत है?
A. दूध B. हरी पत्तेदार सब्जियां
C. ज्वार D. दालें

429. पीने के पानी में फ्लोराइड की उपयुक्त मात्रा है?
A. 0.1 – 0.3 mg/lit B. 0.5 – 0.8 mg/lit
C. 1 – 1.5 mg/lit D. 3 – 3.5 mg/lit

430. प्रति 100 ग्राम Cereals में कितना प्रोटीन होता है?
A. 6 – 12% B. 7 – 15%
C. 17 – 24% D. उपरोक्त में से नहीं

431. Indian Reference Women की आयु है?
A. 20-30 years, Wt. 45 kg
B. 20-39 years, Wt. 60 kg
C. 20-39 years, Wt. 45 kg
D. 20-35 years, Wt. 50 kg

432. Kwashiorkor होने का कारण है?
A. प्रोटीन की कमी
B. ऊर्जा व प्रोटीन की कमी
C. सोडियम की कमी
D. आयरन की कमी

433. Marasmus होने के कारण हैं?
A. प्रोटीन में कमी B. कार्बोहाइड्रेट की कमी
C. विटामिन्स की कमी D. मिनरल्स की कमी

434. कितने से कम हीमोग्लोबिन में आयरन व फोलिक ऐसिड टेबलेट देते हैं?
A. 11 gm B. 10 gm
C. 12 gm D. 9 gm

435. Air borne transmission of disease किसके द्वारा होती है?
A. Droplet infection B. Droplet nuclei
C. Infected dust D. उपरोक्त सभी

436. Basal metabolism के लिए ऊर्जा आवश्यक है?
A. 1 K/cal/hr/kg body wt
B. 3 K/cal/hr/kg body wt
C. 5 K/cal/hr/kg body wt
D. 7 K/cal/hr/kg body wt

437. Ministry of education कौन-सा कार्यक्रम चलाती है?
A. Special nutrition programme
B. Vit A Prophylaxis programme
C. School lunch programme
D. उपरोक्त सभी

438. ICDS कार्यक्रम में किसे फायदा नहीं मिलता है?
A. 6 वर्ष तक के बच्चे को
B. गर्भवती व स्तनपान करवाने वाली महिलाओं को
C. 15 से 44 वर्ष तक की महिलाओं को
D. स्कूल जाने वाले बच्चों को

439. TORCH agent में सम्मिलित नहीं है?
A. टोक्सोप्लाज्मा B. हर्पिस
C. कोक्सेकाई बी वायरस D. साइटोमिगलो वायरस

440. Post-exposure immunization देते हैं?
A. रेबीज में B. टिटनस में
C. हेपेटाइटिस में D. उपरोक्त सभी में

441. Health Surveillance से अभिप्राय है?
A. आंकड़े इकट्ठा करना
B. आंकड़ों का विश्लेषण करना
C. किसी रोग के होने व फैलने से रोकने के समस्त कारकों का अध्ययन
D. खोज करना

442. 1 ग्राम प्रोटीन कितनी नाइट्रोजन के बराबर होती है?
A. 4.25 gm B. 5.25 gm
C. 6.25 gm D. 7.25 gm

443. भारतीय भोजन का NPU (Net Protein Utilization) होता है?
A. 10 – 20 B. 30 – 50
C. 50 – 80 D. 80 – 100

444. NPU से अभिप्राय है?
A. $\frac{\text{नाइट्रोजन जो शरीर में रही}}{\text{नाइट्रोजन जो कुल ली गई}} \times 100$
B. $\frac{\text{नाइट्रोजन जो कुल ली गई}}{\text{नाइट्रोजन जो शरीर में रही}} \times 100$
C. $\frac{\text{शरीर में आवश्यक अमीनो एसिड की संख्या}}{\text{प्रोटीन में उपलब्ध अमीनो एसिड की संख्या}} \times 100$
D. $\frac{\text{प्रोटीन में उपलब्ध अमीनो एसिड की संख्या}}{\text{शरीर में आवश्यक अमीनो एसिड की संख्या}} \times 100$

445. बच्चों में स्वास्थ्यकर ज़ीवन शैली विकसित करना उदाहरण है?
A. Primary prevention
B. Primordial prevention
C. Secondary prevention
D. Tertiory prevention

446. HTST तरीका उपयोग में आता है?
A. पानी की शुद्धि के लिए
B. Cotton के स्टरलाइजेशन के लिए
C. पाश्चुराइजेशन के लिए
D. उपरोक्त सभी

447. UHT तरीके में दूध को गर्म करते हैं?
A. 125 से 150ºC पर, कुछ सैकण्ड के लिए
B. 72ºC पर, 30 मिनट के लिए
C. 65ºC पर, 30 मिनट के लिए
D. 100ºC पर, 30 मिनट के लिए

448. Xeropthalmia का कारण है?
A. PEM
B. मिजल्स
C. Skimmed milk का अत्यधिक उपयोग
D. उपरोक्त सभी

449. कुपोषण से होने वाले Anaemia का मुख्य कारण है?
A. आयरन की कमी
B. फोलिक एसिड की कमी
C. विटामिन B-12 की कमी
D. पायोरोडीक्सीन की कमी

450. किसी स्थान पर यदि सामान्य अनुमान से अत्यधिक case हो तो, यह कहलाता है?
A. Sporadic B. Endemic
C. Epidemic D. Pandemic

451. Dettol है?
A. क्लोरहेक्सीनोल B. क्लोरहेक्सीडीन
C. सिट्रामाइड D. हेक्साक्लोरफेन

452. नवजात शिशु में BCG की dose है?
A. 0.05 ml B. 0.5 ml
C. 0.1 ml D. 1 ml

453. Savlon में होता है?
A. Cresol & Libitane
B. Dettol & Cetavolon
C. Petrol & Hibitane
D. Cetavlon & Hibitine

454. बाडमेर में मलेरिया उदाहरण है?
A. Epidemic B. Endemic
C. उपरोक्त दोनों D. Sporadic

455. Special Nutrition Programme में किन्हें फायदा नहीं मिलता है?
A. Pregnant mother
B. School going children
C. Preschool children
D. Nursing mother

456. Immediate hypersensitivity का उदाहरण नहीं है?
A. Anaphyletic reaction
B. Tuberculin reaction
C. Urticariea
D. Asthma

457. विश्व में Small pox के आखिरी case का report हुआ?
A. 26 October 1977 B. 26 October 1979
C. 26 October 1978 D. 26 October 1982

458. कब WHO ने Small pox eradication की घोषणा की?
A. May 1978 B. May 1984
C. May 1980 D. May 1987

459. Rubella का Incubation period है?
A. 2-3 days B. 7-10 days
C. 2-3 week D. 4-6 week

460. Rubella में rash कब लुप्त होते हैं?
A. तीसरे दिन B. सातवें दिन
C. दसवें दिन D. पन्द्रहवें दिन

461. Whooping Cough में DOC–Drug of Choice है?
A. इरिथ्रोमायसीन B. एम्पीसीलीन
C. टेट्रासाइक्लीन D. सल्फाडाइजीन

462. *Meningococcal meningitis* का कारण है?
A. *निजेरिया मैनेनजाइटिस*
B. *गोनोकोकल मैननजाइटिस*
C. *न्यूमोकोकस मैननजाइटिस*
D. *स्टेफाइलोकोकस मैननजाइटिस*

463. WHO के अनुसार TB की परिभाषा है?
A. Mantox test +ve
B. Sputum +ve for AFB
C. X-ray positive
D. उपरोक्त सभी

464. Measles का Period of communicability होता है?
A. Rash आने के कुछ घण्टे पूर्व से Rash खत्म होने तक
B. पहला Rash से आखिरी Rash तक
C. Rash आने में एक दिन पूर्व से, 4 दिन बाद तक
D. Rash आने के 4 दिन पहले से, 5 दिन बाद तक

465. Measles के आक्रमण के बाद Immunity आती है?
A. 10-15 वर्ष के लिए B. 5 वर्ष के लिए
C. 20 वर्ष के लिए D. उम्र भर के लिए

466. डिफ्थीरिया किस कारण से होता है?
A. Exotoxin B. Endotoxin
C. Neurotoxin D. Myntoxin

467. डिफ्थीरिया मुख्य रूप से किस आयु वर्ग में होता है?
A. 1 वर्ष से कम में B. 1 से 5 वर्ष में
C. 1 से 15 वर्ष में D. 10 से 15 वर्ष में

468. Cholera में Severe dehydration में प्रथम घण्टे में कितना द्रव देंगे?
A. 50 ml/kg B. 100 ml/kg
C. 150 ml/kg D. 125 ml/kg

469. Mumps vaccine के बारे में सही है?
A. Live vaccine
B. Subcutaneousely देते हैं
C. Mixed vaccine के रूप में देते हैं
D. उपरोक्त सभी

470. गंभीर प्रकार का Influenza होता है?
A. Type A B. Type B
C. Type C D. Type D

471. भारत में Measles का epidemic होता है?
A. अक्टूबर से अप्रैल B. जनवरी से जुलाई
C. जुलाई से दिसम्बर D. वर्ष में कभी हो सकता

472. कौन-से Filariasis infection से river blindness हो सकती है?
A. *W. bancrofti*
B. *B. malayi*
C. *Onchocerca volvules3*
D. *Loa-Loa*

473. Polio epidemic में क्या सही नहीं है?
A. I.M. Injection नहीं देंगे
B. Tonsillectomy नहीं करेंगे
C. DPT नहीं देंगे
D. उपरोक्त सभी

474. बच्चों में Diarrhoea का सर्वोत्तम कारण है?
A. रोटा वायरस B. *ई. कोलाई*
C. *शाइजीला* D. *ऐडिनोवायरस*

475. Family Planning से अभिप्राय है?
A. Avoid unwanted births
B. Bring about wanted births
C. Difference between two pregnancy
D. उपरोक्त सभी

476. Eligible couple से अभिप्राय है?
A. एक जोड़ा जिसके दो जीवित बच्चे हों
B. एक जोड़ा जिसके तीन बच्चे हों
C. एक जोड़ा जिसमें पत्नी गर्भधारण काल में हो (15 से 45 वर्ष)
D. एक जोड़ा जो परिवार नियोजन के लिए तैयार हो

477. भारत में प्रति 1000 व्यक्ति Eligible couple की संख्या है?
A. 50 से 70 B. 100 से 200
C. 150 से 180 D. 200 से 250

478. Australian antigen positive होता है?
A. Hepatitis A B. Hepatitis B
C. Hepatitis C D. उपरोक्त सभी में

479. दो बच्चों में अन्तर रखने हेतु सर्वोत्तम गर्भनिरोधक है?
A. IUCD B. Oral pills
C. Condom D. Diaphragm

480. Hepatitis B virus के Transmission का मुख्य स्रोत है?
A. Blood B. Semen
C. Saliva D. Vaginal secretion

481. Hepatitis B में DOC है?
A. Gentamycin
B. Erythromycin
C. Penicillin
D. No specific treatment

482. DPT की Dose कितनी होती है?
A. 1 ml B. 0.5 ml
C. 2 ml D. 1.5 ml

483. Salmonella food poisoning का incubation period है?
A. 1-6 घण्टे B. 6-12 घण्टे
C. 12-24 घण्टे D. 48 घण्टे

484. Leprosy की कितनी Prevalance पर Mass survey करते हैं?
A. 1/1000 से कम
B. 1/1000 या इससे अधिक
C. 10/1000 पर
D. 5/1000 पर

485. Leprosy की Prevalance का पता करते हैं?
A. Contact survey से
B. Group survey से
C. Mass survey से
D. उपरोक्त सभी

486. सबसे छोटा incubation period किस Food poisoning का होता है?
A. *Staphylococcus* B. *Clostridium*
C. *Salmonella* D. *Bacillus coccus*

487. भारत में मलेरिया सबसे अधिक होता है?
A. *P. vivex* B. *P. falciparum*
C. *P. oale* D. *P. malaria*

488. Lippes loop का आकार होता है?
A. V के आकार का
B. Double S के आकार का
C. T के आकार का
D. L के आकार का

489. Rythem method का Failure rate है?
A. 2% B. 7%
C. 24% D. 50%

490. Malaria transmission का सबसे संवेदनशील सूचक है?
A. मलेरिया से मृत्यु दर
B. Parasite rate
C. Spleen rate
D. Infant parasite rate

491. मलेरिया के Eradication के विश्लेषण हेतु सबसे संवेदनशील सूचक हैं?
A. Spleen rate
B. Annual Parasite Incidence (A.P.I.)
C. Infant parasite rate
D. PCR

492. मच्छर द्वारा फैलने वाला रोग जो भारत में नहीं पाया जाता है?
A. डेंगू
B. येलो फीवर
C. जापानीज ऐनसेफेलाइटिस
D. ब्लैक वाटर फीवर

493. विश्व में AIDS का सर्वाधिक कारण है?
A. Hetero sexual transmission
B. Neddle prick से
C. Mother to child
D. Blood transfusion

494. Diaphragm किसके साथ प्रयुक्त होता है?
A. निरोध
B. फोम टेबलेट
C. IUCD
D. स्पर्मीसाइड जैली के साथ

495. मलेरिया की Asexual phase किसमें पाई जाती है?
A. नए ऐनाफेलीज B. मनुष्य में
C. मादा ऐनाफेलीज D. क्यूलेक्स में

496. Lymphatic filariasis diagnosis करते हैं?
A. Day blood smear से
B. Culture से
C. X-ray द्वारा
D. Night blood smear से

497. E.S.I. Act सर्वप्रथम कब आया?
A. 1948 में B. 1952 में
C. 1962 में D. 1975 में

498. सोने की खान में होने वाली Pneumoconious disease है?
A. Anthracosis B. Bagassosis
C. Silicosis D. Byssinosis

499. Byssinosis से कौन-से कर्मचारी प्रभावित होते हैं?
A. सीमेन्ट फैक्ट्री वाले B. रंगने वाले
C. किसान D. बुनने वाले

500. Rh Isoimmunization होने की संभावना है?
A. Caesarian Section में
B. Post-maturity में
C. Abortion में
D. उपरोक्त सभी

501. Mala-N में Ethinyloestradiol की मात्रा है?
A. 0.15 mg B. 0.03 mg
C. 0.3 mg D. 0.5 mg

502. Mala-N में Levonogestrol की मात्रा है?
A. 0.03 mg B. 0.3 mg
C. 0.15 mg D. 0.5 mg

503. यदि माँ HIV Positive है, तो कितने प्रतिशत बच्चों में HIV हो सकता है?
A. 10% B. 20%
C. 30% D. 50%

504. Pregnancy में कम से कम कितनी Antenatal visit होनी चाहिए?
A. 2 B. 3
C. 5 D. 6

505. All India Hospital Post-partum Programme कब आया?
A. 1950 B. 1969
C. 1975 D. 1984

506. Laproscopy में सबसे अधिक कौन-सी गैस का उपयोग होता है?
A. N_2 B. CO_2
C. H_2 D. O_2

507. E.S.I. Act में कितने आयु तक के बच्चों को Dependent Benefit मिलता है?
A. 12 वर्ष B. 14 वर्ष
C. 16 वर्ष D. 18 वर्ष

508. E.S.I. Act में कितना रुपया अन्तिम क्रियाकर्म हेतु (Funeral Benefit) मिलता है?
A. 100 रुपये B. 200 रुपये
C. 500 रुपये D. 1000 रुपये

509. लम्बाई नापने हेतु उपयोग में आता है?
A. Beam balance scale
B. Sulter spring
C. Infantometer
D. Lengthometer

510. डिलेवरी के पश्चात् प्रथम छः माह में कौन-सा Contraceptive सर्वश्रेष्ठ है?
A. Oral Pills B. Condom
C. DMPA D. I.U.C.D.

511. TORCH Organism में सम्मिलित नहीं है?
A. Toxoplasm B. Rubella
C. H.S.V. Ist & IInd D. Chicken Pox

512. 'Malaria Action Plan' कब लागू हुआ?
A. 1977 B. 1980
C. 1984 D. 1994

513. 'National Goitre Control Programme' आधारित है?
A. पीने के पानी के साथ आयोडीन की आपूर्ति
B. आयोडाइज्ड नमक
C. आयोडाइज्ड ऑयल का I.M. इंजेक्शन
D. उपरोक्त सभी

514. Leprosy की कितनी prevalance पर contact survey करते हैं?
A. 1/1000 से कम B. 1/1000 पर
C. 10/1000 पर D. 5/1000 पर

515. Rapid sand filter के कार्यप्रणाली का सही क्रम है?
A. Coagulation–Flocculation–Mixing–Sedimentation–Filtration
B. Coagulation–Mixing–Flocculation–Sedimentation–Filtration
C. Coagulation–Mixing–Sedimentation
D. उपरोक्त में से कोई नहीं

516. Infected meat से फैलता है?
A. *ऐन्थ्रेक्स*
B. *एक्टिनोमायकोसिस*
C. *टीनिया सोलियम*
D. उपरोक्त सभी

उत्तरमाला

1	2	3	4	5	6	7	8	9	10
C	A	C	D	D	A	A	B	B	C
11	**12**	**13**	**14**	**15**	**16**	**17**	**18**	**19**	**20**
B	B	C	B	A	C	A	A	B	B
21	**22**	**23**	**24**	**25**	**26**	**27**	**28**	**29**	**30**
D	B	C	D	D	D	C	B	D	B
31	**32**	**33**	**34**	**35**	**36**	**37**	**38**	**39**	**40**
B	D	D	B	C	B	B	D	C	B

41	42	43	44	45	46	47	48	49	50
A	C	C	C	A	A	B	D	C	D
51	52	53	54	55	56	57	58	59	60
B	A	D	C	A	C	B	A	B	A
61	62	63	64	65	66	67	68	69	70
D	A	B	A	B	D	A	D	A	D
71	72	73	74	75	76	77	78	79	80
B	B	D	A	B	C	D	B	B	D
81	82	83	84	85	86	87	88	89	90
D	B	A	A	D	B	C	A	A	C
91	92	93	94	95	96	97	98	99	100
D	C	D	D	B	C	C	D	D	C
101	102	103	104	105	106	107	108	109	110
D	C	A	A	D	C	A	C	A	B
111	112	113	114	115	116	117	118	119	120
D	B	B	D	B	B	B	B	D	D
121	122	123	124	125	126	127	128	129	130
B	A	A	A	A	A	B	C	C	A
131	132	133	134	135	136	137	138	139	140
C	D	A	B	D	B	B	A	B	D
141	142	143	144	145	146	147	148	149	150
C	B	D	B	C	B	B	C	A	B
151	152	153	154	155	156	157	158	159	160
B	A	B	C	B	C	C	C	C	C
161	162	163	164	165	166	167	168	169	170
B	D	B	A	B	C	B	D	C	B
171	172	173	174	175	176	177	178	179	180
B	B	A	A	B	D	D	A	D	D
181	182	183	184	185	186	187	188	189	190
B	A	C	A	A	A	C	A	B	B
191	192	193	194	195	196	197	198	199	200
D	B	D	D	D	B	B	D	D	B
201	202	203	204	205	206	207	208	209	210
B	B	A	B	D	C	A	A	A	B
211	212	213	214	215	216	217	218	219	220
B	A	A	B	B	C	C	D	D	A
221	222	223	224	225	226	227	228	229	230
B	A	C	B	A	B	B	B	B	C
231	232	233	234	235	236	237	238	239	240
D	B	C	C	A	B	A	C	A	A
241	242	243	244	245	246	247	248	249	250
A	D	B	C	A	D	B	B	B	C
251	252	253	254	255	256	257	258	259	260
A	C	A	B	A	C	D	B	A	D
261	262	263	264	265	266	267	268	269	270
C	B	B	B	B	D	D	B	D	D
271	272	273	274	275	276	277	278	279	280
C	C	C	C	A	B	A	D	B	B

281	282	283	284	285	286	287	288	289	290
A	C	D	D	A	D	D	A	A	A
291	292	293	294	295	296	297	298	299	300
C	B	D	D	C	D	D	B	D	B
301	302	303	304	305	306	307	308	309	310
A	C	D	D	D	A	B	D	A	B
311	312	313	314	315	316	317	318	319	320
D	A	A	A	C	D	A	C	D	A
321	322	323	324	325	326	327	328	329	330
B	B	B	D	D	A	B	B	C	B
331	332	333	334	335	336	337	338	339	340
C	B	D	A	A	C	B	D	B	A
341	342	343	344	345	346	347	348	349	350
C	D	B	C	B	D	A	B	A	D
351	352	353	354	355	356	357	358	359	360
C	A	D	B	D	D	D	D	B	C
361	362	363	364	365	366	367	368	369	370
A	C	D	B	C	A	D	A	B	A
371	372	373	374	375	376	377	378	379	380
B	A	B	A	C	C	D	D	B	D
381	382	383	384	385	386	387	388	389	390
D	D	A	D	A	C	B	B	C	D
391	392	393	394	395	396	397	398	399	400
B	D	C	C	B	D	B	A	C	C
401	402	403	404	405	406	407	408	409	410
D	A	C	C	A	C	C	B	A	C
411	412	413	414	415	416	417	418	419	420
B	B	D	B	A	A	D	B	C	D
421	422	423	424	425	426	427	428	429	430
C	D	C	B	C	A	A	A	B	A
431	432	433	434	435	436	437	438	439	440
C	B	A	C	D	A	C	D	D	D
441	442	443	444	445	446	447	448	449	450
C	C	C	A	B	C	A	D	A	C
451	452	453	454	455	456	457	458	459	460
A	A	D	C	B	B	A	C	C	A
461	462	463	464	465	466	467	468	469	470
A	A	B	D	D	A	B	B	D	A
471	472	473	474	475	476	477	478	479	480
A	C	D	A	D	C	C	B	A	A
481	482	483	484	485	486	487	488	489	490
D	B	C	C	D	A	A	B	C	D
491	492	493	494	495	496	497	498	499	500
B	B	A	D	B	D	A	C	D	D
501	502	503	504	505	506	507	508	509	510
B	C	C	B	B	B	D	D	C	B
511	512	513	514	515	516				
D	B	B	A	B	D				

7. सूक्ष्म-जीवविज्ञान परिचर्या (Microbiological Nursing)

- जीवाणु को क्लोरोफिल 'ए' रहित प्रोकैरियोट कहते हैं।
- जीवाणुओं के अध्ययन को जीवाणु विज्ञान (Bacteriology) कहते हैं।
- माइकोप्लाज्मा सबसे स्वतन्त्र रहने वाला जीव है।
- ल्यूवेनहॉक को जीवाणु विज्ञान का जनक कहा जाता है।
- एहरेन वर्ग (Ehrenberg) ने सन् 1829 में जीवाणु नाम दिया।
- राबर्ट कोच (Robert Koch) ने 1881 में सर्वप्रथम जीवाणुओं का कृत्रिम संवर्धन (Artificial culture) किया तथा काल स्फाट (Anthrax) व क्षयरोग (Tuberculosis) के जीवाणुओं को अलग किया, जिसके लिए उन्हें 1905 में नोबेल पुरस्कार मिला।
- विषाणु अकोशिकीय अतिसूक्ष्म जीव है, जो आकार में 15μ से 350μ तक होते हैं।
- विषाणु शरीर के बाहर तो मृत-समान होते हैं, परन्तु शरीर के अन्दर जीवित हो जाते हैं।
- सर्वप्रथम डॉ. एडवर्ड जेनर ने 1796 में पता लगाया कि चेचक विषाणु के कारण होता है। उन्होंने चेचक के टीके का आविष्कार भी किया।
- कोलीफेज F_2 सबसे छोटा विषाणु है।
- स्टेनले प्रुसिनर (Stanley Prusiner) को सन् 1997 में प्रिआन (Prion) की खोज करने हेतु नोबेल पुरस्कार मिला।
- सामान्यतया जीवाणु पांच प्रकार के होते हैं–
  (*i*) कोकाई (Cocci)–गोल, एकल या समूह में मिलते हैं। एकल (Micrococci), दो के समूह में (Diplococci), शृंखला में (Streptococci), चार के समूह में (Tetracocci), घन के आकार में (Sarcinae), अनियमित गुच्छे या समूह में (Staphylococci)।
  (*ii*) बेसीलाई (Bacilli)–छड़ाकार, जोड़ों में या शृंखला में या समूह में मिलते हैं। जोड़ों में (Diplobacilli), शृंखला में (Streptobacilli), गुच्छे के रूप में (Staphylobacilli)।
  (*iii*) स्पाइरिलाई (Spirilli)–लंबा तथा सर्पिलाकार या पेंच की तरह तथा एकल होते हैं।
  (*iv*) कॉमा (Comma)–आकृति (,) के समान; जैसे–विब्रियो कोलेरी।
  (*v*) एक्टिनोमाइसिटीस (Actinomycetes)–पतला, शाखित तथा सूत्राकार; जैसे–स्ट्रेप्टोमाइसीज।
- पोषण के आधार पर जीवाणुओं को दो वर्गों में बांटा गया है–
  (*i*) स्वपोषित (*ii*) परपोषित।
- स्टेफाइलोकोकस नामक जीवाणु जख्म में पस बनाता है।
- कुछ जीवाणु भोजन को विषाक्त बना देते हैं। उदा. *स्टेफाइलोकोकस, क्लोस्ट्रीडियम बोटूलिनियम* आदि।

तालिका 1 जीवाणु तथा उनके द्वारा बनाये जाने वाले दूध के पदार्थ

क्र. स.	जीवाणु (Bacteria)	पदार्थ (Products)
1.	स्ट्रेप्टोकोकस लैक्टिस (*Streptococcus lactis*)	मक्खन (Butter)
2.	स्ट्रेप्टोकोकस क्रिमोरिस (*S. cremoris*)	छाछ या मट्ठा (Butter milk)
3.	लैक्टोबैसिलस (*Lactobacillus*) या स्ट्रेप्टोकोकस लैक्टिस (*S. lactis*)	पनीर (cheese) तथा दही (curds)
4.	लैक्टोबैसिलस बुल्गेरिकस (*Lactobacillus bulgaricus*) या स्ट्रेप्टोकोकस थर्मोफिलस (*S. thermophilus*)	योगहर्ट (yoghurt)

तालिका 2 कुछ जीवाणुजनित मानव रोग

क्र. स.	मनुष्य के रोग (Human diseases)	रोग पैदा करने वाले जीवाणु (Disease causing bacteria)
1.	हैजा (Cholera)	*विब्रियो कोलेरी (Vibrio cholerae)*
2.	डिफ्थीरिया (Diphtheria)	*कोर्नीबैक्टीरियम डिफ्थीरी*
3.	क्षय रोग (Tuberculosis)	*माइकोबैक्टिरियम ट्यूबरकुलोसिस (Mycobacterium tuberculosis)*
4.	टिटनस (Tetanus)	*क्लॉस्ट्रिडियम टिटैनी (Clostridium tetani)*
5.	न्यूमोनिया (Pneumonia)	*स्ट्रेप्टोकोकस न्यूमोनी (Streptococcus pneumoniae)*

तालिका 3 पशुओं में रोग (Diseases in Animals)

रोग	पोषक	रोग कारक जीवाणु
एन्थ्रेक्स	चौपाये पशु	*बेसीलस ऐन्थ्रेसिस*
ब्लैकलैग	चौपाये पशु	*क्लोस्ट्रीडियम चेनवी*
डिफ्थिरिया	खरगोश, सुअर	*कोर्नीबैक्टीरियम डिफ्थेरी*
डीसेन्ट्री	बन्दर	*शीगेला डीसेंन्ट्री*
प्लेग	सुअर, बन्दर, चूहा	*यरसीनिया पेस्टिस (पेस्चुरेला पेस्टिस)*

तालिका 4 जीवाणुओं से प्राप्त होने वाले कुछ महत्त्वपूर्ण एन्टीबायोटिक

	एन्टीबायोटिक	जीवाणु जिससे प्राप्त होता है
1.	स्ट्रेप्टोमाइसिन (Streptomycin)	*स्ट्रेप्टोमाइसीज ग्रीसीअस (Streptomyces grisieus)*
2.	क्लोरोमाइसीटिन (Chloromycetin)	*स्ट्रेप्टोमाइसीज वैनिजुएला (S. venezuela)*
3.	ऑरोमाइसिन (Aureomycin)	*स्ट्रोप्टोमाइसीज ओरियोफेसिएन्स (S. aureofaciens)*
4.	नोवोबायोसीन (Novobiocin)	*स्ट्रेप्टोमाइसीज नीवियस (S. niveis)*
5.	टैरामाइसीन (Terramycin)	*स्ट्रेप्टोमाइसीज रिमोसस (S. rimosus)*
6.	नाइस्टेटीन (Nystatin)	*स्ट्रेप्टोमाइसीज नौर्सी (S. noursei)*
7.	इरीथ्रोमाइसीन (Erythromycin)	*स्ट्रेप्टोमाइसीज इरीथ्रस (S. erythreus)*
8.	टाइरोथ्राइसीन-A (Tyrothrycin-A)	*बैसीलस ब्रेबीस (Bacillus brevis)*
9.	पॉलीमिक्सीन-B (Polymyxin-B)	*बैसीलस पॉलीमिक्सा (Bachilus polymixa)*
10.	बैसीट्रेसीन (Bacitracin)	*बैसीलस सबटिलिस (Bacillus subtilis)*

वस्तुनिष्ठ प्रश्नावली

1. *Vibrio cholerae* की खोज की?
A. Koch B. Mekintoff
C. John Snow D. Virchow

2. पहला वायरस जो खोजा गया?
A. Pox virus
B. Tobacco Mosaic Virus
C. Hepatitis
D. Rabies virus

3. Pasteur ने खोज की?
A. Anthrax Vaccine
B. Rabies Vaccine
C. Chicken Pox Vaccine
D. उपरोक्त सभी

4. निम्न में से Gram –ve bacteria है?
A. Streptococcus
B. Staphylococcus
C. N. Meningitis
D. M. Tuberculosis

5. निम्न में से Gram positive है?
A. C. Diphtheria B. Pneumococcus
C. Clostridium D. उपरोक्त सभी

6. Penicillin की खोज की?
A. Edward Jenner
B. Alexander Fleming
C. Robert Koch
D. Louis Pasture

7. बैक्टीरिया जो गोलाकार होते हैं, कहलाता है?
A. Bacilli B. Cocci
C. Spirilla D. Mycoplasma

8. Comma-shaped bacteria है?
A. स्टेफाइलोकोक्कस B. स्ट्रेप्टोकोक्कस
C. विब्रियो कॉलेरा D. स्यूडोमोनास

9. गाय का कच्चा माँस खाने से फैलने वाला कृमि है?
A. *Taenia saginata*
B. *Echinococcus granulosis*
C. *Taenia solium*
D. *Ascariasis*

10. सूअर का कच्चा माँस खाने से फैलने वाला कृमि है?
A. *Taenia saginata*
B. *Echinococcus granulosis*
C. *Taenia solium*
D. Hookworm

11. निम्न में से Beef tapeworm है?
A. Ancyclostoma
B. Enterobius vermiculans
C. Taenia saginata
D. Wuchereria

12. Malaria फैलता है?
A. Mosquito bite से
B. Blood transfusion से
C. Congenitally
D. उपरोक्त सभी से

13. Congenital malaria कहलाता है यदि malaria Parasite रक्त में मिले?
A. जन्म के सात दिन के अन्दर
B. जन्म के तीन दिन के अन्दर
C. जन्म के तुरन्त पश्चात्
D. Congenital malaria होता ही नहीं

14. Malaria की Endemicity का पता लगाते हैं?
A. Infant parasite rate से
B. Spleen rate से
C. Neonatal morality rate से
D. उपरोक्त सभी

15. Gas gangrene का कारण नहीं है?
A. Clostridium perfringens
B. Clostridium septicum
C. Clostridium tetani
D. Clostridium histolyticum

16. किस जगह सामान्यतया जीवाणु नहीं पाया जाता है?
A. Conjunctiva में
B. Female Genital Tract में
C. Gastrointestinal Tract में
D. Blood में

17. Nosocomial infection होता है?
A. Nose के द्वारा होने वाला संक्रमण
B. Hospital में होने वाला संक्रमण
C. परिवार में होने वाला संक्रमण
D. लार के द्वारा होने वाला संक्रमण

18. Nosocomial infection को रोकने का साधन है?
A. Hand Washing
B. Frequent Change of I.V. Line
C. Surveillance
D. उपरोक्त सभी

19. Gram –ve bacteria है?
A. Salmonella B. N. Meningitis
C. Gonococcus D. उपरोक्त सभी

20. Black fever के नाम से जाना जाता है?
A. Dengue को B. Enteric fever को
C. Tetanus को D. Kala azar को

21. Vaccine शब्द दिया?
A. रोबर्ट कोच B. लुइस पाश्चर
C. नीडम D. स्नो

22. Koch ने खोज की?
A. *Vibrio cholera*
B. *Plague Bacilli*
C. *Vibrio cholera & M. tuberculosis*
D. *Influenza virus*

23. Microscope की खोज की?
A. Louis Pasture B. Hippocrates
C. Robert Koch D. Leuwenhoek

24. Eukaryote है?
A. माइकोप्लाज्मा B. बैक्टीरिया
C. फंगस D. वाइरस

25. बैक्टीरिया जिसमें दोनों सिरे पर Flagella हो कहलाता है?
A. मोनोट्राइकस B. लोफोट्राइकस
C. एम्फीट्राइकस D. पेरीट्राइकस

26. बैक्टीरिया में Pili का कार्य है?
A. गतिमान होने में B. चिपकने में
C. अवशोषण में D. रक्षा में

27. बैक्टीरिया के Nucleus में नहीं पाई जाती है?
A. Nuclear Membrane
B. Nucleolus
C. Linear chromosomes
D. उपरोक्त सभी

28. अधिकांश Medically Important Bacteria होते हैं?
A. मीसोफिलिक B. थर्मोफिलिक
C. साइकोफिलिक D. उपरोक्त सभी

29. Mesophillic bacteria की वृद्धि के लिए उपयुक्त तापक्रम है?
A. 0-20ºC B. 25-40ºC
C. 55-60ºC D. उपरोक्त सभी

30. अधिकांश बैक्टीरिया की वृद्धि के लिए उपयुक्त pH है?
A. 6.8-7.2 B. 7.2-7.6
C. 8.0-8.2 D. 3.5-4.2

31. बैक्टीरिया के वृद्धि के ग्राफ में सर्वाधिक वृद्धि को दर्शाता है?
A. Lag phase B. Log phase
C. Stationary phase D. Decline phase

32. Bacteriostatic का कार्य है?
A. बैक्टीरिया की वृद्धि रोकना
B. बैक्टीरिया को नष्ट करना
C. बैक्टीरिया के स्पोर को नष्ट करना
D. उपरोक्त सभी

33. Hospital dressing को नष्ट करने का सर्वोत्तम तरीका है?
A. Autoclaving B. Boiling
C. Incrination D. Hot air oven

34. Sterilization में कौन-सी आवृत्ति की अल्ट्रावायलेट किरणें सर्वाधिक प्रभावी हैं?
A. 120-240 mm B. 240-280 mm
C. 280-320 mm D. 320-380 mm

35. प्लेसेन्टा में से Pass होने वाली एक मात्र इम्यूनोग्लोब्यूलिन है?
A. Ig A B. Ig M
C. Ig G D. Ig E

36. *Ig A, Immunoglobulin* अधिक मात्रा में मिलती है?
A. Saliva में B. Tears में
C. Nasal Fluids में D. उपरोक्त सभी में

37. गर्भावस्था में संक्रमण पर शिशु द्वारा उत्पन्न प्रथम इम्यूनोग्लोब्यूलीन है?
A. Ig A B. Ig M
C. Ig G D. Ig E

38. ELISA से खोजा जाता है?
A. एन्टीजन को B. एन्टीबॉडी को
C. टाक्सिन को D. उपरोक्त सभी को

39. एक व्यक्ति को मधुमक्खी ने काट खाया, जिससे सारे शरीर में सूजन व खुजली हुई, यह उदाहरण है?
A. Type I Hypersensitivity reaction का
B. Type II Hypersensitivity reaction का
C. Type III Hypersensitivity reaction का
D. Type IV Hypersensitivity reaction का

40. Type I Hypersensitive reaction का उदाहरण है?
A. Anaphylaxis B. Atopy
C. Hay fever D. उपरोक्त सभी

41. एक व्यक्ति को कोई दवाई लेते ही अचानक खुजली, शरीर पर दाने, घबराहट, उल्टी की शिकायत हुई इसका कारण है?
A. Type I Hypersensitivity reaction
B. Type II Hypersensitivity reaction
C. Type III Hypersensitivity reaction
D. Type IV Hypersensitivity reaction

42. कौन-सी हाइपरसेन्सेटिव रिएक्शन में एन्टीबॉडी कोशिका की सतह के घटकों के विरुद्ध कार्य करते हैं?
A. Type I B. Type II
C. Type III D. Type IV

43. Type IV Hypersensitivity का कारण है?
A. Ig E B. T-cell
C. Ig M D. Ig A

44. Autoimmune disease में शरीर का immune system होता है?
A. अत्यधिक तीव्र हो जाता है
B. अत्यधिक मन्द हो जाता है
C. शरीर के ऊतकों को एन्टीजन समझता है
D. जन्मजात कमजोर होता है

45. Autoimmune disease का उदाहरण है?
A. ग्रेविज डिजीज
B. परनीसियस ऐनीमिया
C. हाशीमिटोज डिजीज
D. उपरोक्त सभी

46. स्टेफाइलोकोक्कस पाया जाता है?
A. शृंखला में
B. आठ-आठ के समूह में
C. अंगूर के गुच्छों के रूप में
D. स्वतंत्र रूप से

47. स्टेफाइलोकोक्कस यूरेस व स्टेफाइलोकोक्कस ऐपीडरमेडीस में अन्तर होता है?
A. Lecithinase B. Coagulase
C. M. Protein D. Cell Wall

48. स्टेफाइलोकोक्कस के कारण होता है?
A. ओस्टियोमाइलाइटिस B. न्यूमोनिया
C. मैनन्जाइटिस D. उपरोक्त सभी

49. Furuncle (Boils) का कारण है?
A. स्टेफाइलोकोक्कस यूरेस
B. स्यूडोमोनास बैसिलाई
C. ट्रेपोनीमा
D. क्लोस्ट्रीडियम

50. स्ट्रेप्टोकोक्कस को वर्गीकृत करने का आधार है?
A. कल्चर
B. ब्लड अगार पर हिमोलायसिस
C. बायोकेमीकल आधार
D. फिजियोलोजिकल

51. स्ट्रेप्टोकोक्कस के स्थानान्तरण के लिए कौन-सा मीडियम प्रयोग में आता है?
A. Blood agar B. Pike's medium
C. Peptone water D. V.R. medium

52. स्ट्रेप्टोकोक्कस प्वाइजन (poison) करता है?
A. Sore Throat B. Rheumatic Fever
C. Pyoderma D. उपरोक्त सभी

53. स्ट्रेप्टोकोक्कस संक्रमण में सबसे उपयुक्त दवाई है?
A. सिप्रोफलोक्सासिन B. पेनीसिलीन जी
C. जेन्टामाइसिन D. सिफलोस्पोरीन

54. न्यूमोकोक्कस पाया जाता है?
A. स्वतंत्र रूप से B. जोड़े में
C. चार-चार के समूह में D. शृंखला में

55. निम्न में से डिप्लोकोक्कस है?
A. Pneumococcus B. Gonococcus
C. Meningococcus D. उपरोक्त सभी

56. न्यूमोकोक्कस के बारे में असत्य है?
A. None motile B. Non capsule
C. Bile soluble D. Causes meningitis

57. न्यूमोकोक्कस व स्ट्रेप्टोकोक्कस के मध्य भेद होता है?
A. हिमोलाइसिस से
B. बाइल में घुलनशीलता से
C. कल्चर से
D. ग्राम स्टेनिंग से

58. Nesseria meningis के लिए selective medium है?
A. Pike's medium
B. Thyer Martin medium
C. Blood agar
D. Chocolate agar

59. N. Gonorrhoea के लिए selective medium है?
A. Peptone water
B. Thyer Martin medium
C. Pike's medium
D. Ghee bhroth

60. गोनोकोक्कस में Pili का कार्य है?
A. टाक्सिन बनाना B. चिपकने में सहायक
C. गतिमान करना D. ऊर्जा उत्पादन

61. Gonorrhoea का incubation period है?
A. 24 घण्टे से कम B. 1-2 दिन
C. 2-8 दिन D. 12-25 दिन

62. Babes ernest granules पाये जाते हैं?
A. क्लोस्ट्रीडियम टिटैनाई में
B. कोराइनीबैक्टीरिया डिफ्थेरियाई
C. ऐन्थ्रेक्स बैसिलाई में
D. क्लोस्ट्रीडियम वैलचाई में

63. किसमें Chinese letters arrangement मिलता है?
A. स्टेफाइलोकोक्कस में
B. स्ट्रेप्टोकोक्कस में
C. डिफ्थेरियाई बैसिलाई में
D. ऐन्थ्रेक्स बैसिलाई में

64. कौन-से Diphtheria में मृत्यु दर सर्वाधिक है?
A. Pharyngeal B. Nasal
C. Laryngeal D. Conjunctival

65. C. Diphtheriae में Pathogenicity का कारण है?
A. Endotoxin B. Exotoxin
C. Neurotoxin D. Myotoxin

66. Schick test संबंधित है?
A. ट्यूबरक्यूलोसिस से B. प्लेग से
C. डिफ्थिरिया से D. न्यूमोनिया से

67. क्लोस्ट्रीडियम बैसिलाई के बारे में सत्य नहीं है?
A. Gram +ve B. Spore बनाते हैं
C. Aerobic है D. Exotoxin बनाते हैं

68. Pseudomembranous colitis का कारण है?
A. Treponema
B. Salmonella
C. Clostridium difficle
D. Staphylococcus

69. Tetanus का सामान्यतया incubation period है?
A. 1-7 दिन B. 15-25 दिन
C. 6-12 दिन D. 3-6 माह

70. Tetanus का कारण है?
A. Clostridium tetani
B. Clostridium welchai
C. Clostridium difficile
D. उपरोक्त सभी

71. किसमें Bamboo stick appearance दिखाई देती है?
A. बैसीलस ऐन्थ्रेक्स में
B. ब्रुसेलोसिस में
C. क्लोस्ट्रीडियम टिटैनाई में
D. एच. फ्लुएन्जा में

72. Mycobacterium tuberculosis के बारे में सही नहीं है?
A. Oval shape B. Non-sporing
C. Non-motile D. Non-capsulated

73. Mycobacterium tuberculosis के बारे में सही नहीं है?
A. Gram Negative B. Rod Shaped
C. Non Sporing D. Acid Fast Bacilli

74. Tuberculus bacilli के लिए सर्वाधिक प्रयोग में लाये जाने वाला medium है?
A. Robertson Cooked Meat Medium
B. L.J. Medium
C. Nutrient Agar
D. Blood Agar

75. M. tuberculosis का Generation time है?
A. 2 मिनट B. 18 घण्टे
C. 36 घण्टे D. 4 मिनट

76. T.B. में प्रयुक्त होने वाली दवाईयाँ हैं?
A. Rifampicin B. Ethambutol
C. Streptomycin D. उपरोक्त सभी

77. एक व्यक्ति से दूसरे व्यक्ति में लेप्रोसी फैलती है?
A. Nasal Mucosa के द्वारा
B. Skin के द्वारा
C. श्वसन मार्ग द्वारा
D. उपरोक्त सभी से

78. Leprosy का incubation period है?
A. 1-15 दिन B. 15-45 दिन
C. 2-5 वर्ष D. 3-6 माह

79. *Leprosy bacilli* के diclouration में प्रयुक्त होता है?
A. 25% H_2SO_4 B. 5% H_2SO_4
C. 10% H_2SO_4 D. उपरोक्त में से कोई नहीं

80. लेप्रोसी बैसिलाई की खोज की?
A. लुईस पाश्चर ने B. राबर्ट् कोच ने
C. हेनसन ने D. फ्लेमिंग ने

81. Bacteria haemophillus influenza की वृद्धि के लिए आवश्यक है?

A. X factor B. V factor
C. X & V factor D. VII factor

82. Haemophillus influenza से होने वाला सबसे अधिक गंभीर रोग है?

A. Acute epiglotitis B. Meningitis
C. Cellulitis D. Pericarditis

83. सबसे अधिक संक्रमण करने वाला Haemophillus influenza है?

A. Type-A B. Type-B
C. Type-C D. Type-D

84. कौन-से vaccine में Neurological complication मिलते हैं?

A. DPT B. DT
C. Measles D. उपरोक्त में से कोई नहीं

85. Malta fever का कारण है?

A. *Salmonella*
B. *Clostridium*
C. *Brucella melitensis*
D. *Treponema*

86. Milk ring test करते हैं?

A. Tuberculosis में B. Brucellosis में
C. Salmonclosis में D. Clostridium में

87. Zoonosis का उदाहरण है?

A. Brucellosis B. Rabies
C. Anthrax D. उपरोक्त सभी

88. क्लोस्ट्रीडियम के कल्चर के लिए उपयुक्त माध्यम है?

A. Robertson Cooked Meat Medium
B. Blood Agar
C. L.J. Medium
D. PLET Medium

89. Brucellosis फैलता है?

A. संक्रमित दूध द्वारा
B. संक्रमित सब्जियों व फलों द्वारा
C. दूषित पानी द्वारा
D. मच्छर द्वारा

90. E. coli का कारण हो सकता है?

A. UTI B. Meningitis
C. Diarrhoea D. उपरोक्त सभी

91. किसके culture में semen की smell आती है?

A. प्रोटियस B. ई. कोलाई
C. क्लेबसेला D. क्लोस्ट्रीडियम

92. Swarming growth मिलती है?

A. स्टेफाइलोकोक्कस में
B. क्लोस्ट्रीडियम टिटेनाई में
C. गोनोकोक्कस में
D. न्यूमोकोक्कस में

93. Bacillary dysentery का कारण है?

A. *Salmonella* B. *Shigella*
C. *Clostridium* D. *Brucellosis*

94. Dysentery का सबसे अधिक कारण है?

A. *E. coli* B. *Shigella*
C. *V. cholera* D. *Clostridium*

95. Shigellosis का निदान होता है?

A. एन्जाइम B. सिगमोइडोस्कोपी
C. Stool Culture D. Blood Examination

96. Salmonella typhi से होता है?

A. Enteric Fever B. Septicaemia
C. Enteritis D. उपरोक्त सभी

97. एक रोगी में 15 दिन से बुखार है टाइफाइड की सम्भावना हो सकती है, तो सर्वोत्तम जांच है?

A. Blood culture B. Urine culture
C. Widal test D. Stool culture

98. Widal test सर्वाधिक पोजीटिव आता है?

A. प्रथम सप्ताह में B. द्वितीय सप्ताह में
C. तृतीय सप्ताह में D. चतुर्थ सप्ताह में

99. किसके विरुद्ध TAB vaccine उपयोग में आता है?

A. Brucella B. Typhoid
C. Plague D. Rabies

100. Orally दिया जाने वाला टाइफाइड वैक्सीन है?

A. Tab Vaccine
B. Typhium Vi Vaccine
C. Ty-21 Vaccine
D. उपरोक्त में से कोई नहीं

101. Oral typhoid vaccine की Dose होती है?
A. 1 B. 2
C. 3 D. 4

102. प्लेग का कारण है?
A. *Shigella* B. *Treponema*
C. *Clostridium* D. *Yersinia pestis*

103. Fish in stream appearance मिलती है?
A. Plague bacilli में B. V. cholera में
C. Salmonella में D. T.B. bacilli में

104. निम्न में से गतिशील है?
A. स्यूडोमोनास B. स्टेफाइलोकोक्कस
C. स्ट्रेप्टोकोक्कस D. क्लोस्ट्रीडियम

105. हरा वर्णक बनाता है?
A. स्टेफाइलोकोक्कस B. स्ट्रेप्टोकोक्कस
C. स्यूडोमोनास D. गोनोकोक्कस

106. Water bug के नाम से जाना जाता है?
A. स्ट्रेप्टोकोक्कस B. स्यूडोमोनास
C. स्टेफाइलोकोक्कस D. न्यूमोकोक्कस

107. किसके कल्चर में Fried egg colony मिलती है?
A. Mycoplasma B. Legionella
C. Trachoma D. Haemophillius

108. किसके निदान में Weil Felix reaction उपयोग में आती है?
A. Viral infestion
B. Reckettisial infection
C. Fungal infection
D. Parasitic infection

109. Q-Fever का कारण है?
A. *Staphylococcus* B. *Streptococcus*
C. *Rickettsia* D. *Chlamydia*

110. Venereal syphilis का कारण है?
A. *T. pallidum* B. *Salmonella*
C. *Streptococcus* D. *Staphylococcus*

111. Spiral shaped बैक्टीरिया है?
A. क्लेमाइडिया B. ट्रेपोनीमा
C. विब्रियो कोलेरा D. स्टेफाइलोकोक्कस

112. कौन-से बैक्टीरिया को Dark ground microscopy से देखा जाता है?
A. लीस्टीरिया B. क्लेमाइडीया
C. ट्रैपोनीमा D. रिकेटेशिया

113. Vincents angina का कारण है?
A. *Borrelia vincenti*
B. *Fusobacterium fusiforme*
C. उपरोक्त दोनों
D. हृदय में रक्तप्रवाह की कमी

114. Lyme disease का कारण है?
A. *Clostridium welchii*
B. *Chlamydia tracomatitis*
C. *Borrelia burgdoferi*
D. *Pneumococcus*

115. Weil's disease का कारण है?
A. *Streptococcus* B. *Leptospira*
C. *Actinomyces* D. *Clostridium*

116. Fungus like bacteria के नाम से जाने जाते हैं?
A. *Treponema* को B. *Chlamydia* को
C. *Borrelia* को D. *Actinomyces* को

117. किसके संक्रमण में cronic sinus पाया जाता है?
A. स्टेफाइलोकोक्कस के B. ऐक्टिनोमायसीज के
C. स्ट्रेप्टोकोक्कस के D. Campylobacter के

118. Legionella के लिए culture medium है?
A. PLET medium B. BCYE Agar
C. Ghee Broth D. Blood Agar

119. Tumbling motility मिलती है?
A. *Treponema* में B. *Borrelia* में
C. *Listeria* में D. *Streptococcus* में

120. वायरस शब्द का अर्थ है?
A. अगतिशील B. अत्यन्त संक्रामक
C. जहर D. सबसे सूक्ष्म जीव

121. सजीव व निर्जीव के मध्य की योजक कड़ी है?
A. यीस्ट B. एक्टिनोमायसिस
C. वाइरस D. लीस्टीरिया

122. Smallest living unit है?
A. बैक्टीरिया B. यीस्ट
C. वाइरस D. उपरोक्त सभी

123. वायरस जनित रोग नहीं है?
A. AIDS B. Hepatitis B
C. Mumps D. उपरोक्त में से कोई नहीं

124. Bacteria जनित रोग नहीं है?
A. Whooping cough
B. Enteric fever
C. Toxic shock syndrome
D. Hepatitis A

125. वायरस जनित रोग हैं?
A. Reumatic fever B. Replacing fever
C. Hepatitis B D. Q-fever

126. किसमें Transplacental infection होता है?
A. Chovirus B. Malaria
C. Rubella D. उपरोक्त सभी

127. कितने तापक्रम पर वायरस एक सेकण्ड में नष्ट हो जाता है?
A. 60ºC B. 22ºC
C. 37ºC D. –70ºC

128. अधिकांश Animal virus का आकार है?
A. Bullet shaped
B. Brick shaped
C. Spherical shaped
D. Rod shaped

129. Brick shaped virous है?
A. Rabies virus B. Polio virus
C. Pox virus D. Hepatitis A virus

130. HIV virus है?
A. DNA virus
B. RNA virus
C. RNA व DNA दोनों
D. इसमें Nucleic acid नहीं पाया जाता है

131. निम्न में से किसमें Live vaccine का उपयोग होता है?
A. Smallpox में B. Measles में
C. Oral Polio में D. उपरोक्त सभी

132. किसका पुनः सक्रिय होना Herpes zoster का कारण है?
A. HSV I virus B. HSV II virus
C. Varicella virus D. Small pox virus

133. Ebstain barr virus के कारण होता है?
A. Burkitts lymphoma
B. Infections Mononuclosis
C. Mesopharyngeal carcinoma
D. उपरोक्त सभी

134. Pau-Bunnel test पोजीटिव होता है?
A. HBV में B. E.B.V. में
C. Herpes zoster में D. AIDS में

135. Polio myelitis के निदान का सर्वोत्तम तरीका है?
A. रक्त से वायरस को पृथक करना
B. C.S.F. से वायरस का पृथक करना
C. Stool से वायरस का पृथक करना
D. उपरोक्त में से कोई नहीं

136. Oral Polio Vaccine के कारण कौन-सी एन्टीबाडी बनती है?
A. Ig A B. Ig G
C. Ig P D. Ig M

137. HSV Type I virus मुख्यतया प्रभावित करता है?
A. जननांगों को
B. कमर से ऊपर के हिस्से को
C. फेफड़ों को
D. त्वचा को

138. निम्न में RNA virus नहीं है?
A. Rhabdo virus B. Rota virus
C. CMV virus D. HIV virus

139. Rabies virus का आकार है?
A. Spherical shaped
B. Rectangular shaped
C. Spiral shaped
D. Bullet shaped

140. Negri body पाई जाती है?
A. एड्स में B. रेबीज में
C. प्लेग में D. चिकनपोक्स में

141. Rabies virus को अलग किया जाता है?
A. मस्तिष्क से B. लार से
C. Corneal smear से D. उपरोक्त सभी से

142. Post exposure immunization देते हैं?
A. रेबीज में B. टिटनस में
C. मिजल्स में D. उपरोक्त सभी में

143. Hydrophobia लक्षण है?
A. प्लेग का B. रेबीज का
C. टिटनस का D. उपरोक्त सभी का

144. बच्चों में Diarrhoea का सर्वाधिक कारण है?
A. प्रोटोजोआ B. बैक्टीरिया
C. वायरस D. कवक

145. कौन-सा वायरस बच्चों में सबसे अधिक Diarrhoea करता है?
A. रोटा वायरस B. रियो वायरस
C. CMV D. एडिनो वायरस

146. एक व्यक्ति को रेबीज हो गई है, इसके उपचार हेतु दवाई है?
A. एन्टीबॉयोटिक्स B. एन्टीवायरल
C. एन्टी रेबिज सिरम D. कोई उपचार नहीं है

147. Chickenguniya का कारण है?
A. वायरस B. बैक्टीरिया
C. प्रोटोजोआ D. कवक

148. Arbo viruses से होने वाला रोग नहीं है?
A. चिकनगुनिया B. यलो फीवर
C. डेंगू D. रेबीज

149. Hepatitis B का कारण है?
A. RNA Virus B. DNA Virus
C. माइकोप्लाज्मा D. रिकेटीशीया

150. Hepatitis B हो सकती है?
A. रोगी के टूथब्रश उपयोग में
B. Sexual contact से
C. स्तनपान से
D. उपरोक्त सभी से

151. H.I.V. वायरस है?
A. Rheo virus B. Retro virus
C. Rhabdo virus D. Flavi virus

152. H.I.V. वायरस नष्ट होता है?
A. Boiling से B. Ethanol से
C. Cidex से D. उपरोक्त सभी से

153. Larva migrans किसका लक्षण है?
A. Threadworm B. Whipworm
C. Hookworm D. Roundworm

154. Hookworm संक्रमण के Clinicial feature हैं?
A. Anaemia B. Dermatitis
C. Bronchitis D. उपरोक्त सभी

155. एक Hookworm प्रतिदिन कितना रक्त का चूषण करता है?
A. 1ml B. 1.15 ml
C. 0.15 ml D. 2.15 ml

156. H.I.V. वायरस प्रभावित करता है?
A. B-Cell को B. CD-4 Cell को
C. N.K. Cell को D. उपरोक्त में से कोई नहीं

157. H.I.V. वायरस के बारे में सत्य नहीं है?
A. DNA virus
B. CD-4 कोशिकाओं को प्रभावित करता है
C. अन्त में CD4 cell count कम हो जाता है
D. Macrophage में रहता है

158. AIDS का कारण है?
A. HTLV-I B. HTLV-II
C. HTLV-III D. उपरोक्त में से कोई नहीं

159. Mycology से तात्पर्य है?
A. बैक्टीरिया का अध्ययन
B. पेशियों का अध्ययन
C. कवकों का अध्ययन
D. प्रोटोजोआ का अध्ययन

160. Oncology से अध्ययन होता है?
A. अस्थियों का अध्ययन
B. त्वचा के संक्रमण का अध्ययन
C. कैन्सर का अध्ययन
D. दांतों का अध्ययन

161. Dermatophytes संक्रमण करते हैं?
A. Skin पर B. Hair पर
C. Nail पर D. उपरोक्त सभी पर

162. Fungal infection के लिए culture medium है?
A. Peptone water
B. L.J. medium
C. Sabouraud's medium
D. उपरोक्त में से कोई नहीं

163. कौन-सा Fungus गंभीर meningitis करता है?
A. Blastomyces
B. Cryptococcus neoformis
C. Histoplasma
D. Coccidioides

164. Cryptococcosis संक्रमण करता है?
A. Bone का B. Brain का
C. Skin का D. उपरोक्त सभी

165. Candida है?
A. बैक्टीरिया B. फंगस
C. वायरस D. प्रोटोजोआ

166. किनमें Candidosis होने की सम्भावना अधिक है?
A. गर्भावस्था में B. प्रसव के दौरान
C. डाइबिटीज में D. उपरोक्त सभी में

167. Candida से होने वाला रोग है?
A. Thrush B. Paronychia
C. Vaginitis D. उपरोक्त सभी

168. किसमें Discharging sinus पाया जाता है?
A. Cryptococcosis B. Mycetoma
C. Histoplasmosis D. उपरोक्त में से कोई नहीं

169. Aspergilli के कारण मनुष्य में सर्वाधिक होने वाला रोग है?
A. Asthma
B. Pulmonary aspergillus
C. Aspergilloma
D. Otomycosis

170. एक जीव जो जीवित रहने के लिए दूसरे जीव पर निर्भर है, कहलाता है?
A. Commensal B. Symbiosis
C. Parasite D. उपरोक्त में से कोई नहीं

171. जब Host व Parasitie दोनों एक दूसरे को लाभ पहुँचाकर साथ रहते हैं, कहलाता है?
A. Definitive host B. Commensal
C. Symbiosis D. Obligate Parasite

172. Host में Parasite के प्रवेश व रोग का प्रथम लक्षण आने के मध्य की अवधि कहलाती है?
A. Generation time B. Incubation period
C. Subclinical period D. Window period

173. निम्न में से Hookworm है?
A. Ascaris
B. Ancyclostoma duodenal
C. Enterobius
D. Filaria

174. Hookworm disease का संक्रमण का तरीका है?
A. दूषित खाद्य पदार्थों द्वारा
B. साइक्लोपस द्वारा
C. लार्वा द्वारा त्वचा को भेदकर
D. गाय का मांस खाने पर

175. Pruitis Ani, Noctural Enuresis, Eczematous Condition Around Anus लक्षण है?
A. Threadworm का B. Roundworm का
C. Hookworm का D. Filaria का

176. Whipworm कहलाता है?
A. *Enterobius vermicularis*
B. *Ascaris*
C. *Ancyclostoma*
D. *Wuchereria bancrofti*

177. Filaria में Adultworm पाया जाता है?
A. रक्त में
B. छोटी आँत में
C. लिम्फ नोड व लिम्फेटिक वेसल्स में
D. उपरोक्त में से कोई नहीं

178. Hydatid disease का कारण है?
A. *Ascaris* B. Filariasis
C. *Echinococcosis* D. *Taenia saginata*

179. वायरस में नहीं पाया जाता है?
A. Nucleic acid B. Protein
C. Carbohydrate D. Fat

180. Prions के बारे में सत्य है?
A. Protein से बने होते हैं
B. Nucleic Acid नहीं पाया जाता है
C. Degenerative Neurological Disorder करते हैं
D. उपरोक्त सभी

181. Malaria में संक्रामक अवस्था है?
A. Gametocytes B. Sporozoites
C. Merozoites D. Cryptozoites

182. Microsporum संक्रमण करते हैं?
A. Hair & Skin का
B. Hair, Skin & Nail का
C. Skin & Hair का
D. Hair का

183. Schuffer's Dot पाये जाते हैं?
A. P. Malaria B. P. Vivax
C. P. Ovale D. P. Falciparum

184. P. falciparum के Gametocyte का आकार होता है?
A. Crescent Shaped B. Round Shaped
C. Rod Shaped D. Comma Shaped

185. Pencillin की खोज कब हुई?
A. 1929 में B. 1962 में
C. 1900 में D. 1991 में

186. सबसे कम मात्रा में पाई जाने वाली इम्यूनोग्लेब्यूलिन है?
A. Ig A B. Ig G
C. Ig E D. Ig M

187. माँ के दूध में पाई जाने वाली इम्यूनोग्लोब्यूलिन है?
A. Ig A & Ig M B. Ig G & Ig M
C. Ig A & Ig E D. Ig G & Ig A

188. घुलनशील एन्टीजन व एन्टीबॉडी के मध्य क्रिया कहलाती है?
A. Agglutination B. Precipitation
C. Denaturation D. Crystallization

189. यदि Particulate antigen की उपयुक्त इलेक्ट्रोलाइट, तापक्रम pH पर एन्टीबॉडी के साथ क्रिया हो तो कहलाती है?
A. Precipitation B. Agglutination
C. Crystallization D. Denaturation

190. Milk के द्वारा होने वाला संक्रमण है?
A. Anthrax B. Brucellosis
C. Q-Fever D. उपरोक्त सभी

191. निम्न में से Spore बनाने वाला bacteria है?
A. Streptococcus B. M. tuberculosis
C. Clostridium D. Salmonella

192. Dark ground microscopy से देखा जाता है?
A. लेप्टोस्परिया B. बोरीलिया
C. ट्रेपोनीमा D. उपरोक्त सभी

193. वायरस से होने वाले मानव रोगों में सर्वप्रथम खोजा गया?
A. Smallpox B. Rabies
C. Yellow fever D. Influenza

194. एन्टी लेप्रोसी ड्रग है?
A. Rifampicin B. Clofazimine
C. Dapsone D. उपरोक्त सभी

195. Globi संबंधित है?
A. M. tuberculosis से B. M. leprae से
C. Vibrio cholera से D. Diphtheria से

196. Leprosy फैलती है?
A. Skin to skin Contact से
B. Blood transfusion से
C. Droplet spread से
D. Injection से

197. Cocci का औसत आकार है?
A. 2 μm B. 1 μm
C. 3 μm D. 4 μm

198. किसमें Cocci 8 के ग्रुप में व्यवस्थित रहते हैं?
A. स्टेफाइलोकोक्कस B. माइकोप्लाज्मा
C. सारसीना D. स्यूडोमोनास

199. Antigen से तात्पर्य है?
A. बैक्टीरिया
B. विदेशी वस्तु
C. जो एन्टीबॉडी बनाने को प्रेरित करे
D. जो शरीर की रक्षा करे

200. वो पदार्थ जो carrier के साथ जुड़कर इम्यूनोजेनिक हो जाता है, कहलाता है?
A. हेप्टान B. एपीटोप
C. क्लोन D. आयोटोप

201. एन्टीजन का वो भाग जो एन्टीबॉडी बनाता है, कहलाता है?

A. Epitopes B. Hepatan
C. Clone D. Paratop

202. बैक्टीरिया में पाया जाने वाला Plasmid है?

A. श्वसन में कार्य आने वाला अंग
B. Extra Chromosomal Genetic Material
C. पाचन में सहायक अंग
D. स्राव करने में सहायक

203. समस्त सूक्ष्मजीवियों व स्पोर को नष्ट करना कहलाता है?

A. Disinfection B. Sterilization
C. Antisepsis D. उपरोक्त सभी

204. Koplik's spots विशेषता है?

A. मम्पस की B. मिजल्स की
C. रेबीज की D. प्लेग की

205. किस जगह Koplik's spots पाया जाता है?

A. गालों के अन्दर श्लेष्मा झिल्ली पर
B. उदर पर
C. जननांगों पर
D. पूरे शरीर पर.

206. Autoimmune disease उदाहरण है?

A. Type I Hypersensitivity reaction का
B. Type II Hypersensitivity reaction का
C. Type III Hypersensitivity reaction का
D. Type IV Hypersensitivity reaction का

207. Clostridium tetani होता है?

A. Gram positive bacilli
B. Gram negative bacilli
C. Gram positive cocci
D. Gram negative cocci

208. Negaler's reaction से किसके Toxin का पता लगाते हैं?

A. स्टेफाइलोकोक्कस के
B. स्ट्रेप्टोकोक्कस के
C. क्लोस्ट्रीडियम वेलचाई के
D. डिफ्थीरिया के

209. कौन-सी Hypersensitive reaction Immune complex से होती है?

A. Type I B. Type II
C. Type III D. Type IV

210. स्ट्रेप्टोकोक्कस पाया जाता है?

A. स्वतंत्र रूप से
B. अंगूर के गुच्छों के रूप में
C. दो-दो के समूह में
D. श्रृंखला में

211. हिमोलाइटिक स्ट्रेप्टोकोक्कस के वर्गीकरण का आधार है?

A. M-प्रोटीन
B. कोशिका भित्ति का कार्बोहाइड्रेट
C. कल्चर
D. बाइल में घुलनशील

212. हिमोलाइटिक स्ट्रेप्टोकोक्कस को किस वर्गीकरण से वर्गीकृत करते हैं?

A. डेविडसन क्लासीफिकेशन
B. लेन्सफिल्ड क्लासीफिकेशन
C. रोबिन्स क्लासीफिकेशन
D. हरिसन क्लासीफिकेशन

213. Gonococci के कारण होने वाला रोग है?

A. गोनोरहिआ B. प्रोस्टेटाइटिस
C. PID D. उपरोक्त सभी

214. Klebs Loffler Bacillus के नाम से जाना जाता है?

A. न्यूमोकोक्कस को
B. गोनोकोक्कस को
C. कोराइनेबैक्टीरियम को
D. स्यूडोमोनास को

215. एक मात्र virus जिसमें Double-stranded RNA मिलता है?

A. Bunya virus B. Rheo virus
C. Calci virus D. Rhabdo virus

216. DNA Virus है?

A. Polio virus I B. Polio virus II
C. Polio virus III D. Adenovirus

217. कौन-से रोग को Black death कहते हैं?
A. टाइफाइड B. प्लेग
C. कोलेरा D. लेप्रोसी

218. किसके कल्चर में Carrom coin appearance कॉलोनी मिलती है?
A. गोनोकोक्कस B. न्यूमोकोक्कस
C. स्टेफाइलोकोक्कस D. ट्रेपोनीमा

219. Wolsorter's disease का कारण है?
A. H. influenza B. B. anthracis
C. Salmonella D. Bordetella

220. Haemophillus ducreyi के कारण होने वाला रोग है?
A. Hard chancer
B. Lymphogranuloma venerum
C. Soft Chancer
D. Granuloma inguinale

221. यदि Donated blood को Refrigerator में 3-4 दिन तक रखा जाए तो कौन-सा सूक्ष्म जीव नष्ट हो जाता है?
A. HIV B. Treponema
C. CMV D. उपरोक्त में से कोई नहीं

222. BCG vaccine की जटिलता है?
A. Abscess
B. Enlargement of lymph node
C. Non-fatal meningitis
D. उपरोक्त सभी

223. Whooping cough का कारण है?
A. Salmonella B. Bordetella pertusis
C. Clostridium D. Pneumococcus

224. मोती के सदृश कॉलोनी बनती है?
A. Gonococcus में
B. Clostridium में
C. Bordetella pertusis में
D. Pseudomonas में

225. Dysentery के बारे में सही है?
A. पेट दर्द के साथ अत्यधिक दस्त
B. मल के साथ रक्त आना
C. मल के साथ श्लेष्मा आना
D. उपरोक्त सभी

226. निम्न में से वायरस है?
A. स्ट्रेप्टोकोक्कस B. क्लेमाइडिया
C. यारसीना पेस्टिस D. उपरोक्त में से कोई नहीं

227. क्लोरीनेशन से नष्ट नहीं होता है?
A. HIV B. पोलियो वायरस
C. सालमोनेला वायरस D. शिगेला वायरस

228. कौन-सा रोग, गर्भवती माँ से शिशु में नहीं होता है?
A. टोक्सोप्लाज्मा B. केन्डाइडा
C. पोलियो D. रूबेला

229. किसके कल्चर में Ghee broth उपयोग में आता है?
A. मैनन्जाइटिस के बैक्टीरिया के लिए
B. कोलेरा बैसिलाई
C. प्लेग बैसिलाई
D. सिफलिस के बैक्टीरिया के लिए

230. निम्न में से Roundworm है?
A. Neactor americanas
B. Enterobius
C. Ascaris
D. Ancyclostoma

231. Loffer's Syndrome का कारण है?
A. Virus B. Congenital
C. Ascaris D. Bacteria

232. भारत में सबसे अधिक पाई जाने वाली Viral hepatitis है?
A. Hepatitis A
B. Hepatitis B
C. NANB hepatitis
D. I.V. injection से होने वाली hepatitis

233. Hepatitis का कारण है?
A. Hepatitis B virus
B. Hepatitis F virus
C. Hepatitis E virus
D. उपरोक्त सभी

234. वायरस में पाया जाता है?
A. DNA व RNA दोनों एक साथ
B. केवल DNA
C. केवल RNA
D. या तो DNA या RNA, पर दोनों नहीं

235. किसमें CD-4/CD-8 cell count उल्टा हो जाता है?
A. T-cell lymphoma
B. Infections mononucleosis
C. AIDS
D. Hairy cell leukaemia

236. Aspergillosis होता है?
A. Bacterial infection
B. Protozoal infection
C. Viral infection
D. Fungal infection

237. Mycetoma का कारण है?
A. बैक्टीरिया B. बैक्टीरिया व फंगस
C. प्रोटोजोआ D. वायरस

238. Rabies के incubation period के बारे में सत्य है?
A. काटने की जगह पर निर्भर है
B. सामान्यतया 1-3 माह होता है
C. Face पर काटे तो कम होता है
D. उपरोक्त सभी

उत्तरमाला

1	2	3	4	5	6	7	8	9	10
A	B	D	C	D	B	B	C	A	C
11	**12**	**13**	**14**	**15**	**16**	**17**	**18**	**19**	**20**
C	D	A	B	B	D	B	D	D	D
21	**22**	**23**	**24**	**25**	**26**	**27**	**28**	**29**	**30**
B	C	D	C	C	B	C	A	B	B
31	**32**	**33**	**34**	**35**	**36**	**37**	**38**	**39**	**40**
B	A	C	B	C	D	B	D	A	D
41	**42**	**43**	**44**	**45**	**46**	**47**	**48**	**49**	**50**
A	B	B	C	D	C	B	D	A	B
51	**52**	**53**	**54**	**55**	**56**	**57**	**58**	**59**	**60**
B	D	B	B	D	B	B	B	B	B
61	**62**	**63**	**64**	**65**	**66**	**67**	**68**	**69**	**70**
C	B	C	C	B	C	C	C	C	A
71	**72**	**73**	**74**	**75**	**76**	**77**	**78**	**79**	**80**
A	A	A	B	B	D	D	D	C	C
81	**82**	**83**	**84**	**85**	**86**	**87**	**88**	**89**	**90**
C	B	B	A	C	B	D	A	A	D
91	**92**	**93**	**94**	**95**	**96**	**97**	**98**	**99**	**100**
A	B	B	B	C	D	C	C	B	C
101	**102**	**103**	**104**	**105**	**106**	**107**	**108**	**109**	**110**
C	D	B	A	C	B	A	B	C	A
111	**112**	**113**	**114**	**115**	**116**	**117**	**118**	**119**	**120**
D	C	C	C	B	D	B	B	C	C
121	**122**	**123**	**124**	**125**	**126**	**127**	**128**	**129**	**130**
C	C	D	C	C	D	A	C	C	B
131	**132**	**133**	**134**	**135**	**136**	**137**	**138**	**139**	**140**
D	C	D	B	C	A	B	C	D	B
141	**142**	**143**	**144**	**145**	**146**	**147**	**148**	**149**	**150**
D	A	B	C	A	D	A	D	B	D

151	152	153	154	155	156	157	158	159	160
B	D	C	D	C	B	A	C	C	C
161	162	163	164	165	166	167	168	169	170
D	C	B	D	B	D	D	B	B	D
171	172	173	174	175	176	177	178	179	180
C	B	B	C	A	D	C	C	D	D
181	182	183	184	185	186	187	188	189	190
B	A	B	A	A	C	D	B	B	D
191	192	193	194	195	196	197	198	199	200
C	D	C	D	B	C	B	C	C	A
201	202	203	204	205	206	207	208	209	210
A	B	B	B	A	B	A	C	C	D
211	212	213	214	215	216	217	218	219	220
B	B	D	C	B	D	B	B	B	C
221	222	223	224	225	226	227	228	229	230
B	D	B	C	D	D	B	C	C	C
231	232	233	234	235	236	237	238		
C	C	D	D	C	D	B	D		

---

8. मनोरोग परिचर्या (Psychiatric Nursing)

- मनोविज्ञान (Psychology) मस्तिष्क के कार्य व संरचना का विज्ञान है।
- मनोवैज्ञानिक बीमारियां कई प्रकार की होती हैं :
  - ❑ Psychosis
  - ❑ Affective disorders
  - ❑ Neurosis
  - ❑ Personality disorders
- Psychosis एक मानसिक विकार है जो कि मानसिक क्षमता, को प्रदर्शित करता है।
- Psychosis दो प्रकार का होता है
  - ❑ Oragnic
  - ❑ Functional
- Oragnic Psychosis में व्यक्ति सही समय, सही जगह और सही आदमी की पहचान नहीं कर सकता है।
- Memory loss भी Psychosis का लक्षण है।
- कार्यात्मक Psychosis का *Schizophrenia* एक बहुत बड़ा विकार है।
- Schizophrenia, Disturbance of thinking (सोच में विकार) है।
- Delusions: एक गलत विश्वास है जो सही नहीं किया जा सकता है। जैसे–रस्सी को साँप समझना।
- Hallucinations—यह एक False दृष्टिकोण है जो बिना object की तरह होता है।
- Schizophrenia में मुख्यतया Drug therapy व ECT (Electro Convulsive Therapy) किया जाता है।
- ECT—में विद्युत धारा 90-120 वोल्टस का 0.5–1/sec तक 6-10 shots दिए जाते हैं।
- मानसिक क्षमता का पता लगाने के लिए I.Q. का सूत्र दिया जाता है :

I.Q. = Intelligence Quotient

$$\text{I.Q.} = \frac{\text{Mental age}}{\text{Chronological age}} \times 100$$

Average I.Q. = 90 – 100
Mild = 50-70
Moderate = 35-49
Severe = 20-40
Profound = I.Q. 20

वस्तुनिष्ठ प्रश्नावली

1. ECT की सर्वप्रथम शुरूआत की
A. Lugino Bini & Ugo Carletin
B. Erikson
C. Fraund
D. Johnson

2. अंधेरे में लटकती हुई वस्तु को सांप समझ लेना उदाहरण है
A. Hallucination का B. Illusion का
C. Delusion का D. Delirium का

3. Aphasia से तात्पर्य है
A. शारीरिक क्रिया संयोजन में दुर्बलता
B. भाषा का सही उच्चारण नहीं
C. दृष्टि सम्बन्धी भ्रम
D. याद्दाश्त में कमी

4. निम्न में से किस रोग में मरीज को बार-बार Depression व Excitement का दोहराव होता है?
A. Schizophrenia B. O.C.P.
C. MDP D. उपरोक्त में से कोई नहीं

5. व्यवहार चिकित्सा का प्रकार, जिसमें मरीज को बार-बार उसी वस्तु से सामना कराया जाता है, जो उसमें भय उत्पन्न करती है, कहलाता है
A. Modelling
B. Flooding
C. Milieu therapy
D. उपरोक्त में से कोई नहीं

6. व्यवहार चिकित्सा का प्रकार जिसमें नकल के माध्यम से मरीज के व्यवहार में परिवर्तन लाया जाता है, कहलाता है?
A. Flooding B. Modelling
C. Milieu therapy D. उपरोक्त में से कोई नहीं

7. ECT में इलेक्ट्रोडस लगाए जाते हैं
A. फ्रन्टल क्षेत्र में B. आक्सीपिटल क्षेत्र में
C. टेम्पोरल क्षेत्र में D. उपरोक्त सभी

8. ECT में विद्युत धारा की मात्रा प्रवाहित की जाती है
A. 50-200 m/amp B. 100-200 m/amp
C. 200-1600 m/amp D. 200-800 m/amp

9. National Mental Health Programme कब लागू हुआ?
A. 1980 B. 1982
C. 1987 D. 1990

10. Indian Mental Health कब लागू हुआ?
A. 1968 B. 1972
C. 1987 D. 1952

11. मानसिक रोगी जिसमें परिवार के साथ रहने हेतु पर्याप्त सुधार हो चुका है। लेकिन उनके परिवारजन उन्हें अस्वीकार कर देते हैं, इन्हें रखा जाता है
A. Quarter way homes
B. Foster Homes में
C. Community homes में
D. उपरोक्त में से कोई नहीं

12. ECT में वोल्टेज की मात्रा है
A. 130-120 voltage B. 20-70 voltage
C. 70-130 voltage D. 10-20 voltage

13. ECT कितने समय तक दी जाती है?
A. 0.6 से 3 seconds B. 0.6 से 2 seconds
C. 0.6 से 1 seconds D. 0.6 से 5 seconds

14. किसमें, सफल उपचार की दर कम है?
A. Residual Schizophrenia
B. Paranoid Schizophrenia
C. Catatonic Schizophrenia
D. Simple Schizophrenia

15. Wernicke Korsakoff Psychosis का कारण है
A. चरस B. अफीम
C. गांजा D. एल्कोहॉल

16. ऐल्कोहोलिज्म रोकने में प्रयुक्त होने वाली दवाई है
A. Clonadine B. Disulfirum
C. Propranolol D. Lasix

17. ऐल्कोहोल के Withdrawal syndrome में DOC (Drug of Choice) है
A. बेन्जोडाइजेपाइन B. डाइजेपाम
C. क्लोरडाइजेपोक्साइड D. उपरोक्त सभी

18. Schizophrenia का उपचार है
A. Antipsychotic drug
B. ECT
C. Motivation therapy
D. उपरोक्त सभी

19. Schizophrenia के रोगी में नर्सिंग कार्य नहीं है
A. मरीज को EPS के बारे में न बतायें
B. मरीज को ECT के बारे में बतायें
C. मरीज के भ्रम में कमी लाना
D. मरीज के पोषण का ध्यान रखना

20. ECT क्या है?
A. Electro Convulsive Therapy
B. Electro Compound Therapy
C. Electro Compound theory
D. इनमें से कोई नहीं

21. नर्स को मानसिक रोगी के साथ Communication के समय उपयोग करना चाहिए?
A. Freud method B. Erikson method
C. Ladder method D. Sullivan method

22. एक व्यक्ति मोटा, सुविधाप्रिय, संवेदनशील, सामाजिक कार्यों में रुचि लेने वाला व प्रसन्नचित्त है? इसकी personality है
A. Endomorphic B. Mesomorphic
C. Ectomorphic D. उपरोक्त में से कोई नहीं

23. Depression के उपचार में E.C.T. की संख्या है
A. 2-4 B. 1
C. 6-8 D. 10-12

24. Bipolar mood disorder का उपचार है
A. Alprazolam B. E.C.T.
C. Lithium D. Calmpose

25. Intelligence (बुद्धिमता) की प्रथम जांच विधि किसने दी?
A. हरमन B. बिनेट व सिमन
C. गेसल D. रेवन

26. I.Q. की गणना होती है?
A. मानसिक उम्र
B. समयानुसार उम्र
C. वजन व ऊंचाई
D. मानसिक उम्र व समयानुसार उम्र

27. I.Q. का मतलब है
A. Intelligence quantum
B. Intelligence Quality
C. Intelligence Quotient
D. इनमें से कोई नहीं

28. मानवीय सम्बन्धों का अध्ययन कहलाता है?
A. सोसियोलोजी B. एन्थ्रोपोलोजी
C. साइकोलोजी D. कल्चर

29. मानवीय व्यवहार का अध्ययन कहलाता है
A. सोसियोलोजी B. एन्थ्रोपोलाजी
C. संस्कृति D. साइकोलोजी

30. Psycho sexual theory के अनुसार Anal stage होती है
A. 0-1 वर्ष B. 1-3 वर्ष
C. 3-5 वर्ष D. 6-12 वर्ष

31. Psychosexual energy की दिशा Genital organ की तरफ ट्रांसफर होती है
A. Oral stage में B. Anal stage में
C. Phalic stage में D. Genital stage में

32. मानसिक रोग का कारण है
A. Vit B-1 की कमी B. Vit B-2 की कमी
C. Vit B-5 की कमी D. उपरोक्त सभी

33. वस्तुओं, व्यक्तियों की अनुपस्थिति में संवेदी अंगों द्वारा गलत बोध कहलाता है
A. Illusion B. Delusion
C. Hallucination D. Delirium

34. मरीज का गलत, अटल विश्वास जिसको किसी भी प्रकार के तर्कों द्वारा बदला नहीं जाता है, कहलाता है
A. Hallucination B. Illusion
C. Delusion D. Delirium

35. मरीज के विचारों की मात्रा अचानक बढ़ जाती है एवं मरीज इन्हें अधिकता में व्यक्त करता है, यह कहलाता है
A. Depression B. Mania
C. Schizophrenia D. उपरोक्त सभी

36. Thought block किसका लक्षण है?
A. Mania B. Schizophrenia
C. Hallusination D. Illusion

37. I.Q. निकालने का सूत्र है
A. $\frac{\text{Mental age}}{\text{Chronological age}} \times 100$
B. $\frac{\text{C.A.}}{\text{M.A.}} \times 100$
C. $\frac{\text{वास्तविक उम्र}}{\text{लम्बाई}} \times 100$
D. इनमें से कोई नहीं

38. Anxiety में दी जा सकने वाली दवाई है
A. Alprazolam B. Diazepam
C. Lorazepam D. उपरोक्त सभी

39. Amnesia से तात्पर्य है
A. नींद नहीं आना B. सूंघने की क्षमता में कमी
C. याद्दाश्त खोना D. भ्रम होना

40. रोगी व्यक्ति पूर्व परिचित जगह, व्यक्ति एवं समय को पहचान नहीं पाता, कहलाता है
A. Derealization B. Depressionalization
C. Disorientation D. उपरोक्त में से नहीं

41. Delirium का लक्षण है
A. चेतना की कमी B. स्थिति भ्रम
C. स्मृति लोप D. उपरोक्त सभी

42. Dementia की अवधि कम से कम होती है

A. 2 माह B. 3 माह

C. 4 माह D. 6 माह

43. Delirium के रोगी में Nursing diagnosis है

A. Risk of injury

B. Impaired nutrition

C. Disorientation

D. उपरोक्त सभी

44. Mania का लक्षण है

A. ख्यालों की उड़ान

B. उल्लासित मनःस्थिति

C. बढ़ी हुई शारीरिक क्रियाएं

D. उपरोक्त सभी

45. यदि एक रोगी को लिथियम दवाई दी जा रही है तो Nurse को मरीज के diet के बारे में ध्यान रखना है

A. पानी की मात्रा अधिक देनी

B. हाइपोनेट्रीमिया को रोकना

C. प्रोटीन व कार्बोहाइड्रेट की अच्छी मात्रा

D. उपरोक्त सभी

46. Neurosis का लक्षण नहीं है

A. वास्तविकता के साथ सम्बन्ध बना रहता है

B. अन्तर्दृष्टि अनुपस्थित रहती है

C. तनाव मुख्य लक्षण

D. व्यवहार अप्रभावित रहता है

47. किसी व्यक्ति में ऊँचे स्थानों का डर कहलाता है

A. Agoraphobia B. Acrophobia

C. Sitophobia D. Thenatophobia

48. किसी व्यक्ति में दर्द से डर कहलाता है

A. Sitophobia B. Thenatophobia

C. Algophobia D. उपरोक्त सभी

49. किसी व्यक्ति को पानी से डर कहलाता है

A. Xenophobia B. Zoophobia

C. Thenatophobia D. उपरोक्त में से नहीं

50. किसी व्यक्ति को अजनबी से डर लगना कहलाता है

A. Insectophobia B. Zoophobia

C. Xenophobia D. Hydrophobia

51. वह रोग जिसमें व्यक्ति अपने पूर्व जीवन की घटनाओं एवं वातावरण से विच्छेदित हो जाता है, कहलाता है

A. Mania

B. Dissociative disorder

C. Depression

D. Conversion disorder

52. किसी व्यक्ति का अचानक, बिना किसी पूर्व सूचना के घर छोड़कर भाग जाना, साथ ही साथ अपने जीवन की पुरानी घटनाओं को याद करने में असमर्थ रहना एवं अपनी नई पहचान के साथ जीवन की शुरूआत करना रोग है

A. Multiple personality

B. Dissociative fugue

C. Schizophrenia

D. O.C.D.

53. एक ही व्यक्ति में दो या दो से अधिक व्यक्तित्व का सह-अस्तित्व होना कहलाता है

A. Dissociative amnesia

B. Dissociative fugue

C. Multiple personality

D. उपरोक्त में से कोई नहीं

54. Hysterical Fits के लक्षण हैं

A. यह रात्रि के समय नहीं आता है

B. तन्त्रिका तन्त्र सम्बन्धित लक्षण अनुपस्थित

C. EEG सामान्य

D. उपरोक्त सभी

55. यदि किसी ने Psycho-active पदार्थ को लेना एकदम से बन्द कर लिया और रोगी में गंभीर लक्षण जैसे तनाव, जी मिचलाना, उल्टी होना इत्यादि होते हैं, तो निदान है

A. Drug dependence

B. Drug withdrawal syndrome

C. Drug abuse

D. Drug intoxication

56. औषधि के वांछित प्रभाव को उत्पन्न करने हेतु पहले से कहीं अधिक मात्रा में drug लेना पड़ता है, यह कहलाता है

A. Drug dependence B. Drug intoxication

C. Drug tolerance D. Drug abuse

57. Run fits सम्बन्धित है

A. चरस से B. गांजा से

C. एल्कोहॉल से D. अफीम से

58. Alcoholic patient में Nursing care नहीं है
A. पर्याप्त मात्रा में Vit B-1, V-2 व Vit C
B. थोड़े-थोड़े अन्तराल में भोजन देना
C. मरीज के आत्मसम्मान की भावना को बढ़ाना
D. उपरोक्त सभी

59. Neuroleptic दवाई का उपयोग है
A. मधुमेह में B. न्यूरोन के रोगों में
C. मनोरोगों में D. पैरालायसिस में

60. एन्टिसाइकोटिक ड्रग कार्य करती है?
A. डोपामाइन को बढ़ाती है
B. डोपामाइन को कम करती है
C. GABA को कम करती है
D. GABA को बढ़ाती है

61. यदि एक व्यक्ति को एन्टीसाइकोटिक दवाई दी जा रही है, उसमें अचानक मांसपेशी में अकड़न, बुखार, चेतना में कमी, कंपकपाहट, सांस लेने में तकलीफ लक्षण होते हैं, तो निदान है?
A. एलर्जी
B. न्यूरोलेप्टिक मैलगनेन्ट सिन्ड्रोम
C. E.P.S.
D. उपरोक्त में से कोई नहीं

62. Psychotherapy देते हैं
A. Phobia में B. OCD में
C. Sexual disorder में D. उपरोक्त सभी में

63. उपचारात्मक तकनीक जिसमें मरीज अपनी दमित भावनाओं के बारे में खुलकर बात करता है एवं अपने दुखद अचेतन अनुभवों से मुक्ति पाता है
A. हिप्नोसिस B. एबरिएक्शन
C. साइकोएनालाइसिस D. व्यवहार चिकित्सा

64. एक प्रक्रिया जिसमें, मरीज के आत्मविश्वास को बढ़ाने हेतु सकारात्मक आश्वासन दिए जाते हैं
A. Persuation B. Abraction
C. Reassurance D. Mental ventilation

65. Group therapy दी जाती है
A. ऐल्कोहोलिज्म में
B. Alzheimer's disease में
C. T.B. के रोगियों में
D. उपरोक्त सभी में

66. Aversion therapy का प्रयोग होता है
A. Alcoholic dependence में
B. Child psychiatric में
C. Homosexuality में
D. उपरोक्त सभी में

67. नर्स किनमें समूह थैरेपी (Group therapy) का आयोजन कर सकती है?
A. Mentally retarded children
B. Epileptic patient
C. Parents of psychiatric children
D. उपरोक्त सभी

68. Schizophrenia के रोगी में ECT पर्याप्त है?
A. 30-35 B. 25-30
C. 20-25 D. 10-15

69. ECT की क्रियाविधि के लिए सबसे अधिक मान्य सिद्धांत है
A. Neuroendocrine theory
B. Catcholamine theory
C. Neurochemical theory
D. Neurophysiological theory

70. ECT के लिए मरीज को कौन-सी स्थिति दी जाती है?
A. Dorsal B. Supine
C. Fowler's D. Sim's

71. ECT के बारे में मरीज को जानकारी देनी चाहिए
A. Contra indication
B. Side effect
C. उपरोक्त दोनों की
D. उपरोक्त में से कोई नहीं

72. ECT देते समय कमर के नीचे छोटा तकिया रखा जाता है
A. ECT का अधिक प्रभाव मिले
B. कशेरूक दण्ड का फ्रैक्चर रोकने हेतु
C. मरीज को एकदम Flat रखने हेतु
D. Urinary incontinence रोकने हेतु

73. मानसिक रोगी को अस्पताल में भर्ती करने का आधार है?
A. स्वयं की इच्छा से
B. मजिस्ट्रेट के आदेश से
C. यदि चिकित्सक ऐसा माने
D. उपरोक्त सभी

74. WHO के अनुसार Health के किस घटक पर अधिक जोर दिया जाता है?
A. शारीरिक स्वास्थ्य B. मानसिक स्वास्थ्य
C. सामाजिक स्वास्थ्य D. उपरोक्त सभी

75. Psychiatric nursing का उद्देश्य है
A. मानसिक स्वास्थ्य की उन्नति
B. मानसिक बीमारियों की रोकथाम
C. मानसिक रोगी का पुनर्वास
D. उपरोक्त सभी

76. किसे Father of Modern Psychiatry कहा जाता है?
A. Maslow B. Alexander
C. Pavlov D. Wayer

77. मानसिक बीमारी की जल्दी पहचान एवं रोकथाम कहलाती है
A. Secondary prevention
B. Primary prevention
C. Tertiary prevention
D. उपरोक्त सभी

78. मानसिक रोगियों में Nurse का कर्तव्य है
A. Primary prevention
B. Secondary prevention
C. Tertiary prevention
D. उपरोक्त सभी

79. नर्सिंग प्रक्रिया का भाग है
A. मरीज की समस्या की पहचान
B. मरीज की समस्या समाधान हेतु योजना बनाना
C. योजना का क्रियान्वयन करना
D. उपरोक्त सभी

80. मनोरोग विज्ञान नर्सिंग का सिद्धांत नहीं है
A. मरीज को आश्वासन देना, चाहे झूठे हों
B. मरीज के नकारात्मक पहलुओं पर गौर करना
C. मरीज से उसकी समस्या पर विस्तृत चर्चा
D. उपरोक्त सभी

81. मानसिक रोगी के Tertiary Prevention में Nurse की भूमिका नहीं है
A. Occupational therapy
B. Speech therapy
C. Sheltered workshop
D. उपरोक्त में से कोई नहीं

82. Therapeutic NPR से तात्पर्य है
A. डॉक्टर व नर्स से सम्बन्ध
B. नर्स द्वारा मरीज की देखभाल
C. नर्स द्वारा मरीज की चिकित्सा
D. नर्स व मरीज सम्बन्ध

83. मनोरोग में NPR (नर्स-मरीज संबंध) का भाग है
A. Pre-Intraction phase
B. Working phase
C. Termination phase
D. उपरोक्त सभी

84. 6 माह पूर्व एक व्यक्ति की कार से जाते समय भयंकर दुर्घटना हो गई अब वो कार में बैठने से डरता है तो यह रोग है
A. Depression
B. Post-traumatic stress syndrome
C. Mania
D. Delirium

85. अन्दर का बल जो व्यक्ति को कुछ करने को प्रेरित करता है?
A. मोटिवेशन B. इमोशन
C. एन्जाइटी D. फ्रस्ट्रेशन

86. आदतें हैं
A. दी हुई परिस्थिति में Adjustment करना
B. Accustomed way of doing thing
C. विवादित मुद्दे पर दृष्टिकोण रखना
D. उपरोक्त सभी

87. एक औरत को महसूस होता है कि वो कैंसर से ग्रसित है परन्तु सभी जाँचें सामान्य हैं बार-बार चिकित्सकों द्वारा सामान्य बताये जाने पर भी उसे विश्वास नहीं होता है तो वो किस मनोरोग से ग्रसित है?
A. कनवर्जन डिसआर्डर B. हाइपोकोन्ड्रियोसिस
C. डिप्रेशन D. सीइजोफ्रेनिया

88. Hypochondriasis नामक मनोरोग का नर्सिंग प्रबन्धन नहीं है
A. मरीज के प्रति सहानुभूति पूर्वक व्यवहार
B. मरीज के Lab investigation की जांच
C. मरीज के विस्तृत रूप से बीमारी के लक्षणों पर चर्चा
D. उपरोक्त में से कोई नहीं

89. Conversion disorder का नर्सिंग प्रबन्धन है
A. मरीज के शारीरिक लक्षणों को नजर अंदाज करना चाहिए
B. मरीज को सामान्य व्यक्ति मानकर व्यवहार करना चाहिए
C. मरीज के व्यवहार के प्रति कड़ा रुख रखना चाहिए
D. उपरोक्त सभी

90. Anhedonia से तात्पर्य है
A. दुख की अनुभूति न होना
B. सुख की अनुभूति न होना
C. ठंड की अनुभूति न होना
D. गर्मी की अनुभूति न होना

91. Alzheimer's disease का लक्षण है
A. Dementia
B. Neurodegenerative disorder
C. Occur in old age
D. उपरोक्त सभी

92. Schizophrenia के रोगी में सवधिक Hallucination पाया जाता है?
A. सुनने सम्बन्धी B. सूंघने सम्बन्धी
C. देखने सम्बन्धी D. उपरोक्त में से कोई नहीं

93. सबसे अधिक पाया जाने वाला Schizophrenia का प्रकार है
A. Simple Schizophrenia
B. Catatonic Schizophrenia
C. Paranoid Schizophrenia
D. Residual Schizophrenia

94. Schizophrenia का किस आयु वर्ग में अधिक उद्गम होता है?
A. 1-10 वर्ष B. 15-30 वर्ष
C. 40-60 वर्ष D. सभी में समान

95. दो या अधिक विचार के मध्य द्वन्द चले तो यह कहलाता है
A. Frustration B. Conflicts
C. Depression D. Anxiety

96. समाज के प्रति एक व्यक्ति के व्यवहार का अध्ययन कहलाता है
A. सोसियोलोजी B. सोशल साइकोलोजी
C. साइकोलोजी D. एन्थ्रोपोलोजी

97. Imbecile का IQ होता है
A. 25-49 B. 50-69
C. 70-79 D. 80-89

98. Flight of ideas किसका लक्षण है?
A. Illusion का B. Mania का
C. Hallucination का D. Depression का

99. Neologism से तात्पर्य है
A. नींद कम आना B. नींद अधिक आना
C. नये शब्दों की रचना D. विचारों की मात्रा बढ़ना

100. United Nations ने Universal Declaration of Human rights की घोषणा कब व कहाँ की?
A. 1948, जिनेवा B. 1962, न्यूयार्क
C. 1972, वाशिंगटन D. 1962, पेरिस

101. Schizophrenia शब्द दिया
A. Walkosmen B. Eugenbleuler
C. Fraund D. Erkinson

102. Schizophrenia का प्रमुख लक्षण है
A. भाव अभिव्यक्ति में गड़बड़ी
B. शब्द के संगठन में गड़बड़ी
C. निर्णय लेने में असमर्थता
D. उपरोक्त सभी

103. यदि किसी व्यक्ति में कोई विचार स्थायी, अनैच्छिक रूप से बार-बार आता है व इस विचार के परिणामस्वरूप वह अतार्किक रूप से किसी क्रिया को बार-बार करता है, तो व्यक्ति रोग से ग्रसित है?
A. Mania
B. Obessive compulsive disorder (DCN)
C. Schizophrenia
D. Depression

104. Obessive compulsive disorder का लक्षण है
A. किसी विचार का बार-बार आना
B. किसी क्रिया को बार-बार करना
C. Obessive thought का प्रतिरोध करना चाहता है पर नहीं कर पाता
D. उपरोक्त सभी

105. Behaviour therapy आधारित है
A. सम्मोहन पर
B. न्यूरोट्रांसमीटर पर

C. सीखने के सिद्धांत पर

D. उपरोक्त सभी पर

106. Behaviour therapy का प्रकार है

A. Systemic desensitization

B. Aversion therapy

C. Condition procedure

D. उपरोक्त सभी में

107. यदि एक व्यक्ति एन्टिसाइकोटिक दवाइयाँ ले रहा है, उससे अचानक Grimacing, Torticollis Neck, Extraocular spasm होने लगता है, तो diagnosis है

A. Neuroleptic malignant syndrome

B. Agranulocytosis

C. E.P.S.

D. Seizure

उत्तरमाला

1	**2**	**3**	**4**	**5**	**6**	**7**	**8**	**9**	**10**
A	B	B	C	B	B	C	C	B	C
11	**12**	**13**	**14**	**15**	**16**	**17**	**18**	**19**	**20**
A	C	C	D	D	B	D	D	A	A
21	**22**	**23**	**24**	**25**	**26**	**27**	**28**	**29**	**30**
C	A	C	C	B	D	C	A	D	B
31	**32**	**33**	**34**	**35**	**36**	**37**	**38**	**39**	**40**
C	D	C	C	B	B	A	D	C	C
41	**42**	**43**	**44**	**45**	**46**	**47**	**48**	**49**	**50**
D	D	D	D	D	B	B	C	D	C
51	**52**	**53**	**54**	**55**	**56**	**57**	**58**	**59**	**60**
B	B	C	D	B	C	C	D	C	C
61	**62**	**63**	**64**	**65**	**66**	**67**	**68**	**69**	**70**
B	D	B	C	D	D	D	C	B	B
71	**72**	**73**	**74**	**75**	**76**	**77**	**78**	**79**	**80**
C	B	D	D	D	D	A	D	D	D
81	**82**	**83**	**84**	**85**	**86**	**87**	**88**	**89**	**90**
D	D	D	B	A	B	B	C	D	B
91	**92**	**93**	**94**	**95**	**96**	**97**	**98**	**99**	**100**
D	A	B	B	B	B	A	B	C	A
101	**102**	**103**	**104**	**105**	**106**	**107**			
B	D	B	D	C	D	C			

9. बाल रोग परिचर्या (Pediatric Nursing)

- बच्चों में उम्र के अनुसार विकास के कई चिन्ह होते हैं जो कि बच्चे की उपयुक्त वृद्धि (Growth) को दिखाते हैं।
- बच्चे की लम्बाई
  जन्म से 8 सप्ताह–50 cm
- बच्चे की लम्बाई को Weech's Formula से ज्ञात करते हैं।
  Age(yrs) × 6 + 77cm = लम्बाई
- बच्चे का वजन जन्म दर 2.5 से 3.7 kg तक होता है।
- बच्चे का वजन भी Weech's Formula से Check करते हैं :

  3 – 12 months तक $= \frac{\text{Age} + 9}{2}$ Age (Month में)

  1 – 6 साल तक = Age × 2 + 8 (year)
- सिर की लम्बाई जन्म के समय 32-35 cm होती है।
- Pre-mature baby (असामान्य शिशु) वह होता है जिसका जन्म गर्भावस्था से 37 सप्ताह के पहले हो जाता है।
- बच्चों में पीलिया (Jaundice) एक सामान्य रोग है।
- Physiological Jaundice 50% infants में होता है।
- Physiological Jaundice जन्म के कुछ घण्टों से 7 दिन तक हो सकता है।
- विकृति (अवरोधक) obstructive jaundice जन्म से 7-10 दिन तक प्रकट होता है।
- पीलिया (jaundice) में Bilrubin की जाँच के लिए बच्चे के नाल (cord) से रक्त (blood) लेकर comb's test के लिए भेजते हैं।
- बच्चे (infant) को दूध पिलाने का एक महत्वपूर्ण step है।
- माता से बच्चों को मिला गाढ़ा पीला प्रथम स्तन द्रव (colostrum) बहुत महत्वपूर्ण होता है जो कि बच्चे की आँत के लिए 'Paint' का काम करता है।
- Kwashiorkor प्रोटीन की कमी से होने वाला एक रोग है।
- Kwashiorkor में शरीर पर सूजन, Growth में कमी व मानसिक परिवर्तन होते हैं।
- सूखा रोग (Rickets)–विटामिन 'D' की कमी से बच्चों में होने वाला रोग सूखा रोग कहलाता है।
- दस्त रोग (Diarrhoea)–बच्चों में होने वाला एक सामान्य रोग है। इससे बच्चों की सबसे अधिक मृत्यु होती है।
- दस्त रोग (Diarrhoea) में पानी की कमी (Dehydration) को ORS के द्वारा पूरा किया जाता है।
- ORS (Oral Rehydration Solution) के घटक :

सोडियम क्लोराइड (NaCl)	– 3.5 gm
सोडियम बाईकार्बोनेट ($NaHCO_3$)	– 2.5 gm
पोटेशियम क्लोराइड (KCl)	– 1.5 gm
ग्लुकोस	– 20 gm

- Down's Syndrome: यह जीन क्रोमोसोम में Trisomy '21' गुणसूत्र में होती है।
- Enuresis बच्चों का बिस्तर गीला करना है।
- Cerebral Palsy को Little's disease भी कहते हैं।

वस्तुनिष्ठ प्रश्नावली

1. भारत में नवजात शिशु का औसत वजन है?
A. 2.5-3 kg B. 3-4 kg
C. 1.5-2 kg D. 5 kg

2. नवजात शिशु का वजन जन्म के वजन का दुगुना होता है
A. 3 माह में B. 6 माह में
C. 5 माह में D. 9 माह में

3. 'Oxygen therapy' की जटिलता नहीं है
A. CO_2 Necrosis
B. Retrolental Fibroplasia
C. Pneumonia
D. Atelectasis

4. नवजात शिशु में Neurological examination हेतु सर्वप्रथम करेंगे?
A. CT Scan
B. Neonatal Reflex देखेंगे
C. X-ray
D. रक्त की जांच करेंगे

5. जन्म के समय Head Circumference होता है?
A. 35 सेमी B. 45 सेमी
C. 50 सेमी D. 52 सेमी

6. Severe dehydration में I.V. Fluid की दर प्रति (किग्रा/24 घंटे में) होती है?
A. 115 ml/kg 24 hours
B. 50 ml/kg 24 hours
C. 225 ml/kg 24 hours
D. 75 ml/kg 24 hours

7. Infant में Oxygen, hood से देने के लिए कितनी Oxygen की मात्रा चाहिए?
A. 0.5 litre/min B. 1.5 litre/min
C. 2.5 litre/min D. 3.5 litre/min

8. पेराशुट रिफलेक्स (Parachute reflex) कब आती है?
A. जन्म से B. 9 माह में
C. 12 माह में D. 6 माह में

9. लेन्ड्यू रिफलेक्स (Landeu reflex) कब आती है?
A. 3 माह पर B. 9 माह पर
C. 12 माह पर D. 6 माह पर

10. Infant में ENEMA देने के लिए उपयुक्त Position है
A. Sim's position
B. Knee–Chest–position
C. Fowler's position
D. उपरोक्त में से कोई नहीं

11. Lecithin घटक है
A. सरफेक्टेन्ट का B. पसीने का
C. मेकोनियम का D. कन्जक्टाइवा के स्राव का

12. कौन-सा दाँत सबसे पहले आता है?
A. ऊपरी सेन्ट्रल इन्सीजर
B. निचला सेन्ट्रल इन्सीजर
C. प्रथम ऊपरी मोलर
D. प्रथम ऊपरी कैनाइन

13. दूध के दाँतों की संख्या होती है
A. 16 B. 20
C. 24 D. 28

14. Congenital Hypertrophic pyloric stenosis में कौन-सा operation करते हैं?
A. Richerds operation
B. Smiths operation
C. Ramsteds operation
D. Jawar operation

15. Tracheo oesophageal fistula का लक्षण है
A. Drooling of saliva
B. Chocking and coughing
C. Cyanosis
D. उपरोक्त सभी

16. 'Undescended testis' का complication है
A. Atrophy of testes B. Malignancy
C. Sterility D. उपरोक्त सभी

17. फेफड़ों की परिपक्वता का पता लगाने हेतु जांच है
A. रक्त शर्करा
B. लेसीथीनस्फीन्जीमायलिन अनुपात
C. यूरिया व यूरिक ऐसिड
D. एल्फा कीटो प्रोटीन

18. थैलेसीमिया का उपचार है
A. Blood Transfusion
B. Bone marrow transplant
C. Splenectomy
D. उपरोक्त सभी

19. Rheumatic fever का नर्सिंग प्रबन्धन है
A. Bland, slat restricted food
B. Complete bed rest
C. Food containing high protein
D. उपरोक्त सभी

20. Congestive cardiac failure का नर्सिंग प्रबन्धन नहीं है
A. Complete bed rest
B. Nasogastric feeding not allowed
C. Prevent infection
D. Digital toxicity की सम्भावना

21. एक Ordinary drop में कितनी Microdrop होती है?
A. 2 B. 3
C. 4 D. 5

22. किस स्थिति का CPR नहीं करेंगे
A. Sudden cardiac arrest
B. Sudden respiratory arrest
C. Carotid Artery Palpable
D. No audiable heart sound

23. कैपट सक्सीडिनम के बारे में सत्य नहीं है
A. यह गर्डल ऑफ कान्टेक्ट के दबाने से बनता है
B. यह जन्म से होता है
C. यह संधि रेखा से सीमित नहीं रहता है
D. उपरोक्त सभी

24. Kwashiorkor का मूलभूत कारण है
A. ऊर्जा का कुपोषण B. प्रोटीन की कमी
C. संक्रमण D. गरीबी

25. Marasmus का मूलभूत कारण है
A. ऊर्जा का कुपोषण B. प्रोटीन की कमी
C. संक्रमण D. गरीबी

26. बच्चों में ऐनीमिया का सर्वाधिक कारण है
A. Vit-B-12 की कमी
B. फोलिक एसिड की कमी
C. पायरोडाक्सिन की कमी
D. आयरन की कमी

27. थैलेसीमिया का कारण है
A. संक्रमण
B. RBC का कम निर्माण
C. सामान्य हीमोग्लोबिन का संश्लेषण कम हो जाता है
D. WBC का कम निर्माण

28. सबसे अधिक पाया जाने वाला थैलेसीमिया है
A. α-थैलेसीमिया B. β-थैलेसीमिया
C. Delta थैलेसीमिया D. गामा थैलेसीमिया

29. Enterobius को किस नाम से जानते हैं?
A. Thread worm B. Seat worm
C. Pin worm D. उपरोक्त सभी से

30. किसके संक्रमण को रोकने के लिए नंगे पैर नहीं चलना चाहिए?
A. Round worm B. Hook worm
C. Pork worm D. Thread worm

31. किस आयु पर शिशु को Toilet seat पर बिठा सकते हैं?
A. 10 माह में B. 12 माह में
C. 15 माह में D. 18 माह में

32. प्रति 100 मिली. माता के दूध से कितनी ऊर्जा प्राप्त होती है?
A. 110 calories B. 88 calories
C. 67 calories D. 56 calories

33. नींद में चलने की बीमारी कहलाती है
A. Night mares B. Somnambulism
C. Night terrors D. Enuresis

34. जन्म के पश्चात् प्रथम मूत्र कितने समय में आ जाना आवश्यक है?
A. 24 घण्टे में B. 36 घण्टे में
C. 48 घण्टे में D. 12 घण्टे में

35. Transitional milk कब आता है?
A. प्रथम तीन दिन
B. 1 सप्ताह से 2 सप्ताह के मध्य
C. प्रथम सात दिन
D. 2 सप्ताह पश्चात्

36. Distal colon में उपश्लेष्मीय व पेशीय स्तर में तन्त्रिका गैन्गलिऑन कोशिकाओं की अनुपस्थिति के कारण क्रमाकुंचन गतियों के अभाव के परिणामस्वरूप होने वाला Intestinal obstruction है
A. Intussusception
B. Hirschprungs diseases
C. Omphalocele
D. Volvulus

37. P.H.C. पर vaccine को संग्रहित रखा जाता है
A. WIC में B. IRL में
C. Cold box में D. Vaccine carrier में

38. Ice lined refrigerator में तापमान होता है
A. 4ºC से कम B. –4ºC से कम
C. –8ºC से कम D. –20ºC से कम

39. Steitorrhoea में उत्सर्जन होता है
A. अपचित वसा का
B. अपचित कार्बोहाइड्रेट का
C. अपचित भोजन का
D. अपचित प्रोटीन का

40. Topical sprue रोग है
A. Skin disease
B. Malabsorption syndrome
C. Cardiac diseases
D. Respiratory diseases

41. Inverted nipple का उपचार है
A. सर्जरी B. दवाइयां
C. ब्रेस्ट पम्प D. उपचार की जरूरत नहीं

42. जब स्तन पान की कमी को पूर्ण करने के लिए स्तन पान के तुरन्त बाद ही अतिरिक्त दूध दिया जाता है तो यह कहलाता है
A. Supplementary feeding
B. Complementary feeding
C. Extra feeding
D. Necessary feeding

43. जब स्तन पान करवाने की अपेक्षा ऊपर का दूध दिया जाता है तो कहलाता है
A. Complementary feeding
B. Supplementary feeding
C. Extra feeding
D. Necessary feeding

44. Colostrum किससे बचाव करता है?
A. ई. कोलाई से B. इन्टरोबैक्टीरिया से
C. मलेरिया से D. उपरोक्त सभी

45. Colostrum में संक्रमण से बचाव हेतु होता है?
A. स्रावी IgA B. लाइसोजाइम
C. एन्टिबाडी D. उपरोक्त सभी

46. सिफेलोहिमेटोमा का उपचार है?
A. स्टेरॉयड B. इन्सीजन व ड्रेनेज
C. निडल ऐम्पीरेशन D. उपरोक्त में से कोई नहीं

47. हाइड्रोसिफेली के लक्षण हैं
A. सायनेफोन्टेनेले का छोटा होना
B. sun–set–sign
C. क्रेनियल सूचर खुले हुए
D. उपरोक्त सभी

48. RDS के प्रबन्धन में सत्य है
A. प्रत्येक घंटे में श्वसन क्रिया नोट करना
B. प्रत्येक 4 घंटे में तापक्रम नोट करना
C. दिन में 2 बार वजन करना
D. उपरोक्त सभी

49. Rheumatic fever की सम्भावना है
A. Gastroentritis के पश्चात्
B. U T I के पश्चात्
C. Sore throat के पश्चात्
D. किसी भी virus के संक्रमण के पश्चात्

50. एक बच्चे को congestive cardiac failure है और इसे lasix का injection दिया जा रहा है तो नर्सिंग प्रबंधन है
A. अधिक I.V. Fluid देंगे
B. अधिक सोडियम देंगे
C. अधिक पोटेशियम देंगे
D. उपरोक्त सभी

51. Congenital hypertrophic pyloric stenosis अधिक पाई जाती है
A. लड़कों में B. लड़कियों में
C. दोनों में बराबर D. कोई निश्चित नहीं

52. Congenital hypertrophic pyloric stenosis में vomiting कब होती है?

A. चौथे सप्ताह बाद B. दूसरे सप्ताह बाद
C. पांचवें सप्ताह बाद D. सातवें सप्ताह बाद

53. Congenital hypertrophic pyloric stenosis का लक्षण नहीं है

A. Diarrhoea
B. Palpable pyloric tumour
C. Visible peristalsis
D. Projectile Vomiting

54. Congenital hypertrophic pyloric stenosis में Preoperative nursing care है

A. रोगी की स्थिति में बारंबार परिवर्तन करना
B. 6 घण्टे पहले isotonic saline से stomach wash करना
C. Dehydration को सही करना
D. उपरोक्त सभी

55. Abdominal girth मापना महत्त्वपूर्ण है

A. Tracheo-oesophageal fistula में
B. Intestinal obstruction में
C. Hirsuprings disease में
D. Diphragamatic Hernia में

56. Diphragmatic hernia का घटक है

A. Stomach B. Spleen
C. Intestine D. उपरोक्त सभी

57. Diaphragmatic hernia की Preoperative care नहीं है

A. Head slightly raised position
B. Nasogastric tube aspiration
C. No I.V. fluid
D. Decompress the stomach

58. Diaphragmatic hernia का मुख्य लक्षण है

A. श्वास लेने में दिक्कत
B. निम्न रक्त चाप
C. उच्च रक्त चाप
D. बुखार

59. Imperforate Anus की Preoperative nursing care नहीं है

A. Abdominal girth मापना
B. शरीर का तापक्रम लेना
C. स्तनपान देते रहना
D. Gastric decompression करना

60. WHO 'ORS' के एक पैकेट को घोलते हैं

A. 250 ml पानी में B. 500 ml पानी में
C. 100 ml पानी में D. 1000 ml पानी में

61. WHO 'ORS' formula में पोटेशियम क्लोराइड की मात्रा होती है

A. 3.5 meq/lit B. 1.5 meq/lit
C. 2.5 meq/lit D. 4.5 meq/lit

62. WHO 'ORS' formula में Glucose की मात्रा है

A. 2 gm B. 20 gm
C. 10 gm D. 5 gm

63. WHO 'ORS' formula का घटक नहीं है

A. सोडियम क्लोराइड
B. पोटेशियम क्लोराइड
C. पोटेशियम बाईकार्बोनेट
D. सोडियम बाइकार्बोनेट

64. Croup एक प्रकार का

A. Respiratory disease
B. Cardiac disease
C. Intestinal disease
D. Renal disease

65. यदि Respiratory tract में Foreign body है, तो इसका सबसे अधिक लक्षण होगा?

A. Cough B. Wheezing
C. Vomiting D. Dysponea

66. 'Respiratory sound' जो बिना Stethoscope के सुनाई देती है

A. Ronchi B. Wheeze
C. Rub D. Rale

67. 'Emphysema' से तात्पर्य है

A. Pleural cavity में pus का collection
B. Lungs में pus का collection
C. Pleural cavity में pus व blood का collection
D. Pleural cavity में water का collection

68. 'Nephrotic syndrome' का लक्षण है
A. Oedema B. Protinuria
C. Hypoalbunaemia D. उपरोक्त सभी

69. 'Battered child syndrome' से तात्पर्य है
A. वायरस द्वारा होने वाला एक सिन्ड्रोम
B. बैटरी द्वारा बच्चों के करन्ट आना
C. जन्मजात अस्थियों का रोग
D. Parents द्वारा बच्चों को शारीरिक प्रताड़ना

70. 1-5 वर्ष के आयु वर्ग में सामान्य Arm circumference है
A. 12.5 से 13.5 cm. B. 13.6 से 16.0 cm.
C. 11.5 से 12.5 cm. D. उपरोक्त में से कोई नहीं

71. 5 वर्ष से कम आयु वर्ग में B.P. measurement के लिए cuff का आकार होता है
A. 7 cm B. 5 cm
C. 9.5 cm D. 12 cm

72. Infant में I.M. injection के लिए उपयुक्त site है
A. Anterolateral aspect of thigh
B. Upper and outer quadrant of gluteus
C. Deltoid पेशियों में
D. उपरोक्त सभी

73. Emergency में एक रोगी आया जिसमें कोई Heart Sound Audible नहीं है, Carotid Pulse Palpaple नहीं है व कोई Respiration नहीं है, तो सर्वप्रथम करेंगे
A. Cardiac massage
B. Removing any Secretion in mouth
C. O_2 pumping
D. I.V. Drip

74. Neonate में CPR में chest compression करते हैं?
A. Palm से B. Two Finger से
C. Whole hand से D. उपरोक्त सभी

75. सबसे अधिक पाई जाने वाली Cerebral palsy है
A. Spastic C.P. B. Dyskinatic C.P.
C. Ataxia C.P. D. Mixed C.P.

76. 'Meningitis' की Nursing care के बारे में सही नहीं है
A. Loose clothes
B. Bright light in room
C. Physiotherapy
D. Drain the secretion

77. Down Syndrome का कारण है
A. Trisomy 20 B. Trisomy 21
C. Trisomy 19 D. Trisomy 18

78. Cleft Plate के Operation के लिए उपयुक्त आयु है
A. जन्म लेते ही B. 6 माह
C. 18 माह पर D. 5 वर्ष में

79. जन्म से दुगुनी लम्बाई कितने वर्ष पर होती है?
A. 1½ वर्ष में B. 2½ वर्ष में
C. 3½ वर्ष में D. 4½ वर्ष में

80. Moro reflex कौन-सी आयु में आती है?
A. 37 सप्ताह में B. 34 सप्ताह में
C. 32 सप्ताह में D. 28 सप्ताह में

81. दूध के दांत निकलने में देरी का कारण है
A. कुपोषण B. हाइपोथायरोडिज्म
C. एन्क्रोन्ड्रोप्लेशिया D. उपरोक्त सभी

82. गर्भावस्था में कौन-सी दवाई खाने पर शिशु के दाँतों का रंग परिवर्तन हो सकता है?
A. एम्पीसीलिन B. सिप्रोफ्लोक्सासिन
C. ट्रेट्रासाइक्लिन D. सिफलोस्पोरीन

83. सर्वप्रथम कौन-सा स्थायी दाँत आता है?
A. केनाइन B. मोलर
C. इन्सीजर D. प्रीमोलर

84. शिशु ध्वनि सुनकर उस तरफ सिर किस आयु में करता है?
A. 1 माह में B. 2 माह में
C. 3 माह में D. 6 माह में

85. किस आयु पर शिशु माँ को पहचानने लगता है?
A. 1 माह में B. 2 माह में
C. 3 माह में D. 4 माह में

86. किस आयु पर शिशु बिना सहारे के बैठ सकता है?
A. 5 माह में B. 8 माह में
C. 12 माह में D. 4 माह में

87. किस आयु का शिशु बिना सहारे के कुछ कदम चल सकता है?
A. 12 माह पर B. 9 माह पर
C. 15 माह पर D. 18 माह पर

88. L.B.W. शिशु का वजन होता है
A. 2 kg से कम B. 2½ kg से कम
C. 1500 ग्राम से कम D. 1000 ग्राम से कम

89. 'Preterm Baby' से तात्पर्य है
A. 28 सप्ताह से कम B. 32 सप्ताह से कम
C. 36 सप्ताह से कम D. 37 सप्ताह से कम

90. किस आयु के पश्चात् ही Enuresis का diagnosis हो सकता है?
A. 1 वर्ष B. 1½ वर्ष
C. 2 वर्ष D. 3 वर्ष

91. Enuresis का सर्वप्रथम उपचार है
A. सर्जरी B. दवाइयां
C. व्यवहार चिकित्सा D. कोई उपचार नहीं

92. 'Sucking reflex' कैसे उत्पन्न करते हैं?
A. ऊपरी व निचले होंठ पर हाथ के सम्पर्क से
B. गालों पर हाथ के सम्पर्क से
C. Sole पर हाथ के सम्पर्क से
D. Palm से हाथ के सम्पर्क से

93. Grasp reflex कब समाप्त होती है?
A. 3 माह में B. 6 माह में
C. 12 माह में D. कभी नहीं

94. जब हाथ की हथेली शिशु के गाल के सम्पर्क में लाई जाती है तो शिशु अपना सिर उसी ओर माता का स्तनाग्र ढूँढ़ने के लिए मोड़ लेता है यह कहलाता है
A. Sucking reflex B. Rooting reflex
C. Landau reflex D. Moro reflex

95. शिशु को प्रथम स्नान कितने समय में करवा सकते हैं?
A. तुरन्त B. 6 घण्टे बाद
C. 12 घण्टे बाद D. 24 घण्टे बाद

96. Incubator का तापक्रम होना चाहिए
A. 24ºC से 28ºC B. 28ºC से 32ºC
C. 32ºC से 34ºC D. 34ºC से 38ºC

97. कम से कम कितना शिशु का रक्त माता के रक्त परिसंचरण में जाने पर Rh- आइसोइम्यूनाइजेशन होगा?
A. 0.1 ml B. 1 ml
C. 1.25 ml D. 0.5 ml

98. हीमोलाइटिक बीमारी का सबसे गम्भीर प्रकार है
A. हाइड्रोप्स फिटेलिस
B. जन्मजात हिमोलाइटिक ऐनीमिया
C. नवजात शिशु में जन्मजात पीलिया
D. उपरोक्त सभी

99. हाइड्रोप्स फिटेलिस का लक्षण नहीं है
A. गम्भीर ऐनीमिया B. ऐसाइटिस
C. शिशु मृत्यु D. छोटा प्लेसेन्टा

100. यदि माँ Rh Positive है, व शिशु Rh Negative है तो जन्म के पश्चात् एन्टीइम्यूनोग्लोब्यूलीन देना आवश्यक है
A. जन्म के तुरन्त बाद
B. 7 घण्टे के अन्दर-अन्दर
C. 24 घण्टे के अन्दर-अन्दर
D. 72 घण्टे के अन्दर-अन्दर

101. Rh असंगति में एन्टीबॉडी का पता लगाने हेतु जांच की जाती है
A. C एन्टिजन जांच B. कुम्बस जांच
C. G-P जांच D. वेस्टन ब्लाट जांच

102. स्तन दूध से होने वाला पीलिया (Jaundice) सामान्यतया प्रकट होता है
A. प्रथम दिन B. तीसरे दिन
C. छठे दिन D. पन्द्रहवें दिन

103. Physiological jaundice के बारे में सत्य है
A. यकृत की अपरिपक्वता के कारण होता है
B. समय से पूर्व जन्मे शिशु में अधिक होता है
C. सामान्यतया अपने-आप ठीक हो जाता है
D. उपरोक्त सभी

104. Physiological jaundice सामान्यतया कब होता है?
A. प्रथम दिन B. तीसरे दिन
C. पांचवें दिन D. सातवें दिन

105. वरनिक्स केजिओसा अधिक पाया जाता है
A. समय पूर्व जन्मे शिशु में
B. समय पर जन्मे शिशु में
C. दोनों में बराबर
D. निश्चित नहीं

106. वरनिक्स केजिओसा के बारे में सत्य है
A. सिबेसियस ग्रन्थियों का स्राव है
B. हाइपोथर्मिया से बचाव करता है
C. जन्म के समय त्वचा को ढके रखने वाला पदार्थ
D. उपरोक्त सभी

107. Rehydration का घरेलू नुस्खा है?
A. 1 gm नमक 20 gm शक्कर
B. 5 gm नमक 20 gm शक्कर
C. 5 gm नमक 10 gm शक्कर
D. 10 gm नमक 10 gm शक्कर

108. प्रतिदिन कितना Colostrum स्रावित होता है?
A. 10 cc B. 100 cc
C. 80 cc D. 40 cc

109. आन्त्र का स्वयं पर लिपटकर लच्छा बनाने से होने वाला Intestinal obstruction कहलाता है
A. Intussusception
B. Hirschprungs disease
C. Omphalocele
D. Volvulus

110. Juvenile Justice Act कब लागू हुआ?
A. 1982 B. 1987
C. 1992 D. 1997

111. Anticonvulsent दवाई है
A. Diazepam B. Phenytoin
C. Phenobarbitone D. उपरोक्त सभी

112. Anencephalus के बारे में सत्य है
A. प्रायः पालीहाइड्रोमिनोस उपस्थित रहता है
B. पिट्इयूटरी व एड्रीनल ग्रन्थि क्षतिग्रस्त रहती है
C. एम्निऑटिक द्रव में एल्फा कीटो प्रोटीन अधिक होता है
D. उपरोक्त सभी

113. Neonatal hypothermia कहलाता है यदि शिशु का तापक्रम होता है?
A. 32ºC से कम B. 30ºC से कम
C. 28ºC से कम D. 35ºC से कम

114. डे कैरियर में कितने टीकों को ले जाया जा सकता है?
A. 2-4 vivals B. 6-8 vivals
C. 16-20 vivals D. 20-24 vivals

115. दूध में कौन-से विटामिन की कमी होती है?
A. Vit-K B. Vit-C
C. Vit-D D. Vit-K & Vit-C

116. शिशु को तीसरे दिन कितने दूध की आवश्यकता होती है?
A. 100 ml/kg/24 hours
B. 125 ml/kg/24 hours
C. 150 ml/kg/24 hours
D. 175 ml/kg/24 hours

117. हाथों से दूध निकालने हेतु मिडवाइफ को किस हिसाब से स्तनों को दबाना चाहिए?
A. 5 बार/मिनट B. 15 बार/मिनट
C. 30 बार/मिनट D. 45 बार/मिनट

118. Celiac disease में भोजन में क्या नहीं देना चाहिए?
A. दूध B. चावल
C. गेहूं D. मक्का

119. यदि बच्चे को अभोज्य पदार्थ जैसे चाक, प्लास्टर इत्यादि खाने की आदत पड़ जाए तो इसे कहते हैं
A. Encopresis B. PICA
C. Somnambulism D. उपरोक्त सभी

120. जन्मजात विकारों को पता लगाने हेतु जांच नहीं है
A. USG
B. Chorionic villi sampling
C. Rothra test
D. Amniocentasis

121. PEM का सर्वप्रथम सूचक है
A. बालों में परिवर्तन
B. आयु के हिसाब से कम वजन
C. ऐडिमा
D. चिड़चिड़ापन

122. सबसे अधिक पाई जाने वाली जन्मजात विकृति है
A. A.S.D. B. V.S.D.
C. P.D.A. D. T.G.A.

123. यदि एक Tetralogy of fallot से ग्रसित बच्चा हो और इसमें dyspnea की शिकायत हो तो प्रबन्धन है
A. Anemia को सही करना
B. Knee chest position
C. Humidified oxygen
D. उपरोक्त सभी

124. स्तन पान का फायदा है

A. एलर्जी से बचाव

B. सस्ता है

C. वसा के पाचन में सहायक है

D. उपरोक्त सभी

125. SPINA BIFIDA का कारण है

A. गर्भावस्था में संक्रमण

B. प्रसव के समय चोट लगना

C. Neural tube का बन्द न हो पाना

D. उपरोक्त सभी

126. Meningo Myolocele के Nursing Care के बारे में सत्य नहीं है

A. स्तन पान जारी रखना है

B. Fluid and Electrolyte Balance रखना

C. Application of Ice Pack

D. Advice Genetic Counselling

127. 6 वर्ष से कम के बच्चों में ASOM का सबसे अधिक कारण है

A. Staphylococcus B. Streptococcus

C. H. Influenza D. Aspergillus

128. कौन-सा रोग दो वर्ष की आयु के पश्चात् बहुत कम पाया जाता है?

A. Pneumonia B. Asthma

C. Bronchiolitis D. Bronchitis

129. कितना सिल्वरमेन रिट्रेकशन स्कोर अच्छा प्रोगनोसिस बताता है?

A. 0 B. 4

C. 6 D. 10

130. कितना सिल्वरमेन रिटेक्शन स्कोर बुरा प्रोगनोसिस बताता है?

A. 0 B. 4

C. 6 D. 10

131. Tepid Sponge का प्रयोग होता है

A. तापक्रम कम करने में

B. Discomfort कम करने में

C. नींद लाने में

D. उपरोक्त सभी में

132. नवजात शिशु का वजन, जन्म के वजन का तीन गुणा होता है

A. 2 वर्ष में B. 1 वर्ष में

C. 6 माह में D. 9 माह में

133. नवजात शिशु का वजन जन्म के वजन का चार गुणा होता है

A. 3 वर्ष में B. 1 वर्ष में

C. 2 वर्ष में D. 9 माह में

134. एक वर्ष में नवजात शिशु का वजन होता है

A. 8 kg B. 12 kg

C. 10 kg D. 14 kg

135. IUGR से अभिप्राय है

A. अनुमानित वजन से 10% कम

B. अनुमानित वजन से 5% कम

C. अनुमानित वजन से 20% कम

D. अनुमानित वजन से 25% कम

136. यदि 12 सप्ताह से कम का अबोर्शन हुआ है तो एन्टी इम्यूनोग्लोब्यूलीन की डोज होगी

A. 50 माइक्रोग्राम

B. 100 माइक्रोग्राम

C. 150 माइक्रोग्राम

D. 200 माइक्रोग्राम

137. एन्टी-D इम्यूनोग्लोब्यूलीन देते हैं

A. I.V. B. I.M.

C. Orally D. उपरोक्त सभी

138. Rh असंगति की जोखिम का पता लगाने हेतु करेंगे?

A. ABO ब्लड ग्रुप परीक्षण व रिसस का प्रकार लेंगे

B. Rh-Negative में एन्टीबॉडी परीक्षण करेंगे

C. एन्टीबॉडी की मात्रा का पता लगायेंगे

D. उपरोक्त सभी

139. किस आयु पर शिशु आँखों को किसी वस्तु के साथ घुमा सकता है?

A. 1 माह में B. 2 माह में

C. 3 माह में D. 4 माह में

140. किस आयु पर शिशु चम्मच से खा सकता है?

A. 15 माह में B. 18 माह में

C. 2 वर्ष में D. 1 वर्ष में

उत्तरमाला

1	2	3	4	5	6	7	8	9	10
A	B	C	B	A	C	B	B	A	A
11	**12**	**13**	**14**	**15**	**16**	**17**	**18**	**19**	**20**
A	B	B	C	D	D	B	D	D	B
21	**22**	**23**	**24**	**25**	**26**	**27**	**28**	**29**	**30**
C	C	D	B	A	D	C	B	D	B
31	**32**	**33**	**34**	**35**	**36**	**37**	**38**	**39**	**40**
A	C	B	C	B	A	B	D	A	B
41	**42**	**43**	**44**	**45**	**46**	**47**	**48**	**49**	**50**
C	B	A	D	D	D	D	D	C	C
51	**52**	**53**	**54**	**55**	**56**	**57**	**58**	**59**	**60**
A	B	A	D	B	D	C	A	C	D
61	**62**	**63**	**64**	**65**	**66**	**67**	**68**	**69**	**70**
B	B	C	A	B	B	A	D	D	B
71	**72**	**73**	**74**	**75**	**76**	**77**	**78**	**79**	**80**
B	A	B	B	A	B	B	C	D	C
81	**82**	**83**	**84**	**85**	**86**	**87**	**88**	**89**	**90**
D	C	B	A	C	B	A	B	D	D
91	**92**	**93**	**94**	**95**	**96**	**97**	**98**	**99**	**100**
C	A	A	B	C	C	A	A	D	D
101	**102**	**103**	**104**	**105**	**106**	**107**	**108**	**109**	**110**
B	C	D	B	B	D	B	D	D	B
111	**112**	**113**	**114**	**115**	**116**	**117**	**118**	**119**	**120**
D	D	D	B	D	A	C	C	B	C
121	**122**	**123**	**124**	**125**	**126**	**127**	**128**	**129**	**130**
B	B	D	D	C	C	C	C	A	D
131	**132**	**133**	**134**	**135**	**136**	**137**	**138**	**139**	**140**
D	B	C	C	A	A	B	D	B	A

10. सीवन (Suture)

- सर्जिकल सीवन एक चिकित्सीय युक्ति है, जिसका उपयोग शल्य क्रिया या चोट के बाद शरीर की कोशिकाओं को एकजुट रखने के लिए किया जाता है।
- सीवन (टांका) लगाने के लिए सामान्यतः सूई एवं धागे का प्रयोग किया जाता है।
- सामान्यतः इनका उपयोग त्वचा, आंतरिक अंगों एवं रक्त नलिकाओं के लिए किया जाता है।
- जख्म को भरने के लिए जख्म के स्थान, उसकी अवस्थिति एवं गहराई को देखते हुए अलग-अलग पदार्थों का उपयोग किया जाता है।

परिभाषा

सीवन (शरीर रचना): पशुओं के कठोर अंगों के बीच लगाया जाने वाला एक संश्लिष्ट गांठ।

सीवन (भूगर्भिक): शरीर के मुख्य अंगों के बीच।

सूइयां: धागे से जुड़ी हुई एवं बगैर धागे के सूइयों के कई प्रकार हैं :

सुइयों के प्रकार	सूइयों के मोड़/वक्र
1. टैपर सूई (गोलाकार)	
2. कर्तन सूई	1/3 वक्र
3. प्रतिलोम कर्तन	3/8 वक्र
4. पार्श्व कर्तन	5/8 वक्र
5. ऋजु	1/2 वक्र

सीवन के प्रकार : सीवन दो प्रकार के होते हैं–

सीवन (Suture)

- **अवशेष्य (Absorbable)** — इसे लगाने के बाद यह शरीर में ही नष्ट हो जाता है। इसे शरीर से निकालने की आवश्यकता नहीं होती।
- **अनावशोष्य (Non absorbable)** — इसे लगाने के बाद यह शरीर में नष्ट नहीं होता। एक निश्चित समय के बाद इसे शरीर से निकालना पड़ता है।

अनावशोष्य सीवन के गुण

– एकरूप व्यास (Uniform diameter)
– एकरूप आकार (Uniform size)
– अनुर्वरता (Sterlity)
– स्वतंत्रता (Freedom) ....

अवशोषण (Absorb)	अनावशोषण (Non Absorb)
पोलीग्लाइकोलिक अम्ल	पोली प्रोपेलीन
तांत (Catgut)	पॉलीस्टर
पोलीडाइऑक्सन	पोली विनाइलीन
पोलीग्लाइकोकैट्रोन सीवन	पीवीडी
सभी आकार के लिए (सर्वाधिक प्रयुक्त)	इस्पात के अवयव (एकरूप) Stainless luires (Mono)
....	

सीवन तकनीक के प्रकार

(A) सामान्य अवरोध सीवन (सर्वाधिक प्रयुक्त)
(B) अनुगामी सीवन
(C) बन्द अनुगामी सीवन
(D) Matless उर्ध्वाधर (Vertical)
 अर्ध लुप्त उर्ध्वाधर
 पोली सीवन
(E) सन्निकट–सन्निकट, परिष्कृत उर्ध्वाधर सीवन (Far Near–Near far modified verticals matters sutures)
(F) त्वचीय/अर्द्ध त्वचीय सीवन (Dermal/subdermal sutures)

सीवन निकालना (Removal of sutures):

शरीर के अलग-अलग अंगों में अलग-अलग समय लगता है–

चेहरे का जख्म (Facial wound)	–	3-5 दिन
सिर की खाल (Scalpe)	–	7-10 दिन
अंगच्छेद (Limbs)	–	10-14 दिन
शरीर का धड़ (Trunk)	–	7-10 दिन
उदरावरण (Peritoneum)	–	14 दिन

11. उपकरण
(Instruments)

माउथ गेज (Mouth Gag)

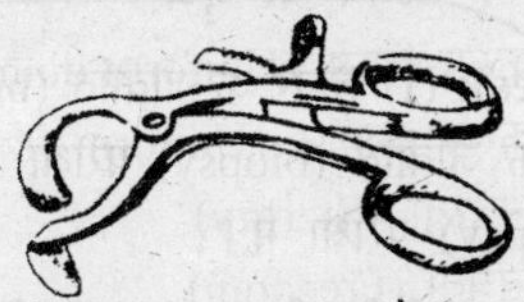

उपयोग (Uses): अचेतन मरीज के मुँह को खोलने के लिए।

टंग डिप्रेसर (Tongue Depressor)

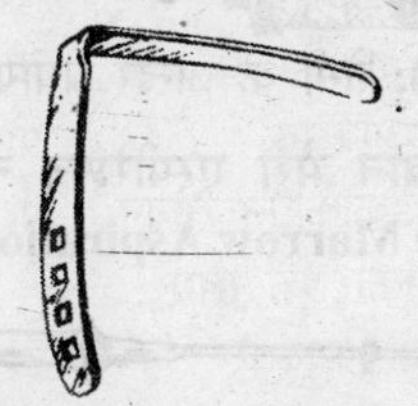

उपयोग (Uses): (1) मुँह व गले की Cavity का पता लगाना। (2) गेग रिफ्लेक्स का पता लगाना।

ट्रोकार एवं कैनुला (Trocar and Cannula)

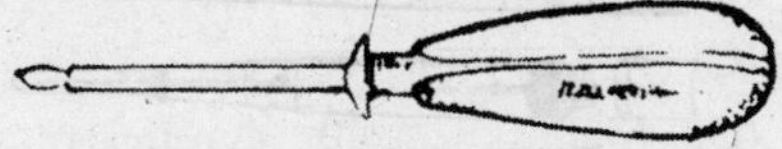

उपयोग (Uses): लीवर, यकृत, किडनी से अधिक तरल को बाहर निकालना।

एसेप्टो सिरींज एवं बल्ब (Asepto Syring and Bulb)

उपयोग (Uses): घाव, गुहा को साफ करने में।

इंडोट्रकल ट्यूब (Endotracheal Tube)

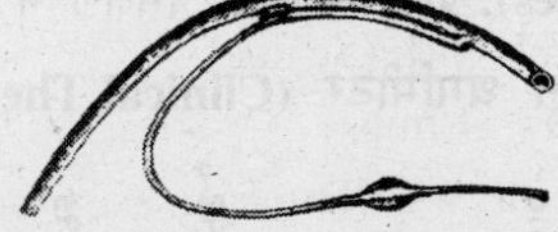

उपयोग (Uses): अचेतन मरीज को श्वसन देने के लिए।

फ्लैटस ट्यूब (Flatus Tube)

उपयोग (Uses): अचेतन मरीज, चेतन मरीज की पेट गैस को बाहर निकालने में।

सिंपल रबर कैथेटर (Simple Rubber Catheter)

उपयोग (Uses): मूत्राशय को खाली करने में।

फोलीज सेल्फ रिटेनिंग कैथेटर (Foley's Self-Retaining Catheter)

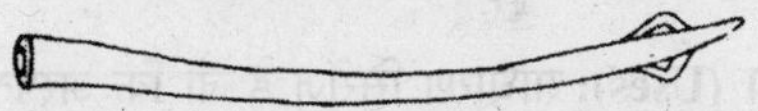

उपयोग (Uses): स्व नियोजन नली है जो रोगी के बिस्तर पर ही नली डालकर मूत्र बाहर करती है।

मैलकॉट्स कैथेटर (Malecot's Catheter)

उपयोग (Uses): औरतों में मूत्र के निष्कासन में।

कंडोम कैथेटर (Condom Catheter)

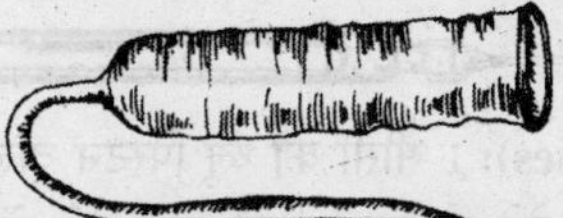

उपयोग (Uses): (1) बार-बार मूत्र आने के लिए लगाया जाता है। (2) अचेतन मरीज की मूत्र की मात्रा ज्ञात करने में।

कंडोम (Condom)

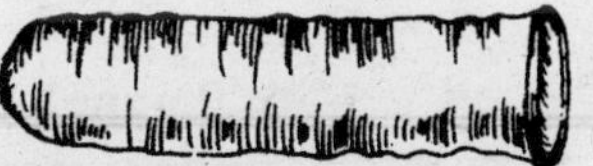

उपयोग (Uses): गर्भ निरोधक के रूप में।

स्टोमक ट्यूब (Stomach Tube)

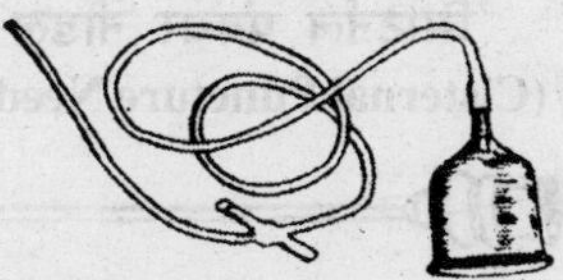

उपयोग (Uses): पेट/अमाशय की हरकत का पता लगाने में।

राइल्स ट्यूब (Ryle's Tube)

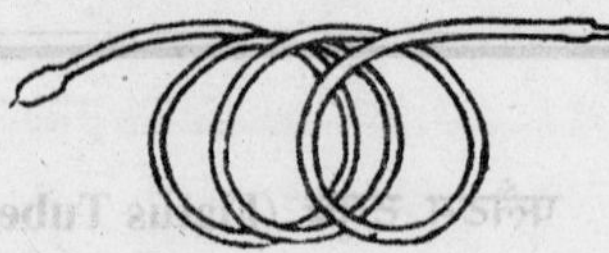

उपयोग (Uses): अचेतन मरीज को पानी, भोजन देने में मदद करती है।

रिकार्ड सिरींज एवं नीडल (Record Syringe and Needle)

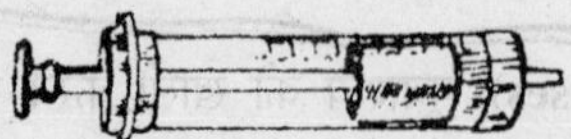

उपयोग (Uses): (1) अंतर्मांसपेशीय अंतः क्षेपण के लिए। (2) बोन मैरो में श्वसन के लिए।

बी.डी. सिरींज एवं नीडल (B.D. Syringe and Needle)

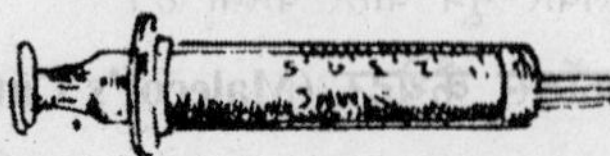

उपयोग (Uses): साधारण सिरींज है जो कि अस्पताल में काम में लाई जाती है।

ट्यूबरक्युलीन सिरींज (Tuberculin Syringe)

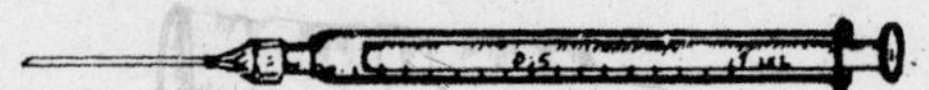

उपयोग (Uses): 1 सीसी का ब्लू पिस्टन वाला सिरींज जिसका उपयोग दवा देने के पहले टेस्ट डोज देने में किया जाता है।

लुंबर पंक्चर नीडल (Lumbar Puncture Needle)

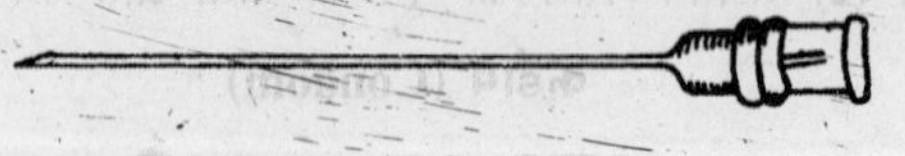

उपयोग (Uses): (1) कोरोटिड एंजियोग्राफी में। (2) गुहिका से द्रव्य के प्रवाह को रोकने के लिए।

सिस्टर्नल पंक्चर नीडल (Cisternal Puncture Needle)

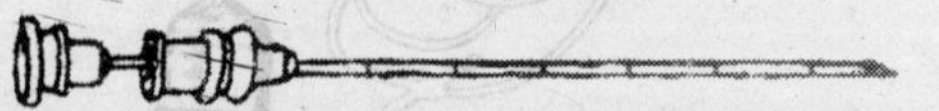

उपयोग (Uses): मेडुला ओबलोंगाटा में गहरे जख्म को रोकने के लिए।

वीम-सिल्वरमैन्स नीडल (Vim-Silverman's Needle)

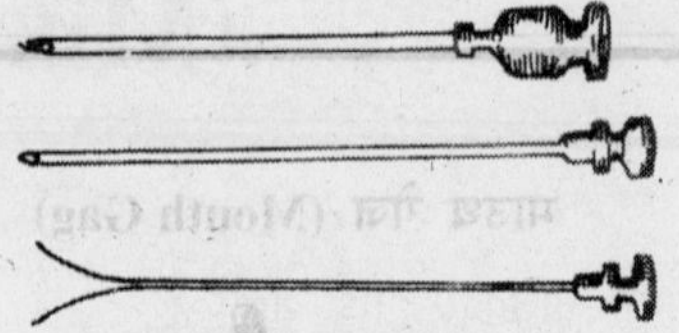

उपयोग (Uses): (1) लीवर के जीवोति (biopsy) परीक्षा में। (2) किडनी के जीवोति (biopsy) परीक्षा में। (3) फेफड़े के जीवोति (biopsy) परीक्षा में।

मेंजीनी नीडल एवं सिरींज (Menghini's Needle and Syringe)

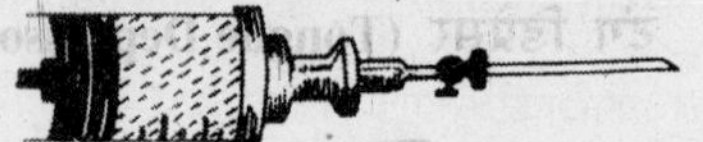

उपयोग (Uses): रोगी के अन्दर प्रयोग की जाती है।

बोन मैरो एस्पीरेशन नीडल (Bone Marrow Aspiration Needle)

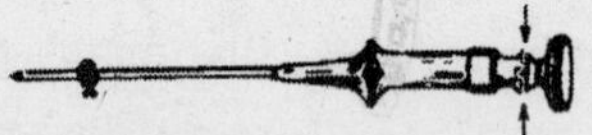

उपयोग (Uses): अस्थि वेधन एवं रक्षा में।

सौथेज ट्यूब एवं नीडल (Southey's Tube and Needle)

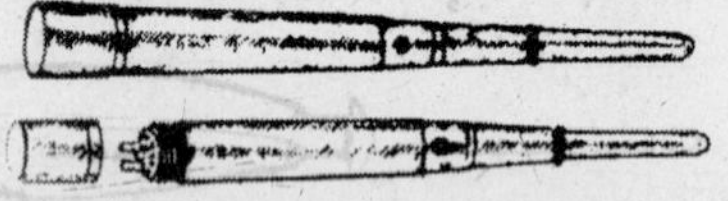

उपयोग (Uses): ये छोटे सूई होते हैं, जिन्हें एक ट्यूब में रखा जाता है। पहले इसका प्रयोग त्वचा की कोशिकाओं ओडेमेटस फ्लूड को हटाने में किया जाता है।

प्रोक्टोस्कोप (Proctoscope)

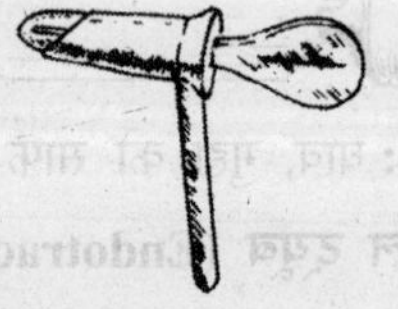

उपयोग (Uses): प्रोक्टोस्कोपिक परीक्षण में।

क्लिनीकल थर्मामीटर (Clinical Thermometer)

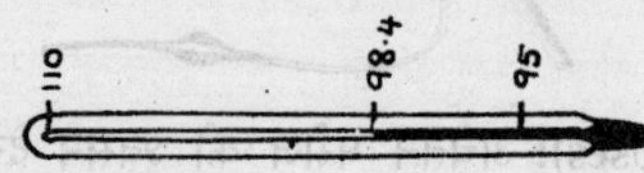

उपयोग (Uses): मरीजों के तापक्रम मापने में।

11. मिक्स बैग—वस्तुनिष्ठ प्रश्न (Mix Bag—Objective Questions)

1. हैवर्सियन नलिकाएँ पाई जाती हैं :

A. हड्डियों में B. मस्तिष्क में
C. वृक्क में D. फेफड़ों में

2. ऊष्मा नियमन केन्द्र अवस्थित है :

A. थैलेमस B. हाइपोथैलेमस
C. मेडुला ऑब्लांगेटा D. प्रमस्तिष्क (सेरेब्रम)

3. मिट्रल कोशिकाएँ पाई जाती हैं :

A. वृक्क में B. मिट्रल वाल्व में
C. घ्राणपथ में D. दृक् तंत्रिका में

4. नेत्र का संवेदी वर्णकता स्तर है :

A. स्वच्छमंडल B. दृष्टिपटल
C. श्वेतपटल D. परितारिका (पुतली)

5. तंत्रिका कोशिकाओं की निस्सल्स कणिकाएँ बनी होती हैं :

A. DNA B. RNA
C. राइबोजोम्स D. प्रोटीन

6. सेक्रम तथा कोसिक्स के मध्य किस प्रकार का ज्वाइंट होता है?

A. सिम्फाइसिस B. साइनोस्टोसिस
C. सिंकोन्ड्रोसिस D. सिंडेस्मोसिस

7. मूत्र का मुख्य विलेय घटक है :

A. यूरिया B. ग्लूकोज
C. एग्लूटिन D. यूरोबिलिनोजन

8. अंडजनन घटित होता है :

A. अंडाशय में B. अंडाणु में
C. अंडक में D. डिंबवाहिनी में

9. हड्डियाँ किसका उदाहरण है?

A. संयोजी ऊतक का B. उपकला ऊतक का
C. तंत्रिकीय ऊतक का D. मांसपेशी का

10. अभिवाही तंत्रिका तंतु आवेग का वहन करता है :

A. संवेदनग्राही अंगों से CNS तक
B. अभिग्राहक से CNS तक
C. CNS से अभिग्राहक तक
D. CNS से स्नायु तक

11. नर मूत्रमार्ग की लंबाई लगभग है :

A. 18-20 सेमी. B. 10-12 सेमी.
C. 30-40 सेमी. D. 2-4 सेमी.

12. योनि में सामान्यतः कौन-सा बैक्टिरिया (जीवाणु) पाया जाता है?

A. *स्ट्रेप्टोकोकाई*
B. *हिमोफाइलिएस इन्फ्लूऐंजा*
C. *लैक्टोबैसिलस एसिडोफाइलस*
D. *कोराइनेबैक्टिरियम स्पी.*

13. रक्त समूह प्रथम खोजे गए थे :

A. रोबर्ट कॉच द्वारा
B. कार्ल लेण्डस्टेइनर द्वारा
C. पॉल ईहर्लिच द्वारा
D. एंटोन वॉन ल्यूवेनहॉक द्वारा

14. निम्नलिखित में से कौन-सी धमनी प्राथमिक रूप से हृदय की अग्रवर्ती भित्ति को पोषित करती है?

A. परिवेष्टक धमनी
B. आंतरिक स्तन धमनी
C. बायीं अग्रवर्ती अवरोही धमनी
D. दायीं हृद धमनी

15. पद श्वसन संदर्भित है :

A. संवातन से
B. फेफड़ों के भीतर गैसों के विनिमय से
C. कोशिकाओं के भीतर ऑक्सीजन के उपयोग से
D. उपरोक्त सभी

16. मरीज द्वारा नर्स को दिया गया कौन-सा कथन यह इंगित करता है कि उसे हृद धमनी बीमारी का जोखिम है?

A. मैं प्रत्येक दूसरे दिन कसरत करता हूँ

B. मेरे पिता की मृत्यु माइस्थएनिया ग्रेविस से हुई थी

C. मेरा कोलेस्टेरॉल 180 है

D. मैं प्रतिदिन 1½ पैकेट्स सिगरेट के पीता हूँ

17. हृदयी नाल-शलाका प्रवेशन की प्रक्रिया पूर्ण होने के पश्चात् प्रारंभिक 24 घंटे के लिए नर्स को किस जटिलता को मॉनिटर करना चाहिए?

A. गलप्रदाह जोखिम

B. थ्राम्बस (थक्का) निर्माण

C. चक्कर (घुमरी)

D. गिरता रक्तचाप

18. नर्स एक मरीज के पश्च दायीं सेरेब्रो-वास्कुलर एक्सीडेंट पर न्यूरोलॉजिकल एसेसमेंट कर रही है। नर्स द्वारा अवलोकित कौन-सा निष्कर्ष, त्वरित उचित ध्यान आकर्षित करेगा?

A. चेतना के स्तर में गिरावट

B. आशय नियंत्रण में हानि

C. उत्तेजना के प्रति परिवर्तन संवेदना

D. आवेशित अस्थिरता

19. अवटु अतिक्रियता (Hyperthyroidism) के लिए किस ड्रग का उपयोग किया जाता है?

A. लीवोथाइरोक्सीन सोडियम

B. थायरोग्लोब्यूलिन

C. ल्यूगोल घोल (तीव्र आयोडिन घोल)

D. कैल्सिटोनिन-ह्यूमन

20. एक नर्स एक मरीज के कक्ष में यह ज्ञात करने के लिए प्रवेश करती है कि मरीज में स्पंद तथा श्वसन क्रिया नहीं है। सहायता के लिए आवाज लगाने के बाद, नर्स की प्रथम प्रतिक्रिया होनी चाहिए :

A. परिधीय IV चालू करना

B. स्पर्शीय वक्ष मसाज प्रारंभ करना

C. वायुमार्ग स्थापित करना

D. आपातकाल कार्ट प्राप्त करना

21. कुशमौल (Kussmaul) श्वसन क्रिया सम्बद्ध है :

A. न्युमोनिया से

B. डायबिटिक किटोएसिडोसिस से

C. पूर्णहृद्रोध से

D. फुप्फुसधमनी अन्तःशल्यता से

22. फेओक्रोमोसाइटोमा सम्बद्ध है :

A. अधिवृक्क ग्रंथि B. पीयूष ग्रंथि

C. अग्न्याशय D. अवटु ग्रंथि

23. वेबस्टर परीक्षण किसके निदान के लिए की जाती है :

A. नेत्र की समस्या B. श्रवण हानि

C. श्वसन की समस्या D. हृदय की समस्या

24. ICU में नर्स रोगी का अनुपात (24 घंटों के लिए) होना चाहिए :

A. 1 : 3 B. 1 : 1

C. 2 : 1 D. 1 : 2

25. हृदरोधगलन जटिलता में सम्मिलित है :

A. CHF B. अतालता

C. हृदयजनित घात D. उपरोक्त सभी

26. दूरस्थ बहिःप्रकोष्ठिका के आखरी भाग में हुआ अस्थिभंग कहलाता है :

A. कोली अस्थिभंग B. पोट अस्थिभंग

C. एडवर्ड अस्थिभंग D. इनमें से कोई नहीं

27. आहार नाल का कौन-सा हिस्सा क्रोन बीमारी के लिए सर्वसामान्य स्थान है?

A. अवरोही बृहदांत्र B. मध्यान्त्र

C. अवग्राही बृहदांत्र D. सीमावर्ती शेषांत्र

28. मरीज के गुप्त रक्त परीक्षण के लिए तैयारी है :

A. तरल ग्रहण को एक लीटर प्रति दिवस तक सीमित करना

B. नमूना लेने से पूर्व 12 घंटों के लिए NPO

C. तरल ग्रहण बढ़ाना

D. नमूना लेने से पूर्व 48 घंटों के लिए मांस रहित भोजन

29. एक नर्स फिजीशीयन को सहयोग की तैयारी करते हुए किसी मरीज की त्वचा का वुड लाइट के साथ परीक्षण करने के लिए निम्न में से क्या करेगी?

A. एक सूचित सहमति प्राप्त करेगी
B. मरीज को बतलाएगी की प्रक्रिया पीड़ा रहित है
C. साइट वाली त्वचा की शेव करेगी
D. एक स्थानीय ऐनेस्थेसीया तैयार करेगी

30. नलिका-प्रवेशन के पश्चात् यदि श्वसन की ध्वनि केवल दायीं बाजू ही सुनाई दे :
A. नलिका निकाल दें, 30 सेकेंड के लिए संवातन दें और फिर प्रयास करें
B. मरीज में केवल दायाँ फेफड़ा होने की संभावना है
C. आपने जठर में नलिका-प्रवेश कर दी है
D. नलिका को वापस खींचें तथा फिर से सुनें

31. डायाजेपाम एक उद्वेगी मरीज को निर्देशित की गई है। नर्स किस कुप्रभाव के लिए आगाह करेगी?
A. असमंजन B. खाँसी
C. कर्णक्ष्वेड D. उच्च रक्तचाप

32. मेरुदंडीय संवेदनाहरण कहाँ पर दिया जाता है?
A. L2-L4 B. L3-L4
C. L5-L6 D. L1-L2

33. 'ओडायनोफैजिया' क्या है?
A. निगलने में तकलीफ
B. निगलते समय दर्द
C. निगलने में अक्षम
D. ऊर्ध्वनिक्षेप

34. कौन-सी वंशानुगत बीमारी धमनी विस्फार से ज्यादा नजदीक से जुड़ी हुई है?
A. पुटीय तंतुमयता B. ल्यूपस एरीथेमेटोसस
C. मारफन विकार D. हृदरोधगलन

35. संवेदी तंत्रिका प्रणाली प्रेरित करती है :
A. पाचक रस का स्राव
B. हृदय की दर बढ़ाना
C. लार का स्राव
D. उपरोक्त सभी

36. हृदरोधगलन में ECG परिवर्तन होता है :
A. ST खंड उन्नयन
B. बृहत् QRS संकुल
C. U-तरंग की उपस्थिति
D. अतिलंब PR-अंतराल

37. गहरी शिरा थ्रोम्बोसिस के यह सभी पारंपरिक लक्षण हैं, सिवाय :
A. स्नायु में दर्द B. होमन संकेत
C. सूजन D. लालपन

38. क्रोनिक ब्रोन्काईटिस वाले रोगी को नर्स साँस लेने की कसरत कैसे सिखाएगी?
A. चेस्ट श्वसन का उपयोग करें
B. मध्यपटीय श्वसन का उपयोग करें
C. खुले मुँह से श्वसन करें
D. गहरी साँस लेकर अन्तःश्वसन करें

39. एक नर्स DVT वाले रोगी की देखभाल कर रही है। उसे इस बात से अवगत होना चाहिए कि शिरापरक अंतःशल्य लगी होनी चाहिए :
A. हृदय में B. फेफड़ों में
C. यकृत में D. वृक्क में

40. नेत्रश्लेष्मल शुष्कता किसकी कमी के कारण होती है?
A. विटामिन-A B. विटामिन-C
C. विटामिन-B D. विटामिन-D

41. गठिया वाले रोगी को किस प्रकार की खुराक/भोजन लेना चाहिए?
A. उच्च कैल्शियम खुराक
B. निम्न प्यूरिन खुराक
C. पोटैशियम रूपांतरित खुराक
D. गुर्दे संबंधित खुराक

42. एक रोगी टूटे हुए जबड़े से व्यथित है। इस रोगी के लिए किस प्रकार का भोजन सर्वाधिक फायदेमंद होगा?
A. गाजर, भुनी मुर्गी तथा अनाज
B. चावल, तरबूज तथा धूमित मछली
C. टैकोज, चीनिया बादाम तथा ताजी ब्रोकोली
D. सूप, पूडिंग तथा आइसक्रीम

43. खाद्य मिलावट रोकथाम अधिनियम में संशोधन हुआ वर्ष :
A. 1964 में B. 1976 में
C. 1986 में D. उपरोक्त सभी

44. यह सभी विटामिन-D के अच्छे स्रोत हैं सिवाय :
A. ब्लू बेरीज

B. सूर्य प्रकाश
C. सालमन
D. सुदृढ़ दुग्ध तथा अन्य डेरी उत्पाद

45. शब्द 'पर्सनालिटी' ग्रीक शब्द 'परसोना' से व्युत्पन्न हुआ है, जिसका मतलब है :
A. नाटक (Drama) B. मुखौटा (Mask)
C. वस्त्र (Cloth) D. चेहरा (Face)

46. बिना किसी जैविक कारण के एक दैहिक बीमारी अथवा दैहिक लक्षण द्वारा किस संरक्षण प्रणाली में एक आवेगात्मक संघर्ष दर्शाया जाएगा?
A. ऊर्ध्वपातन B. रूपांतरण
C. क्षतिपूर्ति D. दमन

47. नर्स-रोगी का संबंध होता है :
A. मानव से मानव संबंध
B. वरिष्ठ-कनिष्ठ संबंध
C. कनिष्ठ-वरिष्ठ संबंध
D. नियोक्ता-कर्मचारी संबंध

48. निम्न में से कौन-सा घाव का प्रकार नहीं है?
A. कुचलन B. फोड़ा
C. विदार D. वेधन

49. विषाक्त पदार्थ के अन्तर्गहण का त्वरित उपचार है :
A. उल्टी करना
B. बलात मूत्रलता
C. जठरीय प्रक्षालन
D. दवाई की पहचान के लिए जानकारी ढूँढना

50. ग्लासगो कोमा स्केल पर संभव न्यूनतम स्कोर है :
A. 1 B. 2
C. 3 D. 5

51. ओरल हाइजीन के लिए प्रयुक्त $KMnO_4$ घोल का सांद्रण है :
A. 1 : 1000 B. 1 : 5000
C. 1 : 100 D. 1 : 10000

52. ग्लूकोज सहिष्णुता परीक्षण से पहले क्या आवश्यक है?
A. परीक्षण के 8-10 घंटे पूर्व NBM
B. परीक्षण से पहले 2-3 दिन तक कार्बोहाइड्रेट प्रचुर भोजन
C. दवाइयाँ देना बंद करें
D. कोई परिवर्तन की आवश्यकता नहीं है

53. घुटने-छाती की स्थिति यह भी कहलाती है :
A. फोवलर स्थिति
B. लिथोटॉमी स्थिति
C. गेनुपेक्टोरियल स्थिति
D. बायाँ-पार्श्व स्थिति

54. त्वचा के ऊपर सतही घर्षण द्वारा एक दवाई देने की विधि है?
A. इंस्टिलेशन B. इनंक्शन
C. इनसर्शन D. इनसफ्लेशन

55. 12 घंटे में NS का 1000 ml का आधान करने के लिए कितने ड्रॉप प्रति मिनट होंगे यदि ड्रॉप फेक्टर 15 ड्रॉप/मि. हो?
A. 15 ड्रॉप/मि. B. 17 ड्रॉप/मि.
C. 21 ड्रॉप/मि. D. 23 ड्रॉप/मि.

56. ऑटो-क्लेव में तापमान कितना होना चाहिए?
A. 63° C B. 121° C
C. 115° C D. 141° C

57. वयस्कों में पल्स लेने की सर्व-सामान्य साइट है :
A. अरीय शिरा B. अरीय धमनी
C. प्रगण्डी धमनी D. अन्तः प्रकोष्ठिक धमनी

58. हे (Hey) का परीक्षण किसके लिए है?
A. एल्ब्यूमिन B. पित्त क्षार
C. एसिटोन D. पित्त रंजक

59. एक वर्ष की आयु से भीतर के बालक के लिए दवाई का पीडिएट्रिक्स डोज की गणना किस फार्मूला से की जाती है?
A. ऑडी नियम B. फ्रायड नियम
C. यंग नियम D. ईवान फार्मूला

60. 1 औंस के बराबर है :
A. 4 चम्मच B. 6 चम्मच
C. 8 चम्मच D. 10 चम्मच

61. निम्न में से कौन-सा हाथ धोने का अति-महत्वपूर्ण पहलू माना जाता है?

A. साबुन B. पानी
C. घर्षण D. समय

62. मॉडर्न नर्सिंग के संस्थापक हैं :
A. डोर्थिआ डिक्स B. फ्लोरेंस नाइटिंगल
C. क्लारा बार्टन D. मेरी महोनी

63. मास्लॉ की आवश्यकता अनुक्रम उन नर्सों के लिए उपयोगी है जो सतत रोगी की नर्सिंग आवश्यकताओं को अग्रता देती है। सर्वाधिक आधारभूत अथवा प्रथम स्तर आवश्यकता में समाहित है :
A. सम्मान तथा स्वमान
B. स्व-यथार्थ बनाना
C. प्यार तथा सम्पत्ति
D. हवा, पानी तथा भोजन

64. लैक्टेटेड रिंगर घोल निषिद्ध है :
A. हायपोवोलेमिआ
B. जलन
C. लैक्टिक एसिडोसिस
D. पित्त अथवा अतिसार के रूप में तरल की हानि

65. ऑस्टॉमी से मल निष्कासन कहलाता है :
A. बहिर्प्रवाह B. विरेचक
C. बृहदांत्र प्रवाही D. म्यूकोसा

66. नाइट्रस ऑक्साइड सिलेंडर के लिए कलर कोडिंग है :
A. काला
B. सफेद सोल्डर के साथ काला
C. फ्रेंच ब्लू
D. धूसर

67. तीक्ष्ण उपकरणों को विसंक्रमित नहीं किया जाता है :
A. ऑटोक्लेविंग द्वारा
B. उबाल कर
C. हॉट एयर ऑवन द्वारा
D. एंटीसेप्टिक सोल्युशन द्वारा

68. वृद्ध व्यक्तियों में सर्वसामान्य क्षति है :
A. रक्त वाहिनियों में एथिरोस्क्लेरोटिक परिवर्तन
B. पित्ताशय बीमारी की घटना में बढ़ोतरी
C. मूत्र-मार्ग संक्रमण
D. नितंब फ्रेक्चर

69. प्रतिरक्षा से तात्पर्य है :
A. एन्टीबॉडीज तथा एन्टीजन प्रतिक्रियाएँ
B. अपरा के पार मातृक एन्टीबॉडीज का स्थानांतरण
C. किसी विशिष्ट बीमारी के प्रति एक व्यक्ति का प्रतिरोध स्तर
D. प्रतिरक्षण द्वारा अर्जित प्रतिरक्षा

70. निम्न में से कौन-सी विसंक्रमण की आर्द्र ताप विधि है?
A. ऑटोक्लेव B. हॉट एयर ऑवन
C. पाश्चुरीकरण D. इनमें से कोई नहीं

71. भस्मक का एक गैर-लाभ यह है कि वह उत्पन्न करता है :
A. तीव्र विषाक्त गैसेज (Highly toxic gases)
B. पराबैंगनी किरणें (UV rays)
C. रेडियोसक्रिय किरणें (Radioactive rays)
D. क्ष-किरणें (X-rays)

72. एलर्जिक प्रतिभाव के लिए कौन-सा एन्टीबॉडी उत्तरदायी है?
A. IgG B. IgA
C. IgD D. IgE

73. प्लेग का कारक एजेंट है :
A. मच्छर
B. यर्सिनिया पेस्टीस
C. मायकोबैक्टीरियम ट्यूबरक्यूलि
D. मायकोबैक्टीरियम लेप्री

74. रेड क्रॉस सोसायटी की स्थापना की थी :
A. हेनरी फोर्ड B. हेनरी ड्यूनेंट
C. हेनरी ब्रोवन D. हेनरी क्लेइड

75. कौन-सी समिति 'स्वास्थ्य सर्वेक्षण तथा विकास समिति' से भी जानी जाती है?
A. भोरे समिति B. मुदालियर समिति
C. श्रीवास्तव समिति D. मुखर्जी समिति

76. किसकी पहचान के लिए स्किलिंग परीक्षण प्रयुक्त होता है?
A. फॉलिक एसिड की कमी
B. साइनोकोबैलेमिन की कमी

C. लौह की कमी
D. आयोडिन की कमी

77. जल की अस्थायी कठोरता दूर की जाती है :
A. उबालकर B. निस्यंदन करके
C. SODIS विधि द्वारा D. क्लोरिन मिलाकर

78. भारत में राष्ट्रीय परिवार कल्याण कार्यक्रम आरम्भ हुआ था?
A. 1962 B. 1958
C. 1965 D. 1952

79. ASHA वर्कर को इन सभी जगह पर नियुक्त किया जाता है, सिवाय :
A. सामुदायिक केन्द्र
B. उप-केन्द्र
C. क्षेत्र मुलाकात
D. सुपर स्पेशिलिटी हॉस्पिटल

80. भारत सरकार द्वारा नीति (NITI) आयोग की स्थापना कब की गई थी?
A. 1 जुलाई, 2015 B. 1 जनवरी, 2015
C. 1 जनवरी, 2014 D. 2 अक्टूबर, 2015

81. काल्पनिक परिप्रेक्ष्य कहलाता है :
A. विभ्रम (Delusions)
B. दृष्टिभ्रम (Hallucinations)
C. भ्रांति (Illusions)
D. जादूई विचार (Magical thinking)

82. भय का उपचार हेतु प्रयुक्त थेरेपी है :
A. अनिच्छा थेरेपी
B. ECT (इलेक्ट्रो कोन्वलसिव थेरेपी)
C. प्रणालीगत विसुग्राहीकरण
D. सम्मोहन (Hipnosis)

83. मानसिक स्वास्थ्य अधिनियम किस वर्ष पारित हुआ था?
A. 1955 B. 1956
C. 1987 D. 1992

84. ECT की अवधि लगभग होती है :
A. 0.1 से 1 सेकेंड B. 0.1 से 1 मिनट
C. 1-2 मिनट D. 20-30 सेकेंड

85. उन्माद अवस्था, जो कि लाक्षणिकता है खुशी की तीव्र अनुभूति से, है :
A. सुखाभास B. उल्लास
C. हर्षोन्माद D. उन्नयन

86. वह बीमारी जो ब्लूलर के 4'A' द्वारा लाक्षणीकृत है :
A. MDP B. OCD
C. खंडित मनस्कता D. सन्निपात

87. भ्रूण के निष्कासन के तुरंत पहले निम्न में से कौन-सी हृदय की चाल घटित होती है?
A. अवरोहण B. आकुंचन
C. प्रसार D. बाहरी घूर्णन

88. श्रोणि का एक महत्वपूर्ण निशान (सीमाचिह्नों) जो शीर्ष के अवरोहण की दूरी ज्ञात करता है कहलाता है :
A. लिनीया टर्मिनालिस B. सैक्रम
C. ईस्चीयल स्पाइन D. ईस्चीयल ट्यूबेरोसाइटिस

89. पूर्व उल्ववेधन, गर्भावस्था की किस अवधि में किया जाता है?
A. 12-14 सप्ताह B. 14-16 सप्ताह
C. 16-18 सप्ताह D. 9-11 सप्ताह

90. बालक की डिलिवरी के पश्चात् कितने मिनट के भीतर अपरा डिलीवरी होनी चाहिए?
A. 5 मिनट B. 30 मिनट
C. 45 मिनट D. 60 मिनट

91. जन्म के लिए निम्न में से कौन-सी भ्रूण की स्थिति सर्वाधिक अनुकूल है?
A. कपालशीर्ष
B. अनुप्रस्थ स्थिति
C. फ्रैंक ब्रीच प्रस्तुतीकरण
D. शीर्ष की पश्च स्थिति

92. भ्रूणीय रक्त वाहिनी में ऑक्सीजन घटक कहाँ होता है?
A. नाभिपरक धमनी B. डक्टस वेनोसेस
C. डक्टस आर्टेरिओसस D. फुप्फुसीय धमनी

93. अग्रस्थ रन्ध्र अस्थि में परिणामित होती है :
A. जन्म के तुरंत पश्चात्
B. 6 सप्ताह पर

C. 18 महीने पर

D. 5 वर्ष पर

94. ताजे बनाए गए ORS को उपयोग में ले लेना चाहिए :

A. 12 घंटों के भीतर B. 24 घंटों के भीतर

C. 36 घंटों के भीतर D. 48 घंटों के भीतर

95. कौन-सा घटक मनुष्य के रक्त में नहीं होता है?

A. कैल्शियम B. विटामिन-D

C. IgA D. मैग्नेशियम

96. गंभीर पेशी क्षय, वृद्धि विफलता तथा अंतःत्वचीय वसा की हानि यह निम्न में से किस के लक्षण हैं?

A. क्वाशियोरकर B. बेरी-बेरी

C. स्कर्वी D. मरास्मस

97. स्ट्रेप्टोकाइनेज का एन्टीडॉट कौन-सा है?

A. प्रोटामाइन सल्फेट

B. एमिनो केप्रोइक एसिड

C. नेलोक्सोन

D. विटामिन K

98. 'डाइगोक्सीन टॉक्सीसिटी' का प्रथम अधिकांश संभाव्य लक्षण है :

A. सिरदर्द B. चक्कर

C. क्षुधा-अभाव D. मिचली तथा वमन

99. 'Z' तकनीक द्वारा निम्न में से कौन-सा गहरा इन्जेक्टेड I.M. है?

A. जिंक B. आयरन

C. कैल्शियम D. विटामिन-C

100. निम्न में से कौन-सा विटामिन-D का कार्यान्वित रूप से सक्रिय स्वरूप है?

A. गोलेकैल्सिफेरोल B. अर्गोकैल्सिफेरोल

C. डीहाइड्रोकोलेस्टेरोल D. कैल्सिट्रिओल

101. पद 'बैक्टीरिया' के जनक थे :

A. ल्यूवेनहॉक B. लूई पाश्चर

C. रॉबर्ट कॉच D. एहरेनबर्ग

102. फफूँद की कोशिका भित्ति का घटक है :

A. सेलूलॉज B. पेक्टिन

C. काइटिन D. डेक्सट्रिन

103. अनियमित केन्द्रक उपस्थित होते हैं :

A. न्यूट्रोफिल्स B. बैसोफिल्स

C. इओसिनोफिल्स D. मोनोसाइट्स

104. कोलोजन तंतु किस ऊतक की लाक्षणिकता है?

A. पेशीय B. उपकला

C. संयोजी D. तंत्रिका

105. कोशिका को .... विलयन में रखने पर प्लाज्मोलाइसिस घटित होता है।

A. अल्पपरासरी B. अतिपरासरी

C. समपरासरी D. इनमें से कोई नहीं

106. कोशिका झिल्ली है :

A. अर्द्धपारगम्य B. पारगम्य

C. चयनित पारगम्य D. अपारगम्य

107. कार्बोहाइड्रेट्स का सर्वमान्य एकलक है :

A. ग्लूकोज B. फ्रक्टोज

C. सुक्रोज D. माल्टोज

108. अर्धसूत्रण में, सूत्रयुग्मन घटित होता है :

A. अंतराप्रावस्था B. पूर्वावस्था

C. S-अवस्था D. लेप्टोटीन

109. टेस्टोस्टेरॉन का स्राव होता है :

A. लेडिग कोशिकाओं द्वारा

B. स्पर्मेटोगोनिया द्वारा

C. प्राक्शुक्राणु द्वारा

D. इन सभी के द्वारा

110. आरोपण के समय मनुष्य का भ्रूण कहलाता है :

A. भ्रूण B. ब्लास्टोसिस्ट

C. युग्मज D. गर्भ

111. किसके प्रभाव के भीतर डिम्बोत्सर्जन घटित होता है?

A. ल्यूटिनाइजिंग हार्मोन

B. एस्ट्रोजन

C. फॉलिकल स्टिम्यूलेटिंग हार्मोन

D. प्रोजेस्टेरोन

112. उल्ववेधन .... में उल्व तरल का अपनयन है।

A. रजोनिवृत्ति B. दुग्धपान

C. सगर्भता D. प्रसव

113. दात्र कोशिका अरक्तता है :
A. दैहिक प्रभावी वंशानुगत
B. X-संलग्नित प्रच्छन्न वंशानुगत
C. दैहिक प्रच्छन्न वंशानुगत
D. X-संलग्नित प्रभावी वंशानुगत

114. DNA न्यूक्लिओटाइड्स जुड़े हुए होते हैं :
A. हाइड्रोजन बंध B. सहसंयोजी बंध
C. वान्डर वॉल बंध D. विद्युत-संयोजी बंध

115. इन्टरफेरोन्स हैं :
A. एन्टी-बैक्टीरियल प्रोटीन
B. एन्टी-वायरल प्रोटीन
C. जटिल प्रोटीन
D. एन्टी-क्लोटिंग प्रोटीन

116. कौन-सी श्वसनीय बीमारी है?
A. पोलियो B. आर्थराइटिस
C. अस्थमा D. कैंसर

117. हेपैटाइटिस-B वाइरस है :
A. हेपेडना वाइरस B. वेरिओला वाइरस
C. रेट्रो वाइरस D. पाइकोमा वाइरस

118. स्ट्रेप्टोमाइसिन प्राप्त की जाती है :
A. *स्ट्रेप्टोमाइसस स्कोलीयस*
B. *स्ट्रेप्टोमाइसस फ्रेडीयल*
C. *स्ट्रेप्टोमाइसस वेनजुएली*
D. *स्ट्रेप्टोमाइसस ग्रिसेयस*

119. डर्मेटोग्लाइफिक्स जुड़ा हुआ है :
A. त्वचा की बीमारी से
B. त्वचा की देखभाल से
C. कोस्मेटिक्स से
D. अंगुली छपाई (Finger Printing) से

120. DNA का वह तत्व जो अपना स्थान परिवर्तन करने को सामर्थ्य है :
A. सिस्ट्रॉन B. ट्रांसपोसोन
C. इन्ट्रॉन D. रेकोन

121. 'कंगारू मदर केयर' के बारे में निम्न में से कौन-सा सत्य है?
A. पिता भी कर सकता है
B. कम भार वाले नवजात शिशु के लिए होता है
C. अच्छे ढंग से तापमान रखता है
D. उपरोक्त सभी

122. मल्टीपैरा में प्रसव की प्रोपलसिव अवस्था होती है :
A. 10 मिनट B. 20 मिनट
C. 40 मिनट D. 1 घंटा

123. गर्भावस्था में कौन-सी दवा नहीं दी जाती है?
A. ए.सी.ई. इंहिबिटर्स B. पेनीसिलीन
C. मिथाइलडोपा D. लाबिटालोल

124. 'एक्यूट ओटाइटिस मीडिया' का सबसे ज्यादा कारण है :
A. एच. इन्फ्लूएन्जी B. एस. न्यूमोनी
C. एस. आरियस D. स्यूडोमोनास

125. जिंक की कमी में एक के अलावा सभी पाया जाता है :
A. रोशनी की कमी B. डायरिया
C. डर्मेटाइटिस D. हाइपोगोनैडिस्म

126. निम्नलिखित में से किस तरह के शॉक (धक्का) में हाथ-पैर गर्म रहते हैं?
A. हाइपोवालेमिक B. न्यूरोजेनिक
C. कार्डियोजेनिक D. एनाफाइलैक्टिक

127. रिंगरलैक्टेट में पोटैशियम (मिली मोल प्रति लीटर) होता है :
A. 130 B. 109
C. 4 D. 50

128. एन्टीबायोटिक रोगनिरोधन सबसे अच्छा कब दिया जाता है?
A. शल्यक्रिया के एक दिन पहले
B. शल्यक्रिया के दो घंटे पहले
C. चीरा लगाने के पहले
D. केवल शल्यक्रिया के बाद

129. तपेदिक में दी जाने वाली कौन-सी दवा मरीज को सबसे पहले निसंक्रमण (नॉन-इन्फेक्टिव) करता है?
A. आई.एन.एच. B. रिफाम्पीसिन
C. एथेम्बुटॉल D. पायराजिनामाइड

130. किस प्रकार के हिपेटाइटिस में वर्टिकल फैलाव होता है?
A. A B. B
C. E D. C

131. एच.आई.वी. पोस्ट-एक्सपोजर प्रोफीलैक्सिस कितनी देर के अन्दर प्रारम्भ करना चाहिए?
A. 1-2 घंटे B. 14 घंटे
C. 18 घंटे D. 72 घंटे

132. मरीजों में तपेदिक की प्रथम वर्ग की दवा देने पर किस विटामिन की कमी हो जाती है?
A. नियासीन B. पायरिडॉक्सिन
C. एसकार्बेट D. थायामिन

133. स्नेलेन्स चार्ट कितनी दूरी से पढ़ते हैं?
A. 6 फीट B. 14 फीट
C. 20 फीट D. 24 फीट

134. महत्वपूर्ण वजन घटना होता है :
A. 5 प्रतिशत 6-12 महीने में
B. 10 प्रतिशत 6-12 महीने में
C. 5 प्रतिशत 6 सप्ताह में
D. 10 प्रतिशत 6 सप्ताह में

135. सबसे आम 'शॉक' (धक्का) बच्चों में होता है :
A. हाइपोवॉलेमिक B. कार्डियोजेनिक
C. सेप्टिक D. न्यूरोजेनिक

136. 'एटोपिक डर्मेटाइटिस' किस जगह पर ज्यादा होता है?
A. सिर पर
B. ट्रन्क पर
C. पोपलिटीयल फोसा पर
D. घुटनों पर

137. दवा देने की कौन-सी एक स्थानीय विधि है?
A. इन्हेल्ड स्टेरॉयड
B. ट्रान्सडर्मल पैच
C. सबलिंगुअल एन.टी.जी.
D. रेक्टल डायजीपाम

138. प्रसव का सही क्रम है:
(*a*) फ्लेशन
(*b*) क्रोविंग
(*c*) बाह्य रोटेशन
(*d*) रेस्टिच्यूशन
A. (*a*), (*b*), (*c*), (*d*) B. (*a*), (*b*), (*d*), (*c*)
C. (*b*), (*c*), (*d*), (*a*) D. (*b*), (*d*), (*a*), (*c*)

139. गंभीर निर्जलीकरण का उपचार है :
A. तुरंत कोलॉयड्स शुरू करना
B. तुरंत रिंगर लैक्टेट शुरू करना
C. 5% डेक्सट्रोज एवं रिंगर लैक्टेट संयुक्त रूप से
D. तुरंत डी.एन.एस. शुरू करना

140. डी.पी.टी. का टीका कैसे दिया जाता है?
A. मुँह से B. चमड़े के नीचे में
C. माँसपेशी में D. नसों में

141. एम.टी.पी. के लिए सहमति ली जाती है :
A. पत्नी से B. पति से
C. दोनों से D. किसी से नहीं

142. नवजात शिशु में लगभग प्रतिदिन कितना वजन बढ़ता है?
A. 5-10 ग्राम B. 25-30 ग्राम
C. 50-60 ग्राम D. 100-150 ग्राम

143. स्तन के दूध में एक को छोड़कर सभी प्रचुर मात्रा में होता है :
A. लैक्टोस B. पूफा (PUFA)
C. सोडियम D. लैक्टेलब्यूमिन

144. स्केबीज के उपचार में केवल एक को छोड़कर सभी उपयोग होता है :
A. टॉपिकल परमैथ्रिन
B. मुँह से आइवरमैक्टिन
C. मुँह से एन्टीहिस्टामिनिक्स
D. मुँह से लंबे समय तक स्टेरॉयड

145. मुँह से मुँह श्वाँस देने पर कितना प्रतिशत ऑक्सीजन मिलता है?
A. 10 B. 16
C. 21 D. 100

146. तापघात (हीट स्ट्रोक) है :
A. गर्मी की अकड़न B. गर्मी पतन
C. गर्मी निकलना D. हीटर हाइपरथर्मिया

147. 'मरने की घोषणा' के बारे में सत्य है :
A. मरने के बयान से ज्यादा महत्वपूर्ण है
B. केवल मजिस्ट्रेट की उपस्थिति में लिया जा सकता है
C. दो गवाहों की उपस्थिति में लिया जाता है
D. शपथ के अन्दर लिया जाना चाहिए

148. अस्पताल से उत्पन्न होने वाला सबसे आम संक्रमण है :
A. एस. आरियस B. स्यूडोमोनास
C. लिस्टीरिया D. एस. पायोजीन्स

149. कौन-सी खून चढ़ाने की जटिलता है?
A. हाइपोनेट्रिमिया B. हाइपरकैलेमिया
C. हाइपरकैलसेमिया D. सिरम एल्ब्यूमिन का बढ़ना

150. प्री-एनेस्थेटिक दवा दी जाती है :
A. तनाव एवं डर को कम करने के लिए
B. लार का स्राव कम करने के लिए
C. अवांछित रिफ्लेक्सेस के बचाव के लिए
D. उपरोक्त सभी

151. समुदाय में तपेदिक की जानकारी के लिए कौन-सा उपयुक्त परीक्षण है?
A. बलगम की जाँच
B. मास मिनिएचर रेडियोग्राफी
C. टुबरक्यूलिन टेस्ट
D. क्लीनिकल परीक्षण

152. कौन-सा मिनी-मेन्टल परीक्षण में नहीं होता है?
A. कॉग्नीशन B. परसेप्शन
C. इनसाइट D. मानसिक रोग का इतिहास

153. गर्भावस्था में फोलिक एसिड की प्रोफीलैक्टिक मात्रा है :
A. 500 माइक्रोग्राम B. 1 मि.ग्रा.
C. 2 मि.ग्रा. D. 4 मि.ग्रा.

154. धँसा हुआ तालू (Sunken Fontanel) दर्शाता है :
A. डाउन सिन्ड्रोम B. नेफ्रोटिक सिन्ड्रोम
C. टर्न्ड साइन D. निर्जलीकरण

155. खेड़ी (Placenta) का भार होता है :
A. 50 ग्राम B. 200 ग्राम
C. 450 ग्राम D. 500 ग्राम

156. शल्यक्रिया के बाद कंपन के उपचार में कौन-सी दवा उपयोग की जाती है?
A. आन्डेनसेट्रान B. डाइक्लोफेनाक सोडियम
C. पेथिडीन D. पैरासिटामॉल

157. 'प्रोस्टाग्लैन्डीन एनालॉग्स' का प्रयोग होता है :
A. प्रसव के शुरुआत के लिए
B. गर्भपात के शुरुआत के लिए
C. पी.पी.एच. के उपचार के लिए
D. उपरोक्त सभी के लिए

158. 'एपगर स्कोर' सभी को मापता है केवल एक को छोड़कर :
A. साँस लेने की स्थिति B. न्यूरोलॉजिकल स्थिति
C. नफ्रोलॉजिकल स्थिति D. सर्कुलेटरी स्थिति

159. लैप्रोस्कोपी में सबसे ज्यादा कौन-सी गैस का उपयोग होता है?
A. कार्बन डाइऑक्साइड B. हीलियम
C. नाइट्रोजन D. ऑक्सीजन

160. पॉलीट्रामा के रोगी में सबसे पहले किसका ध्यान देना चाहिए?
A. सर्कुलेशन B. रक्तचाप
C. वायु-मार्ग D. न्यूरोलॉजी

161. निम्न में से कौन-सा आई.यू.डी., जी.पी. II आई.यू.डी. है :
A. कापर-टी-200 B. लिप्स लूप
C. कापर-टी-380 ए D. एम.एल-250

162. जननी सुरक्षा योजना को किसके तहत शुरू किया गया था?
A. सी.एस.एस.एम. B. एन.आर.एच.एम.
C. एम.सी.एच. D. आई.सी.डी.एस.

163. एक शिशु के माँस में सुई लगाते समय, नर्स को कौन-से स्थान का प्रयोग करना चाहिए?
A. डेल्टॉयड B. डार्सोग्लूटियल
C. वेन्ट्रोग्लूटियल D. वेस्टस लेटरेलिस

164. हीमोफीलस इन्फ्लूएन्जी का कुप्रभाव (साइड इफेक्ट) है :
A. पूरे शरीर पर दाने B. अर्टिकेरिया
C. सुस्तीपन D. निम्न स्तर बुखार

165. एक मरीज जिसे वेन्ट्रोपेरिटोनियल शन्ट (VP Shunt) लगाया गया है वह चिड़चिड़ापन, सिरदर्द, धुंधली रोशनी, शरीर दर्द और चौड़ा नाड़ी दबाव के लक्षणों के साथ आता है। परिचारिका को क्या शंका होनी चाहिए?
A. मस्तिष्क ट्यूमर
B. मस्तिष्क के अन्दर का उच्च दबाव
C. बेहोशी
D. निद्रा का व्यतिक्रम

166. कम बोलने को कहा जाता है :

A. पावर्टी ऑफ स्पीच

B. म्यूटिस्म

C. पावर्टी ऑफ आइडिएशन

D. एकोलैलिया

167. हाइपरएमेसिस ग्रैविडेरम की एक जटिलता है :

A. अत्यधिक उल्टी

B. निर्जलीकरण

C. कोरसाकोफ्स साइकोसिस

D. कम रक्तचाप

168. एक नर्स 'गर्भावस्था के दौरान उच्च रक्तचाप' के मरीज का रक्तचाप .... की आशा करती है।

A. खड़े और बैठे रहने पर 150/100 mmHg होने

B. बढ़ा होने और सिर दर्द होने

C. सामान्य से ऊपर होने और प्रत्येक नाप अलग-अलग होने

D. 30/15 mmHg सामान्य से ऊपर होने, जो दो बार 6 घंटे के अन्तराल पर लिया गया हो

169. एच.आई.वी. संक्रमण में किस प्रतिरोधक क्षमता पर असर पड़ता है?

A. प्राकृतिक प्रतिरोधक क्षमता

B. सक्रिय प्रतिरोधक क्षमता

C. कोशकीय प्रतिरोधक क्षमता

D. ह्यूमरल प्रतिरोधक क्षमता

170. बहुदवा प्रतिरोधी तपेदिक के उपचार में निम्न दवा दी जाती है, केवल एक को छोड़कर :

A. कैनामाइसिन B. पायराजिनामाइड

C. रिफैम्पिसिन D. एथेम्बुटॉल

171. पेरीटोनियल डायलिसिस करते वक्त डायलेसेट पेट में डालते समय क्या करना चाहिए जिससे रोगी आरामपूर्वक रहे?

A. डायलेसेट के बहाव को बढ़ाना

B. बिस्तर सिर के तरफ उठाना

C. रोगी को करवट बदलाना

D. द्रव्य को लगाने के पहले ठंडा करना

172. विटामिन-ए के घोल की मात्रा है :

A. 2,00,000 आई.यू. B. 2,30,000 आई.यू.

C. 5,00,000 आई.यू. D. 1,50,000 आई.यू.

173. 'एवल्स्ड दाँत' को रखना चाहिए :

A. नार्मल सेलाइन में B. ठंडे पानी में

C. दूध में D. गर्म पानी में

174. नवजात शिशु की खोपड़ी में कितनी हड्डियाँ होती हैं?

A. 8 B. 4

C. 6 D. 5

175. एक शिशु जिसका तालू कटा हुआ है। उसकी माँ को शल्यक्रिया से ठीक करने के लिए कौन-सी उम्र बतानी चाहिए?

A. 8 से 12 महीने पर

B. 20 से 24 महीने पर

C. 16 से 20 महीने पर

D. 12 से 16 महीने पर

176. भारतीय नर्सिंग परिषद् की स्थापना किस वर्ष हुई थी?

A. 1848 B. 1950

C. 1923 D. 1947

177. एरिथ्रोपायटिन का स्राव किस अवस्था में अधिक होता है?

A. हाइपोक्सिमिया B. हाइपोटेन्शन

C. हाइपरकैलेमिया D. द्रव अधिभार

178. एक रोगी जो बहुत गंभीर अवस्था में कैंसर से पीड़ित है और कैंसर शरीर के भागों में फैल गया है। इसके लिए नर्सिंग केयर की प्राथमिकता होगी :

A. आँत के कार्य को ठीक रखना

B. दर्द दूर करना

C. श्वाँस रुकने को बचाना

D. कीमोथेरेपी लगाना

179. एक सी.ओ.पी.डी. के रोगी जिसको 'सेकेन्डरी पालीसायथिमिया' हुआ है। नर्सिंग की देखभाल में क्या निदान होगा?

A. खून के बहने से द्रव्य की कमी देखना

B. खून का थक्का बनने से ऊतक में खून का बहाव देखना

C. साँस फूलने से कार्य करने की अक्षमता

D. प्रतिरोधक क्षमता कम होने से संक्रमण का खतरा

180. कितने बड़े बूँद और कितने समय तक खून चढ़ाया जाना चाहिए?
A. 10 बूँदें, 10 मिनट तक
B. 20 बूँदें, 10 मिनट तक
C. 25-50 बूँदें, 15 मिनट तक
D. 120 बूँदें, 15 मिनट तक

181. कोलोस्टमी इरिगेशन के समय एक नर्स को कैथेटर को स्टोमा में कितनी दूर डालना चाहिए?
A. 5 सेमी (2 इंच) B. 10 सेमी (4 इंच)
C. 15 सेमी (6 इंच) D. 20 सेमी (8 इंच)

182. एनिमा देते वक्त द्रव्य के कन्टेनर को कितनी ऊँचाई तक सुरक्षित रखना चाहिए?
A. 30 सेमी (12 इंच)
B. 32.5 सेमी (13 इंच)
C. 45 सेमी (18 इंच)
D. 66 सेमी (26 इंच)

183. रिटेन्शन कैथेटर से संक्रमण सबसे अच्छा कैसे बचाया जा सकता है?
A. पेरीनियम को साफ करके
B. उचित मात्रा में द्रव्य लेकर
C. कैथेटर को प्रतिदिन द्रव्य से साफ करना
D. समय-समय पर मिएटस को साफ करके

184. प्रोस्टेट के कैंसर में रेडिएशन थेरेपी देने पर मूत्राशय की जटिलता का संभवतः लक्षण होगा :
A. डिसयूरिया B. पालीयूरिया
C. बूँद-बूँद पेशाब गिरना D. पेशाब में खून बहना

185. एक सिर में चोट लगे मरीज को अस्पताल में भर्ती होने के बाद तेज बुखार (102.2 °F या 39°C) हो जाता है। यह कहाँ के चोट को दर्शाता है?
A. पैलिडम B. थैलेमस
C. टेम्पोरल लोब D. हाइपोथैलेमस

186. 'डायबिटीस इनसिपिड्स' किस हॉर्मोन की कमी से होता है?
A. एट्रियल नैट्रियूरेटिक पेप्टाइड
B. वेसोप्रेसिन
C. एल्डोस्टीरोन
D. इन्सुलिन

187. राष्ट्रीय तपेदिक कंट्रोल कार्यक्रम में कौन-सी संस्था सहयोग करती है?
A. आई.आर.सी.एस. (IRCS
B. सीडा (SIDA)
C. डैनिडा (DANIDA)
D. यूनिसेफ (UNICEF)

188. निम्नलिखित में से कौन-सा प्राथमिक बचाव नहीं है?
A. पल्स पोलियो टीकाकरण
B. विटामिन ए की खुराक देना
C. स्तन की स्वयं की जाँच ट्यूमर के लिए
D. आइसोनियाजाइड (INH) शिशुओं को देना जिसकी माँ के बलगम में तपेदिक के जीवाणु हों

189. एक नर्स 'कोरोनेरी केयर यूनिट' में खून का नमूना एसिडोसिस के लिए निकालती है। धमनी खून का सामान्य pH क्या होगा?
A. 7.0 B. 7.42
C. 7.30 D. 7.50

190. सबसे उचित द्रव्य की मात्रा एक ऐसे मरीज के लिए क्या होगी जिसे इंग्वाइनल हर्निया के ऑपरेशन के बाद दिया जायेगा?
A. 500-700 मिली/दिन
B. 1000-1500 मिली/दिन
C. 2000-3000 मिली/दिन
D. 3000-3500 मिली/दिन

191. 'इन्ट्राडर्मल इन्जेक्शन' लगाने के लिए कितने गेज व्यास की सुई प्रयोग होती है?
A. 21 B. 23
C. 24 D. 26

192. नवजात शिशु में विटामिन K का इंजेक्शन किस जगह पर लगाया जाता है?
A. दाहिने डेल्टॉयड पर B. बाएँ डेल्टॉयड पर
C. जाँघ के मध्य में D. नितम्ब (Buttock) पर

193. 'न्यूमैटिक बिस्तर' किसके बचाव के लिए उपयोग किया जाता है?
A. जिह्वा के चोट से
B. बेड सोर से
C. माँसपेशी के सिकुड़न से
D. पैर में मवाद

194. गुदा और मुँह के तापमान में अन्तर होता है :
A. 1°F B. 2°F
C. 0.5°F D. 1°C

195. नेसोगैस्ट्रिक नली की लम्बाई नापने के लैण्डमार्क हैं :
A. नाक-एपिगैस्ट्रियम
B. ट्रैगस-एपिगैस्ट्रिगम
C. नाक-ट्रैगस-एपिगैस्ट्रियम
D. मैमेरी रेखा-एपिगैस्ट्रियम

196. एक सी.वी.ए. के मरीज में प्राथमिक उद्देश्य नर्स को साँस का रास्ता ठीक रखना होता है। इसके लिए मरीज को शुरू में किस अवस्था में रखना चाहिए?
A. प्रोन अवस्था B. करवट की तरफ
C. सुपाइन अवस्था D. ट्रेंडेलेनबर्ग अवस्था

197. एक रोगी का सही रक्तचाप कैसे नापा जा सकता है?
A. एक कफ जो बाँह के ऊपरी एक-तिहाई भाग को ढक सके
B. कफ को 4″ एन्टिक्यूबिटल स्पेस के ऊपर रख करके
C. ऐसा कफ जो बाँह के दो-तिहाई भाग को ढक सके
D. 'कोरोटकॉफ ध्वनि' की पहचान करके और सिस्टोलिक रीडिंग को पहले ध्वनि के 10 mm Hg के बाद लेना

198. एक रोगी की ओपेन हार्ट सर्जरी के बाद 102°F (38.8°C) बुखार हो जाता है। नर्स चिकित्सक को बताती है क्योंकि बढ़ा हुआ तापमान दर्शाता है :
A. कार्डियाक आउटपुट का बढ़ना
B. मस्तिष्क में सूजन
C. खून रिसाव की प्रारंभिक पहचान
D. संभवतः डायफोरिसिस एवं चिलिंग

199. स्वतः गर्भपात का आम कारण है :
A. शारीरिक चोट B. ठीक न होने वाला तनाव
C. जन्मजात त्रुटियाँ D. जर्मप्लाज्म की त्रुटियाँ

200. एक शिशु में म्यूकस की वजह से साँस फूलने पर, नर्स का पहला कार्य क्या होगा?
A. सावधानीपूर्वक शिशु के पीठ को ठोकना
B. वक्ष को दबाना एवं कार्डियोपल्मोनरी रिससिटेशन देना
C. पैर को पकड़कर शिशु को उठाना
D. कोर सदस्यों को बुलाना

201. शल्यक्रिया के पहले किस पदार्थ को लगाकर त्वचा की तैयारी की जाती है?
A. हाइड्रोजन परॉक्साइड B. म्यूपिरोसीन
C. 2% ग्लूटेरल्डिहाइड D. 70% अल्कोहॉल

202. 'सिट्स बाथ' के लिए पानी का तापमान होता है :
A. 30-34°C B. 37-39°C
C. 43-46°C D. 48-52°C

203. 'ICD-X वर्गीकरण' का उपयोग होता है :
A. सेन्ट्रल स्टेराइल सप्लाई विभाग (CSSD) में
B. शल्यकर्म कक्ष में
C. चिकित्सकीय अभिलेख विभाग में
D. रक्त बैंक में

204. फ्यूमिगेशन में कौन-सा पदार्थ उपयोग होता है?
A. पोटैशियम परमैंगनेट B. हाइड्रोजन परॉक्साइड
C. ब्लीचिंग पाउडर D. प्रोवीडोन आयोडीन

205. बायोमेडिकल पदार्थ निस्तारण में मानव शारीरिक अंग किस रंग के पात्र में रखे जाते हैं?
A. लाल B. पीला
C. सफेद D. नीला

206. खून में किस पदार्थ की मात्रा जानने के लिए सोडियम फ्लूराइड की बोतल का उपयोग होता है?
A. ग्लूकोज B. यूरिया
C. Hb_1 Ac D. हिमैटोक्रिट

207. मरीज को किस अवस्था में एनीमा दिया जाता है?
A. पीठ के बल B. पेट के बल
C. दाहिने करवट D. बाएँ करवट

208. सामान्यतया इन्टरकोस्टल ड्रेनेज नली कितने दिन के लिए रखी जाती है?
A. 1-2 B. 3-5
C. 5-10 D. 10-15

209. 'हाइपोवालेमिक शॉक' में कौन-सा तरल पदार्थ दिया जाता है?
A. 5% डेक्सट्रोस
B. 0.9% सोडियम क्लोराइड
C. 5% डेक्सट्रोस सोडियम क्लोराइड
D. 10% डेक्सट्रोस

210. सही जोड़ी को चुनें :

A. टी-पीस – एयरवे एड्जंक्ट

B. मैकेन्टोस – CO_2 डिटेक्टर

C. किडनी ट्रे – खून स्टोरेज

D. पल्स ऑक्सीमीटर – नाड़ी की गति जानने के लिए

211. नेसल कैनुला का उपयोग होता है :

A. ऑक्सीजन देने के लिए

B. सेक्रेशन्स को साफ करने के लिए

C. दूध पिलाने के लिए

D. दोनों (A) और (B)

212. कौन-सी दवा नेबुलाइजेशन और इन्ट्रावेनस रास्ते दोनों से दी जाती है?

A. सैलबुटामाल

B. ब्यूडेसोनाइड

C. 3% सोडियम क्लोराइड

D. हाइड्रोकार्टिसोन

213. फोटोथैरेपी का उपयोग किसके उपचार में होता है?

A. साइनोसिस B. पीलिया

C. दस्त D. एक्जीमा

214. स्तनपान कराना चाहिए केवल :

A. 4 महीने तक B. 6 महीने तक

C. 9 महीने तक D. 12 महीने तक

215. BP यंत्र का यदि कफ (Cuff) ढीला हो तो :

A. सही नाप देता है

B. गलती से ज्यादा नाप देता है

C. गलती से कम नाप देता है

D. कोई प्रभाव नहीं पड़ता है

216. 'डाइयूरेटिक्स' किस समय दिया जाता है?

A. सुबह में B. दोपहर में

C. शाम में D. रात में

217. रोगी की देखभाल में किस तरह का मैट्रेस उपयोग होता है?

A. मोटा और कड़ा B. पतला और मुलायम

C. मोटा और ठोस D. पतला और लचीला

218. माँस में सुई लगाने के बाद, शरीर का भाग किस पदार्थ से दबाना चाहिए?

A. सूखी रुई स्वाब

B. गीली रुई स्वाब

C. स्पिरिट रुई स्वाब

D. प्रोवीडोन आयोडीन रुई स्वाब

219. चमड़े के नीचे सुई किस कोण पर दी जाती है?

A. 15° B. 30°

C. 45° D. 90°

220. निम्नलिखित में तरल पदार्थ के तापमान के संबंध में कौन-सा सही जोड़ा नहीं है?

A. सफाई करने के लिए – 104°F

B. गर्म प्रभाव के लिए – 110°-115°F

C. तापमान कम करने के लिए – 80°-90°F

D. गैस्ट्रिक सफाई के लिए – 70°-80°F

221. शृंखला में अगली संख्या ज्ञात करें।

7, 9, 13, 21, 37, ?

A. 57 B. 55

C. 69 D. 63

222. घरेलू जल अपशिष्ट में, निम्नलिखित में से कौन-सा पदार्थ 'विघटित पदार्थ' का भाग नहीं होता है?

A. नाइट्रेट B. फॉस्फेट

C. कैल्शियम D. रेत

223. एक लड़की ने उत्तर दिशा की ओर 2 किमी. चलना शुरू किया। फिर वह दाएं मुड़ी और 6 किमी. चली और फिर बाएँ मुड़ कर 3 किमी. चली गई। एकबार फिर फिर वह बाएँ मुड़ी और 3 किमी. चलकर 5 किमी. और चलने से पहले एक और बार बाएँ मुड़ी। वह आरंभिक बिंदु से कितनी दूरी पर है?

A. 7 किमी B. 5 किमी

C. 3 किमी D. 4 किमी

224. किस पोषक तत्व की कमी से घेंघा रोग होता है?

A. आयोडीन B. प्रोटीन

C. कैल्शियम D. कार्बोहाइड्रेट

225. डांडिया .... का पारंपरिक लोकनृत्य है।

A. सिक्किम B. कर्नाटक

C. गुजरात D. उत्तर प्रदेश

226. विशिष्ट कर्त्तव्यों को निर्दिष्ट करने की प्रक्रिया क्या है?
A. समन्वय B. पर्यवेक्षण
C. संचार D. प्रतिनिधान

227. शरीर में कौन-सी संरचना टेलीफोन के तार जैसा काम करती है?
A. मांसपेशियां B. तंत्रिकाएँ
C. धमनियां D. शिराएं

228. भारत में, निम्न में से किस राज्य में सर्वाधिक राष्ट्रीय उद्यान हैं?
A. तमिलनाडु B. मध्य प्रदेश
C. त्रिपुरा D. पंजाब

229. गैलियम तत्व का प्रतीक क्या है?
A. Gl B. Ga
C. G D. Gm

230. व्यक्तिगत संबंध और वात्सल्य की स्थापना जिस समूह गतिशीलता के चरण में होती है, उसे .... कहा जाता है।
A. प्रदर्शन अवस्था B. निर्माण अवस्था
C. आदर्श अवस्था D. झंझावात अवस्था

231. विद्युत-आपेक्षी (Electroconvulsive) चिकित्सा का तात्कालिक दुष्प्रभाव क्या है?
A. अस्थायी रूप से स्मृति की हानि और भ्रम
B. अस्थिभंग और अव्यवस्थित हड्डियां
C. दिल का दौरा (Myocardial infarcation) और पूर्ण हृदरोध (cardiac arrest)
D. स्थायी रूप से स्मृति हानि और मस्तिष्क क्षति

232. भारतीय सरकार का वास्तविक शासनात्मक प्रमुख .... होता है।
A. राष्ट्रपति B. प्रधानमंत्री
C. लोकसभा अध्यक्ष D. उपराष्ट्रपति

233. HML विश्लेषण का अर्थ .... है।
A. हीपिंग, मोल्डिंग एंड लोअरिंग एस्टमेट्स
B. हाई, मीडियम एंड लो एस्टमेट्स
C. हाइरार्की, माडरेट एंड लो एस्टमेट्स
D. हाई मेडिकल लैब्रटोरी इन्वैन्ट्री

234. एंटीसाइकोटिक दवाएँ .... मानसिक लक्षणों को कम करने के लिए दी जाती हैं।
A. केंद्रीय तंत्रिका तंत्र को दबाकर
B. एंजाइम मोनोमाइन ऑक्सीडेज इनहिबिटर के उत्पादन में बाधा देकर
C. मस्तिष्क में डोपामाइन की कार्रवाई को अवरुद्ध कर
D. नॉरपेनेफ्रिन और सेरोटोनिन को फटने से रोककर

235. किस AV ब्लॉक को Mobitz (मोबिट्ज)-II भी कहा जाता है?
A. पूरा हार्ट ब्लॉक
B. द्वितीय डिग्री AV ब्लॉक
C. तृतीय डिग्री AV ब्लॉक
D. प्रथम डिग्री AV ब्लॉक

236. शरीर के तरल पदार्थों के परासरणी दबाव और अम्ल-क्षार (Acid-base) संतुलन को .... के द्वारा कायम रखा जाता है।
A. सोडियम B. मैग्नेशियम
C. फ्लोरीन D. जिंक

237. एनीमा देने के लिए सबसे उपयुक्त स्थिति कौन-सी है?
A. दाईं पार्श्व स्थिति B. लिथाटॉमी स्थिति
C. प्रोन स्थिति D. बाईं पार्श्व स्थिति

238. विद्युत क्षेत्र शक्ति की SI इकाई क्या है?
A. हेनरी/कूलंब B. जूल/कूलंब
C. कूलंब/न्यूटन D. न्यूटन/कूलंब

239. उपग्रह द्वारा एक घूर्णन पूरा करने के लिए जितना समय लगता है, उसे क्या कहा जाता है?
A. बल की अवधि B. गति की अवधि
C. संवेग की अवधि D. परिक्रमा की अवधि

240. किस सरकारी विभाग द्वारा पैन संख्या जारी की जाती है?
A. वित्तीय मामले B. राजस्व
C. आयकर D. आर्थिक मामले

241. प्रसव के दौरान बच्चे के निकलने वाले हिस्से के सामने, आंतरिक ओ एस (os) के ऊपर स्थित भ्रूण की रक्त वाहिका को क्या कहा जाता है?
A. कॉर्ड प्रोलैप्स B. कॉर्ड प्रेजेंटेशन
C. अकल्ट कॉर्ड प्रोलैप्स D. वासा प्रेविया

242. चेहरे के लकवे को .... के नाम से भी जाना जाता है।
A. एर्ब अंगघात B. क्लम्पके का अंगघात
C. बेल अंगघात D. ब्रेकीअल अंगघात

243. अपनी असफलताओं और कठिनाइयों के लिए दूसरों पर दोष मढ़ने को .... कहा जाता है।
A. दमन B. विक्षेप
C. उर्ध्वपातन D. खण्डन

244. किस स्थिति में प्रक्षेप्य उल्टी (projectile vomiting) देखी जाती है?
A. ग्रहणी अविवरता (Douodenal atresia)
B. अंत्रावेष्टांश (Intussusception)
C. महाबृहदांत्र (Megacolon)
D. पायलोरिक स्टेनोसिस (Pyloric stenosis)

245. मातृ मृत्यु अनुपात .... संदर्भ में अभिव्यक्त की जाती है।
A. 1000 जीवित जन्म
B. 100 जीवित जन्म
C. 10000 जीवित जन्म
D. 100000 जीवित जन्म

246. एक रेलगाड़ी एक स्टेशन के प्लेटफार्म को पार करने में 65 सेकंड और प्लेटफार्म पर खड़े व्यक्ति को पार करने में 49 सेकंड का समय लेती है। यदि रेलगाड़ी की गति 29 मी/से है, तो प्लेटफार्म की लंबाई कितनी है? (मीटर में)
A. 484 B. 494
C. 464 D. 474

247. मूत्र और जननांग संक्रमण में कौन-सी दवा अधिमान्य है?
A. नरफ्लोक्सासिन B. पेफ्लोक्सासिन
C. ओफ्लॉक्सासिन D. सिप्रोफ्लोक्सासिन

248. ऊतक में ऑक्सीजन की कमी को .... कहा जाता है।
A. एनोरेक्सिया (Anorexia)
B. एनोक्सीया (Anoxia)
C. साइअनोसिस (Cyanosis)
D. हाइपोक्सिया (Hypoxia)

249. किसे एस्कॉर्बिक अम्ल के रूप में जाना जाता है?
A. विटामिन E B. विटामिन C
C. विटामिन D D. विटामिन A

250. वस्तुसूची प्रबंधन (Inventory control) में ABC विश्लेषण का आधार क्या है?
A. वस्तुओं का महत्व
B. वार्षिक खपत मूल्य
C. वस्तुओं की खरीद में कठिनाई
D. वस्तुओं की इकाई लागत

251. निम्न में से कौन-सी स्वैच्छिक और अनैच्छिक मांसपेशियों के परिणामस्वरूप पेशाब की प्रक्रिया है?
A. मिकटुरेशन प्रक्रिया (Micturition process)
B. प्रोस्टेट की प्रक्रिया (Prostate process)
C. गुर्दे की प्रक्रिया (Kidney process)
D. ग्लोमेरुलर प्रक्रिया (Glomerular process)

252. कौन-सी चिकित्सीय संचार तकनीक नहीं है?
A. परहास B. सूचना देना
C. स्वतः प्रतिक्रिया D. प्रतिबिंबित करना

253. किस दशा में महिलाओं को मुँह से खाने वाली गोलियाँ नहीं दी जानी चाहिए?
A. यौनि संक्रमण
B. दमा
C. उच्च रक्तचाप
D. मासिक स्राव संबंधी समस्याएँ

254. वह ब्रोडमैन क्षेत्र संख्या जो प्राथमिक दृश्य प्रांतस्था से मेल खाती है, वह .... है।
A. तीन B. सत्रह
C. इकतालीस D. चार

255. एक CPU को ₹ 7935 में बेचने पर एक व्यक्ति 15% का लाभ प्राप्त करता है। 25% लाभ प्राप्त करने के लिए उसे यह किस मूल्य पर बेचना चाहिए? (₹ में)
A. 8725 B. 8525
C. 8825 D. 8625

256. शोध के दौरान जिस नमूना फ्रेम की पहचान मुश्किल होती है, उसके लिए कौन-सा नमूनाकरण प्रभावी हो सकता है?

A. कोटा B. सुविधाजनक
C. सप्रयोजन D. स्नोबाल

257. शरीर को ठीक से काम करने के लिए कौन-सा स्थूल खनिज (macro mineral) आवश्यक है?
A. सोना B. चाँदी
C. सीसा D. कैल्शियम

258. निम्नलिखित में से कौन-सा प्रसवोत्तर रक्तस्राव का प्रमुख कारण है?
A. एटोनिक यूटेरस
B. थ्रोम्बिन
C. पूर्व प्रसवाक्षेप
D. इनकोर्डिनेट यूटेरिन एक्शन

259. बेसिल कैलमेट-गुएरिन (BCG) क्या है?
A. टॉक्साइड B. इम्युनोग्लोबुलिन
C. जीवंत तनुकृत टीका D. निष्क्रिय टीका

260. गोलीय दर्पणों और लेंसों के लिए किस चिह्न-परिपाटी का अनुसरण किया जाता है?
A. नया अइंस्टाइन चिह्न
B. नया कार्तीय चिह्न
C. नया ह्यूजेंस चिह्न
D. नया न्यूटन चिह्न

261. गैर-संभाव्यता (Non-probability) नमूनाकरण किसे कहा जाता है?
A. गुच्छ नमूनाकरण (Cluster sampling)
B. व्यवस्थित नमूनाकरण (Systematic sampling)
C. स्तरीय यादृच्छिक नमूनाकरण (Stratified random sampling)
D. कोटा नमूनाकरण (Quota sampling)

262. कौन-सा घातक मस्तिस्क विकास (fatal brain disorder) रोग है, जो प्राइऑन प्रोटीन (prion protein) के कारण होता है?
A. पिक रोग
B. मैड काउ रोग
C. क्रूट्सफेल्ड जेकब रोग
D. लेवी बॉडी रोग

263. ग्लूकोज का वृक्कीय सीमा रेखा मान (renal threshold value) क्या है?
A. 182 Mg/dl B. 188 Mg/dl
C. 185 Mg/dl D. 180 Mg/dl

264. निम्नलिखित में से कौन-सा नर्सिंग निदान में संक्रमण के लिए जोखिम का एक उदाहरण है?
A. वेलनेस नर्सिंग डायग्नोसिस (Wellness Nursing Diagnosis)
B. डायग्नोस्टिक नर्सिंक डायग्नोसिस (Diagnostic Nursing Diagnosis)
C. रिस्क नर्सिंग डायग्नोसिस (Risk Nursing Diagnosis)
D. एक्चुअल नर्सिंग डायग्नोसिस (Actual Nursing Diagnosis)

265. क्लीनफेल्टर सिन्ड्रोम किस कारण से होता है?
A. Xo B. Xyy
C. Xx D. Xxy

266. पंचायत राज की त्रिस्तरीय प्रणाली की सिफारिश किसने की थी?
A. जय प्रकाश नारायण समिति
B. साइमन कमीशन
C. काका कालेकर समिति
D. बलवंत राय मेहता समिति

267. किस रोग के निदान के लिए शिक परीक्षण (Schick test) किया जाता है?
A. डिप्थीरिया B. खसरा
C. रूबेला D. मम्प्स

268. छोटी आँत का सबसे अंतिम हिस्सा निम्नलिखित में से कौन-सा है?
A. शेषान्त्र B. मध्यांत्र
C. पाचनांत्र D. उपांत्र

269. निम्नलिखित में से कौन-सी धातु सामान्य तापमान पर तरल अवस्था में होती है?
A. सोडियम B. पारा
C. कोयला D. सल्फर

270. .... में इष्टतम सिर परिधि 45 सेंटीमीटर होगी।
A. 12 महीने की उम्र B. 8 महीने की उम्र
C. 4 महीने की उम्र D. 6 महीने की उम्र

271. पायरिडाक्सीन को .... के नाम से भी जाना जाता है।

A. विटामिन बी1 B. विटामिन बी2
C. विटामिन बी12 D. विटामिन बी6

272. किसी संख्या को 483 से विभाजित करने पर हमें शेषफल 68 प्राप्त होता है। उसी संख्या को 69 से विभाजित करने पर शेषफल क्या होगा?
A. 38 B. 58
C. 68 D. 48

273. प्रसव के किस चरण में गर्भनाल निकलता है?
A. पहला चरण B. तीसरा चरण
C. दूसरा चरण D. चौथा चरण

274. मानव का सामान्य आईक्यू (IQ) स्तर .... है।
A. 80 से 100 B. 120 और उससे अधिक
C. 110 से 120 D. 90 से 110

275. डाउन सिन्ड्रोम को .... के नाम से भी जाना जाता है।
A. ट्राईसोमी 13 B. ट्राईसोमी 18
C. ट्राईसोमी 21 D. मोनोसोमी 13

276. जलने के मरीज के लिए प्रथम 24 घंटों में आपातकालीन प्रबंधन निम्नलिखित में से कौन-सा है?
A. प्लास्टिक सर्जरी B. तरल पदार्थ का पुनर्जीवन
C. मरहम-पट्टी D. एंटीबायोटिक चिकित्सा

277. गुणवत्ता देखभाल की रूपरेखा में .... शामिल नहीं है।
A. महत्वपूर्ण विचार B. पेशेवर मानक
C. मिशन, सिद्धांत D. देखभाल दिशानिर्देश

278. वर्मर्स सिंड्रोम (Wermer's syndrome) को .... माना जाता है।
A. MEN I B. MEN II
C. MEN IV D. MEN III

279. सभी हरे पौधे और जीवाणु जो प्रकाश संश्लेषण विधि से अपना भोजन तैयार कर सकते हैं, ... श्रेणी में आते हैं।
A. विघटनकारक B. ग्राहक
C. खाद्य प्रदाता D. उत्पादक

280. हड्डी की परिधीय स्नेहक संधि (synovial joints) को प्रभावित करने वाला एक गंभीर सूजन-संबंधी और स्व-प्रतिरक्षित (autoimmune) रोग कौन-सा है?
A. संधिवाताभ (Rheumatiod)
B. बहुसंधिशोथ (Polyarthritis)
C. अस्थिसंधिशोथ (Osteoarthritis)
D. अचलताकारक (Ankylosing)

281. मृतप्राय नवजात को जीवित करने के लिए निम्नलिखित में कौन-सा तत्काल उठाया जाने वाला कदम है?
A. बच्चे के पेट का चूषण
B. मुख और नाक के वायुमार्ग को साफ करना
C. वायुमार्ग से स्रवण को हटाने के लिए छाती को दबाना
D. नियमित रूप से सोडियम बाइकार्बोनेट देना

282. उच्च संतृप्त वसा वाले आहार को .... से जोड़ा जा सकता है।
A. किडनी की खराबी
B. हृदय के रोग
C. क्षुधामान्द्य (Anorexia)
D. अतिक्षुधा (Bulimia)

283. एंटीबायोटिक पेनिसिलिन की खोज किसने की थी?
A. अलेक्जेंडर फ्लेमिंक B. एडवर्ड जेनर
C. वैक्समन D. इनमें से कोई नहीं

284. 4500 विद्यार्थियों वाले एक विद्यालय में लड़कियों और लड़कों की संख्या का अनुपात 49:41 है। कितनी और लड़कियों को दाखिल करना चाहिए जिससे यह अनुपात बदल कर 1 : 1 हो जाए?
A. 88 B. 90
C. 92 D. 86

285. निम्नलिखित में से कौन-सा पहलू अस्पताल प्रणाली का संकेतक नहीं माना जाता है?
A. रोगी की संतुष्टि B. जन संपर्क
C. मशीनरी D. देखभाल की गुणवत्ता

286. दो घंटियाँ 59 सेकंड और 70 सेकंड के अंतराल पर एक साथ बजना शुरू हुईं। यदि वे दोनों सुबह 10 बजे एक साथ बजती हैं, तो वे दोबारा कितने सेकंड बाद एक साथ बजेगी?
A. 4230 B. 4030
C. 4330 D. 4130

287. निम्नलिखित में से क्या एक प्राकृतिक तरीके से सड़नशील (biodegradable) पदार्थ है?

A. लकड़ी B. प्लास्टिक की थैली
C. परमाणु अपशिष्ट D. एल्युमिनियम

288. .... को नाममात्र चर के रूप में भी जाना जाता है।
A. क्रमिक चर (ordinal variable)
B. श्रेणीगत चर (categorical variable)
C. असतत चर (discrete variable)
D. परस्पर चर (confounding variable)

289. वैज्ञानिक अनुसंधान का मुख्य लक्षण कौन-सा है?
A. अनुभवजन्य अनुसंधान
B. प्रायोगिक अनुसंधान
C. सैद्धांतिक शोध
D. ऐतिहासिक शोध

290. आंतरिक कान के लिए ध्वनि कंपन का संचरण कौन-सा कार्य है?
A. अलिंद (Auricle)
B. कान का पर्दा (Tympanic membrane)
C. वेस्टिब्यूल (Vestibule)
D. कबुकर्णी नली (Eustachian tube)

291. निम्न में से कौन-सा यकृत का एक काम है?
A. प्लाज्मा प्रोटीन का संश्लेषण
B. कार्बोहाइड्रट को निकालना
C. पित्त का संकेंद्रण
D. कोलेलिस्टोकिनिन का स्राव

292. इस प्रश्न में, कथन में विभिन्न तत्वों के बीच संबंध दर्शाया गया है। कथन के बाद तीन निष्कर्ष दिए गए हैं। दिए गए कथन को सत्य मानें और दिए गए विकल्पों में से उत्तर चुनें:

कथनः $W = O > R \geq I > E < D$

निष्कर्षः
(*i*) $E < R$
(*ii*) $I < O$
(*iii*) $W > I$

A. केवल (*i*) और (*ii*) अनुसरण करते हैं
B. केवल (*ii*) और (*iii*) अनुसरण करते हैं
C. केवल (*iii*) अनुसरण करता है
D. सभी अनुसरण करते हैं

293. मैनिंजाइटिस का आधारभूत (cardinal) संकेत क्या है?
A. ट्रूसो का संकेत B. कार्निग साइन
C. ओर्टोलानी साइन D. चवोस्टेक का चिह्न

294. निम्नलिखित में से किस नदी पर पोंग बाँध बनाया गया है?
A. सतलुज B. ब्यास
C. रावी D. चेनाब

295. .... के पाचन के लिए पित्त लवण (Bile salts) महत्वपूर्ण हैं।
A. वसा B. प्रोटीन
C. कार्बोहाइड्रेट D. लौह

296. एक कूटभाषा (कोडबद्ध) में यह BEACH को GDCJE लिखा जाता है, तो उसी भाषा में FLUID को कैसे लिखा जाएगा?
A. UOLRW B. HNWKF
C. GLXOI D. NHWFK

297. रिकेट का प्रारंभिक संकेत क्या है?
A. हैरिसन्स ग्रूव B. फ्रेनिओटब्स
C. बो लेग्स D. रिकेटी रोसरी

298. रक्त या शरीर के तरल पदार्थों के तेजी से नुकसान के कारण जीवन के लिए खतरा होने वाली स्थिति को .... के रूप में जाना जाता है।
A. हाइपोवॉल्मिक शॉक B. न्यूरोजेनिक शॉक
C. ऐनाफैलैटिक शॉक D. पूतिदूषित शॉक

299. तरलों द्वारा लगाए गए घर्षण बल को यह भी कहा जाता है:
A. धातुमल B. श्रम
C. कर्षण D. कोर

300. उम्रदराज वयस्कों को प्रभावित करने वाला स्मृति विकार .... है।
A. अनिद्रा (Insomnia)
B. दुष्पोषण (Dystrophy)
C. दमा (Dyspnoea)
D. मनोभ्रंश (Dementia)

301. ऑस्ट्रेलियन ओपन 2019 में पुरुष एकल का खिताब किसने जीता था?

A. राफेल नडाल B. रोजर फेडरर
C. एंडी मरे D. नोवाक जोकोविच

302. मूत्राल्पता (Anuria) का एक कारण कौन सा है?
A. आंत्रपुच्छकोप (Appendicitis)
B. जठरशोध (Gastritis)
C. बुखार (Pyrexia)
D. किडनी की खराबी

303. मानसिक स्वास्थ्य चिकित्सा का मानक .... द्वारा प्रकाशित किया जाता है।
A. अमरीकन नर्सेस एसोसिएशन
B. इंडियन नर्सिंग कौंसिल
C. स्टेट नर्सिंग कौंसिल
D. ट्रेन्ड नर्सेस एसोसिएशन ऑफ इंडिया

304. लोथल का प्राचीन हड़प्पा शहर .... राज्य में है।
A. गुजरात B. राजस्थान
C. उत्तर प्रदेश D. पंजाब

305. फुफ्फुसीय अन्तःशल्यता की रोकथाम में प्रभावी दृष्टिकोण .... को रोकना है।
A. हृदय रोग
B. गहरी नस घनास्रता
C. चिरकालिक प्रतिरोधी फुफ्फुसीय रोग
D. मधुमेह

306. जब डॉक्टर के निर्देश में कहा गया है कि रोगी को 8 घंटे में 1000 cc तरल पदार्थ और IV सेट 20 gtts प्रति cc मिलना चाहिए, तब आप प्रति मिनट कितनी बूँदें देंगे?
A. 48 gtts B. 51 gtts
C. 42 gtts D. 31 gtts

307. किसी नर्स द्वारा कौन-सा सिद्धांत विकसित किया गया था?
A. बीमारी की अनिश्चिता का सिद्धांत
B. आवश्यकता के सिद्धांत का पदानुक्रम
C. सामाजिक संज्ञानात्मक सिद्धांत
D. कार्य संतुष्टि का सिद्धांत

308. एक निर्धारित अवधि के दौरान निश्चित जनसंख्या में होने वाले नए मामलों की संख्या को .... कहा जाता है।
A. मृत्यु-संख्या (Morbidity)
B. प्रचलन (Prevalence)
C. घटना (Incidence)
D. बिंदु प्रचलन (Point Prevalence)

309. निम्नलिखित में से क्या एक कठोर आवरण विकसित करता है और फिर एक बीच में परिवर्तित हो जाता है?
A. बीजांड B. पराग कण
C. भ्रूण D. युग्मनज

310. एचआईवी/एड्स की चिकित्सा के लिए कौन-सी दवा का उपयोग किया जाता है?
A. एम्पीसिलीन (Ampicillin)
B. डेक्सामेथासोन (Dexamethasone)
C. स्ट्रेप्टोमाइसिन (Streptomycin)
D. जिडोवुडिन (Zidovudine)

311. रोगी को छुट्टी दिए जाने के बाद किस आकलन प्रणाली का इस्तेमाल किया जाता है?
A. लेखापरीक्षण B. पूर्वप्रभावी मूल्यांकन
C. समवर्ती मूल्यांकन D. गुणवत्ता आश्वासन

312. निषेचन कहाँ होता है?
A. वायुकोष्ठिका (Infundibulum)
B. अंडाशय (Ovary)
C. कलशिका (Ampulla)
D. इस्मस (Isthmus)

313. सीमावर्त विकास (borderline personality disorder) वाले मरीज "विभक्तन" (Splitting) .... को दर्शाता है।
A. एक आदिम रक्षा तंत्र जिसमें रोग वस्तुओं को सभी अच्छे या सभी बुरे रूप में देखता है
B. सीमावर्ती रोगी में दो भिन्न व्यक्तित्व
C. असामयिक विकास के साक्ष्य
D. एक संक्षिप्त मानसिक प्रकरण जिसमें मरीज वास्तविकता के साथ संपर्क खो देता है

314. किस वर्ष CSSM कार्यक्रम शुरू किया गया था?
A. 1980 B. 1990
C. 1992 D. 1982

315. किसी व्यक्ति को कितनी बार भारत के राष्ट्रपति के रूप में निर्वाचित किया जा सकता है?
A. केवल पाँच बार B. केबल एक बार
C. कितनी भी बार D. केवल दो बार

316. 2450 लड़के और 1750 लड़कियों की एक परीक्षा ली गई; 42% लड़के और 36% लड़कियों ने परीक्षा उत्तीर्ण की। परीक्षा में अनुत्तीर्ण होने वाले छात्रों की कुल संख्या का प्रतिशत ज्ञात करें।
A. 62.5 B. 63.5
C. 60.5 D. 61.5

317. व्युत्पत्ति रूप से भावना (emotion) शब्द का अर्थ .... होता है।
A. व्यक्त करना B. उत्तेजित करना
C. परीक्षण करनाा D. रोना

318. ''लेग बिफोर विकेट'' संज्ञा किस खेल/प्रतिस्पर्धा से संबंधित है?
A. फुटबॉल B. क्रिकेट
C. शतरंज D. वॉलीबॉल

319. निम्नलिखित में से कौन-सा कारण मानव रोगक्षमपर्याप्तता विषाणु (immunodeficiency) को नहीं फैलाता है?
A. नशीली दवाओं का प्रयोग
B. यौन संपर्क
C. रक्त आधान
D. हाथ मिलाना

320. एक सामुदायिक स्वास्थ्य केंद्र द्वारा कितने लोगों को सेवा उपलब्ध कराई जाती है?
A. 15000 से 45000
B. 20000 से 30000
C. 3000 से 5000
D. 80000 से 120000

321. हेयलिन कार्टिलेज के ट्यूमर को क्या कहा जाता है?
A. ओस्टेओछोनड्रोम B. ऑस्टियो सार्कोमा
C. अन्तरुपाथ्यर्बुद D. कोंड्रोसारकोमा

322. वक्रता में अंतर के कारण अपवर्तक त्रुटि है यदि कॉर्निया और लेंस को क्या कहा जाना चाहिए?
A. एम्मेटरोपिया B. दृष्टि वैषम्य
C. निकट दृष्टिदोष D. दूर दृष्टि दोष

323. सही वर्तनी वाला शब्द खोजें?
A. Entreprener B. Eantrepraner
C. Entrepreneur D. Entreperanar

324. ए.वी. सहायता का प्रकार, जो एक सस्ता और आसान सहायता है जो किसी न किसी खादी और कट आउट, चित्र और अन्य चित्रों के साथ कवर किया जाता है रखा जाता है जिसे कहा जाता है:
A. फ्लैश कार्ड B. फलानैन बोर्ड
C. बुलेटिन बोर्ड D. प्रदर्श

325. सामूहिक मूल्यांकन में उपयोग की जाने वाली डेटा संग्रह तकनीकों के अलावा कहाँ उपयोग की जाती है:
A. उपयुक्त निर्णय करना
B. संगठन और समस्या की तुलना
C. प्रभावी संचार
D. जांच और माप

326. एक नैदानिक इकाई जहाँ गर्भपात की प्रक्रिया शुरू हो चुकी है, लेकिन ऐसी स्थिति में प्रगति नहीं हुई है जिससे रिकवरी असंभव हो सके:
A. त्वरित गर्भपात B. संभावित गर्भपात
C. अपरिहार्य गर्भपात D. विफल गर्भपात

327. निम्न में से कौन-सा आंशिक तिल में देखा जा सकता है?
A. त्रिगुणित B. अगुणित
C. बहुगुणित D. द्विगुणित

328. सीरोलौजिकल प्रतिक्रिया, जो फागौसाइटोसिस के लिए बैक्टीरिया को संवेदित करता है:
A. सह-समूहन B. विफल करना
C. अपसोनाइजेशन D. संपीड़न निर्धारन

329. सामान्यतः प्लेसेंटा के अलग होने के निम्नलिखित कारण होते हैं सिवाय इसके:
A. अचानक गर्भाशय विघटन
B. दोषपूर्ण पत्या
C. सुपाइन हाइपोटेंशन सिंड्रोम
D. थ्रोम्बोफिलिअस

330. संदंश के सही और न्यायसंगत उपयोग के बाद भी शीर्ष को ऊपर उठाने पर भी विफलता पर शक का बढ़ना:
A. सरवाइकल डिस्टोसिया
B. स्पास्टिक लोअर सिगमेंट

C. कंस्ट्रिक्टिंग रिंग
D. गैर-संवेदी गर्भाशय क्रिया

331. हाथ की जन्मजात विसंगति, जिसमें हाथों के संलग्न अंगुली आपस में दृढ़ता से जुड़े होते हैं, जिसे कहा जाता है?

A. पॉलीडैक्टयल B. मोनोडैक्टयल
C. सैंडएक्टाइल D. कमी की विकृति

332. निम्नलिखित में से गलत विकल्प की पहचान करें।

A. स्वास्थ्य एक अवस्था है और एकीकृत होने वाला एक प्रक्रिया है
B. अनुकूली प्रतिक्रिया वह है जो मानव तंत्र के लक्ष्यों के संदर्भ में समग्र रूप से में योगदान नहीं देते हैं
C. अनुकूलन स्तर तीन विभिन्न स्तरों पर वर्णित जीवन प्रक्रियाओं की स्थिति का प्रतिनिधित्व करता है: एकीकृत, प्रतिपूरक और समझौता
D. नर्सिंग का लक्ष्य व्यक्तियों और समूहों के लिए अनुकूलन को बढ़ावा देना है

333. प्रमुख अवसाद के साथ रोगी की नैदानिक विशेषताओं में शामिल हैं:

(*a*) उत्तेजना (*b*) व्यवहार भिन्नता
(*c*) भूख का बढ़ना (*d*) घबराहट

A. (*a*), (*b*), (*c*) B. (*b*), (*c*), (*d*)
C. (*a*), (*b*), (*d*) D. (*a*), (*c*), (*d*)

334. गर्भाशय में मृत भ्रूण को पड़े रहने को क्या कहते हैं?

A. पूर्ण गर्भपात B. अपूर्ण गर्भपात
C. लीन गर्भपात D. पुनरावती गर्भपात

335. सिद्धांत जो नर्सिंग व्यवसाय की एक विस्तृत शृंखला के लिए और बुनियादी नर्सिंग घटनाओं को समझने के लिए एक एकीकृत ध्यान प्रदान करने का इरादा रखता है: क्लाइंट, पर्यावरण, स्वास्थ्य और नर्सिंग:

A. रॉय के नर्सिंग के सिद्धांत
B. न्यूमैन के नर्सिंग के सिद्धांत
C. नाइटिंगेल के नर्सिंग के सिद्धांत
D. नर्सिंग के स्कूडर थ्योरी

336. सही उत्तर को भरकर समानता को पूरा करें।

चूहा : स्तनपायी प्राणी : : मगरमच्छ : ?

A. जानंवर B. कीट
C. रेंगनेवाला जन्तु D. सर्वाहारी

337. एक चरित्र का प्रतिनिधित्व जानने के लिए बिट्स की एक स्ट्रिंग का इस्तेमाल किस रूप में किया जाता है?

A. डेटा B. मेमोरी
C. बाइट D. वाल्ट

338. 15 महीने के बच्चों में भाषा का विकास को निम्नलिखित में से किसको दर्शाता है?

A. संचार करते समय वयस्कों को देखे
B. साधारण कहानियों को सुनने का आनंद लें
C. इशारा के बिना एक कदम नीचे ले जाता है
D. शब्दों को समझता है

339. प्लेसेंटल संबंधी असामान्यताएं जिसमें एक पतली तंतुमय रिंग कोरियोनिक प्लेट के किनारे पर मौजूद होती है जहाँ भ्रूण के वेसल्स को समाप्त होते हैं:

A. सर्जिकल प्लेसेंटा B. प्लेसेंटा झिल्ली
C. प्लेसेंटा मार्जिन्टा D. प्लेसेंटा स्पुरिया

340. पैयेलोफोराइटिस के नैदानिक प्रत्यक्षीकरण में शामिल हैं:

(*a*) पेट या फुफ्फुस दर्द
(*b*) कॉस्टओवरबेस्ट्रेलल कोमलता
(*c*) लगातार उल्टी
(*d*) गंभीर निर्जलीकरण

A. (*a*), (*b*), (*c*) B. (*b*), (*c*), (*d*)
C. (*a*), (*c*), (*d*) D. (*a*), (*b*), (*c*), (*d*)

341. एंडोटॉक्सिन्स के संदर्भ में निम्नलिखि कौन-सा एक कथन सत्य है?

A. वे प्रकृति में लैपोपालीसेकराइड्स हैं
B. वे प्राकृतिक रोग से बैक्टीरिया की सतह से मुक्त हो जाते हैं
C. वे प्रोटीन गर्मी में उत्तरदायी हैं
D. उनके विषाक्तता वसा घटक में निर्भर करता है

342. कोरियॉनिक लाईव पर सक्रिय प्लेसेंटल से असामान्यताएं, विकसित की जाती हैं:

A. प्लेसेंटा सक्केन्तुरीता
B. प्लेसेंटा स्पुरिया
C. प्लेसेंटा एक्स्टर्कोलालिसिस
D. प्लेसेंटा मार्जिनटा

343. श्री. आनंद एक मानसिक रूप से बीमार व्यक्ति हैं और चिकित्सा अधिकारी प्रभारी के रूप में तुरंत भर्ती होने की

आवश्यकता है उनकी स्थिति में निम्नलिखित कथनों में से कौन सही है?

(*a*) उन्हें 72 घंटे के भीतर मजिस्ट्रेट के समक्ष पेश किया जाना चाहिए।

(*b*) मजिस्ट्रेट को श्री आनंद से अस्पताल में मिलना चाहिए और 72 घंटों के भीतर उसे जांचना चाहिए।

(*c*) मजिस्ट्रेट आपातकाल के मामले में रिसेप्शन आदेश प्रदान कर सकता है

(*d*) मजिस्ट्रेट 72 घंटे की अवधि बढ़ाने के लिए योग्य है

A. (*a*), (*b*), (*c*) B. (*b*), (*c*), (*d*)
C. (*a*), (*b*), (*d*) D. (*a*), (*c*), (*d*)

344. इनमें से कौन-सा एक उत्तेजक एमिनो एसिड का संग्राहक प्रतिरोधक है?

A. फेनीसायक्लीडीन B. क्युईस्क्वालेट
C. होमोसिसटीऐट D. कायनेट

345. हाइपोपराथीरोइडिस्म के कारणों में शामिल हैं:

(*a*) थायराइएक्टोक्टिमी के दौरान ग्रंथियों के नुकसान

(*b*) ग्रंथि की जन्मजात विसंगति

(*c*) खोपड़ी का खंडित

(*d*) एंटीबॉडी का विकृति कोशिकाओं को विकसित करना

A. (*a*), (*b*), (*c*) B. (*b*), (*c*), (*d*)
C. (*a*), (*b*), (*d*) D. (*a*), (*b*), (*c*), (*d*)

346. निम्नलिखित कथनों से डेटा संग्रह के तरीकों को प्राथमिकता के आधार पर व्यवस्थित करें?

(*a*) मस्तिष्क को इंद्रियां जैसे दृष्टि, गंध, सुनवाई और स्पर्श का उपयोग करके देखें।

(*b*) संबंधित प्रश्न पूछकर डेटा प्राप्त करने के लिए मरीज को साक्षात्कार करें

(*c*) रोगी की जांच करें और प्रयोगशाला के तरीकों के माध्यम से शरीर के सभी प्रमुख प्रणालियों के कामकाज की समीक्षा करें।

(*d*) शारीरिक परीक्षा में निरीक्षण, स्पर्श, प्रहार, श्रवण का उपयोग।

A. (*a*), (*b*), (*c*), (*d*) B. (*b*), (*a*), (*c*), (*d*)
C. (*b*), (*a*), (*d*), (*c*) D. (*a*), (*d*), (*c*), (*b*)

347. समुदाय के लोगों के लिए पर्यावरणीय स्वच्छता के बारे में स्वास्थ्य शिक्षा प्रदान करना एक उदाहरण है:

A. सामाजिक संचार B. संरचनात्मक संचार
C. चिकित्सीय संचार D. औपचारिक संचार

348. बैबेज मशीन के कार्यों में शामिल हैं:

(*a*) अंकगणितीय गणना

(*b*) लघुगणक गणना

(*c*) चंद्र डिस्क की गणना

(*d*) प्रोग्रामिंग भाषा

A. (*a*), (*b*), (*c*) B. (*b*), (*c*), (*d*)
C. (*a*), (*c*), (*d*) D. (*a*), (*b*), (*c*), (*d*)

349. साइन लहर एक उपकरण के साथ प्रयोगशाला में उत्पन्न किया जा सकता है जिसका संकेत उत्पन्न होता है?

A. थरथरानेवाला B. आयाम परीक्षक
C. एनालॉग खोजक D. कैपसिटर

350. सरन्या ने एक लड़की की तरफ इशारा करते हुए कहती है कि, "उसके पिता मेरी सास का एकमात्र बेटा है" सरन्या से उस लड़की का क्या संबंध है?

A. मां B. बेटी
C. बहू D. सास

351. अग्रगामी पिट्यूटरी ग्रंथि का हाइपोफंक्शन, जो शायद ही कभी पीछे वाले लोब को प्रभावित करता है:

A. कब्र रोग B. सीमांड्स रोग
C. फ्रॉलिक सिंड्रोम D. लेवी सिंड्रोम

352. यदि शिराभ्यंतर द्रव्य की 2500 बोतलें उपलब्ध है और प्रतिदिन 25 इंजेक्शन दिए जाने हैं तो आपूर्ति कितने दिनों के लिए है?

A. 3 दिन B. 5 दिन
C. 6 दिन D. 8 दिन

353. एक हाथ की घड़ी एक दिन में कितनी बार मेल खाता है?

A. 20 B. 21
C. 22 D. 24

354. रीढ़ की वह अशुद्धता जिसमें लैमीना के एक या अधिक कशेरुकाओं के पीछे के हिस्से को फ्यूज करने में विफल पर, रीढ़ की हड्डी के दोषपूर्ण विकास के साथ या इसके बिना, को क्या कहा जाता है?

A. रचिश्चिसिस B. इंसेफलॉसले
C. स्पिना बिफिडा D. अभिमस्तिष्कता

355. समुदाय का कार्य:

(*a*) यह सामाजिक और मनोरंजन के लिए जगह प्रदान करता है

(*b*) यह बचाव और सुरक्षा प्रदान करता है

(*c*) सदस्यों के लिए समाजीकरण और शिक्षा

(*d*) सदस्यों के बीच बातचीत के लिए अवसर प्रदान करता है

A. (*a*), (*b*), (*c*) B. (*b*), (*c*), (*d*)
C. (*a*), (*c*), (*d*) D. (*a*), (*b*), (*c*), (*d*)

356. नीचे दिए गए निर्देशों को पढ़िए और बताइए की यह किस आरेख या ग्राफ को इंगित करता है:

(*a*) आरेख के दौरान बार की चौड़ाई एक समान होती है।

(*b*) बार्स या तो ऊर्ध्वाधर या क्षैतिज हो सकते हैं।

(*c*) बार्स के बीच का अंतर एक समान होता है।

A. बार आरेख B. पाई आरेख
C. हिस्टोग्राम D. आवृत्ति बहुभुज

357. पहला इलेक्ट्रॉनिक कंप्यूटर किस देश के द्वारा विकसित किया गया था?

A. पेंटागन B. पेसिल्वेनिया
C. जर्मनी D. फ्रांस

358. डिस्पोजेबल सिरिंजों को विसंक्रमण के लिए, इस्तेमाल की जाने वाली विधि है:

A. एथाइलॉक्साइड आटोक्लेवेशन
B. अवरक्त विकिरण
C. पराबैंगनी विकिरण
D. गामा विकिरण

359. अनियमित उन्नयन और हड्डियों के अन्तर्ग्रथन का उत्पादन करने वाले अवसादों के साथ श्लेष्म जोड़ों का एक मजबूत प्रभाव कहा जाता है:

A. वेस्टीजिअल टेल B. सिम्फिसिज्म प्यूबिस
C. सैक्रोइलिएक जोड़ D. सैक्रोकॉजिएल जोड़

360. कैंसर कोशिकाओं को नष्ट करने के लिए ऊतक स्थान और गहराई के उद्देश्य से प्रकाश और ऊर्जा का उपयोग करने वाला उपचार होता है:

A. एन ब्लॉक विच्छेदन B. फोटोब्लेशन
C. डिबलकिंग D. डायथर्मी

361. गर्भावस्था के 8 सप्ताह में, गर्भाशय कैसा दिखता है:

A. छोटे नाशपाती की तरह
B. बड़े नारंगी की तरह
C. अंगूर के फल का आकार
D. क्रिकेट की गेंद की तरह

362. जन्मजात अविकसित रक्तहीनता के लक्षणों में शामिल हैं:

(*a*) रक्तचित्तिता (*b*) पेटेचिया
(*c*) न्यूट्रोपेनिया (*d*) थैलेसीमिया

A. (*a*), (*b*), (*c*) B. (*b*), (*c*), (*d*)
C. (*a*), (*c*), (*d*) D. (*a*), (*b*), (*c*), (*d*)

363. राजू कहता है कि वह दुनिया की पहली अगुवाई है और उनका जन्म जीवन में एक विशेष मिशन के साथ हुआ है। ये लक्षण हैं:

A. स्वाभाविक भ्रम B. माया के भ्रम
C. उत्पीड़न का भ्रम D. संदर्भ का भ्रम

364. उपास्थि जो पूरी तरह से संकीर्ण भाग के साथ गला को घेरता है और बाद में व्यापक हिस्से को कहा जाता है:

A. थायराइड उपास्थि B. वलयाकार उपास्थि
C. ऑरटेनॉयड उपास्थि D. एपिग्लॉटिस

365. बजट में आवश्यक प्रमुख गतिविधियां:

(*a*) अधिग्रहण (*b*) आवंटन
(*c*) नियंत्रण (*d*) संबद्धता

A. (*a*), (*b*), (*c*) B. (*b*), (*c*), (*d*)
C. (*a*), (*c*), (*d*) D. (*a*), (*b*), (*c*), (*d*)

366. बरकरार मोटर समारोह के बावजूद सामान्य गतिविधियों को ले जाने में असमर्थता:

A. एन्हेडोनिया B. चेष्टा-अक्षमता
C. उदासीनता D. स्मृतिलोप

367. इनमें से किस प्रकार के लोगों के शरीर में जल का सर्वाधिक संकेन्द्रण होता है?

A. स्थूल पुरुष B. दुबले पुरुष
C. स्थूल महिलाएं D. दुबली महिलाएं

368. कंप्यूटर के सभी प्रकार की तुलना करते समय कम-से-कम प्रोसेसिंग गति वाला कंप्यूटर है:

A. हाइब्रिड कंप्यूटर B. मिनी कंप्यूटर
C. माइक्रो कंप्यूटर D. नोटबुक कंप्यूटर

369. मनोविश्लेषण उन्मुख मनोचिकित्सा के अंत चरण निम्नलिखित है:
A. अंतर्दृष्टि को सुदृढ़ बनाना
B. रोगी के सुधार को मजबूत करना
C. चिकित्सीय तकनीक का प्रयोग
D. उपचार की समाप्ति के लिए रोगी को तैयार करना

370. निम्नलिखित में से गलत कथन कौन है?
A. नवजात शिशुओं में पल्स दर तेजी से होता है
B. महिलाओं की तुलना में पुरुषों में अधिक पल्स होती है
C. व्यायाम पल्स दर को बढ़ाता है
D. भोजन का अंतर्ग्रहण से नाड़ी दर में मामूली वृद्धि होता है

371. सबमेंटोवर्टिकल का औसत व्यास है:
A. 9.5 सेमी B. 10 सेमी
C. 11.5 सेमी D. 13.5 सेमी

372. जब्ती विकार वाले बच्चे के सुरक्षा नियोजन में शामिल है:
(*a*) बच्चे को अकेले बाथ टब में नहीं छोड़ा जाना चाहिए
(*b*) अकेले स्नान करने वाले बच्चों को शावर का उपयोग करना चाहिए
(*c*) गिरने के मामले में सिर की रक्षा करने के लिए हेलमेट पहनना
(*d*) चिकित्सा पहचान का एक रूप पहना जाना चाहिए
A. (*a*), (*b*), (*c*) B. (*b*), (*c*), (*d*)
C. (*a*), (*c*), (*d*) D. (*a*), (*b*), (*c*), (*d*)

373. उद्दीपन के प्रतिक्रिया स्वरूप वर्तमान ऐंटीबॉडी के स्तर में वृद्धि होना कहलाता है?
A. तीव्रगाहिकता विषयक प्रतिक्रिया
B. आनुवंशिक प्रतिक्रिया
C. एक्लिटिनेशन रिएक्शन
D. शीघ्र प्रतिक्रिया

374. चिकित्सा और सार्वजनिक मामलों में केंद्र सरकार का मुख्य सलाहकार कौन है?
A. कैबिनेट मंत्री
B. उप-आयुक्त
C. स्वास्थ्य सेवाओं के महानिदेशालय
D. वैधानिक और तकनीकी सलाहकार निकाय

375. नर्सिंग शोध का प्राथमिक कार्य है:
A. रोगी देखभाल के लक्ष्यों को निधारित करने और प्राप्त करने के लिए निर्देशित दूसरों के कार्यों के लिए जिम्मेदारियों को उत्तेजित करना
B. नर्सिंग अभ्यास के वैज्ञानिक आधार में योगदान करने के लिए
C. व्यक्तिगत रोगियों की स्वास्थ्य देखभाल और जरूरतों को पूरा करने के लिए, उनके परिवार और अन्य महत्वपूर्ण
D. किसी दिए गए रोगी की व्यक्तिगत नर्सिंग देखभाल के लिए पूरी जिम्मेदारी स्वीकार करने के लिए

376. डेसेंसिटिजेशन के घटकों में शामिल हैं:
(*a*) पदानुक्रम निर्माण (*b*) दृश्य बनाना
(*c*) विश्राम (*d*) मद प्रस्तुति
A. (*a*), (*b*), (*c*) B. (*b*), (*c*), (*d*)
C. (*a*), (*c*), (*d*) D. (*a*), (*b*), (*c*), (*d*)

377. कौन-सा प्रोटोकॉल विभिन्न समूहों के बीच ई-मेल सुविधा प्रदान करता है?
A. FTP B. SMTP
C. TELNET D. SNMP

378. ऑक्सीजन और पोषक तत्वों के ऊतकों की जरूरतों को पूरा करने के लिए पर्याप्त रक्त की पूर्ति या पंप करने के लिए बाएं निलय असक्षम है:
A. डिकम्पेन्सेटेड दिल विफलता
B. कोंजेस्टिव दिल विफलता
C. बाएं निलय की विफलता
D. दाएं निलय की विफलता

379. बुखार का प्रकार जिसमें तापमान 2 डिग्री सेल्सियस से अधिक उतरता या चढ़ाता है, सामान्य से ऊपर, 24 घंटे की अवधि के दौरान:
A. रूक-रूक कर बुखार आना
B. रेमिटेन्ट बुखार
C. आवर्ती बुखार
D. पुनरावर्तन बुखार

380. कंप्यूटर का एक संगठित संग्रह जो एक कंप्यूटर के समग्र संचालन को नियंत्रित करता है:
A. सर्वर B. प्रोसेसर
C. ओएस D. डिवाइस ड्राइवर

381. नर्सिंग पेशे में नैतिक सिद्धांत हैं:

(*a*) फायदे (*b*) गैर भ्रष्टाचार

(*c*) सत्य के प्रति निष्ठा (*d*) सच्चाई

A. (*a*), (*b*), (*c*) B. (*b*), (*c*), (*d*)

C. (*a*), (*c*), (*d*) D. (*a*), (*b*), (*c*), (*d*)

382. भारतीय नर्सिंग काउंसिल अधिनियम किस वर्ष प्रस्तावित किया गया था?

A. 1945 B. 1947

C. 1958 D. 2001

383. गले के तेज सूजन रोगी को पोषण संबंधी प्रबंधन में शामिल हैं:

(*a*) तरल या नरम आहार के लिए सलाह देना

(*b*) हाइड्रेशन के लिए IV तरल पदार्थों का प्रबंध करना

(*c*) ठन्डे पदार्थों और आइसक्रीम से बचने के लिए सलाह देना

(*d*) अधिक तरल पदार्थों को पीने के लिए सलाह देना

A. (*a*), (*b*), (*c*) B. (*b*), (*c*), (*d*)

C. (*a*), (*c*), (*d*) D. (*a*), (*b*), (*c*), (*d*)

384. एक ऐसे भाषण का एक ऐसा भाग जिसमें ग्राहक उद्देश्य बिंदु से दूर घूमता है और कभी मूल विचार को वापस नहीं लौटाता है उसे क्या कहा जाता है?

A. निरर्थक शब्दावृत्ति B. थोट इनशर्न

C. टेगनेशिएलिटी D. थोट ब्लॉक

385. विलुप्त संख्या भरकर समानता को पूरा करें।

1947 : 2859 : : 2465 : ?

A. 2376 B. 3576

C. 3377 D. 1354

386. वह थर्मामीटर जिसमें परिणाम 45 सेकंड के भीतर देखा जाता है?

A. इलेक्ट्रॉनिक थर्मामीटर

B. क्लिनिकल थर्मामीटर

C. डिस्पोजेबल थर्मामीटर

D. टाइमपेनिक मेम्ब्रेन थर्मामीटर

387. भारत पर आक्रमण करने वाला पहला मुस्लिम शासक कौन था?

A. मोहम्मद गौरी B. बाबर

C. मोहम्मद बिन कासिम D. कुतुबुद्दीन ऐबक

388. इनमें से कौन वस्तु के दृश्यावलोकन के समय प्रकाश को नियंत्रित और निर्देशित करता है?

A. चाक्षुष B. अभिदृश्य लेंस

C. संघनित्र D. प्रकाशीय नली

389. डॉट्स (DOTS) टीबी के इलाज के लिए एक व्यापक रणनीति है डॉट्स का प्राथमिक तत्व है:

A. स्पुटम माइक्रोस्कोपी सेवाओं

B. रोगियों को नियमित दवा आपूर्ति

C. स्वास्थ्य कार्यकर्ता परिषद् निरीक्षण करते हैं कि टीबी रोधक औषधि को निगल लिया है कि नहीं और यह ठीक होने तक इसकी निगरानी करते हैं।

D. जनशक्ति के मामले में राजनीतिक इच्छा शक्ति की आवश्यकता

390. एक अनुसंधान अध्ययन में दो या अधिक चर के बीच अनुमानित रिश्ता क्या कहा जाता है?

A. कल्पना B. प्रस्ताव

C. संचालनगत परिभाषा D. परिकल्पना

391. निम्नलिखित में से कौन-सा कथन असत्य है?

A. शिशु के विकास के लिए खेल महत्वपूर्ण है

B. नवजात अक्सर वे अभिव्यक्ति की नकल करते हैं जो वह देखता है।

C. झुनझुना नवजात शिशुओं के लिए सर्वश्रेष्ठ खिलौना है

D. 8 महीनों में बच्चे स्टैकिंग खिलौनों का आनंद लेते हैं

392. भ्रूण से उत्सर्जित होने वाला मुख्य पदार्थ कौन-सा है?

A. बिलीरुबिन B. कार्बन डाइआक्साइड

C. यूरिक अम्ल D. ऊतकों

393. कोरोटकोफ ध्वनि का कौन-सा चरण डायस्टॉलिक दबाव के रूप में परिभाषित किया गया?

A. दबाव स्तर जिस पर पहले बेहोशी, लगातार दोहन की आवाजें सुनाई जाती हैं

B. कफ अपस्फीति के समय जब स्वस्थ ध्वनियों के बड़बड़ाहट सुनाए जाते हैं

C. उस समय एक आकस्मिक रूप से अलग हल्की आवाज सुनाया जाता है

D. दबाव स्तर, जब नियमित रूप से रक्तचाप की ध्वनि सुनाई देती है और जिसके बाद सभी ध्वनि लुप्त हो जाती है

394. मौखिक संचार में, निम्न में से कौन शब्द के पीछे की भावना को प्रतिबिंबित करता है?

A. गति और ताल B. समय और प्रासंगिकता
C. आसन और चाल D. आवाज का उतार-चढ़ाव

395. पेपर स्वास्थ्य रिकॉर्ड के नुकसान हैः

(*a*) प्रवेश में देरी हो सकती है
(*b*) धीमी गति से जानकारी प्राप्त हो सकती है
(*c*) प्रलेखन से समय खपत नष्ट होता है
(*d*) परिवर्तनों का रूक जाना

A. (*a*), (*b*), (*c*) B. (*b*), (*c*), (*d*)
C. (*a*), (*c*), (*d*) D. (*a*), (*b*), (*c*), (*d*)

396. लुप्त संख्या खोजें।

18, 12, 6, 0, ? –12

A. –7 B. 7
C. –6 D. 6

397. इनमें से कौन-सा एक सूर्य का पर्यायवाची शब्द है?

A. सूर्यवत B. चमकदार
C. सौर D. अग्नि

398. बैक्टीरियल एन्डोकार्टिटिस के निवारक उपायों में शामिल हैं:

(*a*) प्रक्रिया के पहले और बाद में रोग निरोधक एंटीबायोटिक औषधि देना
(*b*) सभी कैथेटर और नालियों को जितनी जल्दी हो सके हटाया जाना चाहिए
(*c*) अंगों के प्रतिकूल उचित प्रतिरक्षण
(*d*) शारीरिक गतिविधियों पर रोक लगाना

A. (*a*), (*b*), (*c*) B. (*b*), (*c*), (*d*)
C. (*a*), (*b*), (*d*), (*c*) D. (*a*), (*c*), (*d*)

399. अवसादरोधक औषधि के दुष्प्रभाव में शामिल हैं:

(*a*) मुँह का शुष्क होना, पेशाब का बार-बार आना एवं कब्ज का होना
(*b*) मिर्गी का दौरा पड़ना तथा मांसपेशियों में झटके के साथ खीचाव आना
(*c*) त्वचा पर लाल दाने एवं पीलिया रोग का होना
(*d*) नींद और ऑर्थोस्टेटिक हाइपोटेंशन का होना

A. (*a*), (*b*), (*c*) B. (*b*), (*c*), (*d*)
C. (*a*), (*b*), (*d*) D. (*a*), (*b*), (*c*), (*d*)

400. एक मरीज को सही आहार के बारे में बताते समय किसे सम्पूर्ण प्रोटीन का स्रोत माना जाना चाहिए?

A. जैतून B. चावल
C. अंडे D. बादाम

401. सामान्यतः चिकित्सीय संचार कौशल को सुधारने के लिए उपयोग की जाने वाली एक रणनीति को क्या कहा जाता है?

A. सक्रिय होकर सुनना
B. आराम और स्पष्ट करना
C. सत्यापित करना
D. रिकॉर्डिंग प्रक्रिया

402. आंकड़ों की पहचान और वर्गीकरण, जिसमें मात्रात्मक और गुणात्मक डेटा शामिल है, यह समुदाय निदान के किस चरण से संबंधित है?

A. चरण 1 B. चरण 2
C. चरण 3 D. चरण 4

403. प्राथमिक स्वास्थ्य देखभाल के सिद्धांतों में शामिल हैं:

(*a*) समान वितरण
(*b*) सामुदायिक भागीदारी
(*c*) आवृत क्षेत्र और अभिगम्यता
(*d*) निरंतरता और उपयुक्तता

A. (*a*), (*b*), (*c*) B. (*b*), (*c*), (*d*)
C. (*a*), (*b*), (*d*) D. (*a*), (*b*), (*c*), (*d*)

404. बाहरी कमान के लिए "TREE" का उपयोग निम्न में से किया जाता है?

A. फाइलों द्वारा प्रदर्शन मेमोरी का उपयोग
B. एक फ्लॉपी से दूसरे कॉपी बनाना
C. बैक अप फ्लॉपी से फाइल को पुनर्स्थापित करना
D. एक फ्लॉपी से दूसरी फाइलें बनाना

405. श्रीमती गौरी का मूल्यांकन करने पर, निम्नलिखित व्यवहार को इंगित करता है।

(*a*) कठोर आसन को बनाए रखना
(*b*) चुप रहना
(*c*) "भगवान की आवाज" सुनता है
(*d*) वाक्यांशों को दोहराते हुए

ये .... की विशेषताएं हैं।

A. व्यामोहाभ खंडित मनस्कता
B. अधोसंख्यित सिजोफ्रेनिया
C. कैटाटोनिक सिजोफ्रेनिया
D. अवशिष्ट शिजोफ्रेनिया

406. सूक्ष्म शिक्षा की तैयारी सूक्ष्म शिक्षण के किस चरण के अंतर्गत आता है?

A. ज्ञान अधिग्रहण चरण B. कौशल अधिग्रहण चरण
C. कार्यान्वियन चरण D. चरण 1 स्थानांतरण

407. शारीरिक जाँच में डेटा एकत्र करने के लिए सूंघने की भावना का उपयोग किया जाता है:

A. श्रवण B. महक
C. टक्कर D. टटोलने का कार्य

408. आराम के विपरीतार्थी शब्द को पहचानें।

A. शांत B. ढील
C. तानना D. ठंडा

409. इनमें से कौन-सी अवस्था योनी अपकर्ष के लक्षणों में से एक नहीं है?

A. योनि कैनाल का लम्बा होना
B. योनि दीवार का पतला होना
C. योनि स्नेहन में कमी होना
D. मूत्र का असंयमिता

410. एक स्वास्थ्य टीम के सदस्य के रूप में पुरुष स्वास्थ्य कार्यकर्ताओं के निम्न कार्य हैं, सिवाय इसके:

A. उप-केंद्र का सर्वेक्षण कराएं और सभी परिवारों के रिकॉर्ड बनाए रखें
B. माताओं और बच्चों को पोषण सलाह और टीकाकरण प्रदान करें
C. सभी महत्वपूर्ण घटनाओं की जानकारी बनाए रखें
D. स्वास्थ्य शिक्षा गतिविधियों को बढ़ावा देना

411. स्तनपान के लाभ में निम्नलिखित शामिल हैं, सिवाय इसके:

A. जठरांत्र के कार्यों को बढ़ावा देना
B. प्रतिरक्षा को बढ़ावा देना
C. पोषण का असंतुलन होना
D. आर्थिक लाभ

412. वह फाइल जो इनपुट और आउटपुट डिवाइस जैसे कुंजी बोर्ड, माउस, मॉनिटर, प्रिंटर को नियंत्रित करने का कार्य करता है:

A. IBMBIO.COM
B. IBMDOS.COM
C. COMMAND.COM
D. IBMSSR.COM

413. एक आसन जिसमें शामिल है, एक आसन के साथ प्रतिक्रिया करना जो फोकस में अलग होता है और सांथी के संदेश से संबद्धता और अन्योन्याश्रितता की परिणाम के विपरीत होता है:

A. पूरक आसन B. सममित मुद्रा
C. असममित मुद्रा D. विरोधी थियेटर आसन

414. चरण में जिसमें अंडाशय के कूप की परत कोशिकाओं को प्रोजेस्टेरोन और एस्ट्रोजेन का उत्पान करने के लिए कॉर्पस लिट्यूम को विकसित करने के लिए हार्मोन को लेते हुए प्रेरित किया जाता है:

A. मासिक धर्म चरण B. प्रजनन चरण
C. स्रावी D. पुटकीय चरण

415. नासाग्रसनी के प्रवेश द्वार के नासाछिद्र के पश्च भाग में जन्मजात अवरोध को क्या कहा जाता है?

A. ट्रेकिओसोफेगल फिस्टुला
B. एसोफैगल एट्रेशिआ
C. कोयनल एट्रेशिआ
D. डायाफ्रामिक हर्निया

416. व्यावहारिक नर्सिंग कार्यक्रमों के दौरान विकसित किए गए हैं:

A. उन्नीसवीं सदी की पहली छमाही
B. बीसवीं सदी की पहली छमाही
C. उन्नीसवीं सदी के दूसरे छमाही
D. बीसवीं सदी के दूसरे छमाही

417. सही वर्तनी वाला शब्द ढूंढें।

A. Hemorage B. Heamorhage
C. Hemorrhege D. Hemorrhage

418. श्रीमती सैंड्रा को लसीका ग्रंथी की जीवित उत्तकों की जाँच से गुजरने के लिए भर्ती कराया गया। जांच रिपोर्ट में कहा गया है कि प्राथमिक ट्यूमर का कोई लक्षण नहीं है और कोई भी लसीका गाँठें अलग-अलग नहीं है। टीएनएम वर्गीकरण पर आधारित उसकी बीमारी का स्तर है:

A. Tx Nx M0 B. T0 N0 M0
C. Tx N0 M1 D. T0 Nx M1

419. आंतरिक तरल पदार्थों का खिंचाव, और शरीर के छिद्रों में रसायनों के इंजेक्शन का प्रयोग, एस्पिरेटर और ट्रोकार का उपयोग करना किसका तरीका है?

A. सतह के प्रज्वलन

B. गुहा प्रजनन
C. चमड़े के नीचे प्रज्वलन
D. धमनी शल्यचिकित्सा

420. तीव्र वजन घटाने के साथ-साथ प्रोग्रसिव कमजोरी, भूख की कमी और एनीमिया जो आमतौर पर एडवांस कैंसर के साथ जुड़ा हुआ है, कहा जाता है:
A. कार्सिनोमायोसिस
B. कमजोरी
C. कोशिका अनुक्रमणीयता
D. अंगों या कोशिकाओं का असामान्य विकास

421. निम्नलिखित में से _______ को छोड़कर, सभी हड्डियाँ लंबी होती हैं।
A. फीमर B. ह्यूमरस
C. टिबिया D. स्कैप्यूला

422. हृदय का पेसमेकर क्या है?
A. SA नोड B. AV नोड
C. बंडल ऑफ हिज D. पुर्किन्जे फाइबर

423. मस्तिष्क के आधार में मौजूद स्रावी ग्रंथि कौन-सी है?
A. थाइराइड
B. पिट्यूटरी
C. अग्न्याशय (पैन्क्रीअस)
D. पैराथाइराइड

424. कौन-सा प्लाज्मा प्रोटीन रक्त का ऑन्कॉटिक दबाव बनाए रखता है?
A. ग्लोबुलिन B. फाइब्रिनोजेन
C. एल्बुमिन D. प्रोथ्रोमबिन

425. पित्त किसमें संश्लेषित होता है?
A. जिगर B. गॉल ब्लैडर
C. पेट D. अग्नाशय

426. निम्नलिखित में से कौन-सा रक्तस्राव विकार है?
A. अनीमिया B. ल्यूकेमिया
C. हीमोफीलिया D. ल्युकोपेनिया

427. एक गर्भवती महिला प्रसूति से 7 दिन पहले अस्पताल आती है, उसका हीमोग्लोबिन 8 ग्राम/डीएल से कम है, उसके लिए सबसे उपयुक्त इलाज क्या होगा?
A. मुँह द्वारा ली जाने वाली आयरन की गोलियाँ
B. इंजेक्शन द्वारा दिया जा सकने वाला आयरन नियमन
C. माँ को स्वच्छ (डीवॉर्म) करना
D. रक्त चढ़ाना

428. इंसुलिन थेरेपी वाले मरीज की सबसे आम समस्या क्या है?
A. हाइपरग्लाइसीमिया B. हाइपोग्लाइसीमिया
C. हाइपरनाट्रेमिया D. हाइपरकलेमिया

429. 'कोल्ड शॉक' को और क्या कहा जाता है?
A. हाइपोवॉल्मिक शॉक
B. वासोजेनिक शॉक
C. हृदयजनित शॉक
D. ऑब्सट्रक्टिव शॉक

430. यदि नब्ज की दर 100 प्रति मिनट से अधिक हो, तो उस अवस्था को क्या कहते हैं?
A. ब्रैडीकार्डिया B. टैकीकार्डिया
C. हाइपरनिया D. ब्रैडीपनिया

431. निम्नलिखित में से _______ ही एक बीमारी है, जिसे पूर्ण रूप से खत्म कर दिया गया है।
A. हैजा B. चेचक
C. शीतला D. पोलियो

432. क्षय रोग मुख्य रूप से किसके द्वारा फैलता है?
A. वेक्टर B. ड्राप्लेट्स
C. फोमिट्स D. भोजन

433. दवाओं के लिए तीव्रग्राहिता (एनाफीलेक्सिस) का इलाज किसके द्वारा किया जाता है?
A. ऑक्सीजन की दवा देकर
B. निबूलाईजेशन
C. एड्रेनालाईन इंजेक्शन द्वारा
D. नसों में तरल पदार्थ डालकर

434. मुँह के जरिए दिया जाने वाला टीका किसे रोकने के लिए प्रयोग किया जाता है?
A. क्षय रोग B. गलसुआ
C. खसरा D. पोलियो

435. वह पदार्थ जिससे दुर्गंध को दूर किया जाता है, उसे क्या कहते हैं?
A. डिटर्जेंट B. डिओड्रन्ट
C. जर्मीसाइड D. एंटीसेप्टिक

436. अस्पताल की पट्टियों के निपटान का सबसे अच्छा तरीका क्या है?

A. जलाना B. उबालना
C. डम्पिंग D. दफनाना

437. चेचक किस कारण होता है?

A. वायरस B. जीवाणु
C. परजीवी D. मच्छर

438. निम्नलिखित में से _______ को छोड़कर, DPT टीका सबसे सुरक्षा प्रदान करता है?

A. डिप्थीरिया B. पोलियो
C. टेटनस D. काली खाँसी

439. क्षय रोग के इलाज के लिए इस्तेमाल की जाने वाली दवा कौन-सी है?

A. अमोक्सीसिलिन B. क्लोरमफेनीकोल
C. रिफैम्पिसिन D. सिप्रोफ्लोक्सासिन

440. ORS में मुख्य रूप से क्या शामिल होता है?

A. सोडियम और फ्रुक्टोज
B. सोडियम और ग्लूकोज
C. कैल्शियम और ग्लूकोज
D. कैल्शियम और फ्रुक्टोज

441. डेंगू बुखार मच्छर की किस प्रजाति द्वारा हस्तांतरित होता है?

A. एडीज B. एनोफेलीन
C. क्यूलेक्स D. मंसोनिया

442. हानसेन रोग का दूसरा नाम क्या है?

A. मलेरिया B. हैजा
C. क्षय रोग D. कुष्ठ रोग

443. निम्नलिखित में से _______ को छोड़कर, यौन द्वारा संचारित होने वाले रोगों में सभी शामिल हैं।

A. सिफिलिस
B. गोनोकोकोक्ल संक्रमण
C. एड्स
D. टायफायड

444. रक्तचाप को रिकॉर्ड करने के लिए किस उपकरण का प्रयोग किया जाता है?

A. अलगोमीटर B. रक्तदाबमापी
C. थर्मामीटर D. एस्थेसियोमीटर

445. 'पैप स्मीयर' का प्रयोग किसका निदान करने के लिए किया जाता है?

A. ग्रीवा कैंसर B. स्तन कैंसर
C. अंडाशयी कैंसर D. आमाशय का कैंसर

446. स्नेलेन चार्ट का प्रयोग किसमें खराबी का आकलन करने के लिए किया जाता है?

A. कान B. नाक
C. आँख D. उँगली

447. पुरुष नसबंदी का स्थायी तरीका कौन-सा है?

A. कंडोम का प्रयोग B. वैसेक्टोमी
C. ट्यूबेक्टोमी D. IUD प्रविष्टि

448. भारत में राष्ट्रीय परिवार कल्याण कार्यक्रम कब शुरू किया गया था?

A. 1952 B. 1958
C. 1962 D. 1965

449. नवजात की अवधि कितनी होती है?

A. 1 साल की आयु तक
B. 1-4 साल की आयु
C. जीवन के पहले 28 दिन
D. 28वें दिन से 1 साल

450. मानव दूध का औसत ऊर्जा मान कितना होता है?

A. 50 किलो कैलोरी प्रति 100 मिलीलीटर
B. 70 किलो कैलोरी प्रति 100 मिलीलीटर
C. 100 किलो कैलोरी प्रति 100 मिलीलीटर
D. 150 किलो कैलोरी प्रति 100 मिलीलीटर

451. साँस लेने या खींचने की मुख्य मांसपेशी कौन-सी है?

A. इन्टर्नल इंटरकोस्टल्स B. डायाफ्राम
C. स्कैलेनस एंटीरियर D. रेक्टस एब्डॉमिनस

452. ECG का प्रयोग किसका आकलन करने के लिए किया जाता है?

A. दिमाग B. गुर्दा
C. जिगर D. दिल

453. कंजाक्तिवा में बिटोट के धब्बे किसकी कमी का संकेत करते हैं?

A. विटामिन D B. विटामिन B12
C. विटामिन B6 D. विटामिन A

454. पाश्चरीकरण प्रक्रिया का प्रयोग क्या शुद्ध करने के लिए किया जाता है?
A. पानी B. वैक्सीन
C. मांस D. दूध

455. कपास फाइबर की धूल लंबी अवधि तक अन्तःश्वसन करने से क्या होता है?
A. सिलिकोसिस B. ऐंथ्राकोसिस
C. बाईसिनोसिस D. बगास्सोसिस

456. 'यूनिवर्सल डोनर' किस रक्त समूह के अंतर्गत आता है?
A. O पॉज़िटिव B. O नेगेटिव
C. AB पॉज़िटिव D. AB नेगेटिव

457. बच्चों में हाइपोथायरायडिज्म के कारण क्या होता है?
A. ऐक्रोमेगली B. ड्वॉर्फिजम
C. क्रेटिनिज्म D. रिकेट्स

458. एक 28 वर्षीय वयस्क में सामान्य सिस्टोलिक रक्तचाप कितना होता है?
A. 100 mmHg B. 120 mmHg
C. 140 mmHg D. 160 mmHg

459. प्लेटलेट्स की संख्या में किस कारण कमी आती है?
A. टाइफाइड बुखार B. मलेरिया बुखार
C. रूमेटिक बुखार D. डेंगू बुखार

460. एक वयस्क को स्थूलकाय घोषित किया जाता है, यदि BMI _______ से अधिक हो।
A. 20 B. 25
C. 30 D. 35

461. भारत में अंधेपन का सबसे आम कारण क्या है?
A. विटामिन A की कमी B. मोतियाबिंद
C. ग्लूकोमा D. अपवर्तक त्रुटि

462. नयी कोशिकाओं की संख्या में वृद्धि को क्या कहा जाता है?
A. हाइपरट्रोफी B. एट्रोफी
C. हाइपरप्लेशिया D. मैटाप्लेशिया

463. एक स्वस्थ पुरुष जिसका भार 70 किलो है, के शरीर में पानी की कुल मात्रा लगभग कितनी होगी?
A. 22 लीटर B. 32 लीटर
C. 42 लीटर D. 52 लीटर

464. रक्त धमनियों का सामान्य pH कितना होता है?
A. 7.0 B. 7.2
C. 7.4 D. 7.8

465. सबल्य तरल पदार्थ (आइसोटोनिक फ्लुइड) क्या है?
A. 0.1% NaCl B. 1% NaCl
C. 0.45% NaCl D. 0.9% NaCl

466. पेरिनिल ऑपरेशनों के दौरान, मरीजों को किस स्थिति में रखा जाता है?
A. ट्रेन्डेलनबर्ग स्थिति B. लिथोटॉमी स्थिति
C. लेटी हुई स्थिति D. सिम की स्थिति

467. _______ से खून बहने को एपिस्टैक्सिस कहते हैं।
A. नाक B. मसूड़ों
C. कान D. आँख

468. फेफड़े के सामान्य ज्वार की मात्रा कितनी होती है?
A. 250 ml B. 500 ml
C. 750 ml D. 1000 ml

469. कौन-सा हार्मोन पाचनांत्र में पित्त की रिहाई को उत्तेजित करता है?
A. गैस्ट्रीन B. सिक्रेटिन
C. कॉलसिस्टोकिनिन D. एन्तेरोगास्ट्रोन

470. मैकबर्नी बिंदु पर कोमलता किसका सूचक है?
A. तीक्ष्ण उंडुकशोथ
B. तीक्ष्ण कॉलसिस्टाइटिस
C. तीक्ष्ण अग्नाशयकोप (पैंक्रियाटाइटिस)
D. तीक्ष्ण जठरशोथ

471. JVP के माप के लिए संदर्भ बिंदु क्या है?
A. सुप्रास्टर्नल निशान B. उरोस्थि कोण
C. जाइफिस्टरनम D. निप्पल

472. केंद्रीय कृन्तक कब दिखाई देते हैं?
A. चौथे महीने में
B. छठे महीने में
C. दसवें महीने में
D. बारहवें महीने में

473. एन्यरीसिस का अर्थ क्या है?
A. नींद में खाँसना B. नींद में साँस न लेना
C. नींद में पेशाब करना D. नींद में चलना

474. दर्दनाक माहवारी ऐंठन को और क्या कहा जाता है?
A. एमेनोरिया B. पोलीमेनोरिया
C. मैनोमेट्रोरेगिया D. डिसमैनोरिया

475. निम्नलिखित में से ____ को छोड़कर, बाकी सभी वेक्सिन, बैक्टीरिया या वायरस को मारकर बनायी जाती हैं?
A. हैजा B. BCG
C. काली खाँसी D. टिटनस

476. बच्चों में पूरक आहार शुरू करने के लिए सबसे उपयुक्त समय कौन-सा है?
A. 2 महीने के बाद B. 4 महीने के बाद
C. 6 महीने के बाद D. 8 महीने के बाद

477. जन्म के समय नवजात शिशु की हालत का मात्रात्मक मूल्यांकन कैसे किया जाता है?
A. JVP परीक्षण B. BP रिकॉर्डिंग
C. अप्गार स्कोर D. तापमान रिकॉर्ड द्वारा

478. हाइड्रोसील किसकी सूजन है?
A. अंडकोश की थैली B. यकृत
C. तिल्ली D. लसीका ग्रंथि

479. निकट दृष्टि दोष कैसे ठीक होता है?
A. उत्तल लेंस B. अवतल लेंस
C. बेलनाकार लेंस D. द्विनाभित लेंस

480. वयस्कों में हीमाटोपोएसिस कहाँ पाए जाते हैं?
A. जिगर B. तिल्ली
C. लाल अस्थि मज्जा D. पीली अस्थि मज्जा

481. फैलोपियन ट्यूब में सबसे लंबा हिस्सा कौन-सा है?
A. अन्तरालीय भाग
B. स्थलडमरूमध्य
C. कलशिका भाग
D. गढ़े जैसा (इन्फंडिब्युलर) भाग

482. डिंबोत्सर्जन मुख्य रूप से किससे प्रेरित होता है?
A. FSH B. एस्ट्रोजेन
C. प्रोजेस्टेरोन D. LH

483. एक सामान्य मासिक धर्म चक्र में औसत कितने खून की कमी होती है?
A. 50 से 100 ml B. 100 से 150 ml
C. 150 से 200 ml D. 200 से 250 ml

484. ग्रीवा बलगम की 'स्पिनबरकीट' उपस्थिति किसका संकेत है?
A. गर्भावस्था B. माहवारी
C. डिंबोत्सर्जन D. रजोदर्शन

485. भ्रूण गुर्दे कब मूत्र उत्पादन शुरू करते हैं?
A. 8 सप्ताह B. 10 सप्ताह
C. 12 सप्ताह D. 14 सप्ताह

486. वह अंग कौन-सा है, जो भ्रूण को पोषण प्रदान करता है?
A. जिगर B. गर्भाशय
C. अंडाशय D. नाल

487. निम्नलिखित में से कौन-सा पुरुष सेक्स हार्मोन है?
A. टेस्टोस्टेरोन B. एस्ट्रोजेन
C. प्रोजेस्टेरोन D. कोर्टिसोल

488. कौन-सा हार्मोन गर्भावस्था की पुष्टि करता है?
A. LH B. FSH
C. TSH D. HCG

489. गर्भावस्था के दौरान औसतन कितना वजन बढ़ता है?
A. 5-6 किलोग्राम B. 12-13 किलोग्राम
C. 15-16 किलोग्राम D. 19-20 किलोग्राम

490. गर्भाशय सहवर्धन से ऊपर कब साफ नजर आता है?
A. आठवें सप्ताह में B. दसवें सप्ताह में
C. बारहवें सप्ताह में D. चौदहवें सप्ताह में

491. एक औरत जो पहली बार गर्भवती होती है, उसे क्या कहा जाता है?
A. प्रिमिपारा B. प्रिमिग्राविदा
C. नुल्लिपारा D. मल्टीपारा

492. प्रसव का दूसरा चरण निम्न में से किसका चरण होता है?
A. गर्भाशय ग्रीवा के फैलने का
B. गर्भाशय के संकुचन और त्याग का
C. अपरा वितरण का
D. भ्रूण के निष्कासन का

493. प्रसव की शुरुआत में भ्रूण की सामान्य प्रस्तुति क्या होती है?
A. पोडालिक प्रस्तुति B. कंधे प्रस्तुति
C. चेहरा प्रस्तुति D. वर्टेक्स प्रस्तुति

494. सूतिकावस्था अवधि किसके बाद आती है?
A. जनन B. दूध निकलना (लैक्टेशन)
C. प्रसव D. धारण

495. दूध के उत्सर्जन के लिए कौन-सा हार्मोन आवश्यक है?
A. प्रोलैक्टिन B. एस्ट्रोजेन
C. प्रोजेस्टेरोन D. ऑक्सीटोसिन

496. अस्थानिक गर्भावस्था का मुख्य स्थान कौन-सा है?
A. ट्यूबल गर्भावस्था
B. पेट की गर्भावस्था
C. डिम्बग्रंथि गर्भावस्था
D. सरवाइकल गर्भावस्था

497. गर्भावस्था की सामान्य अवधि कितनी होती है?
A. 250 दिन B. 280 दिन
C. 300 दिन D. 365 दिन

498. Rh-असंगति की रोकथाम कैसे की जाती है?
A. बच्चे को D-विरोधी (एंटी-D) देकर
B. माँ को D-विरोधी (एंटी-D) देकर
C. बच्चे में रक्त का आदान-प्रदान करके
D. माँ में रक्त का आदान-प्रदान करके

499. निम्नलिखित में से ______ को छोड़कर, TORCH के संक्रमण में सभी शामिल हैं।
A. टॉक्सोप्लाजमॉसिस B. टेटनस
C. रूबेला D. साइटोमेगालोवायरस

500. प्रसवोत्तर रक्तस्राव को खून की न्यूनतम कितनी हानि के रूप में परिभाषित किया जाता है?
A. 250 ml B. 500 ml
C. 1000 ml D. 1500 ml

501. गर्भाशय ग्रीवा की पूर्णता का मूल्यांकन कैसे किया जाता है?
A. अप्गार स्कोर B. डाउन स्कोर
C. बिशप स्कोर D. न्यू बलार्ड स्कोर

502. ब्लड शुगर पर लंबी अवधि तक नियंत्रण के मूल्यांकन का आकलन कैसे किया जाता है?
A. Hb A1c%
B. खाली पेट ब्लड शुगर
C. भोजन के बाद ब्लड शुगर
D. ग्लूकोज सहिष्णुता परीक्षण

503. शल्यचिकित्सा के तत्काल बाद आंत्र ध्वनियों का अभाव किसका संकेत हो सकता है?
A. अंतड़ियों में रुकावट
B. आंतों का वेध
C. लकवाग्रस्त आन्त्रावरोध
D. द्वितीयक रक्तास्राव

504. जब एक रोगी प्रतिदिन 300 ml से कम मूत्र त्याग करता है, उस अवस्था को क्या कहा जाता है?
A. पॉलीयुरिया B. ऑलिग्यूरिया
C. ऐन्यूरिया D. यूरेमिया

505. मूत्र में रक्त आने को क्या कहा जाता है?
A. उरैमिया B. प्रोटीनमेह
C. हेमटुरिया D. बहुमूत्रता

506. हाइड्रोनेफ्रोसिस क्या है?
A. पेट का फैलना B. पित्ताशय का फैलना
C. आंतों का फैलना D. गुर्दे का फैलना

507. सोते समय की नब्ज दर किसमें बढ़ जाती है?
A. हाइपोथायरॉयडिज्म
B. अतिगलग्रंथिता
C. अतिपरजीविता
D. हाइपोपैराथायरॉयडिज्म

508. प्रतिरक्षा तंत्र का मुख्य नियामक कौन-सा है?
A. जीवद्रव्य कोशिकाएँ B. शमन T कोशिकाएँ
C. हेल्पर T कोशिकाएँ D. B लिम्फोसाइट

509. बार्थोलिन ग्रंथि किसमें मौजूद होती है?
A. अंडाशय B. गर्भाशय
C. सर्विक्स D. योनि

510. गर्भाशय की सबसे मोटी परत कौन-सी होती है?
A. पेरिटोनियम B. पेरिमेटरीयम
C. मयोमेटरीयम D. अंतर्गर्भाशयकला

511. मासिक धर्म चक्र में निरंतरण चरण कौन-सा होता है?
A. प्रजनन-शील चरण B. डिंबोत्सर्जन चरण
C. मासिक धर्म चरण D. ल्यूटियमी चरण

512. फर्न परीक्षण किसका आकलन करने के लिए प्रयोग किया जाता है?
A. माहवारी
B. डिंबोत्सर्जन
C. गर्भाशय ग्रीवा का कैंसर
D. गर्भावस्था

513. परिवार नियोजन की प्राकृतिक विधि कौन-सी है?
A. कैलेंडर विधि B. गर्भनिरोधक
C. कंडोम D. IUCDs

514. प्रोजेस्टेरोन का मुख्य स्रोत कौन-सा है?
A. अंडाशय B. अधिवृक्क बाह्यक
C. अधिवृक्क मेडूला D. पीत-पिण्ड

515. डिंबोत्सर्जन के आगमन के लिए वैकल्पिक दवा कौन-सी है?
A. कलोमीफेन B. इथिनाइल ओएस्ट्राडायोल
C. डानाजोल D. लेवोनोरगेस्ट्रेल

516. वुलसेल्लूम चिमटी किसे पकड़ने के लिए प्रयोग की जाती है?
A. योनि की पिछली दीवार
B. योनि की आन्तरिक दीवार
C. फलोपियन ट्यूब
D. सर्विक्स

517. लड़कियों में यौवन की पहली घटना कौन-सी होती है?
A. प्यूबार्चे B. थेलार्चे
C. रजोदर्शन D. पेट में दर्द

518. इंसुलिन के लेने का सबसे पसंदीदा मार्ग कौन-सा होता है?
A. इंट्रामस्क्युलर B. इंट्राडर्मल
C. चमड़े के नीचे का D. अंतःशिरा

519. सबसे बाहर की रक्त वाहिका कौन-सी है जिसे छुआ जा सकता है?
A. जांघिक धमनी
B. डोर्सलिस पाद धमनी
C. घुटने की चक्की धमनी
D. पिछली ओर की टिबिअल धमनी

520. सीरम एमिलेज स्तर का प्रयोग ______ को नुकसान का आकलन करने के लिए किया जाता है।
A. जिगर B. अग्न्याशय (पैन्क्रीअस)
C. पेट D. आंत

521. 'सार्वत्रिक दाता' रक्त समूह है
A. O B. B
C. AB D. A

522. हमारे शरीर की सबसे लम्बी अस्थि है
A. खोपड़ी B. बहिःप्रकोष्ठिका
C. प्रगण्डिका D. ऊर्वस्थि

523. वृक्क की कार्यकारी इकाई है
A. तंत्रिकाकोशिका B. वृक्क एकक
C. कूपिका D. फुफ्फुसावरण

524. रक्त में ग्लूकोज का नियंत्रण इस हार्मोन द्वारा किया जाता है
A. इन्सूलिन B. प्रोलेक्टीन
C. ऑक्सिटोसिन D. टेस्टोस्टेरोन

525. RBC को वर्ण इससे दिया जाता है
A. ॲक्टिन B. ग्लोबिन
C. काइम (Chyme) D. हेम (Haeme)

526. हमारे शरीर में कुल हड्डियों की संख्या होती है
A. 208 B. 206
C. 204 D. 200

527. हमारे शरीर में कुल क्रोमोसोम्ज की संख्या है
A. 47 B. 44
C. 46 D. 45

528. सामान्य हिमोग्लोबिन का स्तर होता है
A. 18-23 g/dl B. 14-16 g/dl
C. 8-10 g/dl D. 16-20 g/dl

529. औसत प्रौढ़ का नियमित रक्त ग्लूकोज स्तर होता है
A. 80-110 mg/dl B. 60-100 mg/dl
C. 180-210 mg/dl D. 150-180 mg/dl

530. हृदय के आवरण को कहते हैं
A. पेरिटोनियम B. फुफ्फुसावरण
C. परिहृद D. मायोकार्डियम

531. बायीं निलय से पम्प किए गए रक्त के परिमाण को कहते हैं
A. परिसंचारी परिमाण B. स्ट्रोक परिमाण
C. हृदय उत्पादन D. हृदय निवेश

532. विटामिन C को यह भी कहते हैं
A. निकोटिनिक अम्ल B. रिबोफ्लेविन
C. कैल्सिफेरॉल D. एसकॉरबिक अम्ल

533. गलगण्ड इसके अभाव से होता है
A. आयोडिन B. कैल्सियम
C. पोटेसियम D. क्लोराइड

534. किस विटामिन के अभाव से जेरोपथॅलमिया होता है?
A. D B. A
C. K D. E

535. सामान्य स्वस्थ व्यक्ति का रक्त चाप होता है
A. 120/60 mm of Hg B. 120/80 mm of Hg
C. 90/60 mm of Hg D. 140/60 mm of Hg

536. ब्रॅडिकार्डिया का मतलब है हृदय की धड़कन इससे कम
A. 60 धड़कन/मिनट B. 70 धड़कन/मिनट
C. 80 धड़कन/मिनट D. 100 धड़कन/मिनट

537. त्वचा के नीले विवर्णन होने को कहते हैं
A. हिपोक्सिया B. डिसपूनिया
C. ॲपनिया D. नीलिमा

538. बड़े अरसे से पलंग पर लेटे मरीज को इसके विकास का खतरा रहता है
A. डेक्युबाइटस अलसर B. सेल्युलिटिस
C. स्कॅबिस (खुजली) D. सोरियासिस (छालरोग)

539. औसत बालिग के लिए IM इंजेक्शन देने का सबसे वरीय स्थान है
A. त्रिकोणिका B. नाभि
C. नितम्ब प्रदेश D. प्रबाहु

540. पीड़ानाशक दवाइयाँ कम करती हैं
A. शर्करा स्तर B. ज्वर
C. स्रवण D. पीड़ा

541. हड्डी के निरन्तरता का टूटने को कहते हैं
A. जख्म B. ऑथ्राइटिस
C. फ्रैक्चर (अस्थिभंग) D. जलन

542. भारत में ICDS कार्यक्रम आरंभ हुआ
A. 1965 B. 1975
C. 1985 D. 1981

543. माँ और बच्चे से सम्बन्धित राष्ट्रीय स्वास्थ्य कार्यक्रम है
A. माता और शिशु स्वास्थ्य कार्यक्रम
B. चाइल्ड सरवाइवल एण्ड सेफ मदरहुड प्रोग्राम (CSSM)
C. रिप्रोडक्टीव एण्ड चाइल्ड हेल्थ प्रोग्राम
D. ऊपरी सभी

544. जन्मपूर्व अवधि में IFA का सामान्य संपूरक है
A. पूरी अवधि के लिए एक गोली
B. 100 दिनों के लिए केवल एक गोली
C. 100 दिनों के लिए 2 गोलियाँ
D. 90 दिनों के लिए तीन गोलियाँ

545. IFA गोलियाँ दी जाती हैं, जब
A. माँ का Hb 10 g% के नीचे होता है।
B. शिशु का Hb 10 g% से नीचे होता है।
C. A और B दोनों
D. ऊपरी कोई नहीं

546. अण्डाशय चक्र का आरंभ करता है
A. FSH B. इस्ट्रोजेन
C. LH D. प्रोजेस्टेरोन

547. 40 दिन के रजःस्राव चक्र में अण्डोत्सर्ग होता है
A. 14वें दिन B. 20वें दिन
C. 26वें दिन D. 30वें दिन

548. योनि के नीले विवर्णन को कहते हैं
A. हेगर्स साइन B. गुडेलस् साइन
C. चॅडविकस् साइन D. मेक् डोनाल्डस् साइन

549. नियमित लयबद्ध आकुंचन दुहत्थे परीक्षण के समय महसूस किए जा सकते हैं, उन्हें कहते हैं
A. पामरस् साइन B. हेगर्स साइन
C. युटेरिन सफूल D. रोवसाइनस् साइन

550. जन्म के बाद शिशु का सामान्य हृदय इस सीमा के बीच रहता है
A. 100 से 180 B. 130 से 170
C. 120 से 160 D. 100 से 130

551. मॉर्निंग सिक्नेस सामान्यतः इसके आखिर गायब हो जाता है
A. 1 महीना B. 2 महीने
C. 3 महीने D. 4 महीने

552. EDD का हिसाब लगाने के लिए कौन-सा सूत्र अपनाते हैं?
A. नेगेलूस रूल B. शिशु सूत्र
C. प्रसव नियम D. नौ का नियम

553. निम्न में से किसे टेराटोजेनिक माना जाता है?
A. सिंदूरी ज्वर B. रूबेला
C. ज्वर D. हृदय रोग

554. जन्मे हुए शिशु के लिए निम्न में से क्या बॉटल सूत्र में उपलब्ध नहीं है?
A. अमीनो अम्ल
B. कॉम्प्लेक्स कार्बोहाइड्रेट
C. इलेक्ट्रोलाइट्स
D. इम्युनो ग्लोब्युलिन

555. एन्डोमेट्रिओसिस इनमें सामान्य है
A. अप्रसवा B. बहुसर्ज
C. पेरीरजोनिवृत्ति उमर D. कुँआरी

556. गर्भावस्था में ग्राहक को इसकी अधिक आवश्यकता होगी
A. पोटैशियम B. सोडियम
C. लौह D. कार्बोहाइड्रेट

557. सिजेरियन सेक्शन से प्रसूति किए गए शिशु में यह समस्या आने की संभावना है
A. श्वसन संकट B. हाइपोथर्मिया
C. हैपरथर्मिया D. रक्तक्षीणता

558. खेड़ी के द्वारा माँ से भ्रूण को पहुँचाई गई प्रतिरक्षा है
A. सक्रिय नैसर्गिक प्रतिरक्षा
B. निष्क्रिय कृत्रिम प्रतिरक्षा
C. निष्क्रिय नैसर्गिक प्रतिरक्षा
D. सक्रिय कृत्रिम प्रतिरक्षा

559. पहले तिमाही मॉर्निंग सिक्नेस को इस तरह निपटा जा सकता है
A. जब तक मितली कम न हो कुछ न खाने से
B. सोने से पहले वसा खाने से
C. सोने से पहले भारी भोजन खाने से
D. सोने से पहले प्रोटीन खाने से

560. एकलॅम्पसिया के लिए दवाई है
A. $MgSO_4$ B. प्रोस्टोडिन
C. टिमोलोल D. बिटा ॲडरेनरजिक ब्लॉकर

561. कोल्पोस्कोपी में निम्न में से किसका उपयोग होता है?
A. पोविडोन आयोडिन B. एसेटिक अम्ल
C. मेथिलिन ब्लू D. जेनशियन वायलेट

562. पोस्टपार्टम रक्तस्राव का सर्वसामान्य कारण है
A. उपकरण का सदमा B. उत्तरकाल प्रसव
C. कालपूर्व प्रसव D. शक्तिहीन गर्भाशय

563. सर्वसामान्य प्रकार की इपीसीओटॉमी है
A. J आकार की इपिसीओटॉमी
B. मिडिओलॅटरल इपिसीओटॉमी
C. लॅटरल इपिसीओटॉमी
D. लेफ्ट लॅटरल इपिसीओटॉमी

564. गर्भपात के लिए कौन-सा औषध आम है?
A. प्रोस्टेंग्लॅन्डीन B. एरगोमेट्रीन
C. मेथट्रेक्सेट D. क्लॉमिफीन सायट्रेट

565. क्लिनफेल्टर सिंड्रोम यह सूचित करता है
A. 47XXY क्रोमोसोम B. 23XY क्रोमोसोम
C. 47X क्रोमोसोम D. 46XY क्रोमोसोम

566. 20 वर्षीय महिला की ओलिगोमेनोरिया, स्थूलता और हिरसूटिज्म की शिकायतें बताता है कि
A. PCOD B. एंडोमेट्रीयम् का कैंसर
C. प्रोलॅक्टेनोमा D. गर्भ

567. जन्म सदमा यह, इसके लिए जोखिम का विषय है
A. गर्भाशय भ्रंश B. एन्डोमेट्रीओसिस
C. PID D. गर्भपात

568. गर्भवती महिला के लिए इत्नी कैलोरी की आवश्यकता होती है
A. 1000 से 1500 kcal
B. 2000 से 2500 kcal
C. 2500 से 2700 kcal
D. 2700 से 3000 kcal

569. माँ द्वारा भ्रूण की पहली हलचल महसूस होने को कहते हैं
A. बलोटमेण्ट B. क्विकनिंग
C. लाइटमिंग D. किकिंग

570. प्रसव के बाद मोतीदार सफेद या चांदीदार चमकीली रेखाएँ दिखने को कहते हैं
A. Linea Albicantes B. Linea Nigra
C. Striae Gravidarum D. Striae Nigra

571. मेकोनियम और लिकर एमनी का मिश्रण दिखाता है
A. जन्मजात असामान्यता
B. क्रोमोसोम की असामान्यता
C. भ्रूण संकट
D. कोरिया (Chorea)

572. हिलाने के परीक्षण में नवचन्द्रक के पास संपूर्ण रिंग जैसे बुलबुलों का होना दर्शाता है
A. भ्रूण के मस्तिष्क की परिपक्वता
B. पटीय खामियाँ
C. भ्रूण के फुफ्फुसों की परिपक्वता
D. भ्रूण की नीलिमा

573. 12 घंटों में कितनी लातों से कम खेड़ी के काम की विफलता दर्शाती है?
A. 2 B. 5
C. 10 D. 20

574. गर्भकाल में माँ द्वारा प्राप्त किया गया कुल वजन है
A. 10 से 12 कि.ग्रा. B. 18 से 20 कि.ग्रा.
C. 12 से 14 कि.ग्रा. D. 9 से 10 कि.ग्रा.

575. सामान्य प्रसव को कहते हैं
A. जारज प्रसव B. डिसूटोसिया
C. यूटोसिया D. झूठा प्रसव

576. 'शो' (Show) यह इसका संकेत है
A. सच्ची प्रसव वेदना
B. झूठी प्रसव वेदना
C. असामान्य प्रसव संकेत
D. प्लासेंटा प्रिविया का संकेत

577. तीसरे चरण के प्रसव प्रिमी और मल्टी का कुल समय अवधि है
A. 15 मिनट B. 30 मिनट
C. 45 मिनट D. 1 घंटा

578. प्रसव के बाद शिशु को तुरंत दिया जानेवाला ध्यान है
A. हवा का रास्ता साफ करना
B. रज्जु का कसना
C. रज्जु को निर्मल करना
D. पिलाने की शुरुआत

579. जन्म के समय पेरिटेल अस्थि की अतिव्याप्ति होने को कहते हैं
A. कॅपूट B. मोल्डींग
C. हिमॅटोमा D. फिक्सेशन

580. गर्भाशय के आकुंचन के लिए निम्न में से कौन-सी दवाई दी जाती है?
A. मेथारजीन B. ऑक्सिटोसिन
C. पेथेडाइन D. फेनेरगन

581. जन्म देने की प्रक्रिया को कहते हैं
A. प्रसव B. पोस्टपार्टम
C. लाइटनिंग D. प्रसव वेदना

582. सामान्य ग्रीवा का परिमाण कितना होता है?
A. 20 से.मी. B. 50 से.मी.
C. 7 से.मी. D. 10 से.मी.

583. प्रासविक अवधि कितनी होती है?
A. प्रसव से 1 सप्ताह B. प्रसव से 4 सप्ताह
C. प्रसव से 6 सप्ताह D. प्रसव से 10 सप्ताह

584. प्रासविक अवधि के पहले द्वि सप्ताह के दौरान होने वाले योनिस्राव को कहते हैं
A. शो B. लोचिया (Lochia)
C. इफेसमेन्ट D. ल्यूकोराह (Leucorrhea)

585. सिजेरियन सेक्शन क्या सूचित करता है?
A. भ्रूण संकट B. सेंट्रल प्लासेंटा प्रेविया
C. प्रसव में अडंगा D. ऊपरी सभी

586. दुग्धस्रवण के लिए जिम्मेदार हॉर्मोन है
A. वृद्धि हार्मोन B. FSH
C. प्रोलेक्टीन D. कॉर्पस लूटियूम

587. भ्रूण के मृदुरोमिल बाल होते हैं जिसे कहते हैं
A. वरनिक्स केसिवोस B. ॲमनिओन
C. कोरिओन D. लॅनुगो

588. श्वासावरोध शिशु में नर्सिंग देखभाल का मुख्य उद्देश्य है
A. शुरुआती आद्य श्वसन

B. ऑक्सीजन देना
C. शिशु को कोमलता से सहलाना
D. हवा को बनाये रखना

589. अवधिपूर्व शिशु में नीलिमा इस कारण होता है
A. पीलिया B. तालु में दरार
C. श्वसन संकट संलक्षण D. आन्तर कपालीय चोट

590. संपूर्ण तने हुए शिरस्य प्रदर्शन में हम महसूस करते हैं
A. भ्रूण का अनुकपाल B. भ्रूण का ललाट
C. भ्रूण की भौंह D. भ्रूण का मुख-विवर

591. नाड़ी स्पंद इससे कम हैं तो नीओनेट को पुनर्पिवित करना होगा
A. 40 बीट/मिनट B. 60 बीट/मिनट
C. 80 बीट/मिनट D. 20 बीट/मिनट

592. निम्न में से निवारण का तृतीयक स्तर कौन-सा है?
A. स्वास्थ्य उन्नयन
B. विशिष्ट सुरक्षा
C. आद्य निदान और उपचार
D. अशक्तता नियंत्रण

593. केवल मानव इनका भंडार है
A. शीतला रोग B. इनफ्लुएंजा
C. सालमोनेला D. रेबिस

594. WHO के ताजा निर्देशन के अनुसार निर्जलन की किस स्थिति में ORS जरूरी है?
A. हलका निर्जलन
B. मध्यम निर्जलन
C. तीव्र निर्जलन
D. किसी भी प्रकार का निर्जलन

595. अत्यधिक मातृ मर्त्यना इसमें देखी गई है
A. हेपेटिटिस B B. हेपेटिटिस E
C. हेपेटिटिस A D. हेपेटिटिस C

596. गर्भावस्था में कौन-सा टीका प्रतिसूचित है?
A. रूबेला B. OPV
C. BCG D. हेपेटिटिस

597. पोलियो के प्रसारण में इस पर कार्य कर आरंभिक टोक डाल सकते हैं
A. भंडार B. प्रभावित परपोषी
C. मल-मौखिक मार्ग D. कारक (एजेंट)

598. टीका जो सबसे पहले दिया जाता है
A. BCG B. MMR
C. DT D. DPT

599. BCG टीका बच्चों को ऐसे दिया जाता है
A. अन्तःत्वचीय B. अवत्वचीय
C. अन्तःस्नायुयी D. मौखिक

600. ट्यूबरक्यूलिन परीक्षण को पढ़ा जाता है, इसके बाद
A. 48 घंटे B. 72 घंटे
C. 96 घंटे D. 24 घंटे

601. कनपेडा के लिए उद्भवन अवधि है
A. 18 दिन B. 14 दिन
C. 10 दिन D. 5 दिन

602. निम्न में से कौन आक्रान्त करने के बाद आजीवन प्रतिरक्षा देता है?
A. टाइफाइड B. कनपेडा
C. टिटॅनस D. डिफ्थेरिया

603. छोटी माता की सम्बन्ध अवधि है
A. आखिरी स्कैब गिरने तक
B. दरोरा के बाद 4-5 दिन
C. केवल उद्भवन अवधि में
D. जब तक बुखार है

604. नुकीले उपकरणों को इस प्रकार विसंक्रमित किया जा सकता है
A. विकिरण B. लायसॉल
C. गरम हवा D. ऊपरी कोई भी

605. निम्न में से कौन बलशाली रोगाणुनाशी है?
A. फिनॉल B. लायसॉल
C. डेटॉल D. पोटासियम परमैंगनेट

606. केर्टोमॅलेसिया इससे सम्बन्धित है
A. खसरा B. कनपेडा
C. रूबेला D. छोटी माता

607. प्रयोज्य सामग्री के लिए विसंक्रमण का बेहतर तरीका है
A. शुष्क ऊष्मा B. भस्मीकरण
C. गामा विकिरण D. उबलती ऊष्मा

608. अनुलम्ब प्रसारण इनके द्वारा होता है
A. मच्छर B. सीधा सम्पर्क
C. बूँद D. खेड़ी

609. किसे फैलने से रोकना अत्यंत मुश्किल है?
A. रोगवाहक B. आदमी से आदमी
C. वायुवाहित D. जलवाहित

610. जीव के प्रवेश करने के बाद अत्यधिक संक्रमण उत्पन्न करने की अवधि को कहते हैं
A. उद्‌भवन अवधि
B. उत्पादन अवधि
C. सिरियल इन्टरवल अवधि
D. मार्गदर्शन अवधि

611. तीव्र श्वसन रोग के प्रबंधन के लिए स्वास्थ्य सहायक कौन-सी दवाई उपयोग करते हैं?
A. Clotrimoxazole B. Chloramphenicol
C. बेंसिल पेनिसिलिन D. Gentamicin

612. क्षयरोग के संक्रमण का अस्थित्व इससे मापा जाता है?
A. छाती का X-रे B. थूक की AFB
C. ट्यूबरक्युलिन परीक्षण D. थूक संवर्धन

613. मलेरिया किस मच्छर से आदमियों में फैलता है?
A. क्युलिन B. क्युलेक्स
C. एडीस D. मादा एनोफील

614. जलवाहित बीमारी को पहचानिए।
A. डेंगू B. मलेरिया
C. कॉलरा D. पोलियो

615. डिम्बवाही नली को निकालना और बाँधने को कहते हैं
A. मॅस्टेक्टोमी B. वेसेक्टोमी
C. एपेन्डेक्टोमी D. ट्यूबेक्टोमी

616. रजःस्राव चक्र के किन दिनों के बीच IUD डालने का बेहतर समय है?
A. 2 दिन के भीतर B. 3 से 7 दिन
C. 8 से 10 दिन D. 11 से 14 दिन

617. परिवार नियोजन में सामान्यतः उपयोग आनेवाला धातु है
A. लौह B. एल्युमिनियम
C. तांबा D. चांदी

618. माला डी इसका एक उदाहरण है
A. गोलियों का तरीका
B. सूई से देने वाला गर्भनिरोधक
C. योनियी पटल
D. फेन वाली गोलियाँ

619. बहु उद्देशिय सहायक सामान्यतः इतनी ग्रामीण जनसंख्या की सेवा करता है
A. < 500 B. 1000
C. 3000 D. 5000

620. टीकाओं के संग्रहण और परिवहन पद्धति को कहते हैं
A. कोल्ड चेन B. फ्रिजर चेन
C. कूल चेन D. टीकाकरण

621. स्यूडोसीलोम (आभासी देहगुहा) वाला फाइलम है–
A. प्लेटिहेल्मिंथिस B. एनेलिडा
C. एस्केहेलिमेंथिस D. आर्थ्रोपोडा

622. ब्रिटिश पर्यावरणविद् जिसने 'औद्योगिक मेलेनिनता' की परिकल्पना का परीक्षण किया–
A. एलेक्जेंडर वॉन हमबोल्ट
B. बर्नार्ड केट्लवेल
C. ह्यूगो डी व्रीज
D. चार्ल्स डार्विन

623. दिमाग का वह हिस्सा, जो दृश्य सूचनाओं को समझकर उनकी व्याख्या करता है–
A. अग्र मस्तिष्क B. भित्तीय
C. टेम्पोरल D. अनुकपाल

624. अण्डोत्सर्ग के पश्चात् अण्डाशय में निर्मित कोपर्स ल्यूटियम स्रावित करता है–
A. प्रोजेस्टीरोन B. एस्ट्रोजन
C. टेस्टोस्टीरोन D. एल्डोस्टीरोन

625. ऑपिऑइड्स प्राप्त होते हैं–
A. *क्लैविसेप्स परप्यूरिया* B. *इरिथ्रोजाइलम कोका*
C. *कैनाबिस सैटाइवा* D. *पैपावर सोमनीफेरम*

626. आवृतबीजियों में परागकण, प्रतीक हैं–
A. नर युग्मक B. लघु बीजाणुधानी
C. लघु बीजाणु D. नर युग्मकोद्‌भिद

627. निम्न हारमोनों में से किसकी खोज ऊतक संवर्धन तकनीक के फलस्वरूप हुई–
A. ऑक्सिन B. साइटोकाइनिन
C. एब्सिसिक अम्ल D. जिबरेलिन

628. अन्तर्राष्ट्रीय चावल अनुसंधान संस्थान स्थित है–
A. मनीला B. नई दिल्ली
C. टोक्यो D. न्यूयार्क

629. जैविक पीडकनाशी तैयार किया जाता है–
A. *स्यूडोमोनास स्पेशिज*
B. *बैसिलस एन्थ्रेसिस*
C. *बैसिलस थ्यूरिंजेनेसिस*
D. *एग्रोबैक्टीरियम ट्यूमफेसिएन्स*

630. निम्न में से किस अनावृतबीजी में द्वि-संकरण होता है?
A. एफिड्रा B. पाइनस
C. जिंको D. साइकस

631. फीनोल तथा फॉर्मेल्डिहाइड के बहुलीकरण तथा संघनन के फलस्वरूप प्राप्त होने वाले रैखिक उत्पाद हैं–
A. नाइलोन 6, 6 B. बैकेलाइट
C. नोवॉलैक D. मेलामाइन

632. मिसेल का निर्माण सिर्फ एक खास तापमान के ऊपर होता है, जिसे कहते हैं–
A. क्यूरी तापमान B. क्राफ्ट तापमान
C. बॉयल तापमान D. क्रांतिक तापमान

633. अर्ध चालकों के शोधन की प्रक्रिया कहलाती है–
A. वैन आर्कल विधि
B. मॉन्ड विधि
C. वैद्युत अपघट्य शोधन
D. जोन शोधन

634. निम्न में से किसको 'सिनगैस' कहा जाता है?
A. $CO+H_2$ B. $CO+N_2$
C. $CO+Cl_2$ D. $CO+O_2$

635. किसी एक समूचे फेफड़े को निकालकर अलग करना कहलाता है–
A. लोबेक्टॉमी
B. न्यूमोनेक्टोमी
C. खण्डीय स्थिति निर्धारण
D. वेज स्थिति निर्धारण

636. दूर संचार में प्रयोग की जाने वाली तरगें हैं–
A. अवरक्त B. पराबैंगनी
C. माइक्रोवेव D. आकाशीय तरगें

637. प्रकाश वैद्युत प्रभाव की व्याख्या निम्न में से किसके आधार पर की जा सकती है?
A. क्वांटम सिद्धान्त
B. कार्पसक्युलर सिद्धान्त
C. तरंग सिद्धान्त
D. वैद्युत चुम्बकीय सिद्धान्त

638. 2 घण्टे के पश्चात् एक रेडियो सक्रिय समस्थानिक पदार्थ का $\frac{1}{16}$ भाग शेष बच जाता है। समस्थानिक (आइसोटोप) की अर्ध आयु क्या है?
A. 12 मिनट B. 45 मिनट
C. एक घण्टा D. 30 मिनट

639. प्रकाश वर्ष किसकी इकाई है?
A. समय B. दूरी
C. चाल D. द्रव्यमान

640. ऊष्मा का अच्छा कुचालक कौन है?
A. ताँबा B. पारा
C. मन्द वायु D. लोहा

641. अंगों की फास्फोरसविषाक्तता की एन्टी डोट (विरोधी) है–
A. एड्रिनेलीन B. डोपामाइन
C. एट्रोपाइन D. सोडियम बाइकार्बोनेट

642. निम्नलिखित में से वह कौन-सा अस्थिभंजन है जिसमें अस्थि छोटे-छोटे अनेक टुकड़ों में टूट जाती है?
A. एवल्सन भंजन B. कम्मीन्यूटेड भंजन
C. डिसप्लेस्ड भंजन D. स्पायरल भंजन

643. पोटाशियम सेवन वर्जित है–
A. यकृत के विफल होने पर
B. हृदय के विफल होने पर
C. फेफड़े के विफल होने पर
D. वृक्क के विफल होने पर

644. निम्न में से कौन-सा स्तन कैंसर के लिए जोखिम है?

A. गर्भधारण न होना

B. अल्पआयु में गर्भधारण

C. विलम्ब से रजोनिवृति

D. समय से पूर्व मासिक स्राव

645. हाथ अथवा पैर की अंगुलियों पर पाए जाने वाले छोटे-छोटे दर्दयुक्त आसंधियों को ऑस्लर आसंधि कहते हैं। ये पाए जाते हैं–

A. अन्तहृदशोथ संक्रमण (इनफेक्टिव एण्डोकार्डाइटिस)

B. कार्डियोमायोपैथी

C. पेरिकार्डाइटिस (हृदयवर्णी शोथ)

D. मायोकार्डाइटिस (हृदयपेशी शोथ)

646. कौन-सा एरीथीमिया ज्यादा घातक है?

A. वेन्ट्रीकुलर टैकीकार्डिया

B. साइनस एरीथीमिया

C. एट्रियल फाइब्रिलेशन

D. वेन्ट्रिकुलर फाइब्रीलेशन

647. किन रोगियों की छाती (Chest) क्लासिक बैरल के समान हो जाती है?

A. कंजेस्टिव कार्डिएक फेलियर

B. पल्मोनरी एफ्यूजन

C. सीओपीडी

D. ब्रोंकाइटिस

648. मास्टेक्टोमी के द्वारा लिम्फ नोड को पूर्णतः हटाने के पश्चात् निम्न में से कौन-सी सावधानियां लिम्फोडेमा को रोकने में मदद करती हैं?

A. हाथ की सभी गतिविधियों को बन्द करके

B. हृदय के ऊपर तकिये पर बाँह को उठाकर

C. गर्म नमी वाला ताप प्रक्रिया

D. बाँह को शरीर के निकट गलपट्टी पर रखना

649. सामान्य वयस्क का इन्ट्राक्रेनियल दबाव होता है–

A. 0-15 मिमी पारा B. 80-100 मिमी पारा

C. 20-40 मिमी पारा D. 60-70 मिमी पारा

650. ऑटोस्क्लेरोसिस के उपचार हेतु निम्न में से कौन-सी प्रक्रिया अपनायी जाती है?

A. माइरिंगोटोमी B. स्टेपडेक्टोमी

C. माइरिंगो प्लास्टी D. मासटोइडेक्टोमी

651. निम्न में से कौन-सी तंत्रिकीय नलिका विकृति है?

A. मेनिंजाइटिस B. मेनिंगोसील

C. स्कोलियोसिस D. इनसिफलाइटिस

652. एचआईवी पॉजिटीव रोगी के बिस्तर को संक्रमण मुक्त करने हेतु कौन-सा विलयन प्रयोग किया जाता है?

A. डेटॉल B. लाइजोल

C. सेवलॉन D. सोडियम हाइपोक्लोराइट

653. खसरा टीके के क्रियान्वयन की अवधि है–

A. 3 महीने B. 9 महीने

C. 18 महीने D. 6 महीने

654. पग भरने वाले बच्चे का खेल है–

A. सहकारी क्रीड़ा B. साहचर्य क्रीड़ा

C. दर्शनीय क्रीड़ा D. समानांतर क्रीड़ा

655. नवजात शिशु के सिर की परिधि होती है–

A. 31-33 सेमी B. 33-35 सेमी

C. 30-32 सेमी D. 35-37 सेमी

656. निम्न में से कौन-सा क्रियाकलाप पांच वर्ष से कम आयु के बच्चों के निदान गृहों की है?

A. मध्याह्न भोजन कार्यक्रम

B. बाल-शिक्षा

C. विद्यालयी स्वास्थ्य सेवाएं

D. विकास संबंधी निगरानी

657. ''फ्लैग साइन'' किस रोग का लक्षण है?

A. क्वाशिरकोर B. रिकेट्स

C. मरास्मास D. पॉलियोमाइलिटिस

658. हरकसीप्रंग रोग के निदान हेतु की जाने वाली शल्य क्रिया है–

A. कोसाई प्रक्रिया B. दुहामेल प्रक्रिया

C. पाइलोरोप्लास्टी D. पाइलोप्लास्टी

659. उपयुक्त जेली युक्त मल लक्षण है–

A. ट्रैकिया ईसोफैगल फिस्तुला

B. इसोफैगल एटरेसिया

C. एनोरेक्टल मालफॉर्मेशन

D. इनट्यूसेप्शन

660. निम्न में से कौन एक सायनॉटिक हृदय रोग है?
A. महाधमनी का अवरुद्ध होना
B. परीकोष्ठी विभाजक
C. फैलोट की टेट्रालॉजी
D. खुली धमनी वाहिनी

661. रोग का जीवाणु सिद्धान्त प्रतिपादित किया गया था–
A. एलेक्जेन्डर फ्लेमिंग B. हिप्पोक्रेटस
C. लूइस पास्चर D. विलियम हार्वे

662. सार्वजनिक स्वास्थ्य नर्सिंग की रीढ है–
A. घर-घर जाना
B. थैला तकनीक
C. प्राथमिक स्वास्थ्य सुरक्षा
D. प्राथमिक स्वास्थ्य केन्द्र

663. विश्व स्वास्थ्य सभा में किस वर्ष "2000 सदी तक सभी के लिए स्वास्थ्य" के लक्ष्य की चर्चा की गई?
A. 1948 B. 1957
C. 1978 D. 1966

664. प्रखंड स्तर पर स्थानीय स्वशासन व्यवस्था की त्रिस्तरीय प्रणाली है–
A. ग्राम सभा B. पंचायत समिति
C. जिला परिषद् D. न्याय पंचायत

665. निम्न में से किस माह को मलेरिया विरोधी दिवस के रूप में मनाया जाता है?
A. मई B. जून
C. जनवरी D. दिसम्बर

666. पीत ज्वर को पैदा करने वाला जीव कौन-सा है?
A. मीक्सोवायरस B. एन्टिरोवायरस
C. आर्बोवायरस D. रहैब्डोवायरस

667. वायु में नमी की मात्रा को किसकी सहायता से रिकॉर्ड किया जाता है?
A. बैरोमीटर B. सिक्स का थर्मामीटर
C. एनीमोमीटर D. हाइग्रोमीटर

668. पोलियो संक्रमण के फैलने का माध्यम क्या है?
A. सूक्ष्म कण संक्रमण B. गुदा मल मार्ग
C. रुधिर के द्वारा D. वाहक द्वारा

669. चेचक का उद्भवन काल कितने समय का होता है?
A. 6-10 दिन B. 14-16 दिन
C. 20-25 दिन D. 30-40 दिन

670. राष्ट्रीय तपेदिक नियन्त्रण कार्यक्रम किस वर्ष अपनाया गया?
A. 1960 B. 1962
C. 1964 D. 1966

671. निम्न में से किस प्रक्रिया में शल्यक अपूति की आवश्यकता होती है?
A. योनि सिंचन
B. मूत्र कैथेटराइजेशन
C. नैसोगैस्ट्रिक ट्यूब प्रविष्टि
D. कोलोस्टोमी सिंचन

672. एक झूठी याद जिसे रोगी सत्य मानता है–
A. संभाषण B. कैटाप्लेक्सी
C. एनेरजिया D. फ्यूज

673. एक विशेष प्रकार की थैरेपी जिसमें उपचार इकाई की सम्पूर्ण रूपरेखा एक सहायक प्रक्रिया के रूप में प्रयोग की जाती है, को कहते हैं–
A. साइकोथेरेपी
B. माइल्यू थेरेपी
C. कॉग्नीटिव विहेवियर थेरेपी
D. गेस्टाल्ट थेरेपी

674. बाईपोलर मूड डिसऑर्डर के दोबारा घटित होने से रोकने के उपचार हेतु दवाई है–
A. फ्लोक्सेटीन B. क्लोरडाइजेपोक्साइड
C. एमिट्रायटाइलिन D. लिथियम

675. वह असामान्य अनैच्छिक गति जो लगातार, निरुद्देश्य तथा अचानक होती है–
A. टिक B. मैनेरिज्म
C. कैटा प्लैक्सी D. कम्पलसन

676. ऊँचे स्थानों के भय को कहते हैं–
A. एकरोफोबिया B. जीनोफोबिया
C. एल्गोफोबिया D. क्लोस्ट्रोफोबिया

677. सीरम लिथियम का रोगनिवारक स्तर है
A. 2.5 – 3.0 mEq/l B. 0.6 – 1.2 mEq/l
C. 0.8 – 1.2 mEq/l D. 1.5 – 2.0 mEq/l

678. एक असत्य स्थिर विश्वास है–
A. दृष्टिभ्रम B. शक
C. धोखा D. डिरियलाइजेशन

679. सबसे भीषण एल्कोहल विड्रावल सिन्ड्रोम है–
A. हैंग ऑवर
B. डेलिरियम ड्रीमर्स
C. एल्कोहलिक सीजर
D. एल्कोहलिक हेल्युसिनोसिस

680. वह स्थिति, जिसमें व्यक्ति अपनी शारीरिक मुद्रा को उस स्थान के अनुरूप ढालता है जिसमें उसे रखा गया है–
A. ईकोप्रेक्सिया B. कैटाप्लैक्सी
C. एनरजिया D. कैटालेंप्सी

681. ऑर्टोलानी टेस्ट किसके निदान हेतु प्रयोग किया जाता है?
A. श्वसन बाधा
B. कोंजेन्टियल विसंगतियाँ
C. कोन्जेंटियल हिप विस्थापन
D. इन्डक्शन ऑफ लेबर

682. अनुकपालिक पश्च स्थिति में भ्रूण के सिर की स्थिति क्या होती है?
A. फ्लेक्सीअन B. डीफ्लेक्सियन
C. एक्सटेंशन D. एडक्शन

683. बीजाण्डासन का गलत तरीके से जुड़ा होना कहलाता है–
A. प्लेसेन्टा सक्सेन्टयूरिएटा
B. प्लेसेन्टा सर्कमवलैटा
C. बैटलडोर प्लेसेन्टा
D. प्लेसेन्टा एक्रिएटा

684. भ्रूण के खुले तंत्रिका नाल की खराबियों को रोकने में निम्न में से कौन-सा कारक महत्वपूर्ण है?
A. विटामिन-A B. जिंक
C. फॉलिक अम्ल D. विटामिन-D

685. निम्न में से कौन प्री-एक्लैम्पसिया का लक्षण नहीं है?
A. इडिमा B. हाइपरटेंशन
C. फिट्स D. प्रोटीन्यूरिया

686. बीजाण्डासन का सामान्य वजन कितना होता है?
A. 500 ग्राम
B. 900 ग्राम
C. शिशु के भार का 1/4
D. शिशु के भार का 1/6

687. हाइपरमेसिस ग्रैविडेरम के लिए कौन-सा हार्मोन उत्तरदायी है?
A. प्रोजेस्ट्रोन
B. रिलैक्सिन
C. ह्यूमन कोरियोनिक गोनेडोट्रोपिन
D. ह्यूमन प्लेसेन्टल लैक्टोजन

688. रजोनिवृत्ति में प्रकट विशेष लक्षण है–
A. हाइपोटेंशन B. हाइपोथर्मिया
C. हॉट फ्लैशेज D. एनोरेक्सिया

689. एक निषेचित अण्डे को भ्रूण कब कहा जाता है?
A. 0-8 सप्ताह B. 0-12 सप्ताह
C. 12-24 सप्ताह D. 8-32 सप्ताह

690. गर्भावस्था के दौरान सामान्य वजन में वृद्धि–
A. 10-12 किग्रा B. 7-9 किग्रा
C. 3-5 किग्रा D. 14-18 किग्रा

691. निम्न में से कौन मनुष्य में ताप नियन्त्रण का केन्द्र है?
A. यकृत B. सिस्टर्ना मैग्नी
C. मेडयूला ऑब्लागेटा D. हाइपोथेलेमस

692. डॉरसेलिस पेडिस एक नाड़ी है जिसे महसूस किया जाता है–
A. ऊपरी लिम्ब B. गर्दन में
C. निचला लिम्ब D. पेट में

693. जीभ की सूजन को कहते हैं–
A. जिंजीवाइटिस B. ग्लोलिटिस
C. हैलीटोसिस D. एंग्युलोस्टोमैटाइटिस

694. मानटोक्स टेस्ट, किसके हेतु संवेदनशील टेस्ट है–
A. एलर्जी विकार B. तपेदिक
C. एड्स D. ब्रोंकिअल अस्थमा

695. टाइफाइड में बुखार के क्या लक्षण होते हैं?
A. आंतरायिक बुखार

B. लगातार बुखार (ज्वर)
C. बार-बार बुखार होना
D. उत्तरोत्तर बढ़ता हुआ बुखार

696. मलेरिया किसके द्वारा होता है?
A. जीवाणु
B. कवक
C. प्लाज्मोडियम वाइवैक्स
D. शैवाल

697. सिस्टोलिक तथा डायस्टॉलिक रक्तचाप के बीच के अन्तर को कहते हैं–
A. नाड़ी अन्तराल B. हृदयी दाब
C. सिस्टोलिक दाब D. नाड़ी दाब

698. कार्डियक स्फिंक्टर कहाँ पर स्थित होता है?
A. हृदय B. फेफड़े
C. यकृत D. आमाशय

699. ट्यूनिका एडवेन्टीशिया किसकी परत है?
A. वृषण B. रुधिर नलिकाएँ
C. मूत्राशय D. फेफड़े

700. किस विटामिन की कमी से स्कर्वी रोग होता है?
A. विटामिन A B. विटामिन B
C. विटामिन C D. विटामिन D

701. हेपरिन के लिए एंटीडॉट/प्रतिकारक है
A. विटामिन K B. प्रोटेमाइन सल्फेट
C. एमीनोकार्पोइक एसिड D. एम्नियोडोरोन

702. प्रसव के दूसरे चरण में गर्भाशय संकुचन में सुधार करने के लिए मरीज को निम्नलिखित में से कौन-सा इंजेक्शन दिया जाता है?
A. ऑक्सीटोसिन B. मीथरजीन
C. फीनेर्जन D. डायजेपाम

703. नुकीले पेनक्रियाटाइटिस को एक एलीवेटिड .... द्वारा अभिव्यक्त किया जाता है।
A. सीरम बिलीरूबिन B. सीरम एमाइलेस
C. सीरम क्षारीय फॉस्फेट D. सीरम क्रिएटिनिन

704. निम्नलिखित में से कौन-सी क्षयरोगनिवारक दवा 8वीं कपाल-तंत्रिका को नुकसान पहुँचा सकती है?
A. आइसोनियाजिड (INH)
B. पेरोएमीनोसेलीसाइक्लिक एसिड (PAS)
C. एथेमब्युटोल हाइड्रोक्लोराइड (माइएमब्यूटोल)
D. स्ट्रेप्टोमाइसिन

705. निम्नलिखित में से किसका प्रयोग हाइपरकेलिमीया के प्रबंधन में किया जाता है?
A. ग्लूकोज के साथ इंसुलिन
B. सोडियम बाइकार्बोनेट
C. पोटेशियम क्लोराइड
D. मैग्नीशियम सल्फेट

706. पेट की सर्जरी के बाद फुले हुए पेट और आंत्र ध्वनियों का अभाव दर्शाता है
A. स्वानुशीलन B. घाती आन्त्रावरोध
C. नकसीर D. विकृत बृहदान्त्र

707. सामान्य अंतःचाक्षुष दबाव होता है
A. 8-21 मिमी एचजी B. 16-25 मिमी एचजी
C. 20-35 मिमी एचजी D. 19-38 मिमी एचजी

708. निम्नलिखित में से कौन-सा ईसीजी निष्कर्ष हाइपोकेलिमिया की उपस्थिति को दर्शाता है?
A. लंबी, पीक टी वेव
B. एसटी सेगमेंट डिप्रेशन
C. क्यूआरएस काम्प्लेक्स की वाइडनिंग
D. लम्बे समय तक पीआर अंतराल

709. रेडियल का मूल्यांकन करने और अल्नर धमनी प्रत्यक्षता के लिए रेडियल धमनी केन्युलेशन से पहले निम्नलिखित में से क्या करने की आवश्यकता है?
A. एलेन परीक्षण B. एंजियोग्राफी
C. ब्यूरगर्स परीक्षण D. केपिलरी रिफिल परीक्षण

710. गंभीर अवसाद का सामान्य जोखिम है
A. थकान B. मतिभ्रम
C. थॉट ब्लॉक D. आत्महत्या

711. डम्पिंग सिंड्रोम की एक जटिलता है
A. कॉलेक्टोमी B. सबटोटल गैसट्रेक्टोमी
C. नेफरेक्टोमी D. हिसट्रेक्टोमी

712. निम्नलिखित में से किसे जैविक फॉस्फोरस विष के प्रतिकारक के रूप में इस्तेमाल किया जाता है?
A. एटरोपिन B. एड्रेनालाईन
C. एविल D. एम्नियोडोरोन

713. मरीज को, हेपाटिक एन्सेफेलोपेथी के साथ लेक्टूलोस लेने की सलाह क्यों दी जाती है?
A. बिलीरुबिन के स्तर को कम करने के लिए
B. सीरम अमोनिया के स्तर को कम करने के लिए
C. प्रोटीन के स्तर को बढ़ाने के लिए
D. शर्करा के स्तर को बढ़ाने के लिए

714. अग्रस्थ/एपीकल पल्स को जांचने के लिए स्टेथोस्कोप के डायाफ्राम को किस क्षेत्र में रखा जाता है?
A. महाधमनी क्षेत्र B. फप्फुसीय/पल्मोनिक क्षेत्र
C. माइट्रल क्षेत्र D. त्रिकस्पिद क्षेत्र

715. गर्भाशय के बाहर गर्भाशय एंडोमेट्रियल ऊतक के असामान्य प्रसार को कहा जाता है
A. सिस्टिक फाइब्रोसिस B. एंडोमिट्रीयोसिस
C. मैट्रोरेरेजिया D. मैनोरेरेजिया

716. नवजात शिशुओं के लिए इस्तेमाल की जाने वाली नस/अंतः शिरा प्रवेशनी का आकार होता है
A. 18 B. 20
C. 22 D. 24

717. एमईक्यू/एल (meq/L) में सामान्य सीरम पोटेशियम का स्तर होता है
A. 2.5 से 3.5 B. 3.5 से 5
C. 5.5 से 6.5 D. 6.5 से 7.5

718. नाक से खून बहने को कहा जाता है
A. एपीटेक्सिस B. हेमोप्टाइसिस
C. हेमाटिमिसिस D. हेमाचुरिया

719. चेतना के स्तर का मूल्यांकन करने के लिए निम्न में से किसका प्रयोग किया जाता है?
A. एपगर स्कोर B. ब्रेडन स्केल
C. ग्लासगो कोमा स्केल D. स्नेल्नस चार्ट

720. चिकित्सक डाइगॉक्सिन 0.125 मिलीग्राम ओडी (OD) लेने की सलाह देते हैं। डाइगोक्सिन की गोली/टेबलेट 0.25 मिलीग्राम में उपलब्ध है। नर्स को गोली/टेबलेट का कितना हिस्सा देना चाहिए?
A. 1/4 टेबलेट B. 1/2 टेबलेट
C. 2 टेबलेट D. 4 टेबलेट

721. प्रिस्क्रिप्शन इंज (inj) है– 5 एमसीजी (mcg)/किग्रा/मिनट पर निषेचन के लिए 250 सीसी डी 5 डब्ल्यू (250 cc D_5W) में डोपामाइन 200 मिलीग्राम है। यदि मरीज का वजन 50 किलोग्राम है, तो वह निषेचन पम्प पर कितने सीसी/घंटे रहेगा?
A. 19 B. 22
C. 28 D. 30

722. निम्न में से कौन-सा एक थ्रोम्बोएंजिटिस ऑब्लिटेरन्स (ब्यूरगरस रोग) में बीमारी के प्रसार को रोकने के लिए सबसे अधिक महत्वपूर्ण है?
A. रक्तचाप पर नियंत्रण B. मधुमेह पर नियंत्रण
C. वजन में कमी D. धूम्रपान बंद करना

723. एनजी (NG) ट्यूब से खिलाते समय, निम्नलिखित में से कौन-सी नर्सिंग कार्रवाई समस्याओं से बचाती है?
A. एडवांस ट्यूब 2 सेमी
B. 20 एमएल (mL) हवा के साथ फ्लश करना
C. उच्च फाउलरस्र पॉजीशन प्रदान करना
D. खाना खिलाते समय एयर वेंट बंद करना

724. एक मरीज जो सेंगस्टेकन–ब्लेकमोर ट्यूब पर है, को अचानक सांस लेने में कठिनाई होती है, तो नर्स को सबसे पहले क्या करना चाहिए?
A. अनुसासिका प्रवेशनी से ऑक्सीजन देनी चाहिए
B. बिस्तर के सिर को ऊपर उठाना चाहिए
C. ट्यूब को काटना और हटाना चाहिए
D. मरीज के फेफड़ों को सुनना चाहिए

725. निम्नलिखित में से कौन-सा एक पोर्टल उच्च रक्तचाप का संकेतक है?
A. एस्ट्राक्सिस
B. हेमाटेमिसिस/खून की उल्टी
C. ऊंच रक्तचाप
D. भ्रम

726. एक मरीज का जीआरबीएस 40 मिलीग्राम % है। मरीज को क्या देना तत्काल प्रबंधन कहलाता है?
A. 5% डेक्सट्रोज
B. 50% डेक्सट्रोज
C. 10 यूनिट ह्यूमन एक्ट्रापिड इंसुलिन
D. सामान्य सेलाइन

727. बक का विस्तार कर्षण है
A. सरवाइकल हैड हाल्टर के रूप में लागू करना
B. पैर के निचले हिस्से का त्वचा कर्षण

C. पैर के निचले हिस्से का कंकाल कर्षण

D. सिरे पर टांग्स लागू करना

728. किसका निर्धारण करने के लिए गोनियोमीटर का प्रयोग किया जाता है?

A. श्रवण तीक्ष्णता

B. स्नायु शक्ति

C. जोड़ों की गति की सीमा

D. दृश्य तीक्ष्णता

729. कम्पार्टमेंट सिंड्रोम में दबाव से राहत पाने के लिए की गई शल्य प्रक्रिया है

A. आंतरिक निर्धारण के साथ ओपन रिडक्शन (ओ आर. आई. एफ.)

B. मेनिससेक्टोमी

C. फेसियोटोमी

D. अर्थरोप्लास्टी

730. डिस्टल त्रिज्या के फ्रैक्चर को कहा जाता है

A. ह्यूम फ्रैक्चर B. मोनटेजिया फ्रैक्चर

C. गेलिएजी फ्रैक्चर D. कॉलेस फ्रैक्चर

731. पेप्टिक अल्सर के लिए कारणात्मक जीव है

A. हेलिकोबेक्टर पाइलोरी

B. स्टेफीलोकोकी

C. इस्वेरिसिया कोलाई

D. स्ट्रेप्टोकोकाई

732. नाइट्रस ऑक्साइड सिलेंडर के लिए कलर कोडिंग है

A. काला

B. सफेद पट्टियों के साथ काला

C. हल्का नीला

D. ग्रे

733. वास्तविकता में बिना किसी आधार के साथ गलत संवेदी धारणा को कहा जाता है

A. मतिभ्रम

B. भ्रम

C. लापरवाह एसोसिएशन्स

D. नया प्रयोग/नियोलोजिस्म

734. निम्नलिखित में से किस प्रक्रिया को हमेशा शल्य अपूति की आवश्यकता होती है?

A. वेगीनल इरीगेशन

B. यूरीनरी कैथीटेराइजेशन

C. नासोगेस्टरिक ट्यूब प्रविष्टि

D. कोलोस्टॉमी इरीगेशन

735. नर्स द्वारा कल्चर के लिए थूक का नमूना प्राप्त करने का सबसे उपयुक्त समय होता है

A. सुबह में जल्दी

B. मरीज द्वारा हल्का नाश्ता करने के बाद

C. एयरोसोल थेरेपी के बाद

D. छाती की भौतिक चिकित्सा के बाद

736. उन्माद क्या है?

A. चिंता संबंधी विकार B. डिसोसिएटिव विकार

C. मनोदशा विकार D. सोच विकार

737. कपोसिस सार्कोगा किससे जुड़ा हुआ है?

A. ह्यूमन पैपिलोमा वायरस

B. ह्यूमन टी सेल लिम्फोट्रोपिक वायरस प्रकार I (एचटीएलवी-I)

C. ह्यूमन इम्यूनोडिफीसिअन्सी वायरस

D. एपस्टेन-बर्र वायरस

738. किससे बचाव करने के लिए कीमोथेरेपी से पहले ओन्डनसेटरन, 8 मिलीग्राम IV दिया जाता है?

A. खालित्य B. थकान

C. उल्टी D. दर्द

739. निम्न में से किस एक को छोड़कर सभी फिनाइटोइन के साइड इफेक्ट हैं

A. गतिभंग/एटेक्सिया B. अतिरोमता/हरसुटिजम

C. हाइपोग्लाइसीमिया D. गम हाइपरट्रॉफी

740. रीढ़ की हड्डी की पार्श्व वक्रता को कहा जाता है

A. कुब्जता B. अग्रकुब्जता

C. स्कोलियोसिस D. पेक्टस एक्सकावेटम

741. दवा को .... से संचालित करके संवेदनशीलता और प्रतिक्रिया का परीक्षण किया जाता है।

A. अन्तःत्वचा B. अन्तःमांसपेशी

C. अन्तःशिरा D. प्रत्युपयाजक

742. निम्नलिखित में से किसका प्रयोग बच्चों में दर्द की जाँच करने के लिए किया जाता है?

A. ब्रीफ पेन इंवेंटरी

B. संख्यात्मक रेटिंग स्केल

C. दृश्यक एनालॉग स्केल

D. वोंग-बेकर फेसिस पेन रेटिंग स्केल

743. मतली और उल्टी के लिए इस्तेमाल की जाने वाली दवाओं को कहा जाता है?

A. एनॉल्जेसिक
B. एंटीपाइरेटिक्स
C. एंटीमेंटिक्स
D. एंटीबायोटिक्स

744. कानों का परीक्षण करने के लिए किस उपकरण का प्रयोग किया जाता है?

A. लॉरीनगोस्कोप
B. ऑपथेल्मोस्कोप
C. ओटोस्कोप
D. प्रोक्टोस्कोप

745. फेफड़े के स्थानांतरण को कहा जाता है

A. लोबेक्टॉमी
B. फ्नीयूमोनेक्टॉमी
C. सेगमेंटल रीसेक्शन
D. वेज रीसेक्शन

746. इनमें से कौन-सी दवा रोगी के लिए खुली दूषित चोट की दवा है और जिसका टिटनेस टीकाकरण का कोई हालिया इतिहास नहीं है?

A. डीपीटी टीका (DPT)
B. टेटनस टॉक्साइड
C. टेटनस एंटीटॉक्सिन
D. टेटनस इम्यूनोग्लोब्युलिन

747. एंटीबायोटिक थेरेपी लेने वाला मरीज कान में गूँज की शिकायत करता है। यह ऑटोटोक्सिसिटी नुकसान पहुँचाती है

A. 4वें सीएन को (4th CN)
B. 8वें सीएन को (8th CN)
C. 7वें सीएन को (7th CN)
D. 9वें सीएन को (9th CN)

748. निम्नलिखित में से किसे डायलिसिस द्वारा ठीक नहीं किया जा सकता है?

A. हाइपरनेट्रिमिया
B. हाइपरकेलिमिया
C. उच्च/एलीवेटिड क्रिएटिनिन
D. हीमोग्लोबिन में कमी

749. सामान्य औसत पल्मोनरी धमनी दबाव है

A. 10-15 एमएम एचजी (10-15 mm Hg)
B. 15-20 एमएम एचजी (15-20 mm Hg)
C. 20-25 एमएम एचजी (20-25 mm Hg)
D. 25-30 एमएम एचजी (25-30 mm Hg)

750. रोधगलन में ईसीजी परिवर्तन है

A. एसटी (ST) सेगमेंट एलीवेशन
B. वाइड क्यूआरएस काम्प्लेक्स
C. यू वेव की उपस्थिति
D. लम्बे समय तक पीआर अंतराल

751. कोलेस्ट्रॉल का सामान्य स्तर होता है

A. 100-150 मिलीग्राम/डेसीलीटर
B. 150-200 मिलीग्राम/डेसीलीटर
C. 200-250 मिलीग्राम/डेसीलीटर
D. 250-300 मिलीग्राम/डेसीलीटर

752. नाखूनों के आसपास के ऊतकों की सूजन को कहा जाता है

A. क्लबिंग
B. कोइलोनीचिया
C. पेरोनाइचिया
D. ऑनाइकोलिसिस

753. निम्न में से कौन-सा एक एड्स का संकेतक है?

A. सीडी4 की गिनती 200 सेल/मिमी^{3} से कम होना
B. सीडी4 की गिनती 400 सेल/मिमी^{3} से अधिक होना
C. सीडी4 की गिनती 600 सेल/मिमी^{3} से कम होना
D. सीडी4 की गिनती 1000 सेल/मिमी^{3} से कम होना

754. केनियल दबाव (आईसीपी) में वृद्धि के लिए चिकित्सा प्रबंधन में शामिल हैं

A. एडमिनिस्टर मेनीटॉल
B. एडमिनिस्टर हाल्फ स्ट्रेंथ सेलीन
C. एडमिनिस्टर प्लाज्मा वॉल्यूम एक्सपेंडरस
D. वेंटीलेटर में सांसों की संख्या कम होना

755. बुखार, सिर दर्द और ग्रीवापश्च कठोरता किसके उत्कृष्ट लक्षण हैं?

A. पार्किंसन रोग
B. अल्जाइमर रोग
C. मस्तिष्क फोड़ा
D. मेनिनजाइटिस

756. इंसुलिन इंजेक्शन के लिए उपयुक्त सुई का आकार है

A. 18 जी, 1½″ लंबी
B. 22 जी, 1″ लंबी
C. 22 जी, 1½″ लंबी
D. 25 जी, 5/8″ लंबी

757. इंजेक्शन की जेड-ट्रैक विधि का उपयोग करते समय निम्नलिखित में से एक को छोड़कर सभी नर्सिंग हस्तक्षेप सही हैं

A. एल्कोहल के साथ इंजेक्शन साइट तैयार करना
B. सुई का प्रयोग करना जो कम से कम 1″ लंबी हो

C. इंजेक्शन से पहले रक्त के लिए एस्पीरेट
D. इंजेक्शन के बाद साइट को सख्ती से रगड़ना

758. विटामिन D की कमी से होता है
A. नाइट ब्लाइंडनेस B. बेरीबेरी
C. रिकेट्स D. एनीमिया

759. ट्रेकियोस्टोमी सक्शनिंग करते समय, सक्शन अवधि कितने सेकंड से अधिक नहीं होनी चाहिए?
A. 10 सेकंड B. 20 सेकंड
C. 30 सेकंड D. 45 सेकंड

760. निम्नलिखित में से कौन-सी स्थिति अंतःचाक्षुष दबाव में वृद्धि द्वारा अभिव्यक्त होती है?
A. मोतियाबिंद (कैटारिक्ट)
B. कंजक्टिवाइटिस
C. डेक्रोसिस्टाइटिस
D. ग्लूकोमा

761. ब्रेडनस्केल का प्रयोग किस खतरे का आकलन करने के लिए किया जाता है?
A. डेक्यूबाइटस अल्सर B. बहुमूत्र रोग
C. उच्च रक्तचाप D. मूत्र मार्ग के संक्रमण

762. निम्नलिखित में से कौन-सा एक पाइलोरिकस्टेनोसिस की अभिव्यक्ति है?
A. प्रक्षेप्य उल्टी B. प्रत्यावहन
C. स्टीटोरीया D. टेनिसमस

763. लाल रंग वेंचुरी मास्क में कितना प्रतिशत ऑक्सीजन और प्रवाह होता है?
A. 31% और 6 लीटर/मिनट
B. 35% और 8 लीटर/मिनट
C. 40% और 10 लीटर/मिनट
D. 60% और 15 लीटर/मिनट

764. जन्म के पहले 24 घंटे के भीतर जातविष्ठा पारित करने में विफलता किसका संकेत हो सकती है?
A. पेट की भित्ति में दोष B. सीलिएक रोग
C. हर्चस्प्रंग रोग D. स्वानुशीलन

765. प्रीमीग्रेविडा रिपोर्ट के अनुसार उसकी पिछली मासिक धर्म की अवधि 15 जनवरी को शुरू हुई और 20 जनवरी को समाप्त हो गई। नेगेले नियम के अनुसार, ईडीडी होगी
A. 22 सितंबर B. 22 अक्टूबर
C. 8 नवंबर D. 28 दिसंबर

766. किसी दवा से होने वाली गंभीर एलर्जी को कहा जाता है?
A. एनॉफीलेक्टिक B. इंटरेक्शन
C. प्रतिकूल/एडवर्स D. विषाक्तता

767. लिवर के सिरोसिस का एक प्रमुख कारण है
A. शराब पीना B. नशीली दवाओं का सेवन
C. धूम्रपान D. वायरल हेपेटाइटिस

768. निम्नलिखित में से कौन-सी एक मधुमेह की चिकित्सीय अभिव्यक्ति नहीं है?
A. ग्लाइकोसूरिया B. पॉलीफागिया
C. हाइपरग्लाइसीमिया D. हाइपरनेट्रिमिया

769. निम्नलिखित में से किस परीक्षण/टेस्ट का प्रयोग करके दूर दृष्टि का आकलन किया जाता है?
A. कनफ्रंटेशन टेस्ट B. हिरसचबर्ग टेस्ट
C. जैगर कार्ड D. स्नेलन चार्ट

770. जीभ की सूजन को कहा जाता है
A. जिंजीवाइटिस B. जिह्वाशोथ/ग्लोसाइटिस
C. गुलसुवा/पेरोटाइटिस D. स्टोमेटाइटिस

771. बहुमूत्र किसकी कमी से होता है?
A. विरोधी मूत्रवर्धक हार्मोन
B. इंसुलिन
C. ग्लूकोज
D. ग्लूकागन

772. नवजात शिशुओं के लिए इस्तेमाल की जाने वाली अंतःशिरा प्रवेशनी (गज में) का आकार क्या है?
A. 28 B. 24
C. 22 D. 20

773. लेड विषाक्तता को कहा जाता है
A. एस्ट्राक्सिस B. प्लम्बिज्म
C. प्लम्मर विंसन सिंड्रोम D. पार्डर बिली सिंड्रोम

774. प्री. एक्लेम्सिया में पसंदीदा दवा है
A. डोपामाइन B. मैग्नीशियम सल्फेट
C. सोडियम बाइकार्बोनेट D. सोडियम नाइट्रोप्रूसाइड

775. निम्नलिखित में से कौन-सी दवाई एनजाइना पेक्टोरिस के प्रबंधन के लिए अधोजिव्ह दी जाती है?
A. एस्परीन B. बीटालॉक
C. नाइट्रोग्लिसरीन D. चारफ्रीन

उत्तरमाला

1	2	3	4	5	6	7	8	9	10
A	B	C	B	C	A	A	A	A	B
11	**12**	**13**	**14**	**15**	**16**	**17**	**18**	**19**	**20**
A	C	B	C	D	D	B	A	C	C
21	**22**	**23**	**24**	**25**	**26**	**27**	**28**	**29**	**30**
B	A	B	B	D	A	D	D	B	D
31	**32**	**33**	**34**	**35**	**36**	**37**	**38**	**39**	**40**
A	B	B	C	B	A	D	B	B	A
41	**42**	**43**	**44**	**45**	**46**	**47**	**48**	**49**	**50**
B	D	D	A	B	B	A	B	C	C
51	**52**	**53**	**54**	**55**	**56**	**57**	**58**	**59**	**60**
B	B	C	B	C	B	B	B	B	C
61	**62**	**63**	**64**	**65**	**66**	**67**	**68**	**69**	**70**
C	B	D	C	A	C	B	D	C	A
71	**72**	**73**	**74**	**75**	**76**	**77**	**78**	**79**	**80**
A	D	B	B	A	B	A	D	D	B
81	**82**	**83**	**84**	**85**	**86**	**87**	**88**	**89**	**90**
B	C	C	A	C	D	C	C	B	B
91	**92**	**93**	**94**	**95**	**96**	**97**	**98**	**99**	**100**
A	B	C	B	B	D	B	C	B	D
101	**102**	**103**	**104**	**105**	**106**	**107**	**108**	**109**	**110**
D	C	A	C	B	C	B	B	A	B
111	**112**	**113**	**114**	**115**	**116**	**117**	**118**	**119**	**120**
A	C	C	A	B	C	A	D	D	B
121	**122**	**123**	**124**	**125**	**126**	**127**	**128**	**129**	**130**
D	B	A	B	A	B	C	C	A	B
131	**132**	**133**	**134**	**135**	**136**	**137**	**138**	**139**	**140**
A	B	C	A	A	C	A	B	B	C
141	**142**	**143**	**144**	**145**	**146**	**147**	**148**	**149**	**150**
A	B	C	D	B	D	B	A	B	D
151	**152**	**153**	**154**	**155**	**156**	**157**	**158**	**159**	**160**
A	D	A	D	D	C	D	C	A	C
161	**162**	**163**	**164**	**165**	**166**	**167**	**168**	**169**	**170**
D	B	D	B	B	B	C	D	C	C
171	**172**	**173**	**174**	**175**	**176**	**177**	**178**	**179**	**180**
C	A	C	D	A	D	A	B	B	C
181	**182**	**183**	**184**	**185**	**186**	**187**	**188**	**189**	**190**
B	C	D	A	D	B	C	C	B	C

191	192	193	194	195	196	197	198	199	200
D	C	B	A	C	B	C	A	D	C
201	202	203	204	205	206	207	208	209	210
D	C	C	A	B	A	D	B	B	A
211	212	213	214	215	216	217	218	219	220
A	C	B	B	B	A	C	A	C	D
221	222	223	224	225	226	227	228	229	230
C	D	C	A	C	D	B	B	B	C
231	232	233	234	235	236	237	238	239	240
A	B	B	C	B	A	D	D	D	C
241	242	243	244	245	246	247	248	249	250
D	C	B	D	D	C	A	D	B	B
251	252	253	254	255	256	257	258	259	260
A	C	C	B	D	D	D	A	C	B
261	262	263	264	265	266	267	268	269	270
D	C	D	C	D	D	A	A	B	A
271	272	273	274	275	276	277	278	279	280
D	C	B	D	C	B	A	A	D	A
281	282	283	284	285	286	287	288	289	290
B	B	A	B	C	D	A	B	B	B
291	292	293	294	295	296	297	298	299	300
A	D	B	B	A	D	B	A	C	D
301	302	303	304	305	306	307	308	309	310
D	D	A	A	B	C	A	C	A	D
311	312	313	314	315	316	317	318	319	320
B	C	A	C	C	C	B	B	D	D
321	322	323	324	325	326	327	328	329	330
C	B	C	B	B	B	A	C	B	C
331	332	333	334	335	336	337	338	339	340
C	B	C	C	B	C	C	B	C	B
341	342	343	344	345	346	347	348	349	350
C	B	C	A	C	C	B	A	A	B
351	352	353	354	355	356	357	358	359	360
B	A	D	C	D	A	B	D	C	B
361	362	363	364	365	366	367	368	369	370
B	A	B	B	A	B	B	C	C	B
371	372	373	374	375	376	377	378	379	380
C	D	B	C	B	D	B	C	B	C
381	382	383	384	385	386	387	388	389	390
D	B	C	C	C	C	C	C	C	D

391	392	393	394	395	396	397	398	399	400
C	B	C	D	A	C	A	A	A	C
401	402	403	404	405	406	407	408	409	410
D	B	A	C	C	B	B	C	B	B
411	412	413	414	415	416	417	418	419	420
C	A	D	C	C	B	D	B	B	B
421	422	423	424	425	426	427	428	429	430
D	A	B	C	A	C	D	B	A	B
431	432	433	434	435	436	437	438	439	440
C	B	C	D	B	A	A	B	C	B
441	442	443	444	445	446	447	448	449	450
A	D	D	B	A	C	B	A	C	B
451	452	453	454	455	456	457	458	459	460
B	D	D	D	C	B	C	B	D	C
461	462	463	464	465	466	467	468	469	470
B	C	C	C	D	B	A	B	C	A
471	472	473	474	475	476	477	478	479	480
B	B	C	D	B	B	C	A	B	C
481	482	483	484	485	486	487	488	489	490
C	D	A	C	C	D	A	D	B	C
491	492	493	494	495	496	497	498	499	500
B	D	D	A	D	A	B	B	B	B
501	502	503	504	505	506	507	508	509	510
C	A	C	B	C	D	B	C	D	C
511	512	513	514	515	516	517	518	519	520
D	B	A	D	A	D	B	C	B	B
521	522	523	524	525	526	527	528	529	530
A	D	B	A	D	B	C	B	A	C
531	532	533	534	535	536	537	538	539	540
B	C	A	B	B	A	D	A	C	D
541	542	543	544	545	546	547	548	549	550
C	B	D	B	C	A	C	C	A	C
551	552	553	554	555	556	557	558	559	560
C	A	B	D	A	C	A	C	D	A
561	562	563	564	565	566	567	568	569	570
B	D	B	A	A	A	A	C	B	A
571	572	573	574	575	576	577	578	579	580
C	C	C	A	C	A	B	A	B	B
581	582	583	584	585	586	587	588	589	590
A	D	C	B	D	C	D	B	C	A

591	592	593	594	595	596	597	598	599	600
A	A	C	D	B	A	D	A	A	B
601	**602**	**603**	**604**	**605**	**606**	**607**	**608**	**609**	**610**
A	B	B	D	B	C	C	D	C	B
611	**612**	**613**	**614**	**615**	**616**	**617**	**618**	**619**	**620**
A	C	D	C	D	B	C	A	D	A
621	**622**	**623**	**624**	**625**	**626**	**627**	**628**	**629**	**630**
C	B	D	A	D	D	B	A	C	A
631	**632**	**633**	**634**	**635**	**636**	**637**	**638**	**639**	**640**
B	B	D	A	B	C	A	D	B	C
641	**642**	**643**	**644**	**645**	**646**	**647**	**648**	**649**	**650**
C	B	D	A	A	D	C	B	A	B
651	**652**	**653**	**654**	**655**	**656**	**657**	**658**	**659**	**660**
B	D	B	D	B	D	A	B	D	C
661	**662**	**663**	**664**	**665**	**666**	**667**	**668**	**669**	**670**
C	A	C	B	B	C	D	B	B	B
671	**672**	**673**	**674**	**675**	**676**	**677**	**678**	**679**	**680**
B	A	B	D	A	A	C	C	B	D
681	**682**	**683**	**684**	**685**	**686**	**687**	**688**	**689**	**690**
C	A	D	C	C	D	C	C	A	A
691	**692**	**693**	**694**	**695**	**696**	**697**	**698**	**699**	**700**
D	C	B	B	D	C	D	D	B	C
701	**702**	**703**	**704**	**705**	**706**	**707**	**708**	**709**	**710**
B	A	B	D	A	B	A	B	A	D
711	**712**	**713**	**714**	**715**	**716**	**717**	**718**	**719**	**720**
B	A	B	C	B	D	B	A	C	B
721	**722**	**723**	**724**	**725**	**726**	**727**	**728**	**729**	**730**
A	D	C	C	B	B	B	C	C	D
731	**732**	**733**	**734**	**735**	**736**	**737**	**738**	**739**	**740**
A	C	A	B	A	C	C	C	C	C
741	**742**	**743**	**744**	**745**	**746**	**747**	**748**	**749**	**750**
A	D	C	C	B	B	B	D	B	A
751	**752**	**753**	**754**	**755**	**756**	**757**	**758**	**759**	**760**
B	C	A	A	D	D	D	C	A	D
761	**762**	**763**	**764**	**765**	**766**	**767**	**768**	**769**	**770**
A	A	C	C	B	A	A	D	D	B
771	**772**	**773**	**774**	**775**					
A	B	B	B	C					

सामान्य हिंदी

व्याकरण

व्याकरण वह शास्त्र है जिसके द्वारा किसी भी भाषा के शब्दों और वाक्यों के शुद्ध स्वरूपों एवं शुद्ध प्रयोगों का ज्ञान कराया जाता है।

व्याकरण के चार अंग हैं : (i) वर्ण विचार (ii) शब्द विचार (iii) पद विचार और (iv) वाक्य विचार

भाषा : भाषा अभिव्यक्ति का एक ऐसा साधन है जिसके द्वारा मनुष्य अपने विचारों को दूसरों पर प्रकट कर सकता है और दूसरों के विचार जान सकता है। भाषा के दो रूप हैं–(i) मौखिक और (ii) लिखित।

बोली : भाषा का क्षेत्रीय रूप बोली कहलाता है।

लिपि : किसी भी भाषा के लिखने की विधि को लिपि कहते हैं।

वर्ण : हिन्दी भाषा में प्रयुक्त सबसे छोटी ध्वनि वर्ण कहलाती है। जैसे–अ, आ, ई, क्, ख्, आदि

वर्णमाला : वर्णों के समुदाय को वर्णमाला कहते हैं। हिन्दी वर्णमाला में 44 वर्ण हैं। जिनमें 11 स्वर तथा 33 व्यंजन हैं।

स्वरवर्ण : उन वर्णों को कहते हैं, जिनका उच्चारण बिना किसी दूसरे वर्ण की सहायता से होता है। हिन्दी में 11 स्वर हैं–अ, आ, इ, ई, उ, ऊ, ए, ऐ, ओ, औ, ऋ।

व्यंजन वर्ण : उन वर्णों को कहते हैं, जिनका उच्चारण स्वर वर्णों की सहायता के बिना नहीं हो सकता है। इनकी संख्या 33 है–

क ख ग घ ड़ च
छ ज झ ञ ट् ठ
ड ढ़ ण त थ द
ध न प फ ब भ
म य र ल व श
ष स ह।

वर्ण : एक या अधिक वर्णों से बनी हुई स्वतन्त्र सार्थक ध्वनि शब्द कहलाती है।

शब्दों को तत्सम, तद्भव, देशज और विदेशी भागों में बाँटा जाता है।

तत्सम : जो शब्द संस्कृत भाषा से हिन्दी में बिना किसी परिवर्तन के लिए जाते हैं वे तत्सम कहलाते हैं, जैसे– अग्नि, क्षेत्र, मित्र, नासिका आदि।

तद्भव : उन शब्दों को कहते हैं, जो संस्कृत से ही लिए गए हैं, परन्तु हिन्दी में आने पर जिनका रूप बदल गया है। जैसे–आग, खेत, रात आदि।

देशज : उन शब्दों को कहते हैं, जो बोलचाल तथा देश की अन्य भाषाओं से लिए गए हैं। जैसे–कटोरा, झंझत, डिबिया, लोटा आदि।

विदेशज या विदेशी : उन शब्दों को कहते हैं, जो किसी विदेशी भाषा से आए हैं।

जैसे–स्कूल, कार, कमरा, खुदा, जोश, सरकार आदि।

शब्द सम्पदा

तत्सम शब्दों के तद्भव रूप

तत्सम	तद्भव	तत्सम	तद्भव	तत्सम	तद्भव	तत्सम	तद्भव
अग्नि	आग	अद्य	आज	ग्राम	गाँव	गर्दभ	गधा
अष्ट	आठ	अक्षि	आँख	गृघ्र	गीध	गौर	गोरा
अर्ध	आधा	अस्थि	हड्डी	गृह	घर	घट	घड़ा
अश्रु	आँसू	आम्र	आम	धातु	धात	धृत	घी

तत्सम	तद्भव	तत्सम	तद्भव
लक्ष	लाख	सप्त	सात
त्वम्	तुम	दुग्ध	दूध
रत्न	रतन	वर्ष	बरस
भक्त	भगत	मर्कट	बन्दर
रात्रि	रात	उलूक	उल्लू
अन्धकार	अन्धेरा	क्षीर	खीर
निद्रा	नींद	पृष्ठ	पीठ
ज्येष्ठ	जेठ	स्वर्ण	सोना
श्वास	साँस	काक	काग
कार्य	काज	कर्ण	कान
पाद	पाँव	हस्त	हाथ
नासिका	नाक	कंटक	काँटा
दश	दस	दधि	दही
दीप	दीया	निद्रा	नींद
नव	नौ	पत्र	पत्ता

तत्सम	तद्भव	तत्सम	तद्भव
प्रस्तर	पत्थर	जिह्वा	जीभ
हस्ती	हाथी	दन्त	दाँत
क्षेत्र	खेत	नृत्य	नाच
सूचिका	सूई	स्वर्णकार	सुनार
लोक	लोग	पर्यङ्क	पलंग
स्वप्न	सपना	कातर	कायर
पुत्र	पूत	मानव	मनुष्य
शत	सौ	पुष्प	फूल
पक्व	पक्का	कृषक	किसान
कर्म	कार्य	आम्र	आम
कर्ण	कान	अष्ट	आठ
घंटिका	घंटी	चन्द्र	चन्द
यव	जौ	धूम्र	धुआँ
भ्रमर	भँवर		

विराम चिह्न

विराम का अर्थ रुकना। अपने विचारों को ठीक ढंग से प्रकट करने के पढ़ते अथवा लिखते समय हमें कुछ रुकना पड़ता है। इस प्रकार के रुकने को विराम कहते हैं। प्रत्येक-विराम के लिए अलग-अलग चिह्न हैं—

पूर्ण विराम	[।]
अल्प विराम	[,]
अर्ध विराम	[;]
प्रश्न बोधक	[?]
विस्मयादि बोधक	[!]
योजक	[–]
उद्धरण	[" "]

कारक

कारक शब्द उस रूप को कहते हैं, जिससे संज्ञा या सर्वनाम वाक्य के साथ सम्बन्ध जाना जाता है।

जैसे—शीला कलम **से** लिखती है।

यह सीमा **की** पुस्तक है।

कारक के भेद विभक्ति चिह्नों सहित

कारक	विभक्ति
कर्त्ता	ने
कर्म	को
करण	से
सम्प्रदान	के लिए
अपादान	से
सम्बन्ध	का, के, की
अधिकरण	में, पर
सम्बोधन	हे, अरे!

पर्यायवाची शब्द

जिन शब्दों से एक समान अर्थ का बोध होता है, उन्हें पर्यायवाची या समानार्थी शब्द कहते हैं।

कुछ पर्यायवाची शब्दों के उदाहरण निम्नलिखित हैं—

आग – अग्नि, अनल, पावक, हुताशन, ज्वाला।

आकाश – नभ, आसमान, गगन, लोभ।

असुर – राक्षस, दानव, निशाचर, दैत्य।

अमृत – अभिय, पीयूष, सुधा, सोम।

अन्धकार – अन्धेरा, तिमिर, तम, तमिस्त्र।

आँख – नेत्र, नयन, लोचन, चक्षु, दृग।

कमल – जलज, पंकज, नीरज, राजीव।

इन्द्र – सुरपति, देवेन्द्र, सुरेन्द्र, देवेश।
ईश्वर – प्रभु, भगवान, जगदीश, दीनबन्धु।
पक्षी – खग, विहग, चिड़िया, नभचर।
बादल – घन, जलधर, वारिद, नीरद।
गंगा – सुरसरि, जाह्नवी, त्रिपथगा, देवनदी, विष्णुपदी।
चन्द्रमा – शशि, मयंक, निशाकर, सुधाकर, सुधांशु, सोम हिमांशु, राकेश।
जल – पानी, नीर, लोभ, अम्बु, सलिल, क्षीर, वारि।
फूल – पुष्प, कुसुम, सुमन, प्रसून, सारंग।
पृथ्वी – भू, भूमि, धरा, वसुन्धरा, वसुधा, धरती क्षमा, लोक।
कपड़ा – पट, वस्त्र, चीर, अम्बर, दुकूल।
घर – गृह, गेह, निकेतन, आलय, निलय, भवन, शाला, धाम, सदन।
जंगल – वन, कानन, अरण्य, विपिन।
तालाब – सरोवर, ताल, जलाशय, तड़ाग।
दिन – दिवस, वासर, वार।
पहाड़ – गिरि, पर्वत, गूधर, नग, महीधर, मेरू।
पत्थर – पहाड़, प्रस्तर, पाहन।
पवन – वायु, समीर, हवा, मारुत, अनिल।
पुत्र – सुत, तनय, पूत, आत्मज।
बिजली – तड़ित, चपला, दामिनी।
वृक्ष – तरू, रूख, विटप, पेड़।
मनुष्य – नर, मानव, मनुज, आदमी।
हाथी – करि, हस्ती, गज।
मित्र – सखा, मीत, सहचर, दोस्त।
राजा – नरेश, नृप, महीप, भूप।
समुद्र – सागर, सिन्धु, जलधि, नीरधि।
सरस्वती – शारदा, वागेश्वरी, भारती, महाश्वेता।
साँप – पन्नग, सर्प, विषधर, अहि, व्याल।
सूर्य – दिनकर, दिवाकर, रवि, भानु, भास्कर।
स्त्री – नारी, महिला, दारा, वामा।
शरीर – देह, तन, काया, गात, बदन।
गणेश – गजानन, गणपति, विनायक, एकदन्त, गजवदन लम्बोदर, विघ्न नाशक।
घोड़ा – तुरंग, बाजि, हय, अश्व, घोटक।
युद्ध – समर, रण, संग्राम।
सिंह – केसरी, मृगराज, केहरी।
शत्रु – अरि, रिपु, बैरी।
विष्णु – हरि, कमलेश, रमापति, चक्रपाणि, केशव, माधव, पीताम्बर।
कोष – खजाना, भण्डार, निधि।
धन – दौलत, द्रव्य, मुद्रा।
तलवार – कृपाण, असि, खड्ग।
अंग – भाग, हिस्सा, अवयव।
चोर – तस्कर, दस्यु, रजनीचर।
पत्नी – भार्या, दारा, गृहिणी।
पुत्र – तनय, सुत, लड़का, बेटा।
पुत्री – तनया, सुता, लड़की, बेटी।
माता – जननी, अम्बा, अम्बिका, अम्मा, माँ, धात्री।
मोर – शिखी, नीलकण्ठ, मयूर।
मृत्यु – मौत, काल, देहान्त।
रक्त – रुधिर, शोणित, खून, लहू।
विष – जहर, हलाहल, गरल।
सोना – कंचन, स्वर्ण, कनक।
हृदय – उर, छाती, वक्ष, वक्षस्थल, हिय, हिया।
सभा – अधिवेशन, परिषद्, बैठक, महासभा, समागम, समिति, सम्मेलन।
यमुना – कालिन्दी, कृष्णा, जमुना, रविसुता तरणि-तनुजा।

विलोम-शब्द

शब्दों के अपने निश्चित अर्थ होते हैं। उन अर्थों के विपरीत अर्थ देने वाले शब्द को विलोम-शब्द कहते हैं।

शब्द	विलोम	शब्द	विलोम	शब्द	विलोम	शब्द	विलोम
अमृत	विष	उदार	संकीर्ण	आदि	अन्त	उत्थान	पतन
अनुकूल	प्रतिकूल	अनुराग	विराग	इच्छा	अनिच्छा	उचित	अनुचित

शब्द	विलोम	शब्द	विलोम	शब्द	विलोम	शब्द	विलोम
अल्पायु	दीर्घायु	अनुज	अग्रज	धर्म	अधर्म	गहरा	उथला
उन्नति	अवनति	आकाश	पाताल	गुरु	शिष्य	पक्ष	विपक्ष
अधिक	न्यून	आयात	निर्यात	जन्म	मृत्यु	बन्धन	मुक्ति
एक	अनेक	अन्धकार	प्रकाश	यश	अपयश	ज्ञान	अज्ञान
अर्थ	अनर्थ	उदय	अस्त	आदर	अनादर	पूर्ण	अपूर्ण
परकीया	स्वकीया	जड़	चेतन	सफल	असफल	शान्त	अशान्त
जय	पराजय	अनिवार्य	वैकल्पिक	कीर्ति	अपकीर्ति	वादी	प्रतिवादी
नकद	उधार	अपेक्षा	उपेक्षा	आस्तिक	नास्तिक	स्वदेश	परदेश
उपस्थित	अनुपस्थित	आदर	अनादर	सज्जन	दुर्जन	राग	द्वेष
अन्धेरा	उजाला	अपना	पराया	ऊसर	उर्वर	उदार	कृपण
उत्तम	अधम	आय	व्यय	अगला	पिछला	अगम	सुगम
सुपुत्र	कुपुत्र	स्वाधीन	पराधीन	अग्नि	जल	अति	अल्प
आहार	निराहार	कठोर	कोमल	अर्थ	अनर्थ	अतल	वितल
दाता	याचक	दोषी	निर्दोषि	अत्यधिक	स्वल्प	अद्यः	उपरि
खेद	प्रसन्नता	धनी	निर्धन	अधिकतम	न्यूनतम	अतिवृष्टि	अनावृष्टि
निकट	दूर	चर	अचर	अनाथ	सनाथ	ईश्वर	जीव
देव	दानव	खरा	खोटा	अनुलोम	विलोम	अर्पण	ग्रहण
गरीब	अमीर	प्रेम	घृणा	अवनि	अम्बर	अस्त	उदय
जीवन	मृत्यु	बुरा	भला	आकर्षण	विकर्षण	आगे	पीछे
सजीव	निर्जीव	मित्र	शत्रु	आजाद	गुलाम	आदान	प्रदान
सुगन्ध	दुर्गन्ध	मौखिक	लिखित	आधुनिक	प्राचीन	आना	जाना
संक्षेप	विस्तार	कटु	मधुर	आय	व्यय	आयात	निर्यात
आरम्भ	अन्त	कड़वा	मीठा	आवश्यक	अनावश्यक	आशा	निराशा
कृतज्ञ	कृतघ्न	दिन	रात	आस्था	अनास्था	इहलोक	परलोक
साक्षर	निरक्षर	पवित्र	अपवित्र	उच्च	निम्न	उत्थान	पतन
पाप	पुण्य	जल	थल	उपकार	अपकार	उपयोग	दुरुपयोग
धीर	अधीर	निर्मल	मलिन	एकता	अनेकता	कल	आज
गुण	अवगुण	नश्वर	अनश्वर	कृत्रिम	प्राकृत	कृष्ण	शुक्ल
निन्दा	स्तुति	भारी	हल्का	कपूत	सपूत	कोमल	कठोर
मनुष्यता	पशुता	सरस	नीरस	गगन	धरा	ज्ञान	अज्ञान
मान	अपमान	क्रय	विक्रय	झूठ	सच		

लिंग

लिंग का अर्थ है 'चिह्न'। लिंग शब्द उस चिह्न को कहते हैं जिससे वस्तु के पुरुष या स्त्री होने की कल्पना हो। लिंग दो प्रकार के होते हैं—(1) पुल्लिंग (2) स्त्रीलिंग

पुल्लिंग—पुल्लिंग संज्ञा के उस रूप को कहते हैं जिससे उसके पुरुष होने का ज्ञान होता है। जैसे—**राम**, श्याम, घोड़ा, हाथी, कुत्ता आदि। **स्त्रीलिंग**—स्त्रीलिंग संज्ञा के उस रूप को

कहते हैं जिससे उसके स्त्री होने का ज्ञान हो। जैसे–भैंस, गाय, बकरी, सीता, रमा इत्यादि।

पुल्लिंग	स्त्रीलिंग	पुल्लिंग	स्त्रीलिंग
इन्द्र	इन्द्राणी	मेहतर	मेहतरानी
नौकर	नौकरानी	जेठ	जेठानी
देवर	देवरानी	सेठ	सेठानी
पण्डित	पण्डिताइन	ओझा	ओझाइन
बनिया	बनियाइन	दुबे	दुबाइन
हलवाई	हलवाइन	चौबे	चौबाइन
गुरु	गुरुआइन	लड़का	लड़की
दास	दासी	कबूतर	कबूतरी
हिरण	हिरणी	क्षत्रिय	क्षत्राणी
मुगल	मुगलानी	हिन्दू	हिन्दुआनी
चौधरी	चौधरानी	भव	भवानी
लाला	ललाइन	पण्डा	पण्डाइन
ठाकुर	ठकुराइन	बाबू	बबुआइन
घोड़ा	घोड़ी	गूँगा	गूँगी
बच्चा	बच्ची	चाचा	चाची
बकरा	बकरी	मामा	मामी
मुर्गा	मुर्गी	साला	साली
चींटा	चींटी	रस्सा	रस्सी
देव	देवी	ब्राह्मण	ब्राह्मणी
बेटा	बेटी	बूढ़ा	बुढ़िया
चूहा	चुहिया	डिब्बा	डिबिया
गुड्डा	गुड़िया	कुम्हार	कुम्हारिन
सुनार	सुनारिन	नाती	नातिन
जुलाहा	जुलाहिन	दर्जी	दर्जिन
पापी	पापिन	हाथी	हथिनी
पिता	माता	बैल	गाय
कवि	कवयित्री	विधुर	विधवा
बाप	माँ	बादशाह	बेगम

पुल्लिंग	स्त्रीलिंग	पुल्लिंग	स्त्रीलिंग
नर	मादा	मर्द	औरत
युवक	युवती	वर	वधू
सम्राट्	सम्राज्ञी	साढू	साली
फूफा	बुआ	पुत्र	पुत्री
पहाड़	पहाड़ी	गोप	गोपी
गधा	गधी	तरुण	तरुणी
नर्तक	नर्तकी	बेटा	बिटिया
बछड़ा	बछिया	चिड़ा	चिड़िया
बन्दर	बन्दरिया	कुत्ता	कुतिया
नाई	नाइन	धोबी	धोबिन
ग्वाला	ग्वालिन	भंगी	भंगिन
स्वामी	स्वामिनी	विद्वान्	विदुषी
साधु	साध्वी	पुरुष	स्त्री
पति	पत्नी	वीर	वीरांगना
साहब	मेम	सास	ससुर
मियाँ	बीबी	राजा	रानी
बिलाड़	बिल्ली	अनुज	अनुजा
छात्र	छात्रा	महोदय	महोदया
प्रिय	प्रिया	मामा	मामी
लोटा	लुटिया	मोर	मोरनी
शेर	शेरनी	जाट	जाटिन
डाक्टर	डाक्टरनी	मालिक	मालकिन
माली	मालिन	बाघ	बाघिन
हाथी	हथिनी	स्वामी	स्वामिनी
बालक	बालिका	धनवान	धनवती
धावक	धाविका	नेता	नेत्री
गुणवान	गुणवती	नर	मादा
अभिनेता	अभिनेत्री	प्राचार्य	प्राचार्या
प्रबन्धकर्ता	प्रबन्धकर्ती	दाता	दात्री
ननदोई	ननद	अध्यापक	अध्यापिका

वचन

शब्द के जिस रूप से उसके एक अथवा अनेक होने का बोध हो, उसे वचन कहते हैं।

हिन्दी में दो वचन होते हैं–

(1) एकवचन और (2) बहुवचन

एकवचन–शब्द के जिस रूप से एक ही वस्तु का बोध हो, उसे एकवचन कहते हैं। जैसे–लड़का, गाय, बकरी, घोड़ा, राम, सीता आदि।

बहुवचन–शब्द के जिस रूप से अनेकता का बोध हो उसे बहुवचन कहते हैं। जैसे–लड़के, कपड़े, गायें आदि।

एकवचन	बहुवचन	एकवचन	बहुवचन
लड़का	लड़के	कौवा	कौवे
बेटा	बेटे	कमरा	कमरे
कपड़ा	कपड़े	बहन	बहनें
चीज	चीजें	गधा	गधे
रुपया	रुपये	घोड़ा	घोड़े
नहर	नहरें	रात	रातें
बात	बातें	सड़क	सड़कें
दाना	दाने	लोटा	लोटे
पैसा	पैसे	पुस्तक	पुस्तकें
कन्या	कन्याएँ	वधू	वधुएँ
नारी	नारियाँ	लड़की	लड़कियाँ
मुर्गा	मुर्गे	घण्टा	घण्टे
गद्दा	गद्दे	हीरा	हीरे
बच्चा	बच्चे	प्याला	प्याले
छाता	छाते	गाय	गायें
कथा	कथाएँ	कविता	कविताएँ
बहू	बहुएँ	टोपी	टोपियाँ
नाली	नालियाँ	बेटा	बेटे
ताला	ताले	जूता	जूते

एकवचन	बहुवचन	एकवचन	बहुवचन
डिबिया	डिबियाँ	नाक	नाकें
पूँछ	पूँछें	मूँछ	मूँछें
चिड़िया	चिड़ियाँ	सरिता	सरिताएँ
बालिका	बालिकाएँ	चाभी	चाभियाँ
कहानी	कहानियाँ	दरवाजा	दरवाजे
कलम	कलमें	कुटिया	कुटियाँ
रानी	रानियाँ	नाई	नाइयों
माता	माताएँ	बाल	बालों
हाथ	हाथों	मुख	मुख
कोट	कोट	दाँत	दाँतों
नाखून	नाखूनों	पैर	पैरों
बैल	बैलों	माली	मालियों
राजा	राजाओं	पिता	पिता
चन्द्रमा	चन्द्रमा	कवि	कवियों
मुनि	मुनियों	कौआ	कौए
छात्रा	छात्राएँ	सेना	सेनाएँ
दिशा	दिशाएँ	गुड़िया	गुड़ियाँ
मेज	मेजें	भैंस	भैंसें
अंगूर	अंगूरों	समुद्र	समुद्र
केला	केले	पत्ता	पत्ते

अनेक शब्दों के लिए एक शब्द

जिसकी कोई उपमा न हो : **अनुपम**
तेज बुद्धि वाला : **कुशाग्रबुद्धि**
कल्पना से परे हो : **कल्पनातीत**
जो उपकार नहीं मानता है : **कृतघ्न**
जो उपकार मानता है : **कृतज्ञ**
किसी की हँसी उड़ाना : **उपहास**
ऊपर कहा हुआ : **उपर्युक्त**
ऊपर लिखा हुआ : **उपरलिखित**
जिस पर उपकार किया गया हो : **उपकृत**
इतिहास का ज्ञाता : **इतिहासज्ञ**
आलोचना करने वाला : **आलोचक**
ईश्वर में आस्था रखने वाला : **आस्तिक**
बिना वेतन क। : **अवैतनिक**
जो कहा न जा सके : **अकथनीय**
जो गिना न जा सके : **अगणित**

जिसका कोई शत्रु ही न जन्मा हो : **अजातशत्रु**
जिसके समान कोई दूसरा न हो : **अद्वितीय**
जो परिचित न हो : **अपरिचित**
आकाश में उड़ने वाला : **नभचर**
जो टुकड़े-टुकड़े हो गया हो : **खण्डित**
मछली की तरह आँखों वाली : **मीनाक्षी**
मयूर की तरह आँखों वाली : **मयूराक्षी**
बच्चों के लिए काम की वस्तु : **बालोपयोगी**
जिसकी बहुत अधिक चर्चा हो : **बहुचर्चित**
जिस स्त्री को कभी सन्तान न हुई हो : **बन्ध्या (बाँझ)**
फेन से भरा हुआ : **फेनिल**
प्रिय बोलने वाली स्त्री : **प्रियम्वदा**
जिसकी उपमा न हो : **निरुपम**
जो थोड़ी देर पहले पैदा हुआ हो : **नवजात**
जिसका कोई आधार न हो : **निराधार**

नगर में वास करने वाला	: **नागरिक**
रात में घूमने वाला	: **निशाचर**
ईश्वर में विश्वास न रखने वाला	: **नास्तिक**
माँस न खाने वाला	: **निरामिष**
बिल्कुल बर्बाद हो गया	: **ध्वस्त**
जिसकी धर्म में निष्ठा हो	: **धर्मनिष्ठ**
देखने योग्य	: **दर्शनीय**
बहुत तेज चलने वाला	: **द्रुतगामी**
जो किसी पक्ष में न रहे	: **तटस्थ**
तत्त्व को जानने वाला	: **तत्त्वज्ञ**
तप करने वाला	: **तपस्वी**
जिसे देखकर डर लगे	: **डरावना**
जो जन्म से अन्ध हो	: **जन्मान्ध**
जीने की प्रबल इच्छा	: **जिजीविषा**
जिसने इन्द्रियों को जीत लिया हो	: **जितेन्द्रिय**
चिन्ता में डूबा हुआ	: **चिन्तित**
जो बहुत समय तक ठहरे	: **चिरस्थायी**
जिसकी चार भुजाएँ हों	: **चतुर्भुज**
जिसके हाथ में चक्र हों	: **चक्रपाणि**
जिससे घृणा की जाए	: **घृणित**
जिसे गुप्त रखा जाए	: **गोपनीय**
गणित ज्ञाता	: **गणितज्ञ**
आकाश को चूमने वाला	: **गगनचुम्बी**
जिसका आदि न हो	: **अनादि**
जो कुछ न जानता हो	: **अज्ञ**
जो अनुकरण करने योग्य हो	: **अनुकरणीय**
जिसका अन्त न हो	: **अनन्त**
जो कभी न मरे	: **अमर**
जो कम बोलता हो	: **अल्पभाषी**
जिसका इलाज न हो	: **लाइलाज**
जिसका कोई नाथ न हो	: **अनाथ**
कम जानने वाला	: **अल्पज्ञ**
जहाँ जाना सम्भव न हो	: **अगम**
बड़ा भाई	: **अग्रज**
कम खाने वाला	: **अल्पाहारी**
जो बात पहले कभी न हुई हो	: **अभूतपूर्व**
दूसरों के पीछे चलने वाला	: **अनुचर**
जो पहले न पढ़ा हो	: **अपठित**
जिसके आर-पार दिखाई देता हो	: **पारदर्शी**
आज्ञा पालन करने वाला	: **आज्ञाकारी**
काम से जी चुराने वाला	: **कामचोर**
प्रतिदिन होने वाला	: **दैनिक**
जिसका कोई अर्थ न हो	: **निरर्थक**
हाथ से लिखा हुआ	: **हस्तलिखित**
आँखों के सामने होने वाला	: **प्रत्यक्ष**
जिसका आचरण अच्छा हो	: **सदाचारी**
वह पुरुष जिसकी पत्नी मर गई हो	: **विधुर**
वह स्त्री जिसका पति मर गया हो	: **विधवा**
जिसका रूप अच्छा न हो	: **कुरूप**
सदा सत्य बोलने वाला	: **सत्यवादी**
बड़ी इमारत के टूटे-फूटे भाग	: **खण्डहर**
प्रशंसा के योग्य	: **प्रशंसनीय**
जहाँ अनाथ रहते हों	: **अनाथालय**
प्रत्येक मास होने वाला	: **मासिक**
जहाँ पानी के जहाज आकर रुकते हैं	: **बन्दरगाह**
प्रत्येक सप्ताह होने वाला	: **साप्ताहिक**
प्रत्येक वर्ष होने वाला	: **वार्षिक**
जो कठिनाई से मिले	: **दुर्लभ**
जिसका आकार हो	: **साकार**
जिसका आकार न हो	: **निराकार**
जो कभी बूढ़ा न हो	: **अजर**
बहुत बोलने वाला	: **वाचाल**
पृथ्वी पर रहने वाला	: **थलचर**
जल में रहने वाला	: **जलचर**
नभ में विचरण करने वाला	: **नभचर**
जल-थल दोनों में रहने वाला	: **उभयचर**
जिसमें रस न हो	: **नीरस**
पढ़ने वाला	: **पाठक**
जो भाषण देता हो	: **वक्ता**
जो साथ में पढ़ता हो	: **सहपाठी**
जिसके नीचे रेखा खींची हो	: **रेखांकित**
जानने की इच्छा रखने वाला	: **जिज्ञासु**
जिसकी कोई सन्तान न हो	: **निःसन्तान**
जिसका कोई मूल्य न हो	: **अमूल्य**
जो वन में घूमता हो	: **वनचर**
जो इस लोक के बाहर की बात हो	: **अलौकिक**

जो इस लोक की बात हो : **लौकिक**
जिसका सम्बन्ध पश्चिम से हो : **पाश्चात्य**
जो स्थिर रहे : **स्थावर**
दुःखान्त नाटक : **त्रासदी**
ज्ञान देने वाली : **ज्ञानदा**
भूत, वर्तमान भविष्य को देखने वाला : **त्रिकालदर्शी**
जो क्षमा के योग्य हो : **क्षम्य**
हिंसा करने वाला : **हिंसक**
हित चाहने वाला : **हितैषी**
सब कुछ जानने वाला : **सर्वज्ञ**
जो स्वयं पैदा हुआ हो : **स्वयंभू**
जो शरण में आया हो : **शरणागत**
जिसका वर्णन न किया जा सके : **वर्णनातीत**
व्याकरण जानने वाला : **वैयाकरण**
रचना करने वाला : **रचयिता**
खून से रंगा हुआ : **रक्तरंजित**
अत्यन्त सुन्दर स्त्री : **रूपसी**
कीर्तिमान पुरुष : **यशस्वी**

महत्त्वपूर्ण शब्दों की भाववाचक संज्ञा

शब्द	भाववाचक संज्ञा	शब्द	भाववाचक संज्ञा
दास	दासता	क्षत्रिय	क्षत्रियत्व
पशु	पशुता	बालक	बालकपन
बन्धु	बन्धुत्व	मित्र	मित्रता
बूढ़ा	बुढ़ापा	सती	सतीत्व
सेवक	सेवा	शिशु	शैशव
अपना	अपनत्व	पराया	परायापन
सर्व	सर्वस्व	मम	ममत्व
पण्डित	पाण्डित्य	पुरुष	पुरुषत्व
ब्राह्मण	ब्राह्मणत्व	बच्चा	बचपन
प्रभु	प्रभुता	नारी	नारीत्व
देव	देवत्व	लड़का	लड़कपन
मनुष्य	मनुष्यता	दानव	दानवता
निज	निजता	स्व	स्वत्व

शब्द	भाववाचक संज्ञा	शब्द	भाववाचक संज्ञा
अहं	अहंकार	अपना	अपनापन
व्यक्ति	व्यक्तित्व	मीठा	मिठास
गरीब	गरीबी	सफल	सफलता
बुरा	बुराई	स्वस्थ	स्वास्थ्य
सरल	सरलता	कंजुस	कंजुसी
कमजोर	कमजोरी	हरा	हरियाली
गर्म	गर्मी	मोटा	मोटाई
चालाक	चालाकी	गम्भीर	गम्भीरता
पढ़ना	पढ़ाई	लिखना	लिखाई
थकना	थकावट	लिखना	लिखावट
लूटना	लूट	लड़ना	लड़ाई
हँसना	हँसी	आप	अपनत्व

महत्त्वपूर्ण शब्दों के विशेषण

शब्द	विशेषण	शब्द	विशेषण
अंक	अंकित	अर्थ	आर्थिक
इतिहास	ऐतिहासिक	उदासी	उदास
कलंक	कलंकित	कुसुम	कुसुमित
जटा	जटिल	भार	भारी
बनारस	बनारसी	बाजार	बाजारू
प्यास	प्यासा	पुराण	पौराणिक
पंक	पंकित	पक्ष	पाक्षिक
धन	धनी	दो	दूसरा

शब्द	विशेषण	शब्द	विशेषण
तीन	तीसरा	झगड़ा	झगड़ालू
ठण्ड	ठण्डा	जाति	जातीय
काँटा	कँटीला	विदेश	विदेशी
रोज	रोजाना	भूगोल	भौगोलिक
पीड़ा	पीड़ित	पुत्र	पुत्रवान
आलस्य	आलसी	अंतर	आंतरिक
ईर्ष्या	ईर्ष्यालु	कर्म	कर्मठ
करुणा	कारुणिक	कृपा	कृपालु

शब्द	विशेषण	शब्द	विशेषण	शब्द	विशेषण	शब्द	विशेषण
गुण	गुणी	जल	जलमय	फ्रांस	फ्रांसीसी	बाहर	बाहरी
जीव	जैविक	तट	तटस्थ	भय	भयभीत	मधु	मधुर
तर्क	तार्किक	धर्म	धार्मिक	मौन	मौनी	मन	मानसिक
नमक	नमकीन	पत्थर	पथरीला	मानव	मानवीय	रक्षा	रक्षक
पल्लव	पल्लवित	पान	पनवाड़ी	रघु	राघव	रोग	रोगी
मुख	मुखर	मिठास	मीठा	वर्ष	वार्षिक	शक्ति	शक्तिशाली
मास	मासिक	मद	मादक	श्रम	श्रमिक	अंत	अंतिम
रक्त	रक्तिम	रस	रसीला	कागज	कागजी	मर्म	मार्मिक
वन	वन्य	विष्णु	वैष्णव	शब्द	शाब्दिक	अज्ञान	अज्ञानी
शहर	शहरी	तप	तपस्वी	गुलाब	गुलाबी	प्रकृति	प्राकृतिक
जापान	जापानी	तेज	तेजस्वी	परिचय	परिचित	पूजा	पुजारी
तत्त्व	तात्त्विक	दया	दयालु	रोग	रोगी	ग्राम	ग्रामीण
देव	दैविक	निंदा	निंदक	सुगंध	सुगंधित	मैं	मेरा
नव	नवीन	पोषण	पोषक	जो	जैसा	आप	आप-सा
पेट	पेटू	पाप	पापी	तुम	तुम्हारा	कौन	कैसा
पूजा	पूज्य	भूख	भूखा	वह	वैसा	पढ़ना	पढ़ाकू
फेन	फेनिल	भारत	भारतीय	गाना	गायक	बेचना	बिकाऊ
माया	मायावी	रंग	रंगीन	भागना	भगोड़ा	वन्द	वन्दनीय
विष	विषैला	श्री	श्रीमान	चलना	चलती	घूमना	घुमक्कड़
सुर	सुरीला	विवाह	वैवाहिक	चलना	चालू	मरना	मरियल
आदर	आदरणीय	ऋण	ऋणी	भूलना	भुलक्कड़	पीछे	पिछला
किताब	किताबी	क्रम	क्रमिक	भीतर	भीतरी	नीचे	निम्न
ग्राम	ग्रामीण	घर	घरेलू	अणु	आणविक	अधिकार	आधिकारिक
चतुर	चतुरता	जहर	जहरीला	अनुभव	अनुभवी	अन्याय	अन्यायी
सप्ताह	साप्ताहिक	अनुभव	अनुभवी	अपमान	अपमानित	अभ्यास	अभ्यासी
ओज	ओजस्वी	कल्पना	काल्पनिक	अवश्य	आवश्यक	आदि	आदिम
कुल	कुलीन	गाँव	गँवार	आयु	आयुष्मान्	उदय	उदित
चमक	चमकीला	चाचा	चचेरा	उपज	उपजाऊ	एकता	एक
दीन	दीनता	नगर	नागरिक	अंत	अंतिम	कुल	कुलीन
नागपुर	नागपुरी	परिवार	पारिवारिक	खर्च	खर्चीला	खून	खूनी
पुष्प	पुष्पित	पिता	पैतृक	गुण	गुणी		

श्रुतिसम भिन्नार्थक शब्द

शब्द	अर्थ	शब्द	अर्थ	शब्द	अर्थ	शब्द	अर्थ
आदि	आरम्भ	आदी	अभ्यस्त	अरि	शत्रु	अरी	सम्बोधन
कुल	वंश	कूल	किनारा	अगम	दुर्गम	आगम	शास्त्र

शब्द	अर्थ	शब्द	अर्थ
अयश	अपकीर्ति	अयस्क	लोहा
अपेक्षा	चाहना, तुलना में	उपेक्षा	निरादर
अनिल	हवा	अनल	आग
अवधि	काल, समय	अवधी	अवध की भाषा
आयात	बाहर से आना	आयत	एक आकृति
चिर	पुराना	चीर	कपड़ा
तनु	पतला	तनू	पुत्र, गाय
तरंग	लहर	तुरंग	घोड़ा
दारा	स्त्री	दूवार	दरवाजा
दूत	संदेशवाहक	दूयूत	जुआ
जलद	बादल	जलज	कमल
प्रदीप	दीपक	प्रतीप	उल्टा
प्रसाद	कृपा	प्रासाद	महल
पास	निकट	पाश	बन्धन
द्विप	हाथी	द्वीप	टापू
देव	देवता	दैव	भाग्य
नीर	जल	नीड़	घोंसला
पवन	वायु	पावन	पवित्र
बन्द	खुला नहीं	बद	बुरा
पथ	रास्ता	पथ्य	रोगी का भोजन

शब्द	अर्थ	शब्द	अर्थ
पुर	नगर	पूर	बाढ़
भवन	महल	भुवन	संसार
लक्ष्य	उद्देश्य	लक्ष	लाख
सर	तालाब	शर	बाण
सर्ग	अध्याय	स्वर्ग	एक लोक
कर्म	कार्य	क्रम	सिलसिला
चिता	शव जलाने के लिए लकड़ियों का ढेर	चीता	बाघ
शव	लाश	शब	रात
शस्त्र	हथियार	शास्त्र	ग्रन्थ
श्रवण	सुनना	श्रमण	बौद्ध संन्यासी
मत	विचार	मत्त	मस्त
शोक	दुःख	शौक	चाव
ग्रह	नक्षत्र	गृह	घर
कपट	धोखा	कपाट	दरवाजा
उपयुक्त	ठीक	उपर्युक्त	ऊपर कहा गया
सुत	बेटा	सूत	धागा
शूर	वीर	सूर	अंधा
श्याम	कृष्ण	शाम	संध्या
दिन	वार	दीन	गरीब
कटिबद्ध	तैयार रहना	करबद्ध	हाथ जोड़ना

अनेकार्थक शब्द

शब्द	विभिन्न अर्थ
अंक	संख्या, गोद
अक्षर	वर्ण, ईश्वर
पानी	जल, प्रतिष्ठा
अचल	पर्वत, स्थिर
आम	फल, सामान्य
अंबर	वस्त्र, आकाश
अवस्था	आयु, दशा
उत्तर	दिशा, जबाव
विधि	तरीका, भाग्य
कर	हाथ, टैक्स
कनक	सोना, धतुरा
गुरु	श्रेष्ठ, शिक्षक
हान	भारी हथौड़ा, बादल

शब्द	विभिन्न अर्थ
जड़	मूर्ख, मूल
कल	मशीन, आनेवाला कल, चैन
सुर	देवता, स्वर
द्विज	पक्षी, ब्राह्मण
तीर	किनारा, बाण
प्रकृति	स्वभाव, कुदरतं
पत्र	चिट्ठी, पत्र
पद	पैर, उपाधि
फल	परिणाम, फल
तनु	पतला, कोमल
वर्ण	रंग, जाति
हल	समाधान, खेत जोतने का साधन
अशोक	राजा, वृक्ष

शब्द	विभिन्न अर्थ	शब्द	विभिन्न अर्थ
आभीर	अहीर, एक राग	घट	घड़ा, हृदय
एकाक्ष	काना, कौआ	जलज	कमल, मछली
खल	दुष्ट, खलिहान	हेम	सोना, जल

सामान्य अशुद्धियाँ

अशुद्ध	शुद्ध	अशुद्ध	शुद्ध	अशुद्ध	शुद्ध	अशुद्ध	शुद्ध
दुनियां	दुनिया	श्रीमति	श्रीमती	शताब्दि	शताब्दी	लड़ायी	लड़ाई
सामिग्री	सामग्री	वापिस	वापस	स्थाई	स्थायी	लिखायी	लिखाई
प्रदर्शिनी	प्रदर्शनी	द्वारिका	द्वारका	अलोकिक	अलौकिक	कृप्या	कृपया
ऊत्थान	उत्थान	दुसरा	दूसरा	गंवार	गँवार	असोक	अशोक
प्रशाद	प्रसाद	अमावश्या	अमावस्या	दुस्कर	दुष्कर	मूल्यावान	मूल्यवान्
बसंत	वसंत	बर्ष	वर्ष	नवम्	नवम	क्षात्र	छात्र
विना	बिना	बन	वन	छमा	क्षमा	प्रन्तु	परन्तु
दाइत्व	दायित्व	सम्वाद	संवाद	प्रीक्षा	परीक्षा	मरयादा	मर्यादा
कुन्डली	कुण्डली	मॉसिक	मानसिक	दुदर्शा	दुर्दशा	विषेश	विशेष
कन्ठ	कण्ठ	अगामी	आगामी	उज्वल	उज्ज्वल	आल्हाद	आहलाद्
सप्ताहिक	साप्ताहिक	संसारिक	सांसारिक	महत्व	महत्त्व	उपलक्ष	उपलक्ष्य
आधीन	अधीन	हस्ताक्षेप	हस्तक्षेप	लीये	लिये	पिओ	पियो
बरात	बारात	क्षत्रीय	क्षत्रिय	हुये	हुए	कवित्री	कवयित्री
तिथी	तिथि	कालीदास	कालिदास	प्रमात्मा	परमात्मा	घनिष्ट	घनिष्ठ
पुर्ती	पूर्ति	अतिथी	अतिथि	यथेष्ठ	यथेष्ट	पियास	प्यास
नीती	नीति	ग्रहणी	गृहिणी	व्यस्क	वयस्क	त्यौहार	त्योहार
क्यूँ	क्यों	साधू	साधु	मुसलिम	मुस्लिम	ऐनक	ऐनक
वधु	वधू	रेणू	रेणु	नोकरी	नौकरी	कल्यान	कल्याण
नुपुर	नूपुर	निर्वान	निर्वाण	पाणी	पानी	आसा	आशा
जादु	जादू	द्रश्य	दृश्य	हृदय	ह्रदय	घ्रणा	घृणा
अनुग्रहीत	अनुगृहीत	बृज	ब्रज	श्रंगार	शृंगार	हिन्दुस्थान	हिन्दुस्तान
बनस्पति	वनस्पति	श्राप	शाप	प्रशन	प्रश्न	ग्यान	ज्ञान
सैना	सेना	सेनिक	सैनिक	अन्धेरा	अँधेरा	पेड	पेड़
इतिहासिक	ऐतिहासिक	प्रथक	पृथक	महयान्हन	मध्यान्ह	मेंहदी	मेहंदी
सम्पति	सम्पत्ति	कृतघन	कृतघ्न	शमशान	श्मशान	चिन्ह	चिह्न
बिमारी	बीमारी	व्यक्तिक	वैयक्तिक	कुंज	कुञ्ज	ग्रहस्थ	गृहस्थ
वितीत	व्यतीत	निस्वार्थ	निःस्वार्थ	अजोध्या	अयोध्या	अनधिकार	अनाधिकार
परिस्थित	परिस्थिति	रचियता	रचयिता	अनिष्ठा	अनिष्ट	अनुकुल	अनुकूल
मैथिलिशरण	मैथिलीशरण	आर्शिवाद	आशीर्वाद	अनुसंगिक	आनुषंगिक	अनुशरण	अनुसरण
निरिक्षण	निरीक्षण	पत्नि	पत्नी	अभिसेक	अभिषेक	अरमाण	अरमान

अशुद्ध	शुद्ध	अशुद्ध	शुद्ध	अशुद्ध	शुद्ध	अशुद्ध	शुद्ध
अहिल्या	अहल्या	आदरनीय	आदरणीय	सम्राज	साम्राज्य	सविनयपूर्वक	सविनय
आविस्कार	आविष्कार	उँचाई	ऊँचाई	सिंदुर	सिंदूर	स्त्रवण	श्रवण
उत्तरदाई	उत्तरदायी	उपर	ऊपर	हरीश्चन्द्र	हरिश्चन्द्र	हिन्दु	हिन्दू
उपरोक्त	उपर्युक्त	उश्रृंखल	उच्छृंखल	हिन्दूस्तान	हिन्दुस्तान	बुद्धिवान	बुद्धिमान्
कलस	कलश	कल्यान	कल्याण	भाग्यमान	भाग्यवान	विद्वान	विद्वान्
गनित	गणित	जबाब	जवाब	श्रीमान	श्रीमान्	आंख	आँख
तत्व	तत्त्व	तलाब	तालाब	ऊंट	ऊँट	कंगना	कँगना
तिरष्कार	तिरस्कार	त्रिवार्षिक	त्रैवार्षिक	गँगा	गंगा	गांधी	गाँधी
दिपिका	दीपिका	देहिक	दैहिक	जांच	जाँच	तांगा	ताँगा
द्वन्द	द्वन्द्व	नरायन	नारायण	दांत	दाँत	मंहगा	महँगा
निरव	नीरव	निरोग	नीरोग	मांस	माँस	मुंह	मुँह
पुष्टी	पुष्टि	पुस्प	पुष्प	सांप	साँप	सांस	साँस
पेत्रिक	पैतृक	प्रनय	प्रणय	हुँकार	हुंकार	निर्पेक्ष	निरपेक्ष
प्रनाम	प्रणाम	प्रयाप्त	पर्याप्त	भाष्कर	भास्कर	सन्मुख	सम्मुख
प्रसंशा	प्रशंसा	प्रांगन	प्रांगण	माताहीन	मातृहीन	विद्यार्थि	विद्यार्थी
प्रान	प्राण	पृष्ट	पृष्ठ	गुणि	गुणी	द्वैवाषिक	द्विवार्षिक
ब्रत	व्रत	भगीरथी	भागीरथी	पूज्यनीय	पूजनीय	अकाश	आकाश
भरथ	भरत	भष्म	भस्म	इद	ईद	इसलाम	इस्लाम
मंत्रीमंडल	मंत्रिमण्डल	रसायण	रसायन	ऐसा	ऐसा	दोसरा	दूसरा
राज्यमहल	राजमहल	रामायन	रामायण	पुत्रि	पुत्री	प्रस्तूत	प्रस्तुत
वनोवास	वनवास	वानी	वाणी	हरयाली	हरियाली	दिवाली	दीवाली
वाल्मीकी	वाल्मीकि	वास्प	वाष्प	राष्ट्रिय	राष्ट्रीय	एकहरा	इकहरा
व्योहार	व्यवहार	सन्यासी	संन्यासी	एतबार	इतबार		

वाक्यगत अशुद्धियाँ

अशुद्ध	शुद्ध	अशुद्ध	शुद्ध
हम अच्छी भाषण दिए थे।	हमने अच्छा भाषण दिया था।	राम और सीता आयी थी।	राम और सीता आए थे।
आप खाए कि नहीं?	आपने खाया कि नहीं?	भाई-बहन जा रही हैं।	भाई-बहन जा रहे हैं।
वह मुझे देखा तो घबरा गया।	उसने मुझे देखा तो घबरा गया।	वह लड़की को बुलाओ।	उस लड़की को बुलाओ।
मैं किताब पढ़ा हूँ।	मैंने किताब पढ़ी है।	मेरे लिए पढ़ता हूँ।	अपने लिए पढ़ता हूँ।
मैं सारी पुस्तक पढ़ डाली।	मैंने सारी पुस्तक पढ़ डाली।	सीता राम की आज्ञाकारी पत्नी थी।	सीता राम की आज्ञाकारिणी पत्नी थीं।
सीता भात खायी।	सीता ने भात खाया।	देरी न करना।	देर न करना।
राम रोटी खाया।	राम ने रोटी खायी।	उसे मृत्युदण्ड की सजा मिली।	उसे मृत्युदण्ड मिला।
लड़की ने दही गिरा दी।	लड़की ने दही गिरा दिया।	हमारे शिक्षक प्रश्न पूछते हैं।	हमारे शिक्षक प्रश्न करते हैं।
शुद्ध गाय की घी दो।	गाय का शुद्ध घी दो।	कै बजे? तीन बजा।	कितना बजा? तीन बजे।
तुम, मैं और वह चलेगा।	तुम, वह और मैं चलूँगा।		

अशुद्ध	शुद्ध
उसका प्राण उड़ गया।	उसके प्राण उड़ गये।
मैंने आँख से देखा।	मैंने आँखों से देखा।
अपन को पढ़ना है।	मुझे पढ़ना है।
पुस्तक फट गया।	पुस्तक फट गई है।
घोड़ी तेज दौड़ता है।	घोड़ी तेज दौड़ती है।
मेरा प्रणम स्वीकार करो।	मेरा प्रणाम स्वीकार करो।
दो बालक खेलता है।	दो बालक खेलते हैं।
ये सब मेरा पुस्तक है।	ये सब मेरी पुस्तकें हैं।
सूरज पूरब में उगते हैं।	सूरज पूर्व में उगता है।
वह लौट आए।	वे लौट आए।
वहाँ अनेकों लोग थे।	वहाँ अनेक लोग थे।

अशुद्ध	शुद्ध
मेरे को मत मारो।	मुझे मत मारो।
मोहन ने पत्र को पढ़ा।	मोहन ने पत्र पढ़ा।
पुस्तक पर नहीं लिखो।	पुस्तक पर मत लिखो।
वह सज्जन पुरुष है।	वह सज्जन है।
आप हमारे घर आओ।	आप हमारे घर आइए।
हम आपसे कुछ कहे थे।	हमने आपसे कुछ कहा था।
मकान की दायीं ओर सड़क है।	मकान के दायीं ओर सड़क है।
पिताजी घर नहीं हैं।	पिताजी घर पर नहीं हैं।
घर पर सब कुशल हैं।	घर में सब कुशल हैं।
उसे भारी दुःख हुआ।	उसे बहुत दुःख हुआ।
सड़क में मत खेलो।	सड़क पर मत खेलो।

मुहावरे तथा लोकोक्तियाँ

- अँगूठी का नगीना–अत्यन्त महत्त्वपूर्ण।
- अंधा दरबार–न्यायहीन स्थान।
- अंधेर नगरी–न्याय का अभाव।
- अक्ल का दुश्मन–मूर्ख।
- अक्ल का दुम–मूर्ख।
- आँख का तारा–अतिप्रिय।
- ईद का चाँद–बहुत दिनों के बाद दिखाई देना।
- कछुआ चाल–धीमी गति।
- काला नाग–दुष्ट आदमी।
- किताबी कीड़ा–सदैव कुछ-न-कुछ पढ़ना।
- किस्मत का मारा–भाग्य का मन्द।
- कोल्हू का बैल–बहुत कठिन परिश्रम करनेवाला।
- कोड़ी का तीन–तुच्छ।
- खाली हाथ–पैसे का अभाव।
- गाजर-मूली–अशक्त।
- गुलर का फूल–दुर्लभ वस्तु।
- गोबर-गणेश–निरामूर्ख।
- घर का उजाला–कुल-दीपक।
- घड़ियाली आँसू–बनावटी शोक।
- चलता-पुरजा–चालाक।
- चाँद का टुकड़ा–परम सुन्दर वस्तु या व्यक्ति।
- चाँदी का जूता–रिश्वत।
- चार दिन की चाँदनी–थोड़े समय का सुख।
- जलती आँख–क्रोधाभिभूत।
- जीभ का पतला–लालची।
- टेढ़ी खीर–विकट काम।
- ठिकाने की बात–न्यायसंगत बात।
- अढ़ाई दिन की हुकूमत–थोड़े समय का ऐश्वर्य।
- तकदीर का सिकन्दर–भाग्य का बलवान्।
- थाली का बैंगन–मत बदलते रहना।
- दाँत कटी रोटी–घनिष्ठता।
- दाहिना हाथ–सहायक।
- दिल का बादशाह–बहुत बड़ा उदार।
- दूध का दूध और पानी का पानी–उचित न्याय।
- दूध का धोआ–निर्दोष।
- दो दिन का मेहमान–बहुत थोड़े समय ठहरने वाला।
- धरती का फूल–ऐसा व्यक्ति जो हाल में अमीर हुआ है।
- धोबी का कुत्ता–निकम्मा।
- नसीब का मारा–बुरे दिन देखनेवाला।
- निन्यानबे का फेरा–धन बढ़ाने की चिन्ता।
- पत्थर का कलेजा–हर दुःख सहने की शक्ति।
- पत्थर की लकीर–चिरस्थायी सदा सत्य।
- फूलों की सेज–आनन्ददायक कार्य।
- बगुला-भगत–कपटी व्यक्ति।
- बच्चों का खेल–साधारण काम।
- बलि का बकरा–निःसहाय व्यक्ति।

- बरसाती बादल–अस्थायी।
- बात का पक्का–सत्यवादी।
- बायें हाथ का खेल–सरल काम।
- बिन बादल बरसात–असमय लाभ।
- बे-पेंदी का लोटा–बे ठिकाने का आदमी।
- भागीरथ प्रयत्न–अत्यधिक परिश्रम।
- भीष्म प्रतिज्ञा–दृढ़ संकल्प।
- मक्खी चूस–कंजूस।
- मिट्टी के मोल–बहुत सस्ता।
- मोटा असामी–मूर्ख मालदार।
- राम कहानी–आत्मवृतान्त।
- लँगोटिया यार– बचपन का मित्र।
- हवाई महल–कोरी कल्पना।
- आँख लगना–नींद आना।
- आँख खुलना–होश में आना।
- आँखें दिखाना–क्रोध से घूरना।
- आँसू पोंछना–धैर्य बँधाना।
- अन्धे की लकड़ी–एकमात्र सहारा।
- कान भरना–चुगली करना।
- कान पर जूँ न रेंगना–कोई असर न होना।
- नाक कटना–प्रतिष्ठा खत्म होना।
- नाक रगड़ना–दीनता दिखाना।
- नाकों चने चबवाना–खूब सताना।
- मुँह की खाना–बुरी तरह हारना।
- आस्तीन का साँप–विश्वासघाती मित्र।
- कन्धे से कन्धा मिलाना–पूरा सहयोग करना।
- ईंट से ईंट बजाना–पूरी तरह नष्ट कर देना।
- नौ दो ग्यारह होना–भाग जाना।
- दाँत खट्टे करना–बुरी तरह हराना।
- हाथ मलना–पछताना।
- खून का प्यासा–जानी दुश्मन।
- घी के दिए जलाना–खुशी मनाना।
- चार चाँद लगाना–प्रतिष्ठा बढ़ाना।
- तीन तेरह होना–अलग-अलग होना।
- पानी फेर देना–नाश कर देना।
- गाल बजाना–डींगे मारना।
- जान से हाथ धो बैठना–मारा जाना।
- पानी-पानी होना–बहुत लज्जित होना।
- फूला न समाना–बहुत प्रसन्न होना।
- अपना उल्लू सीधा करना–अपना मतलब निकालना।
- आँखें चुरा लेना–अनदेखा कर देना।
- अन्धे की लाठी–एकमात्र सहारा।
- आसमान पर चढ़ना–बहुत अभिमान करना।
- आँखें खुलना–होश आना।
- चोरी और सीना जोरी–दोषी होकर धमकाना।
- आग में घी डालना–क्रोध को भड़काना।
- अँगुली पर नचाना– अच्छी तरह वश में करना।
- एक आँख से देखना–समान दृष्टि से देखना।
- एक ही थैले के चट्टे-बट्टे–एक जैसे।
- ओखली में सिर देना–जान-बूझकर आपत्ति मोल लेना।
- कलेजा मुँह को आना–बहुत दुःखी होना।
- कफन बाँधकर चलना–मौत से न घबराना।
- काँटे बिछाना–बाधा डालना।
- कलेजा ठण्डा होना–सन्तोष होना।
- कमर कसना–तैयार होना।
- खून खौलना–जोश में आना।
- खाक छानना–मारे-मारे फिरना।
- गागर में सागर भरना–थोड़े शब्दों में बहुत कुछ कह देना।
- घाव पर नमक छिड़कना–दुखी को अधिक दुखी करना।
- घी के दिए जलाना–खुशी मनाना।
- घोड़े बेचकर सोना–गहरी नींद में सोना।
- चल बसना–परलोक सिधारना।
- छठी का दूध याद आना–भारी संकट में पड़ना।
- छाती पर साँप लोटना–बहुत ईर्ष्या होना।
- जमीन पर पैर न रखना–अधिक घमण्ड होना।
- झक मारना–व्यर्थ समय खोना।
- टेढ़ी खीर–कठिन काम।
- डींग मारना–अपनी झूठी प्रशंसा करना।
- डूब मरना–बहुत लज्जित होना।
- तलवे चाटना–चापलूसी करना।
- ताक में रहना–मौका ढूँढ़ते रहना।
- दंग रह जाना–आश्चर्य में पड़ जाना।
- दाल न गलना–वश न चलना।
- दाल में काला होना–संदेह होना।
- पीठ दिखाना–हारकर भागना।
- मुँह तोड़ उत्तर देना–खरा उत्तर देना।

वस्तुनिष्ठ प्रश्न

अभ्यास-1

निर्देशः *नीचे प्रत्येक शुद्ध शब्द की वर्तनी के लिए चार विकल्प दिए गए हैं। आपको सही विकल्प का चयन करना है।*

1. A. ऋषि B. ऋषी C. रिषी D. ऋसि

2. A. विषेसन B. विशेषण C. विसेशन D. विशेशन

3. A. दुशासन B. दुसाशन C. दूशाषण D. दुःशासन

4. A. संस्कृति B. संसकृति C. संष्कृति D. संस्कृती

5. A. दूनियां B. दुनियां C. दुनिया D. दूनिआ

6. A. टिपनी B. टिप्पणि C. टिप्पणी D. टिप्पनी

7. A. शाषण B. साशन C. शासन D. शाशन

8. A. किसमस B. किरसमस C. क्रिसमूस D. कृसमस

9. A. अनुग्रहित B. अनुग्रहीत C. अनुगृहीत D. अनुग्रहित

10. A. पराकम B. प्राक्रम C. पराक्रम D. प्राकर्म

11. A. नायका B. नाइका C. नाइक D. नायिका

12. A. समरिधी B. समद्धी C. समृद्धि D. समरिद्धि

13. A. युधिष्ठर B. यूधिष्ठर C. युधिष्ठिर D. युधिष्टर

14. A. वाल्मीकि B. बाल्मीकि C. बालमीकि D. बाल्मिक

15. A. परलोकिक B. प्रलौकिक C. पारलौकिक D. परलौकिक

16. A. त्रितीय B. तर्तीय C. तृतीय D. तिरतीय

17. A. व्योहार B. व्यौहार C. व्यवहार D. ब्यवहार

18. A. अहिल्या B. अहल्या C. अहिलया D. अहीलया

19. A. आदरनीय B. आदरणीय C. आदरनीया D. आदरणीया

20. A. आर्द B. आद्र C. आर्द्र D. आर्दृ

21. A. आधीन B. अधिन C. अधीन D. अधीम

22. A. आविस्कार B. आविष्कार C. आवीस्कार D. आविश्कार

23. A. आसा B. आषा C. आशा D. अशा

24. A. उज्वल B. उजज्वल C. उजज्वल D. उज्ज्वल

25. A. उन्नती B. उन्नित C. उन्नति D. उन्नती

26. A. कलस B. कलष C. कलश D. कलशा

27. A. गनीत B. गनित C. गणीत D. गणित

28. A. तलाव B. तालाव C. तलाब D. तालाब

29. A. दुष्ट B. दूष्ट C. दुस्त D. दुश्त

30. A. निरोग B. निररोग C. नीरोग D. नीरोगी

उत्तरमाला

1. A	2. B	3. D	4. A	5. C
6. C	7. C	8. C	9. C	10. C
11. D	12. C	13. C	14. A	15. C
16. C	17. C	18. B	19. B	20. C
21. C	22. B	23. C	24. D	25. C
26. C	27. D	28. D	29. A	30. C

अभ्यास-2

निर्देशः *नीचे कुछ शब्द दिए गए हैं। प्रत्येक के पर्यायवाची के चार विकल्प दिए गए हैं। इनमें से एक विकल्प सही पर्यायवाची है, उसका चयन कीजिए :*

1. अग्नि
A. अनिल B. अनल
C. गर्म D. ताप

2. अमृत
A. पीयूष B. गरल
C. सरस D. जीवनदायनी

3. आँख
A. लोचन B. आस्थि
C. वदन D. जलज

4. आकाश
A. अनन्त B. पाताल
C. वितल D. तल

5. क़पड़ा
A. परिधान B. पटिका
C. पीताम्बर D. लँहगा

6. कमल
A. सरोज B. सरोवर
C. पंक D. पुष्प

7. गंगा
A. पाताल नदी B. हिमनदी
C. भागीरथ D. त्रिपथगा

8. चाँद
A. मयंक B. भानु
C. दिनकर D. रवि

9. नदी
A. सरिता B. प्रवाह
C. धारा D. जलधर

10. पर्वत
A. पत्थर B. चट्टान
C. शिखर D. मेरू

11. पवन
A. अनिल B. अनल
C. अग D. विहग

12. पति
A. साजन B. प्रिया
C. भार्या D. दारा

13. पानी
A. मही B. मेदिनी
C. अम्बु D. तरणी

14. पुत्र
A. आत्मज B. तनया
C. सुता D. आत्मजा

15. पुत्री
A. सुता B. सुत
C. आत्मज D. नन्दन

16. फूल
A. बहार B. मधु
C. माधव D. सुमन

17. वृक्ष
A. विटप B. अभ्र
C. प्रसून D. रसा

18. बादल
A. अज B. व्यामोह
C. नीरद D. मधुप

19. बिजली
A. चंचला B. खटका
C. त्रास D. संत्रास

20. माता
A. धात्री B. धरणी
C. धरित्री D. श्यामा

21. घोषणा
A. आवाज B. पुकारना
C. ऐलान D. ललकारना

22. उत्कर्ष
A. आकर्षण B. विकर्षण
C. उन्नति D. निष्कर्ष

23. उदय
A. अन्त B. विकास
C. प्रगट D. व्यस्त

24. दक्ष
A. निपुण B. समर्थ
C. कर्मठ D. मेहनती

25. संवाद
A. विवाद B. झगड़ा
C. सम्बोधन D. वार्तालाप

उत्तरमाला

1. B	**2.** A	**3.** A	**4.** A	**5.** A
6. A	**7.** D	**8.** A	**9.** A	**10.** D
11. A	**12.** A	**13.** C	**14.** A	**15.** A
16. D	**17.** A	**18.** C	**19.** A	**20.** A
21. C	**22.** C	**23.** C	**24.** A	**25.** D

अभ्यास-3

निर्देशः *नीचे चार-चार शब्दों के समूह दिए गए हैं। प्रत्येक समूह में एक शब्द बेमेल है तथा शेष तीन शब्द पर्यायवाची हैं, आपको उस शब्द का चयन करना है, जो बेमेल है :*

1. A. तम B. अंधकार
C. तिमिर D. अंश

2. A. अनल B. आग
C. दहन D. तमिस्रा

3. A. अतुल B. अद्वितीय
C. अनुपम D. शुष्मा

4. A. अहं B. अहंकार
C. दर्प D. निराला

5. A. पता B. खोज
C. जाँच D. शोध

6. A. गरल B. पीयूष
C. सुधा D. सोम

7. A. कानन B. जंगल
C. पादप D. वन

8. A. अश्व B. गज
C. घोड़ा D. तुरंग

9. A. दानव B. मानव
C. दैत्य D. राक्षस

10. A. आँख B. चक्षु
C. नयन D. मुख

11. A. अन्तरिक्ष B. वसुन्धरा
C. आसमान D. गगन

12. A. इच्छा B. अभिलाषा
C. कामना D. प्रयोजन

13. A. कपड़ा B. चीर
C. वसन D. पोशाक

14. A. अब्ज B. कमल
C. राजीव D. आम्र

15. A. कोयल B. पिक
C. काग D. वनप्रिय

16. A. गंगा B. देवनदी
C. गोदावरी D. भागीरथी

17. A. गणेश B. एकदन्त
C. देवराज D. गणपति

18. A. घर B. निलय
C. निकेतन D. झोपड़ी

19. A. चाँद B. हिमांशु
C. विनायक D. सुधांशु

20. A. नदी B. तरणी
C. तटिनी D. सरिता

21. A. पक्षी B. चिड़िया
C. सुमन D. विहग

22. A. पवन B. अचला
C. वात D. वायु

23. A. समीर B. पृथ्वी
C. भू D. भूमि

24. A. पानी B. समीर
C. अम्बु D. जल

25. A. पुत्र B. तनया
C. तनय D. सुत

26. A. पुत्र B. तनया
C. सुता D. कन्या

27. A. गृहिणी B. आदमी
C. पुरुष D. नर

28. A. मधु B. फूल
C. पुष्प D. सुमन

29. A. माधव B. तरु
C. पेड़ D. वृक्ष

30. A. माता B. अम्बु
C. अम्मा D. जननी

उत्तरमाला

1. D	**2.** D	**3.** D	**4.** D	**5.** A
6. A	**7.** C	**8.** B	**9.** B	**10.** D
11. B	**12.** D	**13.** D	**14.** D	**15.** C
16. C	**17.** C	**18.** D	**19.** C	**20.** B
21. C	**22.** B	**23.** A	**24.** B	**25.** B
26. A	**27.** A	**28.** A	**29.** A	**30.** B

अभ्यास-4

निर्देशः ***गहरे काले शब्द*** *के विलोम शब्द का चयन कीजिए:*

1. उसे हर काम में **सफलता** मिल रही है।
A. असफलता B. सफल
C. कुशलता D. निपुणता

2. कभी किसी की **निन्दा** नहीं करनी चाहिए।
A. गुणगान B. स्तुति
C. प्रशंसा D. यशोगान

3. आलस्य व्यक्ति का सबसे बड़ा **दुश्मन** है।
A. शत्रु B. घातक
C. मित्र D. सहायक

4. वे बुढ़ापे से **दुखी** हैं।
A. अप्रसन्न B. सुखी
C. खुश D. नाराज

5. यहाँ उसकी **चतुराई** नहीं चली।
A. चालाकी B. बहादुरी
C. निपुणता D. मूर्खता

6. शहद की **मिठास** कम नहीं होती।
A. मीठा B. तीखा
C. कड़ुवा D. खट्टा

7. साहसी के **साहस** को देखकर मैं चकित रह गया।
A. हिम्मत B. बहादुरी
C. निडर D. भय

8. फिल्मोत्सव में सर्वश्रेष्ठ **अभिनेता** को पुरस्कार प्रदान किया गया।
A. हीरोइन B. नेत्री
C. मीनाक्षी D. अभिनेत्री

9. नाटक में नायक और **नायिका** की भूमिका महत्वपूर्ण होती है:
A. हीरो B. नायक
C. नेत्र D. नेता

10. कवि-सम्मेलन में एक कवि और एक **कवयित्री** को आमंत्रित किया गया था।
A. लेखक B. सम्पादक
C. नेता D. कवि

11. विद्यालय के वार्षिकोत्सव के लिए नेता और एक **नेत्री** को आमंत्रित किया गया।
A. अभिनेता B. विद्वान्
C. विदुषी D. नेता

12. मोहन बहुत **चतुर** है।
A. निपुण B. तेज
C. सुस्त D. मूर्ख

13. सोहन अब पूर्ण **स्वस्थ** है।
A. प्रसन्न B. खुश
C. अस्वस्थ D. अप्रसन्न

14. पक्षी **आकाश** में उड़ते हैं :
A. गगन B. नभ
C. धरती D. पाताल

15. वह विद्यालय में देर से आया और **अनुपस्थित** हो गया।
A. पूर्व B. उपस्थित
C. प्रवेश D. समयपूर्व

16. **बालक** चाँद की ओर देख रहा है।
A. बालिका B. लड़का
C. बच्चा D. बच्ची

17. मैं उसके विचार से बिल्कुल **सहमत** नहीं हूँ।
A. समर्थन B. सहमति
C. असहमत D. प्रशंसक

18. उसकी हालत **अधिक** खराब है।
A. बहुत B. कम
C. ठीक D. कुशल

19. **धर्म** की सर्वत्र विजय होती है:
A. अधर्म B. ज्ञान
C. भक्ति D. ईमानदारी

20. अच्छे चरित्र के बिना जीवन **निरर्थक** है:
A. व्यर्थ B. अर्थपूर्ण
C. सार्थक D. कुशल

21. **ईमानदारी** बड़ी दुर्लभ वस्तु है:
A. सच्चाई B. भलाई
C. बेइमानी D. परोपकारी

22. एवरेस्ट संसार का सबसे **ऊँचा** पर्वत है:
A. नीचा B. वितल
C. पाताल D. मध्यम

23. वह विश्वास के **योग्य** नहीं है:
A. काबिल B. विश्वासी
C. अयोग्य D. बेकार

24. क्या वह इतना **मूर्ख** है?
A. चालाक B. विद्वान्
C. बुद्धिमान D. धूर्त

25. कितना सुहावना **दृश्य** है!
A. अदृश्य B. दर्शनीय
C. सुन्दर D. व्यर्थ

उत्तरमाला

1. A	**2.** C	**3.** C	**4.** B	**5.** D
6. C	**7.** D	**8.** D	**9.** B	**10.** D
11. D	**12.** D	**13.** C	**14.** D	**15.** B
16. A	**17.** C	**18.** B	**19.** A	**20.** C
21. C	**22.** A	**23.** C	**24.** C	**25.** A

अभ्यास-5

निर्देशः नीचे प्रत्येक **काले गहरे शब्द** के चार विलोम दिए गए हैं। इनमें सही विलोम का चयन कीजिए :

1. अग्नि
A. आग B. अनल
C. दहन D. जल

2. अग्रज
A. अनुज B. भ्राता
C. भाई D. अम्बा

3. अच्छा
A. बुरा B. खराब
C. गंदा D. भ्रष्ट

4. अंत
A. प्रारम्भ B. समाप्त
C. शेष D. अल्प

5. अचल
A. विचल B. वितल
C. सजल D. चल

6. अति
A. अधिक B. बहुत
C. अल्प D. कम

7. अत्यधिक
A. अल्प B. अधिक
C. स्वल्प D. न्यूनतम

8. अंधकार
A. अंधेरा B. प्रकाश
C. रात्रि D. दिन

9. अतिवृष्टि
A. अनावृष्टि B. वृष्टि
C. वर्षा D. वर्षण

10. अनाथ
A. नाथ B. स्वामी
C. मासिक D. सनाथ

11. अनुकूल
A. मनोकूल B. प्रतिकूल
C. अनुकरण D. मनस्वी

12. अनुराग
A. राग B. विराग
C. विग्रह D. स्नेह

13. अन्त
A. श्री गणेश B. आदि
C. शुरुआत D. समाप्त

14. अपना
A. अपनत्व B. पराया
C. मित्र D. शत्रु

15. अपमान
A. मान B. सम्मान
C. वर्तमान D. स्वाभिमान

16. अपेक्षा
A. इच्छा B. स्वेच्छा
C. प्रविच्छा D. उपेक्षा

17. अमर
A. मर्त्य B. मृत्यु
C. सुधा D. गरल

18. अल्पायु
A. चिरायु B. उमरदराज
C. नश्वर D. सनातन

19. अस्त
A. उदय B. विकास
C. निर्माण D. सृष्टि

20. आकर्षण
A. प्रतिकर्षण B. विकर्षण
C. सम्मोहन D. विरत

21. आकाश
A. गगन B. नभ
C. वसुन्धरा D. पाताल

22. आगे
A. पीछे B. पूर्व
C. पृष्ट D. पृष्ठ

23. आजाद
A. स्वतंत्र B. स्वतंत्रतता
C. परतंत्र D. गुलाम

24. आदान
A. आयात B. निर्यात
C. प्रदान D. निदान

25. आधुनिक
A. अर्वाचीन B. नूतन
C. प्राचीन D. वर्तमान

उत्तरमाला

1. D	**2.** A	**3.** A	**4.** A	**5.** D
6. D	**7.** C	**8.** B	**9.** A	**10.** D
11. B	**12.** B	**13.** A	**14.** B	**15.** B
16. D	**17.** A	**18.** A	**19.** A	**20.** B
21. D	**22.** A	**23.** D	**24.** C	**25.** C

अभ्यास-6

निर्देशः *नीचे कुछ शब्द दिए गए हैं प्रत्येक शब्द के चार वैकल्पिक अर्थ दिए गए हैं। सही अर्थ का चयन कीजिए :*

1. सुरक्षित
A. कुशल B. घटना
C. दुर्घटना D. बचाव

2. प्रतिभाशाली
A. सज्जन B. कुशाग्र
C. विद्वान् D. वैभवशाली

3. आत्मसमर्पण
A. अपने आप को सौंपना B. समर्पण
C. अर्पण D. त्यागज

4. सिद्धहस्त
A. निपुण B. कर्मठ
C. मेहनती D. परिश्रमी

5. सुशोभित
A. मजेदार B. सुस्वागतम्
C. अच्छा D. शोभा पाना

6. स्वादिष्ट
A. मजेदार B. बेकार
C. मीठा D. तीखा

7. स्वावलम्बी
A. निर्भर B. परालंबी
C. आत्मनिर्भर D. अतिथि

8. उपकरण
A. साधन B. युक्ति
C. यंत्र D. मशीन

9. कीमत
A. क्रय B. विक्रय
C. मूल्य D. बिक्री

10. संगठन
A. एकता B. अनेकता
C. समूह D. संस्था

11. विपत्ति
A. दुख B. विपदा
C. मुसीबत D. सुख

12. तृण
A. तिनका B. धूल
C. धूप D. लकड़ी

13. आश्चर्य
A. निरीक्षण B. दृष्टिगोचर
C. हैरानी D. थकावट

14. हार्दिक
A. हृदय से B. शरीर से
C. मन से D. मस्तिष्क से

15. नियति
A. भाग्य B. किनारा
C. समय D. पवित्र

16. सुगन्धित
A. दुर्गन्ध B. खुशबू वाला
C. फूल D. कमल

17. उत्साह
A. होश B. हवास
C. जोश D. हिम्मत

18. सहयोग
A. मिलन सार B. मेहनती
C. परोपकारी D. आपसी सहायता

19. मुसीबत
A. विपत्ति B. सुशोभित
C. सहायता D. मदद

20. निरक्षर
A. साक्षर B. दर्शनीय
C. पठनीय D. अनपढ़

21. उपवन
A. वन B. तीर
C. जंगल D. बाग

22. मेघ
A. बादल B. पंकज
C. राजीव D. मेघनाद

23. आधुनिक
A. प्राचीन B. पुरातन
C. भूतकाल D. आज का

24. तीर
A. वाण B. धनुष
C. किनारा D. नदी

25. परीक्षण
A. जाँच B. पड़ताल
C. परीक्षा D. इम्तहान

26. अभिवादन
A. नमस्ते B. प्रणाम
C. बधाई D. शुभकामना

27. सर्वत्र
A. नश्वर B. सजीव
C. ईश्वर D. सभी जगह

28. हलवाहा
A. चरवाहा B. किसान
C. मजदूर D. हल चलाने वाला

29. शिखर
A. पर्वत B. पहाड़
C. टीला D. चोटी

30. भयानक
A. डरावना B. भयभीत
C. डरना D. खूँखार

उत्तरमाला

1. D	**2.** B	**3.** A	**4.** A	**5.** D
6. A	**7.** C	**8.** C	**9.** C	**10.** A
11. C	**12.** A	**13.** C	**14.** A	**15.** A
16. B	**17.** C	**18.** D	**19.** A	**20.** D
21. D	**22.** A	**23.** D	**24.** A	**25.** A
26. B	**27.** D	**28.** D	**29.** D	**30.** A

अभ्यास-7

निर्देशः *नीचे कुछ शब्द दिए जा रहे हैं। प्रत्येक शब्द के* **उपसर्ग** *के सन्दर्भ में चार विकल्प दिए गए हैं। आपको सही विकल्प का चयन करना है :*

1. अलबत्ता
A. अ B. अल
C. लब D. त्ता

2. अलगरज
A. अल B. लग
C. गर D. रज

3. कमसिन
A. क B. कम
C. सि D. सिन

4. अनमोल
A. अ B. अन
C. मो D. मोल

5. अनजान
A. अ B. अन
C. जा D. जान

6. अनपढ़
A. अ B. पढ़
C. प D. अन

7. अधखिला
A. अ B. अध
C. ला D. खिला

8. अधजला
A. अ B. ज
C. अध D. ला

9. अधपका
A. अ B. अध
C. पका D. का

10. अघखिला
A. अ B. अघ
C. खिला D. ला

11. उन्नीस
A. उन B. उन्
C. नीस D. स

12. उनसठ
A. उ B. उन
C. सठ D. ठ

13. दुकाल
A. द B. दुक
C. दु D. काल

14. दुबला
A. दब B. दुब
C. ला D. दु

15. निकम्मा
A. नि B. निक
C. कम्मा D. मा

16. निर्लज्ज
A. निर B. निल
C. नि D. लज्ज

17. बिनब्याहा
A. बि B. बिन
C. ब्याहा D. हा

18. भरपेट
A. भर B. पेट
C. पे D. ट

19. भरपाई
A. भ B. र
C. पा D. भर

20. कुपात्र
A. कु B. कुप
C. पा D. पात्र

21. सुजान
A. सु B. सुज
C. सुजा D. जान

22. गैर कानूनी
A. गै B. गैर
C. कानु D. नुनी

23. गैरसरकारी
A. गैर B. सर
C. का D. कारी

24. अपमान
A. अ B. अप
C. मा D. मान

25. अनुशासन
A. अ B. शासन
C. सन D. अनु

26. अविनीत
A. अवि B. अ
C. नी D. नीत

27. अभिमान
A. अभि B. अ
C. मा D. मान

28. अभियान
A. अ B. मान
C. यान D. अभि

29. अध्ययन
A. अध् B. अधि
C. यन D. न

30. निश्चल
A. नि B. निर
C. निस D. चल

उत्तरमाला

1. B	**2.** A	**3.** B	**4.** B	**5.** B
6. D	**7.** B	**8.** C	**9.** B	**10.** B
11. A	**12.** B	**13.** C	**14.** D	**15.** B
16. A	**17.** B	**18.** A	**19.** D	**20.** A

21. A **22.** B **23.** A **24.** B **25.** D
26. B **27.** A **28.** D **29.** B **30.** A

अभ्यास-8

निर्देशः *निम्नलिखित शब्दों में प्रयुक्त प्रत्यय सम्बन्धी चार विकल्प दिए गए हैं, सही विकल्प का चयन कीजिए :*

1. भलाई
A. ई B. लाई
C. आई D. भला

2. चतुराई
A. चतु B. रा
C. ई D. आई

3. भूखा
A. भू B. भूख
C. खा D. आ

4. भिड़न्त
A. भिड़् B. भि
C. न्त D. अन्त

5. प्यासा
A. आस B. सा
C. आसा D. सां

6. बिकाऊ
A. बिक B. काऊ
C. आऊ D. ऊ

7. तैराक
A. तै B. तैर
C. राक D. आक

8. सन्नाटा
A. सन् B. सन्ना
C. नाटा D. आटा

9. लोहार
A. लोह B. आरा
C. आरी D. आर

10. मिलान
A. आना B. आने
C. आनी D. आन

11. चढ़ाव
A. चढ़ B. चढ़ा
C. आव D. व

12. लगाव
A. लग B. अव
C. आव D. गाव

13. लिखावट
A. लिख B. लिखा
C. वट D. आवट

14. मिलावट
A. मिल B. वट
C. आवट D. ट

15. मिठास
A. मिठ B. ठास
C. आस D. स

16. चिकनाहट
A. चिक B. नाहट
C. हट D. आहट

17. सड़ियल
A. सड़ B. यल
C. ड़ियल D. इयल

18. मरियल
A. मर B. यल
C. मरि D. इयल

19. गड़रिया
A. गड़ B. इया
C. रिया D. या

20. सजीला
A. ईला B. इला
C. ला D. स

21. लुटेरा
A. लुट B. एरा
C. ऐरा D. रा

22. लठैत
A. ए B. ऐ
C. ऐत D. त

23. भगोड़ा
A. ओ B. ओड़ा
C. ड़ा D. भगो

24. खपत
A. ख B. प
C. त D. पत

25. जीवट

A. व B. अट

C. जीव D. जी

उत्तरमाला

1. C	**2.** D	**3.** D	**4.** D	**5.** D
6. C	**7.** D	**8.** D	**9.** D	**10.** D
11. C	**12.** C	**13.** D	**14.** C	**15.** C
16. D	**17.** D	**18.** D	**19.** B	**20.** A
21. B	**22.** C	**23.** B	**24.** C	**25.** B

अभ्यास-9

निर्देशः *नीचे कुछ मुहावरे दिए गए हैं। प्रत्येक के अर्थ के लिए चार विकल्प दिए गए हैं। आपको सही विकल्प का चयन करना है :*

1. अक्ल पर पत्थर पड़ना

A. बुद्धि काम न करना B. दुविधा होना

C. संकट में होना D. परेशान होना

2. अपना उल्लू सीधा करना

A. अवसर देखना B. काम निकालना

C. मतलब साधना D. मूर्ख बनाना

3. अपने मुँह मियाँ-मिट्ठू बनना

A. मिठाई खाना

B. प्रशंसा करना

C. निंदा करना

D. अपनी प्रशंसा स्वयं करना

4. अपने पाँव पर आप कुल्हाड़ी मारना

A. हानि पहुँचाना B. खेद होना

C. अपना पैर काटना D. अपनी हानि स्वयं करना

5. आँखें चुरा लेना

A. भाग जाना B. छिप जाना

C. अनदेखा करना D. मिल जाना

6. अक्ल का दुश्मन

A. मित्र होना B. शत्रु होना

C. महामूर्ख D. महाविद्वान्

7. अंधे की लाठी

A. एक मात्र सहारा B. मित्र होना

C. शत्रु होना D. दुख पहुँचाना

8. आकाश-पाताल एक करना

A. भाग-दौड़ करना B. परेशान होना

C. थक जाना D. कठिन परिश्रम करना

9. घड़ों पानी पड़ना

A. लज्जित होना B. तुच्छ समझना

C. लाभ होना D. थकावट

10. अगर-मगर करना

A. नुकसान करना B. बहाने बनाना

C. बदनाम करना D. कपट करना

11. मुँह की खाना

A. गिर जाना B. हार जाना

C. भाग जाना D. व्यर्थ होना

12. आस्तीन का साँप होना

A. शत्रु B. मित्र

C. कपटी मित्र D. दयालु

13. एक आँख से देखना

A. बुरा व्यवहार B. समान व्यवहार

C. कपट करना D. लज्जित होना

14. बाल-बाँका न होना

A. घायल होना B. साफ बच जाना

C. क्रोधित होना D. स्वस्थ होना

15. दाँतों तले उँगली दबाना

A. उँगली काटना B. चिंतित हो जाना

C. चकित रह जाना D. प्रसन्न हो जाना

16. जान के लाले पड़ना

A. मरने का खतरा होना B. भाग जाना

C. हार जाना D. मुश्किल में पड़ना

17. बोली मारना

A. ताना देना B. सताना

C. मजाक करना D. याद दिलाना

18. अंधों में काना राजा

A. मूर्खों में अल्पज्ञ को विद्वान् माना जाना

B. सबको मूर्ख समझना

C. अत्यधिक महत्त्वपूर्ण

D. काना राजा

19. अक्ल के घोड़े दौड़ाना

A. बुद्धि लड़ाना

B. कल्पना करना

C. तरह-तरह के उपाय सोचना

D. ज्ञान-प्राप्त करना

20. पानी उतर जाना
A. शर्म करना B. लज्जित न होना
C. भाग जाना D. इज्जत करना

21. तीन-पाँच करना
A. तितर-बितर करना
B. वचन देकर फिर जाना
C. घुमा-फिरा कर बातें करना
D. परेशान करना

22. हथियार डाल देना
A. हार जाना B. जीत जाना
C. धोखा देना D. विजय होना

23. आँख खुलना
A. होश में आना B. अत्यन्त प्यार होना
C. उल्टा काम करना D. क्रोध करना

24. कमर सीधी करना
A. थक जाना B. थकावट दूर करना
C. काम करना D. परिश्रम करना

25. पगड़ी रखना
A. चैन की सांस लेना
B. अपमान करना
C. दया की भीख माँगना
D. अपमान होना

26. लोहा मानना
A. संघर्ष करना
B. विजय होना
C. श्रेष्ठता स्वीकार करना
D. खुशामद करना

27. काठ मार जाना
A. दु:खी होना B. चुप होना
C. सफल होना D. मर जाना

28. चाँद पर थूकना
A. अपमान करना
B. बढ़कर बातें करना
C. महान पुरुष पर लांछन लगाना
D. महत्त्वाकांक्षी होना

29. उगल देना
A. अपराध स्वीकार कर लेना
B. सच बोलना
C. उल्टी करना
D. अनपच होना

30. हाथ मलना
A. पश्चाताप करना B. सर्दी मिटाना
C. दुख करना D. तैयार होना

उत्तरमाला

1. A	**2.** C	**3.** D	**4.** D	**5.** C
6. C	**7.** A	**8.** D	**9.** A	**10.** B
11. B	**12.** C	**13.** B	**14.** B	**15.** C
16. D	**17.** A	**18.** A	**19.** A	**20.** B
21. C	**22.** A	**23.** A	**24.** B	**25.** C
26. C	**27.** B	**28.** C	**29.** A	**30.** A

अभ्यास-10

निर्देश: *नीचे कुछ वाक्य खण्ड दिए गए हैं, पूरे वाक्य खण्ड के लिए एक शब्द का चयन कीजिए।*

1. जिसका आदि न हो
A. अनंत B. अमर
C. शाश्वत D. अनादि

2. जो कुछ न जानता हो
A. मूर्ख B. महामूर्ख
C. ज्ञानी D. अज्ञ

3. जो अनुकरण करने योग्य हो
A. अनुकरणीय B. अद्वितीय
C. आदरणीय D. अगम

4. जिसका अंत न हो
A. अनंत B. अनादि
C. आदि D. परलोक

5. जो कभी न मरे
A. मर्त्य B. मुर्त्त
C. अमुर्त्त D. अमर

6. जिसके समान दूसरा न हो
A. अनुकूल B. प्रतिकूल
C. कृतज्ञ D. अद्वितीय

7. जो कम बोलता हो
A. मृदुभाषी B. वाचाल
C. अल्पभाषी D. अल्पज्ञ

8. जिसका इलाज न हो
A. मरणशील B. अमरत्व
C. बिमारी D. लाइलाज

9. जिस का विश्वास न किया जा सके
A. विश्वसनीय B. अविश्वसनीय
C. विश्वासी D. धूर्त्त

10. जिसका कोई नाथ न हो
A. सनाथ B. स्वामी
C. नाथ D. अनाथ

11. कम जानने वाला
A. अल्पज्ञ B. अज्ञ
C. विद् D. विद्वान

12. जहाँ जाना संभव न हो
A. दुर्गम B. अगम
C. तल D. वितल

13. कम खाने वाला
A. बहुभोजी B. पेटु
C. कंजूस D. अल्पाहारी

14. जो बात पहले कभी न हुई हो
A. भूतपूर्व B. अभूतपूर्व
C. प्राचीन D. अर्वाचीन

15. जिस स्त्री के सन्तान न हों
A. बाँझ B. कुलटा
C. पतिता D. विधवा

16. जो कहा न जा सके
A. अकथनीय B. अकथ्य
C. करणीय D. सम्भव

17. एहसान न मानने वाला
A. कृतज्ञ B. कृतघ्न
C. आस्तिक D. विश्वासी

18. जिसने देश के साथ विश्वासघात किया हो
A. विश्वासघाती B. द्रोही
C. आतंकवादी D. देश द्रोही

19. जिसने राष्ट्र के हित में अपना जीवन बलिदान कर दिया हो
A. देशभक्त B. शहीद
C. राष्ट्रभूत D. भारतपुत्र

20. वह जमीन जिसमें कुछ भी पैदा न हो
A. ऊसर B. बंजर
C. उर्वर D. पथरीला

21. वह वस्तु जिसकी चाह हो
A. श्रेष्ठ B. आवश्यक
C. इच्छित D. अभीष्ट

22. दूसरों के पीछे चलने वाला
A. अनुयायी B. अनुज
C. अनुचर D. अनुकरणीय

23. जो पहले न पढ़ा हो
A. पठित B. अपठित
C. पठनीय D. अपठनीय

24. जिसके आर-पार दिखाई देता हो
A. अपारदर्शी B. गम्य
C. अगम्य D. पारदर्शी

25. आज्ञा पालन करने वाला
A. शिष्य B. शिष्या
C. अनुचर D. आज्ञाकारी

26. काम से जी चुराने वाला
A. कामचोर B. आलसी
C. कर्मठ D. परिश्रमी

27. प्रतिदिन होने वाला
A. दैनिक B. शाश्वत
C. सनातन D. अमर

28. जिसका कोई अर्थ न हो
A. सार्थक B. निरर्थक
C. आर्थिक D. अनार्थिक

29. उपकार मानने वाला
A. कृतज्ञ B. कृतघ्न
C. विश्वासी D. अनुयायी

30. हाथ से लिखा हुआ
A. पठनीय B. अपठनीय
C. स्पष्ट D. हस्तलिखित

उत्तरमाला

1. D	**2.** D	**3.** A	**4.** A	**5.** D
6. D	**7.** C	**8.** D	**9.** B	**10.** D
11. A	**12.** A	**13.** D	**14.** B	**15.** A
16. A	**17.** B	**18.** D	**19.** B	**20.** A
21. C	**22.** C	**23.** B	**24.** D	**25.** D
26. A	**27.** A	**28.** B	**29.** A	**30.** D

अभ्यास-11

निर्देशः *नीचे कुछ संज्ञा शब्द दिए जा रहे हैं। प्रत्येक के संज्ञा-भेद के लिए चार विकल्प दिए गये है। सही विकल्प का चयन कीजिए :*

1. तुलसीदास
A. जातिवाचक B. भाववाचक
C. व्यक्तिवाचक D. समूहवाचक

2. यमुना
A. व्यक्तिवाचक B. जातिवाचक
C. समूहवाचक D. भाववाचक

3. बच्चा
A. जातिवाचक B. समूहवाचक
C. भाववाचक D. व्यक्तिवाचक

4. मानवता
A. भाववाचक B. जातिवाचक
C. द्रव्यवाचक D. समूहवाचक

5. हिमालय
A. व्यक्तिवाचक B. जातिवाचक
C. भाववाचक D. समूहवाचक

6. भारत
A. जातिवाचक B. भाववाचक
C. व्यक्तिवाचक D. समूहवाचक

7. एशिया
A. व्यक्तिवाचक B. भाववाचक
C. द्रव्यवाचक D. समूहवाचक

8. महाराष्ट्र
A. जातिवाचक B. व्यक्तिवाचक
C. समूहवाचक D. द्रव्यवाचक

9. सूर सागर
A. व्यक्तिवाचक B. भाववाचक
C. द्रव्यवाचक D. समूहवाचक

10. सोमवार
A. जातिवाचक B. व्यक्तिवाचक
C. द्रव्यवाचक D. समूहवाचक

11. खटमल
A. जातिवाचक B. व्यक्तिवाचक
C. द्रव्यवाचक D. समूहवाचक

12. मैना
A. जातिवाचक B. व्यक्तिवाचक
C. द्रव्यवाचक D. समूहवाचक

13. चाँदी
A. द्रव्यवाचक B. समूहवाचक
C. भाववाचक D. व्यक्तिवाचक

14. अच्छाई
A. भाववाचक B. समूहवाचक
C. जातिवाचक D. व्यक्तिवाचक

15. पीतल
A. द्रव्यवाचक B. भाववाचक
C. व्यक्तिवाचक D. जातिवाचक

16. वीरता
A. भाववाचक B. जातिवाचक
C. द्रव्यवाचक D. समूहवाचक

17. रूस
A. जातिवाचक B. व्यक्तिवाचक
C. भाववाचक D. द्रव्यवाचक

18. लम्बाई
A. भाववाचक B. समूहवाचक
C. द्रव्यवाचक D. व्यक्तिवाचक

19. दल
A. जातिवाचक B. व्यक्तिवाचक
C. समूहवाचक D. द्रव्यवाचक

20. मार्च
A. समूहवाचक B. व्यक्तिवाचक
C. द्रव्यवाचक D. जातिवाचक

21. झुण्ड
A. समूहवाचक B. जातिवाचक
C. व्यक्तिवाचक D. द्रव्यवाचक

22. टोली
A. जातिवाचक B. व्यक्तिवाचक
C. समूहवाचक D. द्रव्यवाचक

23. सुभाष चौक
A. जातिवाचक B. समूहवाचक
C. व्यक्तिवाचक D. भाववाचक

24. संघ
A. जातिवाचक B. द्रव्यवाचक
C. समूहवाचक D. भाववाचक

25. गिरोह
A. समूहवाचक B. द्रव्यवाचक
C. जातिवाचक D. भाववाचक

उत्तरमाला

1. C	**2.** A	**3.** A	**4.** A	**5.** A
6. C	**7.** A	**8.** B	**9.** A	**10.** B
11. A	**12.** A	**13.** A	**14.** A	**15.** A
16. A	**17.** B	**18.** A	**19.** C	**20.** B
21. A	**22.** C	**23.** C	**24.** C	**25.** A

अभ्यास-12

निर्देश: *नीचे दिए गए वाक्य में रिक्त स्थान है। प्रत्येक वाक्य के नीचे कारक चिह्न दिए गए हैं। रिक्त स्थान की पूर्ति के लिए उपयुक्त कारक चिह्न का चयन कीजिए :*

1. निम्नलिखित शब्दों........अर्थ बताइए
A. का B. के
C. से D. पर

2. सरकार मुझे नौकरी........मत निकालिए
A. पर B. में
C. से D. को

3. इस कथन........पुष्टि कीजिए
A. को B. से
C. की D. ने

4. छात्र-छात्राएँ राष्ट्र........सम्पत्ति और उसके भावी कर्णधार होते हैं
A. के B. की
C. को D. में

5. प्रत्येक प्रश्न........चार सम्भावित उत्तर दिए गए हैं
A. के लिए B. में
C. के D. से

6. माता बच्चे........पढ़ाती है
A. को B. के
C. की D. से

7. गुरुजी........सबसे छोटे लड़के को एक नारंगी दी
A. ने B. को
C. से D. के लिए

8. मोहन सोहन से मिलने........गया है
A. से B. के
C. को D. के लिए

9. उसने कलम........लिखा
A. के B. में
C. पर D. से

10. मैं ड्राइवर........गाड़ी चलवाता हूँ
A. के B. पर
C. में D. से

11. शिक्षक छात्रों........पुस्तक पढ़वाते हैं
A. के लिए B. में
C. पर D. से

12. मैंने दाढ़ी........उसे मुसलमान समझ लिया
A. से B. के
C. को D. के लिए

13. श्याम अपने भाई हरि........आम लाया है
A. के B. के लिए
C. का D. पर

14. मोहन घर........आता है
A. मे B. पर
C. से D. का

15. उसे पाँच दिनों........मूर्च्छा आया करती है
A. पर B. से
C. के D. को

16. मेधावी छात्र परीक्षा........चोरी नहीं करते
A. मे B. पर
C. से D. के लिए

17. अच्छे आदमी........पहचान क्या है?
A. के B. का
C. की D. के लिए

18. परिश्रम........सफलता निश्चित है
A. से B. के
C. को D. के लिए

19. शूर्पणखा........नाक और कान काटे गए
A. का B. की
C. के D. से

20. युद ने राधा........तीन संतरे दिए
A. से B. के
C. के लिए D. को

उत्तरमाला

1. A	**2.** C	**3.** C	**4.** B	**5.** C
6. A	**7.** A	**8.** D	**9.** D	**10.** D
11. D	**12.** A	**13.** B	**14.** C	**15.** B
16. D	**17.** C	**18.** A	**19.** B	**20.** D

गद्यांश (अपठित-बोध)

गद्यांश 1

यदि हम निरन्तर प्रयत्न करेंगे तो निश्चय ही अपने सभी लक्ष्यों को प्राप्त कर लेंगे, किन्तु प्रायः देखा जाता है कि अधिक आशावादी लोग थोड़ा सा प्रयत्न करके अधिक फल की कामना करने लगते हैं और मनोवांछित फल प्राप्त न होने पर निराश हो जाते हैं। अतः जीवन में सफलता प्राप्त करने के लिए परिस्थितियों के समक्ष घुटने न टेकें, बल्कि दृढ़ता से उनका मुकाबला करें। याद रखें, जितना कठोर हमारा परिश्रम होगा उसका फल भी उतना ही मीठा होगा।

उपर्युक्त गद्यांश को ध्यानपूर्वक पढ़ें और निम्न प्रश्नों के उत्तर के लिए सही विकल्प को चुनें:

1. फल न मिलने पर कौन निराश हो जाते हैं?

A. आशावादी लोग B. कम आशावादी लोग

C. अधिक आशावादी लोग D. निराशावादी लोग

2. लक्ष्य प्राप्ति के लिए क्या किया जाना चाहिए?

A. फल की कामना

B. हिम्मत से मुकाबला

C. निरन्तर प्रयत्न

D. परिस्थितियों से मुकाबला

3. आशावादी शब्द का विलोम शब्द है:

A. निराश B. निराशावादी

B. दुखी D. अप्रसन्न

4. मनोवांछित शब्द का क्या अर्थ है?

A. इच्छित B. परीक्षित

C. लाभदायक D. मन को खुश करने वाले

5. परिश्रम शब्द का अर्थ है:

A. साहस B. हिम्मत

C. काम D. कठिन मेहनत

गद्यांश 2

पन्द्रह अगस्त 1947 को हमारा देश स्वतंत्र हुआ। स्वतन्त्रता प्राप्ति के बाद विश्व के दूसरे देशों के साथ भारत के राजनयिक एवं सांस्कृतिक सम्बन्ध जुड़े। पर्यटकों के साथ-साथ राजनीतिज्ञों और साहित्यकारों को भी विदेश यात्रा के पर्याप्त अवसर मिले। विभिन्न प्रकार की छात्रवृत्तियों के माध्यम से बहुत से लोग विदेशों में पढ़ने गए। बहुत से लोगों ने विदेशों में उपलब्ध आजीविका के अवसरों का लाभ उठाया। इन सबके परिणामस्वरूप प्रचुर मात्रा में यात्रावृत्तांत लिखे गए। विदेश-विषयक यात्रावृतांतों में रूस और स्वदेश-विषयक यात्रावृतांतों में लेखकों की दृष्टि कश्मीर से कन्याकुमारी तक व्याप्त हुई।

उपर्युक्त गद्यांश को ध्यानपूर्वक पढ़ें और निम्नलिखित प्रश्नों के उत्तर के लिए सही विकल्प को चुनें:

1. भारत कब स्वतंत्र हुआ?

A. 15 अगस्त 1947

B. 15 अगस्त 1946

C. 15 अगस्त 1948

D. 15 अगस्त 1949

2. स्वतंत्र भारत के अन्य देशों के साथ किस प्रकार के संबंध जुड़े?

A. राजनीतिक

B. राजनयिक

C. धार्मिक

D. राजनयिक एवं सांस्कृतिक

3. आजीविका का क्या अर्थ है?

A. उपार्जन B. वेतन

C. मेहनत D. रोजगार

4. यात्रा-वृत्तांत का क्या अर्थ है?

A. भ्रमण B. पर्यटन

C. सफरनामा D. विदेशभ्रमण

5. स्वतंत्र का विलोम शब्द है:

A. परतंत्र B. आजाद

C. गुलामी D. मुक्ति

गद्यांश 3

युवा वर्ग का मस्तिष्क नई-नई बातों की ओर ज्यादा तेज़ दौड़ता है। उसमें अन्य वर्ग के व्यक्तियों से अधिक आवेश और शक्ति होती है। इस अवस्था में यदि सही शिक्षा और

उचित मार्ग-दर्शन न मिले तो यही शक्ति प्रेरणा और निर्माण के स्थान पर विनाश की ओर ले जाती है। बिगड़ने और बनने की यही आयु होती है। दुर्भाग्य से हमारे देश में शिक्षा पद्धति केवल उपाधि बाँटने का काम ही करती है। एक सम्पूर्ण व्यक्तित्वपूर्ण मनुष्य बनाना आज की शिक्षा पद्धति के लिए मुश्किल है।

उपर्युक्त गद्यांश को ध्यानपूर्वक पढ़ें और निम्नलिखित प्रश्नों के उत्तर के लिए सही विकल्प को चुनें।

1. निर्माण का विलोम शब्द क्या हैं?

A. रचना B. बनावट
C. विनाश D. सृजन

2. मार्ग-दर्शन का क्या अर्थ है?

A. उपाधि B. रास्ता
C. उद्देश्य D. रास्ता दिखलाना

3. शक्ति विनाश की ओर कब अग्रसर होती है?

A. अधिक आवेश और शक्ति के अभाव में
B. सही शिक्षा और उचित मार्ग दर्शन के अभाव में
C. दुर्भाग्यपूर्ण शिक्षा पद्धति के कारण
D. इनमें से कोई नहीं

4. हमारे देश की शिक्षा पद्धति क्या कार्य करती है?

A. मार्ग-दर्शन B. शक्ति प्रेरणा
C. उपाधि देना D. उपर्युक्त सभी

5. दुर्भाग्य का विपरीत शब्द है:

A. भाग्य B. सौभाग्य
C. भाग्यशाली D. भाग्यवान

गद्यांश 4

भिखारी की भाँति गिड़गिड़ाना प्रेम की भाषा नहीं है। यहाँ तक कि मुक्ति के लिए भगवान् की उपासना करना भी अधम उपासना में गिना जाता है। प्रेम कोई पुरस्कार नहीं चाहता। प्रेम सर्वथा प्रेम के लिए ही होता है। भक्त इसलिए प्रेम करता है कि बिना प्रेम किए वह रह ही नहीं सकता। जब तुम किसी मनोहर प्राकृतिक दृश्य को देखकर उस पर मोहित हो जाते हो तो तुम किसी फल की याचना नहीं करते और न वह दृश्य ही तुमसे कुछ माँगता है। फिर भी उस दृश्य का दर्शन तुम्हारे मन को आनंद से भर देता है।

उपर्युक्त गद्यांश को ध्यानपूर्वक पढ़ें और निम्नलिखित प्रश्नों के उत्तर के लिए सही विकल्प का चयन करें:

1. प्रेम का उद्देश्य क्या होता है?

A. मुक्ति B. उपासना
C. भक्ति D. प्रेम

2. मुक्ति का अर्थ है:

A. आजादी B. स्वतंत्रता
C. परतंत्र D. निर्वाण

3. कैसी उपासना अधम मानी गई है?

A. प्रेम की उपासना
B. भगवान की उपासना
C. मुक्ति की उपासना
D. भक्ति की उपासना

4. मनोहर शब्द हैं:

A. विशेषण B. संज्ञा
C. सर्वनाम D. अव्यव

5. प्राकृतिक शब्द का अर्थ है:

A. ईश्वरीय B. मानव संबंधी
C. प्रकृति संबंधी D. प्रेम संबंधी

गद्यांश 5

कुछ लोग भाग्यवादी होते हैं और सब-कुछ भाग्य के सहारे छोड़कर कर्म से विरत हो जाते हैं। ऐसे लोग समाज के लिए बोझ हैं। वे कभी कोई बड़ा काम नहीं कर पाते। बड़ी-बड़ी खोज, बड़े-बड़े आविष्कार और बड़े-बड़े निर्माण कार्य कर्मशील लोगों के द्वारा ही संभव हो सके हैं। हम अपनी बुद्धि और प्रतिभा तथा कार्य-क्षमता के बल पर सही मार्ग पर चल सकते हैं, किन्तु बिना कठिन श्रम के अपने लक्ष्य तक नहीं पहुँच सकते। कठिन परिश्रम करने के बाद पाई गई सफलता हमारे मन को अलौकिक आनंद से भर देती है। यदि हम अपने कार्य में अपेक्षित श्रम नहीं करते तो हमारा मन ग्लानि का अनुभव करता है।

उपर्युक्त गद्यांश को ध्यानपूर्वक पढ़ें और निम्नलिखित प्रश्नों के उत्तर के लिए सही विकल्प चुनें:

1. "आविष्कार" शब्द का अर्थ है :

A. अनुसंधान B. खोज
C. निर्माण D. विनाश

2. **अलौकिक** शब्द का क्या अर्थ है?

A. संसारिक B. भौतिक
C. अमानुषी D. प्राकृतिक

3. सफलता का विलोम क्या है?

A. सफल B. असफल
C. सफलतापूर्वक D. असफलता

4. परिश्रम करने और न करने से हमारे जीवन पर क्या प्रभाव पड़ता है?

A. लोग भाग्यवादी बन जाते हैं
B. कर्म से विरत हो जाते हैं
C. मन में ग्लानि का अनुभव होता है
D. इनमें से कोई नहीं

5. किस प्रकार के लोग समाज के लिए बोझ हैं?

A. भाग्यवादी B. कर्मठ
C. परिश्रमी D. प्रतिभाशाली

गद्यांश 6

वैदिक काल से हिमालय के पहाड़ बहुत पवित्र माने जाते हैं। इसमें कोई सन्देह नहीं कि हिमालय के पहाड़ों का दृश्य अति सुन्दर है। उसकी विशालता को देखकर मन में आनन्द और कृतज्ञता की लहर उठती है। ऐसा लगता है कि यह विशाल सृष्टि प्रभु की अनुपम देन है। सारी सृष्टि के प्रति समभाव जाग्रत होता है। वस्तुतः यह दृष्टि कोरी कल्पनात्मक या आध्यात्मिक नहीं है। देखा जाए तो सारे भारत की जलवायु का समतोल करने वाले यह हिमालय के पहाड़ हैं, विशेषकर उत्तरी भारत को वर्षा और पानी देने वाले ये ही हैं। गंगोत्री, यमुनोत्री, बद्री, केदार को तीर्थ माना जाता है, जो व्यर्थ कल्पना नहीं है। उन स्थानों से निकलने वाली पवित्र नदियाँ ही वास्तव में हमारी प्राणदात्री रही हैं।

उपर्युक्त गद्यांश को ध्यानपूर्वक पढ़ें और निम्नलिखित प्रश्नों के उत्तर के लिए सही विकल्प चुनें :

1. हिमालय के पर्वत बहुत पवित्र कब से माने जाते हैं?

A. पाषाण काल से B. वैदिक काल से
C. प्राचीन काल से D. आधुनिक काल से

2. विशालता शब्द है :

A. जातिवाचक B. भाववाचक
C. विशेषण D. सर्वनाम

3. भारत की जलवायु को समतोल कौन करता है?

A. गंगोत्री B. यमुनोत्री
C. केदार D. हिमालय

4. सृष्टि का समानार्थक शब्द है :

A. सृजन B. रचना
C. प्रकृति D. संसार

5. प्राणदात्री का क्या अर्थ है?

A. गंगोत्री
B. यमुनोत्री
C. प्राणसंचार करने वाली
D. समभाव जाग्रत करने वाली

गद्यांश 7

सच्चा मित्र एक शिक्षक की भाँति होता है। जिस प्रकार शिक्षक अपने छात्र को सन्मार्ग की ही ओर अग्रसर करता है, उसी प्रकार एक सच्चा मित्र अपने मित्र को पाप के गर्त में गिरने से बचाता है। मानव-जीवन अधिक रहस्यपूर्ण है। कभी-कभी जीवन में ऐसे अवसर उपस्थित हो जाते हैं, जब मनुष्य की धर्मबुद्धि नष्ट हो जाती है और उसका मन द्रुत गति से पाप की ओर दौड़ता है। ऐसे समय में मित्र का ही उपदेश अधिक कल्याणकारी सिद्ध होता है। मित्र के उपदेश का जितना प्रभाव हृदय पर पड़ता है, उतना और किसी का नहीं पड़ता है।

उपर्युक्त गद्यांश को ध्यानपूर्वक पढ़ें और निम्नलिखित प्रश्नों के उत्तर के लिए सही विकल्प चुनें :

1. सच्चा मित्र किस प्रकार का होता है?

A. विपत्ति में सहायता देने वाला
B. गलत मार्ग पर चलने से रोकने वाला
C. शिक्षक के भाँति
D. धार्मिक गुरु की तरह

2. सन्मार्ग शब्द का विपरीत शब्द है :

A. अग्रसर B. कुमार्ग
C. सुमार्ग D. मार्गदर्शक

3. व्यक्ति को पाप के गर्त्त में गिरने से कौन बचाता है?

A. शिक्षक B. भाई
C. पिता D. सच्चा मित्र

4. मानव पाप की ओर कब दौड़ता है?
   A. जब स्वार्थी बन जाता है
   B. जब धर्म-बुद्धि नष्ट हो जाती है
   C. जब सच्चामित्र साथ छोड़ देता है
   D. जब धनवान बन जाता है
5. उपदेश में कौन-सा उपसर्ग है?
   A. उ B. उप
   C. दे D. देश

गद्यांश 8

सब तरह के भावों को प्रकट करने की योग्यता रखने वाली और निर्दोष होने पर भी यदि कोई भाषा अपना निज का साहित्य नहीं रखती, तो वह रूपवती भिखारिन की तरह कदापि आदरणीय नहीं हो सकती। उनकी शोभा, उसकी बड़ी सम्पन्नता, उसकी मान-मर्यादा उसके साहित्य पर ही अवलम्बित रहती है। उसके विचारों और राजनैतिक स्थितियों का प्रतिबिम्ब देखने को यदि कहीं मिल सकता है, तो उसके ग्रन्थ साहित्य में मिल सकता है। सामाजिक शक्ति या सजीवता, सामाजिक अशक्ति या निर्जीवता और सामाजिक सभ्यता तथा असभ्यता का निर्णायक एकमात्र साहित्य है।

उपर्युक्त गद्यांश को ध्यानपूर्वक पढ़ें और निम्नलिखित प्रश्नों के उत्तर के लिए सही विकल्प चुनें :

1. साहित्य विहीन भाषा किस प्रकार की होती है?
   A. आदरणीय B. भिखारिन
   C. रूपवती D. रूपवती भिखारिन
2. रूपवती का पुल्लिंग रूप है:
   A. रूपवान B. सुन्दर
   C. सुन्दरी D. रूपवत
3. भाषा की मान मर्यादा किस पर निर्भर करती है?
   A. लिपि पर B. साहित्यकार पर
   C. भक्ति पर D. साहित्य पर
4. ''सम्पन्नता'' शब्द का विपरीत शब्द है:
   A. गरीबी B. विपन्न
   C. अमीर D. विपन्नता
5. राजनैतिक, सामाजिक शक्ति का दर्शन हमें किसमें मिलता है?
   A. समाज B. राज्य
   C. नेता D. साहित्य

गद्यांश 9

स्वतंत्र भारत का सम्पूर्ण दायित्व आज विद्यार्थियों के ही ऊपर है, क्योंकि आज जो विद्यार्थी हैं, वे ही कल स्वतंत्र भारत के नागरिक होंगे। भारत की उन्नति, उसका उत्थान उन्हीं की उन्नति और उत्थान पर निर्भर करता है। अतः विद्यार्थियों को चाहिए कि वे अपने भावी जीवन का निर्माण बड़ी सतर्कता और सावधानी के साथ करें। उन्हें प्रत्येक क्षण अपने राष्ट्र, अपने समाज, अपने धर्म, अपनी संस्कृति को अपनी आँखों के सामने रखना चाहिए, जिससे उनके जीवन से राष्ट्र को कुछ बल प्राप्त हो सके। जो विद्यार्थी राष्ट्रीय दृष्टिकोण से अपने जीवन का निर्माण नहीं करते, वे राष्ट्र और समाज के लिए भार-स्वरूप हैं।

उपर्युक्त गद्यांश को ध्यानपूर्वक पढ़ें और निम्नलिखित प्रश्नों के उत्तर के लिए सही विकल्प चुनें :

1. भारत की उन्नति किस पर निर्भर करती है?
   A. युवाओं पर B. नेताओं पर
   C. साहित्यकारों पर D. विद्यार्थियों पर
2. **उन्नति** का समानार्थक शब्द है :
   A. पतन B. उत्थान
   C. विकास D. उदय
3. **उत्थान** का विपरीत शब्द है :
   A. उदय B. पतन
   C. पराजय D. हार
4. किसे अपने जीवन का निर्माण सतर्कता और सावधानी से करना चाहिए?
   A. युवाओं को B. नेताओं को
   C. बच्चों को D. विद्यार्थियों को
5. धर्म, संस्कृति तथा समाज का रक्षक कौन है?
   A. नागरिक B. ग्रामीण
   C. विद्यार्थी D. युवा

गद्यांश 10

हास्य एक ऐसा माध्यम है, जो नीरस-जीवन को भी सुखद बना देता है। हास्य का जादू इतना प्रभावशाली होता है कि वह छूत के रोग की तरह चारों ओर फैल जाता है। जिसने कभी हँसना नहीं सीखा, सचमुच उसने जीना नहीं सीखा। सामान्यतः मनुष्य को जीवन में इतनी मुसीबतें झेलनी

पड़ती हैं कि वह अपने जीवन को पहाड़ समझने लगता है। ऐसे दूभर जीवन को यदि जीने योग्य बनाना हो तो उसके लिए आवश्यक है कि जीवन में हँसने की गुंजाइश हो। हँसी के सहारे मनुष्य अपने कष्टों को भुलाने का प्रयत्न करता है। संघर्ष, तनाव, व्यस्तता, घुटन यदि आज के जीवन की सहज देन हैं, तो इनसे बचने के लिए यह आवश्यक है कि हम हँसना सीखें।

उपर्युक्त गद्यांश को ध्यानपूर्वक पढ़ें और निम्नलिखित प्रश्नों के उत्तर के लिए सही विकल्प चुनें :

1. नीरस जीवन को कौन सुखद बना देता है?

A. संगीत B. गीत

C. आमोद प्रमोद D. हास्य

2. **नीरस** का संधि विच्छेद है :

A. नी + रस B. नि + रस

C. निः + रस D. नीः + रस

3. किसका जीवन व्यर्थ है?

A. जिसने रोना नहीं सीखा

B. जिसने हँसना नहीं सीखा

C. जिसने गाना नहीं सीखा

D. इनमें से कोई नहीं

4. **हँसना** शब्द है :

A. संज्ञा B. विशेषण

C. क्रिया विशेषण D. क्रिया

5. तनाव और घुटन से बचने के लिए क्या करना चाहिए?

A. रोना चाहिए B. गाना चाहिए

C. हँसना चाहिए D. काम करना चाहिए

गद्यांश 11

किसी पुस्तक को पढ़ने में जल्दी नहीं करनी चाहिए, जो कुछ लेखक कहता है, उसे समझने की चेष्टा करनी चाहिए। प्रत्येक शब्द का अर्थ समझने की चेष्टा करनी चाहिए। यदि लेखक योग्य है, तो दूसरी बार वह पुस्तक और अधिक आनन्द देगी और तीसरी बार और अधिक। प्रत्येक बार अध्ययन करने पर आपको नवीन सुन्दर और नए विचार मिलेंगे और उसे आप जितना ही पढ़ेंगे, उतना ही स्नेह करने लगेंगे। सहस्रों व्यक्तियों ने गीता और रामायण तथा कुरान और बाइबिल को बार-बार पढ़ा है। उनका अनुभव है कि प्रत्येक बार उन्हें नई सूझ और नए विचार मिलते गए। कुछ लोग तो इस बात पर गर्व करते हैं कि उन्होंने अमुक पुस्तक को अनेक बार पढ़ा है, उन्हें कंठस्थ हो गई है।

उपर्युक्त गद्यांश को ध्यानपूर्वक पढ़ें और निम्नलिखित प्रश्नों के उत्तर के लिए सही विकल्प चुनें :

1. किसे समझने की चेष्टा करनी चाहिए?

A. पुस्तक B. रामायण

C. महाभारत D. गीता

2. पुस्तक की सजीवता किस पर निर्भर करती है?

A. लेखक B. प्रकाशक

C. पाठक D. चिन्तक

3. **आनन्द** का विपरीत शब्द है :

A. शोक B. दुख

C. संताप D. खुशी

4. नवीन, सुन्दर और नए विचार हमें कहाँ से प्राप्त होता हैं?

A. पुस्तक को बार-बार पढ़कर

B. सुनकर

C. भाषण से

D. अच्छे व्यक्तियों से मिलने पर

5. **कंठस्थ** शब्द का शब्दार्थ है :

A. कंठ में स्थित B. सुंदर कंठ

C. जबानी याद D. पंडित जी

गद्यांश 12

अहिंसा परम धर्म है और हिंसा आपद् धर्म। मनुष्य बराबर अहिंसा की ओर चलना चाहता है, किन्तु परिस्थितियाँ उससे हिंसा कराती है, अर्थात् परमधर्म की रक्षा के लिए आदमी बराबर आपद्धर्म से काम लेता रहा है। भारत अपनी सेनाओं को विघटित कर दे, तब भी उसका अपमान उससे अधिक होने वाला नहीं, जितना नेफा में हुआ। किन्तु परमधर्म पर टिकने की सामर्थ्य अगर भारत में नहीं है, तो आपद्धर्म पर उसे आना चाहिए। व्यवहारतः आपद्धर्म परमधर्म का विरोधी नहीं, उसका रक्षक है।

उपर्युक्त गद्यांश को ध्यानपूर्वक पढ़ें और निम्नलिखित प्रश्नों के उत्तर के लिए सही विकल्प चुनें :

1. **परमधर्म** का विपरीत शब्द है :
 A. महान धर्म B. आपद्धर्म
 C. सच्चाधर्म D. इनमें से कोई नहीं
2. आपद्धर्म किसे कहा जाता है?
 A. अहिंसा B. सत्याग्रह
 C. विपत्ति D. हिंसा
3. मानव से हिंसा कौन करवाती है?
 A. लोभ B. स्वार्थ
 C. द्वेष D. परिस्थितियाँ
4. **सामर्थ्य** का शब्दार्थ है :
 A. संघर्ष B. परिश्रम
 C. शक्ति D. पराक्रम
5. **परमधर्म** की रक्षा कौन करता है?
 A. अहिंसा B. हिंसा
 C. आपदधर्म D. युद्ध

गद्यांश 13

वर्तमान काल विज्ञापन का युग माना जाता है। समाचार-पत्रों के अतिरिक्त रेडियो और टेलीविजन भी विज्ञापन के सफल साधन हैं। विज्ञापन का मूल उद्देश्य उत्पादक और भोक्ता में सीधा सम्पर्क स्थापित करना होता है। जितना अधिक विज्ञापन किसी पदार्थ का होगा, उतनी ही उसकी लोकप्रियता बढ़ेगी। इन विज्ञापनों पर धन तो अधिक व्यय होता है, पर इनसे बिक्री बढ़ जाती है। ग्राहक जब इन आकर्षक विज्ञापनों को देखता है तो वह उस वस्तु-विशेष के प्रति आकृष्ट होकर उसे खरीदने को बाध्य हो जाता है।

उपर्युक्त गद्यांश को ध्यानपूर्वक पढ़ें और निम्नलिखित प्रश्नों के उत्तर के लिए सही विकल्प चुनें :

1. वर्तमान को किसका युग माना जाता है?
 A. फैशन B. विज्ञापन
 C. संगीत D. धन
2. उत्पादक तथा भोक्ता के बीच कौन संबंध स्थापित करता है?
 A. टेलीविजन B. समाचार-पत्र
 C. रेडियो D. विज्ञापन
3. **वर्तमान** शब्द का विपरीत शब्द है :
 A. अर्वाचीन B. आधुनिक
 C. आजकल D. प्राचीन
4. **आकर्षक** का शब्दार्थ है :
 A. विकर्षक B. सुन्दर
 C. मनमोहक D. आश्चर्यजनक
5. भोक्ता किस कारण वस्तुओं को खरीदने के लिए बाध्य हो जाता है?
 A. विज्ञापन
 B. आकर्षक विज्ञापन
 C. लोकप्रियता के कारण
 D. आसानी से उपलब्ध होना

गद्यांश 14

लगभग दो सौ वर्ष की गुलामी ने भारत के राष्ट्रीय स्वाभिमान को पैरों से रौंद डाला, हमारी संस्कृति को समाप्त कर दिया, हमारे विश्वासों को हिला दिया और हमारे आत्मविश्वास को चकनाचूर कर दिया, किन्तु अपने इस बूढ़े देश से प्यार करने वाले, इसके एक सामान्य संकेत पर प्राण न्यौछावर करने वाले दीवानों का अभाव न था। एक आवाज उठी और देखते ही देखते राष्ट्र का दबा हुआ आत्माभिमान उन्मत्त हो उठा। इतिहास साक्षी है जाने और अनजाने सहस्त्रों देशभक्त स्वतंत्रता की अनमोल निधि को पाने के लिए शहीद हो गए।

उपर्युक्त गद्यांश को ध्यानपूर्वक पढ़ें और निम्नलिखित प्रश्नों के उत्तर के लिए सही विकल्प चुनें :

1. **स्वाभिमान** का संधि विच्छेद है:
 A. स्वा + भिमान B. स्वः + अभिमान
 C. स्व + अभिमान D. स्वा + अभिमान
2. भारत का राष्ट्रीय स्वाभिमान किस कारण समाप्त हो गया था?
 A. लम्बे गुलामी से B. निरंकुश शासक से
 C. स्वार्थी मानव से D. धर्म के विनाश से
3. **आत्मविश्वास** का शब्दार्थ है
 A. घमण्ड B. गर्व
 C. अपने पर विश्वास D. अभिमान
4. भारत की अनमोल निधि को पाने के लिए कौन शहीद हो गए?
 A. देशभक्त B. नेता
 C. युवा D. युवती

5. **अनमोल निधि** का शब्दार्थ है:

A. अनन्त खजाना B. अमूल्य खजाना

C. बहुमूल्य D. स्वतंत्रता

गद्यांश 15

दुनिया के विभिन्न देशों के विकास पर विहंगम दृष्टि डालने से यह स्पष्ट हो जाता है कि आज जिस देश ने वैज्ञानिक उपलब्धियों के सहारे अपना औद्योगीकरण कर लिया, उसी को उन्नत देश कहा जाता है। जिस देश में औद्योगीकरण का स्तर नीचा है, वह पिछड़ा हुआ देश कहा जाता है। वैज्ञानिक आविष्कारों और औद्योगीकरण के आधार पर ही किसी देश की प्रगति को आँका जाता रहा है। विज्ञान ने मानव को पूरी तरह बदल दिया है।

उपर्युक्त गद्यांश को ध्यानपूर्वक पढ़ें और निम्नलिखित प्रश्नों के उत्तर के लिए सही विकल्प चुनें :

1. **विहंगम दृष्टि** का क्या अर्थ है?

A. एक झलक B. गहन दृष्टि

C. गहन चिन्तन D. इनमें से कोई नहीं

2. **विकास** का विपरीत शब्द है :

A. उत्थान B. उदय

C. पतन D. विनाश

3. **वैज्ञानिक** शब्द में कौन-सा प्रत्यय हैं?

A. निक B. वै

C. ईक D. इक

4. मानव जीवन को किसने बदल दिया है :

A. विकास B. वैज्ञानिक

C. विज्ञान D. उद्योग

5. किसी भी देश की स्तर को किससे नापा जाता है?

A. उपलब्धियों पर

B. औद्योगीकरण से

C. वैज्ञानिकों से

D. आविष्कारों से

गद्यांश 16

विश्व का वर्तमान उन्नत रूप मानव-श्रम की ही कहानी कह रहा है। गगन चुंबी अट्टालिकाएँ, लंबी-चौड़ी सड़कें, बड़े-बड़े विशाल नगर आकाश में उड़ते वायुयान तथा मानव-जीवन को सुखी और समृद्ध बनाने में योगदान करने वाले ज्ञान-विज्ञान के अनन्त रूप-ये सभी मनुष्य के श्रम का जयघोष करते हैं। स्पष्ट है कि मनुष्य और उसका शरीर विधाता की अनुपम रचना है जो निश्चय ही महान उद्देश्यों की संपूर्ति के लिए दिया गया है। इस दुर्लभ तन को यदि हम आलस्य, प्रसाद अथवा घटिया कामों में गँवा देते हैं तो उस विधाता के प्रति अन्याय करते हैं।

उपर्युक्त गद्यांश को ध्यानपूर्वक पढ़ें और निम्नलिखित प्रश्नों के उत्तर के लिए सही विकल्प चुनें :

1. विश्व का वर्तमान रूप किसका उद्‌योतक है?

A. चिन्तक का B. नेता का

C. वैज्ञानिक का D. मानव श्रम

2. **गगन चुंबी अट्टालिकाएँ** का अर्थ है :

A. आकाश में उड़ने वाला

B. आकाश को छूने वाला

C. बहुमंजिली इमारत

D. इनमें से कोई नहीं

3. आकाश का समानार्थक शब्द है :

A. वसुन्धरा B. धरा

C. पयोद D. गगन

4. **सुखी** का विपरीत शब्द है :

A. प्रसन्न B. अप्रसन्न

C. दुखी D. उदासी

5. विधाता की अनुपम रचना क्या है?

A. मानव शरीर B. समुद्र

C. वन D. पृथ्वी

गद्यांश 17

हमारे देश में एक ऐसा भी युग था जब नैतिक और आध्यात्मिक विकास ही जीवन का वास्तविक लक्ष्य माना जाता था। अहिंसा की भावना सर्वोपरि थी। आज पूरा जीवन दर्शन ही बदल गया है। सर्वत्र पैसे की हाय-हाय तथा धन का उपार्जन ही मुख्य ध्येय हो गया है, भले ही धन-उपार्जन के तरीके गलत ही क्यों न हों? इन सबका असर मनुष्य के प्रतिदिन के जीवन पर पड़ रहा है। समाज का वातावरण दूषित हो गया है-बाह्य वातावरण तो दूषित है ही, आज सब जानते हैं पर्यावरण की समस्याएँ कितनी चिन्तनीय हो उठी है। इन

सबके कारण मानसिक और शारीरिक तनाव-खिंचाव और व्याधियाँ पैदा हो रही हैं।

उपर्युक्त गद्यांश को ध्यानपूर्वक पढ़ें और निम्नलिखित प्रश्नों के उत्तर के लिए सही विकल्प चुनें :

1. भारत का प्राचीन आदर्श था :

A. सत्य और अहिंसा

B. नैतिक और आध्यात्मिक विकास

C. धन उपार्जन

D. इनमें से कोई नहीं

2. **अहिंसा** का विपरीत शब्द है :

A. हिंसा B. सत्याग्रह

C. विनम्रता D. नैतिकता

3. जीवन दर्शन क्यों बदल गया है?

A. हिंसा के कारण

B. अहिंसा के कारण

C. धन लिप्सा के कारण

D. आध्यात्मिक विकास के कारण

4. समाज का वातावरण दूषित क्यों हो गया है?

A. शारीरिक तनाव

B. मानसिक व्याधियाँ

C. पर्यावरण की समस्याएँ

D. धन उपार्जन के गलत तरीके

5. **पर्यावरण** का शब्दार्थ है:

A. जलमंडल B. स्थलमंडल

C. वायुमंडल D. वातावरण

गद्यांश 18

राजा राम मोहन राय में "होनहार बिरवान के होत चीकने पांत" वाली कहावत पूरी तरह चरितार्थ हुई। बाल्यकाल में उनकी बुद्धि कितनी कुशाग्र थी, इसकी अनेक कहानियाँ सुनी जाती हैं। उनके पिता ने उनकी पढ़ाई का समुचित प्रबन्ध किया। गाँव की पाठशाला में उन्होंने बंगला सीखी। उन दिनों कचहरियों में फारसी का बोलबाला था। अतः उन्होंने घर पर ही मौलवी से फारसी पढ़ी। नौ वर्ष की उम्र में वे अरबी की उच्च शिक्षा के लिए पटना भेजे गये। पटना उस समय भारतवर्ष में इस्लामी संस्कृति का केन्द्र था। पटना में वे तीन वर्ष तक रहे। उन्होंने कुरान का मूल अरबी में अध्ययन किया। चार वर्ष तक काशी में संस्कृत का अध्ययन किया। उपनिषदों के अद्वैतवाद का उनपर पूरा प्रभाव पड़ा। फलतः उन्हें निराकार ईश्वर पर विश्वास हुआ।

उपर्युक्त गद्यांश को ध्यानपूर्वक पढ़ें और निम्नलिखित प्रश्नों के उत्तर के लिए सही विकल्प चुनें :

1. राजा राममोहन राय ने बंगला कहाँ सीखी?

A. पटना B. काशी

C. कलकत्ता D. गाँव की पाठशाला

2. अरबी की शिक्षा उन्होंने कहाँ पाई?

A. काशी B. पटना

C. ईरान D. ईराक

3. संस्कृत साहित्य का अध्ययन उन्होंने कहाँ किया?

A. पटना B. काशी

C. इलाहाबाद D. कलकत्ता

4. **कुशाग्र** शब्द का अर्थ है :

A. तेज B. बुद्धिमान

C. होनहार D. विद्वान्

5. निराकार शब्द का विलोम है :

A. साकार B. आकार

C. विशाल D. मूर्ति

गद्यांश 19

मोती राजा साहब की सवारी का खास हाथी था। यों तो वह बहुत सीधा और समझदार था, पर कभी-कभी उसका मिजाज गर्म हो जाता था। एक बार पागलपन में उसने अपने महावत को मार डाला। राजा साहब ने यह खबर सुनी, तो उन्हें बहुत क्रोध आया, मोती की पदवी छिन गई। उसे राजा साहब की सवारी से निकाल दिया गया। कुलियों की तरह उसे लकड़ियाँ ढ़ोनी पड़ती, पत्थर लादने पड़ते और शाम को वह पीपल के नीचे मोटी जंजीरों से बाँध दिया जाता।

उपर्युक्त गद्यांश को ध्यानपूर्वक पढ़ें और निम्नलिखित प्रश्नों के उत्तर के लिए सही विकल्प चुनें :

1. राजा साहब की सवारी के हाथी का क्या नाम था?

A. सोना B. मोती

C. हीरा D. ऐरावत

2. किसने महावत को मार डाला था?

A. राजा B. हाथी

C. मोती D. दरबारी

3. **मिजाज** शब्द का शब्दार्थ है :

A. विचार B. ध्यान

C. मन D. दिल

4. किसकी पदवी छिन गई थी?

A. महावत की B. राजा की

C. मोती की D. हाथी की

5. समझदार और सीधा कौन था?

A. राजा साहब B. महावत

C. मोती D. इनमें से कोई नहीं

गद्यांश 20

मनुष्य का यह दावा है कि वह सक्षम है, समर्थ है। हिमालय की तराई में घने जंगलों के बीच में बना एक छोटा-सा स्टेशन, जो दोपहर के बाद वाली ढ़लती धूप में भी बुरी तरह जल रहा था, मानो मनुष्य के इस दावे का प्रमाण था। प्रकृति इस मनुष्य के वश में है, वह इस प्रकृति को मनचाहा नवीन रूप देता है। वह इस प्रकृति के साथ न जाने कितने खिलवाड़ करता है। तराई का वह जंगल भी तो उसी प्रकृति का एक भाग था।

उपर्युक्त गद्यांश को ध्यानपूर्वक पढ़ें और निम्नलिखित प्रश्नों के उत्तर के लिए सही विकल्प चुनें :

1. **सक्षम** शब्द समानार्थक शब्द है :

A. समर्थ B. शक्तिशाली

C. कायर D. निर्माता

2. सक्षम और समर्थ होने का दावा कौन करता है?

A. प्रकृति B. मानव

C. दानव D. पशु

3. छोटा-सा स्टेशन कहाँ स्थित है?

A. घने जंगलों में B. हिमालय की तराई में

C. नदी के किनारे D. नगर में

4. प्रकृति के साथ कौन खिलवाड़ करता है?

A. मानव B. वैज्ञानिक

C. नेता D. युवा

5. **नवीन** का विपरीत शब्द है :

A. पुराना B. नूतन

C. नवनीत D. अतीत

गद्यांश 21

पता नहीं जंगल में भी प्राण होते हैं या नहीं। वैसे जन्म लेना, मरना, शैशव, युवावस्था और वृद्धावस्था, जीवन के सब चिह्न जंगल में होते हैं। न जाने कितने पशु-पक्षी इन जंगलों की गोद में आश्रय लिए हुए हैं। कभी भयानक रूप से क्रुद्ध और उबलते हुए और कभी निष्प्राण से सुखे हुए नदी-नाले। ये सब जंगल के भाग हैं और जंगल के अन्दर इन अनगिनत प्राणियों में जीवन-मरण का संघर्ष चला करता है। रोज ही जन्म होते हैं, रोज ही मृत्यु के फेरे लगते हैं। जीवन-मरण की सीमाओं में बद्ध जो प्रकृति का क्रम है। वह तो चलता ही रहता है।

उपर्युक्त गद्यांश को ध्यानपूर्वक पढ़ें और निम्नलिखित प्रश्नों के उत्तर के लिए सही विकल्प चुनें :

1. जीवन के सब चिह्न किसमें होते है?

A. जंगल में

B. मानव में

C. पशु में

D. पादप में

2. **शैशव** का शब्दार्थ है :

A. युवा B. बुढ़ापा

C. बचपन D. नश्वर

3. जंगलों में कौन आश्रय लेता है :

A. पशु-पक्षी B. जन्तु

C. पादप D. मानव

4. **निष्प्राण** का समानार्थक शब्द है :

A. सजीव B. निर्जीव

C. शाश्वत D. नश्वर

5. **जीवन** का विपरीत शब्द है :

A. मरण B. अमर

C. प्राण D. नश्वर

गद्यांश 22

यह आदान-प्रदान ही मानव-सभ्यता का मूल स्रोत है; इस आदान-प्रदान के लिए ही मुनष्य ने पहाड़ों को लाँघकर और सागरों को पार करके दुनिया के हर-एक कोने का पता लगाया। इस आदान-प्रदान की क्रिया-प्रतिक्रिया के रूप में न जाने कितने युद्ध लड़े गए, न जाने कितने देश बरबाद किए गए, न जाने कितनी सभ्यताएँ नष्ट की गई और यह आदान-प्रदान चल रहा है।

उपर्युक्त गद्यांश को ध्यानपूर्वक पढ़ें और निम्नलिखित प्रश्नों के उत्तर के लिए सही विकल्प चुनें :

1. मानव-सभ्यता का मूल स्रोत क्या है?
   A. आदान B. प्रदान
   C. आदान-प्रदान D. इनमें से कोई नहीं
2. **मानव** का विपरीत शब्द है :
   A. नर B. मनुष्य
   C. दानव D. दुष्ट
3. दुनिया के हर एक भाग का पता किसने किया है?
   A. मानव B. खोजकर्ता
   C. आविष्कारक D. दानव
4. युद्ध क्यों लड़े गए थे :
   A. क्रिया-प्रतिक्रिया के कारण
   B. आदान-प्रदान के कारण
   C. स्वार्थ के कारण
   D. धन उपार्जन के कारण
5. **आदान-प्रदान** शब्द है :
   A. विपरीत शब्द
   B. क्रिया विशेषण
   C. पर्यायवाची शब्द
   D. सहचर-शब्द

उत्तरमाला

गद्यांश 1

1. C **2.** D **3.** B **4.** A **5.** D

गद्यांश 2

1. A **2.** D **3.** D **4.** C **5.** A

गद्यांश 3

1. C **2.** D **3.** B **4.** C **5.** B

गद्यांश 4

1. D **2.** D **3.** C **4.** A **5.** C

गद्यांश 5

1. B **2.** D **3.** D **4.** C **5.** A

गद्यांश 6

1. B **2.** B **3.** D **4.** A **5.** C

गद्यांश 7

1. C **2.** B **3.** D **4.** B **5.** B

गद्यांश 8

1. D **2.** A **3.** D **4.** D **5.** D

गद्यांश 9

1. D **2.** B **3.** B **4.** D **5.** C

गद्यांश 10

1. D **2.** C **3.** B **4.** D **5.** C

गद्यांश 11

1. A **2.** A **3.** A **4.** A **5.** C

गद्यांश 12

1. B **2.** D **3.** D **4.** C **5.** C

गद्यांश 13

1. B **2.** D **3.** D **4.** C **5.** B

गद्यांश 14

1. C **2.** A **3.** C **4.** A **5.** B

गद्यांश 15

1. A **2.** D **3.** C **4.** C **5.** B

गद्यांश 16

1. D **2.** C **3.** D **4.** C **5.** A

गद्यांश 17

1. B **2.** A **3.** C **4.** D **5.** D

गद्यांश 18

1. D **2.** B **3.** B **4.** A **5.** A

गद्यांश 19

1. B **2.** C **3.** C **4.** C **5.** C

गद्यांश 20

1. A **2.** B **3.** B **4.** A **5.** A

गद्यांश 21

1. C **2.** C **3.** A **4.** B **5.** A

गद्यांश 22

1. C **2.** C **3.** A **4.** B **5.** D

❑❑❑

ENGLISH LANGUAGE

1. Comprehension Passages

ENGLISH LANGUAGE COMPREHENSION

The objective of language comprehension test is to ascertain the ability of the candidates to understand the passage properly. Therefore candidates are required to take notice of the following points:

1. Read the full passage very attentively and intelligently.
2. Try to comprehend the gist of it.
3. Make a mental note of all the important details and points given in the passage.
4. Read the passage for the second time in case you have not been able to understand it satisfactorily.
5. Divide the time proportionately for all the passages.
6. Answer the questions on the basis of facts, as given in the paragraph.
7. Don't waste much time in answering the questions of any one passage.
8. Check all the answers once again, very carefully, to see whether any question is left unanswered by mistake.

MODEL QUESTIONS (FOR PRACTICE)

Directions: *Each of the following passages is followed by five questions. Read the passage carefully and then answer the questions that follow each. For each question, four probable answers A, B, C and D are given. Only one out of these is correct. Choose the correct answer.*

PASSAGE-1

The use of words like 'welcome', 'thank you', 'please', etc., at the right moment reflects a polite nature. The civic sense also lies within the scope of good manners. We should not shout or talk loudly in public places like hospitals and libraries and create disturbance. We should not cheat people or make fun of them. Cleanliness is also necessary. We must not throw the waste on roads and make use of dustbins. We should not harm the public property as it belongs to all of us. While in a queue, discipline should be maintained. We must give fair chance to others.

1. Expressions like 'welcome' 'thank you' and 'please' reflect

A. happiness B. discipline
C. civic sense D. polite nature

2. While in a library, we should

A. respect others B. avoid arguments
C. talk in low tone D. be courteous

3. A public property belongs to

A. nobody
B. all of us
C. government
D. one who maintains it

4. Discipline is
   A. the rule of proper conduct or action
   B. the rule of road sense
   C. making use of dustbins
   D. forming a queue
5. The most appropriate title for this passage would be
   A. Polite Nature
   B. Courtesy
   C. Good Manners
   D. Civic Sense

PASSAGE-2

There is an old proverb 'Early to bed and early to rise makes a man healthy and wise.' I am in the habit of getting up early in the morning and have formed the habit of taking long morning walks in the past two years. It is a light exercise and best for physical fitness. The morning air which is fresh and pure is beneficial for the lungs. The early rays of the rising sun are good for healthy skin. 'Health is wealth' and doctors also recommend morning walk to their patients for gaining sound health and freshness of energy.

1. What is good for lungs?
   A. Sunrays B. Fresh air
   C. Sound sleep D. Light exercise
2. What is a light exercise?
   A. Early to bed
   B. Early to rise
   C. Morning walk
   D. Gaining sound health
3. What is good for skin?
   A. Fresh air
   B. Morning air
   C. Morning walk
   D. Rising sun's rays
4. What is best for physical fitness?
   A. Light exercise
   B. Long morning walk
   C. Early to rise
   D. Fresh and pure air
5. Long morning walk
   A. bring sound sleep
   B. ensures physical fitness
   C. ensures healthy skin
   D. keeps healthy, wealthy and wise

PASSAGE-3

Mahatma Gandhi lived a splendid long life and has set great moral standards before us. He showed to the world the true way to peace. He wished to see India prosper but he became a martyr for the noble cause of Hindu-Muslim unity at the time of partition when a religious fanatic, Nathuram Godse, shot him dead on January 30, 1948. His last words were 'Hey Ram'. He lived and died for his country and countryman.

1. Mahatma Gandhi showed the world the true way to
   A. prosperity B. love
   C. truth D. peace
2. Mahatma Gandhi became a martyr for the noble cause of
   A. truth
   B. non-violence
   C. freedom of India
   D. Hindu-Muslim unity
3. Mahatma Gandhi was shot dead
   A. before India achieved independence
   B. by a mad man
   C. by an intolerant religious person
   D. by a non-religious person
4. Mahatma Gandhi set great moral standards. It means
   A. he was a great religious teacher
   B. he was a great moralist
   C. he made India morally stronger
   D. moral was everything to him
5. Gandhiji lived and died for his country and countryman. It means
   A. he was born in India and died in India
   B. he was a patriot
   C. he was a great moralist
   D. he sacrified his life for India and her people

PASSAGE-4

On one hot day a crow felt very thirsty. He flew from one place to another in search of water. After long hours of labour he found a pitcher. Eagerly, he perched on the mouth of the pitcher. He found that the water was at the bottom of the vessel. He tried his best to dip his beak but did not succeed. He did not know what to do. Suddenly some pebbles lying nearby gave him an idea. One by one he dropped the pebbles with his beak into the pitcher. The level of water slowly came up to the mouth of the pitcher. The crow then drank the water and quenched his thirst.

1. The crow found a pitcher
A. as it flew
B. after many hours of labour
C. full of water
D. which was empty

2. What is the moral of the passage?
A. No pains, no gains
B. God helps those who help themselves
C. Necessity is the mother of invention
D. Try and try again, you will succeed at last

3. The crow flew from place to place
A. in search of pitcher
B. in search of pebbles
C. in search of water
D. in search of a vessel

4. The pitcher, the crow found
A. was full of water
B. was dry
C. had little water in the bottom
D. had water up to its mouth

5. As the crow dropped pebbles into the pitcher, what happend?
A. The pitcher broke down
B. The water leaked one of the pitcher
C. The level of water into the pitcher rose up slowly
D. Water level immediately rose to the mouth of the pitcher

PASSAGE-5

Once upon a time a crane and a fox lived in a forest. They were good friend. One day the fox invited the crane to a feast. He made a tasty food and served it before the crane on a plate. The crane could not eat anything because of the long beak. But the fox licked all his food. The crane felt insulted. He decided to teach the fox a lesson. Next day he invited the fox. He prepared the same tasty food and placed it in front of the fox inside a narrow glass. The crane ate easily while the fox looked on. Now, it was the fox's turn to remain hungry.

1. What is the moral of the passage?
A. Beware of the wicked
B. One good turn deserves another
C. Be contented with what you have
D. Tit for tat

2. The crane could not eat tasty food because the
A. food was served in a shallow plate
B. food was very hot
C. food was served in a long jar
D. crane was not hungry

3. The fox had to remain hungry because
A. the food served was not enough in quantity
B. the food was served inside a narrow glass
C. the food served was not tasty
D. the food was all liquid

4. Why did the crane feel insulted?
A. Because he was invited to feast but he could not eat anything
B. Because the food was served in a shallow plate and he could not eat
C. Because the food was too hot
D. Because the fox gulped all the food quickly

5. The crane successfully taught a lesson to the fox when he invited the fox to a feast and served the food
A. in a narrow glass
B. in a large plate
C. in a broken plate
D. in a long jar

PASSAGE-6

The family set down at the table and began to talk about the summer holidays. They had to decide a place to visit during the vacation. Should they go to their village or to a hill station? The parents preferred the village while the children wished to go the hill station. After few moments of discussion the elders decided to visit both the places. First they shall go to the village for a week and then stay at the hill station for the remaining days. For the first time the family shall be together during the holidays. The children were happy with the holiday plan.

1. The purpose for which the family set down at the table was
A. to decide a place to visit during the vacation
B. to educate the children how to carry articles during a visit to a hill station
C. to decide the date when they should start their journey
D. to tell the children that they will visit a hill station during this vacation

2. The final plan was to visit
A. their village
B. a hill station
C. their village as well as a hill station
D. their home town

3. The final decision was made by
A. the boys B. the girls
C. the women D. the elders

4. They decided first to go to their village and stay there for
A. a day B. a week
C. ten days D. a fortnight

5. Why were children happy?
A. Because a hill station was included in their holiday plan
B. Because a visit to their village was excluded from their holiday plan
C. Because their choice prevailed
D. Because they were going all alone to the hill station

PASSAGE-7

Once Govind intended to go on pilgrimage with his family. He asked Mirind to accompany. But for his trade's reason, he did not go with him. So Govind thought it safe to leave the box of his jewellery with him, as it was dangerous to leave it in a lone house or take it on the journey. So he went to him with the box. He took him to a lonely place under a tree and handed it over to him. He tolα Mirind, "Keep it safe with you. I shall return from the journey after six month then I shall take it back from you." Mirind said, "Don't worry, I shall keep it as safe as own."

1. Govind intended to go
A. for a business trip
B. to a hill station
C. on a long journey to a sacred place
D. to his home town for a long period

2. Why did Govind leave his box of jewellery with Mirind?
A. Because it was not safe to take the box with him on a long journey
B. Because Mirind was his fast friend
C. Because the box was very heavy
D. Because his house was unsafe

3. Why did Govind take Mirind to a lonely place?
A. To tell him that the box contained valuable jewellery
B. So that no third person could see box
C. To show him what was within the box
D. To tell him that the box will remain with him

4. Where did Govind hand over the box of jewellery to Mirind?
A. At Mirind's house
B. At his own house
C. In a lonely place
D. In a lonely place under a tree

5. It was not safe to leave the box in a lone house. Here the word 'lone house' means
A. a house in a deserted place
B. a house where none lives
C. a house without door and lock
D. a house near the forest

PASSAGE-8

Zahir-ud-din Babar was the first Mughal emperor of India. A descendent of Timur on father's side and Changez Khan on his mother's side, Babar was a brave warrior. After defeating Ibrahim Lodhi in the First Battle of Panipat in 1526 he entered Delhi and soon gained control over Agra. After many more battles with Rajputs he extended his empire over Punjab, Uttar Pradesh and north Bihar. He died at a young age of 48 years in 1530 at his capital Agra without getting much time to consolidate his victories.

1. Zahir-ud-din Babar was the first
   A. Muslim ruler of India
   B. Mughal ruler of India
   C. Afghan ruler of India
   D. Turk ruler of India
2. Babar was born in the years
   A. 1480 B. 1482
   C. 1492 D. 1962
3. Babar first occupied
   A. Punjab B. Agra
   C. Delhi D. Panipat
4. Babar was a brave warrior. Here brave warrior means
   A. courageous soldier
   B. a kind hearted soldier
   C. a clever fighter
   D. a victorious general
5. Babar extended his empire over Punjab and Uttar Pradesh after many more battles with the
   A. Afghans B. Rajputs
   C. Mughals D. Lodhies

PASSAGE-9

Our National Flag is tricolour. It has three equal horizontal strips. The strip at the top is saffron, in the middle is white and at the bottom is green. The ratio of width to length of the flag is 2 : 3. In the centre of the white strip is a wheel in navy blue. The wheel represents the *chakra*. Its design is similar to the wheel which appears on the abacus of the Sarnath Lion Capital of Ashoka. Its diameter approximates to the width of the white strip. The wheel has 24 spokes. It was adopted by Constituent Assembly on July 22, 1947. We love our national flag. We respect it. We are ready to sacrifice our life to protect its honour. It represents the nation. So it is a symbol of national honour.

1. In our national flag the wheel is located in the centre of
   A. saffron strip B. white strip
   C. green strip D. blue strip
2. In our national flag which of the strips is at the bottom in our national flag
   A. blue C. saffron
   B. white D. green
3. Why do we love our national flag?
   A. Because it is tricolour
   B. Because it has three strips
   C. Because it has a wheel at the centre
   D. Because it is a symbol of national honour
4. Our national flag was approved by
   A. President
   B. Lok Sabha
   C. Parliament
   D. Constituent Assembly
5. The diameter approximates to the width of the white strip. Here the word 'approximates' means
   A. is more or less equal
   B. is exactly equal
   C. is not equal
   D. is related

PASSAGE-10

Distance in large cities are long. All the people do not have their own means of transport. They have to depend upon the state or private buses. The number of bus users is very large. Every bus stop is, therefore, crowded. The number of buses is not adequate. Thus people suffer the torture of long wait at the bus stop. Some bus stops are quite orderly. People form queues and get into the buses turn by turn. However, often this order is forgotten and confusion spreads when the bus comes and the law of jungle prevails.

1. Why are the bus stops crowded?
   A. Because they are small is size
   B. Because the number of passengers is very large
   C. Because they are situated at some busy centre
   D. Because people do not form queues
2. Long wait at the bus stop is the result of
   A. over-crowding in the buses
   B. late running of buses
   C. shortage of buses
   D. slow speed of buses
3. Some bus stops are quite orderly where
   A. there is no crowd
   B. the number of buses is adequate

C. people do not have to wait for long
D. people form queues and enter the buses one by one

4. Most of the people who travel by buses are
A. non-working
B. do not have their own vehicles
C. have to go a long distance
D. live in large cities

5. What happens when people do not have their own transport?
A. They have to wait for a bus at a bus stop
B. They have to depend upon the state or private buses
C. They have to travel long distances
D. They form queues and get into buses one by one

PASSAGE-11

A certain king once fell ill and doctors said that only a sudden fright would restore his health but the king was not a man for anyone to play tricks on, except his fool. One day, when the fool was with him in his boat he cleverly pushed the king into water but he was rescued and put to bed. The fright, the bath and bed cured the diseased king, but he was so angry with the fool that he turned him out of the country.

1. What did the doctor say about the king?
A. Only a sudden fright would restore the king's health
B. Only fool would cure the king
C. Only a boat trick could cure the king
D. The king had suffered a sudden fright

2. He cleverly pushed the king into water but *he* was rescued and put to bed. In this sentence *he* refers to
A. the king B. the fool
C. the doctor D. the river

3. When the fool pushed the king into water they were
A. in the palace B. in the bed
C. in the garden D. in a boat

4. Who played the trick on the king?
A. The doctor B. The boatman
C. The fool D. The fright

5. The fool who cured the king was
A. rewarded
B. thrown into water
C. turned out of the country
D. put into jail

ANSWERS

Passage	1	2	3	4	5
Passage 1.	D	C	B	A	C
Passage 2.	B	C	D	B	B
Passage 3.	D	D	C	B	D
Passage 4.	B	C	C	C	C
Passage 5.	D	A	B	B	A
Passage 6.	A	C	D	B	A
Passage 7.	C	A	B	D	B
Passage 8.	B	B	C	A	B
Passage 9.	B	D	D	D	A
Passage 10.	B	C	D	B	B
Passage 11.	A	A	D	C	C

2. English Grammar

PARTS OF SPEECH

Part of speech	Definition or Function	Examples
Noun	Name of a person, place, animal, quality or thing	Ram, boy, dog pen, sun, Delhi, truth, honesty
Pronoun	Used in place of a noun	I, you, he she, they
Articles & Determiners	Points out indefinite and definite nouns	a, an, the, few, some
Adjective	Describes a noun or pronoun	big, honest, wooden valuable, quiet, deep, soft, narrow
Adverb	Describes a verb, an adjective or another adverb	silently, widely, softly, quietly, very, carefully
Verb	Tells about action or state of something or someone	is, am, was, have, do, like, walk, work, make, throw, tell
Conjuction	Joins words, clauses or sentences	and, but, when, yet, while, else
Preposition	Links a noun or pronoun to another word	at, to, after, on for, under, over, with
Interjection	Expresses sudden feelings or emotions	Ah!, Alas!, oh!, ouch!, hi!, well!, Hurrah!

NOUNS

A word which denotes a person, a thing, an animal or a place is said to be a noun.

There are two noun numbers in English — the *Singular* and the *Plural*.

Singular Numbers : A noun that denotes one person or one thing, is said to be in the Singular number. For example — book, pencil, bird, dog, hen etc. are in singular number.

Plural Number : A noun that denotes more than one person or one thing is said to be in plural number. For example — boys, pens, lions, girls, men etc. are in plural number.

REMEMBER

Singular	*Plural*
Cat	Cats
Book	Books
Pen	Pens
Room	Rooms
Tree	Trees
Bus	Buses
Bush	Bushes
Box	Boxes
Glass	Glasses
Dish	Dishes
Judge	Judges
Tax	Taxes
Watch	Watches
Calf	Calves
Thief	Thieves
Knife	Knives

Singular	*Plural*
Scarf	Scarves
Wife	Wives
Leaf	Leaves
Wolf	Wolves
Half	Halves
Monarch	Monarchs
Roof	Roofs
Hoof	Hoofs
Gulf	Gulfs
Staff	Staffs
Radio	Radios
Bamboo	Bamboos
Folio	Folios
Hero	Heroes
Volcano	Volcanoes
Mango	Mangoes
Potato	Potatoes
Photo	Photos
Piano	Pianos
Baby	Babies
Fly	Flies
Country	Countries
Lady	Ladies
Boy	Boys
Monkey	Monkeys
Ox	Oxen
Child	Children
Man	Men
Woman	Women
Tooth	Teeth
Axis	Axes
Basis	Bases
Foot	Feet
Goose	Geese
Englishman	Englishmen
Radius	Radii
Vertex	Vertices
Stimulus	Stimuli

1. Note the plurals of the following nouns:

Singular	*Plural*	*Singular*	*Plural*
copy	copies	cry	cries
baby	babies	duty	duties
body	bodies	country	countries
family	families	diary	diaries
fly	flies	fairy	fairies
city	cities	spy	spies
army	armies	storey	storeys
bay	bays	monkey	monkeys

2. The following nouns do not undergo any change in plural form, in general.

Singular	*Plural*	*Singular*	*Plural*
deer	deer	sheep	sheep
thousand	thousand	pair	pair
hundred	hundred	score	score
dozen	dozen	gross	gross

Note: We can write—

(*a*) thousands of men; (*b*) two pairs of shoes; (*c*) dozens of mangoes; (*d*) scores of people etc.

But—

(*a*) two thousand rupees; (*b*) three hundred men; (*c*) five dozen eggs, etc.

3. The following nouns are usually used in plural forms. They take a plural verb after them—

eatables	fetters	surroundings
riches	alms	spectacles
trousers	pants	scissors
premises	thanks	annals
congratulations	goods	shorts
tongs	pains	arms
breeches	(for troubles)	

4. The following are the nouns which are plural in appearance but are usually used in singular number. They are followed by a singular verb—

news	politics	physics
mathematics	economics	ethics
politics	classics	gallows
statistics	athletics	innings
mechanics	summons	mumps

5. Collective nouns often used as plurals—

public	police	cattle
audience	clergy	folk
people	poultry	nation
elite	gentry	glitterati

6. The nouns that are usually used in singular forms—

advice	hair	rice
fuel	alphabet	machinery
offspring	issue	furniture
mischief	stationery	luggage
bedding	information	abuse

7. Material nouns are always used in singular number—

gold copper milk
water silk wool

Note: They may be used in plural with a different meaning.

copper coins (coppers), chains or fetters (irons), cans made of tin (tins).

GENDERS

The difference in sex is denoted by Gender in grammar. The various genders are as follows :

1. **Masculine Gender :** A noun that denotes a male is said to be of the masculine gender, as man, uncle, ox, boy etc.
2. **Feminine Gender :** A noun that denotes a female is said to be of feminine gender, as woman, aunt, princess, cow etc.
3. **Common Gender :** Nouns which denote both males and females are said to be of the common gender, as friend, cousin, person, parent, baby etc.
4. **Neuter Gender :** A noun that denotes the name of cbject without life is said to be of neuter gender, as file, table, pencil.

REMEMBER

Masculine	*Feminine*
Boy	Girl
Son	Daughter
Brother	Sister
Murderer	Murderess
Sorcerer	Sorceress
Son-in-law	Daughter-in-law
Father-in-law	Mother-in-law
Man-servant	Maid-servant
Land-lord	Land-lady
Bachelor	Maid
Gentleman	Lady
Monk	Nun
Earl	Countess
Lad	Lass
Sir	Madam
Duke	Dutchess
Emperor	Empress
Milk-man	Milk-maid
Pea-cock	Pea-hen
Step-father	Step-mother
Hero	Heroine
Viceroy	Vicerine
Mr.	Mrs.
Governor	Governess
Master	Mistress
Wizard	Witch
Heir	Heiress
Host	Hostess
Lion	Lioness
Mayor	Mayoress
Actor	Actress
Buck	Doe
Colt	Filly
Dog	Bitch
Horse	Mare
Count	Countess
Hunter	Huntress
Prince	Princess
Abbot	Abbess
God	Goddess
Author	Authoress
Ox	Cow
Widower	Widow
Grand-father	Grand-mother
He-goat	She-goat
Milk-man	Milk-woman
Bridegroom	Bride
Tiger	Tigress
Priest	Priestess
Poet	Poetess
Shepherd	Shepherdess
Nephew	Niece
Stag	Hind

PRONOUNS

The repetition of a noun in a sentence or a set of sentences is really boring. So, instead of repeating the noun, we can use a word (for that noun) called the pronoun.

"A pronoun is a word that we use instead of a noun".

Example:

This is *Sachin. He* plays cricket.

Note: *He* is the pronoun used in place of *Sachin.*

Kinds of Pronouns

1. **Personal pronouns :** A pronoun which is used instead of the name of a person is known as a 'Personal Pronoun'. A list of the 'Personal pronouns' is listed below :

   I, my, mine, me, we (First Person)

   You, your, yours (Second Person)

   He, his, him, she, her, hers, it,

   its, they, their, theirs, them (Third Person)

2. **Demonstrative, Indefinite and Distributive Pronouns :**

   (a) Demonstrative Pronouns : Pronouns used to point out the objects to which they refer are called Demonstrative Pronouns.

   Examples :

   (i) *This* is a present from my uncle.

   (ii) *These* are merely excuses.

   (iii) Bembay mangoes are better than *those* of Bangaluru.

   (b) Indefinite Pronouns : All pronouns which refer to persons or things in a general way and do not refer to any particular person or thing are called Indefinite Pronouns.

   Examples :

   (i) *Somebody* has stolen my watch.

   (ii) *Few* escaped unhurt.

   (iii) Did you ask *anybody* to come?

   (c) Distributive Pronouns : Each, either, neither are called distributive pronouns because they refer to persons or things one at a time. For this reason they are always singular and followed by the verb in singular.

   Examples :

   (i) *Each* of the men received a reward.

   (ii) *These* men received *each* a reward.

   (iii) *Either* of you can go.

3. **Relative Pronouns :** A relative pronoun refers or relates to some noun going before, which is called its Antecedent.

   Examples :

   (i) I met Hari *who* used to live here.

   (ii) I have found the pen *which* I had lost.

   (iii) Here is the book *that* you lent me.

4. **Interrogative Pronouns :** These pronouns, are used for asking questions.

   Examples :

   (i) *Whose* book is this?

   (ii) *What* will all the neighbours say?

   (iii) *Which* do you prefer, tea or coffee?

Note : Interrogative pronouns can also be used in asking indirect questions. Consider the following examples :

(i) I asked *who* was speaking.

(ii) Tell me *what* you have done.

(iii) Say *which* you would like best.

Behaviour of the Pronouns

1. If three pronouns are used together in the same sentence they are arranged in the following order :

2	+	3	+	1
↓		↓		↓
Second Person		Third Person		First Person

   Examples :

   I, you and he must help *that* poor man. (Incorrect)

   You, he and I must help *that* poor man. (Correct)

2. When two or more singular nouns are joined by and, the pronoun used for them should be plural.

   Examples :

   Mohan and Sohan are friends. *They* play football. *They* live at Lajpat Nagar.

3. But if these nouns joined by and refer to the same person or thing, the pronoun used should be singular.

   Examples :

   (i) Delhi, the beautiful city and the capital of India, is famous for *its* historical monuments.

   (ii) The manager and owner of the firm expressed *his* views on the demands of the workers.

4. When two nouns are used with as well as, the pronoun agrees with the first subject.

Examples :

(a) Mohan as well as his friends is doing *his* work.

(b) The students as well as their teachers are doing *their* work.

5. When two singular nouns joined by 'and' are preceded by *each* or *every,* the pronoun used must be singular and should agree in gender with the second noun.

Examples :

(a) Every man and every woman will do *her* best for the nation.

(b) Each boy and each girl went to *her* house.

6. When two nouns are joined by using 'with', the pronoun agrees with the noun coming before 'with'.

Examples :

(a) The boy with *his* parents has gone to see a movie.

(b) The children with *their* parents have gone to picnic.

7. When two different nouns are joined by either.......... or; neither .... nor, the pronoun is used according to the number and gender of the second noun.

Examples :

(a) Either your sister or you have done *your* work.

(b) Neither the students nor the teacher was in *his* class.

8. The pronoun coming after '*than*' must be in the same case as that coming before '*than*'.

Examples :

(a) She plays better than *me*. (Incorrect)
She plays better than *I*. (Correct)

(b) His elder brother is more intelligent than *him*. (Incorrect)
His elder brother is more intelligent than *he*. (Correct)

9. 'Many a' always takes a singular pronoun and singular verb.

Example :

Many a soldier has met *his* death in the battle field.

10. 'Who', 'Whose', 'Whom' are used only for persons.

Examples :

(a) *Who* is knocking at the door?

(b) *Whose* pen is this?

(c) *What* do you want?

11. 'Which' is used for things.

Example :

Which game do you like?

MULTIPLE CHOICE QUESTIONS

Directions: *In the following questions choose the correct options to fill the blanks.*

1. The place was so dirty that ..... wished to run away from there.

A. everybody B. anybody
C. few D. some

2. ..... was there to help me.

A. Somebody B. Anything
C. Anybody D. Nobody

3. Is there ...... to eat?

A. some B. something
C. any D. few

4. ..... of the students were making a great noise.

A. Anyone B. Somebody
C. Many D. Nobody

5. ..... of the students can solve this sum.

A. Someone B. Anybody
C. Somebody D. None

6. ...... of us should try our best to make India a heaven.

A. Any B. Somebody
C. Anybody D. All

7. ...... of us do not know the real meaning of our lives.

A. Any B. Something
C. Several D. Many

8. My .... black.

A. hairs are B. hair is
C. hairs shall D. hair will

9. She saw two .... on the last Sunday.
A. thiefs B. theifs
C. thieves D. theives

10. My sister is a ....
A. bacheloress B. bachelor
C. unmaried D. spinster

11. One is supposed to do ....
A. our duty B. their duty
C. one's duty D. his duty

12. Take anything .... you want.
A. that B. which
C. than D. then

13. I cannot tolerate ....
A. separated you
B. your separation
C. separation from you
D. you separated

14. He is .... faithful partner.
A. Yours B. You
C. Your D. Your's

15. Ajay is more smart than ....
A. her B. hers
C. herself D. she

16. Vivek works harder than ....
A. me B. I
C. her D. his

17. They should help ....
A. the poor people B. the poor
C. the poor persons D. the poor peoples

18. .... are mad.
A. All his sons B. His all sons
C. Sons all his D. All sons his

19. The poor fellow .... to fate.
A. resigned
B. resigned himself
C. resigned itself
D. resigned themselves

20. Nobody will help you but ....
A. I B. me
C. ours D. his

21. It is a good chance, You must avail .... this opportunity.
A. of B. yourself of
C. for D. from

22. The person who is elected .... my relative.
A. is B. he is
C. his D. him

23. He made ....
A. yours mention B. mention of you
C. mention for you D. mention about you

24. .... I know, he is quite faithful.
A. As far as B. So far as
C. So far this D. So far so

25. It is a duty of a person to take .... for his family.
A. pain B. pains
C. pain-killers D. pained

26. She does not love .... husband.
A. his B. her
C. its D. their

27. Let .... work together.
A. him and me B. he and I
C. he and him D. I and me

28. Copper, Silver and Gold ....
A. each will do B. either will do
C. any one will do D. any will do

29. Jessica and Roma are very irregular .... habits.
A. in her B. in their
C. in its D. in every

30. One likes to enjoy .... who was a great poet.
A. The sonnets of Shakespeare
B. Shakespeare's sonnets
C. Sonnets
D. Shakespeare

31. That is the boy .... everybody loves.
A. whom B. who
C. that D. whose

32. That is the girl .... won the first prize.
A. whom B. who
C. whose D. which

33. That is the man .... purse was lost.
A. who B. whom
C. whose D. their

ANSWERS

1	2	3	4	5	6	7	8	9	10
A	D	B	C	D	D	D	B	C	D
11	**12**	**13**	**14**	**15**	**16**	**17**	**18**	**19**	**20**
C	A	C	C	D	B	B	A	B	B
21	**22**	**23**	**24**	**25**	**26**	**27**	**28**	**29**	**30**
B	A	B	A	B	B	A	C	B	A
31	**32**	**33**							
A	B	C							

ARTICLES

The family of the articles has only three members. They are : A, An and The. However, they fall under two groups :

(a) Definite Article *(b)* Indefinite Article

'The' is known as definite article whereas 'a' and 'an' are known as indefinite articles.

Use of the Definite Article 'The'

'The' is used before

1. The superlative degree :
He is the ablest man of the town.
(ablest is a superlative degree)
2. The name of states, countries etc. having a descriptive name :
(i) The J & K is a small state. (J & K is a descriptive name)
(ii) He lives in the U.S.A. (U.S.A. is a descriptive name)
(But the Delhi and the America are wrong because neither Delhi nor America is a descriptive name)
3. The names of the scriptures :
The Gita is a holy book. (Gita is a scripture)
4. Name of newspapers :
The Tribune is published from Chandigarh.
5. Name of rivers, canals, seas, oceans, bays, gulfs, groups of islands etc. :
(i) The Ganga is a holy river.
(ii) The Indian Ocean is the deepest ocean.
(iii) The Persian Gulf is a narrow gulf.
6. The name of famous buildings :
The Taj is one of the best buildings in India.
7. The names of nationals, sects and communities:
(i) The English defeated the Germans in the World War.
(ii) The rich should help the poor.
(iii) The Hindus believe in the caste system.
8. Proper nouns used as common nouns :
(i) Kalidas is the Shakespeare of India.
(ii) Delhi is the London of India.
9. Famous historical events :
The Industrial Revolution changed the face of England.
10. The directions and the celestial bodies:
The sun rises in the east.
11. Titles :
Akbar, the Great was loved by his subjects.

Do not use 'the'

1. Before languages :
The English is an international language. (Incorrect)
English is an international language. (Correct)
2. Before the names of games :
The hockey is a popular game. (Incorrect)
Hockey is a popular game. (Correct)

Use of the Indefinite Articles 'A' and 'An'

'A' is used before :

1. All singular common nouns beginning with a consonant :
(i) A boy sings a song.

(ii) A black and a white cow were grazing in the field.

2. If a word begins with a vowel but gives the sound of a consonant, 'a' should be used before it :
   (i) He was helped in his work by a European.
   (ii) He is a one-eyed man.
   (iii) It is a useful work.

'An' is used as follows :

1. All singular common nouns beginning with a vowel (*i.e.*, a, e, i, o, u) :
   (i) He is an artist.
   (ii) He is an old man.
   (iii) I intend to buy an umbrella.
2. If a word starts with a consonant but gives the sound of a vowel, "an" should be used before it :
   (i) Brutus is an honourable man.
   (ii) He is an honour to his profession.
   (iii) He is an L.L.B.
   (iv) He is an M.A.
   (v) You will reach there in an hour.

Demonstratives, that, these and those

1. The demonstrative adjectives and pronouns are for objects nearby the speaker:
   this (singular) those (plural)
   and for objects far away from the speaker.
   That (singular) those (plural)
2. Demonstratives are the only adjectives that agree in number with their nouns.
   That hat is nice.
   Those hats are nice.
3. When there is the idea of selection, the pronoun "one" (or "ones") often follows the demonstrative.
   I want a book. I'll get this (one).
   If the demonstrative is followed by an adjective, "one"(or "ones") must be used.
   I want a book. I'll get this big one.

MULTIPLE CHOICE QUESTIONS

Directions: *In the following questions choose the correct options to fill the blanks.*

1. .... will have to be paid for this material.
A. Half rupee B. Half a rupee
C. A half rupee D. An half rupee

2. .... is taking keen interest in India.
A. The USA B. USA
C. An USA D. A USA

3. Only .... can save our country.
A. the Hitler B. a Hitler
C. Hitler D. an Hitler

4. I can run for ....
A. hundred miles B. the hundred miles
C. a hundred miles D. an hundred miles.

5. .... man-eater has been killed.
A. The B. A
C. An D. Either A or B

6. What .... fine idea!
A. the B. an
C. a D. No article

7. .... earth is moving around the sun.
A. An B. A
C. The D. No article

8. This is .... first example while I got.
A. the B. a
C. an D. No article

9. This is .... house which was built during earthquake.
A. a B. an
C. the D. No article

10. .... America is a rich country.
A. The B. An
C. A D. No article

11. .... U.S.A. is a developed country.
A. A B. An
C. The D. No article

12. .... Bible is a holy book.
A. A B. The
C. An D. No article

13. .... rich should help the poor.
A. The B. A
C. An D. No article

14. .... Gold is a costly metal.
A. The B. A
C. An D. No article

15. Kalidas is .... Shakespeare of India.
A. a B. an
C. the D. No article

16. I cannot do .... difficult work.
A. a such B. the such
C. such the D. such a

17. How foolish .... plan it is!
A. a B. an
C. the D. No article

18. An ink is .... useful article.
A. an B. a
C. the D. No article

19. There are .... husband and wife.
A. a B. an
C. the D. No article

20. He is learning .... French
A. the B. a
C. an D. No article

ANSWERS

1	2	3	4	5	6	7	8	9	10
B	A	B	C	D	C	C	A	C	D
11	**12**	**13**	**14**	**15**	**16**	**17**	**18**	**19**	**20**
C	B	A	D	C	D	A	B	D	D

ADJECTIVES & ADVERBS

An Adjective is a word which adds something to the meaning of a noun or a pronoun.

Mridula is an *intelligent* girl.
He has a *black* goat.
He is a *brilliant* student.
She is a *clever* girl.
It is a *beautiful* picture.

In the sentences given above, the words in italics are adjectives.

An Adverb is a word which qualifies the meaning of a Verb, an Adjective or another Adverb.

(*i*) He talks *slowly*.
(*ii*) He is a *very* good student.
(*iii*) He talks *very* slowly.

In sentence (*i*), *slowly* qualifies the verb *talks*.

In sentence (*ii*), *very* qualifies the adjective *good*.

In sentence (*iii*), *very* qualifies the adverb *slowly*.

Adjectives have three degrees of comparison :

1. **Positive Degree :** It expresses the common form of an adjective.
   Example :
   Ram is a *tall* boy.
   In the above sentence *tall* is an adjective and expresses the common form.
2. **Comparative Degree :** It expresses the more of the same form.
   Example :
   Ram is *taller* than Mahesh.
   In the above sentence *taller* is an adjective that expresses the more of the common form of the adjective *tall*.

"When and How to Use" Comparative Degree?

(a) Comparative Degree is used when two persons or two groups of persons or things are compared.
Examples :
(a) He is *wiser* than his younger brother.
(b) This glass is *cleaner* than the other.

(b) When two different qualities in the same person are compared, more is used instead of 'er' to form the comparative. The formula used in this case should be :
More + Positive Degree
She is *fairer* than polite. (Incorrect)
She is *more fair* than polite. (Correct)

(c) When selection of one out of two persons or things is meant, the degree of comparison is followed by of and *the* is used before it.
Example :
Zia is abler of *the* two sisters.

(d) If two comparatives are used in the same sentence to impress upon an idea, both should be preceded by the definite article.

Examples :

(i) The higher you go, the cooler it is.

(ii) The more we get, the more we desire.

(e) When one person or thing is compared with another of the same kind, other is used after the comparative degree. In such sentences other is normally preceded by any or all.

Examples :

(i) Kalidas is greater than any dramatist. (Incorrect)

Kalidas is greater than any other dramatist. (Correct)

(ii) Lead is heavier than all metals. (Incorrect)

Lead is heavier than all other metals. (Correct)

(f) Senior, junior, superior, inferior, prior, anterior (earlier than) and posterior (later than) are always followed by 'to'.

Examples :

(i) Ram is senior *to* Mohan by three years.

(ii) That pen is inferior *to* that.

(iii) He is junior *to* me in rank.

(iv) This event was posterior *to* that.

Note: Never use *than* after the above mentioned adjectives.

Important Information

(a) 'Preferable' is also used as an adjective of the comparative degree. As such, it is always followed by *to* and not *a.*

Death is preferable than dishonour. (Incorrect)

Death is preferable *to* dishonour. (Correct)

(b) To intensify the Degree of comparison, we use *far* or *much* before the comparative.

Examples :

(i) This book is *far* better than that.

(ii) His performance was *much* better than Mohan's.

Warning : Always avoid the use of double comparatives.

Don't say : Ram is more cleverer than his younger brother.

Say: Ram is cleverer than his younger brother.

3. **Superlative Degree :** It expresses the most of the common form of an adjective.

Example :

He is the ablest man of the town.

How and when to use the Superlative Degree?

(a) The Superlative Degree is used when more than two persons or things are compared.

(b) The Superlative Degree is generally preceded by 'the' and followed by 'of' in most of the cases or otherwise.

(c) When an adjective of the superlative degree is preceded by a Possessive Adjective or a Noun in the Possessive case, 'the' should not be used before it.

Example :

Which is Kalidas' best play?

It will be a blunder to use 'the' before the Superlative Degree in such cases.

Don't say : Which is Kalidas' the best play.

(d) To intensify the degree of comparison, *by far* is used before the superlative degree.

Example :

India is *by far* the most beautiful country of the world.

Note: Always avoid the use of double superlatives.

Don't say : He is the most strongest boy in the class.

Say : He is the strongest boy in the class.

Use of some Important Adjectives

1. (a) **'Some'** is used as follows :

(i) With countable nouns where it means— a little, a small quantity.

(ii) In a question which shows some request.

Examples :

(i) There is some water in the bottle.

(ii) Some of the students were absent yesterday.

(iii) Will you have some milk?

(iv) Will you buy some fruit for me?

(b) **'Any'** is used as follows :

(i) In negative sentences.

(ii) In interrogative sentences.

(iii) After 'Hardly', 'Scarcely' and 'Barely'.
(iv) After 'If'.

Examples :

(i) There is not any sugar in the pot.
(ii) We haven't any rice in the house.
(iii) I have hardly any money.
(iv) There are scarcely any plants in this field.
(v) If there is any danger, blow the whistle.

2. (a) **Older :** Older (and oldest) are used for persons animals and things. But 'Older' and 'Oldest' refer to the persons who do not belong to the same family.

Examples :

(i) Radha is older than Shyama.
(ii) John is the oldest member of the staff. 'Older' and 'Oldest' refer to the persons who do not belong to the same family.

(b) **Elder** (and **eldest**) are used in respect of the members of the same family like sons, daughters, brothers, sisters.

Examples :

(i) My elder sister is a lecturer.
(ii) Meenakshi is the eldest of the three sisters.

Note :

(i) 'Elder' is not followed by 'than'.
(ii) 'Elder' and 'Eldest' cannot be used for things.

3. (a) **'Few'** is negative and is the opposite of 'Many'. It means 'not many'.

(b) **'A few'** is positive and means 'some at least'. It is the opposite of 'None'.

(c) **'The few'** means 'minority' and suggests 'whether there is'.

Examples :

(i) We have few holidays in school.
(ii) Only a few boys will fail in the examination.
(iii) The few poems that he wrote are very popular.

4. (a) **Further** means 'something additional'.

(b) **Farther** means 'a greater distance'.

Examples :

(i) Further discussion will be held in the office of the principal.
(ii) Amritsar is farther from Delhi than Ambala.

5. (a) **Little** is negative. It means, 'not much', or 'hardly any'.

(b) **A little** is positive. It means 'some quantity'.

(c) **The little** denotes quantity. It means, 'not much but all that is, or whatever quantity there is'.

Examples :

(i) There is little hope of his success.
(ii) He knows a little of everything.
(iii) I have spent the little money I had.
(iv) The little knowledge of shoe-making proved very useful to me.

6. (a) **'Much'** expresses 'quantity'.

(b) **'Many'** expresses 'number'.

(c) **'Many a'**—'Singular noun' and 'Singular verb' are used with 'many a'.

Examples :

(i) There is not *much* water in the jug.
(ii) *Many* boys are absent today.
(iii) *Many* a battle has been fought on the soil of India.

7. (a) **'Less'** denotes 'in a small degree'.

(b) **'Fewer'** denotes 'number'.

Examples :

(i) He devotes less time to his studies.
(ii) There are no fewer than ten chairs in this room.

8. (a) **'Each'** is used for a single number of 'two persons' or 'things'.

(b) **'Every'** is used for a single number of 'many persons' or 'things'.

Examples :

(i) Each boy must take part in games.
(ii) There are only two poets. Each poet recited his poem.
(iii) Every man dies in this world.
(iv) Every man is expected to do his duty.

9. (a) **'Either'** means one of the two or both.

(b) **'Neither'** is negative of the either.

Examples :

(i) You may buy either of these two chairs.
(ii) Neither of them could speak on the stage.

10. (a) '**Later**' expresses 'late in time'.

(b) '**Latter**' means 'second in position or order'.

Examples :

(i) My father reached later than I expected.

(ii) The latter position was better than the former.

Use of some Important Adverbs

1. (a) Also, too, enough:

(i) He taught English. Also, he edited the school magazine

(ii) He is a writer and also he is a painter.

(iii) He is too obstinate to listen to any reason.

(iv) This is too difficult a piece for the junior students.

(v) Sarla was kind enough to help the poor.

(vi) He is brave enough to help the truth.

Note: 'Too' is used in a negative sense, but enough is used in a positive sense.

(b) Fairly and rather: Both suggest the meaning 'moderately'. But, mainly 'fairly' is used with the words that denote a positive meaning and rather is used with the words that denote a negative meaning:

(i) Rita did fairly well in that competition, but her performance was rather poor in sports.

(ii) Mona is fairly rich, but she is rather stingy.

Note: 'Rather' can also be used in a positive sense.

(i) This is a rather interesting job.

(ii) That boy is rather smart.

(c) Hardly, barely, scarcely: These words mostly convey the negative suggestions and are almost similar.

(i) I have hardly any strength now.

(ii) There was barely any supply to the township,

(iii) There were scarcely a hundred guests present.

Note: With slight variance in the meaning, the words given above convey the idea of 'very little', 'not enough', 'lack of quantity and number'.

(d) Yet, Still: These adverbs can often be used to connect the sentence units:

(i) He has been defeated many times in the contest; still he wants to be a competitor.

(ii) Mona was sick; yet she went on doing her work.

(e) Alone:

(i) He alone (none else) is capable of handling that fire,

(ii) He hunted all alone in the forest. (not in any company)

Special Note:

(a) Apart from their conventional positions the adverbs might be used in different positions with different meanings and angles.

(i) He had only four books.

(ii) John only contacted his friend in need.

(iii) He greeted me only.

(iv) Only he greeted me there.

(b) Inversion: Some adverbs can be inverted *i.e.* placed in the beginning of the sentence and then be followed by an interrogative form. The most common of these adverb are: so, seldom, never, nowhere, under no circumstances, hardly, scarcely etc.

(i) So big was the bus that it could not enter the narrow lane.

(ii) Hardly had he reached the station when he received the message.

MULTIPLE CHOICE QUESTIONS

Directions: *In the following questions choose the correct options to fill the blanks.*

1. The girl whom you met is the .... sister of Ravi.

A. eldest B. elder
C. older D. oldest

2. The historical place is ....

A. seeing worth

B. worthy of seeing
C. worth seeing
D. worthy seeing

3. These flowers smell ....
A. sweet B. sweetly
C. more sweetly D. sweetest

4. .... aspirant cannot pass the entrance examination.
A. Each B. Every
C. All D. No

5. Harivansh Rai .... second Shakespeare.
A. is a B. is
C. is the D. is an

6. .... student in the class got prizes.
A. Each and every B. Every and each
C. Every D. Never

7. It is .... picture than the one we saw last Monday.
A. interesting B. much interesting
C. more interesting D. most interesting

8. She is clever ....
A. that her mother is
B. as her mother is
C. to her mother is
D. than her mother is

9. They will get ....
A. Red, green and black paper
B. Red, green black paper
C. Red and green and black paper
D. Red green black paper

10. Health is .... wealth.
A. preferable to
B. more preferable than
C. more preferable to
D. most preferable then

11. .... water that was in the jug evaporated.
A. Little B. The little
C. Small D. A small

12. He has not sung .... songs.
A. much B. most
C. more D. many

13. Srishti has searched .... office.
A. whole the B. the whole
C. a whole D. some whole

14. Premchand was .... best and .... famous writer.
A. a, the most B. the, a most
C. the, more D. the, the most

15. William Shakespeare is famous as ....
A. a poet and a dramatist
B. a poet and dramatist
C. the poet and the dramatist
D. a poet and the dramatist

16. What does .... leader suggest?
A. other B. another
C. others D. anothers

17. He .... money.
A. has few B. have few
C. has little D. have little

18. The .... boys are rewarded.
A. first two B. two first
C. firsts two D. two's first

19. He is .... brave.
A. stronger than
B. stronger then
C. more strong then
D. more strong than

20. No sooner said ....
A. so done B. and done
C. then done D. but done

21. She returned .... than I had thought.
A. quickly B. more quicker
C. more quickly D. quicker

22. He is .... foolish person.
A. rather the B. a rather
C. rather a D. rather

23. This pen .... rupees.
A. costs twenty
B. twenty costs only
C. costs only twenty
D. only costs twenty

24. It is .... pride.
A. nothing else but
B. nothing else than
C. else nothing than
D. but

25. This tea is .... to drink.
A. too hot B. very hot
C. enough hot D. much hot

ANSWERS

1	2	3	4	5	6	7	8	9	10
A	C	A	B	A	C	C	C	A	A
11	**12**	**13**	**14**	**15**	**16**	**17**	**18**	**19**	**20**
B	D	B	D	B	B	C	A	D	C
21	**22**	**23**	**24**	**25**					
C	C	C	A	A					

DETERMINERS

Determiners are actually Adjectives. They are always followed by nouns.

Determiners are of the following kinds:

1. Demonstrative Determiners
this, that, these, those

2. Possessive Determiners
my, our, your, his, her, its, their

3. Quantitative Determiners
some, any, much, enough, sufficient, whole, a little, the little, little, all, both

4. Numerical Determiners
a few, some, few, the few, any, several, many, no, etc.

One, two, three ... (Cardinals)

First, second, third ... (Ordinals)

5. Distributive Determiners
either, neither

6. Articles

Indefinite: a, an

Definite: the

MULTIPLE CHOICE QUESTIONS

Directions: *In the following questions choose the correct options to fill the blanks.*

1. Give me .... rice.
A. some B. few
C. a few D. any

2. .... sheep grazing on the slope of the hill had gone away.
A. Any B. The few
C. This D. Much

3. Have you got .... magazines to read?
A. all B. much
C. some D. little

4. I have .... money that I want to spend on shares.
A. any B. much
C. less D. some

5. There is .... owl on the branch of the tree.
A. a B. the
C. an D. some

6. My brother is .... MBA.
A. a B. an
C. the D. any

7. Have you got .... cheese?
A. some B. many
C. a few D. few

8. No, I have not got .... cheese.
A. many B. few
C. any D. some

9. There is only .... milk left in the bottle.
A. enough B. few
C. much D. a little

10. There is .... hope of his recovery.
A. any B. little
C. many D. few

11. .... dogs were barking at the strangers.
A. Some B. Any
C. Much D. Less

12. The girl bought her father .... juice.
A. few B. some
C. any D. many

13. You should take .... honey everyday.
A. any B. many
C. a little D. a few

14. .... boy was punished by the teacher.
A. Either B. All
C. Any D. Many

15. .... girl was asked to join the army.
A. None B. Neither
C. All D. Any

16. .... water in the jug has been drunk by Mohan.
A. The little B. The few
C. A few D. Few

17. I shall play .... piano at the party.
A. some B. any
C. the D. few

18. .... labourers were found dead in the mine.
A. Any B. Fewer
C. Many D. Less

19. Could I borrow .... umbrella?
A. our B. your
C. yours D. my

20. My brother is standing in the .... row.
A. any B. many
C. some D. first

ANSWERS

1	2	3	4	5	6	7	8	9	10
A	B	C	D	C	B	A	C	D	B
11	**12**	**13**	**14**	**15**	**16**	**17**	**18**	**19**	**20**
A	B	C	A	B	A	C	C	B	D

THE VERB

A Verb is a word that tells something about the action or state of or happenning to a person or thing.

A Verb tells the following:

1. What a person or thing does.
Sachin goes to school daily.
The bell *rang* loudly.
Many birds fly in the sky.
She *sang* a song.

2. What a person or thing is.
India *is* the biggest democracy in the world.
Ram Mehar *is* very rich.
They *are* happy.

3. What is done to a person or thing.
You *are liked* by all.
Two thieves *were arrested.*
Four students *were punished* by the teacher.

4. What happens to a person or thing.
His maternal uncle *died* last week.
Two ships *sank* yesterday.
Leaves *turn* yellow in autumn.

5. What a person or thing has, had, and so on.
I *have* a new car.
He *had* a scooter last year.
He *has* several cows and goats.

It goes without saying that a verb is the most important part of a sentence. No sentence is complete without a Verb.

Important Information

1. If two or more singular nouns are joined by 'and' the verb used will be plural.

Example:
(i) He and I were going to the market.
(ii) Ram and Mohan are friends.

2. If two singular nouns joined by 'and' points out to the same thing or person, the verb used must be singular.

Example:
(i) Rice and curry is the favourite food of the Punjabis.
(ii) The Collector and District Magistrate is away.

3. In case two subjects are joined by 'as well as' the verb agrees with the first subject.

Example :
(i) Kanta as well as her children is playing.
(ii) Children as well as their mother are playing.

In the case of first sentence the verb (is) agrees with Kanta and in the case of second sentence the verb (are) agrees with the children.

4. 'Neither', 'Either', 'Every', 'Each', 'Everyone', and 'Many a' are followed by a singular verb.
   Example :
   (i) Either of the plans is to be adopted.
   (ii) Neither of the two brothers is sure to pass.
   (iii) Every student is expected to be obedient.
   (iv) Everyone of them desires this.
   (v) Many a person is drowned in the sea.
5. If two subjects are joined by 'Either .... or' / 'Neither .... nor', the verb agrees with the subject near to it.
   Example :
   (i) Either my brother or I am to do this work.
   (ii) Neither he nor they are prepared to do this work.
6. 'A great many' is always followed by a 'plural noun' and a 'plural verb'. For example :
   A great many students have been declared successful.
7. Similarly if two subjects are joined by 'with', 'together with', 'no less than', in addition to 'and not', etc. the verb agrees with the first subject.
   Example :
   (i) The boy with his parents has arrived.
   (ii) He, no less than I, is to blame.
8. Nouns, plural in form, but singular in meaning, take a singular verb.
   Example :
   This news was broadcast from television yesterday.

MULTIPLE CHOICE QUESTIONS

Directions: *In the following questions choose the correct options to fill the blanks.*

1. The bus with all its passengers .... lost.
A. were B. was
C. are D. would

2. You as well as I .... responsible for this work.
A. am B. are
C. was D. is

3. Raghava like all his companions .... a spoiled child.
A. are B. were
C. is D. will be

4. Pen and ink .... required for me.
A. are B. were
C. is D. has required

5. Every girl and every boy .... attended the seminar.
A. have B. has
C. is D. are

6. Not only she but all her sisters ...... been married.
A. has B. have
C. is D. are

7. There .... nothing but miseries in life.
A. is B. are
C. were D. will be

8. Neither prose nor poem .... given.
A. were B. was
C. has D. have

9. Either he or I .... wrong.
A. is B. are
C. am D. were

10. Either Sulekha or Rekha .... coming here.
A. are B. is
C. were D. have

11. .... the child or his parents to blame?
A. Is B. Are
C. Were D. Has

12. You and I .... neighbours.
A. am B. are
C. was D. has

13. The house with all its belongings ..... sold away.
A. were B. are
C. was D. must

14. Either water or juice .... required.
A. is B. are
C. were D. has

15. There were not as many tables as .... required.
A. was B. were
C. is D. are

16. They each .... a book.
A. have B. are
C. has D. is

17. He and I .... class friends.
A. is B. am
C. was D. are

18. She as well as I .... guilty.
A. is B. are
C. am D. must be

19. Purushottam .... not read more on this chapter.
A. needs B. has been need
C. need D. had been need

20. He came .... to his aunt.
A. run B. running
C. to run D. in run

21. She dislikes .... meat.
A. eat to B. to eat
C. eating D. to eating

22. He likes ....
A. sing to B. singing
C. to sing D. to singing

23. We are ready .... the match.
A. play to B. to playing
C. playing D. to play

24. .... is injurious to health.
A. Smoking B. To smoke
C. To smoking D. Smoke to

25. He loves .... raw vegetables.
A. eaten B. eating
C. to eating D. eat to

26. He seemed .... finished his homework.
A. have to B. to have
C. having D. to having

ANSWERS

1	2	3	4	5	6	7	8	9	10
B	B	C	C	B	B	A	B	C	B
11	**12**	**13**	**14**	**15**	**16**	**17**	**18**	**19**	**20**
A	B	C	A	B	A	D	A	C	B
21	**22**	**23**	**24**	**25**	**26**				
C	B	D	A	B	B				

CONJUNCTIONS

A conjunction is a word which connects words, clauses or sentences.

Look at the following sentences.

(i) He bought apples *and* mangoes.

(ii) God made the country *and* man made the town.

(iii) The door was open *but* there was no one in the house.

(iv) He knows that I am here *and* that I want to see him.

In the sentence (i), *and* connects two words—*apples* and *mangoes.*

In the sentence (ii), *and* connects two sentences—*God made the country* and *man made the town.*

In the sentence (iii), *but* connects two sentences—*The door was open* and *there was no one in the house.*

In the sentence (iv), *and* connects two clauses—*that I am here* and *that I want to see him.*

The main coordinating conjunctions are:

and, but, for, or, nor, also, either ..... or, neither ..... nor.

There are some conjunctions which are used in pairs. They are:

either .... or, ... neither .... nor, both .... and, though .... yet, whether .... or, not only .... but also.

Example: *Either* take it *or* leave it.

It is *neither* useful *nor* ornamental.

They *both* like *and* respect me.

Though he is suffering from high fever, *yet* he does not cry.

He does not care *whether* you go *or* stay.

He is *not only* doltish, *but also* obstinate.

The conjunctions which are used in pairs in this way, are called correlative conjunctions, or merely correlatives.

Use of Important Conjunctions

1. As soon as : As soon as denotes simultaneous time.

Example : As soon as he saw his enemy, he took to his heels.

2. No sooner .... than :

(a) 'No sooner' is always followed by 'than'.

(b) Please remember that 'No sooner' is always followed by do/does/did. As such only first form of the verb should be used after the subject.

Example :

No sooner did he see his enemy than he took to his heels.

3. Hardly : Hardly is followed by when.

Examples :

(i) Hardly had I left the house when it started raining.

(ii) We had hardly come into the room when his father began chastising him.

Note :

A. Hardly is never followed by than.

B. 'Scarcely' can also be used in the sense and manner of 'Hardly'.

4. Lest : Lest is used in the sense of so that .... not. It is always followed by should. Lest is negative in sense. Hence 'not' should never be used with it.

Example :

Work hard lest you should fail.

Note : 'Lest' is always followed by 'should' and not 'may'.

5. Unless : Unless expresses condition. It is also used in the negative sense. Use of 'not' is not allowed with unless because unless is already in the negative sense.

Example :

Unless you labour hard you will not pass.

6. Until : 'Until' expresses time. It means 'till not'.

Example :

Wait here until I return.

Note : Until is in the negative sense. So 'not' should not be used with it. Example :

Wait here until I do not return. (Incorrect)

Wait here until I return. (Correct)

7. As well as : When two subjects are joined by 'as well as', the verb always agrees with the first subject.

Examples :

(i) The teacher as well as students is playing.

(ii) Students as well as the teacher are playing.

Note : 'Both' and 'as well as' cannot be used together in the same sentence.

Examples :

Both Sita as well as Kanta are beautiful. (Incorrect)

Sita as well as Kanta is beautiful. (Correct)

Both Sita and Kanta are beautiful. (Correct)

8. As if : 'As if' is used in the sense of pretension. While using 'as if' in a sentence, we should see that even the third person singular subject gets 'were'.

Example :

He talks as if he were mad.

9. Till : Till expresses time. Till is always used in the affirmative.

Example :

We did not come back till sunset.

10. Rather than : 'Rather than' is used in the sense of 'preference'. 'Rather' is always followed by 'than'.

Example :

I would rather die than submit.

11. As long as/so long as : Both express time during which an action or event takes place.

Example :

As long as there is life, there is hope.

12. However : It is both a subordinate and co-ordinate clause.

Examples :

(a) Mala worked hard, she however, failed.

(b) However hard he may work, he cannot pass.

13. Such as : 'Such as' gives us the sense of 'like'. Such is always followed by 'as'.

Example :

Life is such a puzzle as cannot be solved.

MULTIPLE CHOICE QUESTIONS

Directions: *In the following questions choose the correct options to fill the blanks.*

1. Neither he .... his friend is good.
A. or B. and
C. but D. nor

2. The officer asked the peon .... why he was late.
A. that B. if
C. but D. No word needed

3. Both Ajay .... Vijay are intelligent.
A. or B. nor
C. and D. No word needed

4. No Sooner did the thief see the public .... he ran away.
A. then B. and
C. but D. than

5. Abhinav .... his brothers was going to Mumbai.
A. but B. yet
C. No word needed D. together with

6. He behaves .... he were the captain of the team.
A. as if B. as
C. No word needed D. that

7. Either Rupali .... Sonali is going to attend the meeting.
A. and B. but
C. nor D. or

8. Neither Nirmal .... Ashwinee is going to listen the speech.
A. and B. but
C. nor D. or

9. Ravi .... Prakash are going to Kolkata.
A. or B. nor
C. but D. and

10. Rice .... curry is my usual breakfast.
A. and B. but
C. then D. than

11. Hardly had he left .... his brother came.
A. then B. than
C. when D. that

12. I would rather have a copy .... a book.
A. then B. than
C. when D. that

13. He is no other .... my friend.
A. then B. than
C. when D. but

14. He saw a snake ....he awoke.
A. then B. when
C. than D. No word needed

15. Ten years have passed .... my grandmother died.
A. since B. when
C. then D. than

16. She is .... good .... bad.
A. either, not B. neither, or
C. neither, nor D. neither, than

17. The cellphone is both cheap .... best.
A. than B. and
C. then D. or

18. No sooner did the rogue see the police .... he disappeared.
A. then B. than
C. so D. because

19. Srishti will go .... Sanju goes.
A. if B. than
C. then D. although

20. She is wise .... timid.
A. and B. yet
C. but D. however

21. Make hay .... the sun shines.
A. though B. while
C. after D. before

22. He is so weak .... he cannot walk.
A. but B. that
C. then D. so

23. Although he is rich, ... he is unhappy.
A. but B. yet
C. so D. still

24. Wait here ...... I come back.
A. till B. until
C. before D. after

25. He is my friend .... I shall help him.
A. so
B. hence
C. that is why
D. therefore

26. He must go away .... he will be beaten.
A. otherwise B. and
C. or D. else

27. God loves good men .... good men love God.
A. and B. or
C. that D. those

28. He was late .... he was not punished.
A. but B. yet
C. still D. therefore

29. Walk slowly ...., you may fall.
A. and B. or
C. so D. otherwise

30. Work hard, ... you will fail.
A. and B. or
C. otherwise D. else

ANSWERS

1	2	3	4	5	6	7	8	9	10
D	D	C	D	D	A	D	C	D	A
11	**12**	**13**	**14**	**15**	**16**	**17**	**18**	**19**	**20**
C	B	B	B	A	C	B	B	A	C
21	**22**	**23**	**24**	**25**	**26**	**27**	**28**	**29**	**30**
B	B	B	A	B	C	A	C	D	D

PREPOSITIONS

A *Preposition* is a word which is placed before a noun or a pronoun to show its relation to some other word in the sentence.

1. I saw a goat *in* the field.
2. I am fond *of* hot coffee.

In sentence 1, the word *in* shows the relation between two things—*goat* and *field.*

In sentence 2, the word *of* shows the relation between the attribute expressed by the adjective *found* and *tea.*

The words *in* and *of* are here used as prepositions.

The noun or pronoun which is used with a preposition is called its object. The noun or pronoun is in the objective case. It is governed by the preposition. Now it is absolutely clear that in sentence 1, the noun *field* is in the objective case. The word *field* is governed by the preposition *in.*

A preposition may have two or more objects.

The road runs over *hill* and *plain.*

Here, the words *hill* and *plain* are used as objects.

Use of Important Prepositions

1. Among, Between

'**Among**' is used for more than two persons or things; '**Between**' is used only for two.

Examples :

(i) Distribute these sweets *among* the poor students of the class.

(ii) Distribute these books *between* Ram and Shyam.

2. Among, In

'**Among**' is used before collective plural nouns. '**In**' is used before collective singular nouns.

Examples :

(i) I found him standing *among* the crowd.

(ii) I saw him in the crowd.

3. Beside, Besides

'**Beside**' means 'by the side of'. '**Besides**' means 'in addition to'.

Examples :

(i) The daughter was sitting *beside* her mother.

(ii) *Besides* his relatives, he invited his friends also.

4. In, Within

'**In**' means at the expiry of a period of time in future, '**Within**' means before the expiry of a period of time in any tense.

Examples :

(i) She will return *in* a week.

(ii) I shall finish my work *within* a weak.

5. On, Upon

'**On**' is used for things at rest; '**Upon**' is used for things in motion.

Examples :

(i) He is sitting *on* the floor.

(ii) The dog sprang *upon* the table.

6. By, With

'**By**' denotes the agent or doer, '**With**' denotes the instrument with which anything is done.

Examples :

(i) The bird was killed *by* the hunter with an arrow.

(ii) He beat the dog *with* a stick.

(iii) I shall reach here *by* five o'clock.

7. After, In

'**After**' means at the end of a period of time in the past. '**In**' means at the end of a period of time in future.

Examples :

(i) I shall return your book *in* a week.

(ii) He returned the book *after* a week.

8. For, From, Since

'**For**' is used before a noun denoting a period of time with all the tenses. '**From**' is used before a noun or phrase denoting a point of time, it is used in all the tenses. '**Since**' is used before a noun or phrase denoting some point of time and is always produced by a verb in the perfect continuous tense or third form of a verb.

Examples :

(i) We have been playing cards *for* two hours.

(ii) She stayed with her uncle *from* the 15th of March to the 15th of May.

(iii) I have been reading this book *since* morning.

9. Above, Over

'**Above**' means 'higher from', **Over** is used in the following four senses :

(i) In the sense of 'above' :
At noon, the sun is *over* our heads.

(ii) In the sense of 'beyond' :
I cannot get *over* my disappointment.

(iii) In the sense of 'Superiority' :
God *over* all blesses for ever more.

(iv) In the sense of 'Conclusion' :
It is all *over* with me.

10. At, Towards

'**At**' denotes the idea of aim, '**Towards**' denotes the idea of destination.

Examples :

(i) He threw the stone *at* the cat.

(ii) He went *towards* the house.

11. At, In, On

'At' is used as follows :

(i) '**At**' is used with small towns and villages.

Examples :

(a) He was born *at* Sonepat.

(b) He lives *at* village Bangra. (Bangra is a village)

(ii) '**At**' is used before a noun denoting a definite point of time.

Example :

He called on me *at* 9 p.m. yesterday.

'In' is used as follows :

(iii) '**In**' is used with the names of big cities, provinces and countries.

Examples :

(a) His father lives *in* England.

(b) His younger brother lives *in* Calcutta.

(iv) '**In**' is used before the names of months and years.

Example :

His elder sister was born *in* 1972 *in* the month of May.

'**On**' is used with dates and names of days.

Examples :

(a) I joined college *on* the 26th April.

(b) He will leave for Kolkata *on* Wednesday next.

Important Information

1. '**In**' is also used in the following phrases : In the morning; In the evening, In winter, In summer.

2. '**In**' also denotes a place inside anything. He travelled *in* a crowded bus.
3. '**At**' is used in the following phrases : *At* home, *At* the station, *At* work, *At* play.

12. Below, Beneath

Below means 'of lower level in position, dignity and expectation' etc. *Beneath* means 'under'.

Examples :

(i) It is *below* my dignity to talk to her.
(ii) They rested *beneath* the shade of a tree.

13. In, Into, To

'**In**' expresses Rest or Motion inside anything. '**Into**' expresses Motion towards the inside of anything or change from one medium to another. '**To**' denotes motion from one place to another.

Examples :

(i) The boys are *in* the room.
(ii) Translate this passage from English *into* Hindi.
(iii) Every morning he goes *to* the temple.

14. Till, By, Of, Off

- 'Till' means upto or not earlier than.
- 'By' means not later than.
- 'Of' shows cause, source, separation, quality, contents, possession, apposition, point of reference, space in time etc.
- 'Off' shows separation at a near distance, and detached condition.

Consider the following examples:

(i) I shall work *till* 5 a.m.
(ii) Madhu died *of* cancer.
(iii) The nib *of* the pen is made *of* gold.
(iv) He presented me a bottle *of* perfume.
(v) Our principal is a man *of* principle.
(vi) He lived in the house *of* his friend.
(vii) *By* this time tomorrow, I'll have finished my job.
(viii) My house is *off* the road.
(ix) The book fell *off* the table.

MULTIPLE CHOICE QUESTIONS

Directions: *Tick the correct preposition for the blank in each of the following sentences.*

1. He applied ...... the manager.
A. for B. to
C. with D. by

2. Trust ...... God and do the right.
A. in B. for
C. to D. with

3. She is worthy ...... a prize.
A. with B. for
C. to D. of

4. Mr. Gomes has no taste ...... music.
A. of B. for
C. with D. to

5. You are hard ...... hearing.
A. at B. of
C. with D. for

6. He is sure ...... his success
A. for B. with
C. on D. of

7. Preeti was warned ...... the danger ahead.
A. for B. at
C. of D. about

8. I am thankful ...... you for a good advice.
A. for B. with
C. to D. of

9. Deepak would not surrender ...... the police.
A. with B. to
C. for D. on

10. The small plant in your lawn is very sensitive ...... touch.
A. on B. with
C. to D. about

11. Divya was sure to succeed .... the examination.
A. for B. in
C. to D. with

12. Geeta was jealous ...... Ravina's beauty.
A. to B. with
C. for D. of

13. He was ignorant ..... what was happening there.
A. for B. of
C. to D. with

14. Your pen is inferior ...... mine.
A. than B. with
C. from D. to

15. Reenu is no match ...... Meenu.
A. to B. for
C. with D. upon

16. It is necessary ...... you to apply for this job.
A. on B. with
C. for D. to

17. Be loyal ...... your country.
A. for B. to
C. on D. with

18. Mukesh is junior ...... me.
A. than B. to
C. from D. of

19. Deepika was innocent ...... the crime.
A. of B. with
C. from D. to

20. I am desirous.... joining the Indian cricket team.
A. for B. of
C. to D. on

ANSWERS

1	2	3	4	5	6	7	8	9	10
B	A	D	B	B	D	D	D	B	D
11	**12**	**13**	**14**	**15**	**16**	**17**	**18**	**19**	**20**
B	D	B	D	B	D	B	B	A	B

SYNONYMS

A synonym is a word which conveys a meaning similar to the given word.

REMEMBER

Words	*Synonyms*
Add	Increase
Adequate	Enough
Adjust	Adapt
All	Aggregate
Allow	Permit
Abode	Dwelling
Apt	Proper
Assess	Appraise
Accuse	Calumniate
Abashed	Timid
Annoy	Displease
Ample	Enough, Sufficient
Amplify	Increase
Apathetic	Unenthusiastic
Accost	Address
Authentic	True
Adjust	Fit
Approve	Assent, Allow, Accept
Adapt	Conform
Adversary	Opponent, Rival, Competitor
Beat	Whack
Benign	Kind
Breeze	Zephyr
Baffle	Puzzle
Booty	Spoil
Beauty	Charm
Beast	Animal
Bandit	Robber
Blaze	Shine
Bond	Tie
Bend	Twist
Bate	Diminish
Beg	Plead
Barbaric	Wild, Savage
Bashful	Shy, Reserved

Words	Synonyms
Begin	Start
Blend	Mix, Mingle
Bizarre	Funny
Below	Under
Bedevil	Confuse
Bemoan	Lament
Babble	Nonsense
Blame	Fault
Behaviour	Demeanour
Call	Accost
Copy	Imitate
Close	Shut
Caress	Love
Camp	Stay
Connect	Attach
Cut	Injure, Curtail
Cling	Stick
Conical	Funny
Convey	Carry
Conspicuous	Prominent
Cheerful	Happy, Pleasant
Curtail	Decrease
Cheerless	Sad, Dejected
Curious	Strange
Circumstance	Factor, Situation, Condition
Competent	Capable
Congruent	Overlapping
Cope	Deal, Endure
Confident	Sure
Complex	Intricate
Cajole	Coax, Flatter
Cunning	Crafty
Delectable	Joyful, Delightful
Devilish	Diabolical
Delicate	Soft
Devil	Fiend
Delay	Postpone
Dislike	Repugnance
Destroy	Ruin

Words	Synonyms
Dwell	Live, Dilate
Declare	Pronounce
Drunk	Flushed
Deficient	Lacking
Damn	Condemn, Curse
Decrease	Diminish
Destruction	Devastation
Efficient	Competent
Ethnic	Racial
Enthral	Enslave
Earnest	Serious
Envious	Jealous
Ending	Final
Egg	Incite
Extempore	At once
Extensive	Far-ranging
Extra	Surplus
Existence	Life
Exceed	Overstep
Enormous	Vast
Excessive	Superfluous
Free	Unhindered
Frigid	Cold
Feed	Cater
Fame	Reputation
Frame	Make
First	Initial
Frighten	Terrorise, Intimidate
Fervent	Fervid
Fall	Decline
Feeble	Frail
Fickle	Changeable
Finish	Conclude
Fraud	Deception
Forgiving	Placable
Grow	Develop
Greed	Avidity
Greet	Welcome
Grave	Serious
Group	Constellation

Words	*Synonyms*
Given	Bestowed
Gratitude	Thankfulness
Have	Possess
Hire	Rent
Hit	Strike
Handsome	Beautiful
Hinder	Prevent
Heap	Pile
Hope	Expect
Hard	Harsh
Help	Aid
Hymn	Song
Henpecked	Enslaved
Hoodwink	Mystify, Cheat
Humble	Polite, Urbane, Modest
Harass	Vex, Trouble
Impart	Instil
Intact	Untouched
Instal	Establish
Indict	Impeach
Imitate	Ape
Instigate	Incite
Initiate	Start, Introduce
Inimical	Unfriendly
Insufferable	Intolerable
Impartiality	Justice
Jolly	Merry
Joyful	Delectable
Join	Conjoin
Kind	Benign
Kill	Murder
Kindred	Similar
Kinship	Relationship
Keen	Sharp
Knowledge	Scholarship
Lazy	Slothful
Large	Substantial, Gargantuan
Listless	Careless, Lackadaisical
Lax	Loose
Little	Small
Lifelike	Realistic

Words	*Synonyms*
Lofty	High
Lenient	Soft, Gentle
Lacking	Deficient, Wanting
Lessen	Decrease
Middleclass	Bourgeois
Mitigate	Lessen, Abate
Modesty	Humility, Lowliness
Mix	Mingle, Blend
Mixture	Mingling
Mixed	Assorted
Modify	Decrease
Mean	Imply
Multifarious	Varied
Miscarry	Abort
Note	Notice
Noble	Stately
Native	Indigenous
Needful	Necessary
Notify	Declare
Nervous	Shaky, Tremulous, Timid
Natural	Spontaneous
Near	Close
Normal	Natural
Offend	Displease
Oppress	Persecute, Tyrannize
Opponent	Adversary
Obstruct	Hinder, Check
Offence	Fault
Offender	Villain
Overstep	Exceed
Overlapping	Congruent
Occult	Mystic
Profane	Unholy
Patience	Forbearance
Pornographic	Obscene
Plenitude	Abundance
Prominent	Important
Prodigal	Spender
Procrastinate	Postpone
Promote	Develop, Honour
Persecute	Tyrannise

Words	Synonyms
Profess	Claim
Pliant	Flexible
Plebian	Common
Polished	Sophisticated
Quake	Shake
Quit	Leave
Queer	Eccentric
Quell	Suppress
Quantify	Allot
Reply	Answer
Relinquish	Retire
Read	Peruse
Relation	Reference
Render	Do
Remainder	Residuals
Repeat	Reiterate
Repentant	Contrite
Retaliative	Retaliatory
Rumour	Hearsay
Reveal	Divulge
Ritualistic	Ceremonious
Soft	Delicate
Sort	Kind, Choose, Select
Selfish	Egoistic
Sensual	Earthly
Suppress	Quell, Check
Stimulate	Provoke
Tasteless	Insipid
Travel	Journey
True	Authentic, Faithful, Truthful
Turbulence	Turmoil
Tragedy	Calamity
Tasteful	Tasty, Delicious
Touching	Painful
Thankful	Grateful
Tremendous	Great, Huge
Tough	Strong
Terminate	Conclude, End
Theory	Doctrine
Tell	Relate
Tremble	Shake, Shiver
Urge	Spur

Words	Synonyms
Unbeaten	Unsubdued
Use	Utilize, Practise
Underhand	Unfair, Undue
Unfair	Unjust
Unravel	Reveal, Divulge
Unimportant	Common
Unconcerned	Apathetic
Unimitated	Inimitable
Unfortunate	Unlucky
Understand	Perceive, Comprehend
Vain	Proud, Haughty, Conceited, Shameless
Vale	Valley, Dale, Dell
Vice	Fault
Virtue	Quality
Veracity	Reality
Value	Price, Prize
Vex	Tease
Vibrate	Quiver, Shake
Violent	Excessive
Vivid	Clear, Lucid
Victory	Triumph
Vulgar	Indecent
Virtuous	Honest
Variegated	Varied, Multifarious
Well	Good
Yell	Cry, Shout
Yonder	There
Yearn	Wish, Desire
Yoke	Slavery
Zest	Earnestness, Enthusiasm
Zealous	Earnest

ANTONYMS

A antonym is a word which conveys a meaning opposite to the given word.

REMEMBER

Words	Antonyms
Abhor	Love
Abnormal	Normal
Able	Unable
Acceptable	Unacceptable
Adequate	Inadequate
Amusing	Boring

Words	Antonyms	Words	Antonyms
Angry	Calm	Hard	Soft
Apex	Bottom	Hate	Love
Attract	Repel	Honest	Dishonest
Bad	Good	Idle	Busy
Barren	Fertile	Immoral	Moral
Beautiful	Ugly	Include	Exclude
Bitter	Sweet	Incorrect	Correct
Brave	Cowardly	Intelligent	Unintelligent
Brief	Lengthy	Kind	Cruel
Bright	Dull	Like	Dislike
Calm	Violent	Long	Short
Careful	Careless	Lucid	Vague
Clear	Vague, Cloudy	Major	Minor
Cold	Hot	Naive	Experienced
Cruel	Kind	Nadir	Apex
Dear	Cheap	Neat	Clumsy
Deep	Shallow	Obedient	Disobedient
Difficult	Easy	Obscure	Clear
Direct	Indirect	Oppose	Support
Dishonest	Honest	Optimistic	Pessimistic
Disobey	Obey	Out	In
Encourage	Discourage	Patience	Impatience
Enormous	Tiny	Peaceful	Belligerent
Excellent	Bad	Pious	Impious
Expensive	Cheap	Polite	Impolite
Eat	Fast	Potent	Impotent
Fair	Unfair	Prominent	Unimportant
Fake	Authentic	Proper	Improper
False	True	Pure	Impure
Famous	Notorious	Quick	Slow
Fool	Genius	Quiet	Disturbance
Generous	Miserly	Real	False, Unreal
Genius	Fool	Reject	Select, Choose
Genuine	Unauthentic	Reliable	Unreliable
Gigantic	Tiny	Respect	Disrespect
Glad	Depressed	Right	Wrong
Good	Bad	Robust	Feeble, Weak
Great	Little	Sad	Happy
Happy	Sad		

Words	Antonyms
Secret	Open
Sensible	Insensible
Severe	Mild
Sharp	Blunt
Simple	Complex
Sociable	Unsociable
Tall	Short
Tidy	Untidy
Uncanny	Canny
Violent	Calm
Vivid	Vague

Words	Antonyms
Strong	Weak
Big	Small
Easy	Difficult
Fast	Slow
High	Low
Catchy	Unattractive
Ugly	Handsome, Beautiful, Tidy
Tasty	Insipid
Sonorous	Harsh

MULTIPLE CHOICE QUESTIONS

Directions (Qs. 1 to 20): *In the following questions choose the word which best expresses the meaning of the given word.*

1. ABSURD
A. Foolish B. Simple
C. Courageous D. Silly

2. ABANDON
A. Lose B. Profit
C. Vacate D. Foil

3. CAJOLE
A. Pause B. Lenient
C. Blast D. Lure

4. COMBAT
A. Fight B. Conflict
C. Shoot D. Quarrel

5. LAMENT
A. Condone B. Console
C. Complain D. Contribution

6. DEBACLE
A. Disgrace B. Defeat
C. Collapse D. Decline

7. SHIVER
A. Fear B. Tremble
C. Shake D. Ache

8. TORTURE
A. Terror B. Harassment
C. Torment D. Tranquility

9. LAUDABLE
A. Lovable B. Commendable
C. Profitable D. Oblivious

10. FIXED
A. Sterile B. Static
C. Stubborn D. Parennial

11. QUEER
A. Unfamiliar B. Cute
C. Curious D. Strange

12. SUFFICIENT
A. Fit B. Proper
C. Adequate D. Vast

13. GLOSS
A. Brightness B. Soothing
C. Rubbing D. Miracle

14. LONGING
A. Prune B. Apathy
C. Curtail D. Craving

15. JEER
A. Applaud B. Magnanimity
C. Avoid D. Scoff

16. ZENITH
A. Minimum B. Nadir
C. Plant D. Peak

17. GARB
A. Distort B. Dress
C. Trivial D. Rage

18. ABHOR
A. Rude B. Reconcile
C. Crave D. Detest

19. YIELD
A. Shum B. Incisive
C. Retain D. Surrender

20. YOKE
A. Twist B. Release
C. Link D. Extra

Directions (Qs. 21 to 38): *In the following questions choose the word which best expresses the opposite of the given word.*

21. TRAGIC
A. Dramatic B. Strong
C. Gentle D. Comic

22. ORAL
A. Verbal B. Sane
C. Minor D. Written

23. ADMIRE
A. Hate B. Unlike
C. Dislike D. Enough

24. VIOLENT
A. Gentle B. Savage
C. Haughty D. Decline

25. ADVERSITY
A. Windfall B. Inprosperity
C. Prosperity D. Slave

26. GENUINE
A. Spurious B. Obscure
C. Countless D. Apathetic

27. GRUDGE
A. Essence B. Guile
C. Goodwill D. Ill-will

28. STIFF
A. Soft B. Courteous
C. Lively D. Flexible

29. VANITY
A. Conceit B. Pride
C. Ostentious D. Humility

30. FRONT
A. Upper B. Unusual
C. Back D. Rear

31. ATTRACT
A. Lured B. Longing
C. Repel D. Disguise

32. COMFORT
A. Discomfort B. Discontent
C. Uncomfort D. Miscomfort

33. WELCOME
A. Repel B. Accept
C. Resist D. Fight

34. TACTFUL
A. Naive B. Loose
C. Strict D. Uncivilized

35. DUTIFUL
A. Harmful B. Watchful
C. Forgetful D. Remiss

36. RIGID
A. Flux B. Adoptable
C. Yielding D. Adaptable

37. RARE
A. Petty B. Poor
C. Small D. Common

38. ZEAL
A. Despair B. Calmness
C. Passiveness D. Indifference

ANSWERS

1	**2**	**3**	**4**	**5**	**6**	**7**	**8**	**9**	**10**
D	C	D	A	C	C	B	C	B	B
11	**12**	**13**	**14**	**15**	**16**	**17**	**18**	**19**	**20**
D	C	A	D	D	D	B	D	D	C
21	**22**	**23**	**24**	**25**	**26**	**27**	**28**	**29**	**30**
D	D	C	A	C	A	C	D	D	D
31	**32**	**33**	**34**	**35**	**36**	**37**	**38**		
C	A	C	A	D	D	D	D		

3. Sentence Completion

It is such an exercise which starts with the primary schools and continues in the highest level of competitive examinations. One must practise it regularly to score well.

Directions (Qs. 1 to 15): *Pick out the most effective word(s) from the given words to fill in the blanks to make the sentence meaningfully complete.*

1. The student ...... that book from the library to study at home.
A. issued B. borrowed
C. hired D. lent

2. I wish I ...... a king.
A. was B. am
C. should be D. were

3. He ...... to listen to my arguments and walked away.
A. denied B. disliked
C. objected D. refused

4. The flow of blood was so ...... that the patient died.
A. intense B. adequate
C. profuse D. extensive

5. When I met her yesterday, it was the first time I ...... her since Christmas.
A. saw B. have seen
C. had seen D. have been seing

6. Can you pay ...... all these articles?
A. for B. of
C. off D. out

7. I ...... you to be at the party this evening.
A. expect B. hope
C. look forward to D. desire

8. ...... being a handicapped person, he is very cooperative and self-reliant.
A. Because B. Although
C. Since D. Despite

9. The child broke ...... from his mother and ran towards the painting.
A. away B. after
C. down D. with

10. With his ...... income, he finds it difficult to live a comfortable life.
A. brief B. sufficient
C. meagre D. huge

11. He could ...... a lot of money in such a short time by using his intelligence and working hard.
A. spend B. spoil
C. exchange D. accumulate

12. Though the brothers are twins, they look ......
A. alike B. handsome
C. indifferent D. different

13. Unfavourable weather conditions can ..... illness.
A. cure B. detect
C. treat D. enhance

14. No sooner did the bell ring, ... the actor started singing.
A. when B. than
C. after D. before

15. If I ...... realised it, I would not have acted on his advice.
A. was B. had
C. were D. have

Directions (Qs. 16 to 25): *In each question, an incomplete statement (Stem) followed by four fillers* *is given. Pi k out the best one which can complete the incomplete stem correctly and meaningfully.*

16. Unless you work harder you will fail, means .....

A. if you fail you will work harder.
B. you must at least plan well than you will not fail.
C. hardly you will fail if you do not desire so.
D. if you do not put more efforts, then you will fail.

17. Even if it rains I shall come, means .....

A. if I come it will not rain.
B. if it rains I shall not come.
C. I will certainly come whether it rains or not.
D. whenever there is rain I shall come.

18. Dinesh is as stupid as he is lazy means .....

A. Dinesh is stupid because he is lazy.
B. Dinesh is lazy because he is stupid.
C. Dinesh is either stupid or lazy.
D. Dinesh is equally stupid and lazy.

19. He is so lazy that he .....

A. cannot depend on others for getting his work done.
B. cannot delay the schedule of completing the work.
C. can seldom complete his work on time.
D. dislike to postpone the work that he undertakes to do.

20. He always stammers in public meetings, but his today's speech .....

A. was fairly audible to everyone present in the hall.
B. was not received satisfactorily.
C. could not be understood properly.
D. was free from that defect.

21. In order to raise the company's profit, the employees .....

A. demanded two additional increments.
B. decided to go on paid holidays.
C. requested the management to implement new welfare schemes.
D. offered to work overtime without any compensation.

22. Although, he is reputed for making very candid statements, ...

A. his today's speech was not fairly audible.
B. his promises had always been realistic.
C. his speech was very interesting.
D. his today's statements were very ambiguous.

23. I felt somewhat more relaxed .....

A. but tense as compared to earlier.
B. and tense as compared to earlier.
C. as there was already no tension at all.
D. and tension-free as compared to earlier.

24. With great efforts his son succeeded in convincing him not to donate his entire wealth to an orphanage .....

A. and lead the life of a wealthy merchant.
B. but to a home for the forsaken children.
C. and make an orphan of himself.
D. as the orphanage needed a lot of donations.

25. Even though it is a very large house, ...

A. there is a lot of space available in it for children.
B. there is hardly any space available for children.
C. there is no dearth of space for children.
D. the servants take a long time to clean it.

ANSWERS

1	2	3	4	5	6	7	8	9	10
B	D	D	C	C	A	A	D	A	C
11	**12**	**13**	**14**	**15**	**16**	**17**	**18**	**19**	**20**
D	D	D	B	B	D	C	D	C	D
21	**22**	**23**	**24**	**25**					
D	D	D	C	B					

4. Spotting Errors

The most common errors in English are of spellings, grammar and usage of words. By regular practice, the errors can be easily spotted and minimised.

MULTIPLE CHOICE QUESTIONS

Directions: *In the following questions some of the sentences have errors and some are correct. Find out which part of a sentence has an error, the number of that part is your answer. If a sentence is free from errors, then your answer is D i.e., No error.*

1. (A) Either Ram or/(B) you is responsible/(C) for this action./(D) No error.

2. (A) The student flatly denied/(B) that he had copied/(C) in the examination hall./(D) No error.

3. (A) By the time you arrive tomorrow/(B) I have finished/(C) my work./(D) No error.

4. (A) The captain with the members of his team/ (B) are returning/(C) after a fortnight./(D) No error.

5. (A) After returning from/(B) an all-India tour/ (C) I had to describe about it./(D) No error.

6. (A) The teacher asked his students/(B) if they had gone through/(C) either of the three chapters included in the prescribed text./(D) No error.

7. (A) Do you know/(B) how old were you/(C) when you came here?/(D) No error.

8. (A) Beware of/(B) a fair-weather friend/(C) who is neither a friend in need nor a friend indeed./ (D) No error.

9. (A) Copernicus proved/(B) that Earth/(C) moves round the Sun./(D) No error.

10. (A) The property/(B) was divided/(C) among the two brothers./(D) No error.

11. (A) I am quite certain/(B) that the lady is not only greedy/(C) but miserly./(D) No error.

12. (A) The brilliant success in the examination/ (B) as well as his record in sports/(C) deserves high praise./(D) No error.

13. (A) I cannot find/(B) where has he gone/(C) though I have tried may best./(D) No error.

14. (A) If I was/(B) the Prime Minister of India/(C) I would work wonders/(D) No error.

15. (A) If it weren't/(B) for you,/(C) I wouldn't be alive today./(D) No error.

16. (A) He looked like a lion/(B) baulked from/ (C) its prey./(D) No error.

17. (A) Widespread flooding/(B) is affecting/(C) large areas of the villages./(D) No error.

18. (A) If we really set to/(B) we can get the whole house/(C) cleaned in an afternoon./(D) No error.

19. (A) It's arrogant for you/(B) to assume you'll/ (C)win every time./(D) No error.

20. (A) The two books are the same/(B) except for the fact that this/(C) has an answer in the back./(D) No error.

21. (A) Your husband doesn't/(B) believe that you are older/(C) than I./(D) No error.

22. (A) I could not/(B) answer to/(C) the question./(D) No error.

23. (A) Two years passed/(B) since/(C) my cousin died./(D) No error.

24. (A) I am learning English/(B) for ten years/(C) without much effect./(D) No error.

25. (A) Ramesh has agreed/(B) to marry with the girl/(C) of his parent's choice./ (D) No error.

26. (A) When he was arriving./(B) the party was/(C) in full swing./(D) No error.

27. (A) The most studious boy/(B) in the class/(C) was made as the captain./(D) No error.

28. (A) I am participating/(B) in the two-miles race/(C) tomorrow morning./(D) No error.

29. (A) When the boy committed a mistake/(B) the teacher made him to do/(C) the sum again./(D) No error.

30. (A) Whenever a person lost anything/(B) the poor folk around/(C) are suspected./(D) No error.

ANSWERS

1	2	3	4	5	6	7	8	9	10
B	D	B	B	C	C	D	D	B	C
11	**12**	**13**	**14**	**15**	**16**	**17**	**18**	**19**	**20**
C	D	B	A	C	C	C	A	A	C
21	**22**	**23**	**24**	**25**	**26**	**27**	**28**	**29**	**30**
C	B	A	A	B	A	C	B	B	A

EXPLANATORY ANSWERS

1. Replace 'is' by 'are'.

2. No error.

3. Replace 'have' by 'would have'.

4. Replace 'are' by 'is'.

5. Replace 'had to describe' by 'described'.

6. Replace 'either' by 'any'.

7. No error.

8. No error.

9. Omit 'that'.

10. Replace 'among' by 'between'.

11. Add 'also'.

12. No error.

13. Replace 'has he' by 'he has'.

14. Replace 'was' by 'were'.

15. Replace 'wouldn't be' by 'would not have been'.

16. Replace 'its' by 'his'.

17. Replace 'areas' by 'area'.

18. Replace 'set to' by 'set on'.

19. Replace 'for' by 'of'.

20. Replace 'in' by 'on'.

21. Replace 'I' by 'me'.

22. Omit 'to'.

23. Replace 'passed' by 'have passed'.

24. Replace 'am' by 'have been'.

25. Omit 'with'.

26. Replace 'was arriving' by 'arrived'.

27. Omit 'as'.

28. Replace 'in' by 'at'.

29. Omit 'to'.

30. Replace 'lost' by 'loses'.

5. One Word Substitution

There are many single words in English language which can be perfectly used for a number of words. These words help in expressing ideas in a short and correct manner for the right occasion. Such words not only increase the vocabulary but also enable you to economise in the use of words to a great extent.

Multiple Word Expression	*Substitution*
One who always looks towards the bright side of things	Optimist
One who always looks towards the dark side of things	Pessimist
The time when one develops from a child into an adult	Adolescence
The process of growing more plants in order to form a forest.	Afforestation
The science which deals with farming	Agriculture
From some other country or place etc.	Alien
A term, etc. giving more than one meaning	Ambiguous
A vehicle which is used to carry sick persons	Ambulance
An animal which can live both in water and on land	Amphibian
A lawless situation when there is no government	Anarchy
Belonging to the history of thousands of years old	Ancient
Once a year	Annual
A very old object but still valuable	Antique
Words of opposite meanings	Antonyms
Words of similar meanings	Synonyms
Signatures of a famous person	Autograph
A government led by one person with absolute authority	Autocracy
A written work of one's own life history	Autobiography
A person who has never been married	Bachelor
A person usually having no hair on his head	Bald
A place where one can deposit money and get interest	Bank
A person who cuts our hair	Barber
A building/group of buildings where soldiers live	Barracks
A person who makes buns and biscuits	Baker
A person who lives by asking people for food and money without doing any useful job	Beggar
The crime of having married to two persons at the same time	Bigamy
The branch of science which deals with the study of plants	Botany
Able to speak two languages	Bilingual

Multiple Word Expression	*Substitution*
Able to speak more than two languages	Polyglot
The branch of science which deals with the living organisms	Biology
A powerful snow storm	Blizzard
A great successful book or movie	Blockbuster
A short news on the radio or TV	Bulletin
A system in which the most important works are organised by the government officials	Bureaucracy
A person who has no vision in his eyes	Blind
A page or a series of pages on which the information of days, weeks, months, etc. is given	Calendar
A person who eats human flesh	Cannibal
A complete list of items often arranged alphabetically	Catalogue
A sudden disaster	Catastrophe
A period of 100 years	Century
A branch of science which deals with chemicals	Chemistry
A printed leaf usually issued by banks that we sign to carry certain financial deal	Cheque
A person who makes or mends shoes	Cobbler
A group of people who has been chosen by others to make decisions on their own	Committee
A building in which nuns live	Convent
An animal which feeds on other animals	Carnivorous
A person who does criticism	Critic
A person who cannot hear	Deaf
A condition in which one loses a lot of water from one's body because of vomiting, etc.	Dehydration
A system of government in which the people cast their votes to elect their leaders	Democracy
The study of skin problems	Dermatology
A long piece of land covered with sand	Desert
The art of managing relationships between countries	Diplomacy
A piece of information about the words in a book form	Dictionary
A piece of information about the telephone numbers of the people in a book from	Directory
A person in charge of a newspapers, magazine etc.	Editor
A person who thinks he is better than the others	Egoist
To leave your country and settle in some other country	Emigrate
A book or series of books giving almost all knowledge about an area or some persons etc.	Encyclopaedia
Study of insects	Entomology
Time when day and night are of the same duration	Equinox
To sell things out of the country	Export
To purchase things from some other country	Import
A plant or animal no longer in existence	Extinct
A situation when there is a shortage of food for a long period of time	Famine
An amount of money that we pay for some action or services	Fee
Related to women	Feminine
An animal strong and aggressive	Ferocious

Multiple Word Expression	*Substitution*
A piece of land where plants grow easily from the soil that is favourable to them	Fertile
A work of literature having some imaginary events	Fiction
A large amount of water covering certain area	Flood
A person who sells flowers	Florist
A religious ceremony for burying or cremating a dead person	Funeral
A substance which kills fungus	Fungicide
A person studying or having studied the diseases and the related things of female reproductory system	Gynaecologist
The murder of the person of the same group race or country	Genocide
A substance which kills germs	Germicide
A situation in which many people die because of fire during war	Holocaust
The act of killing a person deliberately	Homicide
A word having the pronunciation as the other one does but it differs in meaning	Homophone
A word having the same spelling as the other one does but it is pronounced in some other way	Homonym
A person who is attracted towards the person of the same sex	Homosexual
Go across and parallel to the ground	Horizontal
A substance which kills the insects	Insecticide
That cannot be corrected	Incorrigible
That cannot be defeated	Invincible
That cannot be eaten	Inedible
That cannot be seen	Invisible
A place in a school or college where books are kept for the benefit of students, teachers etc.	Library
A place in a school or college where scientific experiments are performed	Laboratory
An official who is a judge in the lowest court	Magistrate
A piece of music or a book before it is printed	Manuscript
Related to men	Masculine
One who believes in the existence of God	A theist
One who does not believe in the existence of good	An atheist
That can be believed	Credible
That cannot be believed	Incredible
That which dissolves in a solvent	Soluble
That which does not dissolves in a solvent	Insoluble
Hard writing that can be read	Legible
Hard writing that cannot be read	Illegible
A person who does jobs beneficial to mankind	Philanthropist
A person who goes on foot	Pedestrian
A person who fights for his own country	Patriot
An act of killing oneself	Suicide
A woman whose husband is dead	Widow
A man whose wife is dead	Widower
A person who eats vegetarian and non-vegetarian diets	Omnivorous

Multiple Word Expression	*Substitution*
Something which is everywhere at the same time	Omnipresent
One who knows everything	Omniscient
A child who does not have parents	Orphan
An award etc. given after the death of the person	Posthumous
The place where animals are kept for amusement and to increase the knowledge of the public	Zoo
The science which deals with the study of animals	Zoology

MULTIPLE CHOICE QUESTIONS

Directions: *In questions given below, out of the four alternatives, choose the one which can be substituted for the given words/sentences.*

1. Something that relates to everyone in the world
A. General B. Common
C. Usual D. Universal

2. An expression of mild disapproval
A. Warning B. Denigration
C. Impertinence D. Reproof

3. One who is not easily pleased by anything
A. Maiden B. Medieval
C. Precarious D. Fastidious

4. Murder of a king
A. Infanticide B. Matricide
C. Genocide D. Regicide

5. A remedy for all diseases
A. Stoic B. Marvel
C. Panacea D. Recompense

6. A dramatic performance
A. Mask B. Mosque
C. Masque D. Mascot

7. Study of birds
A. Orology B. Optology
C. Ophthalmology D. Ornithology

8. Ready to believe
A. Credulous B. Credible
C. Creditable D. Incredible

9. Incapable of being seen through
A. Ductile B. Opaque
C. Obsolete D. Potable

10. One who eats everything
A. Omnivorous B. Omniscient
C. Irresistible D. Insolvent

11. A place where bees are kept is called
A. An apiary B. A mole
C. A hive D. A sanctuary

12. One who cannot be corrected
A. Incurable B. Incorrigible
C. Hardened D. Invulnerable

13. One who is in charge of a museum
A. Curator B. Supervisor
C. Caretaker D. Warden

14. Continuing fight between parties, families, clans, etc.
A. Enmity B. Feud
C. Quarrel D. Skirmish

15. A voice loud enough to be heard
A. Audible B. Applaudable
C. Laudable D. Oral

16. A paper written by hand
A. Handicraft B. Manuscript
C. Handiwork D. Thesis

17. Habitually silent or talking little
A. Serville B. Unequivocal
C. Taciturn D. Synoptic

18. To slap with a flat object
A. Chop B. Hew
C. Gnaw D. Swat

19. A person who speaks many languages
A. Linguist B. Monolingual
C. Polyglot D. Bilingual

20. A light sailing-boat built specially for racing
A. Canoe B. Yacht
C. Frigate D. Dinghy

21. A fixed orbit in space in relation to earth
A. Geological B. Geo-synchronous
C. Geo-centric D. Geo-stationary

22. A style in which a writer makes a display of his knowledge

A. Pedantic B. Verbose
C. Pompous D. Ornate

23. A religious discourse

A. Preach B. Stanza
C. Sanctorum D. Sermon

24. A place that provides refuge

A. Asylum B. Sanatorium
C. Shelter D. Orphanage

25. Detailed plan of a journey

A. Travelogue B. Travelkit
C. Schedule D. Itinerary

26. A person who insists on something

A. Disciplinarian B. Stickler
C. Instantaneous D. Boaster

27. A drawing on transparent paper

A. Red print B. Blue print
C. Negative D. Transparency

28. One who believes that all things and events in life are predetermined is a

A. Fatalist B. Puritan
C. Egoist D. Tyrant

29. A school boy who cuts classes frequently is a

A. Defeatist B. Sycophant
C. Truant D. Martinet

30. The act of violating the sanctity of the church is

A. Blasphemy B. Heresy
C. Sacrilege D. Desecration

31. A place where monks live as a secluded community

A. Cathedral B. Diocese
C. Convent D. Monastery

32. One who is fond of fighting

A. Bellicose B. Aggressive
C. Belligerent D. Militant

33. Tending to move away from the centre or axis

A. Centrifugal B. Centripetal
C. Axiomatic D. Awry

34. Words inscribed on tomb

A. Epitome B. Epistle
C. Epilogue D. Epitaph

35. Leave or remove from a place considered dangerous

A. Evade B. Evacuate
C. Avoid D. Exterminate

36. Original inhabitants of a country

A. Abroge B. Aborger
C. Aborgory D. Aborigins

37. Government by the officials

A. Theocracy B. Plutocracy
C. Bureaucracy D. Democracy

38. Incapable of being exhausted

A. Inexhaustible B. Inaexhaustible
C. Exhaustable D. Non-tired

39. A person of good understanding, knowledge and reasoning power

A. Expert B. Intellectual
C. Snob D. Literate

40. One absorbed in his own thoughts and feelings rather than in things outside

A. Scholar B. Recluse
C. Introvert D. Intellectual

ANSWERS

1	2	3	4	5	6	7	8	9	10
D	D	D	D	C	C	D	A	B	A
11	**12**	**13**	**14**	**15**	**16**	**17**	**18**	**19**	**20**
A	B	A	B	A	B	C	D	A	B
21	**22**	**23**	**24**	**25**	**26**	**27**	**28**	**29**	**30**
D	A	D	A	D	B	D	A	C	C
31	**32**	**33**	**34**	**35**	**36**	**37**	**38**	**39**	**40**
D	A	A	D	B	B	C	A	B	C

6. Spelling Errors

There are thousands of words in English language. It is difficult to remember the spellings and meanings of all at once. Try to learn as many as you can. Use a dictionary regularly.

Directions: *Find the correctly spelt words.*

1. A. Damage B. Dammage C. Damaige D. Dammege

2. A. Efficiant B. Effecient C. Efficient D. Eficient

3. A. Schedule B. Schdule C. Schedale D. Schedeule

4. A. Occurad B. Occurred C. Ocurred D. Occured

5. A. Grieff B. Grief C. Grieef D. Grrief

6. A. Guarantee B. Garuntee C. Guaruntee D. Gaurantee

7. A. Meddicine B. Medicine C. Medicene D. Medicinne

8. A. Benefeted B. Benefitted C. Benifited D. Benefited

9. A. Acommodation B. Acomodation C. Accomodation D. Accommodation

10. A. Querrelsome B. Quarrelsame C. Quarrelsome D. Querralsome

11. A. Sympathetic B. Smypathetic C. Sympothetic D. Sympethetic

12. A. Prograssive B. Progressive C. Progresive D. Prograsive

13. A. Uncivilized B. Uncevilized C. Uncivillized D. Uncevelized

14. A. Extravagant B. Extreragent C. Extreregant D. Extravegent

15. A. Missunderstood B. Miesunderstood C. Misunderstood D. Misunderstod

16. A. Belligerent B. Beligirent C. Belligarant D. Belligerrent

17. A. Astonished B. Astronished C. Astoneshed D. Asstonished

18. A. Sincerely B. Sencerely C. Sincerelly D. Sincerrely

19. A. Rigourous B. Rigerous C. Rigorous D. Regerous

20. A. Satellite B. Sattellite C. Satelite D. Sattelite

21. A. Pesanger B. Passenger C. Pessenger D. Pasanger

22. A. Humurous B. Humorous C. Humoreus D. Humorrous

23. A. Exeggerate B. Exaggerate C. Exadgerate D. Exagerate

24. A. Fariegn B. Forein C. Foriegn D. Foreign

25. A. Excesive B. Excessive C. Exccessive D. Exccesive

26. A. Forcaust B. Forcast C. Forecast D. Forecaste

27. A. Paralleted B. Paralelled C. Parralleled D. Parallelled

28. A. Ocasion B. Occassion
C. Occasion D. Ocassion

29. A. Boquet B. Bouquet
C. Bouquete D. Bouquette

30. A. Chettering B. Chaterring
C. Chattering D. Chatering

31. A. Discourage B. Disscourage
C. Discourege D. Discaurage

32. A. Curageous B. Courageous
C. Courrageous D. Couregeous

33. A. Abandon B. Abanddon
C. Abendon D. Abbandon

34. A. Embarassment
B. Emberrassement
C. Embarrassment
D. Embbaresment

35. A. Eccintric B. Eccentrie
C. Eccentric D. Eccintrie

36. A. Occasional B. Occassional
C. Occesional D. Occessional

37. A. Querrel B. Querral
C. Quarrel D. Quarel

38. A. Contrebution B. Contribution
C. Contributtion D. Conterbution

39. A. Desgrace B. Disgrece
C. Disgrice D. Disgrace

40. A. Harassment B. Herassment
C. Harasment D. Harassmient

41. A. Imaginative B. Imeginative
C. Imagenative D. Imaginetive

42. A. Suficient B. Suficiant
C. Sufficient D. Sufficiant

43. A. Adequate B. Edequate
C. Adaquete D. Edaquete

44. A. Exparienced B. Experianced
C. Experienced D. Experrienced

45. A. Flatering B. Fletering
C. Flattering D. Fletaring

46. A. Cuttiveted B. Culltrivated
C. Cultivated D. Caltivated

47. A. Praiceworthy B. Peiseworthy
C. Praiseworthy D. Praisaworthy

48. A. Profesional B. Professionel
C. Professional D. Profissional

49. A. Ameteur B. Amateur
C. Amataur D. Amateor

50. A. Unfevourable B. Unfevaurable
C. Unfavourable D. Unfivourable

ANSWERS

1	2	3	4	5	6	7	8	9	10
A	C	A	B	B	A	B	B	D	C
11	**12**	**13**	**14**	**15**	**16**	**17**	**18**	**19**	**20**
A	B	A	A	C	A	A	A	C	A
21	**22**	**23**	**24**	**25**	**26**	**27**	**28**	**29**	**30**
B	B	B	D	B	C	A	C	B	C
31	**32**	**33**	**34**	**35**	**36**	**37**	**38**	**39**	**40**
A	B	A	C	C	A	C	B	D	A
41	**42**	**43**	**44**	**45**	**46**	**47**	**48**	**49**	**50**
A	C	A	C	A	C	C	C	B	C

सामान्य बुद्धिमत्ता एवं तर्कशक्ति
(General Intelligence and Reasoning)

भाषिक

शृंखला (SERIES)

भाग-I अक्षर शृंखला (Letter Series)

अक्षर शृंखला में निहित अक्षरों का एक निश्चित क्रम होता है। दी गई अक्षर शृंखला में अक्षर वर्णमाला के सीधे क्रम में भी हो सकते हैं और वर्णमाला के विपरीत क्रम में भी। यही नहीं, एक ही शृंखला में अक्षर वर्णमाला के सीधे क्रम में और वर्णमाला के विपरीत या उल्टे क्रम में अर्थात् दोनों ही अनुक्रमों में भी हो सकते हैं। शृंखला में दिए गए क्रम में कुछ अक्षर छोड़े भी गए हो सकते हैं या ऐसा भी हो सकता है कि शृंखला में कुछ अक्षरों को एकाधिक बार प्रयुक्त किया गया हो या फिर वे क्रमागत हों। शृंखला एकल भी हो सकती है और एक ही शृंखला में एकांतर क्रम में दो अलग-अलग शृंखलाएं भी निहित हो सकती हैं। अक्षर शृंखला पर आधारित प्रश्नों को हल करते समय शृंखला के पैटर्न पर ध्यान दिया जाना आवश्यक होता है।

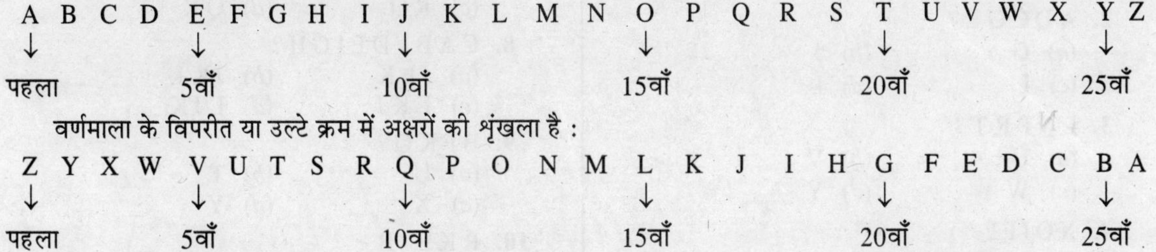

टिप्पणी : Z पर पहुंच कर शृंखला A से पुनः शुरू होती है और A पर पहुंच कर शृंखला Z से पुनः शुरू होती है।

हल किए गए उदाहरण

निर्देश: *नीचे दी गई शृंखला में प्रश्न चिह्न को प्रतिस्थापित करने के लिए दिए गए विकल्पों में से सही अक्षर का चयन करें :*

1. B D F H J ?

(*a*) L (*b*) O (*c*) M (*d*) K

उत्तर (*a*) : शृंखला में प्रत्येक दो अक्षरों के बीच वर्णमाला के सीधे क्रम में एक अक्षर छूट गया है।

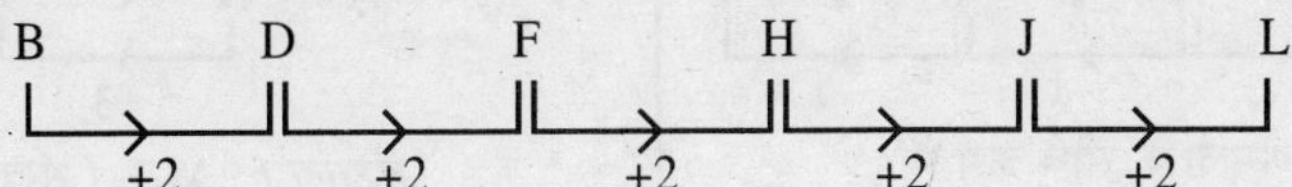

2. A Z B Y C ?

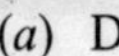

(*a*) D (*b*) X (*c*) U (*d*) E

उत्तर (*b*) : इस शृंखला में बारी-बारी से दो शृंखलाएं अंतर्निहित हैं :

शृंखला *I* : A B C (प्राकृतिक क्रम अर्थात् वर्णमाला के सीधे क्रम में क्रमागत अक्षर)

शृंखला *II* : Z Y X (वर्णमाला के विपरीत क्रम में क्रमागत अक्षर)

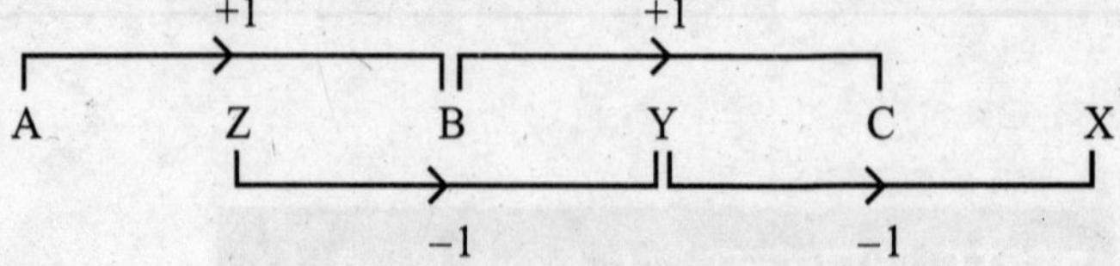

अभ्यास

निर्देश (प्र.सं. 1–10): *नीचे दी गई प्रत्येक शृंखला में अक्षरों का क्रम निर्धारित करें। तत्पश्चात् दिए गए विकल्पों में से उस विकल्प का चयन करें जिससे दी गई शृंखला में प्रश्न चिह्न प्रतिस्थापित होता हो।*

1. B Y C X D W E ?
(*a*) S (*b*) T
(*c*) U (*d*) V

2. A D C G E ?
(*a*) G (*b*) J
(*c*) I (*d*) L

3. L N P R T ?
(*a*) U (*b*) V
(*c*) W (*d*) Y

4. X O I F ?
(*a*) D (*b*) F
(*c*) B (*d*) E

5. B A F E J I P O ? U
(*a*) V (*b*) T
(*c*) S (*d*) Q

6. Z A A Y B B X C ?
(*a*) W (*b*) C
(*c*) V (*d*) D

7. A Z Y B X W C V U D T S E ?
(*a*) R S (*b*) S T
(*c*) R Q (*d*) Q R

8. C A B F D E I G H ?
(*a*) J L K (*b*) J K L
(*c*) L K J (*d*) L J K

9. B F K Q ?
(*a*) U (*b*) T
(*c*) X (*d*) Y

10. R K F ? B
(*a*) D (*b*) C
(*c*) E (*d*) B

व्याख्यात्मक उत्तर

1. (*d*) : दी गई शृंखला में बारी-बारी से दो अक्षर शृंखलाएं अंतर्निहित हैं।

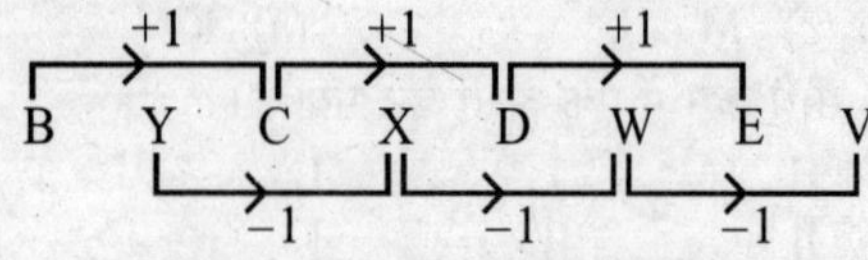

शृंखला I : BCDE (वर्णमला के सीधे क्रम में)

शृंखला II : YXWV (वर्णमाला के विपरीत क्रम में)

2. (*b*) : दी गई शृंखला में बारी-बारी से दो अक्षर शृंखलाएं अंतर्निहित हैं।

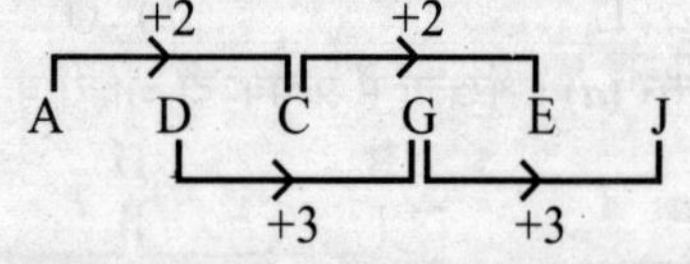

शृंखला I : ACE (शृंखला +2 पैटर्न का अनुपालन करती है)

शृंखला II : DGJ (शृंखला +3 पैटर्न का अनुपालन करती है)

3. (*b*) : शृंखला +2 पैटर्न का अनुपालन करती है, अर्थात्

L N P R T V

+2 +2 +2 +2 +2

4. (*b*) : शृंखला में दो सन्निकट अक्षरों के बीच वर्णमाला के विपरीत क्रम में क्रमशः 3 की कमी होती जाती है, अर्थात्

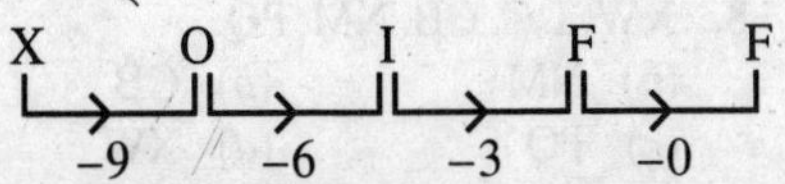

5. (*a*) : शृंखला में अंग्रेजी वर्णमाला के पांच स्वर (vowel) हैं अर्थात् (AEIOU) जिनमें से प्रत्येक के पहले वर्णमाला के सीधे क्रम में उसके ठीक बाद का क्रमागत अक्षर लिखा गया है।

B A F E J I P O V U

6. (*b*) : शृंखला में बारी-बारी से तीन शृंखलाएं अंतर्निहित हैं जिनमें से दूसरी और तीसरी शृंखलाएं एक जैसी हैं, अर्थात्

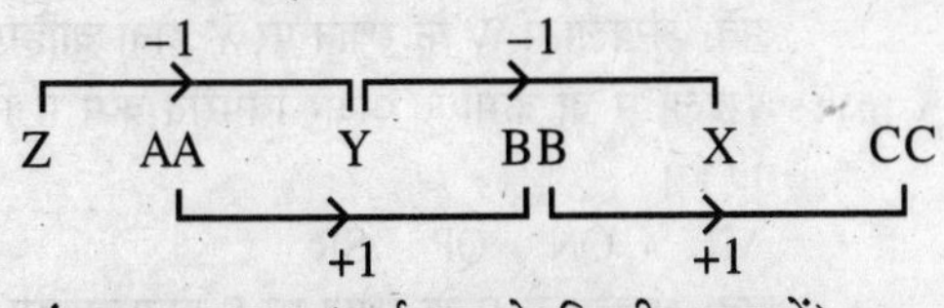

शृंखला I : ZYX (वर्णमाला के विपरीत क्रम में)

शृंखला II और III : ABC (वर्णमाला के सीधे क्रम में) अक्षर 'C' शृंखला II और III में उभयनिष्ठ है।

7. (*c*) : शृंखला में बारी-बारी से दो शृंखलाएं अंतर्निहित हैं।

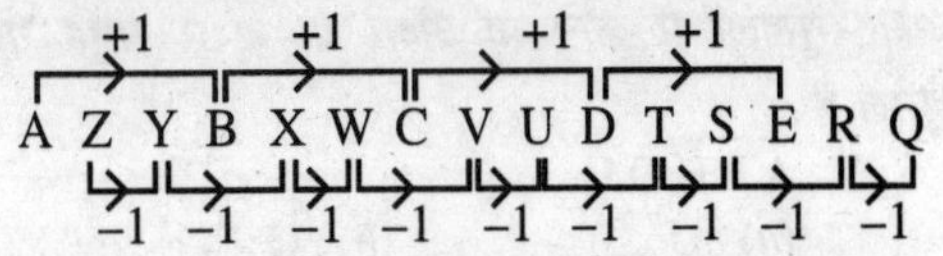

शृंखला I : ABCDE (वर्णमाला के सीधे क्रम में)

शृंखला II : ZY XW VU TS RQ (वर्णमाला के विपरीत क्रम में एक साथ दो अक्षर)

8. (*d*) : वर्णमाला के सीधे क्रम में 3 अक्षरों के समूह से एक खंड निर्मित होता है। प्रत्येक खंड में 3 अक्षरों के समूह में पहला अक्षर बीच में है जिसकी दाहिनी ओर उसका क्रमागत अक्षर है तथा तीसरा क्रमागत अक्षर बीच के अक्षर की बायीं ओर अवस्थित है।

CAB FDE IGH LJK

9. (*c*) : शृंखला में दो सन्निकट अक्षरों के बीच अंतर में प्रत्येक चरण में एक की वृद्धि होती जाती है।

B F K Q X

+4 +5 +6 +7

10. (*b*) : शृंखला में दो क्रमागत अक्षरों के बीच वर्णमाला के विपरीत क्रम में अंतर में क्रमशः 2 की कमी होती जाती है।

R K F C B

–7 –5 –3 –1

भाग-II गलत या बेमेल अक्षर-शृंखला (Wrong Letter Series)

इस प्रकार के प्रश्नों में दी गई शृंखला में अभ्यर्थियों को ऐसे अक्षर या अक्षर-समूह ज्ञात करने की आवश्यकता नहीं होती जिनसे दी गई शृंखला पूर्ण होती है बल्कि उन्हें ऐसे अक्षर का पता लगाना होता है जो शृंखला में गलत या बेमेल हो।

हल किए गए उदाहरण

दी गई शृंखला में कौन-सा अक्षर गलत या बेमेल है?

J M P T V Y

(*a*) J (*b*) P (*c*) T (*d*) Y

उत्तर (*c*) : शृंखला में दो सन्निकट अक्षरों के बीच वर्णमाला के क्रम में +3 का अंतर है।

J M P S V Y

+3 +3 +3 +3 +3

अतः अक्षर T के स्थान पर S होना चाहिए।

अभ्यास

निर्देश (प्र.सं. 1–10): *नीचे के प्रत्येक प्रश्न में दी गई अक्षर-शृंखला में कौन-सा अक्षर या अक्षर-समूह गलत या बेमेल है?*

1. A E H O U
(*a*) U (*b*) O
(*c*) H (*d*) E

2. C H M S W B
(*a*) C (*b*) S
(*c*) B (*d*) W

3. X S N I C Y
(*a*) Y (*b*) C
(*c*) S (*d*) I

4. Z A W B X C
(*a*) D (*b*) C
(*c*) X (*d*) W

5. M L O N Q P R
(*a*) R (*b*) O
(*c*) Q (*d*) L

6. D K R Y F L
(*a*) L (*b*) D
(*c*) R (*d*) Y

7. L N Q T W Z C F
(*a*) C (*b*) Q
(*c*) L (*d*) F

8. XW, DC, CB, NM, PQ
(*a*) NM (*b*) CB
(*c*) PQ (*d*) XW

9. B E I N S A I
(*a*) A (*b*) E
(*c*) S (*d*) I

10. Z T P K H F
(*a*) Z (*b*) P
(*c*) T (*d*) F

व्याख्यात्मक उत्तर

1. (*c*): शृंखला अंग्रेजी वर्णमाला के केवल स्वरों AEIOU से निर्मित है। अत: H के स्थान पर I होना चाहिए।

2. (*b*): शृंखला में दो सन्निकट अक्षरों के बीच वर्णमाला के सीधे क्रम में +5 का अंतर है।

C H M R W B
+5 +5 +5 +5 +5

अत: शृंखला में S के स्थान पर R होना चाहिए।
(शृंखला Z पर पहुंचने के बाद A से पुन: शुरू होती है।)

3. (*b*): शृंखला में दो सन्निकट अक्षरों के बीच वर्णमाला के उल्टे क्रम में –5 का अंतर है।

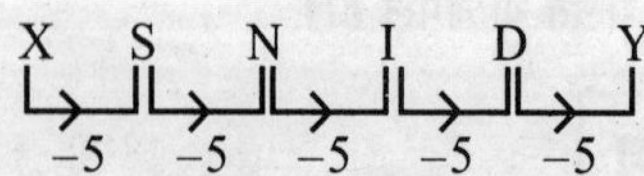

अत: C के स्थान पर D होना चाहिए।

4. (*d*): दी गई शृंखला में दो शृंखलाएं अंतर्निहित हैं :

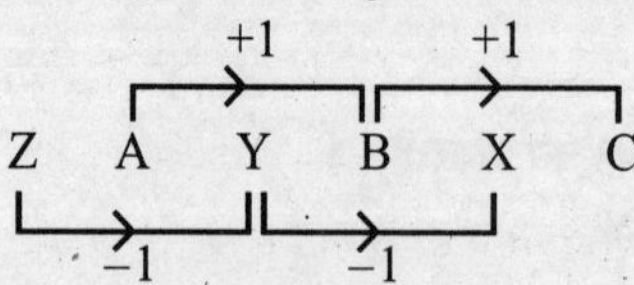

शृंखला I : ZYX (वर्णमाला के विपरीत क्रम में)

शृंखला II : ABC (वर्णमाला के सीधे क्रम में)

अत: शृंखला में W के स्थान पर Y होना चाहिए।

5. (*a*): शृंखला में दो क्रमागत अक्षर विपरीत क्रम में लिखे गए हैं।

ML ON QP SR

अत: शृंखला में R के स्थान पर S होना चाहिए।

6. (*a*): शृंखला में दो सन्निकट अक्षरों के बीच +7 का अंतर है।

D K R Y F M
+7 +7 +7 +7 +7

अत: शृंखला में L के स्थान पर M होना चाहिए।

7. (*c*): शृंखला में दो सन्निकट अक्षरों के बीच +3 का अंतर है।

K N Q T W Z C F
+3 +3 +3 +3 +3 +3 +3

अत: L के स्थान पर K होना चाहिए।

8. (*c*): शृंखला कोई भी दो क्रमागत अक्षरों को वर्णमाला के विपरीत क्रम में शामिल करके निर्मित की गई है।

XW DC CB NM QP
← ← ← ← ←

अत: शृंखला में P से पहले Q आना चाहिए।

9. (*c*) : शृंखला में प्रत्येक चरण में दो सन्निकट अक्षरों के बीच अंतर में एक की वृद्धि होती जाती है।

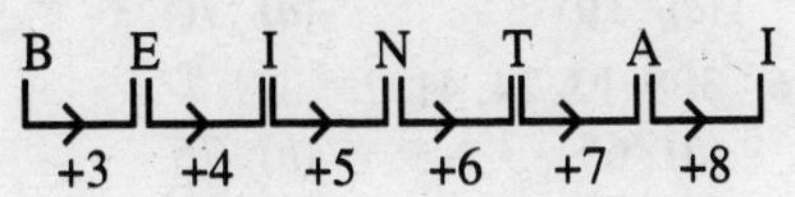

अत: शृंखला में S के स्थान पर T होना चाहिए।

10. (*b*) : वर्णमाला के विपरीत क्रम में लिखी गई इस शृंखला में प्रत्येक चरण में दो सन्निकट अक्षरों के बीच अंतर में एक की कमी होती जाती है।

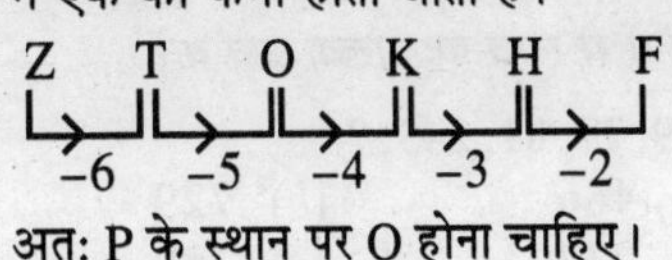

अत: P के स्थान पर O होना चाहिए।

भाग-III संख्या-शृंखला (Number Series)

इस प्रकार की शृंखला में दी गई संख्याओं के समुच्चय एक दूसरे से एक विशेष पैटर्न या रुप में संबंधित होते हैं। संख्याओं के बीच संबंध *(i)* क्रमागत विषम/सम संख्याओं; *(ii)* क्रमागत अविभाज्य संख्याओं; *(iii)* किसी संख्या (या संख्याओं) का वर्गफल/घनफल जिसमें किसी संख्या को जोड़ने या घटाने पर परिवर्तन होता है/नहीं होता; *(iv)* पूर्ववर्ती संख्याओं का योग/गुणनफल/अंतर; *(v)* किसी संख्या से योग/घटाव/गुणा/भाग; और *(vi)* उपर्युक्त संबंधों के अनेक और भी संयोजनों पर आधारित होता है।

हल किए गए उदाहरण

1. नीचे दी गई संख्या-शृंखला को पूरा करने के लिए कौन-सा विकल्प उपयुक्त है?

4, 8, 12, 16, ?

(*a*) 18 (*b*) 20 (*c*) 22 (*d*) 24

उत्तर (*b*): शृंखला में अंतर्निहित संख्याएं 4 की गुणज (multiples) हैं। शृंखला में अंतर्निहित अवयवों की एक अन्य व्याख्या यह है कि शृंखला की दो आनुक्रमिक संख्याओं के बीच 4 का अंतर है।

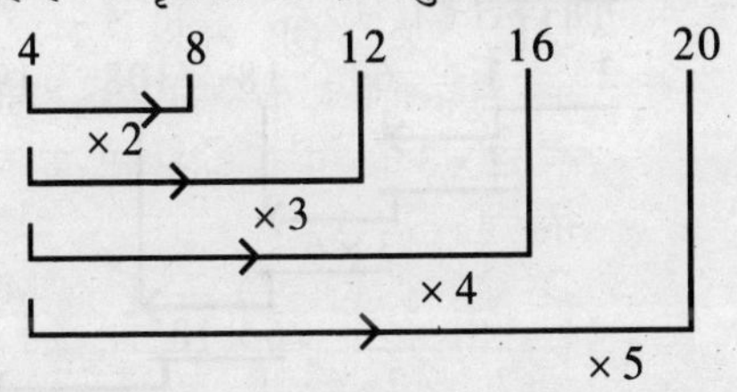

या

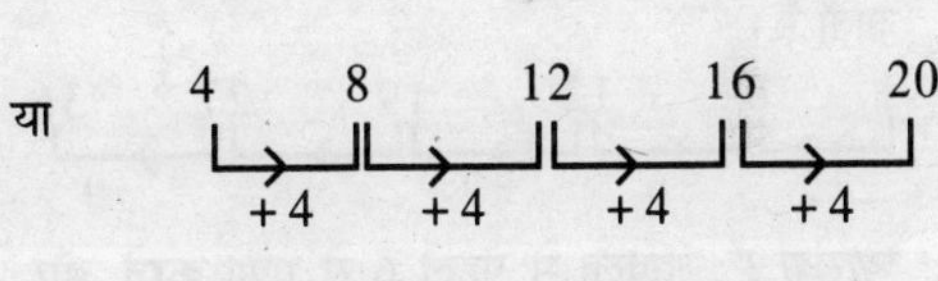

2. दी गई शृंखला में प्रश्न चिह्न के स्थान पर क्या होगा?

2, 14, 98, 686, ?

(*a*) 1976 (*b*) 2548 (*c*) 980 (*d*) 4802

उत्तर (*d*) : शृंखला में अंतर्निहित संख्याएं 7 की गुणज हैं।

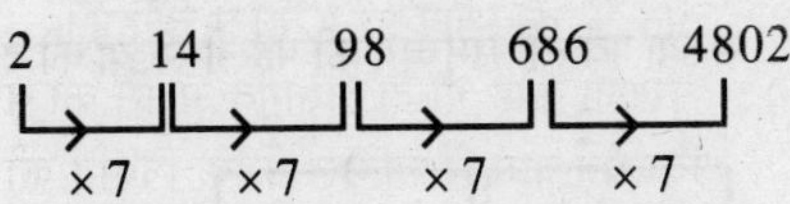

(किसी दी गई संख्या-शृंखला में बारी-बारी से एकाधिक शृंखलाएं भी अंतर्निहित हो सकती हैं।)

अभ्यास

निर्देश (प्र.सं. 1–10): *शृंखलाओं को पूरा करने के लिए दिए गए विकल्पों में से लुप्त पद/संख्या ज्ञात करें।*

1. 3, 9, 27, 81, 243, ?
(*a*) 486 (*b*) 729
(*c*) 972 (*d*) 359

2. 1, 6, 12, 19, 27, ?
(*a*) 38 (*b*) 35
(*c*) 36 (*d*) 54

3. 8, 48, 16, 96, 32, ?
(*a*) 192 (*b*) 150
(*c*) 64 (*d*) 288

4. 2, 3, 6, 18, 108, ?
(*a*) 1944 (*b*) 1658
(*c*) 648 (*d*) 1008

5. 1, 2, 3, 2, 3, 5, 4, 5, ?
(*a*) 9 (*b*) 6
(*c*) 10 (*d*) 7

6. 3, 8, 13, 24, 41, ?
(*a*) 65 (*b*) 75
(*c*) 70 (*d*) 80

7. 0, 8, 24, 48, 80, ?
(*a*) 110 (*b*) 96
(*c*) 120 (*d*) 140

8. 0, 5, 22, 57, ?, 205
(*a*) 198 (*b*) 116
(*c*) 172 (*d*) 92

9. 6, 9, 18, 45, 126, 369, ?
(*a*) 1059 (*b*) 1095
(*c*) 1098 (*d*) 1089

10. 1, 2, 5, 12, 27, 58, 121, ?
(*a*) 246 (*b*) 247
(*c*) 248 (*d*) 249

व्याख्यात्मक उत्तर

1. (*b*) : शृंखला में निहित संख्याओं को अगली संख्या प्राप्त करने के लिए 3 से गुणा किया गया है।

2. (*c*) : शृंखला के आरंभिक पदों अर्थात् 1 और 6 के बीच 5 का अंतर है और तत्पश्चात् शृंखला की आनुक्रमिक संख्याओं के बीच अंतर में क्रमशः 1 की वृद्धि होती जाती है।

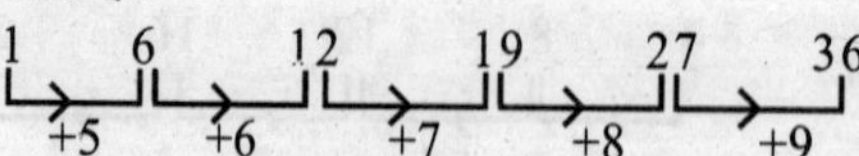

3. (*a*) : *व्याख्या I* : शृंखला में पहले 6 से गुणा करने और तत्पश्चात् 3 से भाग करने का पैटर्न अपनाया गया है जिसकी पुनरावृत्ति होती है।

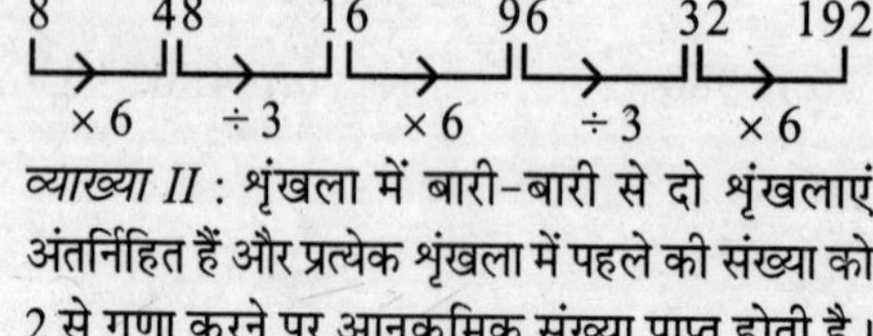

व्याख्या II : शृंखला में बारी-बारी से दो शृंखलाएं अंतर्निहित हैं और प्रत्येक शृंखला में पहले की संख्या को 2 से गुणा करने पर आनुक्रमिक संख्या प्राप्त होती है।

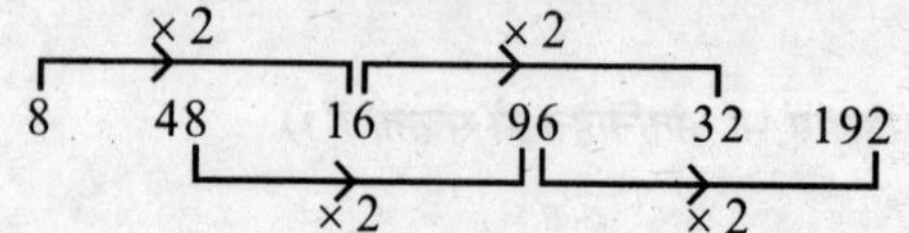

शृंखला I : 8, 16, 32

शृंखला II : 48, 96, 192

4. (*a*) : शृंखला में हर तीसरी संख्या पूर्ववर्ती दो संख्याओं का गुणनफल है।

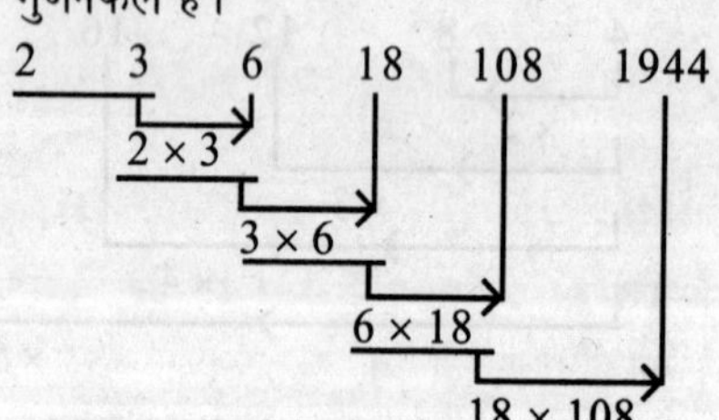

5. (*a*) : इस शृंखला में तीन संख्याओं से एक समुच्चय निर्मित होता है जिनमें से प्रत्येक समुच्चय में पहली दो संख्याएं सीधे क्रम में हैं तथा तीसरी संख्या पहली और दूसरी संख्याओं का योग है। अगले समुच्चय की पहली संख्या पूर्ववर्ती समुच्चय की पहली संख्या की दोगुनी है।

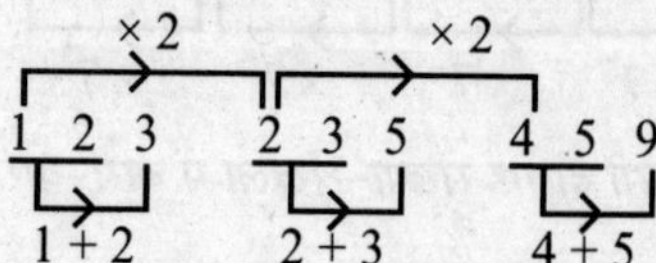

6. (c) : शृंखला में निम्नलिखित पैटर्न का अनुपालन किया जाता है :
(दी गई संख्या + अगली संख्या) +2 से आरंभ करके प्रत्येक चरण में 1 की वृद्धि करते हुए क्रमागत प्राकृतिक संख्या का योग :

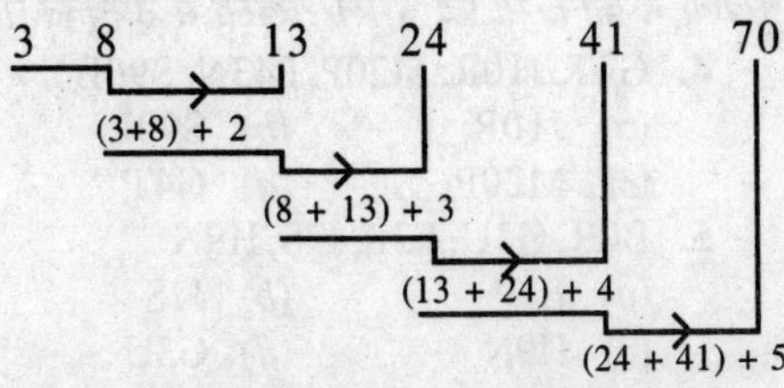

7. (c) : शृंखला की संख्याएं प्राकृतिक क्रम में दो सम संख्याओं का गुणनफल हैं, अर्थात्

0	8	24	48	80	120
↓	↓	↓	↓	↓	↓
(0 × 2)	(2 × 4)	(4 × 6)	(6 × 8)	(8 × 10)	(10 × 12)

8. (b) : शृंखला निम्नलिखित पैटर्न का अनुपालन करती है : 1 से आरंभ करके प्राकृतिक संख्याओं का घनफल घटा 1 से आरंभ करके एकांतर विषम संख्याएं

0	5	22	57	116	205
↓	↓	↓	↓	↓	↓
1^3-1	2^3-3	3^3-5	4^3-7	5^3-9	6^3-11

9. (c) : शृंखला की आनुक्रमिक संख्याओं के बीच अंतर 3 की घात में वृद्धि के साथ बढ़ता है।

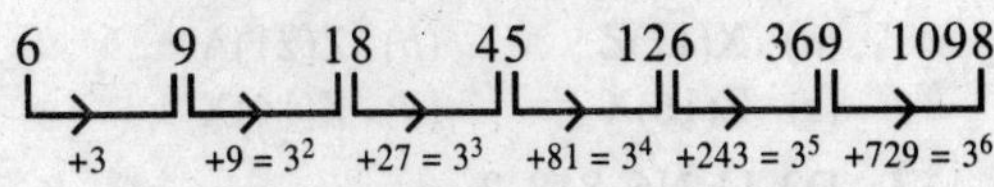

10. (c) : शृंखला में निहित संख्या को 2 से गुणा करके 0 से आरंभ करके प्राकृतिक क्रम में संख्याओं को जोड़ने पर अगली संख्या प्राप्त होती है।

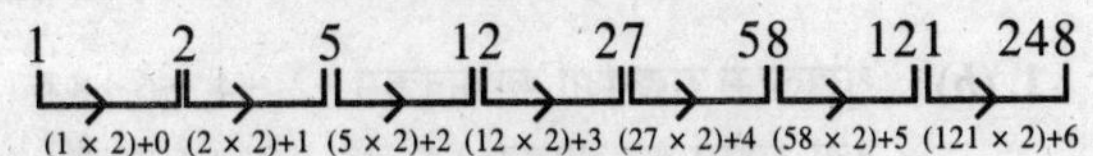

भाग-IV मिश्रित-शृंखला (Mixed Series)

मिश्रित-शृंखला में अक्षरों और संख्याओं का संयोजन होता है। इस प्रकार की शृंखला में अक्षरों और संख्याओं का एक सर्वनिष्ठ पैटर्न या अलग-अलग अनुक्रम पैटर्न हो सकता है।

हल किए गए उदाहरण

1. निम्नलिखित अक्षर-संख्या संयोजन शृंखला में प्रश्न चिह्न के स्थान पर क्या आएगा?
F6, H8, J10, L12, ?
(*a*) N15 (*b*) O14 (*c*) N14 (*d*) O13

उत्तर (c) : शृंखला में अक्षर वर्णमाला के सीधे क्रम में दो स्थान आगे की ओर बढ़ते हैं तथा संख्या वर्णमाला में अक्षरों के स्थान को इंगित करती है।

F6 H8 J10 L12 N14

+2 +2 +2 +2

2. दिए गए विकल्पों में से कौन-सा विकल्प निम्नलिखित शृंखला को पूरा करता है?
R(2)S, T(4)U, V(6)W, ?
(*a*) X(8)Y (*b*) Y(10)Z (*c*) Z(8)A (*d*) Y(6)Z

उत्तर (a) : अक्षर वर्णमाला के सीधे क्रम में हैं जबकि संख्याएं 2 की आनुक्रमिक गुणज हैं।

अभ्यास

निर्देश (प्र.सं. 1–3): *नीचे की प्रत्येक शृंखला में प्रश्न चिह्न के स्थान पर क्या आएगा?*

1. 2B, 4C, 8E, 14H, ?
(*a*) 20L (*b*) 22L
(*c*) 21I (*d*) 16K

2. W(1)A, X(4)Z, Y(9)Y, ?, A(25)W
(*a*) X(11)Z (*b*) Z(21)A
(*c*) Z(16)X (*d*) Z(14)X

3. D2, I3, N6, S18, ?
(*a*) V72 (*b*) W36
(*c*) Y90 (*d*) X108

निर्देश (प्र.सं. 4 और 5): *नीचे की प्रत्येक अक्षर-संख्या शृंखला में कौन-सा पद बेमेल/शृंखला में उपयुक्त नहीं है?*

4. G4T, J10R, M20P, P43N, S90L
(*a*) J10R (*b*) S90L
(*c*) M20P (*d*) G4T

5. B0R, G3U, E3P, J7S, H9N
(*a*) E3P (*b*) J7S
(*c*) H9N (*d*) G3U

व्याख्यात्मक उत्तर

1. (*b*) : शृंखला में संख्याओं का अनुक्रम +2, +4, +6 +8 का तथा अक्षरों का अनुक्रम +1, +2, +3, +4 का है।

2. (*c*) : शृंखला में दिए गए समूहों में बायीं ओर के अक्षर वर्णमाला के विपरीत क्रम में हैं और दाहिनी ओर के अक्षर वर्णमाला के सीधे क्रम में हैं तथा संख्याएं 1 से आरंभ करके प्राकृतिक क्रम में क्रमागत संख्याओं के वर्ग हैं।

3. (*d*) : अक्षर +5 पैटर्न का अनुपालन करते हैं और हर तीसरी संख्या अपनी पूर्ववर्ती दो संख्याओं का गुणनफल है।

4. (*a*) : शृंखला में दिए गए समूहों में बायीं ओर के अक्षर +3 पैटर्न का, दायीं ओर के अक्षर –2 पैटर्न का अनुपालन करते हैं तथा संख्याओं द्वारा $(4 \times 2) + 1$, $(9 \times 2) + 2$, $(20 \times 2) + 3$, $(43 \times 2) + 4$ पैटर्न का अनुपालन किया जाता है। अत: J10R के स्थान पर शृंखला में J9R होना चाहिए।

5. (*b*) : शृंखला के दिए गए समूहों में बायीं ओर के अक्षर +5, –2 (5 चरण आगे, 2 चरण पीछे) पैटर्न का अनुपालन करते हैं जिसकी आगे भी पुनरावृत्ति होती है। समूहों में दायीं ओर +3, –5 (3 चरण आगे, 5 चरण पीछे) पैटर्न का अनुपालन किया जाता है जिसकी पुनरावृत्ति होती है। शृंखला की संख्याएं शृंखला में अपने पूर्ववर्ती दो संख्याओं के योग के बराबर हैं। अत: J7S के स्थान पर J6S होना चाहिए।

सादृश्य या संबंध
(ANALOGIES OR RELATIONSHIPS)

भाग-I शब्द सादृश्य (Word Analogy)

संबंध या सादृश्य परीक्षा में दिए गए दो शब्दों के बीच संबंध स्थापित किया जाता है और उसी संबंध को दिए गए अन्य शब्दों पर अनुप्रयुक्त किया जाता है। दिए गए दो शब्दों के बीच विभिन्न प्रकार के संबंध हो सकते हैं, अत: इस प्रकार के प्रश्नों को हल करते समय सर्वप्रथम यह ज्ञात करना होता है कि दिए गए दो शब्दों के बीच किस प्रकार का संबंध है। शब्दों के बीच विभिन्न संबंधों पर नीचे चर्चा की गई है :

हल किए गए उदाहरण

1. क्रिया-साधन संबंध (Action Object Relationship)

उदाहरण : जैसे गोली चलाना और 'बंदूक' का संबंध है उसी प्रकार 'खाने' से किसका संबंध है?

(*a*) भूख (*b*) प्यास (*c*) रात्रि-भोज (*d*) फल

उत्तर (*d*) : दिए गए शब्दों के बीच संबंध यह है कि गोली चलाना एक क्रिया है और 'बंदूक' उस क्रिया को करने का एक विशिष्ट साधन या उपकरण है। इसी प्रकार 'खाना' एक क्रिया है और 'फल' इस क्रिया को करने अर्थात् खाने का साधन या उपकरण है।

2. साहचर्य संबंध (Association Relationship)

उदाहरण : जो संबंध 'ग्लैमर' और 'प्रसिद्धि' में है, ठीक वैसा ही संबंध 'रंग' का किससे है?

(*a*) इंद्रधनुष (*b*) छाया (*c*) कला (*d*) चित्रकारी

उत्तर (*d*) : जिस प्रकार ग्लैमर से प्रसिद्धि प्राप्त होती है उसी प्रकार 'रंग' से चित्रकारी की जाती है।

3. विपर्याय (विलोम) संबंध (Antonym Relationship)

उदाहरण : अंतर्मुखी : बहिर्मुखी

(*a*) कोण : स्पर्श रेखा (*b*) चरम : अंतरिम (*c*) प्रतिकूल : अनुकूल (*d*) क्रिया : नियम

उत्तर (*c*) : संबंधित शब्द विपरीतार्थक हैं।

4. कार्य-कारण संबंध (Cause and Effect Relationship)

उदाहरण : चोट : दर्द

(*a*) कोटि : योग्यता (*b*) बादल गरजना : बिजली चमकना

(*c*) घूमाना : बिलोना (*d*) धन : परिश्रम

उत्तर (*b*) : जिस प्रकार चोट के कारण दर्द होता है उसी प्रकार बादल गरजने के कारण बिजली चमकती है।

5. कोटि या अंश संबंध (Degree Relationship)

उदाहरण : गुनगुना का जो संबंध 'गरम' से वही संबंध बिलखना या विलाप करने का किससे है ?

(*a*) सिसकना (*b*) चिल्लाना (*c*) मुस्कराना (*d*) शांत रहना

उत्तर (*a*) : 'गुनगुना' का अर्थ है 'थोड़ा गरम'। इसी प्रकार बिलखने या विलाप करने की निम्न कोटि है 'सिसकना'।

अभ्यास

निर्देश (प्र.सं. 1–5): *पूछे गए प्रत्येक प्रश्न में पहले दिए गए दो शब्दों के बीच संबंध स्थापित करें। तत्पश्चात् दिए गए विकल्पों में से उस विकल्प का चयन करें जिसके शब्द और प्रश्न में दिए गए तीसरे शब्द के बीच ठीक वैसा ही संबंध या सादृश्य हो जैसा कि पहले के दो शब्दों के बीच है।*

1. जो संबंध 'उन्माद' और 'सनक' में है वही संबंध 'भय' और निम्नलिखित में से किसमें है ?

(*a*) इच्छा (*b*) शौक
(*c*) आवश्यकता (*d*) डर

2. 'हकलाना' जिस प्रकार 'वाणी' से संबंधित है उसी प्रकार 'बहरापन' का संबंध निम्नलिखित में से किससे है ?

(*a*) कान (*b*) सुनना
(*c*) शोर (*d*) चुप्पी

3. जिस प्रकार 'नेता', 'अनुयायी' से संबंधित है, उसी प्रकार .... संबंधित है सिपाही से।

(*a*) कैप्टन (*b*) यूनिट
(*c*) सेना (*d*) बैरक

4. जिस प्रकार 'चिल्लाहट', 'फुसफुसाहट' से संबंधित है, उसी प्रकार 'मारना' निम्नलिखित में से किससे संबंधित है ?

(*a*) थप्पड़ मारने (*b*) छूना
(*c*) क्रोध (*d*) शोरगुल

5. जिस प्रकार 'पंजा', 'बिल्ली' से संबंधित है उसी प्रकार 'खुर' निम्नलिखित में से किससे संबंधित है ?

(*a*) घोड़ा (*b*) मेमना
(*c*) हाथी (*d*) शेर

निर्देश (प्र.सं. 6–10): *नीचे दिए गए प्रत्येक प्रश्न में :: चिह्न की बाईं ओर दो शब्द दिए गए हैं। इन दोनों शब्दों में कुछ संबंध है। वैसा ही संबंध :: चिह्न की दाईं ओर के दो शब्दों में है जिनमें से एक शब्द के स्थान पर प्रश्नवाचक चिह्न (?) है। प्रश्नवाचक चिह्न (?) के स्थान पर दिए गए विकल्पों में से एक उपयुक्त विकल्प का चयन करें।*

6. शिकारी : बंदूक :: लेखक : ?

(*a*) पुस्तक (*b*) कलम
(*c*) कविता (*d*) पृष्ठ

7. भोजन : आमाशय :: ईंधन : ?

(*a*) इंजन (*b*) ऑटोमोबाइल
(*c*) रेल (*d*) वायुयान

8. जल : रेत :: महासागर : ?

(*a*) द्वीप (*b*) नदी
(*c*) मरुभूमि (*d*) तरंगें

9. वयस्क : बच्चा :: फूल : ?

(*a*) बीज (*b*) कली
(*c*) फल (*d*) तितली

10. मोती : कंठहार :: फूल : ?

(*a*) पौधा (*b*) बगीचा
(*c*) पँखुड़ी (*d*) गुलदस्ता

व्याख्यात्मक उत्तर

1. (*d*) : संबंधित शब्द पर्यायवाची हैं।

2. (*b*) : 'वाणी' के दोष से 'हकलाने' की समस्या उत्पन्न होती है जबकि 'सुनने' में कठिनाई से 'बहरापन' उत्पन्न होता है।

3. (*a*) : जिस प्रकार 'अनुयायी' अपने 'नेता' से मार्गदर्शन प्राप्त करते हैं उसी प्रकार 'सिपाही' को अपने 'कैप्टन' से मार्गदर्शन प्राप्त होता है।

4. (*b*) : 'चिल्लाहट' की तीव्रता में अत्यधिक कमी कर दी जाए तो वह 'फुसफुसाहट' का रूप ले लेती है और यदि 'मारने' की तीव्रता कम कर दी जाए तो वैसी क्रिया 'छूना' मात्र रह जाएगी।

5. (*a*) : 'बिल्ली' के 'पैर में' 'पंजा' होता है जबकि 'घोड़ा' के पैर में 'खुर' होता है।

6. (*b*) : 'शिकारी' का हथियार 'बंदूक' है और 'लेखक' का हथियार 'कलम' है।

7. (*a*) : 'भोजन', 'आमाशय' में पचता है और 'ईंधन' की खपत 'इंजन' में होती है।

8. (*c*) : संबंधित शब्द एक दूसरे के लगभग विपरीतार्थक शब्द हैं।

9. (*b*) : 'बच्चा' विकसित होकर 'वयस्क' बनता है और 'कली' खिलकर 'फूल' बनती है।

10. (*d*) : बहुत से मोतियों को मिला कर 'कंठहार' और बहुत से फूलों को मिलाकर 'गुलदस्ता' बनाया जाता है।

भाग-II अक्षर सादृश्य (Letter Analogy)

इस प्रकार के सादृश्य में अक्षरों के दो दिए गए समुच्चयों के बीच संबंध स्थापित किया जाता है और तत्पश्चात् अक्षरों के दिए गए तीसरे समुच्चय पर पहले दो अक्षर समुच्चयों के बीच के संबंध को अनुप्रयुक्त करके अक्षरों के चौथे अपेक्षित समुच्चय को ज्ञात किया जाता है। दिए गए दो अक्षर समुच्चयों में से पहले समुच्चय के अक्षरों को कुछ चरण आगे या पीछे करके, संपूर्ण समुच्चय के अक्षरों को या समुच्चय के कुछ अक्षरों को उलटे क्रम में लिखकर दूसरे समुच्चय के अक्षरों को प्राप्त किया जा सकता है।

हल किए गए उदाहरण

निर्देश: *दिए गए विकल्पों में से कौन-सा अक्षर-समूह प्रश्नचिह्न (?) के स्थान पर आएगा?*

1. JILK : KLIJ : : MNPQ : ?

(*a*) QNPM (*b*) MPQN (*c*) QPNM (*d*) PNMQ

उत्तर (*c*) : :: की बायीं ओर के अक्षर-समूहों में से पहले अक्षर-समूह के अक्षरों को विपरीत क्रम में लिखकर दूसरा अक्षर-समूह प्राप्त किया गया है। यही संबंध :: की दाहिनी ओर के दिए गए अक्षर समूह के अक्षरों पर अनुप्रयुक्त करने पर अपेक्षित अक्षर-समूह प्राप्त होता है।

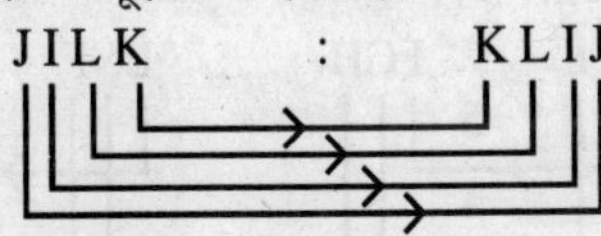

: :

MNPQ : QPNM

2. FLO : DOL : : RDP : ?

(*a*) PGM (*b*) MGP (*c*) GMP (*d*) MPG

उत्तर (*a*) : पहले और तीसरे अक्षरों को क्रमशः –2 और –3 चरण पीछे खिसका कर और दूसरे अक्षर को +3 चरण आगे बढ़ा कर :: चिह्न की बायीं ओर का दूसरा अक्षर समुच्चय प्राप्त होता है। यही संबंध :: चिह्न की दायीं ओर के पहले अक्षर समुच्चय पर लगाने पर प्रश्न चिह्न के स्थान पर अक्षर समुच्चय प्राप्त होता है।

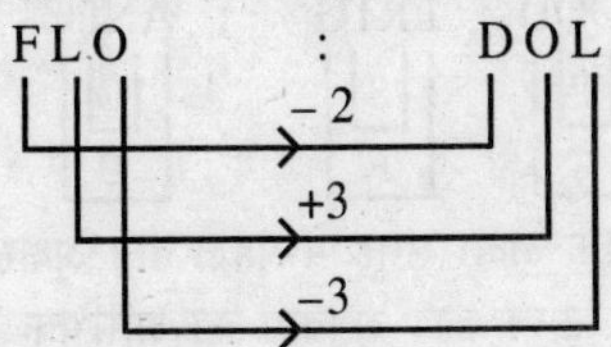

: :

RDP : PGM

–2

+3

–3

3. DumB : BonD : : RusT : ?

(*a*) MOst (*b*) TeNt (*c*) PaTH (*d*) WorK

उत्तर (*d*) : प्रत्येक समूह में सिरों पर स्थित दो अक्षर अंग्रेजी वर्णमाला के बड़े अक्षर हैं।

अभ्यास

निर्देश (प्र.सं. 1–10): *नीचे के प्रत्येक प्रश्न में एक लुप्त पद है। प्रश्न में :: चिह्न की बायीं ओर के दो अक्षर-समूहों में जो समानता या सादृश्य है वैसी ही समानता या सादृश्य :: चिह्न की दायीं ओर के दो अक्षर समूहों में है जिनमें से एक अक्षर समूह के स्थान पर प्रश्नवाचक चिह्न (?) लगा है। प्रश्नवाचक चिह्न (?) के स्थान पर लुप्त पद ज्ञात करें।*

1. GFC : CFG : : RPJ : ?
(*a*) JRP (*b*) JPR
(*c*) PJR (*d*) RJP

2. BCF : DEG : : MNQ : ?
(*a*) OPR (*b*) PQS
(*c*) OPP (*d*) QRT

3. NATION : ANITNO : : HUNGRY : ?
(*a*) HNUGRY (*b*) UNHGYR
(*c*) YRNGUH (*d*) UHGNYR

4. ACE : FGH : : LNP : ?
(*a*) QRS (*b*) PQR
(*c*) QST (*d*) MOQ

5. BOQD : ERTG : : ANPC : ?
(*a*) DQSF (*b*) FSHU
(*c*) SHFU (*d*) DSQF

6. BCDA : STUR : : KLMJ : ?
(*a*) VWXU (*b*) EFHG
(*c*) SRTU (*d*) QSRP

7. RUX : TRP : : BEH : ?
(*a*) SQN (*b*) QON
(*c*) QOM (*d*) QNL

8. BCDE : WVUT : : QRST : ?
(*a*) EFHG (*b*) JIHG
(*c*) POML (*d*) GEDC

9. AKU : AJS : : CRD : ?
(*a*) BQE (*b*) CQB
(*c*) DSB (*d*) APC

10. ODL : LOD : : PWN : ?
(*a*) WNP (*b*) NWP
(*c*) NPW (*d*) NMP

व्याख्यात्मक उत्तर

1. (*b*) : पहले समूह के अक्षरों को उलटे क्रम में लिखने पर दूसरा अक्षर-समूह प्राप्त होता है।

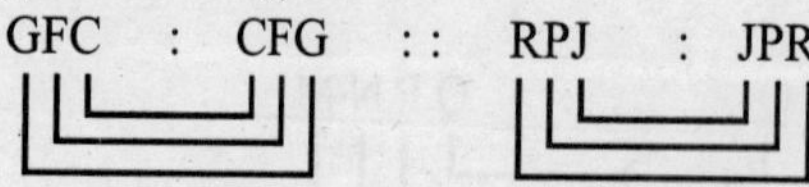

2. (*a*) : पहले और दूसरे समूह के तीनों अक्षरों के बीच वर्णमाला के सीधे क्रम में क्रमशः +2, +2 और +1 चरणों का अंतर है।

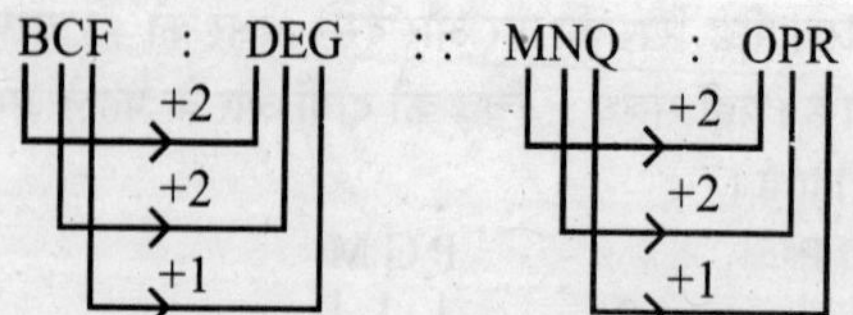

3. (*d*) : पहले समूह के अक्षरों को दो-दो अक्षरों के खंडों में विभाजित करके प्रत्येक खंड के अक्षरों को उल्टे क्रम में लिखने पर दूसरा अक्षर-समूह प्राप्त होता है।

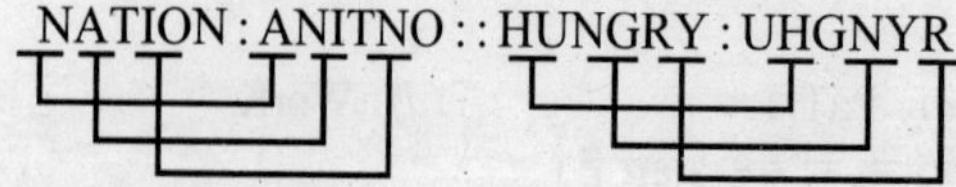

4. (*a*) : पहले और दूसरे समूह के तीनों अक्षरों के बीच वर्णमाला के सीधे क्रम में क्रमशः +5, +4, +3 चरणों का अंतर है।

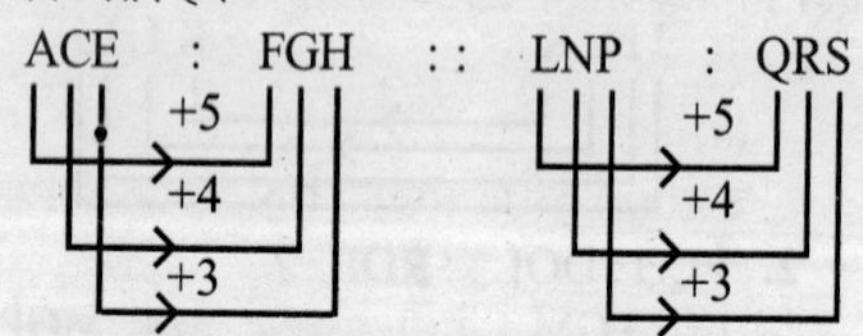

5. (*a*) : प्रत्येक अक्षर समूह में पहले और चौथे अक्षरों के बीच एक अक्षर छूटा हुआ है तथा दूसरे और तीसरे अक्षरों के बीच भी एक अक्षर छूटा हुआ है।

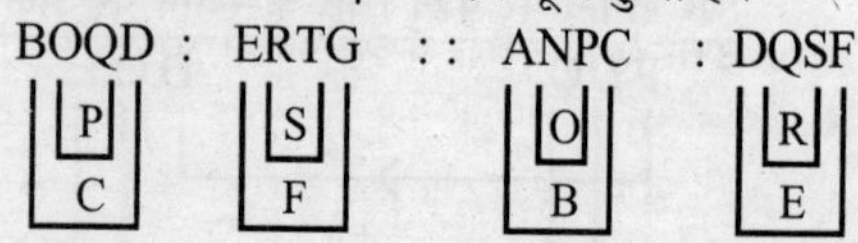

6. (*a*) : प्रत्येक अक्षर समूह में पहले तीन अक्षर क्रमागत हैं और उनके बाद अनुक्रम का आरंभिक चौथा अक्षर लिखा गया है।

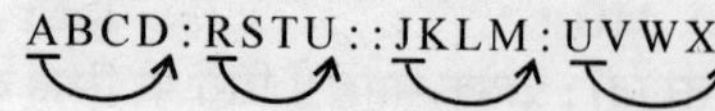

7. *(c)* **:** पहले समूह के अक्षरों में +3 का और दूसरे समूह के अक्षरों में –2 का अंतर है।

RUX : TRP :: BEH : QOM

+3 +3   –2 –2   +3+3   –2 –2

8. *(b)* **:** पहले अक्षर-समूह के आनुक्रमिक अक्षर वर्णमाला के सीधे क्रम में हैं और दूसरे अक्षर समूह के आनुक्रमिक अक्षर वर्णमाला के उलटे क्रम में हैं।

BCDE → : WVUT ← :: QRST → : JIHG ←

9. *(b)* **:** पहले अक्षर समूह के तीन अक्षरों में से पहले अक्षर के स्थान को परिवर्तित किए बिना अन्य दो अक्षरों को वर्णमाला के विपरीत क्रम में क्रमशः –1 और –2 चरण पीछे खिसकाने पर दूसरा अक्षर-समूह प्राप्त होता है।

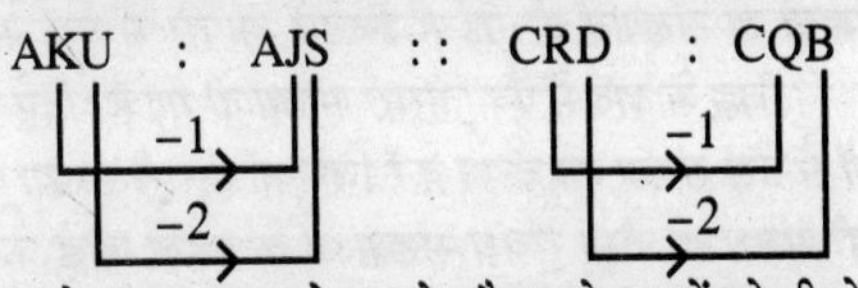

10. *(c)* **:** पहले अक्षर-समूह के पहले और दूसरे अक्षरों को तीसरे अक्षर के बाद रखने पर दूसरा अक्षर समूह प्राप्त होता है।

ODL : LOD :: PWN : NPW

भाग-III संख्या सादृश्य (Number Analogy)

संख्या सादृश्य में भी पहले दो दी गई संख्याओं के बीच संबंध स्थापित किया जाता है और तत्पश्चात् इस ज्ञात संबंध को संख्याओं के दूसरे जोड़े पर प्रयुक्त करके उसके लुप्त पद को ज्ञात किया जाता है। संख्याओं के बीच संबंध किसी भी एक पैटर्न पर आधारित हो सकता है, जैसे कि : *(i)* संख्याएं विषम/सम/अभाज्य संख्याएं हो सकती हैं; *(ii)* संख्याएं किसी एक संख्या का गुणज हो सकती हैं; *(iii)* संख्याएं भिन्न-भिन्न संख्याओं का वर्गफल/घनफल हो सकती हैं; *(iv)* दूसरी संख्या प्राप्त करने के लिए पहली संख्या में किसी संख्या को जोड़ा/घटाया/गुणा/ भाग किया जा सकता है; *(v)* दूसरी संख्या पहली संख्या के अंकों का योगफल/गुणनफल/अंतरफल हो सकती है, और *(vi)* दो दी गई संख्याओं के बीच संबंध उपर्युक्त किसी भी गणितीय परिकलनों के संयोजन द्वारा भी ज्ञात किया जा सकता है।

हल किए गए उदाहरण

निर्देश : *निम्नलिखित प्रश्नों में प्रश्न चिह्न (?) के स्थान पर लुप्त पद ज्ञात करें।*

1. 25 : 81 : : 36 : ?

(a) 121   *(b)* 93   *(c)* 65   *(d)* 103

उत्तर *(a)* **:** सभी संख्याएं भिन्न-भिन्न संख्याओं के वर्गफल को सूचित करती हैं।

25 : 81 :: 36 : 121

↓ ↓ ↓ ↓

5^2 9^2 6^2 11^2

2. 36 : 18 : : 72 : ?

(a) 164   *(b)* 134   *(c)* 94   *(d)* 14

उत्तर *(d)* **:** दूसरी संख्या पहली संख्या के अंकों का गुणनफल है।

36 : 18 :: 72 : 14

3×6 7×2

अभ्यास

निर्देश (प्र.सं. 1–10): *नीचे के प्रत्येक प्रश्न में चिह्न ': :' के पहले दो संख्याएं दी गई हैं जिनमें आपस में एक संबंध है तथा ': :' चिह्न के बाद में एक तीसरी संख्या दी गई है। दिए गए विकल्पों में से उस संख्या का चयन करें जिसका तीसरी संख्या के साथ वैसा ही संबंध हो जैसा संबंध संख्याओं के पहले जोड़े के बीच है।*

1. 1 : 11 : : 2 : ?
(*a*) 20 (*b*) 22
(*c*) 24 (*d*) 44

2. 18 : 27 : : 22 : ?
(*a*) 42 (*b*) 39
(*c*) 33 (*d*) 54

3. 14 : 20 : : 16 : ?
(*a*) 23 (*b*) 10
(*c*) 48 (*d*) 32

4. 0.16 : 0.0016 : : 1.02 : ?
(*a*) 10.20 (*b*) 0.102
(*c*) 0.0102 (*d*) 1.020

5. 5 : 24 : : 8 : ?
(*a*) 65 (*b*) 63
(*c*) 62 (*d*) 64

6. 65 : 30 : : 44 : ?
(*a*) 79 (*b*) 62
(*c*) 28 (*d*) 16

7. 30 : 42 : : 56 : ?
(*a*) 92 (*b*) 21
(*c*) 38 (*d*) 72

8. 190 : 10 : : 102 : ?
(*a*) 4 (*b*) 7
(*c*) 3 (*d*) 5

9. 6 : 18 : : 4 : ?
(*a*) 2 (*b*) 6
(*c*) 8 (*d*) 16

10. 2 : 11 : : ?
(*a*) 6 : 17 (*b*) 8 : 43
(*c*) 5 : 41 (*d*) 7 : 35

व्याख्यात्मक उत्तर

1. (*b*) : पहली संख्या के अंक को दो बार लिखने पर दूसरी संख्या प्राप्त होती है।

2. (*c*) : पहले जोड़े की संख्याएं 9 का गुणज हैं और दूसरे जोड़े की संख्याएं 11 का गुणज हैं :

18 : 27 : : 22 : 33
↓ ↓ ↓ ↓
9×2 9×3 11×2 11×3

3. (*a*) : संख्याओं के बीच संबंध निम्नवत् है :

14 : 20 : : 16 : 23
↓ ↓ ↓ ↓
7×2 $(7 \times 3) - 1$ 8×2 $(8 \times 3) - 1$

4. (*c*) : पहली दशमलव संख्या को 100 से भाग करने पर दूसरी दशमलव संख्या प्राप्त होती है :

0.16 : 0.0016 : : 1.02 : 0.0102
$\div 100$ $\div 100$

5. (*b*) : पहली संख्या के वर्ग से 1 घटाने पर दूसरी संख्या प्राप्त होती है :

5 : 24 : : 8 : 63
$(5^2) - 1$ $(8^2) - 1$

6. (*d*) : दूसरी संख्या पहली संख्या के अंकों का गुणनफल है :

$\frac{65 : 30}{(6 \times 5)}$: : $\frac{44 : 16}{(4 \times 4)}$

7. (*d*) : संख्याएं विभिन्न संख्याओं के वर्ग में उन्हीं संख्याओं को जोड़ने पर प्राप्त होती हैं :

30 : 42 : : 56 : 72
↓ ↓ ↓ ↓
$5^2 + 5$ $6^2 + 6$ $7^2 + 7$ $8^2 + 8$

8. (*c*) : दूसरी संख्या पहली संख्या के अंकों का योगफल है :

$\frac{190 : 10}{(1 + 9 + 0)}$: : $\frac{102 : 3}{(1 + 0 + 2)}$

9. (*c*) : पहली संख्या के वर्ग को 2 से भाग करने पर दूसरी संख्या प्राप्त होती है :

6 : 18 : : 4 : 8
$6^2 \div 2$ $4^2 \div 2$

10. (*c*) : पहली संख्या दूसरी संख्या के अंकों का योगफल है :

2 : 11 : : 5 : 41
$(1 + 1)$ $(4 + 1)$

वर्गीकरण या विजातीय छांटना
(CLASSIFICATION OR ODD ONE OUT)

भाग-I विजातीय छांटना – शब्दों पर आधाारित समस्याएं

इस प्रकार के वर्गीकरण में चार शब्द दिए जाते हैं जिनमें से तीन शब्द तथ्य या अर्थ की दृष्टि से या अन्य किसी न किसी रूप में आपस में संबंधित होते हुए एक समूह बनाते हैं जबकि शेष केवल एक शब्द अन्य तीनों से भिन्न होता है। परीक्षार्थी को यह पता लगाना होता है कि वह एक कौन-सा शब्द है जो समूह से संबंधित नहीं है और इस कारण विजातीय है।

हल किए गए उदाहरण

निर्देश: *निम्नलिखित चार शब्दों में से उस एक शब्द का चयन करें जो अन्य तीन से भिन्न है :*

1. (*a*) पिता (*b*) माता (*c*) मित्र (*d*) भाई

उत्तर (*c*) : अन्य सभी के बीच रक्त-संबंध है।

2. (*a*) जल (*b*) जेली (*c*) नींबू शरबत (*d*) कॉफी

उत्तर (*b*) : अन्य सभी द्रव पदार्थ हैं।

अभ्यास

निर्देश (प्र.सं. 1–10): *यहां दिए गए प्रत्येक प्रश्न में तीन शब्द किसी न किसी प्रकार से समान हैं और इस कारण वे एक समूह बनाते हैं जबकि एक शब्द अन्य तीनों से भिन्न है। इस भिन्न या विजातीय शब्द को ज्ञात करें।*

1. (*a*) हरा (*b*) लाल (*c*) रंग (*d*) नारंगी

2. (*a*) अस्तबल (*b*) बिल (*c*) डोंगी (*d*) सुअर-बाड़ा

3. (*a*) बुध (*b*) चंद्रमा (*c*) बृहस्पति (*d*) मंगल

4. (*a*) खुश (*b*) उदास (*c*) प्रसन्नचित्त (*d*) प्रसन्न

5. (*a*) शंकु (*b*) वृत्त (*c*) त्रिभुज (*d*) आयत

6. (*a*) सीसा (*b*) पारद (*c*) तांबा (*d*) लोहा

7. (*a*) पतंग (*b*) चिड़िया (*c*) रेडार (*d*) जेट

8. (*a*) अतिवृष्टि (*b*) अनावृष्टि (*c*) भूस्खलन (*d*) युद्ध

9. (*a*) सिंहशावक (*b*) चूजा (*c*) सूअर (*d*) पिल्ला

10. (*a*) खरगोश (*b*) मगरमच्छ (*c*) केंचुआ (*d*) घोंघा

व्याख्यात्मक उत्तर

1. *(c)* : अन्य सभी विभिन्न प्रकार के रंग हैं।

2. *(c)* : डोंगी एक छोटी नाव होती है। अन्य सभी पशु-पक्षियों के निवासस्थलों के नाम हैं।

3. *(b)* : अन्य सभी ग्रहों के नाम हैं।

4. *(b)* : अन्य सभी आनन्द की अनुभूति को अभिव्यक्त करते हैं।

5. *(a)* : अन्य सभी आकृतियाँ द्विविमीय आकृतियाँ हैं।

6. *(b)* : अन्य सभी ठोस धातुएं हैं।

7. *(c)* : अन्य सभी हवा में उड़ने वाली वस्तुएं हैं। रेडार हवा में गमन करने वाली वस्तुओं की पहचान करता है।

8. *(d)* : अन्य सभी प्राकृतिक आपदाएं हैं। केवल युद्ध ही मानव द्वारा मानव समाज के समक्ष प्रस्तुत की जाने वाली एक कृत्रिम आपदा है।

9. *(c)* : अन्य सभी शब्द विभिन्न जंतुओं के शिशुओं के नाम हैं।

10. *(a)* : अन्य सभी रेंगने वाले जंतु हैं।

भाग-II विजातीय छांटना – अक्षरों पर आधारित समस्याएं

इस कोटि के अंतर्गत विकल्प के रूप में चार अक्षर-समूह या अक्षरों की एक श्रृंखला दी जाती है। परीक्षार्थी को इनमें से ऐसे विकल्प का चयन करना होता है जो अन्यों से भिन्न अर्थात् विजातीय हो।

हल किए गए उदाहरण

निर्देश: *निम्नलिखित अक्षर समूहों में से कौन-सा अक्षर समूह भिन्न या विजातीय स्वरूप का है?*

1. (*a*) NOP (*b*) RTU (*c*) JKL (*d*) EFG

उत्तर (*b*) : प्रत्येक समूह में अक्षर क्रमागत हैं, जबकि विकल्प (*b*) के अक्षर-समूह में पहले दो अक्षरों के बीच एक अक्षर 'S' छूटा हुआ है।

2. (*a*) RUX (*b*) CFI (*c*) BDG (*d*) FIL

उत्तर (*c*) : प्रत्येक समूह में अक्षरों के बीच समान संख्या में अक्षर छूटे हुए हैं जबकि विकल्प (*c*) में पहले दो अक्षरों B और D के बीच एक अक्षर और अंतिम दो अक्षरों D और G के बीच दो अक्षर छूटे हुए हैं।

अभ्यास

निर्देश (प्र.सं. 1–10): *नीचे के प्रत्येक प्रश्न में अक्षर समूहों के रूप में चार विकल्प दिए गए हैं जिनमें से तीन में किसी न किसी प्रकार की समानता है और इस कारण वे एक समूह बनाते हैं। उस अक्षर समूह का चयन करें जो समूह से संबंधित नहीं है।*

1. (*a*) ACE (*b*) LOR (*c*) GIK (*d*) VXZ

2. (*a*) TSR (*b*) LKJ (*c*) PQO (*d*) HGF

3. (*a*) EF LM (*b*) KJ SR (*c*) XW HG (*d*) ED YX

4. (*a*) JOPK (*b*) BOPC (*c*) QOPR (*d*) TOPS

5. (*a*) JKkL (*b*) OPpQ (*c*) DEEf (*d*) VWwX

6. (*a*) BdfH (*b*) FHJL (*c*) RTvX (*d*) uVwX

7. (*a*) DFHEG (*b*) TWXUV (*c*) OQSPR (*d*) JLNKM

8. (*a*) MKGA (*b*) PNID (*c*) RPLF (*d*) VTPJ

9. (*a*) ABJNM (*b*) QRTUZ (*c*) IXYOQ (*d*) WGFPO

10. (*a*) EFGH (*b*) IRST (*c*) ULMN (*d*) JKLO

व्याख्यात्मक उत्तर

1. *(b)* **:** शेष सभी अक्षर समूहों में अगला अक्षर अपने पूर्ववर्ती अक्षर से वर्णमाला के सीधे क्रम में 2 अक्षर आगे का है जबकि विकल्प (*b*) के अक्षर समूह में +3 अनुक्रम का पालन होता है।

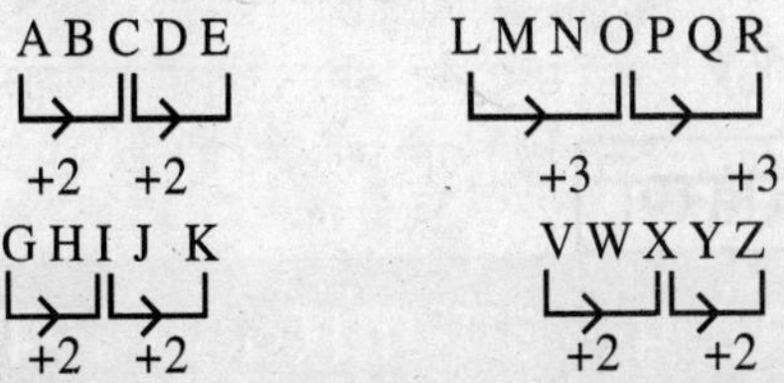

2. *(c)* **:** प्रत्येक समूह में अक्षर वर्णमाला के उलटे क्रम में हैं। केवल विकल्प (*c*) में अक्षरों का अनुक्रम बाधित हो रहा है।

3. *(a)* **:** शेष सभी समूहों में क्रमागत अक्षर वर्णमाला के उलटे क्रम में हैं।

KJ SR; XW HG; ED YX

–1 –1 –1 –1 –1 –1

केवल विकल्प (*a*) में ही क्रमागत अक्षर वर्णमाला के सीधे क्रम में है।

E F LM

+1 +1

4. *(d)* **:** यहां दिए गए सभी अक्षर समूहों में बीच में 'OP' अक्षर हैं। विकल्प (*d*) में दोनों किनारों पर स्थित अक्षर वर्णमाला के उलटे क्रम में हैं, अर्थात्

TOPS

–1

जबकि शेष सभी अक्षर समूहों में दोनों किनारों पर स्थित अक्षर वर्णमाला के सीधे क्रम में हैं।

JOPK ; BOPC ; QOPR

+1 +1 +1

5. *(c)* **:** शेष समूहों में तीसरे अक्षर के रूप में दूसरे अक्षर की पुनरावृत्ति की गई है और उसे अंग्रेजी वर्णमाला के छोटे अक्षर के रूप में लिखा गया है जबकि विकल्प (*c*) के तीसरे अक्षर के रूप में दूसरे अक्षर की पुनरावृत्ति तो की जाती है किंतु उसे अंग्रेजी वर्णमाला के बड़े अक्षर के रूप में लिखा जाता है।

6. *(d)* **:** शेष समूहों में अंग्रेजी वर्णमाला के अक्षर चाहे छोटे हों या बड़े, किंतु दूसरे, तीसरे और चौथे स्थान पर स्थित अक्षर अपने पूर्ववर्ती अक्षरों से वर्णमाला के सीधे क्रम में 2 अक्षर आगे के हैं, अर्थात्

B D f H ; F H J L ; R T v X

+2 +2 +2   +2 +2 +2   +2 +2 +2

केवल विकल्प (*d*) में अक्षर वर्णमाला के सहज क्रम (+1) में हैं, अर्थात्

u V w X

+1 +1 +1

7. *(b)* **:** शेष समूहों में पहले, चौथे, दूसरे, पांचवें और तीसरे स्थानों पर स्थित अक्षरों से वर्णमाला का सीधा अनुक्रम बनता है। विकल्प (*b*), में पहले, चौथे, पांचवें, दूसरे और तीसरे स्थानों पर स्थित अक्षरों के मेल से वर्णमाला का सीधा अनुक्रम बनता है।

8. *(b)* **:** शेष समूहों में अक्षरों का अनुक्रम –2, –4, –6 के पैटर्न का पालन करता है, अर्थात्

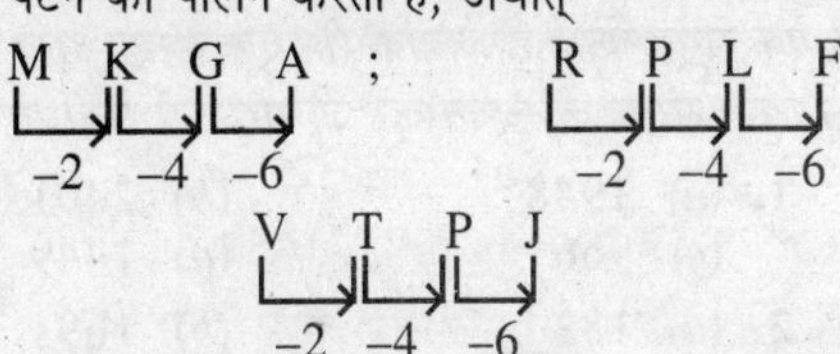

विकल्प (*b*) में अनुक्रम का निम्नलिखित पैटर्न है:

P N I D

–2 –5 –5

अतः सही पैटर्न होना चाहिए → P N J D

–2 –4 –6

9. *(c)* **:** शेष समूहों में कम से कम दो जोड़े अक्षर वर्णमाला के क्रम में हैं, अर्थात्

ABJNM ; QRTUZ ; WGFPO

विकल्प (*c*) में केवल एक जोड़ा अक्षर-ही वर्णमाला के क्रम में है।

IXYOQ

10. *(d)* **:** शेष समूहों में पहला अक्षर 'स्वर' है जिसके बाद तीन क्रमागत अक्षर लिखे गए हैं।

भाग-III विजातीय छांटना – संख्याओं पर आधारित समस्याएं

इस प्रकार के वर्गीकरण में विकल्पों के रूप में विभिन्न संख्याएं दी जाती हैं। इन संख्याओं में से एक को छोड़कर जो अन्य से भिन्न होती है, शेष किसी न किसी रूप में आपस में संबंधित होती हैं और इस प्रकार एक समूह बनाती हैं। परीक्षार्थी को दी गई संख्याओं में यह समानता ज्ञात करनी होती है और तत्पश्चात् समूह से भिन्न संख्या का चयन करना होता है। विकल्पों के रूप में दी गई संख्याएं विषम/सम/क्रमागत संख्याएं, अभाज्य संख्याएं, किसी संख्या का गुणज, एक अंकीय, विभिन्न संख्याओं का वर्ग या घन, किसी अन्य संख्या का जोड़/घटा या किसी भी गणितीय परिकलन का संयोजन हो सकती है।

हल किए गए उदाहरण

निर्देश: *दिए गए विकल्पों में विषम संख्या ज्ञात करें।*

1. (*a*) 62 (*b*) 121 (*c*) 36 (*d*) 256

उत्तर *(a)* : अन्य संख्याएं क्रमश: 11, 6 और 16 के वर्ग द्वारा सूचित होती हैं।

2. (*a*) 27 (*b*) 132 (*c*) 93 (*d*) 154

उत्तर *(d)* : शेष संख्याएं 3 से विभाज्य हैं।

अभ्यास

निर्देश (प्र.सं. 1–10): *यहां प्रत्येक प्रश्न में चार विकल्प दिए गए हैं जिनमें से तीन किसी न किसी रूप में आपस में संबंधित होते हुए एक समूह बनाते हैं, जबकि शेष एक संख्या अन्य से भिन्न है। उस भिन्न संख्या का चयन करें जो समूह से संबंधित नहीं है।*

1. (*a*) 1948 (*b*) 2401
(*c*) 966 (*d*) 1449

2. (*a*) 182 (*b*) 169
(*c*) 130 (*d*) 158

3. (*a*) 3215 (*b*) 9309
(*c*) 4721 (*d*) 2850

4. (*a*) 1776 (*b*) 2364
(*c*) 1976 (*d*) 3776

5. (*a*) 7658 (*b*) 1234
(*c*) 9876 (*d*) 6543

6. (*a*) 18 (*b*) 12
(*c*) 30 (*d*) 20

7. (*a*) 9875432 (*b*) 98765
(*c*) 98756 (*d*) 9876543

8. (*a*) 5243 (*b*) 9251
(*c*) 4256 (*d*) 3257

9. (*a*) 2553 (*b*) 1224
(*c*) 7992 (*d*) 3885

10. (*a*) 3223 (*b*) 4554
(*c*) 6116 (*d*) 9887

व्याख्यात्मक उत्तर

1. *(a)* : शेष संख्याएं 7 से विभाज्य हैं।

2. *(d)* : शेष संख्याएं 13 का गुणज हैं।

3. *(b)* : शेष संख्याओं में किसी भी अंक का दो बार प्रयोग नहीं किया गया है।

4. *(b)* : शेष संख्याओं में आखिरी दो अंक एक से हैं।

5. *(a)* : शेष संख्याओं में उनके अंक गिनती के सीधे या उलटे क्रम में क्रमागत (निरंतर) हैं।

6. *(a)* : शेष सभी संख्याएं $3^2 + 3 = 12$, $5^2 + 5 = 30$, $4^2 + 4 = 20$ हैं।

7. *(c)* : शेष सभी संख्याओं में 987 के बाद अंक अवरोही या घटते हुए क्रम (decreasing order) में हैं।

8. *(a)* : शेष सभी संख्याओं में 25 बीच में है और सिरे के दो अंकों का योग 10 के बराबर है।

9. *(b)* : शेष सभी संख्याओं में दो सिरों पर स्थित अंकों का योग बीच में स्थित अंक के बराबर है जिसे दो बार लिखा गया है।

10. *(d)* : शेष सभी संख्याओं में अंतिम दो अंक पहले दो अंकों को उलटे क्रम में लिखने पर प्राप्त होते हैं।

भाग-IV विजातीय छांटना – शब्द समूहों से संबंधित समस्याएं

शब्दों, अक्षरों या संख्याओं के समूह का वर्गीकरण एकल शब्द, अक्षर या संख्या के वर्गीकरण से अधिक भिन्न नहीं होता। इसमें परीक्षार्थी को दो परस्पर संबंधित शब्दों के बीच संबंध की विशिष्टता या प्रकृति ज्ञात करनी होती है और तत्पश्चात् दिए गए विकल्पों में से उस शब्द युग्म का पता लगाना होता है, जो अन्य शब्द-युग्मों के संबंध पैटर्न का अनुपालन नहीं करता हो। संबंधित शब्द विपरीत या सदृश अर्थ या स्वरूप के हो सकते हैं अथवा उनकी अर्थ छटा और अर्थ निरुपण में भिन्नता हो सकती है या फिर उनमें एक विशेष तुकबंदी हो सकती है।

हल किए गए उदाहरण

निर्देश: *निम्नलिखित में से कौन-सा शब्द-युग्म अन्यों से भिन्न है?*

1. (*a*) अच्छा-बेहतर (*b*) गुनगुना-गरम (*c*) नफा-लाभ (*d*) फुसफुसाना-चिल्लाना

उत्तर (*c*) : अन्य शब्द-युग्मों में युग्म के शब्द सदृश अर्थ वाले हैं किंतु उनमें सादृश्यता या साम्यता की अवस्था या कोटि भिन्न-भिन्न है।

2. (*a*) कैंची-कपड़ा (*b*) चाकू-सब्जी (*c*) कुल्हाड़ी-लकड़ी (*d*) हथौड़ा-कील

उत्तर (*d*) : हालांकि शब्दों के बीच संबंध ठीक है किंतु कील को काटने के लिए हथौड़े का प्रयोग नहीं किया जाता है। शेष तीन युग्मों में बायीं ओर उपकरण का नाम दिया गया है जिसकी सहायता से दायीं ओर लिखी गई वस्तु को काट सकते हैं।

अभ्यास

निर्देश (प्र.सं. 1–20): *नीचे के प्रत्येक प्रश्न में शब्दों के उस जोड़े का चयन करें जो शेष तीन जोड़ों से भिन्न हो।*

1. (*a*) कुर्सी-फर्नीचर (*b*) शर्ट-वस्त्र
(*c*) कंठहार-आभूषण (*d*) बोगी-इंजन

2. (*a*) चित्रांकनी-कागज (*b*) पेंसिल-लेड
(*c*) कलम-स्याही (*d*) बुरुश-रंग

3. (*a*) युद्ध-शांति (*b*) वास्तविक-सहज
(*c*) अग्रगण्य-प्रथम (*d*) क्रोध-गुस्सा

4. (*a*) अंगूली-अंगूठी (*b*) सिर-टोपी
(*c*) कमर-मुकुट (*d*) पांव-जूता

5. (*a*) दिन-रात (*b*) चालाक-मूर्ख
(*c*) स्पष्ट-धुंधला (*d*) पहुंचना-आना

6. (*a*) क्विंटल-गैलन (*b*) गुलदस्ता-फूल
(*c*) पुस्तक-पृष्ठ (*d*) संसद-सांसद

7. (*a*) चिड़िया-चहचहाना (*b*) घोड़ा-भिनभिनाना
(*c*) शेर-गरजना (*d*) सांप-फुफकारना

8. (*a*) भतीजी-भतीजा (*b*) भाई-बहन
(*c*) पति-पत्नी (*d*) पिता-माता

9. (*a*) पेट्रोल-कार (*b*) तेल-लैम्प
(*c*) डीजल-लकड़ी (*d*) मोम-मोमबत्ती

10. (*a*) गंगा-नर्मदा (*b*) थार-गोबी
(*c*) आमाशय-हाथ (*d*) एवरेस्ट-पर्वत

11. (*a*) औषधि-चिकित्सक (*b*) फूल-कलाकार
(*c*) जूता-मोची (*d*) त्वचा-त्वचारोग विशेषज्ञ

12. (*a*) प्राधिकार-मंजूरी
(*b*) प्रतिकर्षण-आकर्षण
(*c*) तुनकमिजाज-दुस्तोषणीय
(*d*) श्वास-अस्तित्व

13. (*a*) पोलो-बर्फ का मैदान (रिंक)
(*b*) गोल्फ-लॉन
(*c*) टेनिस-कोर्ट
(*d*) शतरंज-बोर्ड

14. (*a*) उमंग-तरंग (*b*) नीड़-पीड़
(*c*) अपराध-रोकथाम (*d*) आन-बान

15. (*a*) सेना-सेनापति (*b*) कॉलेज-प्रिंसिपल
(*c*) जहाज-कैप्टन (*d*) नौसेना-लेफ्टिनेंट

16. (*a*) रेलगाड़ी-पटरी
(*b*) पक्षी-उड़ना
(*c*) हवाई जहाज-आकाश
(*d*) पनडुब्बी-समुद्र

17. (*a*) जेली-सौम्य (*b*) पत्थर-कठोर
(*c*) रोवां-मुलायम (*d*) कांच-चिकना

18. (*a*) शाखा-पेड़ (*b*) मिनट-घंटा
(*c*) वाक्य-पैराग्राफ (*d*) विद्यार्थी-शिक्षक

19. (*a*) कुल-जोड़ (*b*) अभी-वर्तमान
(*c*) बड़ी-धारणा (*d*) हां-सहमत

20. (*a*) चार-चौगुना (*b*) तीन-तेरह
(*c*) दो-दोगुना (*d*) छह-छहगुना

व्याख्यात्मक उत्तर

1. (*d*) : बोगी रेलगाड़ी का एक हिस्सा होता है जो परिवहन का एक साधन है। कुर्सी, शर्ट और कंठहार क्रमशः फर्नीचर, वस्त्र और आभूषण हैं।

2. (*a*) : पेंसिल, कलम और ब्रुश से लिखने का माध्यम क्रमशः लेड, स्याही और रंग है। चित्रांकनी (क्रेयॉन) से लिखने या चित्र बनाने का माध्यम मोम होता है।

3. (*a*) : शेष सभी शब्द-युग्म समानार्थक शब्दों के युग्म हैं जबकि विकल्प (*a*) में दिया गया शब्द-युग्म विपरीतार्थक शब्दों का युग्म है।

4. (*c*) : मुकुट सिर पर पहना जाता है।

5. (*d*) : शेष शब्द-युग्म एक दूसरे के विपरीतार्थक हैं।

6. (*a*) : शेष सभी शब्द युग्मों में पहला दूसरे का समेकित रूप हैं।

7. (*b*) : शेष सभी में दूसरी पहले की बोली है। घोड़े हिनहिनाते हैं।

8. (*a*) : संबंधित शब्द-युग्मों में पहला पुल्लिंग और दूसरा स्त्रीलिंग है। विकल्प (*a*) में पहले स्त्रीलिंग और तत्पश्चात् पुल्लिग दिया गया है।

9. (*c*) : पेट्रोल का उपयोग कार चलाने में, तेल का उपयोग लैम्प जलाने में और मोम का उपयोग मोमबत्ती जलाने में किया जाता है। डीजल और लकड़ी का आपस में ऐसा कोई संबंध नहीं है।

10. (*d*) : संबंधित शब्दों की पहचान एक जैसी है। (*a*) नदियों को, (*b*) मरुभूमि को और, (*c*) शरीर के अंगों को सूचित करते हैं जबकि विकल्प (*d*) में एवरेस्ट एक पर्वत शृंखला का नाम है।

11. (*b*) : चिकित्सक का औषधि, मोची का जूता और त्वचारोग विशेषज्ञ का संबंध त्वचारोग से है। फूलों की देख-रेख करने वाले व्यक्ति को माली कहते हैं।

12. (*b*) : शेष शब्द युग्म समानार्थक हैं जबकि प्रतिकर्षण और आकर्षण शब्द एक दूसरे के विपरीत अर्थ वाले हैं।

13. (*a*) : शब्द युग्मों में खेलों और उन्हें खेले जाने वाले स्थानों के बीच संबंध दर्शाया गया है। पोलो मैदान में खेला जाता है।

14. (*c*) : शेष शब्द-युग्मों में शब्दों के बीच एक विशेष लय है।

15. (*d*) : नौसेना का प्रमुख कमांडर होता है।

16. (*b*) : रेलगाड़ी पटरी पर, हवाई जहाज आकाश में और पनडुब्बी समुद्र के जल में चलती है। इसी प्रकार पक्षी हवा में उड़ते हैं और साथ ही ये सजीव प्राणी भी हैं।

17. (*a*) : शब्द युग्मों का दूसरा शब्द पहले शब्द की विशेषता बताता है। जेली मुलायम या अस्थिर होती है।

18. (*d*) : शेष समूहों में पहला शब्द दूसरे का हिस्सा है।

19. (*c*) : शेष समूहों के शब्द परस्पर समानार्थक हैं।

20. (*b*) : तीन से तिगुना

सांकेतिक भाषा परीक्षण

(CODING AND DECODING)

भाग-I

कूटलेखन या 'कोडिंग' संवाद-संप्रेषण की एक प्रक्रिया है जिसमें एक गुप्त भाषा का प्रयोग वास्तविक तथ्यों शब्दों/मूल्यों की अभिव्यक्ति या प्रस्तुतिकरण को एक ऐसी भाषा में परिवर्तित करने के लिए किया जाता है जिसे संवाद के प्रेषक और प्राप्तकर्ता के अतिरिक्त कोई तीसरा व्यक्ति समझ न सके। कूटभाषा में लिखने के लिए *(i)* शब्दों के अक्षरों के स्थान पर वर्णमाला के सीधे उलटे क्रम में एक या एकाधिक स्थान आगे या पीछे के अक्षरों को लिखा जाता है; *(ii)* अक्षरों के स्थान पर संख्याओं को या संख्याओं के स्थान पर अक्षरों को लिखा जाता है; *(iii)* दिए गए शब्द के कुछ या सभी अक्षरों को उलटे क्रम में लिखा जाता है; और *(iv)* शब्द के अक्षरों के स्थान पर वर्णमाला के उलटे क्रम में समस्थानिक अक्षरों को लिखा जाता है।

वर्णमाला को सीधे क्रम में लिखने पर प्राप्त शृंखला :

A B C D E F G H I J K L M N O P Q R S T U V W X Y Z

A	E	J	O	T	Y
↓	↓	↓	↓	↓	↓
प्रथम अक्षर	पांचवां अक्षर	दसवां अक्षर	पंद्रहवां अक्षर	बीसवां अक्षर	पच्चीसवां अक्षर

वर्णमाला को उलटे क्रम में लिखने पर प्राप्त शृंखला :

Z Y X W V U T S R Q P O N M L K J I H G F E D C B A

Z	V	Q	L	G	B
↓	↓	↓	↓	↓	↓
प्रथम अक्षर	पांचवां अक्षर	दसवां अक्षर	पंद्रहवां अक्षर	बीसवां अक्षर	पच्चीसवां अक्षर

टिप्पणी: Z पर पहुंचने के पश्चात् शृंखला A से पुनः शुरू होती है और A पर पहुंचने के पश्चात् शृंखला Z से पुनः शुरू होती है।

हल किए गए उदाहरण

1. यदि एक विशेष प्रकार की कूट भाषा में शब्द FACE को GBDF की तरह लिखा जाता हो तो इसी कूट भाषा में BADE को कैसे लिखा जाएगा?

(a) CBEF *(b)* CEBF *(c)* CFBE *(d)* CBFE

उत्तर *(a)* : शब्द के अक्षरों को वर्णमाला के सीधे क्रम में एक चरण आगे का अक्षर लिखकर कूटबद्ध किया गया है।

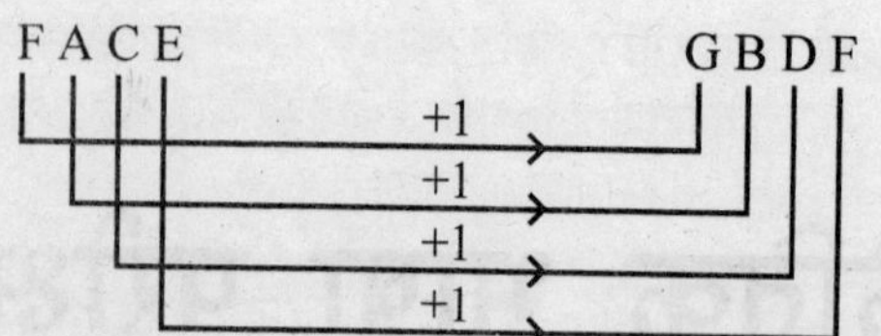

इसी प्रकार,

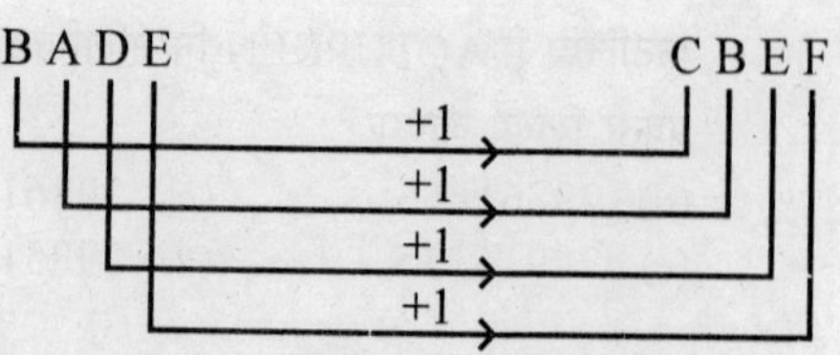

2. यदि किसी कूटभाषा में RESULT को 798206 लिखा गया हो तो उसी कूटभाषा में LET किस प्रकार लिखा जाएगा?

(*a*) 680 (*b*) 092 (*c*) 096 (*d*) 086

उत्तर (*c*) : अक्षरों को संख्याओं द्वारा कूटबद्ध किया गया है। दिए गए शब्द को कूटबद्ध करने के लिए संबंधित कूट संख्याएं ज्ञात करें।

R E S U L T → अक्षर
7 9 8 2 0 6 → कूट

अत: LET के लिए कूट संख्याएं निम्नवत् होगी :

L E T → अक्षर
0 9 6 → कूट

अभ्यास

निर्देश (प्र.सं. 1–10): *निम्नलिखित प्रश्नों में दिए गए शब्दों या अक्षरों के लिए इंगित कूटभाषा के शब्द या अक्षर ज्ञात करें।*

1. यदि किसी कूट भाषा में CHAIR को FKDLU के रूप में लिखा जाए तो उसी कूटभाषा में RAID शब्द को किस प्रकार लिखा जाएगा?

(*a*) ULGD (*b*) ULKG
(*c*) ULDG (*d*) UDLG

2. यदि किसी कूटभाषा में CONDEMN को CNODMEN लिखा जाता है तो उसी कूटभाषा में TEACHER को कैसे लिखा जाएगा?

(*a*) TEACHER (*b*) TAEECHR
(*c*) TCAEEHR (*d*) TAECEHR

3. किसी कूटभाषा में COME को XLNV और ABLE को ZYOV लिखा जाता है। इसी कूटभाषा में MOLLY किस प्रकार लिखा जाएगा?

(*a*) NLOBO (*b*) NLBOO
(*c*) LNOOB (*d*) NLOOB

4. यदि किसी कूटभाषा में ACTION को ZXGRLM लिखा जाता हो तो उसी कूटभाषा में HEALTH को कैसे लिखा जाएगा?

(*a*) SVZOGS (*b*) TVZOGT
(*c*) RUZPGR (*d*) QVGOZQ

5. यदि किसी विशेष कूटभाषा में EARTHQUAKE को MOGPENJOSM के रूप में लिखा जाता हो तो उसी कूटभाषा में EQUATE निम्नलिखित में से किस प्रकार लिखा जाएगा?

(*a*) MENOPM (*b*) MENOMP
(*c*) MJOGPM (*d*) MNJOPM

6. किसी विशेष सांकेतिक भाषा में COUNTRY शब्द को EMWLVPA के रूप में कूटबद्ध किया जाता है। इसी विशेष भाषा में ELECTORATE किस रूप में लिखा जाएगा?

(*a*) CJCEVQPYWC (*b*) GJGERQTYVG
(*c*) CNCERQPCRG (*d*) GJGAVMTYVC

7. यदि PHILOSOPHY को HPLISOPOYH लिखा जाता हो तो ORNAMENTAL कैसे लिखा जाएगा?

(*a*) ROANEMNTLA
(*b*) ONRAMNEALT
(*c*) ROANEMTNLA
(*d*) ROANEMNATL

8. यदि किसी कूटभाषा में लिखे गए शब्द OPFGBCST का अर्थवाचन NEAR के रूप में किया जाता हो तो उसी कूटभाषा में कूटबद्ध IJVWHI का अर्थ निम्नलिखित में से क्या होगा?

(*a*) HAG (*b*) HUG
(*c*) HUT (*d*) KEG

9. किसी विशेष कूटलिपि में PUNCTUAL को 16598623 के रूप में कूटबद्ध किया जाता है। इसी

कूटलिपि में ACTUPULN निम्नलिखित में से किस प्रकार लिखा जाएगा?

(*a*) 29861653 (*b*) 29861635
(*c*) 28916135 (*d*) 29851536

10. यदि OUT को 152120 के रूप में कूटबद्ध किया जाता हो तो इसी नियम का प्रयोग करके IN को निम्नलिखित में से कैसे लिखा जाएगा?

(*a*) 1015 (*b*) 819
(*c*) 1813 (*d*) 914

व्याख्यात्मक उत्तर

1. (*d*) : शब्द को कूटबद्ध करने के लिए उसके अक्षरों से वर्ण–माला के क्रम में +3 चरण आगे के अक्षर लिए गए हैं।

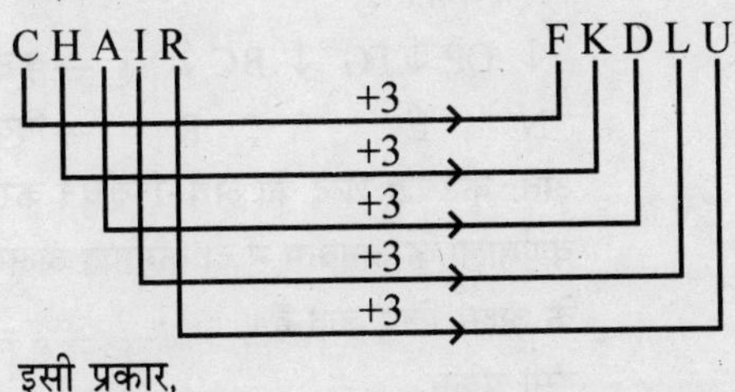

इसी प्रकार,

RAID UDLG

+3
+3
+3
+3

2. (*d*) : इस शब्द में दूसरे और तीसरे अक्षर एक दूसरे के स्थान पर आ जाते हैं और पांचवे और छठे अक्षरों द्वारा भी इसी नियम का पालन किया जाता है। शेष अक्षरों का स्थान अपरिवर्तित रहता है।

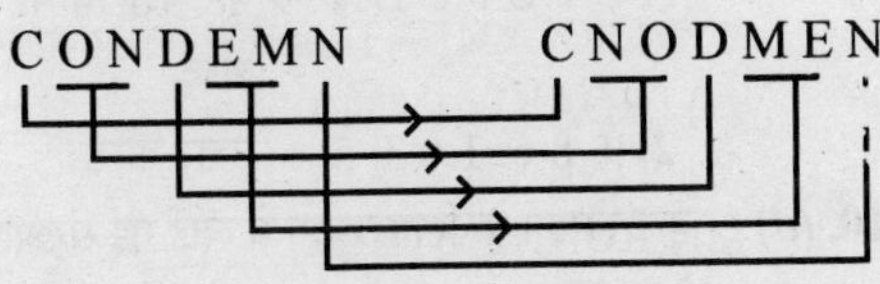

इसी प्रकार,

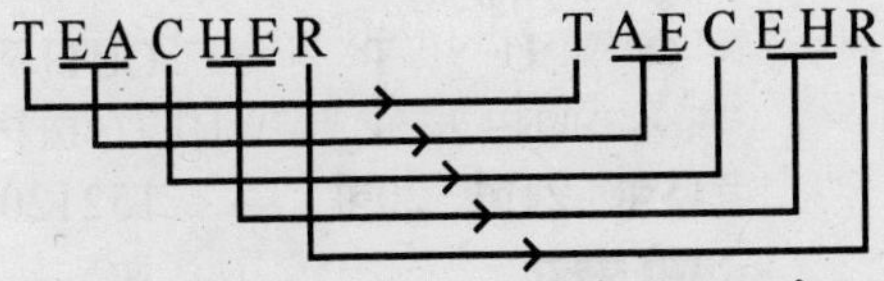

3. (*d*) : शब्द के अक्षरों को कूटबद्ध करने के लिए वर्णमाला के उलटे क्रम में समान स्थान वाले अक्षरों को लिया गया है।

C O M E → वर्णमाला के सीधे क्रम में अक्षर

X L N V → वर्णमाला के उलटे क्रम में समान स्थान वाले अक्षर

↓ ↓ ↓ ↓

3रा 15वां 13वां 5वां → वर्णमाला में अक्षरों का स्थान

A B L E → वर्णमाला के सीधे क्रम में अक्षर

Z Y O V → वर्णमाला के उलटे क्रम में समान स्थान वाले अक्षर

↓ ↓ ↓ ↓

1ला 2रा 12वां 5वां → वर्णमाला के अक्षरों का स्थान

इसी प्रकार,

M O L L Y → वर्णमाला के सीधे क्रम में अक्षर

N L O O B → वर्णमाला के उलटे क्रम में समान स्थान वाले अक्षर

↓ ↓ ↓ ↓ ↓

13वां 15वां 12वां 12वां 25वां → वर्णमाला में अक्षरों का स्थान

4. (*a*) : शब्द के अक्षरों को कूटबद्ध करने के लिए वर्णमाला के उलटे क्रम में समान स्थान वाले अक्षरों को लिया गया है।

A C T I O N → वर्णमाला के सीधे क्रम में अक्षर

Z X G R L M → वर्णमाला के उलटे क्रम में समान स्थान वाले अक्षर

↓ ↓ ↓ ↓ ↓ ↓

1ला 3रा 20वां 9वां 15वां 14वां वर्णमाला में अक्षरों का स्थान

इसी प्रकार,

H E A L T H → वर्णमाला के क्रम में अक्षर

S V Z O G S → वर्णमाला के उलटे क्रम में समान स्थान वाले अक्षर

8वां ↓ 5वां 1ला ↓ 12वां 20वां ↓ 8वां → वर्णमाला में अक्षरों का स्थान

5. (d) : EQUATE शब्द के अक्षर EARTHQUAKE शब्द से लिए गए हैं।

उत्तर कूट प्राप्त करने के लिए कूटबद्ध शब्द से अक्षरों का मिलान करें।

E A R T H Q U A K E → अक्षर
M O G P E N J O S M → कूट
E QUA T E→ कूटबद्ध किए जाने वाले अक्षर
M N J O PM→ उत्तर कूट

6. (d) : शब्द को कूटबद्ध करने के लिए शब्द के अक्षरों से वर्णमाला के क्रम में क्रमशः 2 चरण आगे और दो चरण पीछे के अक्षर लिए गए हैं।

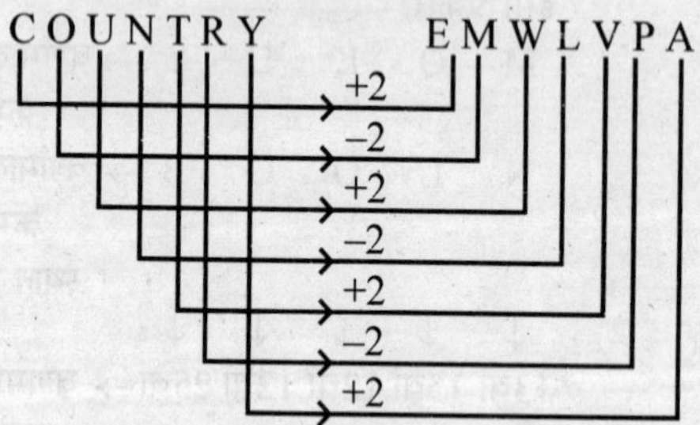

इसी प्रकार,

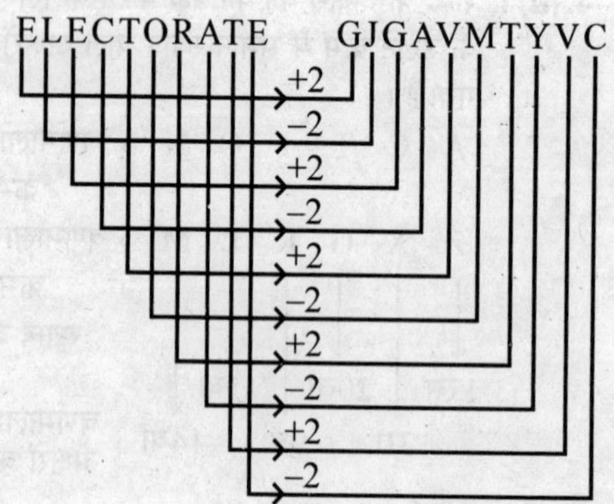

7. (c) : शब्द को कूटबद्ध करने के लिए उसके दो क्रमागत अक्षरों को एक दूसरे के स्थान पर लिखा जाता है।

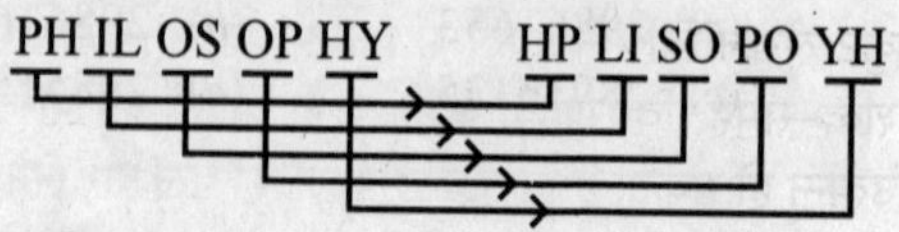

इसी प्रकार,

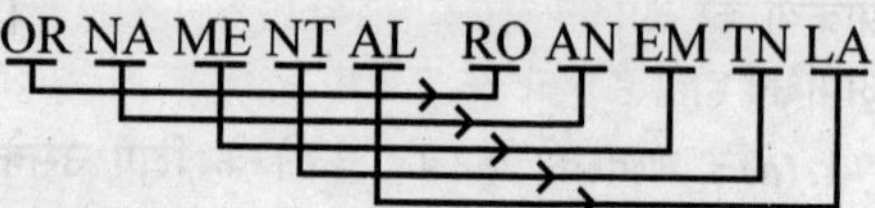

8. (b) : कूटबद्ध शब्द का अर्थ-निर्वचन निम्नलिखित रूप में किया गया है :

↓ OP ↓ FG ↓ BC ↓ ST →कूट
N E A R →दिया गया शब्द

अतः कूटबद्ध शब्द का अर्थ-निर्वचन करने के लिए वर्णमाला के अनुक्रम में दो क्रमागत अक्षरों से पहले के अक्षर लिए जाते हैं।

इसी प्रकार,

↓ IJ ↓ VW ↓ HI → दिया गया शब्द
H U G → उत्तर शब्द

9. (b) : शब्द PUNCTUAL के अक्षरों को यादृच्छिक क्रम में लेकर ACTUPULN शब्द लिखा गया है।

इसी प्रकार संख्या कूट भी लिखा जाएगा

P U N C T U A L → दिया गया शब्द
1 6 5 9 8 6 2 3 → कूट

इसी प्रकार,

A C T U P U L N → कूटबद्ध किया जाने वाला शब्द
2 9 8 6 1 6 3 5→ उत्तर कोड

10. (d) : कूट लेखन के लिए प्रयोग में लाई गई संख्याएं वर्णमाला के सीधे क्रम (ABCD...) में अक्षरों के स्थान को सूचित करती है।

O U T → OUT
↓ ↓ ↓
15वां 21वां 20वां → 152120

इसी प्रकार,

I N → IN
↓ ↓
9वां 14वां → 914

भाग-II

कूट लेखन विभिन्न प्रकार से किया जाता है। कूटभाषा का प्रयोग न केवल शब्दों और संख्याओं के लिए किया जाता है बल्कि किसी शब्द-समूह, विवरण या कभी-कभी वाक्यों को भी कूटभाषा द्वारा संप्रेषित किया जाता है। इस प्रकार की कूटभाषा से भ्रम की स्थिति उत्पन्न हो सकती है किंतु कुछ प्रश्नों को हल कर लेने के बाद ऐसी कूटभाषा को समझना और हल करना अत्यंत सरल हो जाता है। इस प्रकार की कूटभाषा पर आधारित प्रश्नों को हल करने के लिए अक्षरों को गिनने या छोड़ने अथवा गणितीय परिकलनों की श्रमसाध्य प्रक्रिया को अपनाने की आवश्यकता नहीं होती बल्कि इनके लिए तेजी से मिलान करने या सादृश्यता स्थापित करने की क्षमता ही अपेक्षित होती है। कूट के रूप में अक्षरों या संख्याओं का प्रयोग किया जा सकता है।

हल किए गए उदाहरण

1. यदि किसी कूटभाषा में 'ra mei ket' का अर्थ है 'he is rich'; 'rui pha jeu' का अर्थ है 'run for money'; और 'pha rui ket' का अर्थ है 'money for rich' उस कूटभाषा में 'rich' के लिए निम्नलिखित में से किस कूट का प्रयोग किया गया है?

(*a*) ra (*b*) pha (*c*) ket (*d*) jeu

उत्तर (*c*) : दी गई जानकारी है :

कूट	वाक्य
1. ra mei *ket*	he is *rich*
2. rui pha jeu	run for money
3. pha rui *ket*	money for *rich*

कूटों और वाक्यों की तुलना करने पर यह स्पष्ट होता है कि वाक्य 1 और 3 दोनों में 'rich' शब्द है और दोनों ही वाक्यों में इसके लिए 'ket' शब्द का प्रयोग किया गया है।

2. यदि किसी कूटभाषा में 'ni ra ge' का अर्थ है 'who are you'; 'boi wo dur' का अर्थ है 'going far away'; और 'wo ge chi' का अर्थ है 'you went away' तो उस कूटभाषा में 'went' के लिए निम्नलिखित में से किस कूट का प्रयोग किया गया है?

(*a*) ra (*b*) chi (*c*) wo (*d*) boi

उत्तर (*b*) : दी गई सूचना है :

कूट	वाक्य
1. ni ra *ge*	who are *you*
2. boi *wo* dur	going far *away*
3. *wo ge* **chi**	*you* **went** *away*

'went' शब्द केवल तीसरे वाक्य में है। 'you' शब्द पहले और तीसरे दोनों वाक्यों में है जिसके लिए इन वाक्यों में 'ge' कूट का प्रयोग किया गया है। शब्द 'away' दूसरे और तीसरे दोनों वाक्यों में है जिसके लिए 'wo' कूट का प्रयोग किया गया है। एकमात्र 'chi' कूट ही ऐसा बचता है जिसका अर्थ 'went' है।

अभ्यास

निर्देश (प्र.सं. 1–10): *नीचे के प्रत्येक प्रश्न में कूटलेखन के पैटर्न को ध्यान से देखें और दिए गए विकल्पों में से सही उत्तर का चयन करें।*

1. यदि किसी कूटभाषा में (a) 'go ju mi' का अर्थ है 'plenty of money'; (b) pao ju go nei vu' का अर्थ है 'money creates lots of problems'; (c) 'kol vu nei' का अर्थ है 'problems create tension'; और (d) 'sol tun ju haw' का अर्थ है 'still money is needed' तो उस कूट भाषा में निम्नलिखित में से किसका अर्थ 'money' है?

(*a*) nei (*b*) ju
(*c*) haw (*d*) go

2. किसी कूटभाषा में (a) 'FOR' का अर्थ है 'old is gold'; (b) 'ROT' का अर्थ है 'gold is pure'; (c) 'ROM' का अर्थ है 'gold is costly'। इसी कूटभाषा में 'pure old gold is costly' कैसे लिखा जाएगा?

(*a*) TFROM (*b*) FOTRM
(*c*) FTORM (*d*) TOMRF

3. यदि किसी कूटभाषा में '415' का अर्थ है 'milk is hot'; '18' का अर्थ है 'hot soup'; और '895' का अर्थ है 'soup is tasty' तो उसी कूटभाषा में 'tasty' शब्द किस संख्या द्वारा निरूपित होगा?

(*a*) 9 (*b*) 8
(*c*) 5 (*d*) 4

4. यदि किसी कूटभाषा में '643' का अर्थ है 'she is beautiful', '593' का अर्थ है 'he is handsome', और '567' का अर्थ है 'handsome meets beautiful' तो उसी कूटभाषा में 'meets' शब्द निम्नलिखित में से किस संख्या द्वारा सूचित होगा?

(*a*) 5 (*b*) 3
(*c*) 7 (*d*) 6

5. किसी कूटभाषा में (a) 'dugo hui mul zo' का अर्थ है 'work is very hard'; (b) 'hui dugo ba ki' का अर्थ है 'Bingo is very smart'; (c) 'nano mul dugo' का अर्थ है 'cake is hard', और (d) 'mul ki qu' का अर्थ है 'smart and hard' इस कूट भाषा में 'Bingo' के लिए किस कूटशब्द का प्रयोग किया गया है?

(*a*) jalu (*b*) dugo
(*c*) ki (*d*) ba

6. किसी कूटभाषा में (a) 'pic vic nic' का अर्थ है 'winter is cold'; (b) 'to nic re' का अर्थ है 'summer is hot'; (c) 're pic boo' का अर्थ है 'winter and summer' और (d) 'vic tho pa' का अर्थ है 'nights are cold' इस कूटभाषा में 'summer' के लिए किस कूटशब्द का प्रयोग किया जाता है?

(*a*) nic (*b*) boo
(*c*) to (*d*) re

7. किसी कूटभाषा में (a) 'mx das sci' का अर्थ है 'good little frock'; (b) 'jm coz sci' का अर्थ है 'girl behaves good'; (c) 'ngv drs coz' का अर्थ है 'girl makes mischief'; और (d) 'das gp coz' का अर्थ है 'little girl fell' इस कूटभाषा में 'frock' के लिए किस कूट शब्द का प्रयोग किया गया है?

(*a*) mx (*b*) das
(*c*) sci (*d*) gp

8. किसी कूटभाषा में 'mu mit es' का अर्थ है 'who is she' और 'elb mu es' का अर्थ है 'where is she' इस कूटभाषा में 'where' के लिए किस कूटशब्द का प्रयोग किया जाता है?

(*a*) es (*b*) elb
(*c*) mu (*d*) mit

9. किसी कूटभाषा में '069' का अर्थ है 'grapes are sweet', '476' का अर्थ है 'very sweet fruit' और '509' का अर्थ है 'grapes are ripe'। इस कूटभाषा में निम्नलिखित में से किस अंक से 'ripe' शब्द सूचित होता है?

(*a*) 0 (*b*) 5
(*c*) 9 (*d*) 7

10. किसी कूटभाषा में 'roi ja kyo twa' का अर्थ है 'Moody is writing letters', 'pok ju ja twa' का अर्थ है 'Woody is writing cards', 'trn kyo pos un' का अर्थ है 'they are writing letters', और 'koi rus pok' का अर्थ है 'gifts and cards'। इसी कूटभाषा में 'Moody' के लिए किस कूटशब्द का प्रयोग किया गया है?

(*a*) ja (*b*) twa
(*c*) roi (*d*) kyo

व्याख्यात्मक उत्तर

1. (*b*) :

कूट	वाक्य
1. go *ju* mi	plenty of *money*
2. pao *ju* go nei vu	*money* creates lots of problems
3. kol vu nei	problems create tension
4. sol tun *ju* haw	still *money* is needed

ऊपर के पहले, दूसरे और चौथे कूटों और संबंधित वाक्यों में 'ju' शब्द और उसके लिए 'money' शब्द लिखा गया है।

2. (a) : कूट — वाक्य

1. FOR — old is gold
2. ROT — gold is pure
3. ROM — gold is costly

अत:,

F का अर्थ है — old
O का अर्थ है — is
R का अर्थ है — gold
T का अर्थ है — pure
M का अर्थ है — costly

अत: 'pure old gold is costly' को 'TFROM' द्वारा व्यक्त किया जाएगा।

3. (a) :

कूट	वाक्य
1. 415	milk is hot
2. 18	hot soup
3. 895	soup is *tasty*

तीसरे कूट और उससे संबंधित वाक्य में दी गई न तो संख्या '9' और न ही शब्द 'tasty' को किसी अन्य कूट और वाक्य में दोहराया गया है।

4. (c) :

कूट	वाक्य
1. 643	she is beautiful
2. 593	he is handsome
3. 567	handsome *meets* beautiful

तीसरे कूट और उससे संबंधित वाक्य में दी गई न तो संख्या '7' और न ही शब्द 'meets' को किसी अन्य कूट और वाक्य में दोहराया गया है।

5. (d) :

कूट	वाक्य
1. *dugo hui* mul zo	work *is very* hard
2. *hui dugo* **ba** *ki*	**Bingo** *is very smart*
3. nano mul *dugo*	cake is *hard*
4. mul *ki* qu	*smart* and hard

दूसरे कूट और संबंधित वाक्य में निहित न तो 'ba' और न ही अर्थ शब्द 'Bingo' की पुनरावृत्ति होती है। (जिन शब्दों की पुनरावृत्ति होती है उन्हें तिरछे अक्षरों में लिखा गया है)

6. (d) :

कूट	वाक्य
1. pic vic nic	winter is cold
2. to nic *re*	*summer* is hot
3. *re* pic boo	winter and *summer*
4. vic tho pa	nights are cold

शब्द 'summer' और कूट 're' की दूसरे और तीसरे वाक्यों में पुनरावृत्ति होती है।

7. (a) :

कूट	वाक्य
1. **mx** *das sci*	*good little* **frock**
2. jm coz *sci*	girl behaves *good*
3. ngv drs coz	girl makes mischief
4. *das* gp coz	*little* girl fell

शब्द 'frock' केवल पहले वाक्य में है। कूट शब्द 'das' को चौथे वाक्य में और 'sci' को दूसरे वाक्य में दोहराया गया है। अत: स्पष्ट है कि 'frock' के लिए कूट शब्द 'mx' का प्रयोग किया गया है।

8. (b) :

कूट	वाक्य
1. *mu* mit *es*	who *is she*
2. **elb** *mu* es	**where** *is she*

कूट शब्दों 'mu' और 'es' को दोनों वाक्यों में दोहराया गया है। केवल कूट-शब्द 'elb' ही बचता है जिसका अर्थ 'where' है।

9. (b) :

कूट	वाक्य
1. 069	*grapes are* sweet
2. 476	very sweet fruit
3. **5**09	*grapes are* **ripe**

पहले और तीसरे वाक्यों में कूट संख्याओं '0' और '9' की पुनरावृत्ति होती है। अत: स्पष्ट है कि शेष कूट संख्या '5' का ही 'ripe' के लिए प्रयोग किया गया है।

10. (c) :

कूट	वाक्य
1. **roi** *ja kyo twa*	**Moody** *is writing letters*
2. pok ju *ja twa*	Woody *is writing* cards
3. trn *kyo* pos un	they are writing *letters*
4. koi rus pok	gifts and cards

'Moody' शब्द केवल पहले वाक्य में है। पहले वाक्य के कूट शब्दों 'ja' और 'twa' की दूसरे वाक्य में पुनरावृत्ति होती है और 'kyo' की तीसरे वाक्य में पुनरावृत्ति होती है। केवल कूट शब्द 'roi' ही बचता है जिसका अर्थ 'Moody' है।

भाग-III

एक अन्य प्रकार के कूट लेखन में किसी शब्द को कूट नाम दिए जाते हैं जिन्हें आगे भी कूटबद्ध किया जाता है। इस पैटर्न पर आधारित प्रश्न अर्थहीन प्रतीत हो सकते हैं किंतु कूट यथार्थता की बुनियादी बातों से हट कर नहीं होने चाहिए।

हल किए गए उदाहरण

1. यदि किसी कूट भाषा में 'केला' को 'जेली' कहा जाए, 'जेली' को 'हरा' कहा जाए, 'हरा' को 'सेब' कहा जाए, 'सेब' को 'आम' कहा जाए तो उसी कूटभाषा में पत्ते के रंग को क्या कहेंगे?

(*a*) हरा (*b*) आम (*c*) सेब (*d*) केला

उत्तर *(c)* : पत्ता हरे रंग का होता है और प्रश्न में उल्लिखित कूटों के अनुसार 'हरा' को 'सेब' कहा जाता है।

2. यदि 'धूसर' को 'भूरा', 'सफेद' को 'गुलाबी', 'लाल' को 'धूसर', 'काला' को 'लाल' और 'भूरा' को 'सफेद' कहा जाए तो 'कोयला' किस रंग का है?

(*a*) भूरा (*b*) सफेद (*c*) काला (*d*) लाल

उत्तर *(d)* : 'कोयला' काले रंग का होता है और प्रश्न में दिए गए कूटों के अनुसार 'काला' को 'लाल' कहा जाता है।

अभ्यास

निर्देश (प्र.सं. 1–10): *प्रत्येक प्रश्न में दी गई कूटबद्ध सूचना को अच्छी तरह समझें और दिए गए विकल्पों में से सही उत्तर का चयन करें।*

1. यदि किसी कूटभाषा में 'पानी' को 'नीला', 'नीला' को 'लाल', 'लाल' को 'सफेद', 'सफेद' को 'आकाश', 'आकाश' को 'वर्षा', 'वर्षा' को 'हरा', 'हरा' को 'हवा' और 'हवा' को 'मेज' कहा जाए, तो इस कूटभाषा में दूध के रंग को क्या कहेंगे?

(*a*) सफेद (*b*) वर्षा
(*c*) आकाश (*d*) हरा

2. यदि किसी कूटभाषा में 'प्रकाश' को 'अंधकार', 'अंधकार' को 'हरा', 'हरा' को 'नीला', 'नीला' को 'लाल', 'लाल' को 'सफेद' और 'सफेद' को 'पीला' कहा जाता हो तो इस कूटभाषा में रक्त का रंग क्या कहलाएगा?

(*a*) लाल (*b*) अंधकार
(*c*) सफेद (*d*) पीला

3. यदि किसी कूटभाषा में 'आकाश' को 'समुद्र', 'समुद्र' को 'पानी', 'पानी' को 'हवा', 'हवा' को 'बादल' और 'बादल' को 'नदी' कहा जाता हो तो प्यास लगने पर इस कूटभाषा में पीने के लिए किस चीज की मांग करेंगे?

(*a*) आकाश (*b*) हवा
(*c*) पानी (*d*) समुद्र

4. यदि किसी कूटभाषा में 'पीला' का अर्थ 'लाल', 'सफेद' का अर्थ 'हरा', 'लाल' का अर्थ 'नारंगी', 'नीला' का अर्थ 'सफेद' और 'हरा' का अर्थ 'नीला' हो तो उस कूटभाषा में आकाश का रंग क्या है?

(*a*) सफेद (*b*) हरा
(*c*) नीला (*d*) पीला

5. यदि किसी कूटभाषा में 'घर' को 'झोपड़ी', 'झोपड़ी' को 'नहर', 'नहर' को 'स्कूल', 'स्कूल' को 'मैदान', 'मैदान' को 'सुराही' और 'सुराही' को 'तार' कहा जाए तो इस कूटभाषा में छात्रों के पढ़ने की जगह को क्या कहेंगे?

(*a*) मैदान (*b*) सुराही
(*c*) झोपड़ी (*d*) स्कूल

6. यदि किसी कूटभाषा में 'बिल्ली' को 'घोड़ा', 'घोड़ा' को 'चूहा', 'कुत्ता' को 'खरगोश', 'खरगोश' को 'बिल्ली', 'चूहा' को 'कुत्ता' और 'शेर' को 'चींटी' कहा जाए तो इस कूटभाषा मे प्रयुक्त कूटों के आधार पर भौंकने वाले पशु को क्या कहेंगे?

(*a*) कुत्ता (*b*) बिल्ली
(*c*) शेर (*d*) खरगोश

7. यदि 'भूमि' को 'झील', 'झील' को 'पत्थर', 'पत्थर' को 'भारी', 'भारी' को 'स्टेडियम', 'स्टेडियम' को 'महासागर', 'महासागर' को 'वर्षा' और 'वर्षा' को 'आग' कहा जाए तो क्रिकेट के टेस्ट मैच खेले जाने वाले स्थान क्या कहलाते हैं?

(*a*) भारी (*b*) महासागर
(*c*) पत्थर (*d*) भूमि

8. यदि किसी कूटभाषा में 'चिड़िया' को 'राजा', 'राजा' को 'फूल', 'फूल' को 'घन', 'घन' को 'मेज', 'मेज' को 'मनुष्य' और 'मनुष्य' को 'चिड़िया' कहा जाए तो इस कूटभाषा में 'गुलाब' क्या है?

(*a*) मेज (*b*) फूल
(*c*) घन (*d*) मनुष्य

9. यदि किसी कूटभाषा में 'पानी' को 'पत्थर', 'पत्थर' को 'तेल', 'तेल' को 'हवा', 'हवा' को 'लकड़ी', 'लकड़ी' को 'गैस' और 'गैस' को 'द्रव' कहा जाए तो इस कूटभाषा में फर्नीचर किस चीज से बनता है?

(*a*) गैस (*b*) हवा
(*c*) तेल (*d*) द्रव

10. यदि किसी कूटभाषा में 'पिंजड़ा' को 'रॉकेट', 'रॉकेट' को 'फंदा', 'फंदा' को 'ग्रह', 'ग्रह' को 'हवाई जहाज', 'हवाई जहाज' को 'साइकिल' और 'साइकिल' को 'कार' कहा जाए तो इस कूटभाषा में पृथ्वी को क्या कहेंगे?

(*a*) साइकिल (*b*) रॉकेट
(*c*) ग्रह (*d*) हवाई जहाज

व्याख्यात्मक उत्तर

1. (*c*) : दूध का रंग 'सफेद' होता है और इस कूटभाषा में 'सफेद' को 'आकाश' कहते हैं।

2. (*c*) : रक्त का रंग 'लाल' होता है और इस कूटभाषा में 'लाल' को 'सफेद' कहते हैं।

3. (*b*) : प्यास लगने पर हम 'पानी' पीते हैं और इस कूटभाषा में 'पानी' को 'हवा' कहते हैं।

4. (*a*) : आकाश का रंग 'नीला' होता है और नीला का अर्थ 'सफेद' है।

5. (*a*) : छात्र 'स्कूल' में पढ़ते हैं और 'स्कूल' को इस कूटभाषा में 'मैदान' कहा जाता है।

6. (*d*) : भौंकने वाला पशु 'कुत्ता' है और 'कुत्ता' को इस कूटभाषा में 'खरगोश' कहते हैं।

7. (*b*) : टैस्ट मैच 'स्टेडियम' में खेले जाते हैं और 'स्टेडियम' को इस कूटभाषा में 'महासागर' कहा जाता है।

8. (*c*) : गुलाब एक 'फूल' है और 'फूल' को इस कूटभाषा में 'घन' कहा जाता है।

9. (*a*) : फर्नीचर 'लकड़ी' से बनता है और 'लकड़ी' को इस कूटभाषा में गैस कहते हैं।

10. (*d*) : पृथ्वी एक 'ग्रह' है 'ग्रह' को इस कूटभाषा में हवाई जहाज कहते हैं।

कथन विश्लेषण

(STATEMENT ANALYSIS)

तर्कबुद्धि परीक्षण से संबंधित इस प्रकार के प्रश्नों में कुछ कथन दिए जाते हैं। इन कथनों में कतिपय तथ्यों को अलग-अलग रूपों में तोड़-मरोड़ कर प्रस्तुत किया जाता है। ऐसे प्रश्नों को हल करने के लिए अभ्यर्थियों से यह अपेक्षा की जाती है कि वे दिए गए कथनों का विश्लेषण करें, दिए गए तथ्यों को सुव्यवस्थित और वर्गीकृत करें तथा तत्पश्चात् दिए गए कथनों से संबंधित प्रश्नों के उत्तर दें।

हल किए गए उदाहरण

1. आइसक्रीम बर्फ के समान ठंडा होता है। बर्फ ओले जितनी ठंडी नहीं होती। हिमकण बर्फ जितने ठंडे नहीं होते किंतु ये आइसक्रीम से अधिक ठंडे होते हैं। इनमें से सर्वाधिक ठंडा क्या है?

(*a*) ओला (*b*) आइसक्रीम (*c*) हिमकण (*d*) हिम

उत्तर (*a*) : ठंडक में वृद्धि को दर्शाने वाला क्रम है–आइसक्रीम, बर्फ, हिमकण, हिम, ओला।

2. नीचे दिए गए कथन को सावधानीपूर्वक पढ़ें और पूछे गए प्रश्नों (*i*) और (*ii*) के उत्तर दें :

पांच आदमी जिनमें से एक वजनी, दूसरा मोटा, तीसरा दुबला-पतला, चौथा नाटा और पांचवां लंबा है, एक दूसरे के पीछे दौड़ रहे हैं। वजनी और लंबे आदमियों में से एक तो कलाकार है और दूसरा बातुनी। दुबला-पतला आदमी जो बुद्धिमान भी है, बीच में दौड़ रहा है। नाटा आदमी काला नहीं है और गोरे रंग का आदमी दुबले-पतले आदमी से आगे दौड़ रहा है। वजनी आदमी जो कलाकार नहीं है, मोटे आदमी के सामने दौड़ रहा है।

(*i*) गोरा कौन है?

(*a*) लंबा आदमी (*b*) मोटा आदमी (*c*) नाटा आदमी (*d*) वजनी आदमी

उत्तर : (*b*)

(*ii*) लंबा आदमी क्या है?

(*a*) बुद्धिमान (*b*) बातुनी (*c*) कलाकार (*d*) काला

उत्तर : (*c*)

पांचों आदमियों के गुणों का चार्ट इस प्रकार है :

वजनी आदमी बातुनी है।

मोटा आदमी गोरा है।

दुबला-पतला आदमी बुद्धिमान है।

नाटा आदमी काला नहीं है।

लंबा आदमी कलाकार है।

अभ्यास

1. A, B, C, D और E पांच मित्र हैं जिनमें से A का वजन B से अधिक है, C का वजन D से कम है, B का वजन D से कम है किंतु E से अधिक है। इनमें से किसका वजन सबसे अधिक है?
(*a*) B (*b*) C
(*c*) A (*d*) कहा नहीं जा सकता

2. झांसी की तुलना में पुणे एक बड़ा शहर है, तथा चित्तौड़ की तुलना में सीतापुर एक बड़ा शहर है। रायगढ़ झांसी जितना बड़ा शहर नहीं है किंतु यह सीतापुर की तुलना में बड़ा शहर है। चित्तौड़ सीतापुर जितना बड़ा शहर नहीं है। इनमें से सबसे छोटा शहर कौन है?
(*a*) झांसी (*b*) पुणे
(*c*) चित्तौड़ (*d*) सीतापुर

3. राम के मुकाबले अजय अधिक काम करता है। आलोक और राजू दोनों एक जितना काम करते हैं। पंकज आलोक के मुकाबले कम काम करता है। राम आलोक के मुकाबले अधिक काम करता है। इनमें से सबसे अधिक काम कौन करता है?
(*a*) अजय (*b*) राम
(*c*) आलोक (*d*) राजू

4. विपुल, हंस से लंबा है। हंस, आनंद से लंबा है। आलोक, अशोक से लंबा है। अशोक, हंस से लंबा है। इन पांचों मित्रों से कौन सबसे अधिक लंबा है?
(*a*) विपुल (*b*) आलोक
(*c*) अशोक (*d*) कहा नहीं जा सकता

5. प्रमोद, गोपाल से लंबा है। गोपाल, मधु से कम लंबा है। यह जानने के लिए कि इनमें सबसे अधिक लंबा कौन है, निम्नलिखित में से कौन-सी अतिरिक्त जानकारी आवश्यक है?
(*a*) मधु, गोपाल से लंबी है
(*b*) मधु, प्रमोद के भाई से कम लंबी है
(*c*) प्रमोद, मधु से लंबा है
(*d*) प्रमोद, मधु के भाई से लंबा है

6. A की आयु B से अधिक है जबकि C और D की आयु E से अधिक है तथा E की आयु A और B की आयुओं के बीच है। यदि C की आयु B की तुलना में अधिक हो तो बताएं कि निम्नलिखित में से कौन-सा कथन अनिवार्यत: सत्य है?
(*a*) E की आयु B से अधिक है
(*b*) A की आयु C से अधिक है
(*c*) C की आयु D से अधिक है
(*d*) D की आयु C से अधिक है

7. विक्रम की लंबाई राजन से अधिक किंतु ऐनी से कम है। जमाल, ऐनी से अधिक लंबा है। सीता, विक्रम से अधिक लंबी है। राजन, सीता से कम लंबा है। इस समूह में सबसे कम लंबाई किसकी है?
(*a*) सीता (*b*) राजन
(*c*) विक्रम (*d*) कहा नहीं जा सकता

8. सुरेश की आयु कमल से उतनी ही अधिक है जितनी कि उसकी आयु प्रबोध से कम है। नवीन और कमल की आयु एक जैसी है। निम्नलिखित में से कौन-सा कथन असत्य है?
(*a*) सुरेश की आयु नवीन से अधिक है
(*b*) कमल की आयु सुरेश से कम है
(*c*) प्रबोध सबसे अधिक आयु का नहीं है
(*d*) नवीन की आयु प्रबोध से कम है

9. प्रमोद आयु में जयेश और सुधीर से बड़ा है। विकास, अनिल से छोटा है। इनमें किसकी आयु सब से अधिक है, यह जानने के लिए निम्नलिखित में से कौन-सी अतिरिक्त जानकारी अपेक्षित है?
(*a*) सुधीर, जयेश से बड़ा है
(*b*) अनिल, जयेश से बड़ा है
(*c*) विकास, प्रमोद से बड़ा है
(*d*) विकास, प्रमोद से छोटा है

10. पांच लड़कों में बसंत, मनोहर से लंबा है किंतु वह राजू जितना लंबा नहीं है। जयंत, दत्ता से लंबा है किंतु मनोहर से उसकी लंबाई कम है। इनमें सबसे अधिक लंबा लड़का कौन है?
(*a*) राजू (*b*) मनोहर
(*c*) बसंत (*d*) कहा नहीं जा सकता

11. A और D एक ही कक्षा में पढ़ते हैं। K और L एक ही कक्षा में पढ़ते हैं। D किस कक्षा में पढ़ता है? इस प्रश्न का उत्तर ज्ञात करने के लिए निम्नलिखित A और B कथनों में से किसमें दी गई सूचना आवश्यक है?
A. D, L से एक कक्षा कम में पढ़ता है
B. A का बड़ा भाई K के साथ पढ़ता है
(*a*) उपर्युक्त A और B दोनों में दी गई सूचनाएं पर्याप्त नहीं हैं
(*b*) उपर्युक्त A और B दोनों में दी गई सूचनाएं अपेक्षित हैं

(*c*) केवल A में दी गई सूचना पर्याप्त है

(*d*) केवल B में दी गई सूचना आवश्यक है

निर्देश (प्र.सं. 12 और 13): (A) गोपाल की लंबाई अशोक से कम किंतु केशव से अधिक है; (B) नवीन की लंबाई केशव से कम है; (C) जयेश की लंबाई नवीन से अधिक है; (D) अशोक की लंबाई जयेश से अधिक है।

12. इनमें सबसे अधिक लंबा कौन है?

(*a*) गोपाल (*b*) अशोक

(*c*) जयेश (*d*) नवीन

13. उपर्युक्त प्रश्न का उत्तर देने के लिए निम्नलिखित में से कौन-सी सूचना आवश्यक नहीं है?

(*a*) A (*b*) B

(*c*) C (*d*) D

निर्देश (प्र.सं. 14–16): *नीचे दिए गए कथन को ध्यानपूर्वक पढ़ें और इसमें दी गई सूचना के आधार पर पूछे गए प्रश्नों के उत्तर दें:*

रवि, हरी, मनु और जतिन चार मित्र हैं। इनमें से एक कानपुर में रहता है और उसे लिखने-पढ़ने का शौक है। हरी और जतिन लखनऊ में रहते हैं। हरी को डाक टिकटें एकत्रित करने का शौक है। लखनऊ में रहने वाले दोनों मित्रों में से प्रत्येक को सिक्के एकत्रित करने का शौक है। रवि इलाहाबाद में रहता है। लखनऊ में रहने वाला एक लड़का संगीत सुनना भी पंसद करता है। इलाहाबाद में रहने वाले लड़के को यात्रा करने और कॉमिक्स पढ़ने का शौक है। यदि सभी लड़कों में से प्रत्येक को दो शौक हों तो निम्नलिखित प्रश्नों के उत्तर दें :

14. कानपुर में कौन रहता है?

(*a*) जतिन (*b*) मनु

(*c*) रवि (*d*) हरी

15. सिक्के एकत्रित करने और संगीत सुनने का शौक निम्नलिखित में से किसे है?

(*a*) मनु (*b*) रवि

(*c*) हरी (*d*) जतिन

16. निम्नलिखित में से कौन-सा शौक रवि को नहीं है?

(*a*) कॉमिक्स पढ़ना (*b*) पढ़ना

(*c*) यात्रा करना (*d*) कहा नहीं जा सकता

व्याख्यात्मक उत्तर

1. *(d)* : वजन के घटते क्रम में इन मित्रों को निम्नवत् श्रेणीबद्ध किया जा सकता है : A/D, B/C, E या A/D, B, C/E अत: इन मित्रों में से A या D का वजन सबसे अधिक है।

2. *(c)* : आकार के घटते क्रम में शहरों के नाम हैं: पुणे, झांसी, रायगढ़, सीतापुर, चित्तौड़।

3. *(a)* : इन व्यक्तियों के नामों का इनके द्वारा किए जाने वाले काम की मात्रा के घटते क्रम में निम्नलिखित अनुक्रम होगा :
अजय, राम, आलोक/राजू, पंकज।

4. *(d)* : लंबाई के घटते क्रम में इन व्यक्तियों के नाम हैं : विपुल/आलोक, अशोक, हंस, आनंद। अत: विपुल या आलोक में से कोई एक सबसे अधिक लंबा है।

5. *(c)* : दी गई सूचना के अनुसार प्रमोद और मधु दोनों ही गोपाल से अधिक लंबे हैं। विकल्प *(c)* में दी गई जानकारी से ही यह पता चलता है कि सबसे अधिक लंबा कौन है।

6. *(a)* : आयु के घटते क्रम में इन व्यक्तियों को निम्नवत् विन्यस्त किया जा सकता है :
A/C/D, E, B.

7. *(b)* : लंबाई के घटते क्रम में इन व्यक्तियों को निम्नवत् विन्यस्त किया जा सकता है:
जमाल/सीमा, ऐनी, विक्रम, राजन
या
जमाल, सीता/ऐनी, विक्रम, राजन

8. *(c)* : आयु के घटते क्रम में इन व्यक्तियों को निम्नवत् विन्यस्त किया जा सकता है :
प्रबोध, सुरेश, कमल/नवीन

9. *(c)* : आयु के घटते क्रम में इन व्यक्तियों को निम्नवत् विन्यस्त किया जा सकता है:
1. प्रमोद, जयेश/सुधीर और 2. अनिल, विकास
विकल्प (c) इन दोनों कथनों के बीच संबंध स्थापित करता है।

10. *(a)* : लंबाई के घटते क्रम में इन लड़कों को निम्नवत् विन्यस्त किया जा सकता है:
राजू, बसंत, मनोहर, जयंत, दत्ता

11. *(a)* : दोनों में से किसी भी कथन में उपयोगी सूचना नहीं दी गई है।

12. *(b)* : लंबाई के घटते क्रम में इन व्यक्तियों को निम्नवत् विन्यस्त किया जा सकता है:
अशोक, गोपाल/जयेश, केशव, नवीन
या
अशोक, गोपाल, केशव/जयेश, नवीन

13. *(c)* **14. *(b)*** **15. *(d)*** **16. *(b)***

स्थान व्यवस्थीकरण
(PLACE ARRANGEMENT)

स्थान व्यवस्थीकरण का सामान्य अर्थ है दी गई सूचनाओं के आधार पर व्यक्तियों या वस्तुओं का स्थान-क्रम निर्धारित करना। इसके लिए आवश्यक है कि स्थान-क्रम को अच्छी तरह समझा जाए और तत्पश्चात् दिए गए प्रश्नों को उपलब्ध कराई गई सूचना के आधार पर हल करने का प्रयास किया जाए।

हल किए गए उदाहरण

1. पांच लड़के एक सीढ़ी पर चढ़ रहे हैं। सीढ़ी पर डेविड लड़कों के बीच में है। कार्तिक सबसे पीछे है। अनमोल नीतिन से आगे है जो अनमोल और डैनी दोनों के पीछे है। सीढ़ी पर सबसे आगे कौन है?

(*a*) डैनी
(*b*) अनमोल
(*c*) डैनी या अनमोल
(*d*) कहा नहीं जा सकता

उत्तर (*c*) : लड़कों के सीढ़ी पर चढ़ने का निम्नलिखित क्रम है :

डैनी		अनमोल
अनमोल		डैनी
डेविड	या	डेविड
नीतिन		नीतिन
कार्तिक		कार्तिक

अत: इस बात की पूर्ण संभावना है कि सीढ़ी पर सबसे आगे डैनी या अनमोल है।

2. पांच व्यक्ति किसी पंक्ति में एक दूसरे के पीछे चल रहे हैं। पंक्ति में सबसे आगे और सबसे पीछे चल रहे व्यक्तियों में एक व्यक्ति बुद्धिमान और दूसरा मूर्ख है। एक नाटे व्यक्ति के पीछे एक मजबूत कद काठी का व्यक्ति चल रहा है। मूर्ख व्यक्ति के सामने एक दुबला व्यक्ति चल रहा है। नाटा व्यक्ति बुद्धिमान व्यक्ति और मजबूत कद काठी के व्यक्ति के बीच में है। पंक्ति में बीचों-बीच कौन चल रहा है?

(*a*) नाटा व्यक्ति
(*b*) मजबूत कद-काठी का व्यक्ति
(*c*) दुबला व्यक्ति
(*d*) बुद्धिमान व्यक्ति

उत्तर (*b*) : पांचों व्यक्तियों का पंक्ति में स्थान-क्रम निम्नवत् है :

मूर्ख, दुबला व्यक्ति, मजबूत कद-काठी का व्यक्ति, नाटा व्यक्ति, बुद्धिमान व्यक्ति।

अभ्यास

निर्देश (प्र.सं. 1–10): *निम्नलिखित प्रश्नों में व्यवस्थीकरण के पैटर्न को समझें और तत्पश्चात् दिए गए विकल्पों में से सही उत्तर का चयन करें:*

1. पांच लड़के एक पंक्ति में बैठे हैं। रघु, श्याम या अमित की बगल में नहीं बैठा है। अजय, श्याम की बगल में नहीं बैठा है। रघु, मयंक की बगल में बैठा है। यदि मयंक पंक्ति में बीच में बैठा हो तो अजय निम्नलिखित में से किसकी बगल में बैठा है?

(*a*) अमित (*b*) रघु
(*c*) मयंक (*d*) श्याम

2. मिनी, रजनी के दाएं और अनंता के बाएं बैठी है। सत्या, मिनी के दाएं बैठी है किंतु वह जया के बाएं है। यदि सभी लड़कियां उत्तर दिशा की ओर मुंह किए बैठी हों तो इनमें से सबसे बाएं छोर पर कौन बैठी है?

(*a*) जया (*b*) मिनी
(*c*) रजनी (*d*) सत्या

3. किट्टू, मोहन और सोहन के बीच बैठा है। राजू, सोहन की बायीं ओर और श्याम, मोहन की दाहिनी ओर बैठा है। यदि ये सभी मित्र दक्षिण दिशा की ओर मुंह करके बैठे हों, तो सबसे दाहिने छोर पर कौन बैठा है?

(*a*) मोहन (*b*) सोहन
(*c*) किट्टू (*d*) श्याम

4. A, B, C, D और E एक दूसरे के पीछे दौड़ रहे हैं। C, E के निकट नहीं है और A, D के निकट नहीं है। B, A के पीछे है और E, D के निकट नहीं है। इनके बीच में कौन व्यक्ति है?

(*a*) B (*b*) E
(*c*) A (*d*) कहा नहीं जा सकता

5. O, P, Q, R, S और T एक बेंच पर अपनी लंबाई के घटते क्रम में खड़े हैं। P, O से अधिक लंबा है किंतु S से उसकी लंबाई कम है। केवल S ही T से अधिक लंबा है। R, P से कम लंबा है किंतु वह Q से अधिक लंबा है। इनमें किसकी लंबाई सबसे कम है?

(*a*) O (*b*) Q
(*c*) P (*d*) कहा नहीं जा सकता

6. छह मित्र एक गोल घेरे में बैठ कर ताश खेल रहे हैं। केनी, डैनी की बायीं ओर बैठा है। माइकल, बॉब और जॉन के बीच बैठा है। रॉजर, केनी और बॉब के बीच बैठा है। माइकल की दाहिनी ओर कौन बैठा है?

(*a*) डैनी (*b*) जॉन
(*c*) केनी (*d*) बॉब

7. चार लड़कियां A, B, C और D एक गोल घेरे में बैठी हैं। B और C का मुंह एक दूसरे की ओर है। निम्नलिखित कथनों में से कौन-सा निश्चित रूप से सत्य है?

(*a*) A, C की बायीं ओर बैठी है
(*b*) D, C की बायीं ओर बैठी है
(*c*) A और D एक दूसरे के आमने-सामने बैठी हैं
(*d*) A, B और C के बीच नहीं बैठी है

8. 10 पुस्तकों के एक ढेर में 3 पुस्तकें इतिहास की, 3 हिंदी की, 2 गणित की और 2 अंग्रेजी की पुस्तकें हैं। यदि ऊपर से देखा जाए तो इतिहास और गणित की एक-एक पुस्तकों के बीच अंग्रेजी की एक पुस्तक है, गणित और अंग्रेजी की एक-एक पुस्तकों के बीच इतिहास की एक पुस्तक है, अंग्रेजी और गणित की एक-एक पुस्तकों के बीच एक हिंदी की पुस्तक है, हिंदी की दो पुस्तकों के बीच गणित की एक पुस्तक है तथा गणित और इतिहास की एक-एक पुस्तकों के बीच हिंदी की दो पुस्तकें हैं। इस ढेर में किस विषय की पुस्तक ऊपर से छठे स्थान पर है?

(*a*) अंग्रेजी (*b*) हिंदी
(*c*) इतिहास (*d*) गणित

9. पांच व्यक्ति A, B, C, D और E एक पंक्ति में आपकी ओर मुंह करके इस प्रकार बैठे हैं कि D, C की बायीं ओर बैठा है और B, E की दाहिनी ओर बैठा है। A, C की दाहिनी ओर बैठा है और B, D की बायीं ओर बैठा है। यदि E कोने में बैठा हो तो बीच में कौन बैठा है?

(*a*) A (*b*) B
(*c*) C (*d*) D

10. छह मित्र A, B, C, D, E और F एक गोल घेरे में खड़े हैं। B, F और C के बीच में है, A, E और D के बीच में है, F, D की बायीं ओर है। A और F के बीच कौन है?

(*a*) C (*b*) B
(*c*) D (*d*) E

निर्देश (प्र.सं. 11–13): *नीचे दिए गए कथन को ध्यानपूर्वक पढ़ें और पूछे गए प्रश्नों के उत्तर दें :*

A, B, C, D और E एक पंक्ति में खड़े हैं। पंक्ति के एक छोर पर D और दूसरे छोर पर C है। B, E की दाहिनी ओर खड़ा है। A, C की बायीं ओर खड़ा है तथा E, D और B के बीच खड़ा है।

11. पंक्ति के बीच में कौन खड़ा है ?
(*a*) E (*b*) D
(*c*) B (*d*) A

12. A निम्नलिखित में से किसके बीच खड़ा है ?
(*a*) B और D (*b*) E और B
(*c*) C और E (*d*) B और C

13. B की दाहिनी ओर कौन खड़ा है ?
(*a*) C (*b*) E
(*c*) A (*d*) D

निर्देश (प्र.सं. 14 और 15): *निम्नलिखित कथनों को सावधानी पूर्वक पढ़ें और पूछे गए प्रश्नों के उत्तर दें :*

एक शेल्फ में पांच कमीजें एक ढेर में एक के ऊपर एक रखी हुई हैं। इस ढेर में लाल कमीज नीली कमीज के ऊपर रखी गई है और हरे रंग की कमीज नारंगी रंग की कमीज के नीचे रखी गई है। नीली कमीज नारंगी रंग की कमीज के ऊपर तथा सफेद कमीज हरी कमीज के नीचे रखी गई है।

14. लाल और नारंगी रंग की कमीजों के बीच रखी कमीज किस रंग की है ?
(*a*) सफेद रंग की (*b*) हरे रंग की
(*c*) नीले रंग की (*d*) आंकड़े अपर्याप्त हैं

15. सबसे नीचे किस रंग की कमीज है ?
(*a*) लाल (*b*) सफेद
(*c*) नारंगी (*d*) कहा नहीं जा सकता

निर्देश (प्र.सं. 16–18): *निम्नलिखित प्रश्नों को ध्यानपूर्वक पढ़ें और पूछे गए प्रश्नों के उत्तर दें :*

(*i*) A, B, C, D और E एक पांच मंजिली इमारत में रहते हैं।
(*ii*) B और E भूतल पर नहीं रहते।
(*iii*) D, A से एक मंजिल ऊपर और C से एक मंजिल नीचे के तल पर रहता है
(*iv*) E सबसे ऊपर वाली मंजिल पर नहीं रहता।

16. D किस मंजिल पर रहता है ?
(*a*) दूसरी (*b*) चौथी
(*c*) पांचवीं (*d*) पहली

17. इनमें से कितने व्यक्ति C से ऊपर वाली मंजिल पर रहते हैं ?
(*a*) 3 (*b*) 2
(*c*) 4 (*d*) 1

18. उपर्युक्त दोनों प्रश्नों का उत्तर ज्ञात करने के लिए दिए गए चार कथनों में से किसे छोड़ा जा सकता है ?
(*a*) केवल *(iv)* (*b*) केवल *(ii)* और *(iii)*
(*c*) कोई नहीं (*d*) केवल *(i)*

निर्देश (प्र.सं. 19 और 20): *निम्नलिखित सूचना को ध्यान से पढ़ें और नीचे पूछे गए प्रश्नों के उत्तर दें :*

(*i*) एक मेज पर एक के ऊपर एक मनोविज्ञान, हिंदी, अंग्रेजी, समाज विज्ञान, अर्थशास्त्र, शिक्षाशास्त्र और लेखाशास्त्र विषयों की सात पुस्तकें रखी हैं।
(*ii*) इनमें समाज विज्ञान की पुस्तक सभी पुस्तकों के ऊपर है।
(*iii*) लेखाशास्त्र की पुस्तक शिक्षाशास्त्र की पुस्तक के ठीक नीचे है जो समाज विज्ञान की पुस्तक के ठीक नीचे रखी गई है।
(*iv*) अर्थशास्त्र की पुस्तक मनोविज्ञान की पुस्तक के ठीक ऊपर किंतु सभी पुस्तकों के बीच में नहीं रखी गई है।
(*v*) हिंदी की पुस्तक मनोविज्ञान की पुस्तक के ठीक नीचे रखी गई है।

19. लेखाशास्त्र और हिंदी की पुस्तकों के बीच किन विषयों की तीन पुस्तकें रखी गई हैं ?
(*a*) अर्थशास्त्र, मनोविज्ञान और हिंदी
(*b*) अर्थशास्त्र, मनोविज्ञान और शिक्षाशास्त्र
(*c*) अंग्रेजी, अर्थशास्त्र और मनोविज्ञान
(*d*) कहा नहीं जा सकता

20. अर्थशास्त्र की पुस्तक निम्नलिखित में से किन पुस्तकों के बीच रखी गई है ?
(*a*) लेखाशास्त्र और शिक्षाशास्त्र
(*b*) मनोविज्ञान और हिंदी
(*c*) अंग्रेजी और मनोविज्ञान
(*d*) कहा नहीं जा सकता

व्याख्यात्मक उत्तर

1. *(b)* : पांचों लड़कों के पंक्ति में बैठने का निम्नलिखित क्रम है:
अमित, श्याम, मयंक, अजय, रघु
या
अजय, रघु, मयंक, अमित, श्याम

2. *(c)* : इन सभी लड़कियों के बैठने का निम्नलिखित क्रम है:
रजनी, मिनी, अनंता, सत्या, जया
या
सत्या, जया, अनंता
या
सत्या, अनंता, जया

3. *(d)* : दक्षिण दिशा की ओर मुंह करके बैठने पर इन मित्रों के बैठने का निम्नलिखित क्रम होगा:
श्याम, मोहन, किट्टू, सोहन, राजू

4. *(a)* : दौड़ते समय ये व्यक्ति निम्नलिखित क्रम में एक दूसरे के पीछे होंगे:

E E
A A
B या B
C D
D C

5. *(d)* : लंबाई के घटते क्रम में ये व्यक्ति बेंच पर निम्नलिखित विन्यास में खड़े होंगे:

S S
T T
P या P
R R
O Q
Q O

इनमें या तो O या फिर Q सबसे छोटा है। दी गई सूचना उत्तर ज्ञात करने के लिए पर्याप्त नहीं है।

6. *(d)* : इन छह मित्रों के बैठने का निम्नलिखित क्रम है:

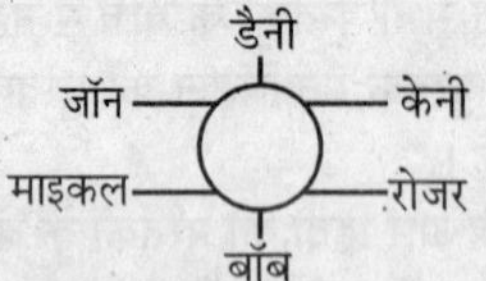

7. *(c)* : इन लड़कियों के बैठने का निम्नलिखित क्रम होगा:

A, B, C, D (A ऊपर, B बाएं, C दाएं, D नीचे) या D, B, C, A (D ऊपर, B बाएं, C दाएं, A नीचे)

8. *(b)* : पुस्तकें निम्नलिखित विषय-क्रम में एक दूसरे के ऊपर रखी गई हैं:

पहला — इतिहास
अंग्रेजी
गणित
इतिहास
अंग्रेजी
छठा — हिंदी
गणित
हिंदी
हिंदी
दसवां — इतिहास

9. *(d)* : हमारी ओर मुंह किए बैठे इन व्यक्तियों का निम्नलिखित क्रम होगा:

A, C, D, B, E

10. *(c)* : ये मित्र निम्नलिखित क्रम में एक दूसरे की बगल में खड़े हैं

D F
A B
E C

11. *(c)* : प्रश्न संख्या 16 से 18 के संदर्भ में बताए गए पांच व्यक्ति पंक्ति में निम्नलिखित क्रम में खड़े हैं:

D, E, B, A, C.

12. *(d)* **13. *(c)***

14. *(c)* : प्रश्न संख्या 14 और 15 के संदर्भ में शेल्फ में कमीजों को निम्नलिखित क्रम में रखा गया है:

लाल कमीज
नीली कमीज
नारंगी रंग की कमीज
हरे रंग की कमीज
सफेद कमीज

15. *(b)*

प्रश्न संख्या 16 से 18 के संदर्भ में दी गई सूचना के अनुसार पांच मंजिली इमारत में A, B, C, D और E निम्नलिखित क्रम में रहते हैं:

B
E
C
D
A — भूतल

16. *(d)* **17. *(b)*** **18. *(c)***

19. *(c)* : पुस्तकें निम्नलिखित क्रम में एक दूसरे के ऊपर रखी गई हैं:

समाज विज्ञान
शिक्षाशास्त्र
लेखाशास्त्र
अंग्रेजी
अर्थशास्त्र
मनोविज्ञान
हिंदी

20. *(c)*

प्रश्न संख्या 21 से 25 के संदर्भ में दिए गए कथनों के अनुसार आवंटित किए गए फ्लैटों की अवस्थिति निम्नवत् है:

Q T S ↑N इनका मुख्य दरवाजा उत्तर दिशा में खुलता है
U R P ↓S इनका मुख्य दरवाजा दक्षिण दिशा में खुलता है

दिशा ज्ञान परीक्षण
(DIRECTION SENSE)

इस प्रकार के प्रश्न अभ्यर्थियों की सही दिशा-निर्देशों को समझने की योग्यता की जांच करने हेतु पूछे जाते हैं। ऐसे प्रश्न दिशा-चार्ट पर आधारित होते हैं:

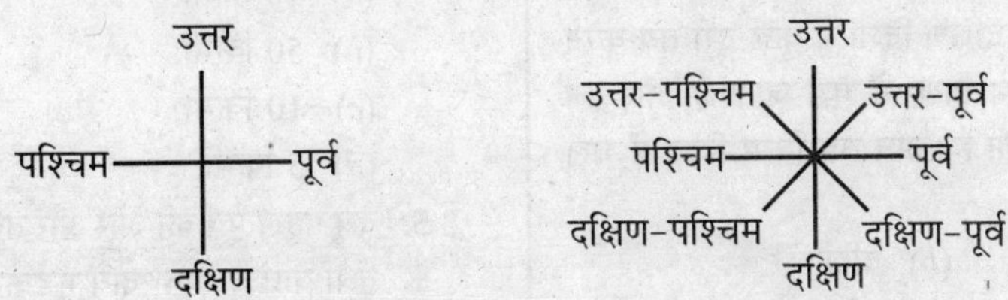

विभिन्न दिशाओं का बोध बाएं या दाएं मोड़ या कोणीय मोड़ों द्वारा निर्देशित होता है।

हल किए गए उदाहरण

1. एक व्यक्ति उत्तर दिशा में चल रहा है। वह दो बार दाहिने मुड़ता है और फिर चलने लगता है अब वह किस दिशा में चल रहा है?

(*a*) उत्तर (*b*) दक्षिण (*c*) पूर्व (*d*) पश्चिम

उत्तर (*b*) :

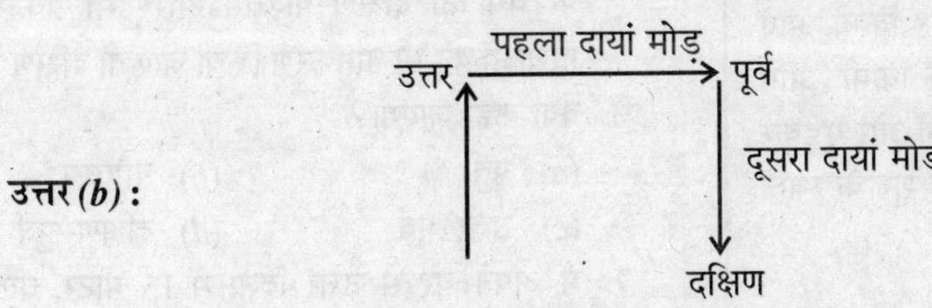

दिशा चार्ट का अनुसरण करने पर यह स्पष्ट होता है कि वह व्यक्ति अब दक्षिण दिशा में चल रहा है।

2. एक व्यक्ति पूर्व दिशा में चल रहा है। वह पहले 45° बाएं और तब 90° दाएं मुड़ता है। अब वह किस दिशा में चल रहा है?

(*a*) उत्तर (*b*) उत्तर-पश्चिम (*c*) दक्षिण-पूर्व (*d*) पश्चिम

उत्तर (c) : 45° मोड़ का अर्थ है, सीधी दिशा न होकर दो दिशाओं के बीच में जाना। 90° मोड़ में भी दो दिशाएं शामिल हैं और व्यक्ति उत्तर-पूर्व में न जाकर दक्षिण-पूर्व दिशा में जाने लगता है।

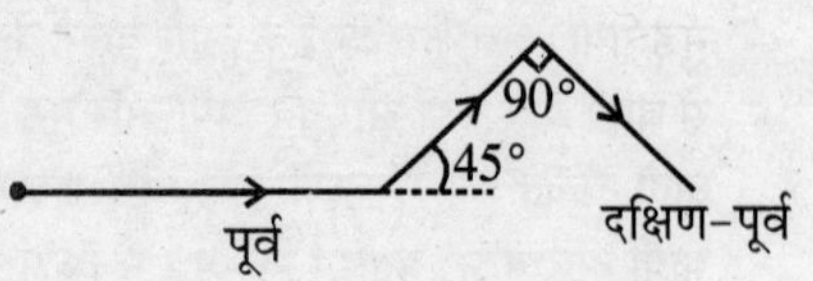

एक दिशा को छोड़कर दूसरी दिशा में जाने पर व्यक्ति किस दिशा में गति कर रहा है, इसे जानने के लिए सही दिशा-निर्देशों को समझने की आवश्यकता है। साथ ही अभ्यर्थियों को कागज पर दिशा की जानकारी होना भी आवश्यक है। दिशा चार्ट की सहायता से दूरियों को भी सरलतापूर्वक मापा जा सकता है।

अभ्यास

निर्देश (प्र.सं. 1–12): *नीचे के प्रत्येक प्रश्न में सही दिशा/दूरी दर्शाने के लिए दिए गए विकल्पों से सही उत्तर का चयन करें।*

1. किट्टू पहले पूर्व दिशा में चलता है और तब दक्षिण दिशा में चलता है। दक्षिण दिशा में कुछ दूरी तय करने के बाद वह पश्चिम दिशा में मुड़ जाता है और तब अपने बाएं मुड़ जाता है। अब वह किस दिशा में चल रहा है?

(*a*) उत्तर (*b*) दक्षिण
(*c*) पूर्व (*d*) पश्चिम

2. एक व्यक्ति पश्चिम दिशा में अपनी गाड़ी चला रहा है। वह दक्षिण दिशा में चले इसके लिए उसे निम्नलिखित में से कौन से मोड़ मुड़ने चाहिए?

(*a*) बायीं ओर, दायीं ओर, दायीं ओर
(*b*) दायीं ओर, दायीं ओर, बायीं ओर
(*c*) बायीं ओर, बायीं ओर, बायीं ओर
(*d*) दायीं ओर, दायीं ओर, दायीं ओर

3. ऋचा अपनी गाड़ी से दक्षिण दिशा में 8 किमी आगे चलकर बायीं ओर मुड़ जाती है और 5 किमी. आगे चलती है। वहां वह एक बार फिर से बायीं ओर मुड़कर 8 किमी. आगे चलती है। अब वह अपने शुरु के स्थान से कितनी दूरी पर है?

(*a*) 3 किमी.
(*b*) 5 किमी.
(*c*) 8 किमी.
(*d*) 13 किमी.

4. डिंगी अपनी गाड़ी से उत्तर की ओर 40 किमी. की दूरी तय करती है, वहां वह दायीं ओर मुड़कर 50 किमी आगे जाती है जहां वह एक बार फिर से दायीं ओर मुड़कर 30 किमी. आगे जाती है, और तब फिर से दायीं ओर मुड़कर 50 किमी. और आगे जाती है। यहां वह अपने आरंभिक बिंदु से कितनी दूरी पर है?

(*a*) 90 किमी.
(*b*) 50 किमी.
(*c*) 10 किमी.
(*d*) 5 किमी.

5. देबू पहले पूर्व की ओर और तब उत्तर की ओर चलता है तथा वहां वह 45° दायें मुड़कर कुछ देर आगे चलता है और अंतत: बायीं ओर मुड़ जाता है। अब वह किस दिशा में चल रहा है?

(*a*) उत्तर
(*b*) पूर्व
(*c*) दक्षिण-पूर्व
(*d*) उत्तर-पश्चिम

6. यदि उत्तर का उत्तर-पश्चिम, उत्तर-पश्चिम का पश्चिम, पश्चिम का दक्षिण-पश्चिम और इसी प्रकार अन्य दिशाओं का भी नामकरण किया जाए तो दक्षिण पूर्व को क्या कहा जाएगा?

(*a*) पूर्व (*b*) पश्चिम
(*c*) उत्तर-पूर्व (*d*) दक्षिण-पूर्व

7. मैं अपने घर से उत्तर दिशा में 15 मीटर चला, तब पश्चिम दिशा में मुड़कर 10 मीटर और आगे चला, यहां दक्षिण दिशा में मुड़कर मैंने 5 मीटर की एक अन्य दूरी तय की और तब पूर्व की ओर मुड़कर 10 मीटर की दूरी तय की। बताइए कि मैं अपने आरंभिक स्थान से किस दिशा में हूँ?

(*a*) पूर्व (*b*) पश्चिम
(*c*) उत्तर (*d*) दक्षिण

8. मैं अपने घर से उत्तर दिशा में चला और तब बायीं ओर मुड़ गया। अब कुछ देर तक आगे चलने के बाद मैं फिर से बायीं ओर मुड़ा और तब दायीं ओर मुड़ गया। बाद में आगे चलते हुए मैं बायीं ओर और एक बार फिर से बायीं ओर मुड़ा। बताइए कि अब मैं किस दिशा में चल रहा हूँ?

(*a*) उत्तर (*b*) दक्षिण
(*c*) पूर्व (*d*) पश्चिम

9. राज पश्चिम दिशा में चल रहा है। वह आगे चलते हुए अपने दाएं, फिर दाएं और तब बाएं, हर बार 135° के कोण पर मुड़ा। बताइए कि अब वह किस दिशा में चल रहा है?

(*a*) उत्तर-पूर्व (*b*) दक्षिण-पूर्व
(*c*) पूर्व (*d*) पश्चिम

10. जतिन अपने घर से उत्तर दिशा में 12 किमी. चलता है। तब वह अपनी दायीं ओर मुड़कर 12 किमी. की एक अन्य दूरी तय करता है। वह एक बार फिर से दायीं ओर मुड़ता है और 12 किमी. की एक अन्य दूरी तय करके बायीं ओर मुड़ता है ओर तब 5 किमी. आगे चलता है। बताइए कि इस समय वह अपने घर से कितनी दूरी पर है और किस दिशा में है?

(*a*) 7 किमी., पूर्व दिशा
(*b*) 10 किमी., पूर्व दिशा
(*c*) 17 किमी., पूर्व दिशा
(*d*) 24 किमी., पूर्व दिशा

11. एक महिला उत्तर दिशा में 12 किमी. चलती है, तब वह दक्षिण दिशा में 6 किमी. चलती है और तत्पश्चात् पूर्व दिशा में 8 किमी चलती है। इस समय वह अपने आरंभिक बिंदु से कितनी दूरी पर है और किस दिशा में चल रही है?

(*a*) 5 किमी., उत्तर-पूर्व (*b*) 5 किमी., पूर्व
(*c*) 10 किमी., उत्तर-पूर्व (*d*) 10 किमी., पश्चिम

12. दिव्या पूर्व दिशा में 10 किमी. की यात्रा करती है, और तब दक्षिण-पश्चिम दिशा में 10 किमी. की यात्रा करती है। वह एक बार फिर से मुड़कर उत्तर-पश्चिम दिशा में 10 किमी. चलती है। बताइए कि अब वह अपने आरंभिक बिंदु से किस दिशा में चल रही है?

(*a*) दक्षिण (*b*) उत्तर
(*c*) पश्चिम (*d*) पूर्व

व्याख्यात्मक उत्तर

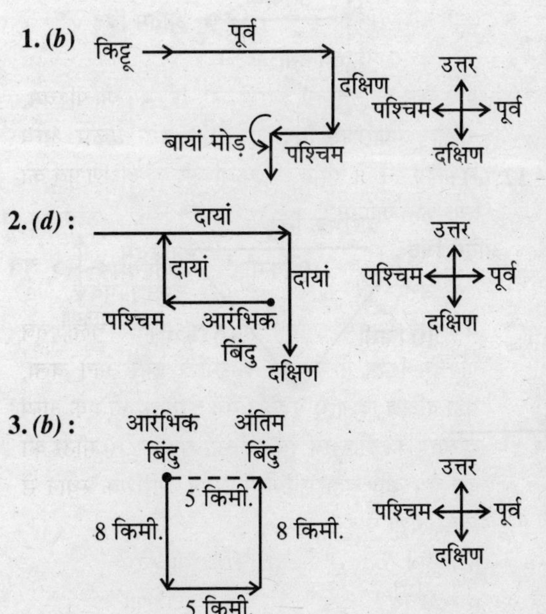

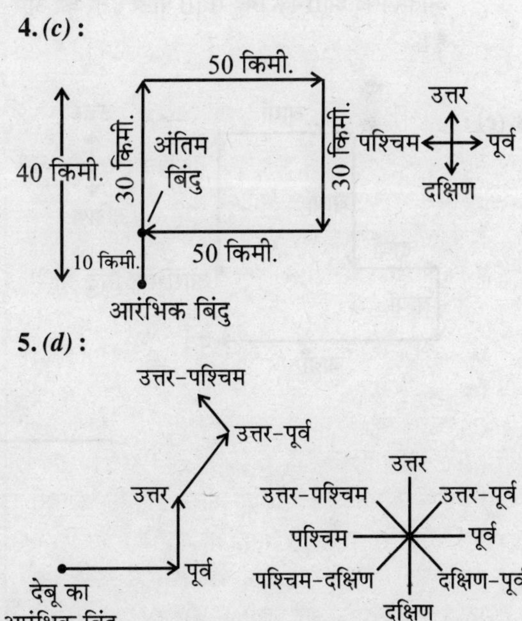

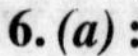

6. (a) : **मूल दिशाएं**

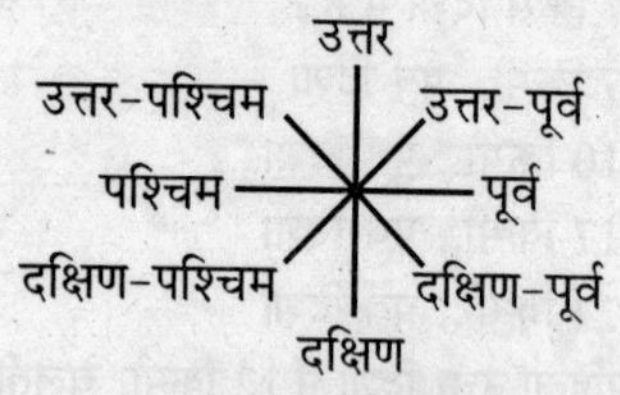

बदली हुई दिशाएं

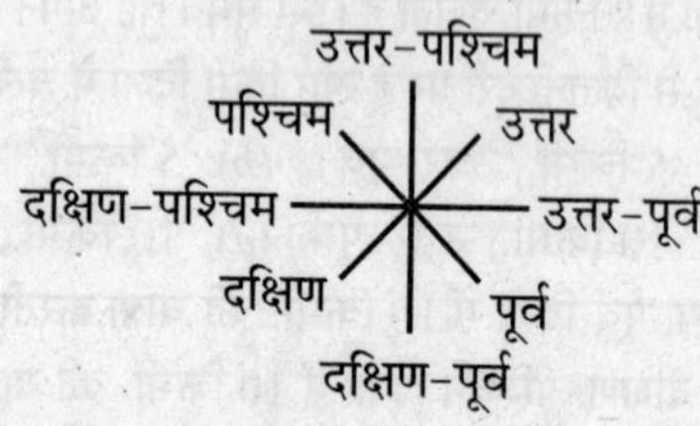

7. (c) :

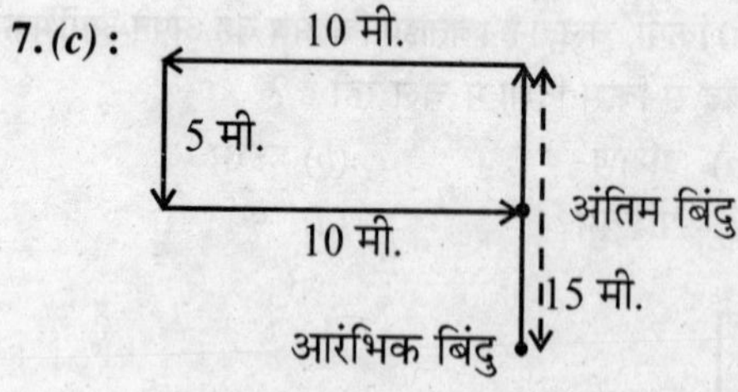

अंतिम बिंदु आरंभिक बिंदु से 10 मीटर उत्तर की ओर है।

8. (c) :

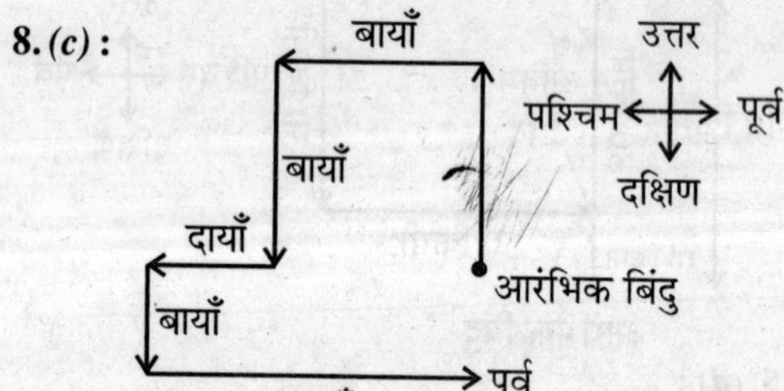

9. (a) :

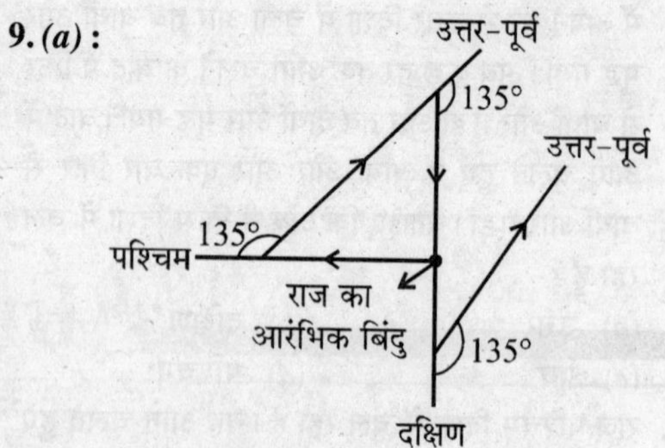

10. (c) : (12 किमी. + 5 किमी. = 17 किमी.)

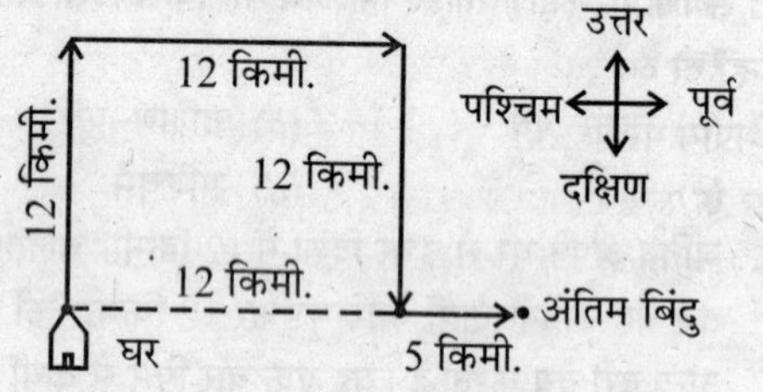

11. (c) : $ab = \sqrt{ac^2 + bc^2}$

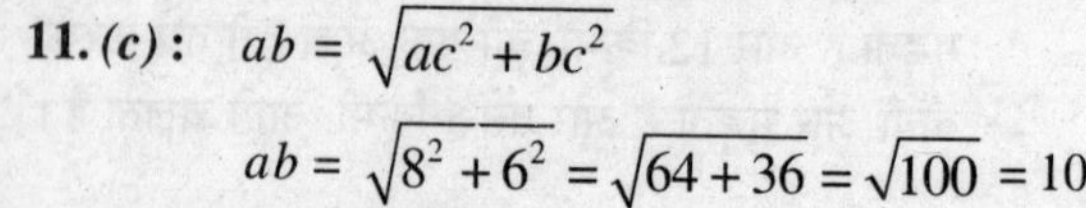

$ab = \sqrt{8^2 + 6^2} = \sqrt{64 + 36} = \sqrt{100} = 10$

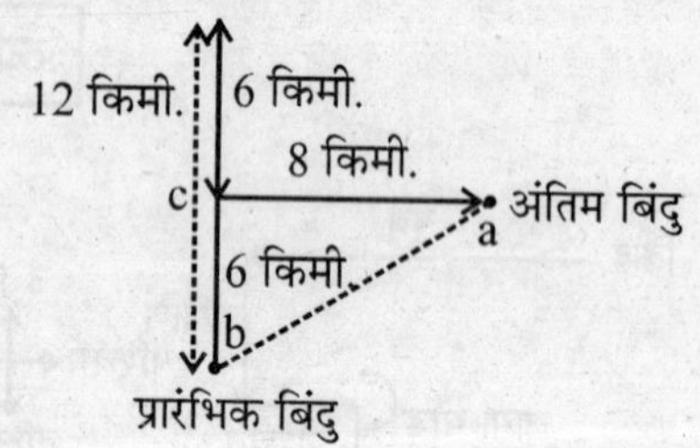

12. (c) :

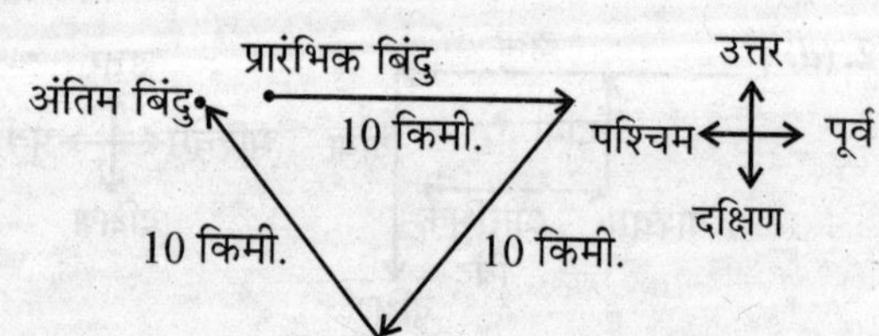

रक्त संबंधी परीक्षण (BLOOD RELATIONSHIPS)

रक्त संबंधों पर आधारित प्रश्नों को हल करने के लिए यह आवश्यक है कि परीक्षार्थी रिश्तों की जटिलता को तत्काल समझ सकें और किन्हीं दो व्यक्तियों के बीच किस प्रकार के संबंध हो सकते हैं, इस बारे में उन्हें स्पष्ट जानकारी हो। इस प्रकार के प्रश्नों को पूछने का अभिप्राय मुख्यतः यह सुनिश्चित करना है कि परीक्षार्थी कतिपय जटिल भाषा में व्यक्त रिश्तों को कितनी तत्परता से समझ सकते हैं और उत्तर के रूप में सही विकल्प का चयन कर सकते हैं।

इन प्रश्नों को हल करने में सहायक कुछ संबंधों के पैटर्न नीचे दर्शाए गए हैं :

पिता का पिता	—	दादा
मां का पिता	—	नाना
पिता की मां	—	दादी
मां की मां	—	नानी
पिता या मां का पुत्र	—	भाई
पिता या मां की पुत्री	—	बहन
पिता का भाई	—	चाचा
पिता की बहन	—	बुआ
मां का भाई	—	मामा
मां की बहन	—	मौसी
चाचा या चाची का पुत्र या पुत्री	—	चचेरा भाई, चचेरी बहन
पुत्र की पत्नी	—	पुत्रवधु
पुत्री का पति	—	दामाद
पति का भाई	—	देवर
पत्नी का भाई	—	साला
पति की बहन	—	ननद
पत्नी की बहन	—	साली
भाई की पत्नी	—	भाभी
बहन का पति	—	बहनोई
भाई का पुत्र	—	भतीजा
भाई की पुत्री	—	भतीजी

हल किए गए उदाहरण

1. एक फोटो की ओर संकेत करते हुए एक महिला ने कहा ''इस व्यक्ति के पुत्र की बहन मेरी सास है''। उस महिला के पति का उस व्यक्ति से क्या संबंध है जिसका वह फोटो है ?

(*a*) पुत्र (*b*) नाती (*c*) भतीजा (*d*) दामाद

उत्तर (*b*) : दिए गए प्रश्न के अनुसार संबंध चार्ट निम्नवत् दर्शाया जा सकता है :

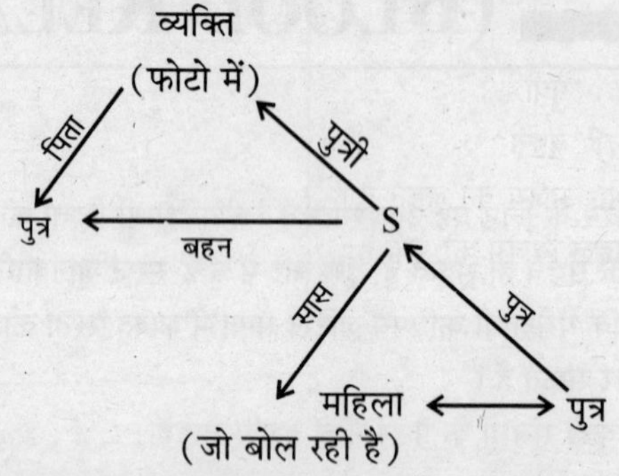

उस व्यक्ति के पुत्र की बहन (मान लें S) उस व्यक्ति की पुत्री है। यदि यह महिला 'S' उस महिला (जो बोल रही है) की सास है तो उसका विवाह 'S' के पुत्र से हुआ है। उस महिला के पति की मां S है और S फोटो वाले व्यक्ति की पुत्री है। अत: उस बोल रही महिला का पति फोटो वाले व्यक्ति का नाती है।

2. 'X', 'Y' की पत्नी है और 'Y', 'Z' का भाई है। 'Z', 'P' का पुत्र है। 'P' का 'X' से क्या संबंध है ?

(*a*) बहन (*b*) चाची (*c*) भाई (*d*) श्वसुर

उत्तर (*d*) : दिए गए प्रश्न के अनुसार संबंध चार्ट निम्नवत् दर्शाया जा सकता है :

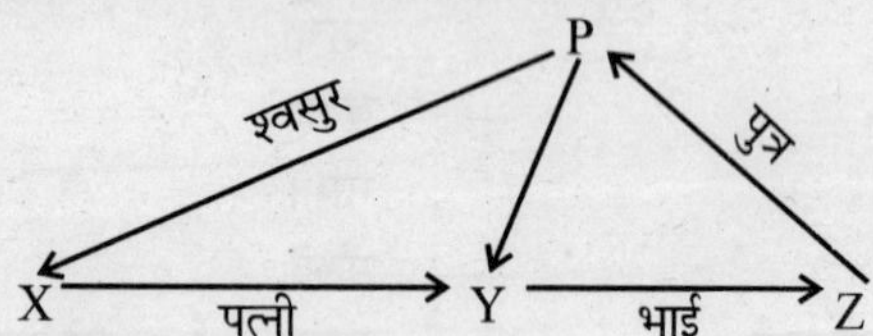

'Y', 'Z' का भाई है जो 'P' का पुत्र है। अत: 'Z' भी 'P' का पुत्र है। चूंकि 'P', 'Y' का पिता है और 'X', 'Y' की पत्नी है अत: 'P', 'X' का श्वसुर है।

अभ्यास

निर्देश (प्र.सं. 1–10): *नीचे के प्रत्येक प्रश्न में व्यक्तियों के बीच उल्लिखित संबंधों को सावधानीपूर्वक समझें और तब दिए गए विकल्पों में से सही उत्तर का चयन करें :*

1. A, B और C का पिता है। B, A का पुत्र है किंतु C, A का पुत्र नहीं है। C का A से क्या संबंध है ?

(*a*) पुत्री (*b*) पुत्र
(*c*) भतीजी (*d*) भतीजा

2. एक महिला ने कहा, ''वहां खड़ी लड़की मेरे दादा जी के एकमात्र पुत्र की पुत्री है''। उस महिला का उस लड़की से क्या संबंध है ?

(*a*) बहन (*b*) मां
(*c*) चाची (*d*) भतीजा

3. रवि अमित के पुत्र के पुत्र का भाई है। अमित, रवि का क्या है ?

(*a*) चचेरा भाई (*b*) पिता
(*c*) दादा (*d*) पुत्र

4. मयंक ने कहा, ''मेरी मां रजत के भाई की बहन है''। रजत का मयंक से क्या संबंध है ?

(*a*) चचेरा भाई (*b*) मामा
(*c*) चाचा (*d*) साला

5. लिली से परिचय कराते हुए राघव ने कहा, ''इसके पिता मेरी मां के एकमात्र पुत्र हैं''। लिली का राघव से क्या संबंध है ?

(*a*) चाची (*b*) पुत्री
(*c*) मां (*d*) बहन

6. अजय, विजय का भाई है। शुभा, अजय की बहन है। संजय, राहुल का भाई है और मेहुल विजय की पुत्री है। संजय का चाचा कौन है ?

(*a*) राहुल
(*b*) अजय
(*c*) मेहुल
(*d*) दी गई सूचना अपर्याप्त है

7. आदित्य, रवि का भाई है। भरत, जयंत के पिता हैं। ईला, रवि की मां है। आदित्य और जयंत आपस में भाई हैं। ईला का भरत से क्या संबंध है ?

(*a*) बहन (*b*) मां
(*c*) पुत्री (*d*) पत्नी

8. एक व्यक्ति ने अपने साथ आ रहे लड़के का परिचय देते हुए कहा, ''यह मेरी पत्नी की पुत्री के पिता का पुत्र है।'' वह लड़का उस व्यक्ति का क्या है ?

(*a*) दामाद (*b*) पुत्र
(*c*) भाई (*d*) पिता

9. A और B दो भाई हैं। C, B की बहन है। D, E की बहन है। E, A का पुत्र है। D का चाचा कौन है ?

(*a*) D (*b*) E
(*c*) B (*d*) C

10. वरुण ने अरुण की ओर संकेत करते हुए कहा, ''वह मेरी बहन के एकमात्र भाई का पुत्र है।'' अरुण का वरूण से क्या संबंध है ?

(*a*) पुत्र
(*b*) भाई
(*c*) भतीजा
(*d*) दी गई सूचना अपर्याप्त है

व्याख्यात्मक उत्तर

1. (*a*) :

पिता
A

B पुत्र C पुत्री

C, A का पुत्र नहीं है किंतु A, C का पिता है। अत: C, A की पुत्री है।

2. (*a*) :

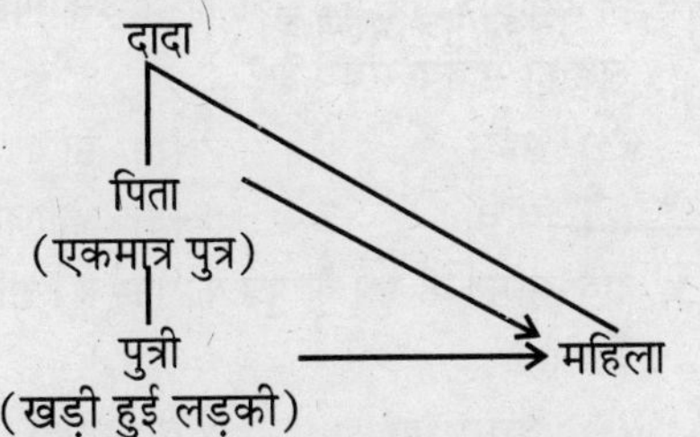

उस महिला के दादा का पुत्र उसके पिता हैं तथा पिता की पुत्री निश्चित ही उस महिला की बहन होगी।

3. (*c*) :

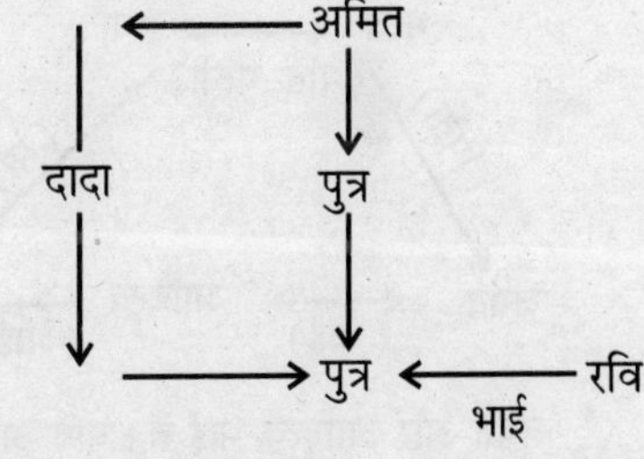

अमित के पुत्र का पुत्र अमित का पोता होगा। रवि अमित के पुत्र के पुत्र का भाई है, अत: अमित रवि के भी दादाजी हैं।

4. (*b*) :

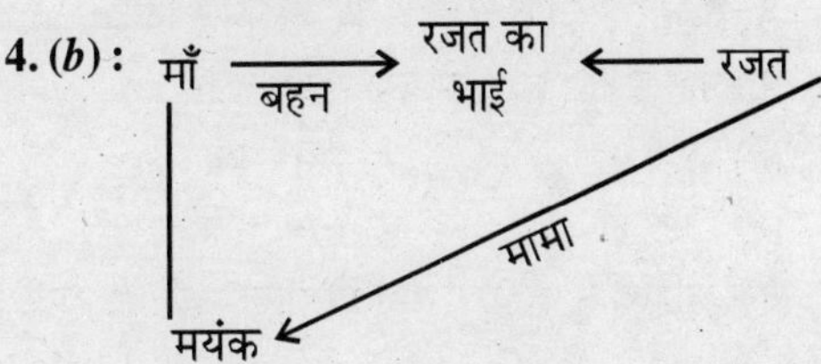

मयंक की मां रजत के भाई की बहन है। अतः रजत भी मयंक की मां का भाई है। इस प्रकार रजत, मयंक का मामा हुआ।

5. (*b*) : संबंध चार्ट निम्नवत् है : माँ

↑ पुत्र

राघव

↓ पिता

लिली (पुत्री)

राघव जब कहता है, ''मेरी मां का एकमात्र पुत्र'' तो वह स्वयं अपने बारे में ही कह रहा होता है। इसके पिता का आशय है, 'लिली के पिता' अर्थात् स्वयं राघव। अतः लिली, राघव की पुत्री है।

6. (*d*) : 1. शुभा → अजय → विजय ↓ मेहुल (पुत्री)

2. संजय → राहुल (भाई)

यहां दो संबंध-समुच्चयों का उल्लेख किया गया है। दी गई सूचना अपर्याप्त है और इन दो भिन्न संबंध-समुच्चयों के बीच कोई संबंध स्थापित नहीं किया जा सकता।

7. (*d*) : प्रश्न पर आधारित संबंध चार्ट है :

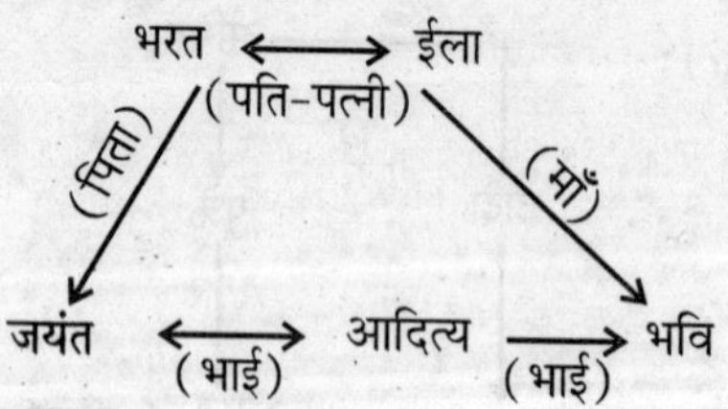

जयंत और आदित्य भाई हैं। यदि आदित्य, रवि का भाई है तो जयंत भी रवि का भाई है। यदि भरत, जयंत का पिता है तो वह आदित्य और रवि का भी पिता है। यदि ईला, रवि की मां है तो वह आदित्य और जयंत की भी मां है। इसका अर्थ है कि भरत और ईला पति-पत्नी हैं और तीनों बच्चों के माता-पिता हैं।

8. (*b*) : प्रश्न पर आधारित संबंध-चार्ट है :

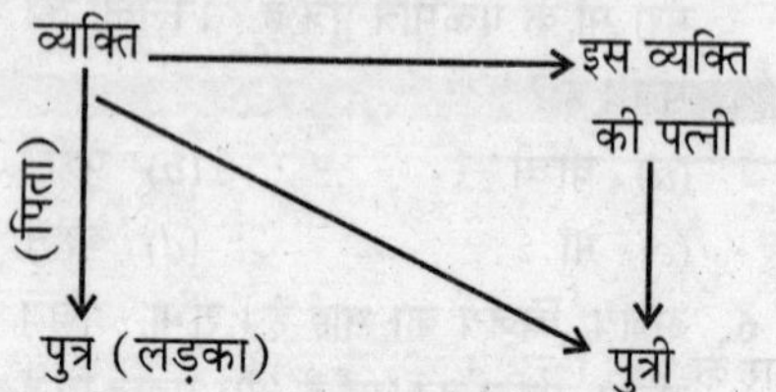

'उस व्यक्ति की पत्नी की पुत्री के पिता' का आशय है कि वह व्यक्ति स्वयं अपने बारे में बात कर रहा है, अतः वह लड़का उस व्यक्ति का पुत्र है।

9. (*c*) : प्रश्न पर आधारित संबंध-चार्ट है :

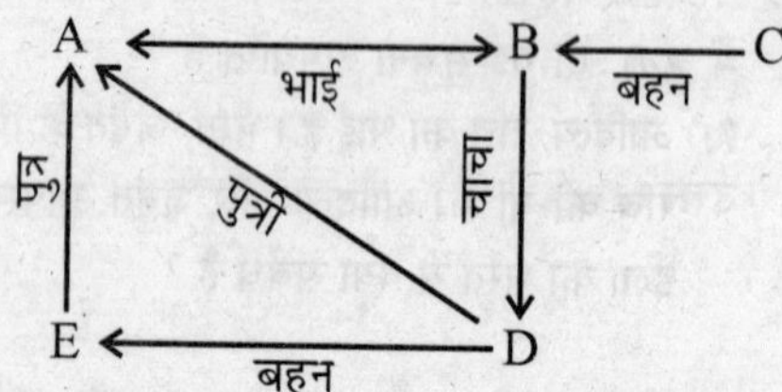

D, E की बहन है और E, A का पुत्र है। अतः D, A की पुत्री है। चूंकि A का भाई B है, अतः B, D का चाचा है।

10. (*a*) :

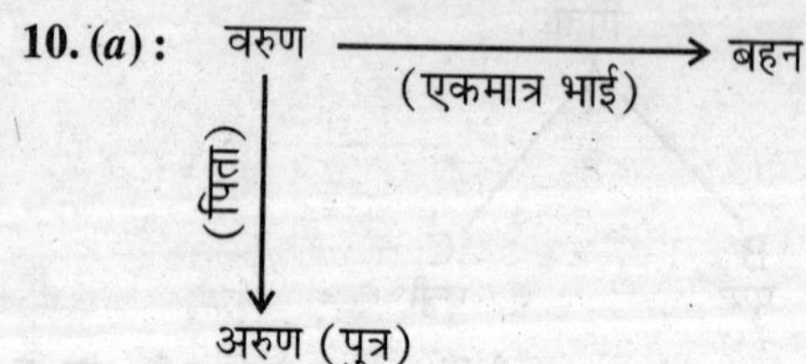

वरुण की बहन का एकमात्र भाई स्वयं वरुण है और उसका पुत्र अरुण है।

क्रम व्यवस्था और काल परीक्षण

(Rows and Ranks)

इस प्रकार के प्रश्न किसी पंक्ति या लाइन में व्यवस्थित वस्तुओं की संख्या या कुछ छात्रों की एक कक्षा में किसी छात्र के क्रम-स्थान (कोटि) या कक्षा में छात्रों की कुल संख्या ज्ञात करने के लिए कतिपय सरल गणितीय परिकलनों पर आधारित होते हैं।

हल किए गए उदाहरण

1. पेड़ों की किसी पंक्ति में कोई एक पेड़ किसी एक सिरे से आठवें और दूसरे सिरे से तीसरे स्थान पर है। बताइए कि इस पंक्ति में कुल कितने पेड़ हैं?

(*a*) 11 (*b*) 9 (*c*) 10 (*d*) 12

उत्तर (*c*) : इस पंक्ति में पेड़ों की संख्या

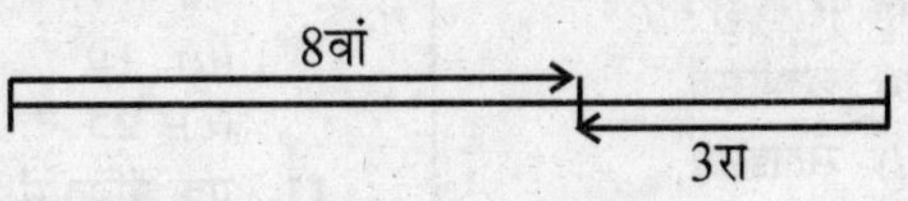

$(8 + 3) - 1 = 10$

2. यदि किसी कक्षा में योग्यता-क्रम में जानकी, पल्लवी से 12 स्थान आगे है और पल्लवी का कक्षा में 15वां स्थान है तथा जानकी का कक्षा में योग्यता-क्रम में चौथा स्थान है तो बताइए कि इस कक्षा में कुल कितने छात्र हैं?

(*a*) 23 (*b*) 27 (*c*) 31 (*d*) 33

उत्तर (*c*) : परिकलन करने पर निम्नलिखित उत्तर प्राप्त होता है :

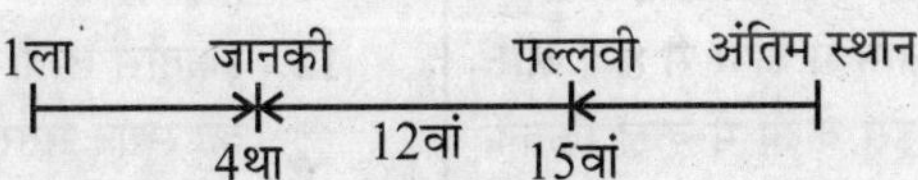

कक्षा में छात्रों की कुल संख्या = 4 + 12 + 15 = 31

अभ्यास

1. पेड़ों की एक पंक्ति में कोई एक पेड़ पंक्ति के दोनों छोरों से पांचवें स्थान पर है। इस पंक्ति में कुल कितने पेड़ हैं?

(*a*) 11 (*b*) 8
(*c*) 10 (*d*) 9

2. 53 छात्रों की एक कक्षा में जया का योग्यता-क्रम में 5 वां स्थान है। कक्षा में योग्यता-क्रम में नीचे से उसका क्रम-स्थान क्या है?

(*a*) 49 वां (*b*) 48 वां
(*c*) 47 वां (*d*) 50 वां

3. पैंसठ छात्रों की एक कक्षा में योग्यता-क्रम में मोहन का क्रम स्थान इक्कीसवां है। यदि योग्यता-क्रम में सबसे नीचे के छात्र का क्रम-स्थान 1 माना जाए तो योग्यता-क्रम में नीचे से मोहन का क्रम-स्थान क्या होगा?
(*a*) 44 वां
(*b*) 45 वां
(*c*) 46 वां
(*d*) दी गई सूचना अपर्याप्त है

4. लड़कों की एक पंक्ति में राहुल दाहिने से 12 वें स्थान पर और बाएं से चौथे स्थान पर खड़ा है। इस पंक्ति में और कितने लड़कों को शामिल करने पर पंक्ति में लड़कों की कुल संख्या 28 हो जाएगी?
(*a*) 12 (*b*) 14
(*c*) 20 (*d*) 13

5. लड़कों की एक पंक्ति में राजन दाहिने से दसवें स्थान पर है और सूरज बाएं से दसवें स्थान पर है। यदि राजन और सूरज आपस में अपना स्थान बदल लें तो सूरज बाएं से सताइसवें स्थान पर आ जाएगा। राजन अब पंक्ति में दाहिने से कितने स्थान पर खड़ा है?
(*a*) दसवें (*b*) छब्बीसवें
(*c*) उन्तीसवें (*d*) सताइसवें

6. 41 छात्रों की एक कक्षा में महेश और सुरेश योग्यता-क्रम में ऊपर से क्रमश: 11 वें और 12 वें स्थान पर हैं। योग्यता-क्रम में नीचे से इनका क्रम-स्थान क्या है?
(*a*) 32 वां और 33 वां (*b*) 29 वां और 30 वां
(*c*) 30 वां और 31 वां (*d*) 31 वां और 30 वां

7. किसी कक्षा में उमा योग्यता-क्रम में ऊपर से 8 वें और नीचे से 37 वें स्थान पर है। इस कक्षा में कुल कितने छात्र हैं?
(*a*) 47 (*b*) 46
(*c*) 45 (*d*) 44

8. एक पंक्ति में सादिक सामने से 14 वें स्थान पर और जोसफ अंत से 17 वें स्थान पर खड़ा है जबकि जेन, सादिक और जोसफ के बीच खड़ा है। यदि सादिक, जोसफ से आगे खड़ा है और पंक्ति में कुल 48 व्यक्ति खड़ें हो, तो सादिक और जेन के बीच पंक्ति में कितने व्यक्ति खड़े हैं?
(*a*) 5 (*b*) 6
(*c*) 7 (*d*) 8

9. किसी कक्षा में वार्षिक परीक्षा में उत्तीर्ण हुए छात्रों में योग्यता-क्रम में रोहन नीचे से सताइसवें स्थान पर और ऊपर से ग्यारहवें स्थान पर आया। यदि वार्षिक परीक्षा में इस कक्षा के 12 छात्र अनुत्तीर्ण घोषित किए गए हों तो परीक्षा में इस कक्षा के कितने छात्र शामिल हुए थे?
(*a*) 48 (*b*) 49
(*c*) 50 (*d*) कहा नहीं जा सकता

10. कुछ लड़के एक पंक्ति में बैठे हैं। P पंक्ति में बाएं से चौदहवें स्थान पर और Q दाहिने से सातवें स्थान पर बैठा है। यदि P और Q के बीच चार लड़के बैठे हों, तो इस पंक्ति में कुल कितने लड़के हैं?
(*a*) 19 (*b*) 21
(*c*) 25 (*d*) 23

11. एक पंक्ति में A, B, C, D और E कुल पांच मकान बने हैं। A, B की दाहिनी ओर, E, C की बायीं ओर और A की दाहिनी ओर अवस्थित है तथा B, D की दाहिनी ओर अवस्थित है। इनमें से कौन-सा मकान बीच में है?
(*a*) B (*b*) A
(*c*) D (*d*) E

12. इकतीस छात्रों की एक कक्षा में योग्यता-क्रम में माधव का स्थान सतरहवां है। योग्यता-क्रम में नीचे से उसका स्थान कितना है?
(*a*) 13 (*b*) 14
(*c*) 15 (*d*) 16

व्याख्यात्मक उत्तर

1. (*d*):

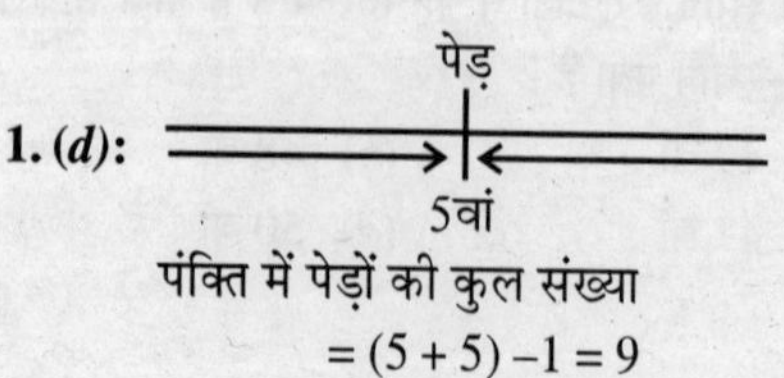

पंक्ति में पेड़ों की कुल संख्या
$= (5 + 5) - 1 = 9$

2. (*a*) :

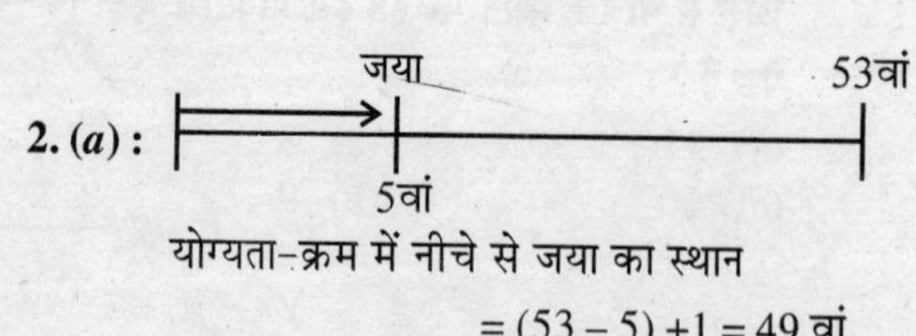

योग्यता-क्रम में नीचे से जया का स्थान
$= (53 - 5) + 1 = 49$ वां

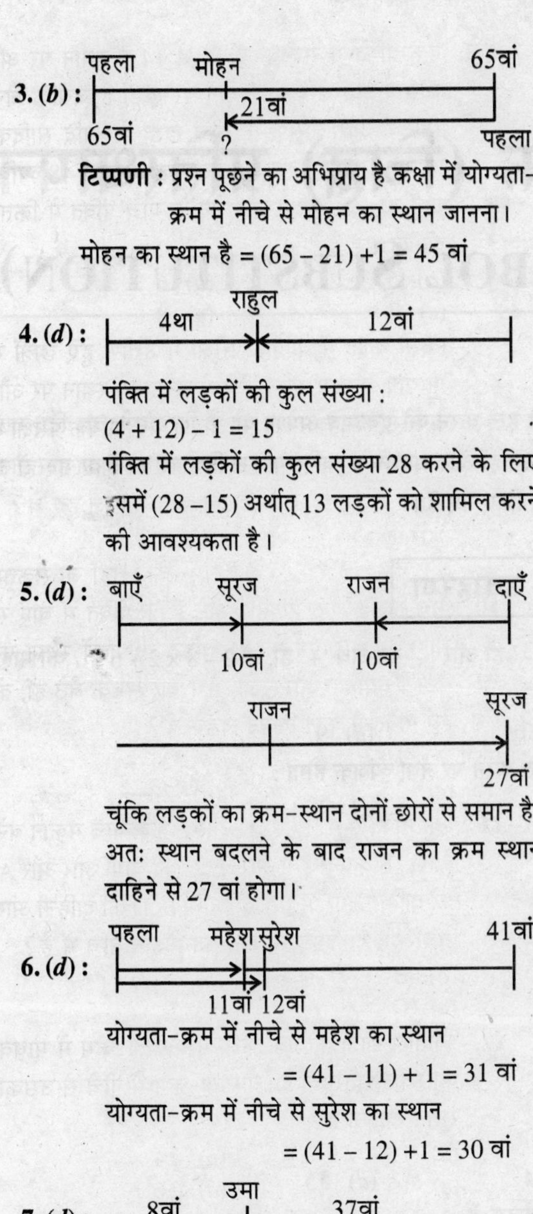

3. (*b*) :

टिप्पणी : प्रश्न पूछने का अभिप्राय है कक्षा में योग्यता-क्रम में नीचे से मोहन का स्थान जानना।

मोहन का स्थान है = (65 – 21) +1 = 45 वां

4. (*d*) :

पंक्ति में लड़कों की कुल संख्या :
(4 + 12) – 1 = 15

पंक्ति में लड़कों की कुल संख्या 28 करने के लिए इसमें (28 –15) अर्थात् 13 लड़कों को शामिल करने की आवश्यकता है।

5. (*d*) :

चूंकि लड़कों का क्रम-स्थान दोनों छोरों से समान है, अत: स्थान बदलने के बाद राजन का क्रम स्थान दाहिने से 27 वां होगा।

6. (*d*) :

योग्यता-क्रम में नीचे से महेश का स्थान
= (41 – 11) + 1 = 31 वां

योग्यता-क्रम में नीचे से सुरेश का स्थान
= (41 – 12) +1 = 30 वां

7. (*d*) :

कक्षा में छात्रों की कुल संख्या
= (8 + 37) – 1 = 44

8. (*d*) :

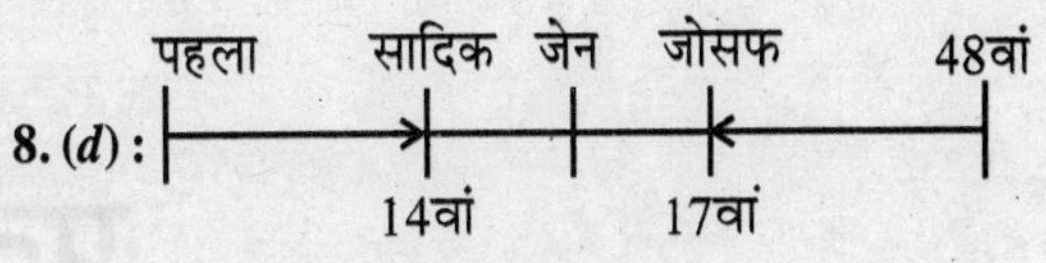

अंत से सादिक का क्रम स्थान:
(48 – 14) + 1 = 35 वां

सादिक और जोसफ के बीच व्यक्तियों की संख्या
= (35 – 17) – 1 = 17

जेन, सादिक और जोसफ के बीच में है, अर्थात् वह दोनों लड़कों से नौवें स्थान पर है।

∴ सादिक और जेन के बीच 8 व्यक्ति हैं।

टिप्पणी : (8 + 8) – 1 = 17

9. (*b*) :

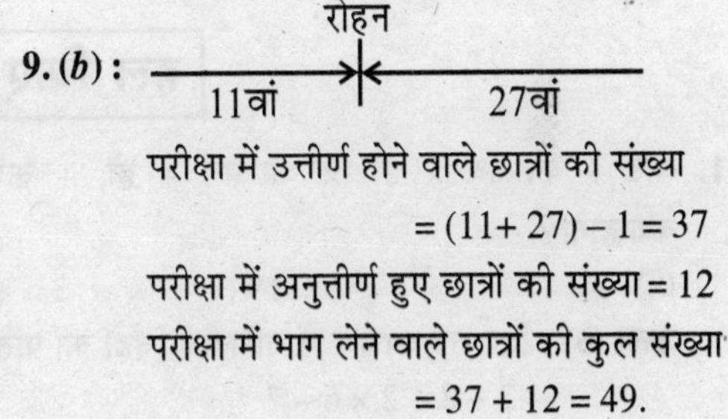

परीक्षा में उत्तीर्ण होने वाले छात्रों की संख्या
= (11+ 27) – 1 = 37

परीक्षा में अनुत्तीर्ण हुए छात्रों की संख्या = 12

परीक्षा में भाग लेने वाले छात्रों की कुल संख्या
= 37 + 12 = 49.

10. (*c*) :

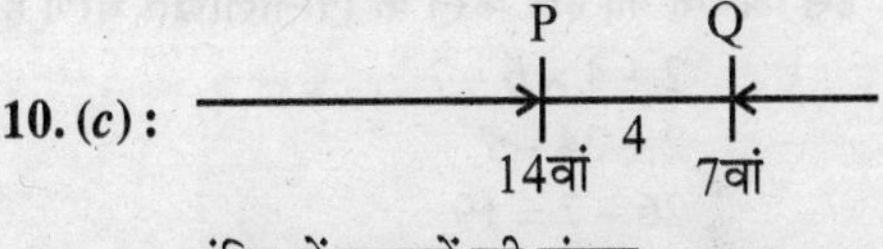

पंक्ति में लड़कों की संख्या
= (14 + 4 + 7) = 25

11. (*b*) : पंक्ति में अवस्थित मकान निम्नलिखित क्रम में हैं:
D B A E C

12. (*c*) :

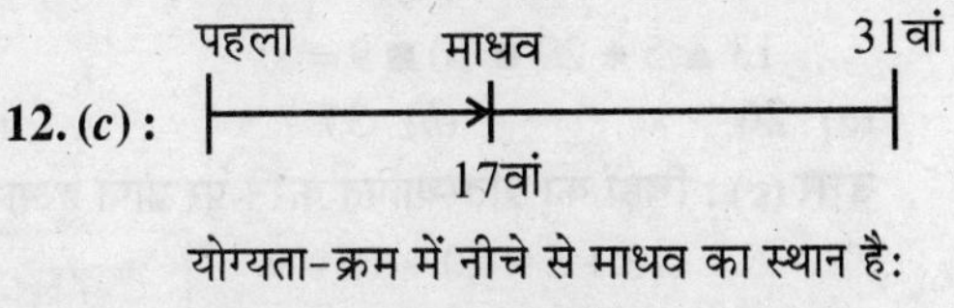

योग्यता-क्रम में नीचे से माधव का स्थान है:
(31 – 17) + 1 = 15 वां

प्रतीक (चिह्न) प्रतिस्थापन
(SYMBOL SUBSTITUTION)

इस प्रकार के प्रश्नों को हल करना अत्यधिक सरल है। ऐसे प्रश्नों को हल करने की एकमात्र अपेक्षा यह है कि उम्मीदवार दिए गए प्रतीकों या चिह्नों को प्रतिस्थापित करने और परिकलन की विद्या में पारंगत हों और अत्यधिक त्वरित गति से दिए गए प्रश्नों का हल ज्ञात कर सके। इस श्रेणी में पूछे गए कुछ सामान्य प्रकार के प्रश्न नीचे हल किए गए हैं।

हल किए गए उदाहरण

1. यदि '+' का अर्थ '×' हो, '×' का अर्थ '÷' हो, '÷' का अर्थ '–' हो और '–' का अर्थ '+' हो, तो 2 – 8 × 2 + 6 ÷ 7 का मान क्या होगा?

(*a*) 32 (*b*) 19 (*c*) 23 (*d*) 9

उत्तर (*b*) : दिए गए व्यंजक में गणितीय चिह्नों को प्रतिस्थापित करने पर नया व्यंजक होगा :

$2 + 8 \div 2 \times 6 - 7$

इस व्यंजक को हल करने के निम्नलिखित चरण होंगे :

$2 + 4 \times 6 - 7$

$2 + 24 - 7$

$26 - 7 = 19$

2. यदि '▲' का अर्थ '+' हो,

'■' का अर्थ '–' हो,

'●' का अर्थ '÷' हो,

'✱' का अर्थ '×' हो, तो

13 ▲ 5 ✱ 20 ● 10 ■ 9 = ?

(*a*) 26 (*b*) 37 (*c*) 14 (*d*) 55

उत्तर (*c*) : चिह्नों को प्रतिस्थापित करने पर प्राप्त हुआ नया व्यंजक है :

$13 + 5 \times 20 \div 10 - 9$

इस व्यंजक को हल करने के चरण होंगे :

$13 + 5 \times 2 - 9$

$13 + 10 - 9$

$23 - 9 = 14$

अभ्यास

1. यदि "+" का अर्थ "–" हो; "–" का अर्थ "×" हो; "×" का अर्थ "÷" हो और "÷" का अर्थ "+" हो, तो $15 \times 5 \div 10 + 5 - 3 = ?$

(*a*) 9.5 (*b*) 0
(*c*) – 2 (*d*) 24

2. यदि "+" का अर्थ "–" हो; "–" का अर्थ "×" हो; "×" का अर्थ "÷" हो; और "÷" का अर्थ "+" हो, तो $15 \times 3 \div 15 + 5 - 2 = ?$

(*a*) 0 (*b*) 10
(*c*) 20 (*d*) 6

3. यदि "+" का अर्थ "÷" हो; "×" का अर्थ "–" हो; "÷" का अर्थ "+" हो और "–" का अर्थ "×" हो, तो $16 \div 8 \times 6 - 2 + 12 = ?$

(*a*) 22 (*b*) 24
(*c*) 23 (*d*) 20

4. यदि "+" का अर्थ "×" हो; "–" का अर्थ "÷" हो; "×" का अर्थ "–" हो और "÷" का अर्थ "+" हो, तो $5 + 8 - 4 \times 2 \div 9 = ?$

(*a*) 15 (*b*) 13
(*c*) 17 (*d*) 11

5. यदि × का आशय जोड़ की संक्रिया से हो, ÷ का आशय घटाव की संक्रिया से हो, + का आशय गुणा की संक्रिया से हो और – का आशय भाग की संक्रिया से हो तो $(20 \times 6 \div 6 \times 4)$ निम्नलिखित में से किसके बराबर है?

(*a*) 5 (*b*) 24
(*c*) 25 (*d*) 80

6. यदि A + B > C + D, B + E = 2 C और C + D > B + E हो, तो इसका निश्चित अर्थ यह है कि :

(*a*) A > C (*b*) A + B > 2D
(*c*) A + B > 2C (*d*) A + B > 2E

7. यदि A + D > C + E, C + D = 2B और B + E > C + D हो, तो इसका निश्चित अर्थ यह है कि :

(*a*) A + D > B + E (*b*) A + D > B + C
(*c*) A + B > 2D (*d*) B + D > C + E

8. यदि "+" का अर्थ "÷" हो; "÷" का अर्थ "–" हो; "–" का अर्थ "×" हो और "×" का अर्थ "+" हो, तो $10 \div 2 - 15 + 3 \times 5 = ?$

(*a*) 10 (*b*) 15
(*c*) 25 (*d*) 5

9. यदि "+" का अर्थ "÷" हो; "×" का अर्थ "–" हो; "÷" का अर्थ "×" हो और "–" का अर्थ "+" हो, तो निम्नलिखित व्यंजक का मान क्या होगा? $9 + 3 \div 4 - 8 \times 2 = ?$

(*a*) $6\frac{3}{4}$ (*b*) $-1\frac{3}{4}$
(*c*) $-6\frac{1}{4}$ (*d*) 18

10. यदि 'a' का आशय '÷' हो, 'b' का आशय '×' हो, 'c' का आशय '+' है और 'd' का आशय '–', हो, तो 5 c 20 a 4 b 2 d 10 = ?

(*a*) 5 (*b*) 10
(*c*) 15 (*d*) 20

व्याख्यात्मक उत्तर

1. (*c*) : $15 \div 5 + 10 - 5 \times 3$
$3 + 10 - 15 = -2$

2. (*b*) : $15 \div 3 + 15 - 5 \times 2$
$5 + 15 - 10 = 10$

3. (*c*) : $16 + 8 - 6 \times 2 \div 12$
$16 + 8 - 1 = 23$

4. (*c*) : $5 \times 8 \div 4 - 2 + 9$
$10 - 2 + 9 = 17$

5. (*b*) : $20 + 6 - 6 + 4 = 24$

6. (*c*) : A + B > C + D > B + E or 2 C
∴ A + B > 2C

7. (*b*) : 1. A + D > C + E
2. B + E > C + D or 2 B
चूँकि 1 और 2 के बीच संबंध स्पष्ट नहीं है, तथापि यह निश्चित है कि A + D > B + C.

8. (*d*) : $10 - 2 \times 15 \div 3 + 5$
$10 - 10 + 5 = 5$

9. (*d*) : $9 \div 3 \times 4 + 8 - 2$
$12 + 8 - 2 = 18$

10. (*a*) : $5 + 20 \div 4 \times 2 - 10$
$5 + 10 - 10 = 5$

कृत्रिम मान और लुप्त संख्याएँ

(ARTIFICIAL VALUES AND MISSING NUMBERS)

इस प्रकार के प्रश्नों को हल करने के लिए संख्या संबंधी प्रश्नों को हल करने में निपुणता और गणितीय कौशल का होना अपेक्षित है। उत्तर प्राप्त करने के लिए अभ्यर्थियों के लिए यह अपेक्षित है कि वे अंकगणितीय चिह्नों या प्रतीकों के सही संयोजन का चयन करें जिसे दिए गए प्रश्नों में प्रश्न चिह्न के स्थान पर प्रतिस्थापित किया जा सके।

हल किए गए उदाहरण

1. यहाँ प्रश्न में दिए गए प्रश्न चिह्न (?) के स्थान पर प्रतिस्थापित करने के लिए सही विकल्प का चयन करें :

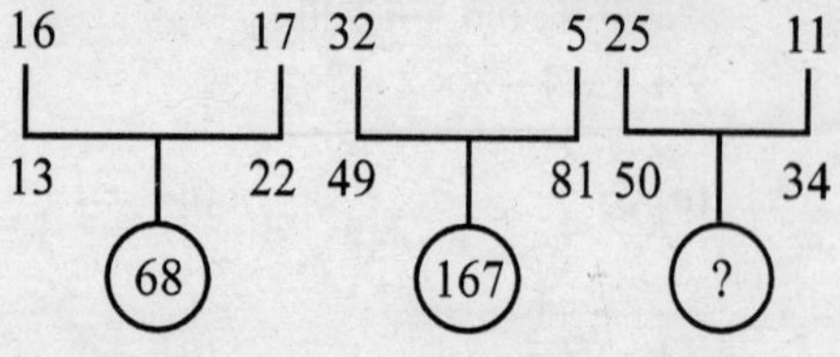

(*a*) 65 (*b*) 120 (*c*) 116 (*d*) 192

उत्तर (*b*) : गोल घेरे के भीतर दी गई संख्या शेष चार संख्याओं का योग है, अर्थात्

16 + 17 + 13 + 22 = 68

32 + 5 + 49 + 81 = 167, इसी प्रकार

25 + 11 + 50 + 34 = 120

2. यहाँ प्रश्न चिह्न के स्थान पर विकल्पों में दी गई कौन-सी संख्या आएगी ?

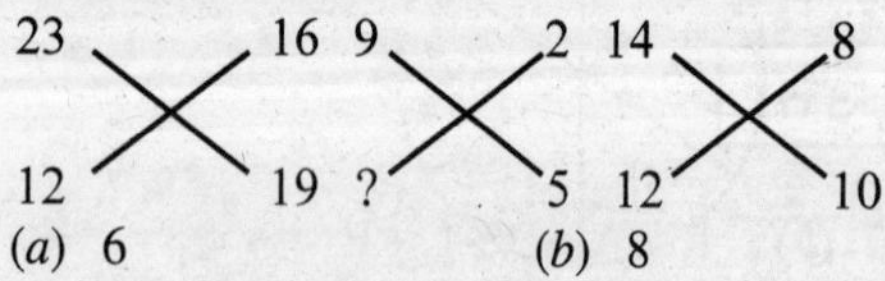

(*a*) 6 (*b*) 8 (*c*) 7 (*d*) 3

उत्तर (*a*) : दो सम्मुख संख्याओं का अंतर 4 है, अर्थात्

23 – 19 = 4 और 16 – 12 = 4

14 – 10 = 4 और 12 – 8 = 4, इसी प्रकार

9 – 5 = 4 और 6 – 2 = 4.

इस प्रकार के प्रश्नों में सही उत्तर ज्ञात करने का कोई निश्चित नियम नहीं है। सही उत्तर प्राप्त करने के विभिन्न तरीकों के बारे में जानने के लिए नीचे दिए गए अभ्यास में निहित प्रश्नों का हल ज्ञात करने का प्रयास करें।

अभ्यास

निर्देश (प्र.सं. 1–10): *नीचे दिए गए प्रत्येक प्रश्न में बताएँ कि प्रश्न चिह्न (?) के स्थान पर कौन-सी संख्या रखी जा सकती है ?*

1.

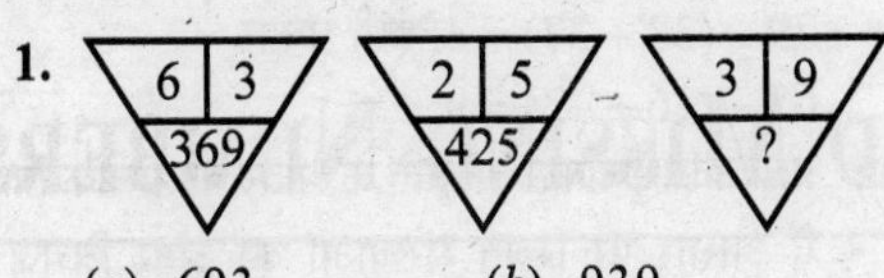

(*a*) 693 (*b*) 939
(*c*) 981 (*d*) 993

2.

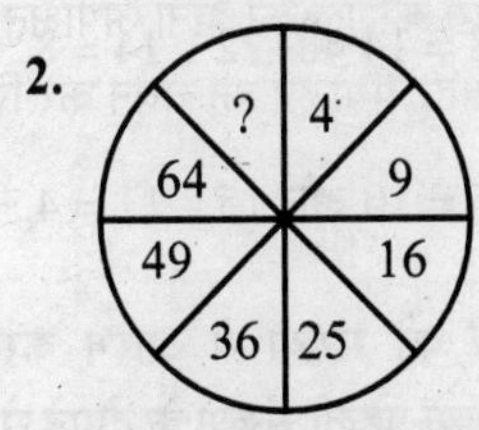

(*a*) 68 (*b*) 100
(*c*) 72 (*d*) 81

3.

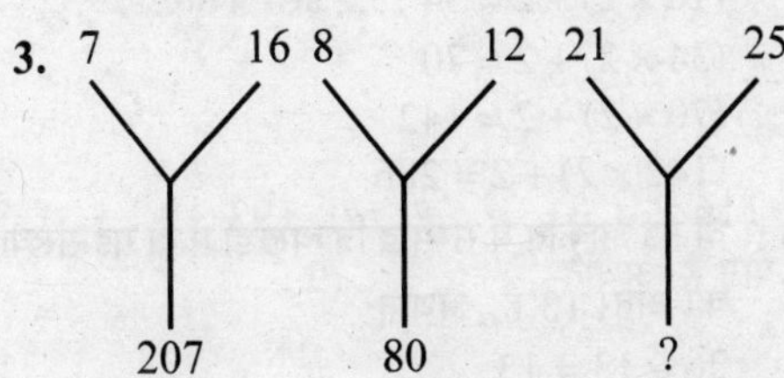

(*a*) 425 (*b*) 184
(*c*) 241 (*d*) 210

4.

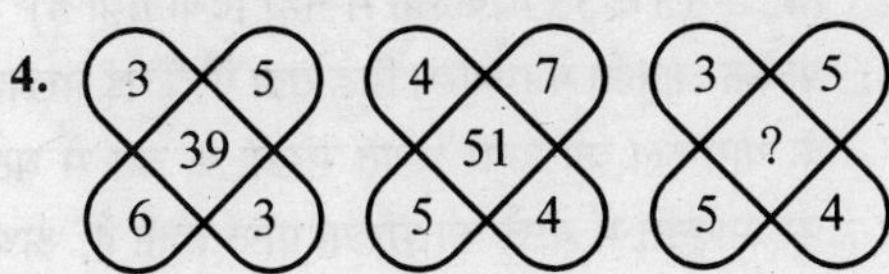

(*a*) 35 (*b*) 37
(*c*) 45 (*d*) 48

5.

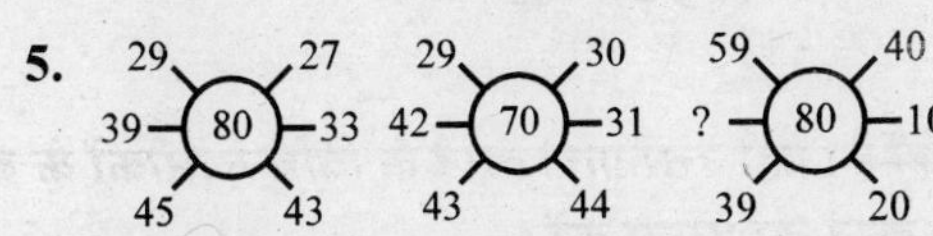

(*a*) 69 (*b*) 49
(*c*) 50 (*d*) 60

6.

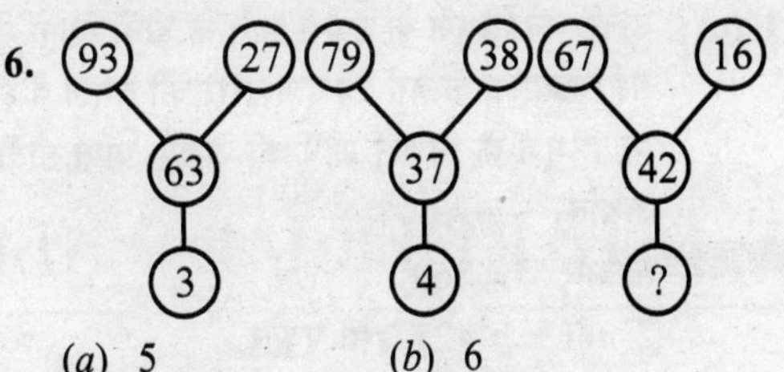

(*a*) 5 (*b*) 6
(*c*) 8 (*d*) 9

7.

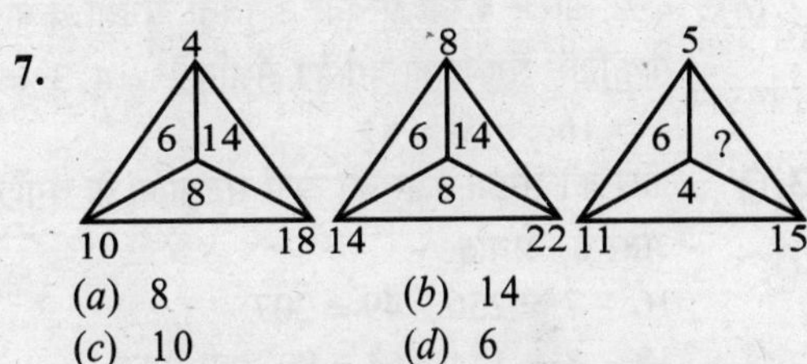

(*a*) 8 (*b*) 14
(*c*) 10 (*d*) 6

8.

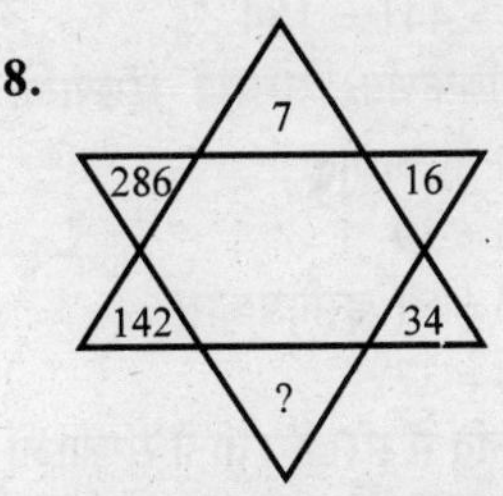

(*a*) 70 (*b*) 68
(*c*) 56 (*d*) 92

9.

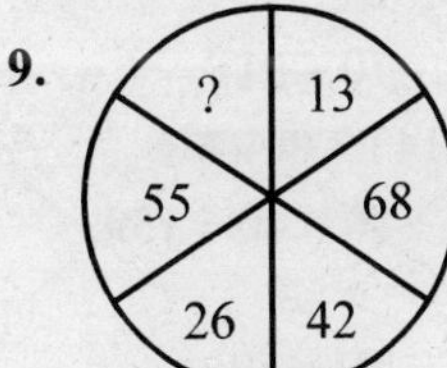

(*a*) 41 (*b*) 37
(*c*) 29 (*d*) 25

10.

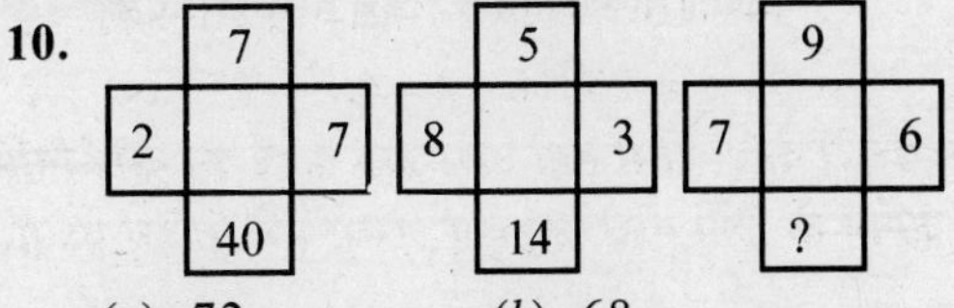

(*a*) 72 (*b*) 68
(*c*) 82 (*d*) 96

व्याख्यात्मक उत्तर

1. (*c*) : उलटे बने त्रिभुज के ऊपरी भाग के दोनों खानों में दी गई संख्याओं के वर्ग को एक दूसरे की बगल में रखने पर त्रिभुज के निचले शीर्ष की संख्या प्राप्त होती है, अर्थात्

6^2 और $3^2 = 369$

2^2 और $5^2 = 425$, इसी प्रकार

3^2 और $9^2 = 981$.

2. (*d*) : 4 से आरंभ करके प्रत्येक अनुवर्ती संख्या क्रमागत प्राकृतिक संख्या का वर्ग है। अर्थात् $2^2 = 4, 3^2 = 9, 4^2 = 16, \ldots 9^2 = 81$

3. (*b*) : नीचे की संख्या ऊपर की दोनों संख्याओं के वर्गों का अंतर है, अर्थात्

$16^2 - 7^2 = 256 - 49 = 207$

$12^2 - 8^2 = 144 - 64 = 80$, इसी प्रकार

$25^2 - 21^2 = 625 - 441 = 184$

4. (*b*) : बीच की संख्या विकर्णतः सम्मुख संख्याओं के गुणनफलों का योग है, अर्थात्

$(3 \times 3) + (5 \times 6) = 39$

$(4 \times 4) + (7 \times 5) = 51$, इसी प्रकार

$(3 \times 4) + (5 \times 5) = 37$

5. (*a*) : किसी भी एक आकृति में सरेखीय तीनों संख्याओं का योगफल समान है, अर्थात्

$29 + 80 + 43$ या $39 + 80 + 33$

या $45 + 80 + 27 = 152$

$29 + 70 + 44$ या $42 + 70 + 31$

या $43 + 70 + 30 = 143$, इसी प्रकार

$59 + 80 + 20$ या $39 + 80 + 40 = 159$.

अतः लुप्त संख्या है :

$159 - (80 + 10) = 69$

6. (*d*) : प्रत्येक आकृति में दाहिने और बीच के घेरों की संख्याओं के योगफल को बायीं ओर के घेरे की संख्या से घटाने पर आकृति में सबसे नीचे के घेरे की संख्या प्राप्त होती है, अर्थात्

$93 - (27 + 63) = 3$

$79 - (38 + 37) = 4$, इसी प्रकार

$67 - (16 + 42) = 9$

7. (*c*) : प्रत्येक त्रिभुजाकार आकृति के भीतर बने प्रत्येक त्रिभुज में आधार पर स्थित संख्याओं का अंतर त्रिभुज के भीतर स्थित संख्या के बराबर है, अर्थात्

$10 - 4 = 6, 18 - 4 = 14$ और $18 - 10 = 8$

$14 - 8 = 6, 22 - 8 = 14$ और $22 - 14 = 8$, इसी प्रकार

$11 - 5 = 6, 15 - 5 = 10$ और $15 - 11 = 4$.

8. (*a*) : दी गई आकृति में 7 की संख्या से आरंभ करके दक्षिणावर्त अगली संख्या पहली संख्या के दोगुने से 2 अधिक है, अर्थात्

$(7 \times 2) + 2 = 16$

$(16 \times 2) + 2 = 34 \ldots$, इसी प्रकार

$(34 \times 2) + 2 = 70$

$(70 \times 2) + 2 = 142$

$(142 \times 2) + 2 = 286$

9. (*c*) : दी गई आकृति में सम्मुख त्रिज्यखंडों में दी गई संख्याओं का अंतर 13 है, अर्थात्

$26 - 13 = 13$

$68 - 55 = 13$, इसी प्रकार

अतः लुप्त संख्या है : $42 - 13 = 29$

($42 + 13 = 55$ विकल्पों में नहीं दिया गया है)

10. (*b*) : प्रत्येक आकृति में मध्यस्थ ग्रिड रेखा में दी गई संख्याओं के योगफल को ऊपर स्थित संख्या के वर्ग से घटाने पर आकृति में नीचे की संख्या प्राप्त होती है, अर्थात्

$7^2 - (2 + 7) = 40$

$5^2 - (8 + 3) = 14$, इसी प्रकार

$9^2 - (7 + 6) = 68$

अक्षर–अंक व्यवस्थापक मशीन संबंधी प्रश्न

(PROBLEMS BASED ON ENGLISH ALPHABET)

अंग्रेजी वर्णमाला पर आधारित प्रश्नों को हल करना अत्यधिक सरल है। इस प्रकार के प्रश्न वर्णमाला के सीधे क्रम में और साथ ही उलटे क्रम में भी दी गई शृंखलाओं पर आधारित होते हैं।

अंग्रेजी वर्णमाला का सीधा क्रम (Natural Order)

A B C D E F G H I J K L M N O P Q R S T U V W X Y Z

अंग्रेजी वर्णमाला का उलटा क्रम (Reverse Order)

Z Y X W V U T S R Q P O N M L K J I H G F E D C B A

शृंखला Z पर पहुँचने के बाद A से पुनः आरंभ होती है और उलटे क्रम में A पर पहुँचने के बाद Z से पुनः आरंभ होती है। इस शृंखला में A E I O U स्वर और शेष अक्षर व्यंजन कहलाते हैं।

हल किए गए उदाहरण

1. यदि वर्णमाला के पहले दस अक्षरों को उलटे क्रम में लिखा जाए तो निम्नलिखित में से कौन–सा अक्षर उस शृंखला के दाहिने छोर से बारहवें अक्षर की बायीं ओर का सातवाँ अक्षर होगा?

A B C D E F G H I J K L M N O P Q R S T U V W X Y Z

(*a*) H (*b*) C (*c*) I (*d*) B

उत्तर (*b*) : वर्णमाला के सीधे क्रम में दी गई शृंखला में पहले दस अक्षरों को उलटे क्रम में लिखने पर निम्नलिखित शृंखला प्राप्त होगी :

JIHGFEDCBAKLMNOPQRSTUVWXYZ

7th ← 12th ←

'Z' से गिनना आरंभ करने पर दाहिने छोर से बारहवाँ अक्षर 'O' है और 'O' की बायीं ओर का 7वाँ अक्षर 'C' है।

अभ्यास

निर्देश (प्र.सं. 1–10): *निम्नलिखित प्रश्न वर्णमाला के सीधे या उलटे क्रम में लिखी गई शृंखला पर तथा दिए गए शब्द में अक्षरों के स्थान परिवर्तन पर आधारित हैं।*

1. वर्णमाला के सीधे क्रम में लिखी गई शृंखला में बाएँ छोर से छठे अक्षर के ठीक पहले कौन–सा अक्षर होता है?

(*a*) U (*b*) E
(*c*) F (*d*) V

2. वर्णमाला में G और S के ठीक बीच में कौन–सा अक्षर है?

(*a*) L (*b*) N
(*c*) M (*d*) कोई अक्षर नहीं

3. यदि अंग्रेजी वर्णमाला में प्रथम अर्द्धांश के अक्षरों को उलटे क्रम में लिखा जाए तो दायीं ओर से नौंवें अक्षर की बायीं ओर का नौंवाँ अक्षर कौन-सा होगा?

(*a*) I (*b*) D
(*c*) F (*d*) E

4. यदि अंग्रेजी वर्णमाला को उलटे क्रम में लिखा जाए, तो दायीं और से सातवें अक्षर की बायीं ओर का आठवाँ अक्षर कौन-सा होगा?

(*a*) O (*b*) P
(*c*) N (*d*) Q

5. वर्णमाला में दाहिने छोर से तेरहवें अक्षर की दायीं ओर का पाँचवाँ अक्षर क्या होगा?

(*a*) R (*b*) S
(*c*) I (*d*) O

6. यदि अंग्रेजी वर्णमाला को उलटे क्रम में लिखा जाए तो P के दाएँ से छठा अक्षर कौन-सा होगा?

(*a*) J (*b*) W
(*c*) K (*d*) V

7. यदि अंग्रेजी वर्णमाला को दो बराबर हिस्सों में बाँट दिया जाए जिनमें पहले अर्द्धांश में A से M तक के और दूसरे अर्द्धांश में N से Z तक के अक्षर निहित हों, तो बाद वाले अर्द्धांश का कौन-सा अक्षर पहले वाले अर्द्धांश के J अक्षर के संगत होगा?

(*a*) W (*b*) Q
(*c*) V (*d*) R

8. यदि अंग्रेजी वर्णमाला को उलटे क्रम में लिखा जाए तो प्राप्त शृंखला में आपके बाएँ से सोलहवें अक्षर की बायीं ओर का बारहवाँ अक्षर कौन-सा होगा?

(*a*) X (*b*) W
(*c*) D (*d*) V

9. अंग्रेजी वर्णमाला में बाएँ से पाँचवें अक्षर से आंरभ करके यदि बारह अक्षरों को उलटे (विपरीत) क्रम में लिखा जाए तो प्राप्त शृंखला में दाएँ से चौदहवें अक्षर की बायीं ओर का सातवाँ अक्षर कौन-सा होगा?

(*a*) N (*b*) H
(*c*) L (*d*) O

10. यदि वर्णमाला में B से आरंभ करके सभी एकांतर स्थानों पर आने वाले अक्षरों को छोटे अक्षरों में और शेष अक्षरों को बड़े अक्षरों में लिखा जाए तो प्राप्त शृंखला के अक्षरों का प्रयोग करके 'September' माह को किस प्रकार लिखा जाएगा?

(*a*) SEptEMbEr (*b*) sePTemBeR
(*c*) SEptembER (*d*) SEpteMbeR

व्याख्यात्मक उत्तर

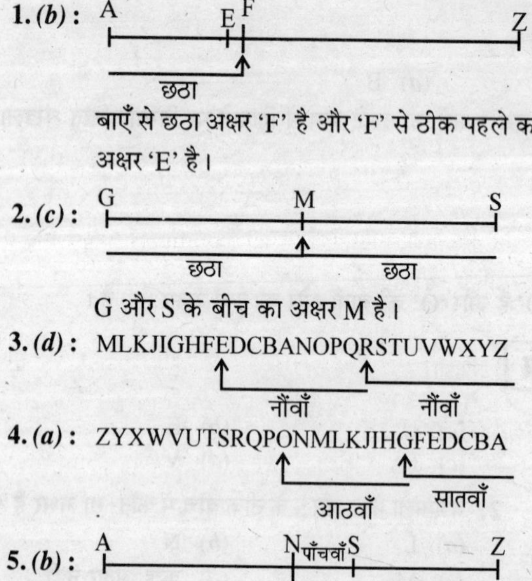

बाएँ से छठा अक्षर 'F' है और 'F' से ठीक पहले का अक्षर 'E' है।

G और S के बीच का अक्षर M है।

दाहिने छोर से तेरहवाँ अक्षर 'N' है और 'N' की दायीं ओर का पाँचवाँ अक्षर 'S' है।

6. (*a*) : Z P J A — छठा

अंग्रेजी वर्णमाला के उलटे क्रम में 'P' के दाएँ से छठा अक्षर 'J' है।

7. (*a*) : A B C D E F G H I J K L M
N O P Q R S T U V W X Y Z

8. (*b*) : Z W बारहवाँ K A — सोलहवाँ

वर्णमाला के उलटे क्रम में बाएँ से सोलहवाँ अक्षर 'K' है और 'K' की बायीं ओर का बारहवाँ अक्षर 'W' है।

9. (*d*) : ABCDPONMLKJIHGFEQRSTUVWXYZ — सातवाँ, चौदहवाँ

10. (*a*) : A b C d E f G h I j K l M n O p Q r S t U v W x Y z

कथन एवं वेन आरेख
(LOGICAL DIAGRAMS)

इस प्रकार के प्रश्नों में विकल्प के रूप में पाँच भिन्न-भिन्न आकृतियों का समुच्चय दिया जाता है। प्रत्येक आकृति संबंधित शब्दों के कुछ समूहों का एक तार्किक पैटर्न निरूपित करती है जिनमें प्रत्येक शब्द एक वर्ग को निरूपित करता है। अभ्यर्थी को दिए गए शब्दों के समुच्चय के लिए सर्वाधिक उपयुक्त तार्किक आकृति की पहचान करनी है। नीचे इन आरेखों द्वारा निरूपित कुछ संबंध दर्शाए गए हैं। संबंधित पैटर्नों को समझें और तत्पश्चात् दिए गए प्रश्नों के उत्तर दें।

हल किए गए उदाहरण

1. दिए गए वर्गों में कोई सदस्य समान (common) नहीं है।

उदाहरण : दूध, अंडे

दूध अंडे

2. दिया गया आरेख यह दर्शाता है कि दोनों वर्गों में कुछ समान सदस्य हैं किंतु कोई भी वर्ग एक-दूसरे में पूर्णतः समाहित नहीं है।

उदाहरण : रंग, लाल

रंग लाल

3. दिया गया आरेख यह दर्शाता है कि एक वर्ग दूसरे में पूर्णतः समाहित है किंतु दूसरा वर्ग पहले वर्ग में समाहित नहीं है अर्थात् ये दोनों वर्ग आपस में मिले-जुले नहीं हैं।

उदाहरण : फल, सेब

फल सेब

4. आकृति 2 के समान ही यह आकृति भी दर्शाती है कि तीनों वर्गों में कुछ समान (common) सदस्य हैं किंतु इनमें से कोई भी वर्ग एक-दूसरे में पूर्णतः समाहित नहीं है।

उदाहरण : लंबा, आदमी, शिक्षित

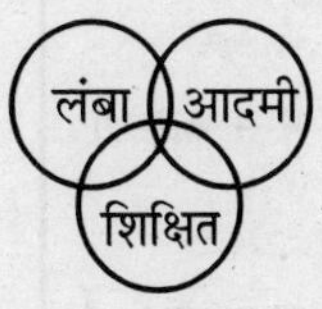

अभ्यास

निर्देश (प्र.सं. 1–5): *नीचे दिए गए पाँच तर्क आरेखों में से उस आरेख (आकृति) का चयन करें जो प्रश्न में दिए गए तीनों वर्गों के बीच संबंध को सर्वाधिक सुस्पष्ट रूप में प्रदर्शित करता है।*

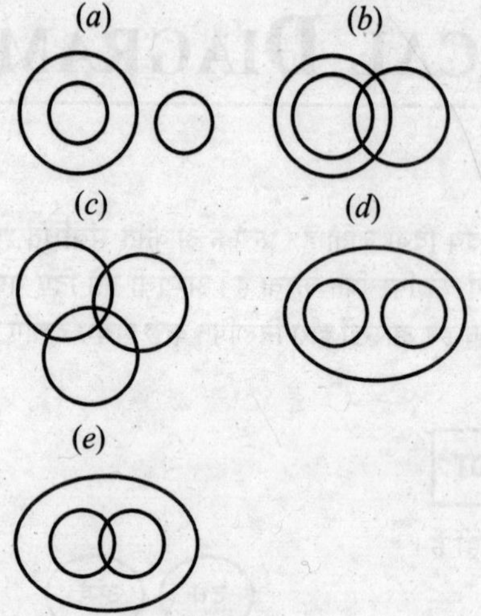

निर्देश (प्र.सं. **6–10**): *नीचे दिए गए पाँच तर्क आरेखों में से उस आरेख (आकृति) का चयन करें जो प्रश्न में दिए गए तीनों वर्गों के बीच संबंध को सर्वाधिक सुस्पष्ट रूप में व्यक्त करता है।*

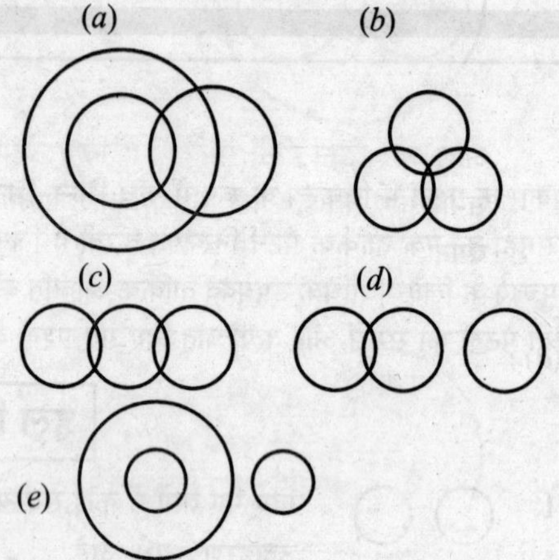

1. पक्षी, फल, आम
2. अपराधी, वकील, डकैत
3. तैराक, कुँआरा, पुरुष
4. स्मार्ट, इंजीनियर, महिला
5. सब्जियाँ, आलू, बैंगन

6. बहन, चचेरी–ममेरी–फुफेरी बहन, महिलाएँ
7. तारा, ग्रह, शनि
8. लोग, बुद्धिमान, धनी
9. पालतू पशु, बिल्लियाँ, कुत्ते
10. अभिनेता, मंच, फिल्म

व्याख्यात्मक उत्तर

1. (*a*) :

फल
आम
पक्षी

सभी आम फल हैं किंतु फल और आम में से कोई भी पक्षी नहीं है।

2. (*a*) :

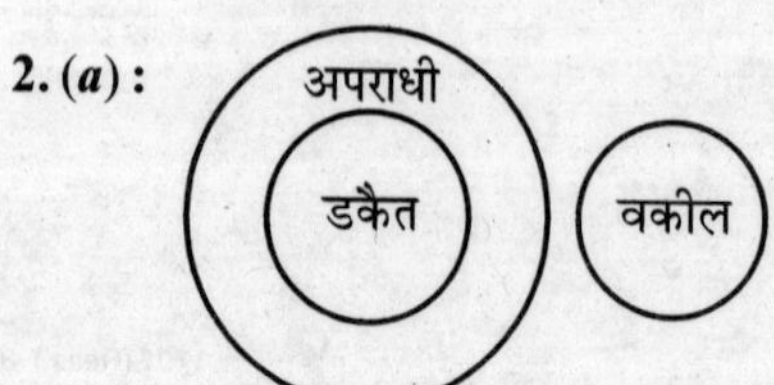

सभी डकैत अपराधी हैं किंतु अपराधी और डकैत में से कोई भी वकील नहीं हो सकता।

3. (*b*) :

पुरुष
कुँआरा
तैराक

सभी कुँआरे पुरुष होते हैं तथा कुछ पुरुष और कुँआरे तैराक हो सकते हैं।

4. (*c*) :

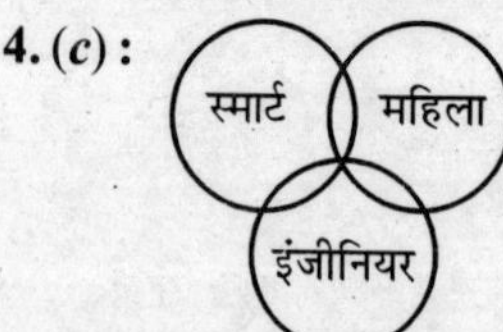

कुछ महिलाएँ स्मार्ट हो सकती हैं और कुछ महिलाएँ इंजीनियर हो सकती हैं तथा कुछ इंजीनियर स्मार्ट भी हो सकते हैं और महिला भी।

5. (*d*) :

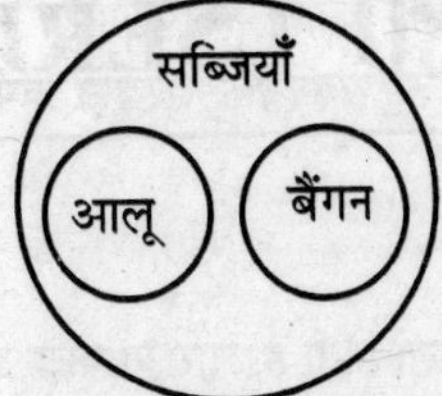

आलू और बैंगन दोनों सब्जियाँ हैं किंतु उनमें कोई समान गुण नहीं है। कुछ सब्जियाँ आलू हैं और कुछ बैंगन।

6. (*a*) :

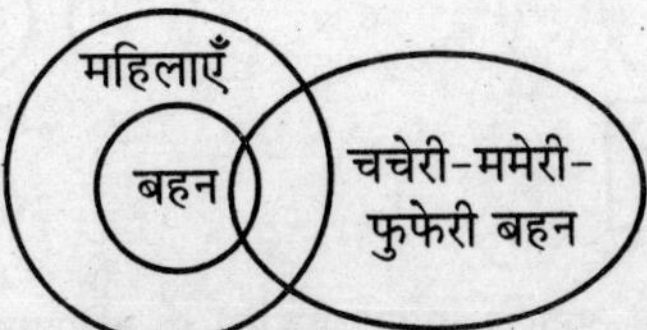

सभी बहनें महिलाएँ होती हैं। कुछ महिलाएँ जो बहनें हैं, चचेरी-ममेरी-फुफेरी बहनें हो सकती हैं या सभी चचेरी-ममेरी-फुफेरी बहनें कुछ महिलाएँ हैं।

7. (*e*) :

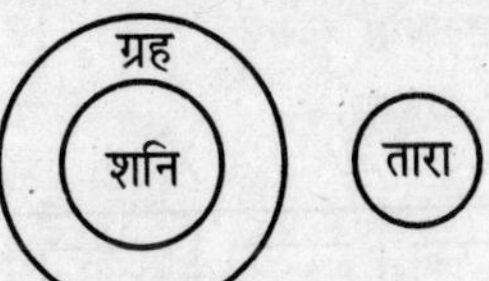

शनि एक ग्रह है। सौरमंडल के ग्रहों में एक ग्रह शनि है। तारा एक भिन्न वर्ग है।

8. (*b*) :

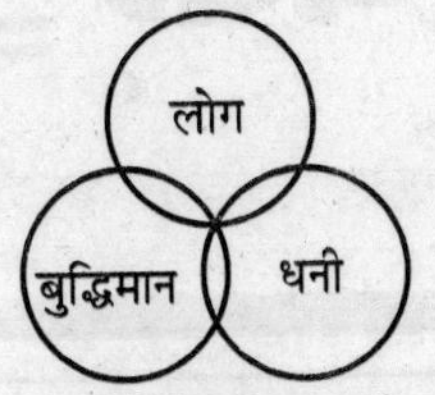

कुछ लोग बुद्धिमान हो सकते हैं और कुछ धनी हो सकते हैं तथा कुछ बुद्धिमान और धनी व्यक्ति लोगों की श्रेणी में शामिल हैं। कुछ बुद्धिमान धनी हो सकते हैं और कुछ बुद्धिमान व्यक्ति लोगों की श्रेणी में शामिल है या कुछ धनी बुद्धिमान हो सकते हैं और कुछ लोगों को बुद्धिमान कहा जा सकता है।

9. (*c*) :

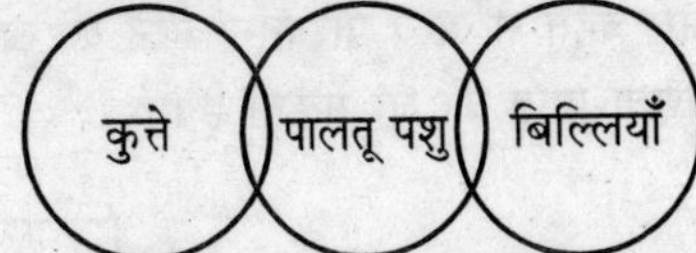

पालतू पशुओं में कुछ कुत्ते और कुछ बिल्लियाँ हो सकती हैं। कुछ कुत्ते और बिल्लियों को पालतू बनाया जा सकता है। किंतु कुत्ते और बिल्लियों का अलग-अलग वर्ग है।

10. (*b*) :

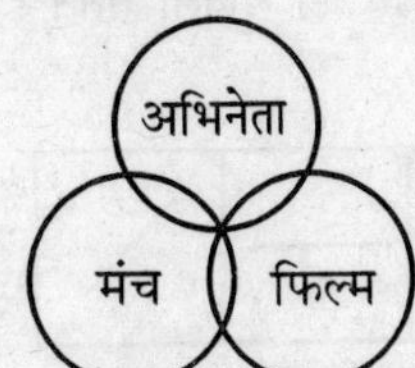

कुछ अभिनेता मंच से जुड़े होते हैं और कुछ फिल्मों से तथा मंच से जुड़े कुछ कलाकार और फिल्म से जुड़े कुछ कलाकार अभिनेता की श्रेणी में आते हैं।

अभाषिक

श्रृंखला (SERIES)

इस प्रकार की अभाषिक श्रृंखला (Non-Verbal Series) में, जो सर्वाधिक सामान्य प्रकार की श्रृंखला होती है, चार या पांच आनुक्रमिक प्रश्न आकृतियां एक निश्चित अनुक्रम निर्मित करते हैं और अभ्यर्थियों को दी गई उत्तर आकृतियों के सेट से उस एक आकृति का चयन करना होता है जिससे प्रश्न आकृतियों के समुच्चय की श्रृंखला सतत् हो जाए।

अभ्यर्थियों को प्रश्न आकृतियों के समुच्चय की श्रृंखला सतत् बनाने के लिए विभिन्न क्रियाएं, परिवर्तन, विस्थापन, क्रमावर्तन, पुनरावर्तन और बहुत से अन्य परिवर्तन करने की आवश्यकता होती है। निरंतर अभ्यास द्वारा श्रृंखला विषयक समस्याओं को हल करने में निपुणता प्राप्त की जा सकती है।

हल किए गए उदाहरण

नीचे पूछे गए प्रत्येक प्रश्न में उत्तर आकृतियों के समुच्चय से उस एक आकृति का चयन करें जिसे प्रश्न आकृतियों के बाद में रखने पर प्रश्न आकृतियों के समुच्चय की श्रृंखला सतत् हो जाए।

1. प्रश्न आकृतियां

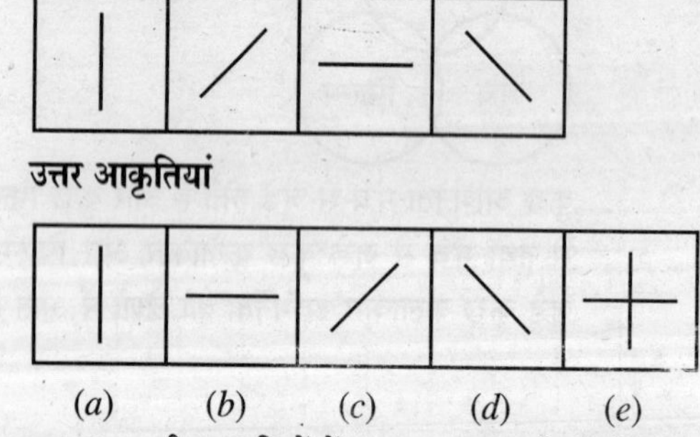

उत्तर आकृतियां

(a) (b) (c) (d) (e)

उत्तर (*a*): सभी आकृतियों में समान आकार की सीधी सरल रेखाएं दी गई हैं। उनकी दिशाएं और स्थिति परिवर्तित होती हैं। पहली आकृति में रेखा ऊर्ध्वाधर स्थिति में है। दूसरी आकृति में रेखा दक्षिणावर्त 45° के कोण से मुड़ जाती है और तीसरी आकृति में रेखा दक्षिणावर्त और 45° के कोण से मुड़ जाती है तथा चौथी आकृति में रेखा दक्षिणावर्त और 45° के कोण से मुड़ जाती है। अतः दो बातें स्पष्ट होती हैं: (i) रेखा दक्षिणावर्त घूमती है, और (ii) रेखा प्रत्येक चरण पर 45° के कोण से मुड़ती है।

अब चौथी आकृति (प्रश्न आकृति) भी दक्षिणावर्त 45° के कोण से मुड़नी चाहिए। अतः पांचवीं आकृति एक ऊर्ध्वाधर (उदग्र) रेखा होगी। इस प्रकार हमें ज्ञात होता है कि श्रृंखला को सतत् बनाने के लिए अगली आकृति एक ऊर्ध्वाधर या उदग्र सरल रेखा होगी।

2. प्रश्न आकृतियां

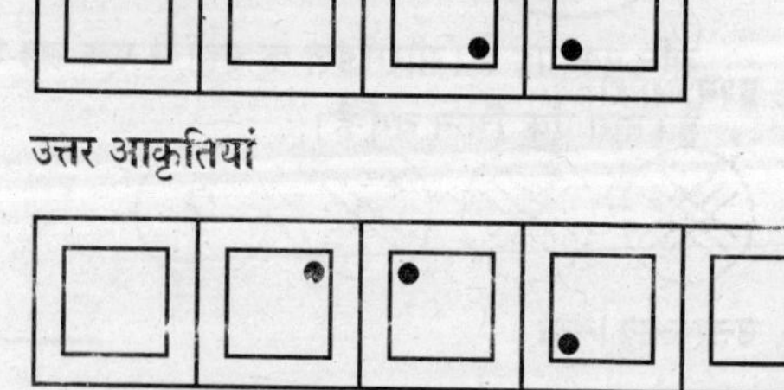

उत्तर आकृतियां

(a) (b) (c) (d) (e)

उत्तर (*c*): सभी चारों आकृतियां वर्ग हैं। जिनमें से प्रत्येक के भीतर एक काला बिंदु है। आकृतियों में वर्ग की अवस्थिति में परिवर्तन नहीं होता है बल्कि बिंदु की स्थिति परिवर्तित होती है। पहली आकृति में बिन्दु वर्ग के भीतर ऊपरी बाएं कोने पर अवस्थित है और दूसरी आकृति में बिन्दु वर्ग के भीतर ऊपरी दाएं

कोने पर पहुंच जाती है। तीसरी आकृति में बिन्दु निचले दाहिने कोने पर और चौथी आकृति में निचले बाएं कोने पर पहुंच जाती है। अतः दो तथ्यों का पता चलता है: (i) बिन्दु की अवस्थिति बाएं से दाएं अर्थात् दक्षिणावर्त परिवर्तित होती है, और (ii) यह प्रत्येक चरण पर वर्ग के एक कोने से दूसरे कोने पर पहुंच जाती है।

चौथी आकृति (प्रश्न आकृति) में बिन्दु निचले बाएं कोने पर अवस्थित है। अगले चरण में यह दक्षिणावर्त अगले कोने पर अर्थात् ऊपरी बाएं कोने पर पहुंच जाएगी। अतः प्रश्न आकृति में दी गई श्रृंखला को सतत् बनाने के लिए श्रृंखला की अगली अर्थात् पांचवीं आकृति में एक वर्ग होगा जिसके ऊपरी बाएं कोने पर एक बिन्दु अवस्थित होगा।

अभ्यास

निर्देश (प्र.सं. 1–30): *नीचे के प्रत्येक प्रश्न में आकृतियों के दो समुच्चय दिए गए हैं जिनमें से एक समुच्चय को* **प्रश्न आकृतियों** *का समुच्चय और दूसरे समुच्चय को* **उत्तर आकृतियों** *का समुच्चय कहा गया है। प्रश्न आकृतियों के समुच्चय से किसी न किसी प्रकार से एक श्रृंखला बनती है। उत्तर आकृतियों के समुच्चय से उस एक आकृति का चयन करें जिससे प्रश्न आकृतियों के समुच्चय की श्रृंखला संतत हो जाए।*

1. प्रश्न आकृतियां

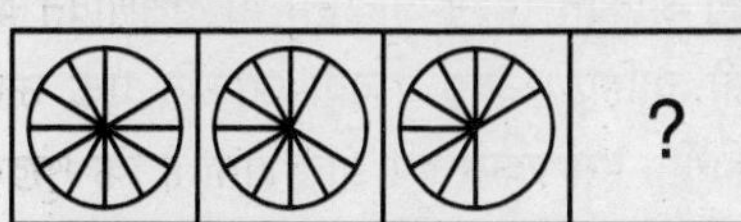

उत्तर आकृतियां

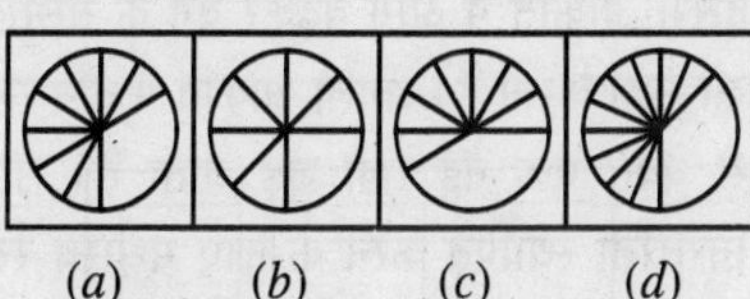

(*a*) (*b*) (*c*) (*d*)

2. प्रश्न आकृतियां

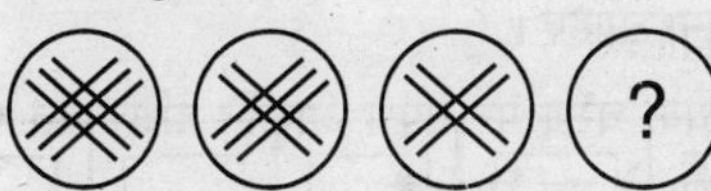

उत्तर आकृतियां

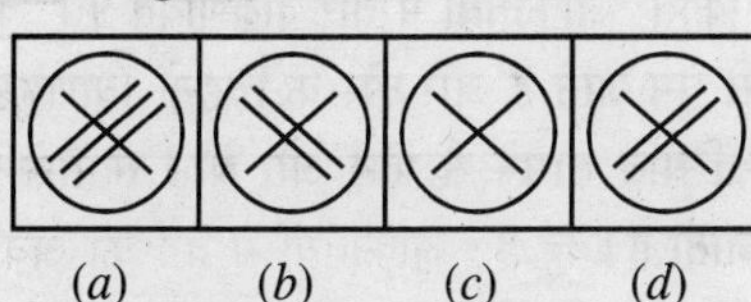

(*a*) (*b*) (*c*) (*d*)

3. प्रश्न आकृतियां

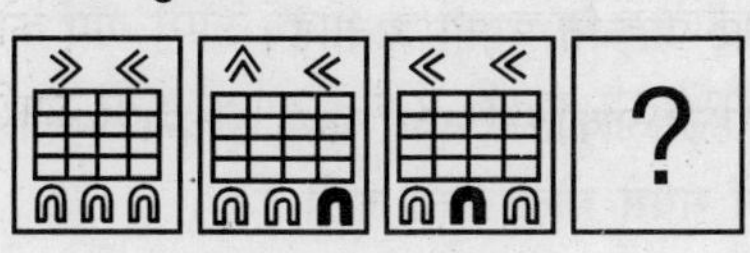

उत्तर आकृतियां

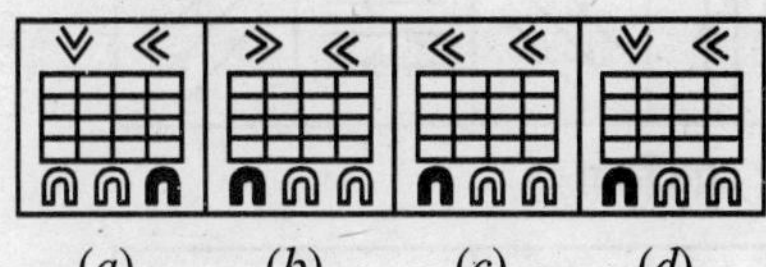

(*a*) (*b*) (*c*) (*d*)

4. प्रश्न आकृतियां

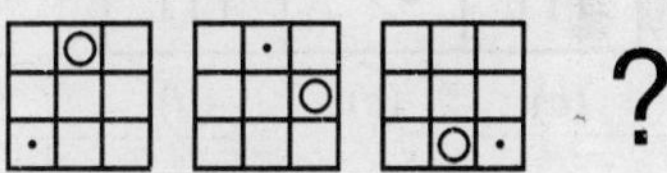

उत्तर आकृतियां

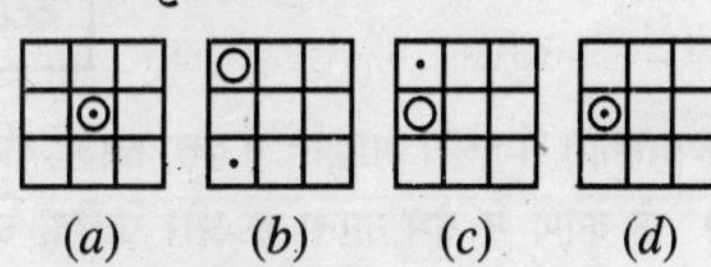

(*a*) (*b*) (*c*) (*d*)

5. प्रश्न आकृतियां

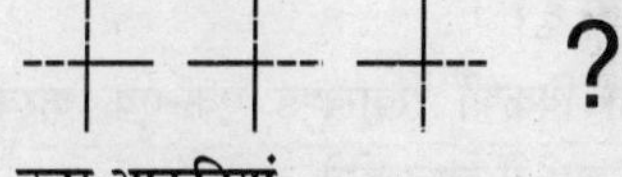

उत्तर आकृतियां

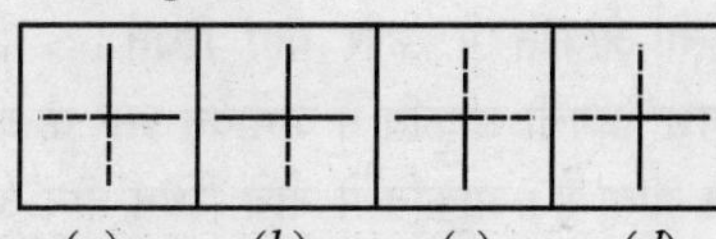

(*a*) (*b*) (*c*) (*d*)

6. प्रश्न आकृतियां

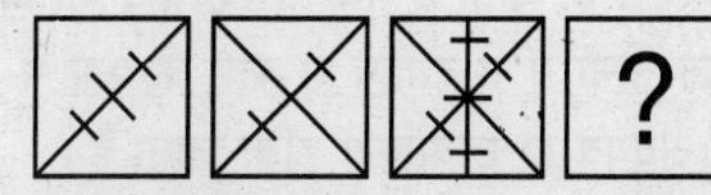

उत्तर आकृतियां

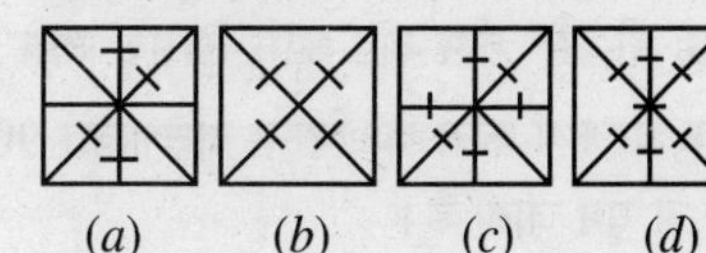

(*a*) (*b*) (*c*) (*d*)

7. प्रश्न आकृतियां

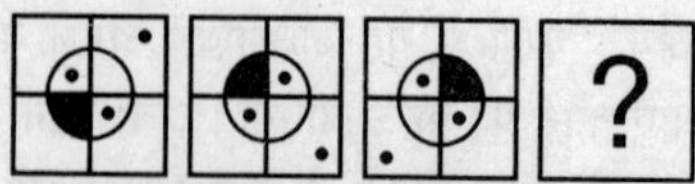

उत्तर आकृतियां

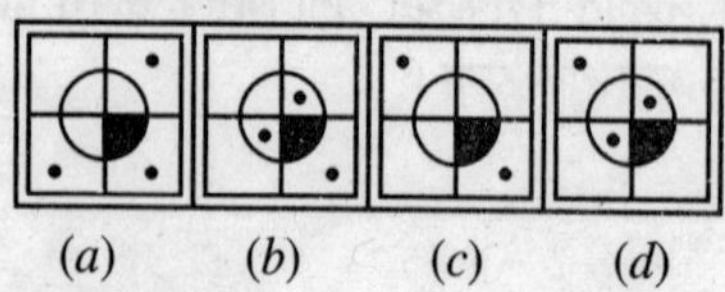

8. प्रश्न आकृतियां

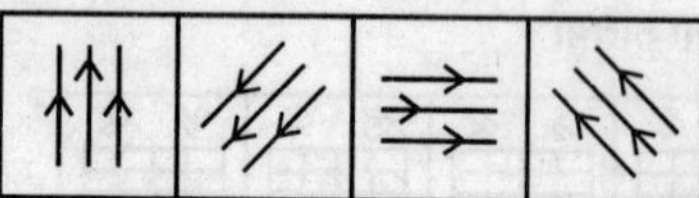

उत्तर आकृतियां

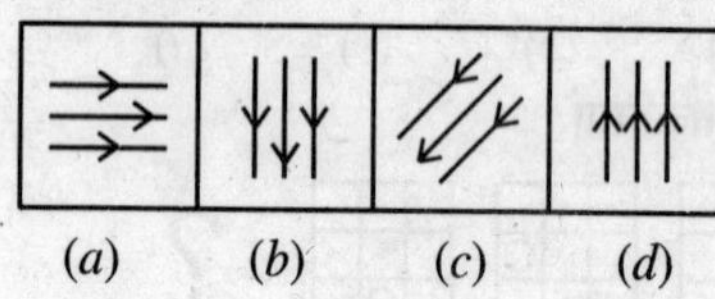

9. प्रश्न आकृतियां

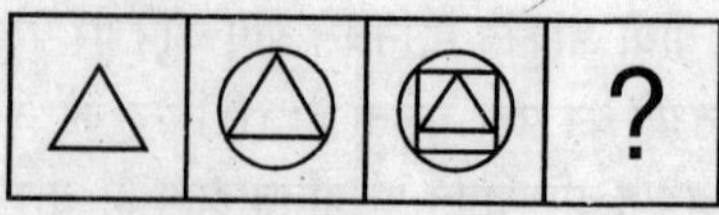

उत्तर आकृतियां

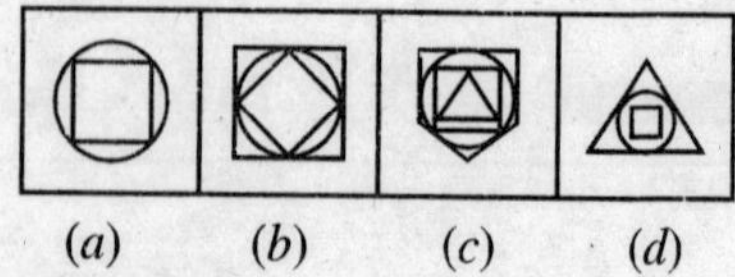

10. प्रश्न आकृतियां

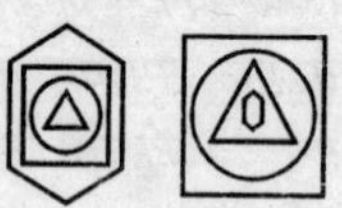

उत्तर आकृतियां

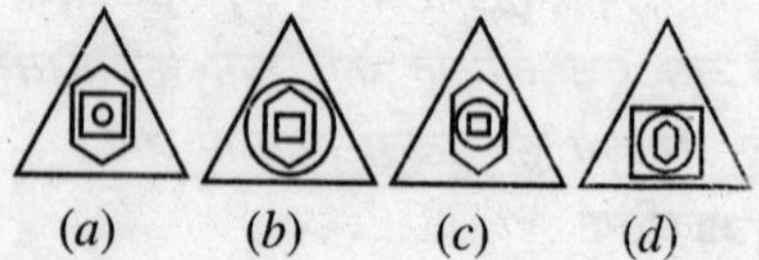

व्याख्यात्मक उत्तर

1. (*c*) : एक आकृति से दूसरी आकृति में वृत्त क्रमशः दक्षिणावर्त 30° के कोण से घूम जाता है और प्रत्येक चरण में वृत्त के भीतर स्थित एक त्रिज्यीय रेखाखण्ड लुप्त होता जाता है।

2. (*d*) : तिरछे या विकर्णी रेखाखण्ड एक-एक करके एक निश्चित क्रम में लुप्त होते जाते हैं।

3. (*d*) : पहली आकृति में ऊपर बाएं स्थित >> अवयव क्रमशः अगली आकृति में वामावर्त 90° के कोण से घूम जाता है। आकृति में नीचे स्थित तीन अवयवों में से दाहिने ओर का एक अवयव दूसरी आकृति में छायांकित हो जाता है तथा उसके बाद की आकृति में इन तीनों में से दाहिने से बाएं के क्रम में केवल एक अवयव ही छायांकित होता जाता है।

4. (*d*) : वृत्त (गोल घेरा) और बिंदु अगली आकृति में दक्षिणावर्त क्रमशः दो और तीन खंड आगे खिसक जाते हैं।

5. (*a*) : प्रत्येक चरण में क्रॉस का चिह्न दक्षिणावर्त 90° के कोण से घूम जाता है।

6. (*a*) : पहली आकृति में विकर्ण पर बीच में स्थित रेखाखण्ड दूसरी आकृति में आगे बढ़कर वर्ग के सम्मुख कोनों को स्पर्श करता है। अगली आकृति में तीन रेखाखण्डों से युक्त एक नई रेखा जुड़ जाती है। शृंखला में निरंतरता स्थापित करने के लिए मध्यस्थ रेखाखण्ड को आगे बढ़ाकर वर्ग की भुजाओं से स्पर्श कराया जाना चाहिए।

7. (*d*) : प्रत्येक चरण पर संपूर्ण आकृति दक्षिणावर्त 90° के कोण से घूम जाती है।

8. (*b*) : एकांतर आकृतियों में तीर दक्षिणावर्त 90° के कोण से घूम जाते हैं और तीर के चिह्नों (वाणमुखों) की संस्थिति सामने से पीछे और पीछे से सामने होती जाती है।

9. (*c*) : प्रत्येक चरण पर पूर्ववर्ती आकृति-समुच्चय में एक नई आकृति जुड़ती जाती है।

10. (*a*) : पहली आकृति में सबसे बाहरी संरचना अगली आकृति में सबसे भीतर चली जाती है।

अभ्यास

निर्देश (प्र.सं. 1–20): *नीचे के प्रत्येक प्रश्न में एक आकृति को छोड़कर अन्य सभी आकृतियाँ किसी-न-किसी रूप में आपस में संबंधित हैं और इस कारण वे एक समूह बनाती हैं। प्रत्येक प्रश्न में उस एक भिन्न आकृति का चयन करें जो अन्यों से संबंधित नहीं है अर्थात् जो भिन्न अथवा विजातीय है।*

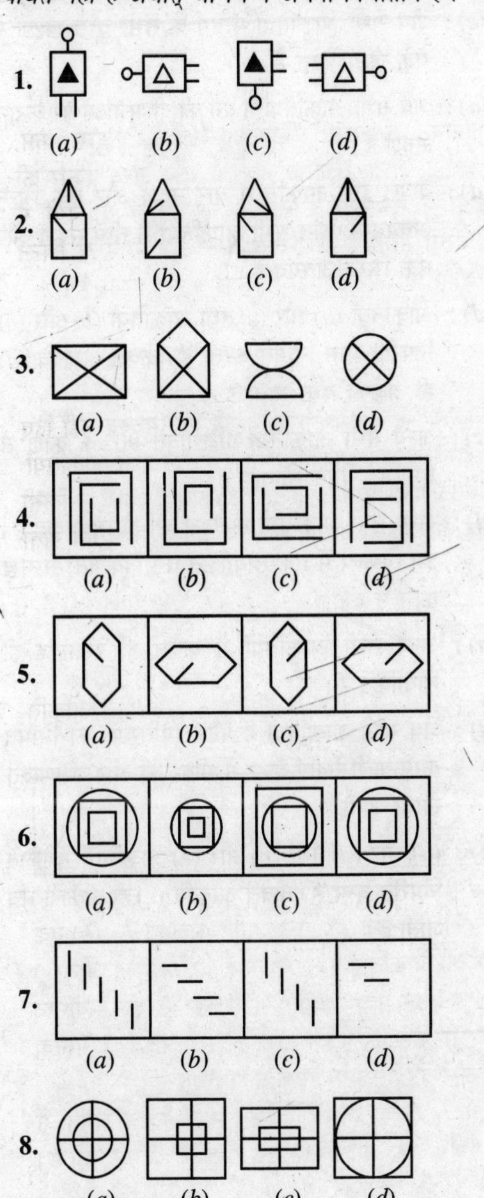

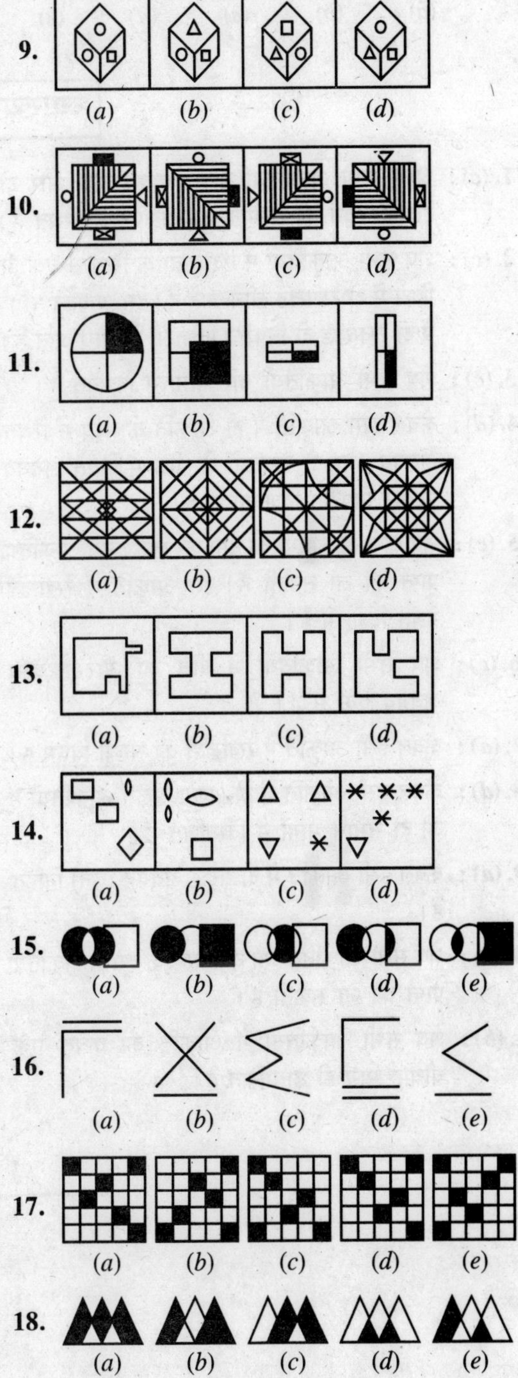

19. 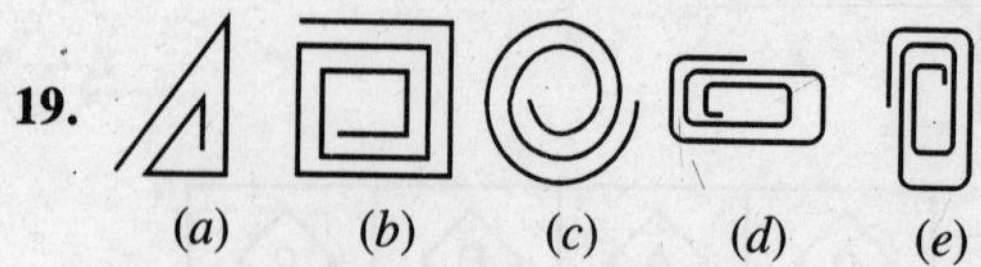

(a) (b) (c) (d) (e)

20. 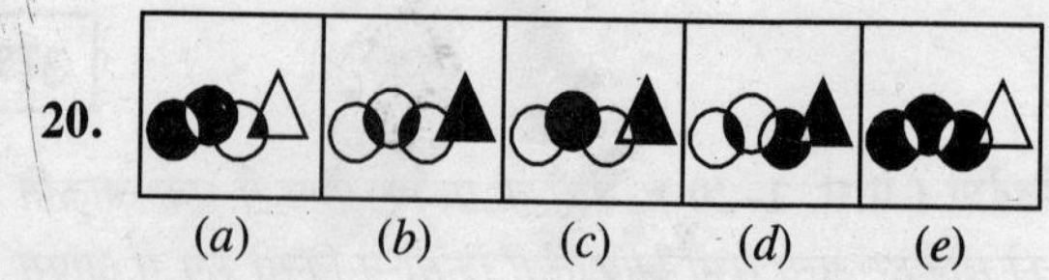

(a) (b) (c) (d) (e)

व्याख्यात्मक उत्तर

1. (c) : अन्य सभी आकृतियों में वृत्त युक्त रेखा और दो रेखाखंड वर्ग की सम्मुख भुजाओं पर अवस्थित हैं।

2. (c) : शेष सभी आकृतियों में एक रेखा के सिरों से एक ही दिशा में दो रेखाखंड खींचे जाते हैं। इस आकृति '(c)' में दो रेखाखंड दो विपरीत दिशाओं में खींचे जाते हैं।

3. (c) : शेष सभी आकृतियाँ चार भागों में विभक्त हैं।

4. (d) : केवल इसी आकृति में ही आकृति के मध्य में स्थित अवयव और दो अवयवों के बीच में स्थित अवयव परस्पर विपरीत दिशाओं में हैं।

5. (c) : शेष सभी आकृतियों को घुमा कर एक दूसरी आकृतियाँ प्राप्त की जा सकती हैं। इस आकृति में रेखाखंड गलत दिशा में है।

6. (c) : शेष सभी आकृतियों में बीच का और मध्यस्थ अवयव एक से हैं।

7. (a) : केवल इसी आकृति में रेखाखंडों की संख्या विषम है।

8. (d) : केवल इसी आकृति में दो अलग-अलग आकृतियाँ हैं जो दो समान भागों में विभाजित हैं।

9. (a) : केवल इसी आकृति में दो सदृश अवयव (वृत्त) निहित हैं।

10. (c) : शेष सभी आकृतियों को घुमाकर एक-दूसरी आकृतियाँ प्राप्त की जा सकती हैं।

11. (b) : शेष सभी आकृतियों में आकृति का केवल एक चौथाई भाग ही छायांकित है।

12. (c) : शेष सभी आकृतियों में वर्ग के सभी चारों खण्डों में एक जैसा पैटर्न है।

13. (a) : शेष सभी आकृतियों में वर्ग की दो भुजाओं पर कटान सदृश हैं।

14. (d) : केवल इसी आकृति में चार सदृश और एक भिन्न अवयव हैं। शेष सभी आकृतियों में तीन सदृश और एक भिन्न अवयव हैं।

15. (d) : आकृतियाँ (a) और (e) तथा आकृतियाँ (b) और (c) विपरीत युग्म निर्मित करती हैं। केवल आकृति (d) ही अकेला बचा रहता है।

16. (c) : अन्य सभी आकृतियाँ दक्षिणावर्त 90° के कोण से घूमी हुई रोमन संख्याएं हैं।

17. (d) : अन्य सभी आकृतियों में सदृश वर्ग ही छायांकित है। इस विकल्प में एक छायांकित वर्ग विकर्णतः सम्मुख कोने में है।

18. (a) : अन्य सभी आकृतियों में केवल दो रेखाखंड ही छायांकित हैं।

19. (d) : शेष सभी आकृतियों में पैटर्न (प्रतिरूप) को निर्मित करने वाली रेखाएं बाहर से भीतर की ओर दक्षिणावर्त खीची जाती हैं।

20. (c) : (a) और (d) तथा (b) और (e) आकृतियाँ सुमेलित विपरीत युग्म हैं। केवल आकृति (c) ही अकेली बच जाती है।

****

संख्यात्मक अभियोग्यता

(Quantitative Aptitude)

****

भिन्न (Fraction) 1

साधारणतः किन्हीं दो राशियों के अनुपात को भिन्न कहा जाता है। जैसे : $a:b$ को $\frac{a}{b}$ कहते हैं। भिन्न का एक और भी अर्थ होता है। यदि किसी राशि को कई बराबर-बराबर भागों में विभाजित कर उनमें से कुछ भाग ले लिया जाए तो उसे भी भिन्न कहते हैं। जैसे : हम अपने धन के कुल तीन बराबर-बराबर हिस्सों को तीन क्षेत्रों में खर्च करें तो हमारे प्रत्येक क्षेत्र का खर्च $\frac{1}{3}$ होगा जो एक भिन्न है।

भिन्न का वर्गीकरण निम्न प्रकार से कर सकते हैं।

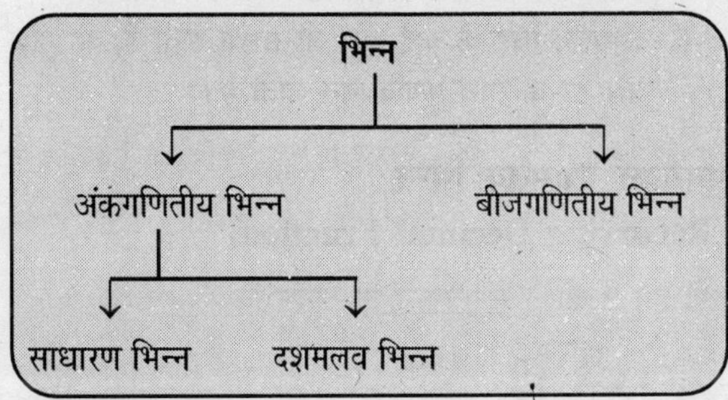

$\frac{1}{5}, \frac{7}{9}, \frac{3}{11}, \frac{5}{13}$ इत्यादि जैसी भिन्नों को साधारण भिन्न कहते हैं।

दशमलव भिन्न : जब किसी भिन्न का हर 10 की घातों (10, 100, 1000, 10000 आदि) में हो, तो उसे दशमलव भिन्न कहते हैं।

जैसे : $\frac{1}{10}, \frac{1}{100}, \frac{1}{1000}, \frac{3}{100}$ आदि।

गुण के आधार पर भिन्नों के प्रकार

1. **उचित भिन्न (Proper Fraction):** जिस भिन्न का अंश उसके हर से कम होता है उसे उचित भिन्न कहते हैं। जैसे : $\frac{1}{3}, \frac{3}{7}, \frac{5}{12}$, इत्यादि।
2. **अनुचित भिन्न (Improper Fraction):** जब भिन्न का अंश हर से बड़ा या हर के बराबर हो तो उसे अनुचित भिन्न कहते हैं। जैसे : $\frac{7}{3}, \frac{8}{5}, \frac{13}{7}, \frac{29}{11}$ इत्यादि।

   अनुचित भिन्न के अंश में हर का भाग देकर पूर्णांक और उचित भिन्न के रूप में लिखने पर मिश्र संख्या प्राप्त हो जाती है। जैसे : $\frac{8}{5}$ को $1\frac{3}{5}$ के रूप में लिखा जा सकता है जो एक मिश्र संख्या है जिसमें एक पूर्णांक (1) तथा एक उचित भिन्न $\frac{3}{5}$ भी है।
3. **व्युत्क्रम भिन्न (Reciprocal Fraction):** किसी भिन्न के अंश और हर को आपस में बदल देने पर जो दूसरी भिन्न प्राप्त होती है उसे व्युत्क्रम भिन्न कहते हैं। जैसे : $\frac{3}{7}$ की व्युत्क्रम भिन्न $\frac{7}{3}$ होगी। यहाँ उल्लेखनीय बात यह है कि दो परस्पर व्युत्क्रम भिन्नों में एक उचित भिन्न और दूसरी अनुचित भिन्न होती है।
4. **संक्षिप्त भिन्न (Fraction in Lowest Form):** जब किसी भिन्न के अंश और हर दोनों में 1 के अतिरिक्त कोई

अन्य सामान्य गुणनखण्ड न हो तो उसे संक्षिप्त भिन्न कहते हैं। जैसे : $\frac{5}{7}, \frac{13}{19}$ इत्यादि। संक्षिप्त भिन्न का अंश और हर परस्पर अभाज्य होते हैं।

5. मिश्रित भिन्न (Complex Fraction): यदि किसी भिन्न का अंश या हर या दोनों भिन्न हों तो उसे मिश्रित भिन्न कहते हैं। जैसे : $\frac{\left(\frac{1}{2}\right)}{3}, \frac{2}{\left(\frac{3}{5}\right)}, \frac{\frac{3}{7}}{\frac{2}{5}}$ आदि।

6. वितत भिन्न (Continued Fraction): वितत भिन्न की कोई निश्चित परिभाषा नहीं दी जा सकती है क्योंकि इनके अंश और हर में कोई नियमन नहीं होता। इन भिन्नों के कुछ उदाहरण इस प्रकार हैं :

$$1+\frac{1}{1+\frac{1}{1+\frac{1}{2}}}, 2+\frac{3}{1+\frac{4}{2-\frac{1}{3}}}, 1+\frac{2}{1+\frac{3}{2-\frac{1}{1+\frac{1}{2}}}}$$

$\frac{1}{10}$ को .1 लिखते हैं। इसे **दशमलव एक** कहेंगे और पढ़ेंगे। $\frac{1}{100}$ को .01 लिखते हैं। इसे **दशमलव शून्य एक** कहेंगे और पढ़ेंगे। $\frac{3}{100}$ को .03 लिखते हैं। इसे **दशमलव शून्य तीन** कहेंगे और पढ़ेंगे। $\frac{1}{1000}$ को .001 लिखते हैं। इसे **दशमलव शून्य शून्य एक** कहेंगे और पढ़ेंगे।

किसी दशमलव संख्या में दशमलव के बाईं ओर के अंक पूर्णांक होते हैं और दाईं ओर के अंक दशमलव भिन्न होते हैं। जैसे : 2.5 में 2 पूर्णांक है और .5 भिन्न है जो $\frac{5}{10}$ यानि $\frac{1}{2}$ के बराबर है। इसलिए 2.5 ढाई के बराबर है।

दशमलव भिन्न के दाईं ओर अन्तिम अंक के बाद शून्य लगाने से उसके मान पर कोई प्रभाव नहीं पड़ता।

जैसे : $.5 = \frac{5}{10} = \frac{1}{2}$ $.50 = \frac{50}{100} = \frac{1}{2}$

$$.500 = \frac{500}{1000} = \frac{1}{2}$$

किसी दशमलव भिन्न में किसी दूसरी दशमलव भिन्न से गुणा करने हेतु दशमलव चिह्न को ध्यान में रखे बिना साधारण विधि से उनको गुणा कर दें।

गुणनफल में दशमलव चिह्न दाहिनी ओर से उतने अंकों के बाद लगायें, जितने दशमलव अंक गुण्य और गुणक दोनों में मिलाकर हों।

यदि गुणनफल में पूरे अंक न हों (अंकों की कमी पड़ जाये) तो उसमें बाईं ओर आवश्यकतानुसार उतने शून्य बढ़ा लें, जितने जरूरी हों।

जैसे : $1.057 \times .35 = 1057 \times 35 = 36995$

दाहिनी ओर से $(3+2)$ यानि 5 अंक छोड़कर दशमलव चिह्न लगाना होगा। अतः .36995 उत्तर होगा।

दशमलव भिन्न को साधारण भिन्न में बदलना

1. दशमलव चिह्न के दाहिनी ओर वाली संख्या या संख्याएँ अंश बन जाती हैं।
2. दशमलव चिह्न के ठीक नीचे (दशमलव चिह्न के बदले में) 1 लिख दिया जाता है।
3. 1 के बाद उतने ही शून्य लगा दिये जाते हैं, जितने अंक दशमलव चिह्न के दाहिनी ओर वाली संख्या में होते हैं। इस प्रकार साधारण भिन्न अंश और हर बन जाता है।
4. दशमलव चिह्न के बाईं ओर जो संख्या होती है, वह अंश और हर के साथ पूर्णांक बन जाती है।

पुनरावृत्त दशमलव भिन्न (Recurring Decimal Fraction)

यदि हम 2 को 3 से भाग दें तो पायेंगे कि

```
3) 20 (0.666 .....
   18
   20
   18
    20
    18
     2
```

भागफल में लगातार 6 ही आ रहा है। अर्थात् 6 की पुनरावृत्ति (recurring) हो रही है। इसको लिखने की एक विधि है। यदि 0.6 लिखकर 6 के ऊपर एक आड़ी लाइन लगा दी जाये, जैसे : $0.\overline{6}$ को .6 पुनरावृत्त पढ़ा जायेगा और इसका अर्थ होगा .6666.

पुनरावृत्त दशमलव भिन्नों को साधारण भिन्न में बदलना

1. दशमलव चिह्न के ठीक बाद जितने अंकों पर पुनरावृत्ति की आड़ी रेखा हो, उन्हें साधारण भिन्न का अंक बना लें और नीचे 9 अंक उतनी बार लिख लें जितने अंक पुनरावृत्ति की आड़ी रेखा के नीचे हो। जैसे : $.\overline{6}$ को साधारण भिन्न में बदलना है। आड़ी रेखा के नीचे केवल एक अंक अर्थात् 6 है। अतः 6 हमारी साधारण भिन्न का अंश होगा। साधारण भिन्न के हर में केवल एक 9 रखें।

साधारण भिन्न होगी

$$\frac{6}{9} = \frac{2}{3} \qquad .\overline{33} = \frac{33}{99} = \frac{1}{3}$$

$$.\overline{235} = \frac{235}{999}$$

यदि दशमलव चिह्न के तुरन्त बाद के एक या दो अंक छोड़कर आगे के अंक पुनरावृत्त हों, (जैसे : $0.1\overline{7}$ या $0.12\overline{54}$), तो अंश में दशमलव के बाद वाले सभी अंक (पुनरावृत्त और अपुनरावृत्त भी) लिखें और उसमें से अपुनरावृत्त अंक घटा दें। हर में उतने 9 लिखें जितने अंक पुनरावृत्त हों और उसके साथ उतने शून्य जोड़ दें, जितने अंक अपुनरावृत्त हों।

$$0.1\overline{7} = \frac{17-1}{90} = \frac{16}{90} = \frac{8}{45}$$

$$0.53\overline{5} = \frac{535-53}{900} = \frac{482}{900} = \frac{241}{450}$$

$$0.01\overline{263} = \frac{1263-12}{99000} = \frac{1251}{99000} = \frac{139}{11000}$$

प्रश्नमाला

1. $(6.5 \times 6.5 - 45.5 + 3.5 \times 3.5)$ बराबर है :

A. 10　B. 9
C. 7　D. 6
E. 8

2. $\dfrac{3.25\times3.25+1.75\times1.75-2\times3.25\times1.75}{3.25\times3.25-1.75\times1.75}$

को सरल करने पर प्राप्त होता है :

A. 0.5　B. 0.4
C. 0.3　D. 0.2
E. 0.6

3. $(0.9 \times 0.9 \times 0.9 + 0.1 \times 0.1 \times 0.1)$ बराबर है :

A. 0.73　B. 0.82
C. 0.91　D. 1.00
E. 1.50

4. $1-\left[\dfrac{1+\sqrt{3}}{2}-\dfrac{1}{\sqrt{3}+1}\right]$ बराबर है :

A. $\sqrt{3}$　B. 1
C. $2\sqrt{3}$　D. 0
E. 2

5. $\dfrac{\sqrt{2}\left(2+\sqrt{3}\right)}{\sqrt{3}\left(\sqrt{3}+1\right)}\times\dfrac{\sqrt{2}\left(2-\sqrt{3}\right)}{\sqrt{3}\left(\sqrt{3}-1\right)}$ बराबर है :

A. $-\dfrac{1}{3}$　B. $\dfrac{2}{3}$
C. $\dfrac{\sqrt{2}}{3}$　D. $3\sqrt{2}$
E. 1

6. $2.8\overline{768}$ बराबर है :

A. $2\dfrac{4394}{4995}$　B. $2\dfrac{292}{333}$
C. $2\dfrac{9}{10}$　D. $2\dfrac{878}{999}$
E. $2\dfrac{2}{10}$

7. $0.75 \times 7.5 - 2 \times 7.5 \times 0.25 + 0.25 \times 0.25$ बराबर है :

A. 205　B. 2500
C. 2.5　D. 25
E. 2.55

8. $\dfrac{137\times137+137\times133+133\times133}{137\times137\times137-133\times133\times133}$ का मान है :

A. 4　B. $\dfrac{1}{4}$
C. 270　D. $\dfrac{1}{270}$
E. 2.7

9. यदि $\sqrt{3} = 1.732$ दिया गया है, तो $\frac{2+\sqrt{3}}{2-\sqrt{3}}$ का मान होगा :

A. 11.732 B. 13.928
C. 12.928 D. 13.925
E. 14.928

10. $\frac{\left[(0.337+0.126)^2-(0.337-0.126)^2\right]}{0.337\times0.126}$ का मान है :

A. 4 B. 0.211
C. 0.463 D. 0.4246
E. 0.4444

11. $\sqrt{5+\sqrt{11+\sqrt{19+\sqrt{29+\sqrt{49}}}}}$ का सरलीकृत मान है :

A. 3 B. 2
C. 4 D. 6
E. 8

12. $1.\overline{2}\times0.\overline{03}$ का मान बराबर है :

A. $0.\overline{04}$ B. $0.\overline{037}$
C. $1.\overline{13}$ D. $0.\overline{37}$
E. $1.\overline{15}$

13. $\frac{1}{3-\sqrt{8}}-\frac{1}{\sqrt{8}-\sqrt{7}}+\frac{1}{\sqrt{7}-\sqrt{6}}-\frac{1}{\sqrt{6}-\sqrt{5}}+\frac{1}{\sqrt{5}-2}$ का मान है :

A. 5 B. 4
C. 3 D. 2
E. 1

14. $\frac{4.359\times4.359-1.641\times1.641}{4.359-1.641}$ का मान निकालें।

A. 6.3 B. 6
C. 3.2 D. 4.6
E. 2.2

15. $1.07\times65+1.07\times26+1.07\times9$ का मान ज्ञात कीजिए।

A. 10.73 B. 10.7
C. 1070 D. 107
E. 110

16. $2\frac{1}{5}$ को $7\frac{2}{9}$ की भिन्न के रूप में लिखिए :

A. $\frac{99}{325}$ B. $\frac{143}{9}$
C. $\frac{67}{200}$ D. $\frac{143}{18}$
E. $\frac{18}{143}$

17. $\left[\frac{3\sqrt{2}}{\sqrt{6}+\sqrt{3}}-\frac{4\sqrt{3}}{\sqrt{6}+\sqrt{2}}+\frac{\sqrt{6}}{\sqrt{3}+\sqrt{2}}\right]$ का हल होगा :

A. 0 B. 1
C. $\sqrt{3}$ D. $\sqrt{6}$
E. 2

18. $\frac{2.75\times2.75\times2.75-2.25\times2.25\times2.25}{2.75\times2.75+2.75\times2.25+2.25\times2.25}$ का मान बराबर है :

A. –5 B. 0.5
C. –0.5 D. 5
E. 5.05

19. $\frac{20\times(.3)^2}{.18}$ का मान निकालें।

A. 10 B. 15
C. 12 D. 11
E. 8

20. यदि $28.4-[12.5\{5.8-(2.13-1.345\times x)\}]=9.54$ हो, तो x का मान क्या होगा?

A. 3 B. 8
C. –2 D. 2
E. 6

उत्तरमाला

1	2	3	4	5	6	7	8	9	10
B	C	A	D	A	B	C	B	B	A
11	**12**	**13**	**14**	**15**	**16**	**17**	**18**	**19**	**20**
A	B	A	B	D	A	A	B	A	D

व्याख्यात्मक उत्तर

1. $6.5 \times 6.5 - 45.5 + 3.5 \times 3.5$
$= (6.5)^2 - 2(6.5)(3.5) + (3.5)^2$
$[\because a^2 - 2ab + b^2 = (a-b)^2]$
$= (6.5 - 3.5)^2 = (3)^2 = 9.$

2. $\dfrac{3.25 \times 3.25 + 1.75 \times 1.75 - 2 \times 3.25 \times 1.75}{3.25 \times 3.25 - 1.75 \times 1.75}$

माना कि $3.25 = a$ तथा $1.75 = b$

$$\frac{a^2 + b^2 - 2ab}{a^2 - b^2} = \frac{(a-b)^2}{(a+b)(a-b)} = \frac{a-b}{a+b}$$
$$= \frac{3.25 - 1.75}{3.25 + 1.75} = \frac{1.50}{5.00} = 0.3.$$

3. $0.9 \times 0.9 \times 0.9 = 0.729$
$0.1 \times 0.1 \times 0.1 = 0.001$
अतः अभीष्ट योग $= 0.729 + 0.001 = 0.730 = 0.73.$

4. $1 - \left[\dfrac{1+\sqrt{3}}{2} - \dfrac{1}{\sqrt{3}+1}\right]$

$$= 1 - \frac{1 + 3 + 2\sqrt{3} - 2}{2\left(\sqrt{3}+1\right)} = 1 - \frac{2 + 2\sqrt{3}}{2\left(\sqrt{3}+1\right)}$$
$$= 1 - \frac{2\left(\sqrt{3}+1\right)}{2\left(\sqrt{3}+1\right)} = 1 - 1 = 0.$$

5. $\dfrac{\sqrt{2}\left(2+\sqrt{3}\right)}{\sqrt{3}\left(\sqrt{3}+1\right)} \times \dfrac{\sqrt{2}\left(2-\sqrt{3}\right)}{\sqrt{3}\left(\sqrt{3}-1\right)}$

$$= \frac{\left(\sqrt{2}\right)^2\left[\left(\sqrt{2}\right)^2 - \left(\sqrt{3}\right)^2\right]}{\left(\sqrt{3}\right)^2\left[\left(\sqrt{3}\right)^2 - (1)^2\right]}$$
$$= \frac{2(2-3)}{3(3-1)} = \frac{2(-1)}{3 \times 2} = -\frac{1}{3}.$$

6. $2.8\overline{768}$

माना कि $x = 0.8\overline{768} = .8768768$ ...(*i*)
दोनों तरफ 1000 से गुणा करने पर,
$1000x = 876.8768768$ ...(*ii*)

समीकरण (*ii*) में से (*i*) को घटाने पर
$\Rightarrow \quad 999x = 876.8768768 - .8768768$
$\Rightarrow \quad 999x = 876$
$\Rightarrow \quad x = \dfrac{876}{999} = \dfrac{292}{333}$

अतः $2.8\overline{768} = 2\dfrac{292}{333}.$

7. $0.75 \times 7.5 - 2 \times 7.5 \times 0.25 + 0.25 \times 2.5$

$$= \frac{7.5}{10} \times 7.5 - 2 \times 7.5 \times \frac{2.5}{10} + \frac{2.5}{10} \times 2.5$$
$$= \frac{1}{10}\left[(7.5)^2 - 2 \times 7.5 \times 2.5 + (2.5)^2\right]$$
$$= \frac{1}{10}(7.5 - 2.5)^2 = \frac{1}{10}(5)^2 = \frac{25}{10} = 2.5.$$

8. $\dfrac{137 \times 137 + 137 \times 133 + 133 \times 133}{137 \times 137 \times 137 - 133 \times 133 \times 133}$

माना कि $137 = a$ तथा $133 = b$

$$\frac{a^2 + ab + b^2}{a^3 - b^3} = \frac{(a^2 + ab + b^2)}{(a-b)(a^2 + ab + b^2)}$$
$$= \frac{1}{a-b} = \frac{1}{137 - 133} = \frac{1}{4}.$$

9. $\dfrac{2+\sqrt{3}}{2-\sqrt{3}} = \dfrac{2+\sqrt{3}}{2-\sqrt{3}} \times \dfrac{2+\sqrt{3}}{2+\sqrt{3}}$

$$= \frac{\left(2+\sqrt{3}\right)^2}{(2)^2 - \left(\sqrt{3}\right)^2} = \frac{4 + 3 + 4\sqrt{3}}{4 - 3}$$
$$= 7 + 4\sqrt{3} = 7 + 4(1.732) = 7 + 6.928 = 13.928.$$

10. $\left[\dfrac{(0.337 + 0.126)^2 - (0.337 - 0.126)^2}{0.337 \times 0.126}\right]$

$$= \frac{4 \times 0.337 \times 0.126}{0.337 \times 0.126} \quad [\because (a+b)^2 - (a-b)^2 = 4ab]$$
$= 4.$

11. $\sqrt{5+\sqrt{11+\sqrt{19+\sqrt{29+\sqrt{49}}}}}$

$= \sqrt{5+\sqrt{11+\sqrt{19+\sqrt{29+7}}}}$

$= \sqrt{5+\sqrt{11+\sqrt{19+6}}} = \sqrt{5+\sqrt{11+5}}$

$= \sqrt{5+4} = \sqrt{9} = 3.$

12. $1.\overline{2}\times 0.\overline{03} = 1\frac{2}{9}\times\frac{3}{99} = \frac{11}{9}\times\frac{3}{99} = \frac{1}{27} = 0.\overline{037}.$

13. $\frac{1}{3-\sqrt{8}} - \frac{1}{\sqrt{8}-\sqrt{7}} + \frac{1}{\sqrt{7}-\sqrt{6}} - \frac{1}{\sqrt{6}-\sqrt{5}} + \frac{1}{\sqrt{5}-2}$

$\frac{1}{3-\sqrt{8}}\times\frac{3+\sqrt{8}}{3+\sqrt{8}} = \frac{3+\sqrt{8}}{9-8} = 3+\sqrt{8}$

$\frac{1}{\sqrt{8}-\sqrt{7}}\times\frac{\sqrt{8}+\sqrt{7}}{\sqrt{8}+\sqrt{7}} = \frac{\sqrt{8}+\sqrt{7}}{8-7} = \sqrt{8}+\sqrt{7}$

$\frac{1}{\sqrt{7}-\sqrt{6}}\times\frac{\sqrt{7}+\sqrt{6}}{\sqrt{7}+\sqrt{6}} = \frac{\sqrt{7}+\sqrt{6}}{7-6} = \sqrt{7}+\sqrt{6}$

$\frac{1}{\sqrt{6}-\sqrt{5}}\times\frac{\sqrt{6}+\sqrt{5}}{\sqrt{6}+\sqrt{5}} = \frac{\sqrt{6}+\sqrt{5}}{6-5} = \sqrt{6}+\sqrt{5}$

$\frac{1}{\sqrt{5}-2}\times\frac{\sqrt{5}+2}{\sqrt{5}+2} = \frac{\sqrt{5}+2}{5-4} = \sqrt{5}+2$

$3+\sqrt{8}-\sqrt{8}-\sqrt{7}+\sqrt{7}+\sqrt{6}-\sqrt{6}-\sqrt{5}+\sqrt{5}+2$

$= 3+2 = 5.$

14. $\frac{4.359\times 4.359 - 1.641\times 1.641}{4.359-1.641}$

$= \frac{(4.359)^2-(1.641)^2}{4.359-1.641}$

$= \frac{(4.359+1.641)(4.359-1.641)}{(4.359-1.641)} = 6.$

15. $1.07\times 65 + 1.07\times 26 + 1.07\times 9$

$= 1.07\,[65+26+9] = 1.07\times 100$

$= \frac{107}{100}\times 100 = 107.$

16. $\frac{2\frac{1}{5}}{7\frac{2}{9}} = \frac{\frac{11}{5}}{\frac{65}{9}} = \frac{11}{5}\times\frac{9}{65} = \frac{99}{325}.$

17. $\frac{3\sqrt{2}}{\sqrt{6}+\sqrt{3}} - \frac{4\sqrt{3}}{\sqrt{6}+\sqrt{2}} + \frac{\sqrt{6}}{\sqrt{3}+\sqrt{2}}$

$= \frac{3\sqrt{2}}{\sqrt{6}+\sqrt{3}}\times\frac{\sqrt{6}-\sqrt{3}}{\sqrt{6}-\sqrt{3}} - \frac{4\sqrt{3}}{\sqrt{6}+\sqrt{2}}\times\frac{\sqrt{6}-\sqrt{2}}{\sqrt{6}-\sqrt{2}} + \frac{\sqrt{6}}{\sqrt{3}+\sqrt{2}}\times\frac{\sqrt{3}-\sqrt{2}}{\sqrt{3}-\sqrt{2}}$

$= \frac{3\sqrt{2}\left(\sqrt{6}-\sqrt{3}\right)}{6-3} - \frac{4\sqrt{3}\left(\sqrt{6}-\sqrt{2}\right)}{6-2} + \frac{\sqrt{6}\left(\sqrt{3}-\sqrt{2}\right)}{3-2}$

$= \frac{3\sqrt{2}\left(\sqrt{6}-\sqrt{3}\right)}{3} - 4\frac{\sqrt{3}\left(\sqrt{6}-\sqrt{2}\right)}{4} + \frac{\sqrt{6}\left(\sqrt{3}-\sqrt{2}\right)}{1}$

$= \sqrt{12}-\sqrt{6}-\sqrt{18}+\sqrt{6}+\sqrt{18}-\sqrt{12} = 0.$

18. $\frac{2.75\times 2.75\times 2.75 - 2.25\times 2.25\times 2.25}{2.75\times 2.75 + 2.75\times 2.25 + 2.25\times 2.25}$

माना कि $2.75 = a$ तथा $2.25 = b$

$\frac{a^3-b^3}{a^2+ab+b^2} = \frac{(a-b)(a^2+ab+b^2)}{(a^2+ab+b^2)}$

$= a-b$

$= 2.75-2.25 = 0.50.$

19. $\frac{20\times(.3)^2}{.18} = \frac{20\times .3\times .3}{.18} = 10.$

20. $28.4 - [12.5\{5.8 - (2.13 - 1.345\times x)\}] = 9.54$

$\Rightarrow 28.4 - [12.5 + \{5.8 - 2.13 + 1.345\times x)\}] = 9.54$

$\Rightarrow 28.4 - [12.5 + 5.8 - 2.13 + 1.345\times x)] = 9.54$

$\Rightarrow 28.4 - 12.5 - 5.8 + 2.13 - 1.345\,x = 9.54$

$\Rightarrow 12.23 - 1.345\,x = 9.54$

$\Rightarrow 12.23 - 9.54 = 1.345\,x \Rightarrow 2.69 = 1.345\,x$

$\Rightarrow x = \frac{2.69}{1.345} = \frac{269}{100}\times\frac{1000}{1345} \Rightarrow x = \frac{2690}{1345} = 2.$

❑ ❑ ❑

संख्या पद्धति (Number System) 2

'अंकगणित' अंकों एवं संख्याओं का विज्ञान है। अंक उन आकृतियों का प्रतिनिधित्व करते हैं जिनके माध्यम से संख्याओं को व्यक्त किया जाता है। 0, 1, 2, 3, 4, 5, 6, 7, 8, 9 संकेतों का प्रयोग करके संख्याएँ लिखी जाती हैं। इन संकेतों को **अंक** कहते हैं।

एक या एक से अधिक अंकों को एक साथ लिखने से संख्या बनती है। इस प्रकार अंकों की कुल संख्या 10 होती है। 0 (शून्य) सबसे छोटा अंक और 9 सबसे बड़ा अंक है। संख्याएँ अनन्त होती हैं और कोई भी संख्या इन्हीं दस अंकों द्वारा बनती है।

1. **धन पूर्णांक या प्राकृतिक संख्याएँ** (Positive Integers or Natural Numbers): जिन संख्याओं से वस्तुओं की गणना की जाती है उन्हें **''धन पूर्णांक या प्राकृतिक संख्याएँ''** कहते हैं। जैसे : 1, 2, 3, 4, 5, 6, 7, 8, 9 आदि। इनका संकेत I^+ या N होता है।
2. **पूर्ण संख्याएँ** (Whole Numbers): यदि धन पूर्णांक या प्राकृतिक संख्याओं में 'शून्य' को भी सम्मिलित कर लिया जाये तो प्राप्त संख्याएँ **'पूर्ण संख्याएँ'** कहलाती हैं। जैसे : 0, 1, 2, 3, 4, 5, 6, 7, 8, 9 को पूर्ण संख्याएँ कहते हैं।
3. **पूर्णांक** (Integers): वे पूर्ण संख्याएँ चाहे वे धनात्मक हों या ऋणात्मक, 'पूर्णांक' (Integer) कहलाती हैं। जैसे : –4, –3, –2, –1, 0, 1, 2, 3 .... आदि संख्याएँ पूर्णांक हैं। शून्य न तो धनात्मक और न ही ऋणात्मक पूर्णांक है।
4. **सम संख्याएँ (Even Numbers):** वे प्राकृत संख्याएँ जो 2 से पूर्णतः विभाजित होती हैं **'सम संख्याएँ'** कहलाती हैं। इसका व्यापक रूप $2n$ होता है, जहाँ n प्राकृत संख्याएँ हैं। जैसे : 2, 4, 6, 8..... 'सम संख्याएँ' हैं।
5. **विषम संख्याएँ (Odd Numbers):** वे संख्याएँ जो 2 से पूर्णतः विभाजित नहीं होतीं **'विषम संख्याएँ'** कहलाती हैं। जैसे : 1, 3, 5, 7, 9, 19, 21, 23, 25 'विषम संख्याएँ' हैं। इसका व्यापक रूप $2n - 1$ होता है।
6. **रूढ़ या अभाज्य संख्याएँ (Prime Numbers):** वे संख्याएँ जो स्वयं और 1 के अतिरिक्त किसी अन्य संख्याओं से पूर्णतः विभाजित न होती हों, उन्हें **''अभाज्य संख्याएँ''** कहते हैं। जैसे : 2, 3, 5, 7, 11, 13, 17, ... आदि अभाज्य संख्याएँ हैं। अतः 2 एकमात्र सम अभाज्य संख्या है।
7. **यौगिक या भाज्य संख्याएँ (Composite Numbers):** वे संख्याएँ जो स्वयं और 1 के अतिरिक्त किसी अन्य संख्याओं से पूर्णतः विभाजित होती हों, तो उन्हें **'भाज्य संख्याएँ'** कहते हैं। जैसे : 4, 6, 8, 9, 10, 12, 14, 15, 16, 18, 20, 21, 22 आदि। 4 सबसे छोटी भाज्य संख्या है।
8. **सह-अभाज्य संख्याएँ (Co-prime Numbers):** दो या दो से अधिक वे संख्याएँ जिसमें 1 के अतिरिक्त अन्य उभयनिष्ठ गुणनखण्ड न हो, अर्थात् जिसके महत्तम समापवर्तक (H.C.F.) 1 हो सह-अभाज्य संख्याएँ कहलाती हैं। जैसे : (5, 7); (7, 8, 13); (21, 23, 29) आदि।
9. **युग्म अभाज्य संख्याएँ (Twin Prime Numbers):** वे अभाज्य संख्याओं के जोड़े जिनके बीच का अन्तर 2 होता है 'युग्म अभाज्य संख्याएँ' कहलाती हैं। जैसे : (11, 13), (17, 19), (29, 31) इत्यादि।
10. **परिमेय संख्याएँ (Rational Numbers):** वे संख्याएँ जिन्हें $\frac{p}{q}$ के रूप में लिखा जा सके 'परिमेय संख्याएँ'

कहलाती हैं। जहाँ p और q दोनों पूर्णांक हों परन्तु q कभी शून्य न हो जैसे : $\frac{3}{7}, \frac{13}{5}, 0, 5, \frac{-2}{3}$ इत्यादि।

11. **अपरिमेय संख्याएँ (Irrational Numbers):** वे सभी संख्याएँ जिसे $\frac{m}{n}$ के रूप में न लिखा जा सके 'अपरिमेय संख्याएँ' कहलाती हैं। ऐसी संख्याएँ प्रायः पूर्ण वर्ग नहीं होतीं और उसे " $\sqrt{\ }$ " के अन्दर रखा जाता है। जैसे : $\sqrt{5}, \sqrt{10}, \frac{4}{\sqrt{5}}, 2\sqrt{6}$ इत्यादि।

संख्या का अंकित मान या जातीय मान (Real Value of the Number): किसी भी संख्या में किसी अंक का अंकित मान या जातीय मान वही अंक होता है। जैसे : 82 में अंक 2 का जातीय मान 2 होगा तथा 8 का जातीय मान 8 होगा।

संख्या का स्थानीय मान (Place Value of the Number): किसी संख्या के प्रत्येक अंक का स्थानीय मान उसके स्थान के अनुसार होता है। जैसे : 342 में 4 का स्थानीय मान 40 होगा क्योंकि 4 दहाई के स्थान पर है। इसलिए स्थानीय मान $= 4 \times 10 = 40$।

किसी संख्या के विभाजित होने के नियम (Rules of Divisibility of a Number)

1. **2 से विभाज्यता (Divisibility by 2):** यदि किसी संख्या का इकाई अंक शून्य हो या 2, 4, 6 और 8 में से कोई एक हो, तो वह संख्या 2 से पूर्णतः विभाजित होगी। जैसे : 3840, 278, 5304, 6776 इत्यादि।

2. **3 से विभाज्यता (Divisibility by 3):** यदि किसी संख्या में प्रयुक्त सभी अंकों का योग 3 से पूर्णतः विभाजित होता है तो वह संख्या भी 3 से विभाजित होगी। जैसे : 4671 यहाँ $4 + 6 + 7 + 1 = 18$ चूँकि 18, 3 से पूर्णतः विभाजित हो जाता है। अतः 4671 भी 3 से विभाजित होगा।

3. **4 से विभाज्यता (Divisibility by 4):** यदि किसी संख्या के दायीं ओर से पहले दो अंक शून्य (0) हो या 4 से पूर्णतः विभाज्य हों, तो दी गई संख्या 4 से विभाजित होगी। जैसे : 48924, 73536, 1300 इत्यादि। यहाँ पहली संख्या का अंतिम दो अंक 24, दूसरी का 36 तथा तीसरी का शून्य, शून्य (0, 0) सभी 4 से विभाजित होगी।

4. **5 से विभाज्यता (Divisibility by 5):** यदि किसी संख्या का इकाई का अंक शून्य (0) हो या 5, तो वह संख्या 5 से पूर्णतः विभाजित होगी। जैसे : 1365, 1890, 324685 इत्यादि।

5. **6 से विभाज्यता (Divisibility by 6):** यदि कोई संख्या 2 तथा 3 से एक साथ विभाजित हो अर्थात् जिसमें 2 या 3 से भी विभाज्यता की शर्तें एक साथ लागू हों, वह संख्या 6 से पूर्णतः विभाजित होगी। जैसे : 4734, 27102, 888 आदि। यहाँ तीनों संख्याओं का अन्तिम अंक 2 से विभाजित है। संख्याओं के अंकों का योग क्रमशः 18, 12 और 24 हैं। ये सभी 3 से विभाजित हैं।
   अतः तीनों दी गयी संख्याएँ 6 से विभाजित होंगी।

6. **7 से विभाज्यता (Divisibility by 7):** किसी संख्या के इकाई की दूनी संख्या में इकाई के अतिरिक्त संख्या में से घटाते हैं। प्राप्त संख्या यदि 7 से विभाजित हो जाए तो मूल संख्या भी 7 से विभाजित होगी। जैसे : 819 में से $2 \times 9 = 18$ को 81 से घटाने पर $81 - 18 = 63$ आता है और 63, 7 से विभाजित हो जाता है। अतः 819 भी 7 से विभाजित होगा।
   यदि कोई संख्या किसी अंक के छः बार की पुनरावृत्ति से बनी हो तो वह संख्या 7 से पूर्णतः विभाजित होगी। जैसे : 666666, 999999 इत्यादि। ऐसी संख्याएँ 13 से भी विभाजित होती हैं।
   यदि कोई संख्या दो अंकों के तीन बार लिखने से बनी है तो वह संख्या भी 7 से विभाजित होगी। जैसे : 626262, 383838, 919191 इत्यादि। ऐसी संख्या 37 से भी विभाजित होती है।
   यदि कोई संख्या तीन अंकों के दो बार लिखने से बनी हो, जैसे : 629629, 436436, 701701 तो ऐसी संख्या भी 7 से पूर्णतः विभाजित होगी।

7. **8 से विभाज्यता (Divisibility by 8):** यदि किसी संख्या के अन्तिम तीन अंक या तो शून्य हों या 8 से पूर्णतः विभाजित हों तो पूरी संख्या 8 से पूर्णतः विभाजित होगी। जैसे : 96824, 6000, 7104 इत्यादि।
   यहाँ संख्याओं के अन्तिम तीन अंक 824 तथा 104, 8 से पूर्णतः विभाजित हैं। अतः वे संख्याएँ भी 8 से पूर्णतः विभाजित हैं।

8. 9 से विभाज्यता (Divisibility by 9): जिस संख्या के अंकों का योग 9 से विभाजित हो जाता है वह संख्या भी 9 से विभाजित हो जाती है। जैसे : 729 के अंकों का योग $= 7+2+9 = 18$, 9 से विभाजित हो रहा है। अतः 729 भी 9 से विभाजित होगा।

9. 10 से विभाज्यता (Divisibility by 10): जिस संख्या में इकाई का अंक शून्य हो वह संख्या अनिवार्य रूप से 10 से विभाजित होती है। जैसे : 210, 550 इत्यादि।

10. 11 से विभाज्यता (Divisibility by 11): यदि किसी संख्या के विषम और सम स्थानों पर के अंकों के योग का अन्तर शून्य हो या 11 का गुणज (11, 22, 33, 44, ...) हो तो वह संख्या 11 से पूर्णतः विभाजित होगी। जैसे : 108592, 526515 आदि।

$$1\bar{0}8\bar{5}9\bar{2} = 0+5+2 = 7$$

तथा $1+8+9 = 18$

अन्तर $= 18 - 7 = 11$ जो 11 से विभाजित है।

अतः 108592 भी 11 से विभाजित होगा।

$$5\bar{2}6\bar{5}1\bar{5} = 2+5+5 = 12$$

तथा $5+6+1 = 12$

अन्तर $= 12 - 12 = 0$

अतः 526515 भी 11 से विभाजित होगा।

प्रश्नमाला

1. दो अंकों की किसी संख्या और उन अंकों को आपस में बदलकर बनाई गई संख्या के बीच अन्तर सदा विभाज्य होता है :

A. 10 से B. 9 से
C. 11 से D. 6 से
E. 8 से

2. संख्या 323 के अभाज्य गुणनखण्ड हैं :

A. 3 B. 5
C. 2 D. 0
E. 7

3. यदि दो संख्याओं के योगफल को उन संख्याओं से अलग-अलग गुणा किया जाए, तो गुणनफल क्रमशः 247 तथा 114 आता है। तदनुसार उन संख्याओं का योगफल कितना है?

A. 19 B. 20
C. 21 D. 23
E. 25

4. छः लगातार आनेवाली प्राकृत संख्याओं में से यदि पहली तीन का योगफल 27 है, तो दूसरी तीन का योगफल क्या होगा?

A. 36 B. 35
C. 72 D. 24
E. 25

5. 120 तथा 300 के बीच कितनी पूर्ण वर्ग संख्याएँ हैं?

A. 5 B. 6
C. 7 D. 8
E. 10

6. वह सबसे छोटी संख्या, जिसे 5, 10, 12 तथा 15 से भाग देने पर प्रत्येक दशा में 2 शेष रहे; किन्तु 7 से भाग देने पर कोई शेष न रहे, है :

A. 189 B. 182
C. 175 D. 91
E. 98

7. किसी संख्या को 56 से भाग देने पर 29 शेष बचता है। यदि उसी संख्या को 8 से भाग दें तो शेष बचेगा :

A. 7 B. 6
C. 5 D. 4
E. 9

8. संख्याएँ 2272 तथा 875 को एक 3-अंकों की संख्या N से भाग देने पर समान शेष रहते हैं। N के अंकों का योगफल होगा :

A. 10 B. 11
C. 12 D. 13
E. 15

9. दो संख्याओं को योगफल तथा गुणनफल क्रमशः 12 तथा 35 हैं। उनके व्युत्क्रमों का योगफल होगा :

A. $\frac{12}{35}$ B. $\frac{1}{35}$
C. $\frac{35}{8}$ D. $\frac{7}{32}$
E. $\frac{32}{7}$

10. 710 में सबसे छोटी कौन-सी संख्या जोड़ी जाए ताकि योगफल एक पूर्ण धन संख्या प्राप्त हो?

A. 29 B. 19
C. 11 D. 21
E. 22

11. वह कौन-सी सबसे बड़ी संख्या है, जिससे 307 और 330 को भाग देने पर शेष क्रमशः 3 और 7 रहते हैं?

A. 19 B. 16
C. 17 D. 23
E. 25

12. एक भाजक, भागफल का 25 गुना और शेषफल का 5 गुना है। यदि भागफल 16 हो, तो भाज्य होगा :

A. 6400 B. 6480
C. 400 D. 480
E. 500

13. किसी संख्या के वर्ग का $\frac{3}{5}$, 126.15 होता है, तो वह संख्या क्या है?

A. 210.25 B. 75.69
C. 14.5 D. 145
E. 15.4

14. तीन संख्याओं में से पहली संख्या दूसरी संख्या की दो गुनी है और तीसरी संख्या की आधी है। यदि तीनों संख्याओं का औसत 56 हो, तो पहली और तीसरी संख्याओं का अन्तर होगा :

A. 12 B. 20
C. 24 D. 48
E. 49

15. तीन क्रमागत विषम प्राकृत संख्याओं का योग 87 है। इन संख्याओं में सबसे छोटी संख्या है :

A. 29
B. 31
C. 23
D. 27
E. 30

उत्तरमाला

1	2	3	4	5	6	7	8	9	10
B	C	A	A	C	B	C	A	A	B
11	**12**	**13**	**14**	**15**					
A	B	C	D	D					

व्याख्यात्मक उत्तर

1. दो अंकों की किसी संख्या और उन अंकों को आपस में बदलकर बनाई गई संख्या के बीच अन्तर हमेशा 9 से विभाज्य होता है।

जैसे : $62 - 26 = 36$ जो 9 से विभाज्य है।

$32 - 23 = 9$ जो 9 से विभाज्य है।

$85 - 58 = 27$ जो 9 से विभाज्य है।

$93 - 39 = 54$ जो 9 से विभाज्य है।

अतः अभीष्ट संख्या 9 से विभाज्य होगी।

2.

17	323
19	19
	1

323 के अभाज्य गुणनखण्ड 17 तथा 19 हैं। अतः 323 के दो अभाज्य गुणनखण्ड हैं।

3. माना कि संख्याएँ x तथा y हैं।

प्रश्नानुसार, $x(x+y) = 247$

$\Rightarrow \quad x^2 + xy = 247 \quad ...(i)$

तथा $y(x+y) = 114$

$\Rightarrow \quad xy + y^2 = 114 \quad ...(ii)$

समीकरण (i) में से (ii) को घटाने पर

$x^2 - y^2 = 133$

$\Rightarrow \quad (x+y)(x-y) = 133$

$\Rightarrow \quad (x+y)(x-y) = 19 \times 7$

$\Rightarrow \quad (13+6)(13-6) = 19 \times 7$

स्पष्टतः $x = 13, y = 6 \therefore x + y = 19$

4. माना कि पहली तीन संख्याएँ $x, x+1$ तथा $x+2$ हैं

$x + (x+1) + (x+2) = 27$

$\Rightarrow \quad 3x + 3 = 27$

$\Rightarrow \quad 3x = 24 \Rightarrow x = 8$

अतः पहली तीन संख्याएँ 8, 9 तथा 10 हैं। इसके बाद की तीन संख्याएँ 11, 12 तथा 13 होंगी।

अतः 11 + 12 + 13 = 36.

5. $(11)^2 = 11 \times 11 = 121$
$(12)^2 = 12 \times 12 = 144$
$(13)^2 = 13 \times 13 = 169$
$(14)^2 = 14 \times 14 = 196$
$(15)^2 = 15 \times 15 = 225$
$(16)^2 = 16 \times 16 = 256$
$(17)^2 = 17 \times 17 = 289$

6. 5, 10, 12 तथा 15 का ल.स.

2	5,	10,	12,	15
3	5,	5,	6,	15
5	5,	5,	2,	5
	1,	1,	2,	1

ल.स. $= 2 \times 3 \times 5 \times 2 = 60$

माना कि अभीष्ट संख्या $= 60k + 2$ जो 7 का गुणज है।

$k = 3$ रखने पर प्राप्त संख्या $60 \times 3 + 2 = 182$

स्पष्टतः 182, 7 का गुणज है।

अतः अभीष्ट संख्या = 182 है।

7. माना कि भागफल $= k$

संख्या $= 56 \times k + 29$

$= 8 \times 7k + 8 \times 3 + 5 = 8(7k + 3) + 5$

यदि इस संख्या को 8 से विभाजित किया जाए तो भागफल $(7k + 3)$ तथा शेषफल (5) प्राप्त होगा।

8. माना कि प्रत्येक स्थिति में शेषफल $= x$

$\therefore$ संख्याएँ $(2272 - x)$ तथा $(875 - x)$ पूर्णरूपेण N से विभाजित होंगी। अब $(2272 - x) - (875 - x) = 1397$ भी N से पूर्णरूपेण विभाजित होंगी।

पुनः $1397 = 11 \times 127$ (अभाज्य संख्या)

$\therefore$ अभीष्ट संख्या N = 127

N के अंकों योग = 1 + 2 + 7 = 10.

9. माना कि संख्याएँ x तथा y हैं।

प्रश्नानुसार, $\quad x + y = 12 \quad$ ...(*i*)

तथा $\quad x.y = 35 \quad$ ...(*ii*)

अब, $\dfrac{1}{x} + \dfrac{1}{y} = \dfrac{x + y}{xy} = \dfrac{12}{35}$.

10. यहाँ पर, $(9)^3 = 9 \times 9 \times 9 = 729 = 710 + 19$

अर्थात् 710 में 19 जोड़ने पर यह एक पूर्ण धन बन जाएगा।

11. $307 - 3 = 304$
$330 - 7 = 323$

```
304) 323 (1
     304
     ----
      19) 304 (16
          19
          ---
          114
          114
          ---
           ×
```

अर्थात् अभीष्ट संख्या 19 होगी।

12. भागफल = 16

प्रश्न से, $\quad$ भाजक $= 16 \times 25 = 400$

$$\text{शेष} = \frac{400}{5} = 80$$

$\therefore$ भाज्य $= 400 \times 16 + 80 = 6480$.

13. माना कि संख्या x है।

$$x^2 \times \frac{3}{5} = 126.15$$

या $\quad x^2 = 126.15 \times \dfrac{5}{3} = 42.05 \times 5$

$\therefore \quad x = \sqrt{210.25} = 14.5$.

14. माना कि दूसरी संख्या $= x$

पहली संख्या $= 2x$ तथा तीसरी संख्या $= 4x$ होगी।

प्रश्नानुसार, $\quad \dfrac{x + 2x + 4x}{3} = 56$

$\Rightarrow \quad 7x = 56 \times 3$

$\Rightarrow \quad x = \dfrac{56 \times 3}{7} = 24$

पहली संख्या $= 2x = 2 \times 24 = 48$

तीसरी संख्या $= 4x = 4 \times 24 = 96$

दोनों में अन्तर $= 96 - 48 = 48$.

15. माना कि तीन क्रमागत विषम संख्याएँ $x, x + 2$ तथा $x + 4$ हैं।

प्रश्नानुसार, $x + x + 2 + x + 4 = 87$

$\Rightarrow \quad 3x + 6 = 87$

$\Rightarrow \quad 3x = 81 \Rightarrow x = 27$

$\therefore$ सबसे छोटी संख्या = 27.

❑❑❑

प्रतिशतता (Percentage)

3

प्रतिशत वह भिन्न है जिसका हर 100 होता है। जैसे : 10% का अर्थ है वह भिन्न जिसका अंश 10 तथा हर 100 हो अर्थात् $\frac{10}{100} = \frac{1}{10}$ ।

दूसरे शब्दों में प्रति सैंकड़ा जो संख्या ली जाती है, उसे प्रतिशत कहते हैं। जैसे : 20% का अर्थ है 100 इकाई में 20 इकाई।

प्रतिशत का अर्थ होता है प्रत्येक 100 पर

उदाहरण के लिए 8 प्रतिशत का अर्थ होता है 100 भाग में 8 भाग। प्रतिशत को % चिह्न से व्यक्त किया जाता है। अतः 8 प्रतिशत को 8% या $\frac{8}{100}$ भी लिखा जा सकता है।

यदि किसी परीक्षा में 700 के कुल अंक में से किसी छात्र को 80% अंक प्राप्त हुए तो इसका अर्थ यह हुआ कि उसने प्रत्येक 100 में 80 अंक प्राप्त किये, अर्थात् 700 में से उसे $80 \times 7 = 560$ अंक प्राप्त हुए।

इसी प्रकार यदि कोई व्यापारी यह कहता है कि उसने ₹ 1500 की पूँजी पर 7% का लाभ कमाया तो इसका यह अर्थ हुआ कि उसने प्रत्येक ₹ 100 पर ₹ 7 लाभ कमाया। अर्थात् ₹ 1500 पर उसने $15 \times 7 =$ ₹ 105 लाभ कमाया।

प्रतिशत अंक गणित का एक बहुत महत्वपूर्ण अध्याय है। इसके उल्लेखनीय और स्मरणीय तथ्य निम्नलिखित हैं :

1. किसी प्रतिशत को भिन्न में बदलने के लिए उसे 100 से भाग दिया जाता है।

   जैसे : $20\% = \frac{20}{100} = \frac{1}{5}$ ।

2. किसी भिन्न को प्रतिशत में बदलने के लिए उसमें 100 से गुणा करते हैं।

   जैसे : $\frac{1}{25} = \frac{1}{25} \times 100 = 4\%$.

3. किसी राशि को 10% बढ़ाने पर वह राशि पहले की 110 प्रतिशत हो जाती है। उदाहरण के लिए यदि ₹ 500 को 10% बढ़ाया जाए तो नया मान $500 \times 110\%$ अर्थात् $500 \times \frac{110}{100} =$ ₹ 550 होगा।

   इसी प्रकार यदि ₹ 2500 को 8% बढ़ाया जाए तो नया मान $2500 \times 108\%$ अर्थात् $2500 \times \frac{108}{100} =$ ₹ 2700 हो जाएगा।

4. यदि किसी राशि को 10% घटाने पर वह राशि पहले की 90 प्रतिशत हो जाती है। उदाहरण के लिए यदि ₹ 500 को 10% घटाया जाए तो नया मान $500 \times 90\%$ अर्थात् $500 \times \frac{90}{100} =$ ₹ 450 होगा।

   इसी प्रकार यदि ₹ 2000 को 5% घटाया जाए तो नया मान $2000 \times 95\%$ अर्थात् $2000 \times \frac{95}{100} =$ ₹ 1900 होगा।

5. यदि किसी नगर की वर्तमान जनसंख्या P तथा जनसंख्या वृद्धि दर r हो, तो n वर्षों के बाद जनसंख्या

$$A = P\left(1+\frac{r}{100}\right)^n$$ होगी।

6. यदि किसी नगर की वर्तमान जनसंख्या P तथा जनसंख्या r दर से घट रही हो, तो n वर्षों के बाद जनसंख्या

$$A = P\left(1-\frac{r}{100}\right)^n$$ होगी।

7. यदि किसी नगर की वर्तमान जनसंख्या P हो और पहले, दूसरे, तीसरे, चौथे ...... n वर्षों में जनसंख्या वृद्धि दर r_1, r_2, r_3,..... r_n हो, तो n वर्षों बाद नगर की जनसंख्या

$$A = P\left(1-\frac{r_1}{100}\right)\left(1+\frac{r_2}{100}\right)......\left(1+\frac{r_n}{100}\right)$$

8. यदि जनसंख्या r_1, r_2, r_3,..... दर से घट रही हो, तो n वर्षों के बाद जनसंख्या होगी

$$A = P\left(1-\frac{r_1}{100}\right)\left(1-\frac{r_2}{100}\right)\left(1-\frac{r_3}{100}\right)......\left(1-\frac{r_n}{100}\right)$$

प्रश्नमाला

1. राजीव का वेतन सुनील से 25% अधिक है तथा सुनील का वेतन मनोज के वेतन का 40% है। यदि तीनों का वेतन ₹ 5700 हो, तो राजीव का वेतन क्या है?

A. ₹ 1200 B. ₹ 1500
C. ₹ 1300 D. ₹ 1800
E. ₹ 1400

2. किसी परीक्षा में एक परीक्षार्थी ने कुल अंक का 25% अंक प्राप्त किया और 60 अंकों से अनुत्तीर्ण हो गया। उसी परीक्षा में एक अन्य परीक्षार्थी ने 50% अंक प्राप्त किया जो उत्तीर्णांक से 40 अंक अधिक है। उस परीक्षा के उत्तीर्णांक को कितने प्रतिशत से बढ़ा दिया जाए कि पूर्णांक प्राप्त हो जाए?

A. 120% B. 130%
C. 145% D. 150%
E. 135%

3. किसी परीक्षा में 80% विद्यार्थी हिन्दी में तथा 75% गणित में उत्तीर्ण हुए। 18% विद्यार्थी दोनों विषयों में अनुत्तीर्ण रहे। यदि 438 विद्यार्थी दोनों विषयों में उत्तीर्ण रहे हों, तो परीक्षा में कुल कितने विद्यार्थी सम्मिलित हुए?

A. 600 B. 500
C. 400 D. 300
E. 200

4. किसी मिश्रण की मात्रा 60 लीटर है जिसमें 20% दूध है तथा शेष पानी है। उसमें कितना लीटर पानी डाला जाए जिससे कि मिश्रण में दूध 15% हो जाए?

A. 12 लीटर B. 15 लीटर
C. 20 लीटर D. 25 लीटर
C. 40 लीटर

5. एक कमरे के फर्श की लम्बाई एवं चौड़ाई मापने में त्रुटि कर दी जाती है। लम्बाई की माप इसकी वास्तविक माप से 30% अधिक तथा चौड़ाई की माप इसकी वास्तविक माप से 10% कम माप ली जाती है। यदि इस त्रुटि के कारण इस कमरे में ₹ 10 प्रति वर्ग मी. वाली कालीन बिछाने का खर्च ₹ 680 बढ़ गया हो, तो कमरे का वास्तविक क्षेत्रफल ज्ञात कीजिए।

A. 400 वर्ग मी. B. 375 वर्ग मी.
C. 225 वर्ग मी. D. 450 वर्ग मी.
C. 235 वर्ग मी.

6. चीनी के भाव में 25% वृद्धि हो जाने के कारण कोई गृहिणी उसकी खपत कितने % कम करे ताकि परिवार का खर्च बिलकुल न बढ़ सके?

A. 15% B. 20%
C. 18% D. 16%
E. 25%

7. एक परीक्षा में 42% विद्यार्थी गणित में तथा 52% विद्यार्थी अंग्रेजी में फेल हुए। यदि 19% विद्यार्थी दोनों विषयों में फेल हुए हों, तो दोनों विषयों में कितने प्रतिशत विद्यार्थी पास हुए?

A. 25% B. 20%
C. 18% D. 27%
E. 30%

8. एल्कोहल और पानी के 50 लीटर मिश्रण में पानी की मात्रा 40% है। उस मिश्रण में कितना पानी और डाला जाए ताकि मिश्रण में पानी की मात्रा 50% हो जाए?

A. 8 लीटर B. 10 लीटर
C. 6 लीटर D. 12 लीटर
E. 11 लीटर

9. 10%, 20% तथा 30% के क्रमवार बट्टे किस एकमात्र बट्टे के समतुल्य हैं?

A. 60% B. 49.6%
C. 40.5% D. 36%
E. 42.7%

10. किसी वस्तु के मूल्य में पहले 10% की वृद्धि तथा उसके उपरांत 20% की वृद्धि की गई। यदि अन्तिम बढ़ा हुआ मूल्य ₹ 33 हो, तो प्रारंभिक मूल्य कितना था?

A. ₹ 30 B. ₹ 27.50
C. ₹ 26.50 D. ₹ 25
E. ₹ 28.50

11. यदि किसी वर्ग की प्रत्येक भुजा को 10% बढ़ा दिया जाए, तो इसके क्षेत्रफल में कितनी वृद्धि होगी?

A. 10% B. 21%
C. 44% D. 100%
E. 90%

12. यदि किसी आयताकार भूखण्ड की लम्बाई में 5% की वृद्धि तथा चौड़ाई में 10% की कमी की जाए, तो इसके क्षेत्रफल में कितना परिवर्तन होगा?

A. 5.5% की वृद्धि B. 5.5% की कमी
C. 0.55% की कमी D. कोई परिवर्तन नहीं
E. इनमें से कोई नहीं

13. चीनी के भाव में 20% की कमी हो गयी है। अब एक व्यक्ति ₹ 36 में 500 ग्राम अधिक चीनी खरीद सकता है। चीनी का प्रति किलोग्राम प्रारंभिक भाव था :

A. ₹ 14.40 B. ₹ 18
C. ₹ 15.60 D. ₹ 16.50
C. ₹ 18.60

14. एक पेन का अंकित मूल्य ₹ 12 है। इस पर 15% का एक बट्टा दिया गया है। एक दूसरा बट्टा भी दिया गया है जिससे पेन का विक्रय मूल्य ₹ 8.16 हो जाता है। दूसरे बट्टे की दर है :

A. 20% B. 15%
C. 18% D. 25%
E. 30%

15. एक पुस्तक विक्रेता एक पुस्तक को 10% के लाभ पर बेचता है। यदि उसने इसे 4% कम पर खरीदा होता तथा ₹ 6 अधिक पर बेचा होता, तो उसे $18\frac{3}{4}\%$ का लाभ हुआ होता। पुस्तक का क्रय मूल्य है :

A. ₹ 130 B. ₹ 140
C. ₹ 150 D. ₹ 160
E. ₹ 170

उत्तरमाला

1	2	3	4	5	6	7	8	9	10
B	D	A	C	A	B	A	B	B	D
11	**12**	**13**	**14**	**15**					
B	B	B	A	C					

व्याख्यात्मक उत्तर

1. माना कि मनोज का वेतन = ₹ x

∴ सुनील का वेतन = x का $\frac{40}{100} = ₹ \frac{2x}{5}$

तथा राजीव का वेतन = $\frac{2x}{5}$ का $\frac{(100+25)}{100}$

$= \frac{2x}{5} \times \frac{125}{100} = ₹ \frac{x}{2}$

कुल वेतन = $x + \frac{2x}{5} + \frac{x}{2} = ₹ \frac{19x}{10}$

प्रश्नानुसार,

$$\frac{19x}{10} = 5700$$

⇒ $x = \frac{5700 \times 10}{19} = 3000$

$\therefore$ राजीव का वेतन $= \frac{x}{2} = \frac{3000}{2}$

$= ₹1500.$

2. माना कि पूर्णांक $= x$

पहले परीक्षार्थी का उत्तीर्णांक

$= x$ का $\frac{25}{100} + 60 = \frac{x}{4} + 60$

दूसरे परीक्षार्थी का उत्तीर्णांक

$= x$ का $\frac{50}{100} - 40$

$= \frac{x}{2} - 40$

$$\frac{x}{4} + 60 = \frac{x}{2} - 40$$

$$\Rightarrow \frac{x}{2} - \frac{x}{4} = 60 + 40$$

$$\Rightarrow \frac{2x - x}{4} = 100$$

$$\Rightarrow \frac{x}{4} = 100$$

$$\Rightarrow x = 400$$

पूर्णांक $= 400$

उत्तीर्णांक $= 400 \times \frac{25}{100} + 60 = 160$

अभीष्ट उत्तर $= \frac{(400 - 160)}{160} \times 100$

$= \frac{240}{160} \times 100 = 150\%.$

3. माना कि परीक्षा में शामिल विद्यार्थियों की संख्या $= 100$

हिन्दी में अनुत्तीर्ण विद्यार्थी $= 100 - 80 = 20$

गणित में अनुत्तीर्ण विद्यार्थी $= 100 - 75 = 25$

केवल हिन्दी में अनुत्तीर्ण विद्यार्थी $= 20 - 18 = 2$

केवल गणित में अनुत्तीर्ण विद्यार्थी $= 25 - 18 = 7$

दोनों विषयों में अनुत्तीर्ण विद्यार्थी $= 18$

कुल अनुत्तीर्ण विद्यार्थी $= 2 + 7 + 18 = 27$

कुल उत्तीर्ण विद्यार्थी $= 100 - 27 = 73$

73 विद्यार्थी उत्तीर्ण हुए जब कुल विद्यार्थी $= 100$

438 विद्यार्थी उत्तीर्ण हुए जब कुल विद्यार्थी $= \frac{100}{73} \times 438$

$= 100 \times 6 = 600$

$\therefore$ अभीष्ट उत्तर $= 600$

4. दूध की मात्रा = 60 का $\frac{20}{100} = 12$ लीटर

$\therefore$ पानी की मात्रा $= 60 - 12 = 48$ लीटर

माना कि पानी की डाली गयी मात्रा $= x$ लीटर

प्रश्नानुसार,

$(48 + x) = (60 + x)$ का $\frac{(100 - 15)}{100}$

$$\Rightarrow (48 + x) = (60 + x) \times \frac{85}{100}$$

$$\Rightarrow 48 + x = (60 + x) \times \frac{17}{20}$$

$$\Rightarrow 48 + x = 51 + \frac{17x}{20}$$

$$\Rightarrow x - \frac{17x}{20} = 51 - 48$$

$$\Rightarrow \frac{3x}{20} = 3$$

$$\therefore x = \frac{20 \times 3}{3} = 20$$

अतः पानी की अभीष्ट मात्रा = 20 लीटर।

5. माना कि कमरे की लम्बाई = 100 मी.

तथा कमरे की चौड़ाई = 100 मी.

कमरे का क्षेत्रफल $= 100 \times 100 = 10000$ वर्ग मी.

30% अधिक होने पर लम्बाई $= 100 \times \frac{130}{100} = 130$ मी.

10% कमी होने पर चौड़ाई $= 100 \times \frac{90}{100} = 90$ मी.

परिवर्तित क्षेत्रफल $= 130 \times 90 = 11700$ वर्ग मी.

क्षेत्रफल में वृद्धि $= 11700 - 10000 = 1700$ वर्ग मी.

₹ 10 प्रतिवर्ग मी. वाली कालीन का खर्च ₹ 680 बढ़ जाने का अर्थ है क्षेत्रफल में वास्तविक वृद्धि $= \frac{680}{10}$

$= 68$ वर्ग मी.

1700 वर्ग मी. की वृद्धि होती है तो कमरे का क्षेत्रफल = 10000 वर्ग मी.

68 वर्ग मी. की वृद्धि होती है तो कमरे का क्षेत्रफल

$= \frac{68}{1700} \times 10000 = 400$ वर्ग मी.

6. माना कि चीनी का भाव = ₹ 100 प्रति किलोग्राम

तथा चीनी की खपत = 100 किलोग्राम

∴ परिवार का खर्च = 100 × 100

= ₹ 10000

अब चीनी का भाव = ₹ 125 प्रति किलोग्राम

तथा चीनी की खपत = x किलोग्राम

∴ परिवार का खर्च = $125 \times x$ = ₹ $125x$

परिवार का खर्च न बढ़ने की स्थिति में

$$125x = 10000$$

$$\Rightarrow \quad x = \frac{10000}{125} = 80$$

खपत 80 किलोग्राम होनी चाहिए।

खपत में कमी = 100 − 80 = 20 किलोग्राम

प्रतिशत कमी = 20%

अतः गृहिणी को चीनी की खपत में 20% कमी करनी चाहिए।

7. गणित में फेल हुए विद्यार्थी = 42%

अंग्रेजी में फेल हुए विद्यार्थी = 52%

तथा दोनों विषयों में फेल हुए विद्यार्थी = 19%

∴ केवल गणित में फेल हुए विद्यार्थी

= 42% − 19% = 23%

तथा केवल अंग्रेजी में फेल हुए विद्यार्थी

= 52% − 19% = 33%

कुल फेल हुए विद्यार्थी = 23% + 33% + 19% = 75%

∴ दोनों विषयों में पास हुए विद्यार्थी

= 100% − 75% = 25%

8. माना कि मिश्रण में x लीटर पानी और डालने पर पानी की मात्रा 50% हो जाएगी।

प्रथम स्थिति में, 50 लीटर मिश्रण में पानी की मात्रा 50 लीटर का 40% = 20 लीटर

द्वितीय स्थिति में,

$(50 + x)$ लीटर मिश्रण में पानी की मात्रा = $(50 + x)$ लीटर का 50% = $\left(\frac{50+x}{2}\right)$ लीटर

परन्तु $(50 + x)$ लीटर मिश्रण में पानी की मात्रा = $(20 + x)$ लीटर होगी।

$$\therefore \quad \frac{50+x}{2} = 20 + x$$

$$\Rightarrow \quad 50 + x = 40 + 2x$$

$$\Rightarrow \quad 2x - x = 50 - 40$$

$$\Rightarrow \quad x = 10$$

अतः मिश्रण में 10 लीटर पानी और डालने पर मिश्रण में पानी की मात्रा 50% हो जाएगी।

9. क्रमवार बट्टे 10% तथा 20% के समतुल्य एकल बट्टा

$$\left(10+20-\frac{20\times10}{100}\right)\% = 28\%$$

28% और 30% के समतुल्य एकल बट्टा

$$= \left(28+30-\frac{30\times28}{100}\right)\% = 49.6\%.$$

10. प्रभावी प्रतिशत वृद्धि $= \left(10+20+\frac{20\times10}{100}\right)\% = 32\%$

प्रश्नानुसार,

$$x \times \frac{132}{100} = 33$$

$$\Rightarrow \quad x = \frac{33\times100}{132} = ₹\ 25.$$

11. क्षेत्रफल में प्रतिशत वृद्धि $= \left(10+10+\frac{10\times10}{100}\right)\%$ = 21%

12. माना कि आयत की लम्बाई x मी. तथा चौ. y मी. है।

आयत का क्षेत्रफल = ल. × चौ.

$= x \times y = xy$ वर्ग मी.

आयत की लम्बाई में 5% की वृद्धि करने पर,

$x + x$ का 5% $= x + \frac{x\times5}{100} = \frac{105x}{100} = \frac{21x}{20}$

तथा आयत की चौड़ाई में 10% की कमी करने पर,

$y - y$ का 10% $= y - \frac{y \times 10}{100} = y - \frac{y}{10} = \frac{9y}{10}$

नये आयत का क्षेत्रफल $= \frac{21x}{20} \times \frac{9y}{10} = \frac{189y}{200}$

क्षेत्रफल में कमी $= xy - \frac{189xy}{200}$

$= \frac{200xy - 189xy}{200} = \frac{11xy}{200}$

क्षेत्रफल में प्रतिशत कमी $= \frac{\frac{11xy}{200}}{xy} \times 100$

$= \frac{11xy \times 100}{200 \times xy} = \frac{11}{2}\% = 5.5\%.$

13. 500 ग्राम चीनी का मूल्य = ₹ 36 का 20%

$= 36 \times \frac{20}{100} =$ ₹ 7.20

$\therefore$ 1000 ग्राम चीनी का मूल्य

$= 7.20 \times 2 =$ ₹ 14.40

माना कि चीनी का प्रारंभिक मूल्य ₹ x था, तो

घटा हुआ मूल्य $= x - x$ का 20%

$= x - x \times \frac{20}{100}$

$= x - \frac{x}{5} = \frac{4x}{5}$

प्रश्नानुसार,

$\frac{4x}{5} = 14.40$

$\Rightarrow \quad x = \frac{14.40 \times 5}{4} = 18.00$

अतः चीनी का प्रारम्भिक मूल्य = ₹ 18.00 प्रति कि.ग्रा.

14. 12 का 15% $= \frac{15}{100} \times 12 = 1.80$

विक्रय मूल्य = ₹ 12 – 1.80 = ₹ 10.20

माना कि दूसरा बट्टा $= x\%$

अब, $10.20 - \frac{x}{100} \times 10.20 =$ ₹ 8.16

$\Rightarrow \quad \frac{x}{100} \times 10.20 = 10.20 - 8.16 = 2.04$

$\therefore \quad x = \frac{2.04 \times 100}{10.20} = 20\%.$

15. माना कि पुस्तक का क्रय मूल्य = ₹ x

अतः विक्रय मूल्य $= x + \frac{10x}{100} = \frac{11x}{10}$

नया विक्रय मूल्य $= \left(\frac{11x}{10} + 6\right)$

नया क्रय मूल्य $= x - \frac{4}{100} \times x =$ ₹ $\frac{96x}{100}$

लाभ $= \frac{11x}{10} + 6 - \frac{96x}{100}$

$= \frac{110x + 600 - 96x}{100} = \frac{14x + 600}{100}$

प्रतिशत लाभ $= \frac{\text{लाभ}}{\text{क्रय मूल्य}} \times 100$

$\Rightarrow \quad \frac{75}{4} = \frac{\frac{14x + 600}{100}}{\frac{96x}{100}} \times 100$

$\Rightarrow \frac{75}{100} = \frac{(14x + 600)}{100} \times \frac{100}{96x} \times 100$

$\Rightarrow \quad 18x = (14x + 600)$

$\Rightarrow \quad 4x = 600$

$\Rightarrow \quad x = 150$

अतः पुस्तक का क्रय मूल्य = ₹ 150.

❑❑❑

अनुपात और समानुपात (Ratio and Proportion)

4

दो सजातीय राशियों में जो संबंध होता है उसे उन दोनों का अनुपात कहते हैं। अनुपात यह बताता है कि एक राशि दूसरी राशि की कितनी गुनी है। उदाहरण के लिए ₹ 8 और ₹ 16 में 1 : 2 का अनुपात है।

अनुपात ज्ञात करने के लिए किन्हीं दो राशियों का सजातीय होना आवश्यक होता है। एक सजातीय राशि का दूसरी सजातीय राशि में भाग देने पर जो संख्या प्राप्त होती है, उसे उन राशियों का अनुपात कहते हैं। इसकी कोई इकाई या मात्रक नहीं होता है।

जैसे : $\frac{a}{b} = a : b$

अनुपात की विशेषताएँ

1. चूँकि अनुपात दो सजातीय राशियों के मध्य संबंध होता है, अतः अनुपात का कोई मात्रक नहीं होता है। जैसे : 25 सेमी. और 75 सेमी. का अनुपात 25 : 75 = 1 : 3 है जिसका कोई मात्रक नहीं है।
2. अनुपात को उभयनिष्ट गुणनखण्ड से काटकर छोटा किया जा सकता है। जैसे : 15 : 45 में प्रत्येक राशि में 15 उभयनिष्ट गुणनखण्ड है। अतः 15 से दोनों को काटकर 1 : 3 लिखते हैं जो 15 : 45 को छोटा (सूक्ष्म) रूप है।
3. किसी अनुपात के प्रत्येक संख्या में एक ही संख्या से गुणा कर देने पर अनुपात के मान में कोई परिवर्तन नहीं होता है।

   जैसे : $3:5 = \frac{3}{5} = \frac{3\times2}{5\times2} = \frac{3\times5}{5\times5} = \frac{3\times9}{5\times9}$
4. किसी अनुपात के प्रत्येक संख्या में एक ही संख्या से भाग देने पर भी अनुपात के मान के मान में कोई परिवर्तन नहीं होता है।

   जैसे : $\frac{8}{24} = \frac{8\div4}{24\div4}$

अनुपात के प्रकार (Types of Ratio)

1. **मिश्रित अनुपात (Compound Ratio):** कई अनुपातों के पूर्व पदों के गुणनफल और अन्तिम पदों के गुणनफल से जो नया अनुपात बनता है उसे मिश्रित अनुपात कहते हैं। जैसे : 2 : 1, 3 : 2, 1 : 4 तथा 2 : 5 के पूर्व पदों के गुणनफल (2 × 3 × 1 × 2) तथा अन्तिम पदों के गुणनफल (1 × 2 × 4 × 5) में अनुपात 12 : 40 है। अतः 12 : 40 को मिश्रित अनुपात कहेंगे।
2. **वर्गानुपात (Duplicate Ratio):** किसी अनुपात के प्रत्येक राशियों के वर्गों में जो अनुपात बनता है उसे वर्गानुपात कहते हैं। जैसे : किसी आयत की लम्बाई चौड़ाई में 3 : 2 का अनुपात हो तो $3^2 : 2^2 = 9 : 4$ को उसका वर्गानुपात कहेंगे।
3. **तिरहानुपात (Triplicate Ratio):** किसी अनुपात के प्रत्येक राशियों के घनों में जो अनुपात होता है उसे तिरहा अनुपात कहते हैं। जैसे : $a : b$ का तिरहानुपात $a^3 : b^3$ होगा। इसी प्रकार 2 : 3 का तिरहानुपात $2^3 : 3^3 = 8 : 27$ होगा।
4. **आधानुपात (Subduplicate Ratio):** किसी अनुपात के प्रत्येक राशि के वर्गमूलों से जो अनुपात बनता है, उसे

आधा अनुपात कहते हैं। जैसे : 16 : 81 का आधा अनुपात 4 : 9 होगा और 4 : 9 का आधा अनुपात 2 : 3 होगा।

5. **तिहाई अनुपात (Subtriplicate Ratio):** किसी अनुपात के प्रत्येक राशियों के घनमूलों से जो अनुपात होता है, उसे तिहाई अनुपात कहते हैं। जैसे : 8 : 27 का तिहाई अनुपात 2 : 3 है।

6. **अनुलोम अनुपात या सीधा अनुपात (Direct Ratio):** जब एक राशि के बढ़ने या घटने पर दूसरी राशि भी उसी अनुपात में बढ़े या घटे तो उन दोनों राशियों में अनुलोम अनुपात होता है। यदि 3 : 5 कोई अनुपात हो, तो इसका सीधा अनुपात 6 : 10 या 9 : 15 या 12 : 20 होगा।

7. **प्रतिलोम अनुपात या विलोमानुपात (Inverse or Reciprocal Ratio):** जब एक राशि को घटाने पर दूसरी राशि उसी अनुपात में बढ़े या एक राशि को बढ़ाने पर दूसरी राशि उसी अनुपात में घटे तो उन दोनों राशियों में विलोमानुपात होता है। जैसे : अनुपात 3 : 5 का विलोमानुपात $\frac{1}{3}:\frac{1}{5}$ या 5 : 3 है। प्रतिलोम अनुपात को व्युत्क्रमानुपात भी कहते हैं।

8. **विततानुपात (Continued Proportion):** तीन सजातीय राशियां इस प्रकार हों कि पहली और दूसरी राशि में जो अनुपात हो वही अनुपात दूसरी और तीसरी राशि में हो, तो तीनों का अनुपात विततानुपात कहलाता है। जैसे : 10 का 20 से जो अनुपात है वही अनुपात 20 और 40 का है। इस प्रकार 10, 20, 40 का विततानुपात 10 : 20 : 40 हुआ। इसमें दूसरी राशि को पहली और तीसरी राशि का मध्यानुपाती कहते हैं जबकि तीसरी राशि को पहली और दूसरी का तृतीयानुपाती। मध्यानुपाती का वर्ग हमेशा पहली और तीसरी राशि के गुणनफल के बराबर होता है।

9. **समानुपात (Proportion):** जब दो अनुपात बराबर होते हैं तो उनकी बराबरी को समानुपात कहते हैं। जैसे : $a : b = c : d$ हो, तो इसका अर्थ यह है कि $\frac{a}{b}$ समानुपात में है $\frac{c}{d}$ के और इसे हम निम्न प्रकार से लिखते हैं। $a : b :: c : d$

अतः $a : b :: c : d$ में,

a, b, c तथा d को क्रमशः प्रथम अनुपाती, द्वितीय अनुपाती, तृतीय अनुपाती तथा चतुर्थ अनुपाती कहते हैं। इस प्रकार समानुपात में चार पद होते हैं।

जैसे : 3 : 4 : : 6 : 8 में चार पद क्रमशः 3, 4, 6 और 8 हैं। इनमें पहले और अन्तिम पद को अर्थात् 3 और 8 को छोर या सिरे वाले पद या बाहरी पद या पदांत कहते हैं। दूसरे और तीसरे पद को अर्थात् 4 और 6 को मध्य पद या बीच वाले पद कहते हैं।

समानुपात $a : b :: c : d$ में,

$a \times d = b \times c$.

प्रश्नमाला

1. एक मर्तबान में A तथा B द्रवों का मिश्रण 4 : 1 के अनुपात में है। यदि उस मिश्रण में से 10 लीटर निकालकर उसके स्थान पर उतनी ही मात्रा में द्रव B मिला दिया जाए, तो मिश्रण का अनुपात 2 : 3 हो जाएगा। तदनुसार, मर्तबान के आरम्भिक मिश्रण में द्रव A की मात्रा कितनी थी?

A. 10 लीटर
B. 16 लीटर
C. 15 लीटर
D. 20 लीटर
E. 25 लीटर

2. तीन अलग-अलग चौराहों पर यातायात से संबंधित बत्तियाँ क्रमशः 24 सेकेण्ड, 36 सेकेण्ड तथा 54 सेकेण्ड बाद रंग बदलती रहती हैं। यदि वे तीनों 10 : 15 : 00 प्रातः के समय एक साथ रंग बदलती हैं, तो अगली बार वे तीनों एक साथ किस समय रंग बदलेंगी?

A. 10 : 16 : 54 प्रातः
B. 10 : 18 : 36 प्रातः
C. 10 : 17 : 02 प्रातः
D. 10 : 22 : 12 प्रातः
E. 10 : 15 : 05 प्रातः

3. दो संख्याएँ 3 : 4 के अनुपात में हैं। यदि उनका ल.स. 240 हो, तो दोनों में से छोटी संख्या होगी :

A. 100
B. 80
C. 60
D. 50
E. 70

4. 729 लीटर दूध तथा पानी के मिश्रण में दूध तथा पानी का अनुपात 7 : 2 है। एक ऐसा मिश्रण, जिसमें दूध तथा पानी का अनुपात 7 : 3 हो, प्राप्त करने के लिए उपरोक्त मिश्रण में मिलाये जाने वाली पानी की मात्रा होगी :

A. 81 लीटर B. 71 लीटर
C. 56 लीटर D. 50 लीटर
E. 60 लीटर

5. तीन कक्षाओं में विद्यार्थियों की संख्या 2 : 3 : 4 के अनुपात में हैं। यदि प्रत्येक कक्षा में 12 विद्यार्थी बढ़ जायें, तो यह अनुपात 8 : 11 : 14 में परिवर्तित हो जाता है। आरम्भ में तीनों कक्षाओं में कुल मिलाकर विद्यार्थियों की संख्या थी :

A. 162 B. 108
C. 96 D. 54
E. 70

6. दूध तथा पानी के 40 लीटर मिश्रण में दूध और पानी का अनुपात 7 : 1 है। दूध तथा पानी का अनुपात 3 : 1 करने के लिए मिश्रण में कितनी पानी की मात्रा (लीटर में) मिलानी होगी?

A. 6 B. $6\frac{1}{2}$
C. $6\frac{2}{3}$ D. $6\frac{3}{4}$
E. 8

7. किसी बॉक्स में केवल ₹ 1 तथा 50 पैसे वाले कुल मिलाकर 210 सिक्के हैं। उनके क्रमानुसार मानों का अनुपात 13 : 11 है। ₹ 1 वाले सिक्कों की संख्या होगी :

A. 65 B. 66
C. 77 D. 78
E. 80

8. तीन संख्याओं का योग 312 है। यदि पहली और दूसरी संख्या में 4 और 5 का अनुपात हो तथा दूसरी और तीसरी संख्या में 3 और 5 का अनुपात हो, तो तीसरी संख्या का मान कितना होगा?

A. 180 B. 150
C. 160 D. 170
E. 190

9. दो साइकिलों के मूल्यों में 10 : 9 का अनुपात है। यदि पहली साइकिल के मूल्य में 10% की कमी कर दी जाए तथा दूसरी साइकिल के मूल्य में ₹ 90 जोड़ दिये जायें, तो उनके मूल्यों का अनुपात 10 : 11 हो जाता है। साइकिलों के प्रारम्भ में मूल्य थे :

A. ₹ 900, ₹ 810 B. ₹ 1100, ₹ 990
C. ₹ 1000, ₹ 900 D. ₹ 1200, ₹ 1080
E. ₹ 1500, ₹ 600

10. यदि A और B की वर्तमान आयु में 6 : 5 का अनुपात तथा B और C की वर्तमान आयु में 4 : 5 का अनुपात हो, तो A और C की वर्तमान आयु में क्या अनुपात होगा?

A. 25 : 24 B. 25 : 23
C. 24 : 23 D. 24 : 25
E. 28 : 25

11. 451 विद्यार्थियों में से लड़के तथा लड़कियों का अनुपात 7 : 4 है। विद्यालय में लड़के तथा लड़कियों का अनुपात 1 : 1 करने के लिए कितनी लड़कियों को प्रवेश देना होगा?

A. 132 B. 123
C. 151 D. 155
E. 160

12. एक क्रिकेट मैच में बने रनों में A और B का अनुपात 2 : 3 है तथा B और C का अनुपात 4 : 5 है। यदि B ने 48 रन बनाये हों, तो A के द्वारा बने रनों की संख्या क्या होगी?

A. 36 B. 30
C. 32 D. 42
E. 45

13. A ग्रेड में दूध और पानी की मात्रा का अनुपात 7 : 4 तथा B ग्रेड में दूध और पानी की मात्रा का अनुपात 7 : 3 है। दोनों ग्रेडों की बराबर मात्रा लेकर मिलाने पर दूध और पानी का अनुपात क्या होगा?

A. 157 : 71 B. 147 : 71
C. 71 : 147 D. 147 : 73
E. 160 : 75

14. 286 विद्यार्थियों वाले एक विद्यालय में लड़कों तथा लड़कियों की संख्याएँ 8 : 5 के अनुपात में हैं। यदि 22 अन्य लड़कियाँ विद्यालय में दाखिला ले लें, तो लड़के तथा लड़कियों की संख्याओं का अनुपात हो जाएगा :

A. 12 : 7 B. 10 : 7
C. 8 : 7 D. 4 : 3
E. 5 : 9

15. किसी क्रिकेट मैच की एक पारी में तीन खिलाड़ियों A, B तथा C ने कुल मिलाकर 361 रन बनाये। यदि A द्वारा बनाये गये रनों का B द्वारा बनाये गये रनों से और B द्वारा बनाये गये रनों का C द्वारा बनाये गये रनों से अनुपात 3 : 2 हो, तो A द्वारा बनाये गये रनों की संख्या थी :

A. 171 B. 181
C. 185 D. 161
E. 200

16. A तथा B की आयों में 5 : 6 का अनुपात है। यदि A को B से ₹ 1,100 कम मिलते हों, तो उनकी कुल आय है :

A. ₹ 9,900 B. ₹ 12,100
C. ₹ 14,400 D. ₹ 10,000
E. ₹ 16,500

17. एक बॉक्स में ₹ 1, 50 पैसे तथा 25 पैसे वाले सिक्के 8 : 5 : 3 के अनुपात में हैं। यदि बॉक्स में कुल धनराशि ₹ 112.50 हो, तो 50 पैसे वाले सिक्कों की संख्या है :

A. 80 B. 50
C. 30 D. 42
E. 45

18. A, B तथा C ने मिलकर ₹ 1800 मूल्य के एक कार्य को पूरा किया। इसमें A ने 6 दिन, B ने 4 दिन तथा C ने 9 दिन का कार्य किया। यदि उनकी दैनिक मजदूरी 5 : 6 : 4 के अनुपात में हों, तो A को कितनी धनराशि प्राप्त होगी?

A. ₹ 800 B. ₹ 600
C. ₹ 900 D. ₹ 750
E. ₹ 500

19. दो किस्मों की चाय का भाव ₹ 35 प्रति किलोग्राम तथा ₹ 28 प्रति किलोग्राम है। एक दुकानदार दोनों किस्मों की चाय को किस अनुपात में मिलाये ताकि मिश्रण का मूल्य ₹ 33 प्रति किलोग्राम हो जाए?

A. 2 : 5 B. 3 : 2
C. 5 : 3 D. 5 : 2
E. 7 : 5

20. 50 लीटर एल्कोहल और पानी के मिश्रण में 30% पानी है। मिश्रण में कितना पानी और डाला जाए ताकि नये मिश्रण में पानी की मात्रा 45% हो जाए?

A. $17\frac{7}{11}$ लीटर B. $13\frac{7}{11}$ लीटर

C. $15\frac{7}{11}$ लीटर D. $14\frac{7}{11}$ लीटर

E. इनमें से कोई नहीं

उत्तरमाला

1	2	3	4	5	6	7	8	9	10
B	B	C	A	A	C	D	B	C	D
11	**12**	**13**	**14**	**15**	**16**	**17**	**18**	**19**	**20**
B	C	D	D	A	B	B	B	D	B

व्याख्यात्मक उत्तर

1. प्रारम्भिक मान $= 4x : x$

मिश्रण में से 10 लीटर द्रव निकालकर उसमें 10 लीटर द्रव B मिला दिया जाता है। तब नये मिश्रण में द्रव का

अनुपात $= \frac{4x-8}{x+8} = \frac{2}{3}$

$\Rightarrow \quad (4x-8) \times 3 = (x+8) \times 2$

$\Rightarrow \quad 12x - 24 = 2x + 16$

$\Rightarrow \quad 12x - 2x = 16 + 24 \Rightarrow 10x = 40$

$\Rightarrow \quad x = \frac{40}{10} = 4$

अतः प्रारम्भिक मिश्रण में द्रव A की मात्रा $= 4 \times 4 =$ 16 लीटर।

2. 24, 36 तथा 54 का ल.स.

2	24,	36,	54
2	12,	18,	27
3	6,	9,	27
3	2,	3,	9
	2,	1,	3

ल.स. $= 2 \times 2 \times 3 \times 3 \times 2 \times 3 = 216$ सेकेण्ड

$216 \div 60 = 3$ मिनट तथा 36 सेकेण्ड

अतः अगली बार तीनों एक साथ 10 : 18 : 36 प्रातः रंग बदलेंगी।

3. माना कि दोनों संख्याएँ $3x$ तथा $4x$ हैं।

$3x$ तथा $4x$ का ल.स. $= 12x$

प्रश्नानुसार,

$$12x = 240$$

$$\Rightarrow \quad x = \frac{240}{12} = 20$$

$$\text{छोटी संख्या} = 3x = 3 \times 20 = 60.$$

4. 729 लीटर मिश्रण में दूध की मात्रा $= \frac{7}{9} \times 729$

$= 7 \times 81 = 567$ ली.

पानी की मात्रा $= 729 - 567 = 162$ ली.

माना कि x ली. पानी मिलाया जाता है तो पानी की कुल मात्रा $= (162 + x)$ ली.

प्रश्नानुसार,

$$\frac{\text{दूध}}{\text{पानी}} = \frac{567}{162+x} = \frac{7}{3}$$

$$\Rightarrow \quad 7(162 + x) = 3 \times 567$$

$$\Rightarrow \quad 162 + x = \frac{3 \times 567}{7}$$

$$= 3 \times 81$$

$$\Rightarrow \quad x = 243 - 162 = 81 \text{ लीटर।}$$

5. माना कि विद्यार्थियों की संख्या क्रमशः $2x$, $3x$ तथा $4x$ हैं।

प्रश्नानुसार,

$(2x + 12) : (3x + 12) : (4x + 12) = 8 : 11 : 14$

$$\Rightarrow \quad \frac{2x+12}{3x+12} = \frac{8}{11}$$

$$\Rightarrow \quad 24x + 96 = 22x + 132$$

$$\Rightarrow \quad 24x - 22x = 132 - 96$$

$$\Rightarrow \quad 2x = 36$$

$$\Rightarrow \quad x = 18$$

अतः आरम्भ से विद्यार्थियों की कुल संख्या

$= 2x + 3x + 4x = 9x$

$= 9 \times 18 = 162.$

6. 40 लीटर मिश्रण में दूध की मात्रा $= 40 \times \frac{7}{8}$

$= 35$ लीटर

पानी की मात्रा $= 40 \times \frac{1}{8} = 5$ लीटर

माना कि x लीटर पानी और मिलाया जाता है, तो पानी की कुल मात्रा $= (5 + x)$ लीटर

प्रश्नानुसार,

$$\frac{\text{दूध}}{\text{पानी}} = \frac{35}{5+x} = \frac{3}{1}$$

$$\Rightarrow \quad 3x + 15 = 35$$

$$\Rightarrow \quad 3x = 35 - 15 = 20$$

$$\Rightarrow \quad x = \frac{20}{3} = 6\frac{2}{3} \text{ लीटर।}$$

7. ₹ 1 तथा 50 पैसे के सिक्कों का अनुपात

$= 13 \times 1 : 11 \times 2$

$= 13 : 22$

$\therefore$ ₹ 1 वाले सिक्कों की संख्या $= \frac{13}{35} \times 210$

$= 13 \times 6 = 78$

8. माना कि तीन संख्याएँ क्रमशः A, B तथा C हैं।

$\therefore$ A : B = 4 : 5 तथा B : C = 3 : 5

दोनों अनुपातों में B का मान बराबर करने के लिए क्रमशः 3 और 5 से गुणा करने पर

$\therefore$ A : B = 12 : 15 तथा B : C = 15 : 25

$\therefore$ A : B : C = 12 : 15 : 25

अनुपाती संख्याओं का योग $= 12 + 15 + 25 = 52$

$\therefore$ C का मान $= \frac{25}{52} \times 312$

$= 25 \times 6 = 150$

अतः तीसरी संख्या का मान 150 होगा।

9. माना कि दोनों साइकिलों का मूल्य क्रमशः ₹ $10x$ तथा ₹ $9x$ था।

प्रश्नानुसार,

पहली साइकिल के मूल्य में 10% कमी के कारण मूल्य $= 10x - (10x$ का 10%)

$= 10x - 10x\frac{10}{100} = 10x - x = 9x$

तथा दूसरी साइकिल का मूल्य ₹ 90 अधिक हो जाने के कारण मूल्य = ₹ $(9x + 90)$

$$\frac{9x}{9x+90} = \frac{10}{11}$$

$$\Rightarrow \quad 99x = 90x + 900$$

$$\Rightarrow \quad 9x = 900$$

$$\Rightarrow \quad x = 100$$

$$\Rightarrow \quad 10x = 10 \times 100 = ₹\,1000$$

$$\Rightarrow \quad 9x = 9 \times 100 = ₹\,900.$$

10. A : B = 6 : 5 तथा B : C = 4 : 5। दोनों अनुपातों में B का मान बराबर करने के लिए क्रमशः 4 और 5 से गुणा करने पर

A : B = 6 × 4 : 5 × 4 = 24 : 20

तथा B : C = 4 × 5 : 5 × 5 = 20 : 25

∴ A : C = 24 : 25

11. अनुपाती संख्याओं का योग = 7 + 4 = 11

∴ 451 विद्यार्थियों में से लड़कों की संख्या

$$= \frac{7 \times 451}{11}$$

$$= 7 \times 41 = 287$$

तथा लड़कियों की संख्या = 451 – 287 = 164

लड़के तथा लड़कियों की संख्या में अन्तर

= 287 – 164 = 123

अतः 123 लड़कियों को प्रवेश देना होगा।

12. ∵ A : B = 2 : 3 तथा B : C = 4 : 5

∴ A : B : C = 8 : 12 : 15

[∵ पहले अनुपात को 4 से तथा दूसरे अनुपात को 3 से गुणा करने पर]

∴ A के द्वारा बने रनों की संख्या

$$= \frac{8 \times 48}{12} = 32.$$

13. A ग्रेड में अनुपाती संख्याओं का योग = 7 + 4 = 11

∴ A ग्रेड में दूध की मात्रा = $\frac{7}{11}$

तथा A ग्रेड में पानी की मात्रा = $\frac{4}{11}$

इसी प्रकार B ग्रेड में अनुपाती संख्याओं का योग = 7 + 3 = 10

∴ B ग्रेड में दूध की मात्रा = $\frac{7}{10}$

तथा B ग्रेड में पानी की मात्रा = $\frac{3}{10}$

A और B ग्रेडों को बराबर मात्रा में मिलाने पर दूध की

मात्रा = $\frac{7}{11} + \frac{7}{10} = \frac{147}{110}$

तथा पानी की मात्रा = $\frac{4}{11} + \frac{3}{10} = \frac{73}{110}$

∴ दूध और पानी में अनुपात = $\frac{147}{110} : \frac{73}{110}$

= 147 : 73.

14. माना कि लड़कों एवं लड़कियों की संख्या क्रमशः $8x$ तथा $5x$ हैं।

अतः $\quad 8x + 5x = 286$

$$\Rightarrow \quad 13x = 286$$

$$\Rightarrow \quad x = \frac{286}{13} = 22$$

अतः लड़कों की संख्या = 8 × 22 = 176

तथा लड़कियों की संख्या = 5 × 22 = 110

22 अन्य लड़कियों के दाखिला लेने के बाद लड़कियों की संख्या = 110 + 22 = 132

अतः लड़कों तथा लड़कियों का अनुपात = $\frac{176}{132}$

= 4 : 3.

15. A : B = 3 : 2 = 9 : 6

तथा B : C = 3 : 2 = 6 : 4

A, B तथा C द्वारा बनाये गये कुल रन = 361

∴ A द्वारा बनाये गये रन = $\frac{9}{9+6+4} \times 361$

$= \frac{9}{19} \times 361 = 9 \times 19 = 171$

16. माना कि A की आय = ₹ $5x$

तथा B की आय = ₹ $6x$

प्रश्नानुसार,

$$6x - 5x = 1100$$

$$\Rightarrow \quad x = 1100$$

अतः दोनों की कुल आय $= 5 \times 1100 + 6 \times 1100$
$= 5500 + 6600$
$= ₹\ 12100$

17. माना कि ₹ 1, 50 पैसे तथा 25 पैसे वाले सिक्कों की संख्या क्रमशः $8x, 5x$ तथा $3x$ हैं।

$$\because \quad 8x+\frac{5x}{2}+\frac{3x}{4} = 112.50$$

$$\Rightarrow \quad \frac{32x+10x+3x}{4} = 112.50$$

$$\Rightarrow \quad \frac{45x}{4} = 112.50$$

$$\Rightarrow \quad x = \frac{112.50\times4}{45}$$

$$= \frac{11250\times4}{45\times100} = 10$$

$\therefore$ 50 पैसे वाले सिक्कों की संख्या $= 5 \times 10 = 50$.

18. माना कि A, B तथा C की दैनिक मजदूरी क्रमशः $5x$, $6x$ तथा $4x$ हैं।

$\because\ 6 \times 5x + 4 \times 6x + 9 \times 4x = 1800$

$\Rightarrow \quad 30x + 24x + 36x = 1800$

$\Rightarrow \quad 90x = 1800$

$$\Rightarrow \quad x = \frac{1800}{90} = 20$$

अतः A को प्राप्त धनराशि $= 5 \times 6 \times 20 = ₹\ 600$

19. चूँकि मिश्रण का क्रय मूल्य = ₹ 33 प्रति किग्रा.

$\therefore$ ₹ 35 प्रति किग्रा. वाली चाय मिश्रण के क्रय मूल्य से महंगी = ₹ 2 प्रति किग्रा. तथा = ₹ 28 प्रति किग्रा. वाली चाय मिश्रण के क्रय मूल्य से सस्ती = ₹ 5 प्रति किग्रा.

$\therefore$ मिश्रण के क्रय मूल्य से महंगी व सस्ती चाय के मूल्यों को बराबर करने के लिए क्रमशः 5 तथा 2 से गुणा करना होगा।

अर्थात् दोनों किस्मों की चाय को 5 : 2 के अनुपात में मिलाना पड़ेगा।

20. 50 लीटर मिश्रण में पानी की मात्रा = 50 का 30%

$$= 50\times\frac{30}{100} = 15 \text{ लीटर}$$

$\therefore$ मिश्रण में एल्कोहल की मात्रा $= 50 - 15 = 35$ लीटर

माना कि मिश्रण में x लीटर पानी और डाला जाए तब नये मिश्रण में पानी की प्रतिशतता = 45%

नये मिश्रण में एल्कोहल की प्रतिशतता = 55% होगी

तथा नये मिश्रण की मात्रा = $(50 + x)$ लीटर

$(50 + x)$ लीटर का 55% = 35

$$\Rightarrow \quad (50+x)\times\frac{55}{100} = 35$$

$$\Rightarrow \quad 50 + x = \frac{35\times100}{55} = \frac{700}{11}$$

$$\Rightarrow \quad x = \frac{700}{11}-50 = \frac{700-550}{11}$$

$$= \frac{150}{11} = 13\frac{7}{11}$$

अतः मिश्रण में $13\frac{7}{11}$ लीटर पानी और डाला जाए।

❑❑❑

वर्गमूल एवं घनमूल
(Square Root and Cube Root)

5

घातांक

यदि x कोई संख्या है और n कोई पूर्णांक जबकि n, 0 से बड़ा है तो x^n का अर्थ है कि x को n बार गुणा किया गया है। अर्थात् $x^n = x \times x \times x \times x \times x \times \ldots n$ बार अत: राशि x^n में x को आधार तथा n को घातांक कहा जाता है। पद x^n को **'x की घात n'** पढ़ा जाता है। जैसे: $2^3 = 2$ की घात $3 = 2 \times 2 \times 2 = 8$

घातांक के नियम

(i) $x^m \times x^n = x^{m+n}$ (ii) $\dfrac{x^m}{x^n} = x^{m-n}$

(iii) $(x^m)^n = x^{mn}$ (iv) $(xy)^m = x^m \cdot y^m$

(v) $\left(\dfrac{x}{y}\right)^m = \dfrac{x^m}{y^m}$ (vi) $(x)^0 = \left(\dfrac{x}{y}\right)^0 = 1$

मूल

यदि x की घात n का परिणाम a हो, तो x का मान a का nवाँ मूल होगा। इसे इस प्रकार लिखा जाता है:

$$\sqrt[n]{a} = x \text{ या } (a)^{\frac{1}{n}} = x$$

वर्गमूल

किसी एक ही संख्या को परस्पर दो बार गुणा करने पर जो गुणनफल प्राप्त होता है तो उस प्राप्त गुणनफल का **वर्गमूल** वह संख्या कहलाती है। इसे $(\sqrt{\ })$ चिह्न द्वारा प्रदर्शित करते हैं। किसी संख्या का वर्गमूल 'खण्ड विधि' या 'भाग विधि' द्वारा निकाला जाता है।

खण्ड विधि : खण्ड विधि द्वारा किसी संख्या का वर्गमूल इस प्रकार निकालते हैं : जैसे $2 \times 2 = 4$. अत: 4 का वर्गमूल 2 होगा अर्थात् $\sqrt{4} = \sqrt{2 \times 2} = 2$

इसी प्रकार $\sqrt{9} = \sqrt{3 \times 3} = 3$

$\sqrt{16} = \sqrt{4 \times 4} = 4$

$\sqrt{25} = \sqrt{5 \times 5} = 5$

..................इत्यादि।

भाग विधि : भाग विधि द्वारा वर्गमूल निकालने के लिए दी हुई संख्या के दाहिनी ओर से दो-दो अंकों का जोड़ा बनाते हैं। जैसे 1225 का वर्गमूल निकालना हो, तो–

	35
3	1225
	9
65	325
	325
	×

$\therefore$ 1225 का वर्गमूल 35 होगा।

नोट : बड़ी संख्या का वर्गमूल भाग विधि द्वारा ही करना चाहिए।

घनमूल

किसी एक ही संख्या को परस्पर तीन बार गुणा करने पर जो गुणनफल प्राप्त होता है तो उस प्राप्त गुणनफल का **घनमूल** वह संख्या कहलाती है। इसे $(\sqrt[3]{\ })$ चिन्ह द्वारा प्रदर्शित करते हैं। जैसे $5 \times 5 \times 5 = 125$ होता है। अत: 125 का घनमूल 5

होगा अर्थात् $\sqrt[3]{125} = \sqrt[3]{5 \times 5 \times 5} = 5$। किसी भी संख्या का घनमूल गुणनविधि द्वारा ही निकालते हैं।

करणी

यदि x एक परिमेय संख्या है। और n कोई पूर्णांक है तो x का n वाँ मूल $x^{1/n}$ होगा अर्थात् $\sqrt[n]{x}$ एक अपरिमेय राशि है। अर्थात् जिस राशि का वर्गमूल पूर्ण संख्या नहीं हो। $\sqrt[n]{x}$ में n घात की **करणी** कहा जाता है।

जैसे : $\sqrt{7} = (7)^{1/2}$ एक द्वितीय घात की करणी है। इसी प्रकार $\sqrt[4]{6} = (6)^{1/4}$ एक करणी है जिसकी घात 4 है।

करणी के नियम

(i) $\sqrt[n]{x} = (x)^{1/n}$

(ii) $(\sqrt[n]{x})^n = (x^{1/n})^n = x^{n/n} = x^1$

(iii) $\sqrt[n]{xy} = \sqrt[n]{x}.\sqrt[n]{y}$

(iv) $(\sqrt[n]{x})^m = \sqrt[n]{x^m}$

(v) $\sqrt[m]{\sqrt[n]{x}} = \sqrt[mn]{x}$

(vi) $\sqrt[n]{\frac{x}{y}} = \frac{\sqrt[n]{x}}{\sqrt[n]{y}}$

प्रश्नमाला

1. $5\frac{19}{25}$ का वर्गमूल क्या होगा?

A. $3\frac{2}{5}$ B. $2\frac{2}{5}$
C. $2\frac{4}{5}$ D. $3\frac{1}{5}$
E. इनमें से कोई नहीं

2. $\sqrt{144} + \sqrt{196} - \sqrt{256}$ का मान क्या होगा?

A. 12 B. 11
C. 10 D. 14
E. 15

3. 0.6241 का वर्गमूल क्या है?

A. .49 B. .51
C. .79 D. .71
E. .75

4. यदि $\frac{x}{25} = \frac{36}{x}$,

तो x का मान क्या होगा?

A. .97
B. .79
C. 32
D. 30
E. 35

5. यदि $\frac{x^2}{9} = \frac{192}{x}$, तो x का मान कितना होगा?

A. 18 B. 12
C. 22 D. 14
E. 15

6. $\sqrt{32 + \sqrt{5 + \sqrt{121}}}$ का मान बताइये।

A. 16 B. 6
C. 7 D. 12
E. 10

7. यदि $\sqrt{?} + 48 = 1140 \div 20$ हो, तो (?) चिन्ह के स्थान पर मान होगा:

A. 83 B. 79
C. 81 D. 50
E. 85

8. 8000 का घनमूल बताइये।

A. 200 B. 20
C. 30 D. 40
E. 45

9. यदि $200 + \sqrt{?} = 800$ का 30%, तो (?) चिन्ह पर मान होगा:

A. 180 B. 40
C. 160 D. 1600
E. 1500

10. $\sqrt[3]{1325+\sqrt{20}+\sqrt{256}}$ का मान कितना होगा?

A. 13 B. 21

C. 11 D. 25

E. 30

11. $\frac{\sqrt{225}}{16}\times\frac{\sqrt{256}}{15}\times\frac{\sqrt{289}}{17}$ का मान क्या होगा?

A. $\frac{5}{6}$ B. 1

C. $\frac{2}{3}$ D. $1\frac{2}{3}$

E. इनमें से कोई नहीं

12. $\sqrt{42.25}$ का मान कितना होगा?

A. 5.5 B. 5.6

C. 6.5 D. 6.25

E. 5.75

13. $\sqrt{4.84}+\sqrt{3.24}+\sqrt{49}$ का मान क्या होगा?

A. 11 B. 10.8

C. 12 D. 12.8

E. 10.5

14. यदि $\sqrt{.000049}=.007$, तो 490000 का वर्गमूल होगा :

A. 70 B. 700

C. 7000 D. 70.70

E. 7000.7

15. यदि $\frac{\sqrt{?}}{26}=\frac{1}{\sqrt{1521}}$, तो (?) चिन्ह के स्थान पर मान होगा:

A. $\frac{16}{27}$ B. $\frac{4}{9}$

C. $\frac{2}{3}$ D. $\frac{9}{11}$

E. इनमें से कोई नहीं

उत्तरमाला

1	2	3	4	5	6	7	8	9	10
B	C	C	D	B	B	C	B	D	C
11	**12**	**13**	**14**	**15**					
B	C	A	B	B					

व्याख्यात्मक उत्तर

1. $\because \quad 5\frac{19}{25} = \frac{144}{25}$

$\therefore \quad \sqrt{5\frac{19}{25}} = \sqrt{\frac{144}{25}} = \sqrt{\frac{12\times12}{5\times5}}$

$= \frac{12}{5} = 2\frac{2}{5}.$

2. $\because \quad \sqrt{144} = \sqrt{12\times12} = 12$

$\sqrt{196} = \sqrt{14\times14} = 14$

तथा $\sqrt{256} = \sqrt{16\times16} = 16$

$\therefore \sqrt{144}+\sqrt{196}-\sqrt{256} = 12+14-16$

$= 10.$

3.

```
          .79
     7 | .62 41
       | 49
   149 | 1341
       | 1341
       |   ×
```

$\therefore$ .6241 का वर्गमूल .79 होगा।

4. $\because \quad \frac{x}{25} = \frac{36}{x}$

$\therefore \quad x^2 = 25\times36$

$\therefore \quad x = \sqrt{25\times36}$

$= 5\times6 = 30.$

5. $\because \quad \frac{x^2}{9} = \frac{192}{x}$

$\therefore \quad x^3 = 9 \times 192$

$x = \sqrt[3]{9\times192} = \sqrt[3]{3\times3\times3\times4\times4\times4}$

$= 3 \times 4 = 12.$

6. $\because \sqrt{121} = \sqrt{11\times11} = 11$

$\therefore \sqrt{32+\sqrt{5+\sqrt{121}}} = \sqrt{32+\sqrt{5+11}}$

$= \sqrt{32+\sqrt{16}}$

$\therefore \quad \sqrt{16} = \sqrt{4\times4} = 4$

$\therefore \quad \sqrt{32+\sqrt{16}} = \sqrt{32+4} = \sqrt{36}$

$= \sqrt{6\times6} = 6.$

7. $\sqrt{?}+48 = \frac{1140}{20} = 57$

$\therefore \quad \sqrt{?} = 57-48 = 9$

$\therefore \quad ? = 9\times9 = 81.$

8. $\sqrt[3]{8000} = \sqrt[3]{8\times1000}$

$= \sqrt[3]{2\times2\times2\times10\times10\times10} = 2\times10 = 20.$

9. $200+\sqrt{?} = 800$ का 30%

$= 800\times\frac{30}{100} = 240$

$\therefore \quad \sqrt{?} = 240-200 = 40$

$\therefore \quad ? = 40\times40 = 1600.$

10. $\because \sqrt{256} = \sqrt{16\times16} = 16$

$\therefore \sqrt[3]{1325+\sqrt{20+\sqrt{256}}}$

$= \sqrt[3]{1325+\sqrt{20+16}} = \sqrt[3]{1325+\sqrt{36}}$

$\therefore \sqrt{36} = \sqrt{6\times6} = 6$

$\therefore \sqrt[3]{1325+\sqrt{36}} = \sqrt[3]{1325+6} = \sqrt[3]{1331}$

$= \sqrt[3]{11\times11\times11} = 11.$

11. $\frac{\sqrt{225}}{16}\times\frac{\sqrt{256}}{15}\times\frac{\sqrt{289}}{17}$

$= \frac{15}{16}\times\frac{16}{15}\times\frac{17}{17} = 1.$

12.

```
      6.5
   6 | 42.25
     | 36
 125 | 625
     | 625
     |  ×
```

अत: 42.25 का वर्गमूल 6.5 होगा।

13. $\because$

```
      2.2            1.8
   2 | 4.84   तथा  1 | 3.24
     | 4             | 1
  42 | 84         28 | 224
     | 84            | 224
     |  ×            |  ×
```

अत: 4.84 का वर्गमूल 2.2 है तथा 3.24 का वर्गमूल 1.8 है।

$\therefore \sqrt{4.84}+\sqrt{3.24}+\sqrt{49} = 2.2+1.8+7 = 11.$

14. $\sqrt{490000} = \sqrt{49\times10000}$

$= \sqrt{7\times7\times10\times10\times10\times10}$

$= 7\times10\times10 = 700.$

15. $\because \sqrt{1521} = \sqrt{3\times3\times13\times13} = 3\times13 = 39$

$\therefore \quad \frac{\sqrt{?}}{26} = \frac{1}{\sqrt{1521}} = \frac{1}{39}$

$\therefore \quad \sqrt{?} = \frac{26}{39} = \frac{2}{3}$

$\therefore \quad ? = \frac{2}{3}\times\frac{2}{3} = \frac{4}{9}.$

❑❑❑

औसत (Average) 6

किन्हीं एक ही प्रकार की राशियों का औसत ज्ञात करने के लिए उन समस्त राशियों के योग को उनकी संख्याओं से भाग देते हैं। अर्थात्

$$\text{औसत} = \frac{\text{समस्त राशियों का योग}}{\text{राशियों की संख्या}}$$

समस्त राशियों का योग = औसत × राशियों की संख्या

$$\text{राशियों की संख्या} = \frac{\text{समस्त राशियों का योग}}{\text{औसत}}$$

उदाहरण 1: 17, 23, 26, 29, 30 का औसत मान कितना होगा?

हल : समस्त राशियों का योग

= 17 + 23 + 26 + 29 + 30 = 125

राशियों की संख्या = 5

$$\text{औसत} = \frac{125}{5} = 25$$

उदाहरण 2: एक दुकानदार 6 दिनों में ₹ 1950 की बिक्री करता है। उसकी दैनिक औसत बिक्री कितनी है?

हल : कुल बिक्री = ₹ 1950

कुल दिन = 6

∴ दैनिक औसत बिक्री

$$= \frac{1950}{6} = ₹\ 325$$

प्रश्नमाला

1. पाँच संख्याओं का औसत मान 25 है। यदि पहली दो संख्याओं का औसत मान 20 तथा अन्तिम दो संख्याओं का औसत मान 28 हो, तो तीसरी संख्या का मान क्या होगा?

A. 28 B. 29
C. 30 D. 31
E. 35

2. एक परिवार के पाँच सदस्यों की औसत आयु 13 वर्ष है। यदि उस परिवार में सबसे छोटे बच्चे की आयु 3 वर्ष हो, तो उस बच्चे के जन्म से पहले परिवार की औसत आयु क्या थी?

A. 12.5 वर्ष B. 13.5 वर्ष
C. 11.5 वर्ष D. 14 वर्ष
E. 15.5 वर्ष

3. एक कक्षा के 20 छात्रों का औसत वजन 21 किग्रा. है। यदि उनमें अध्यापक को भी सम्मिलित कर लिया जाए, तो उनका औसत वजन एक किग्रा. और अधिक हो जाता है। तो बताओ अध्यापक का वजन क्या होगा?

A. 41 किग्रा. B. 44 किग्रा.
C. 42 किग्रा. D. 48 किग्रा.
E. 45 किग्रा.

4. 13 लड़के और 10 लड़कियों के एक समूह की औसत आयु 15 वर्ष है। यदि समूह में लड़कियों की औसत आयु 11.1 वर्ष हो, तो समूह में लड़कों की औसत आयु क्या होगी?

A. 16.5 वर्ष B. 17 वर्ष
C. 17.5 वर्ष D. 18 वर्ष
E. 20.5 वर्ष

5. तीन संख्याएँ इस प्रकार हैं कि दूसरी और तीसरी संख्या, पहली संख्या से दो गुनी व चार गुनी है। यदि इनका औसत मान 28 हो, तो वे संख्याएँ क्रमशः होंगी :

A. 12, 24, 48 B. 6, 12, 24
C. 8, 16, 32 D. 12, 18, 36
E. 15, 10, 35

6. तीन लड़कों की औसत आयु 16 वर्ष है। यदि उनकी आयु में क्रमशः 1 : 2 : 3 का अनुपात हो, तो सबसे बड़े लड़के की आयु कितनी होगी?

A. 48 वर्ष B. 32 वर्ष
C. 24 वर्ष D. 28 वर्ष
E. 25 वर्ष

7. A की 8 दिन की औसत आय ₹ 60 है। यदि A की पहले 7 दिन की औसत आय ₹ 58 हो, तो उसकी अन्तिम दिन की आय होगी :

A. ₹ 47 B. ₹ 74
C. ₹ 72 D. ₹ 70
E. ₹ 65

8. यदि किसी कक्षा में 12 लड़कों की औसत आयु 18 वर्ष तथा 8 लड़कियों की औसत आयु 15 वर्ष हो, तो उस कक्षा के बच्चों की औसत आयु कितनी होगी?

A. 17.8 वर्ष B. 16.8 वर्ष
C. 15.6 वर्ष D. 16.6 वर्ष
E. 16.5 वर्ष

9. 9 संख्याओं का औसत मान 16 है। यदि पहली पाँच संख्याओं का औसत मान 18 तथा अन्तिम पाँच संख्याओं का औसत मान 15 हो, तो पाँचवीं संख्या का मान क्या होगा?

A. 18 B. 17
C. 11 D. 21
E. 12

10. A, B और C की प्रतिदिन औसत आय ₹ 43 है। यदि A की आय B और C से क्रमशः ₹ 4 तथा ₹ 5 कम हो, तो C की प्रतिदिन की आय क्या होगी?

A. ₹ 54 B. ₹ 48
C. ₹ 45 D. ₹ 60
E. ₹ 55

11. 25 राशियों का औसत 15 है, उनमें से 15 राशियों का औसत 17 है, तो शेष राशियों का औसत ज्ञात करो।

A. 10 B. 13
C. 11 D. 12
E. 21

12. एक कक्षा में 23 छात्रों की औसत आयु 16 वर्ष है। यदि अध्यापक की आयु भी सम्मिलित कर ली जाए, तो औसत आयु एक वर्ष बढ़ जाती है। अध्यापक की आयु क्या है?

A. 35 वर्ष B. 40 वर्ष
C. 50 वर्ष D. 30 वर्ष
E. 45 वर्ष

13. दी गई सात संख्याओं में से प्रथम चार संख्याओं का औसत 4 तथा अन्तिम चार संख्याओं का औसत भी 4 है। यदि इन सात संख्याओं का औसत 3 है, तो चौथी संख्या क्या है?

A. 11 B. 10
C. 12 D. 9
E. 14

14. राजू, शशि और महेश के वेतनों का औसत 800 रुपये है और शशि, महेश और प्रभा के वेतनों का औसत 900 रुपये है। यदि प्रभा का वेतन ₹ 900 हो, तो राजू का वेतन होगा।

A. ₹ 700 B. ₹ 600
C. ₹ 400 D. ₹ 500
C. ₹ 650

15. एक बालक को 5 संख्याओं का औसत निकालने को कहा गया। परन्तु लिखते समय उसने 73 के स्थान पर 37 और 54 के स्थान पर 45 लिख दिया। इस प्रकार उसका औसत 59 प्राप्त हुआ, तो वास्तविक संख्याओं का औसत ज्ञात करो।

A. 68 B. 86
C. 70 D. 67
E. 75

उत्तरमाला

1	2	3	4	5	6	7	8	9	10
B	A	C	D	A	C	B	B	D	C
11	**12**	**13**	**14**	**15**					
D	B	A	B	A					

व्याख्यात्मक उत्तर

1. ∵ पाँच संख्याओं का औसत मान = 25

∴ पाँच संख्याओं का योग = 25 × 5 = 125

∵ पहली दो संख्याओं का औसत मान = 20

∴ पहली दो संख्याओं का योग = 20 × 2 = 40

इसी प्रकार अन्तिम दो संख्याओं का योग = 28 × 2 = 56

∴ तीसरी संख्या का मान = 125 – (40 + 56) = 29

2. पाँच सदस्यों की आयु का योग = 13 × 5 = 65 वर्ष

∴ पाँच सदस्यों की बच्चे के जन्म के बाद बढ़ी आयु = 5 × 3 = 15 वर्ष

∴ परिवार के चार सदस्यों की बच्चे के जन्म से पहले आयु का योग = 65 – 15 = 50 वर्ष

∴ बच्चे के जन्म से पहले परिवार की औसत आयु

$= \frac{50}{4} = 12.5$ वर्ष।

3. 20 छात्रों के वजन का कुल योग = 20 × 21 = 420 किग्रा.

अध्यापक को शामिल करने से कुल संख्या = 21

∴ अध्यापक सहित 20 छात्रों का कुल वजन = 21 × 22 = 462 किग्रा.

∴ अध्यापक का वजन = 462 – 420 = 42 किग्रा.।

4. ∵ 23 लड़के-लड़कियों की औसत आयु = 15 वर्ष

∴ 23 लड़के-लड़कियों की कुल आयु का योग = 23 × 15 = 345 वर्ष

प्रश्नानुसार,

∵ 10 लड़कियों की औसत आयु = 11.1 वर्ष

∴ 10 लड़कियों की कुल आयु का योग

= 11.1 × 10 = 111 वर्ष

∴ 13 लड़कों की कुल आयु का योग

= 345 – 111 = 234 वर्ष

∴ समूह में 13 लड़कों की औसत आयु

$= \frac{234}{13} = 18$ वर्ष।

5. माना पहली संख्या x है।

∴ दूसरी संख्या = $2x$

तथा तीसरी संख्या = $4x$

∴ औसत मान = $\frac{\text{संख्याओं का योग}}{\text{संख्याओं की गिनती}}$

या $28 = \frac{x + 2x + 4x}{3} = \frac{7x}{3}$

या $x = \frac{28 \times 3}{7} = 12$

अतः वे संख्याएँ क्रमशः 12, 24 व 48 होंगी।

6. ∵ तीन लड़कों की औसत आयु = 16 वर्ष

∴ तीन लड़कों की आयु का योग = 16 × 3 = 48 वर्ष

तथा अनुपाती संख्याओं का योग = 1 + 2 + 3 = 6

∴ बड़े लड़के की आयु = $\frac{3 \times 48}{6} = 24$ वर्ष।

7. ∵ A की 8 दिन की औसत आय = ₹ 60

∴ A की 8 दिन की आय = 60 × 8 = ₹ 480

∵ A की पहले 7 दिन की औसत आय = ₹ 58

∴ A की पहले 7 दिन की कुल आय = 58 × 7 = ₹ 406

∴ A की अन्तिम दिन की आय = 480 – 406 = ₹ 74

8. 12 लड़कों की आयु का योग = 18 × 12 = 216 वर्ष

तथा 8 लड़कियों की आयु का योग = 15 × 8 = 120 वर्ष

∴ कक्षा में लड़के-लड़कियों की औसत आयु

$= \frac{216 + 120}{12 + 8} = \frac{336}{20} = 16.8$ वर्ष।

9. $\because$ 9 संख्याओं का औसत मान = 16

$\therefore$ 9 संख्याओं का कुल योग = $16 \times 9 = 144$

$\because$ पहली पाँच संख्याओं का औसत मान = 18

$\therefore$ पहली पाँच संख्याओं का कुल योग = $18 \times 5 = 90$

तथा अन्तिम पाँच संख्याओं का औसत मान = 15

$\therefore$ अन्तिम पाँच संख्याओं का कुल योग = $15 \times 5 = 75$

$\therefore$ पहली पाँच संख्याओं तथा अन्तिम पाँच संख्याओं का कुल योग = $90 + 75 = 165$

$\therefore$ पांचवीं संख्या का मान = $165 - 144 = 21$

नोट : पांचवीं संख्या कुल योग में दो बार शामिल की गई है।

11. $\because$ 25 राशियों का औसत = 15

$\therefore$ 25 राशियों का योग = $25 \times 15 = 375$

इनमें से 15 राशियों का औसत = 17

$\therefore$ इन 15 राशियों का योग = $15 \times 17 = 255$

$\therefore$ शेष $25 - 15 = 10$ राशियों का योग $= 375 - 255 = 120$

$\therefore$ शेष राशियों का औसत = $\frac{120}{10} = 12$

सूत्र द्वारा–

शेष 10 राशियों का औसत $= \frac{25 \times 15 - 15 \times 17}{25 - 15}$

$= \frac{375 - 255}{10}$

$= \frac{120}{10} = 12.$

12. $\because$ 23 छात्रों की आयु का औसत = 16 वर्ष

$\therefore$ 23 छात्रों की आयु का योग $= 23 \times 16 = 368$ वर्ष

$\therefore$ $23 + 1 = 24$ जनों की आयु का औसत $= 16 + 1 = 17$ वर्ष

$\therefore$ इनकी आयु का योग = $24 \times 17 = 408$ वर्ष

$\therefore$ अध्यापक की आयु = $408 - 368 = 40$ वर्ष।

13. $\because$ 7 संख्याओं का औसत = 3

$\therefore$ 7 संख्याओं का योगफल = $7 \times 3 = 21$

$\therefore$ प्रथम 4 संख्याओं का औसत = 4

$\therefore$ प्रथम चार संख्याओं का योग = $4 \times 4 = 16$

अन्तिम 4 संख्याओं का औसत = 4

$\therefore$ अन्तिम चार संख्याओं का योग = $4 \times 4 = 16$

$\therefore$ चौथी संख्या होगी $= 16 + 16 - 21 = 11.$

14. $\because$ राजू, शशि और महेश का औसत वेतन = ₹ 800

$\therefore$ इनका कुल वेतन = 3×800 = ₹ 2400

$\therefore$ शशि, महेश और प्रभा का औसत वेतन = ₹ 900

$\therefore$ इन तीनों का कुल वेतन = 3×900 = ₹ 2700

$\therefore$ प्रभा का वेतन = ₹ 900

$\therefore$ राजू, शशि, महेश व प्रभा का कुल वेतन = 2400 + 900 = ₹ 3300

$\therefore$ राजू का वेतन = 3300 − 2700 = ₹ 600.

15. $\because$ $73 - 37 = 36$ तथा $54 - 45 = 9$

$\therefore$ 5 संख्याओं के योग में कमी = $36 + 9 = 45$

$\therefore$ 5 संख्याओं के औसत में कमी = $\frac{45}{5} = 9$

$\therefore$ वास्तविक संख्याओं का औसत = $59 + 9 = 68.$

❑❑❑

17. संजय ने ₹ 800 को 5% सालाना ब्याज पर मोहन से उधार लिया। यदि वह 9 माह पश्चात् ₹ 500 देता है, तो उसको और कितनी धनराशि चुकानी बाकी है?

A. ₹ 300 B. ₹ 330
C. ₹ 325 D. ₹ 350
E. ₹ 450

18. 2 पैसे प्रतिमाह की दर से ₹ 471 पर 7 माह का साधारण ब्याज क्या होगा?

A. ₹ 65.49
B. ₹ 65.94
C. ₹ 65.84
D. ₹ 55.94
E. ₹ 55.85

19. $7\frac{1}{2}\%$ सरल ब्याज की दर से ₹ 2400 एक बैंक में जमा करवाये गए। कितने वर्ष बाद कुल राशि ₹ 2850 हो जाएगी?

A. 3 वर्ष B. 2 वर्ष
C. $2\frac{1}{2}$ वर्ष D. $3\frac{1}{2}$ वर्ष
E. 5 वर्ष

20. ₹ 1800 का 2 वर्ष 4 मास 20 दिन का 9% की दर से साधारण ब्याज और मिश्रधन ज्ञात करो।

A. ₹ 2187 B. ₹ 2178
C. ₹ 2190 D. ₹ 2180
E. ₹ 2200

उत्तरमाला

1	2	3	4	5	6	7	8	9	10
C	B	C	A	B	A	B	B	D	A
11	**12**	**13**	**14**	**15**	**16**	**17**	**18**	**19**	**20**
A	C	B	A	C	D	B	B	C	A

व्याख्यात्मक उत्तर

1. मूलधन = ₹ 850, समय = 2½ = 5/2 वर्ष तथा दर = 6% वार्षिक

$$\text{साधारण ब्याज} = \frac{\text{मूलधन} \times \text{दर} \times \text{समय}}{100}$$

$$= \frac{850 \times 6 \times 5}{2 \times 100} = ₹\ 127.50.$$

2. मूलधन = ₹ 1250, मिश्रधन = ₹ 1400

साधारण ब्याज = मिश्रधन – मूलधन

= 1400 – 1250 = ₹ 150

$$\text{समय} = \frac{\text{साधारण ब्याज} \times 100}{\text{मूलधन} \times \text{दर}}$$

$$= \frac{150 \times 100}{1250 \times 6} = 2 \text{ वर्ष।}$$

3. $\because$ चक्रवृद्धि मिश्रधन = मूलधन$\left(1 + \frac{\text{दर}}{100}\right)^{\text{समय}}$

प्रथम स्थिति में, $2420 = \text{मूलधन}\left(1 + \frac{\text{दर}}{100}\right)^2$

द्वितीय स्थिति में, $2662 = \text{मूलधन}\left(1 + \frac{\text{दर}}{100}\right)^3$

उपरोक्त दोनों स्थितियों के अनुसार

$$\frac{2662}{2420} = \frac{\left(1 + \frac{\text{दर}}{100}\right)^3}{\left(1 + \frac{\text{दर}}{100}\right)^2} = \left(1 + \frac{\text{दर}}{100}\right)$$

$$\therefore \frac{\text{दर}}{100} = \frac{2662}{2420} - 1 = \frac{242}{2420} = \frac{1}{10}$$

$$\therefore \text{दर} = \frac{1}{10} \times 100 = 10\%$$

4. $\because$ ₹ 500 का 4% वार्षिक ब्याज की दर से 8 महीने का

$$\text{साधारण ब्याज} = \frac{500 \times 4 \times 8}{100 \times 12} = ₹\ \frac{40}{3}$$

प्रश्नानुसार, ₹ 800 का 5% वार्षिक ब्याज दर से साधारण ब्याज भी ₹ $\frac{40}{3}$ है।

$$\text{समय} = \frac{\text{साधारण ब्याज} \times 100}{\text{मूलधन} \times \text{दर}}$$

$$= \frac{\frac{40}{3} \times 100}{800 \times 5} = \frac{1}{3} \text{ वर्ष}$$

5. माना कि वह धनराशि अर्थात् मूलधन ₹ x है।

$$\because \text{चक्रवृद्धि ब्याज} = \text{मूलधन}\left[\left(1 + \frac{\text{दर}}{100}\right)^{\text{समय}} - 1\right]$$

$$\therefore\ 1271 = x\left[\left(1+\frac{5}{100}\right)^2 - 1\right]$$

$$\therefore\ 1271 = x\left[\left(\frac{21}{20}\right)^2 - 1\right] = x \times \frac{41}{400}$$

$$\therefore\ x = \frac{1271 \times 400}{41} = ₹\ 12400$$

अतः वह धनराशि ₹ 12400 होगी।

6. $$\because \text{चक्रवृद्धि ब्याज} = \text{मूलधन}\left[\left(1 + \frac{\text{दर}}{100}\right)^{\text{समय}} - 1\right]$$

$$\therefore\ 41 = 400\left[\left(1 + \frac{\text{दर}}{100}\right)^2 - 1\right]$$

$$= 400\left(1 + \frac{\text{दर}}{100}\right)^2 - 400$$

$$\therefore\ 400\left(1 + \frac{\text{दर}}{100}\right)^2 = 400 + 41 = 441$$

$$\therefore\ \left(1 + \frac{\text{दर}}{100}\right)^2 = \frac{441}{400} \Rightarrow \left(1 + \frac{\text{दर}}{100}\right)^2 = \left(\frac{21}{20}\right)^2$$

$$\Rightarrow \left(1 + \frac{\text{दर}}{100}\right) = \left(\frac{21}{20}\right) \Rightarrow \frac{\text{दर}}{100} = \frac{21}{20} - 1 = \frac{1}{20}$$

$$\Rightarrow \text{दर} = \frac{1}{20} \times 100 = 5\%.$$

7. प्रथम स्थिति में,

$$\text{साधारण ब्याज} = \frac{1600 \times 4 \times \text{समय}}{100}$$

$$= 64 \times \text{समय}$$

द्वितीय स्थिति में,

$$\text{साधारण ब्याज} = \frac{2000 \times 4 \times \text{समय}}{100} = 80 \times \text{समय}$$

प्रश्नानुसार,

$$\therefore\ 16 \times \text{समय} = 32$$

$$\therefore\ \text{समय} = \frac{32}{16} = 2 \text{ वर्ष।}$$

8. $\because$ मूलधन = ₹ 700, मिश्रधन = ₹ 805

$\therefore$ साधारण ब्याज = 805 − 700 = ₹ 105

$$\therefore\ \text{समय} = \frac{\text{साधारण ब्याज} \times 100}{\text{मूलधन} \times \text{दर}}$$

$$= \frac{105 \times 100}{700 \times 5} = 3 \text{ वर्ष।}$$

9. $$\because\ \text{मूलधन} = \frac{\text{साधारण ब्याज} \times 100}{\text{समय} \times \text{दर}}$$

$$= \frac{200 \times 100}{2 \times 10} = 1000$$

$$\therefore\ \text{चक्रवृद्धि ब्याज} = \text{मूलधन}\left[\left(1 + \frac{\text{दर}}{100}\right)^{\text{समय}} - 1\right]$$

$$= 1000\left[\left(1+\frac{10}{100}\right)^2 - 1\right]$$

$$= 1000\left[\left(\frac{11}{10}\right)^2 - 1\right] = 1000 \times \frac{21}{100} = ₹\ 210.$$

10. माना कि वह राशि अर्थात् मूलधन ₹ x है।

$$\text{साधारण ब्याज} = \frac{\text{मूलधन} \times \text{दर} \times \text{समय}}{100}$$

$$= \frac{x \times 2 \times 4}{100} = ₹\ \frac{8x}{100}$$

तथा चक्रवृद्धि ब्याज

$$= \text{मूलधन}\left[\left(1 + \frac{\text{दर}}{100}\right)^{\text{समय}} - 1\right]$$

$$= x\left[\left(1+\frac{4}{100}\right)^2 - 1\right] = x\left[\left(\frac{26}{25}\right)^2 - 1\right]$$

$$= ₹\ x \times \frac{51}{625}$$

प्रश्नानुसार,

$\frac{51\times x}{625}-\frac{8x}{100}=4 \quad \therefore \frac{x}{625}=4 \Rightarrow x=₹\,2500$

अतः वह राशि ₹ 2500 होगी।

11. दर $6\frac{1}{2}=\frac{13}{2}\%$, समय $=8$ महीने $=\frac{8}{12}$ वर्ष $=\frac{2}{3}$ वर्ष

साधारण ब्याज $=\frac{\text{मूलधन} \times \text{दर} \times \text{समय}}{100}$

$=\frac{2000\times13\times2}{100\times2\times3}=\frac{260}{3}=₹\,86\frac{2}{3}$।

12. समय $=\frac{\text{साधारण ब्याज} \times 100}{\text{मूलधन} \times \text{दर}}$

$=\frac{90\times100}{450\times8}=\frac{5}{2}$ वर्ष $=2\frac{1}{2}$ वर्ष।

13. समय $=8$ माह $=\frac{8}{12}$ वर्ष $=\frac{2}{3}$ वर्ष

साधारण ब्याज $=\frac{\text{मूलधन} \times \text{दर} \times \text{समय}}{100}$

$=\frac{2000\times2\times5}{3\times100}=₹\,\frac{200}{3}$

मिश्रधन = मूलधन + साधारण ब्याज

$=\frac{2000}{1}+\frac{200}{3}$

$=\frac{6000+200}{3}=₹\,\frac{6200}{3}$

$=₹\,2066.66.$

14. ₹ 600 का 6% वार्षिक ब्याज से 5 वर्ष का ब्याज

$=\frac{600\times6\times5}{100}=₹\,180$

मिश्रधन $=600+180=₹\,780$

अतः उसको ₹ 780 लौटाने चाहिए थे, परन्तु ₹ 300 की घड़ी उसने उसे दी तो उसका अतिरिक्त धन

$=780-300=₹\,480.$

15. ₹ 1000 का 5% दर से 3 वर्ष का ब्याज

$=\frac{1000\times5\times3}{100}=₹\,150$

मिश्रधन = मूलधन + ब्याज $=1000+150=₹\,1150,$

अर्थात् उसको ₹ 1150 लौटाने चाहिए।

रेडियो सेट की कीमत $=1150-500=₹\,650.$

16. मिश्रधन = ₹ 504, मूलधन = ₹ 450

साधारण ब्याज $=504-450=₹\,54$

दर $=\frac{\text{साधारण ब्याज} \times 100}{\text{समय} \times \text{मूलधन}}$

$=\frac{54\times100}{3\times450}=4\%$, दर $=4\%$.

17. समय $=9$ माह $=\frac{9}{12}$ वर्ष $=\frac{3}{4}$ वर्ष

ब्याज $=\frac{800\times5\times3}{100\times4}=₹\,30$

मिश्रधन $=800+30=₹\,830$

शेष धनराशि $=830-500=₹\,330$

18. ₹ 1 पर 1 माह का ब्याज = 2 पैसे

$\therefore$ ₹ 1 का 7 माह का ब्याज = 14 पैसे

₹ 471 का 7 माह का ब्याज $=471\times14=₹\,65.94$

अतः 7 माह का साधारण ब्याज ₹ 65.94 होगा।

19. $\because$ मिश्रधन = ₹ 2850 तथा मूलधन = ₹ 2400

$\therefore$ ब्याज $=2850-2400=₹\,450$

दर $=7\frac{1}{2}\%=\frac{15}{2}\%$

समय $=\frac{100\times\text{ब्याज}}{\text{मूलधन}\times\text{दर}}$

$=\frac{100\times450\times2}{2400\times15}=2\frac{1}{2}$ वर्ष।

20. मूलधन = ₹ 1800

समय = 2 वर्ष 4 मास 20 दिन

$=2\times12+4+\frac{20}{30}$

$=\frac{86}{3}$ मास $=\frac{86}{3\times12}$ वर्ष $=\frac{43}{18}$ वर्ष

दर = 9%

$\therefore$ सरल ब्याज $=\frac{\text{मूलधन} \times \text{समय} \times \text{दर}}{100}$

$=\frac{1800\times43\times9}{100\times18}=₹\,387$

मिश्रधन = मूलधन + ब्याज

$=1800+387=₹\,2187$

❑❑❑

लाभ एवं हानि (Profit and Loss) 8

कोई वस्तु जिस मूल्य पर खरीदी जाती है उसे उस वस्तु का **लागत मूल्य** या **क्रय मूल्य** कहते हैं, तथा जिस मूल्य पर वस्तु बेची जाती है उसे उस वस्तु का **विक्रय मूल्य** कहते हैं।

याद रखने योग्य तथ्य

1. यदि किसी वस्तु का विक्रय मूल्य, उसके क्रय मूल्य से अधिक हो, तो इस स्थिति में वस्तु पर लाभ होगा?
   अर्थात्, लाभ = विक्रय मूल्य – क्रय मूल्य
2. यदि किसी वस्तु का विक्रय मूल्य, उसके क्रय मूल्य से कम हो, तो इस स्थिति में वस्तु पर हानि होगी।
   अर्थात्, हानि = क्रय मूल्य – विक्रय मूल्य
3. **लाभ की दिशा में,**
   $$\text{प्रतिशत लाभ} = \frac{\text{लाभ} \times 100}{\text{क्रय मूल्य}}$$
   $$\text{वस्तु का विक्रय मूल्य} = \text{क्रय मूल्य}\left(1+\frac{\%\ \text{लाभ}}{100}\right)$$
4. **हानि की दिशा में,**
   $$\text{प्रतिशत हानि} = \frac{\text{हानि} \times 100}{\text{क्रय मूल्य}}$$
   $$\text{वस्तु का विक्रय मूल्य} = \text{क्रय मूल्य}\left(1-\frac{\%\ \text{हानि}}{100}\right)$$

महत्वपूर्ण नोटः लाभ अथवा हानि हमेशा क्रय मूल्य पर होते हैं।

प्रश्नमाला

1. एक व्यक्ति किसी वस्तु को ₹ 30 में खरीदकर उसे ₹ 33 में बेच देता है। बताइये उसका प्रतिशत लाभ कितना होगा?

A. 8% B. 12%
C. 15% D. 10%
E. 14%

2. एक पुस्तक को ₹ 31 में बेचने पर 7% की हानि होती है। यदि इस पुस्तक को ₹ 35 में बेचा जाए, तो बताइये कितने प्रतिशत लाभ या हानि होगी?

A. 5% हानि B. 7% लाभ
C. 5% लाभ D. 8% हानि
E. 10% लाभ

3. यदि किसी वस्तु को 60% हानि पर बेचा जाए, तो उस वस्तु का क्रय मूल्य, उसके विक्रय मूल्य का कितने गुणा होगा?

A. $\frac{3}{5}$ गुणा B. $\frac{2}{5}$ गुणा
C. $\frac{1}{5}$ गुणा D. $\frac{3}{4}$ गुणा
E. इनमें से कोई नहीं

4. यदि 21 वस्तुओं का क्रय मूल्य, 18 वस्तुओं के विक्रय मूल्य के बराबर हो, तो प्रतिशत लाभ कितना होगा?

A. $8\frac{1}{3}\%$ B. 20%

C. $16\frac{2}{3}\%$ D. 25%

E. इनमें से कोई नहीं

5. तरुण ने एक टी.वी. सेट उस पर अंकित मूल्य के 20% छूट पर खरीदा। यदि उसने उसे 25% छूट पर खरीदा होता, तो उसे ₹ 500 का फायदा होता। बताइये उसने किस मूल्य पर टी.वी. खरीदा?

A. ₹ 7500 B. ₹ 8000
C. ₹ 8100 D. ₹ 7900
E. ₹ 8500

6. दो मेजों का मूल्य पाँच कुर्सियों के मूल्य के बराबर है। यदि एक मेज और एक कुर्सी के मूल्यों में ₹ 1200 का अन्तर हो, तो बताइये एक कुर्सी का मूल्य कितना होगा?

A. ₹ 700 B. ₹ 600
C. ₹ 800 D. ₹ 850
E. ₹ 900

7. कमलकान्त ने 25 किग्रा. चावल ₹ 6 प्रति किग्रा. की दर से तथा 35 किग्रा. चावल ₹ 7 प्रति किग्रा. की दर से खरीदा। यदि वह दोनों प्रकार के चावलों को मिलाकर बने मिश्रण को ₹ 6.75 प्रति किग्रा. की दर से बेचे, तो उसे कितने प्रतिशत लाभ या हानि होगी?

A. $4\frac{1}{3}\%$ B. $2\frac{1}{11}\%$

C. $2\frac{3}{11}\%$ D. $3\frac{3}{4}\%$

E. इनमें से कोई नहीं

8. संजू ने एक ट्रांजिस्टर उसकी मूल कीमत से 25% कम मूल्य पर खरीदा। यदि उसने इसे खरीद मूल्य से 40% अधिक में बेच दिया हो, तो बताइये नया विक्रय मूल्य उसकी मूल कीमत से कितने प्रतिशत अधिक होगा?

A. 6% B. 3%
C. 5% D. 2%
E. 7%

9. एक खिलौने को ₹ 10.80 में बेचने पर 10% की हानि होती है। तो बताइये उस खिलौने को कितने रुपये में बेचा जाए ताकि 20% लाभ हो?

A. ₹ 14.40 B. ₹ 14.50
C. ₹ 13.60 D. ₹ 15.80
E. ₹ 16.60

10. राम ने 4 दर्जन सेब ₹ 12 प्रति दर्जन की दर से तथा 2 दर्जन सेब ₹ 16 प्रति दर्जन की दर से खरीदे। यदि वह सभी सेबों पर 20% लाभ कमाना चाहे, तो बताइये उसे कितने रुपये प्रति दर्जन के हिसाब से सेबों को बेचना चाहिए?

A. ₹ 18 B. ₹ 16
C. ₹ 17 D. ₹ 16.50
E. ₹ 19

11. राजेश को एक टेलीविजन ₹ 1530 में बेचने पर 10% की हानि होती है। वह टेलीविजन को कितने रुपये में बेचे कि उसे 10% का लाभ हो?

A. ₹ 1770 B. ₹ 1870
C. ₹ 1930 D. ₹ 1970
E. ₹ 1730

12. संजय ने ₹ 18 प्रति बनियान की दर से कुछ बनियानें खरीदीं। यदि दुकानदार उसको प्रति बनियान 20% छूट देता है, तो उसे ₹ 18 की बचत हो जाती है। संजय ने कितनी बनियान खरीदीं।

A. 4 B. 6
C. 5 D. 8
E. 7

13. 44 संतरे बेचने से किसी दुकानदार को 11 संतरे के विक्रय मूल्य के बराबर लाभ होता है। दुकानदार का प्रतिशत लाभ कितना है?

A. $16\frac{2}{3}\%$ B. $33\frac{1}{3}\%$

C. 50% D. $47\frac{1}{3}\%$

E. 30%

14. A एक घड़ी B को 10% के लाभ पर बेचता है। B उस घड़ी को 15% लाभ पर C को बेच देता है। यदि C उसी घड़ी को ₹ 506 में खरीदता है, तो A के लिए घड़ी का क्रय मूल्य क्या है?

A. ₹ 370 B. ₹ 410
C. ₹ 440 D. ₹ 400
E. ₹ 540

15. एक दुकानदार किसी वस्तु के अंकित मूल्य पर 10% की छूट देने के बाद 25% लाभ कमाता है। उस वस्तु का लागत मूल्य बताओ जिसका अंकित मूल्य ₹ 50 है।

A. ₹ 36 B. ₹ 34
C. ₹ 32 D. ₹ 38
E. ₹ 31

उत्तरमाला

1	2	3	4	5	6	7	8	9	10
D	C	B	C	B	C	C	C	A	B
11	**12**	**13**	**14**	**15**					
B	C	B	D	A					

व्याख्यात्मक उत्तर

1. वस्तु का क्रय मूल्य = ₹ 30 तथा विक्रय मूल्य = ₹ 33

∴ लाभ = विक्रय मूल्य − क्रय मूल्य

$= 33 - 30 =$ ₹ 3

∴ प्रतिशत लाभ $= \frac{\text{लाभ} \times 100}{\text{क्रय मूल्य}} = \frac{3 \times 100}{30} = 10\%.$

2. प्रथम स्थिति में,

पुस्तक का विक्रय मूल्य = ₹ 31 तथा हानि = 7%

∴ पुस्तक का क्रय मूल्य

$= \text{विक्रय मूल्य} \times \frac{100}{(100 - \%\ \text{हानि})}$

$= 31 \times \frac{100}{(100-7)} = \frac{31 \times 100}{93} = ₹\ \frac{100}{3}$

द्वितीय स्थिति में,

क्रय मूल्य = ₹ $\frac{100}{3}$ तथा विक्रय मूल्य = ₹ 35

∴ लाभ = विक्रय मूल्य − क्रय मूल्य

$= 35 - \frac{100}{3}$

$= \frac{(105-100)}{3} = ₹\ \frac{5}{3}$

∴ प्रतिशत लाभ $= \frac{\text{लाभ} \times 100}{\text{क्रय मूल्य}} = \frac{\frac{5}{3} \times 100}{\frac{100}{3}} = 5\%.$

3. माना कि वस्तु का क्रय मूल्य = ₹ x

प्रश्नानुसार,

वस्तु को 60% हानि पर बेचने से वस्तु का विक्रय मूल्य

= ₹ x − ₹ x का 60%

$= x - \frac{3x}{5} = \frac{5x - 3x}{5} = ₹\ \frac{2x}{5}$

$= \frac{2}{5} \times \text{क्रय मूल्य}$

अतः स्पष्ट होता है कि वस्तु का क्रय मूल्य, उसके विक्रय मूल्य का $\frac{2}{5}$ गुणा होगा।

4. माना कि 21 वस्तुओं का क्रय मूल्य = ₹ x

∴ 1 वस्तु का क्रय मूल्य = ₹ $\frac{x}{21}$

तथा 18 वस्तुओं का विक्रय मूल्य = ₹ x होगा

∴ 1 वस्तु का विक्रय मूल्य = ₹ $\frac{x}{18}$

∴ लाभ = विक्रय मूल्य − क्रय मूल्य

$= \frac{x}{18} - \frac{x}{21} = ₹\ \frac{x}{126}$

∴ प्रतिशत लाभ $= \frac{\text{लाभ} \times 100}{\text{क्रय मूल्य}} = \frac{\frac{x}{126} \times 100}{\frac{x}{21}}$

$= \frac{100}{6}\% = 16\frac{2}{3}\%$

5. माना कि टी.वी. सेट का अंकित मूल्य = ₹ x

∴ तरुण के लिए टी.वी. का क्रय मूल्य

= ₹ x − ₹ x का 20%

= ₹ $\frac{4}{5}x$

प्रश्नानुसार,

25% छूट पर तरुण के लिए टी.वी. सेट का क्रय मूल्य

= ₹ x − ₹ x का 25%

= ₹ $\frac{3}{4}x$

∴ $\frac{4}{5}x = \frac{3}{4}x + 500$

$\therefore \quad \frac{4x}{5} - \frac{3x}{4} = 500$

$\Rightarrow \quad \frac{x}{20} = 500$

$\Rightarrow \quad x = 10000$

अतः तरुण ने टी.वी. को $\frac{4}{5} \times 10000 =$ ₹ 8000 में खरीदा।

6. माना कि एक मेज और एक कुर्सी का मूल्य क्रमशः ₹ x व ₹ y है।

प्रश्नानुसार,

$$2x = 5y \text{ या } x = \frac{5}{2}y \quad ...(i)$$

तथा $\quad x - y = 1200 \quad ...(ii)$

समीकरण (*i*) व (*ii*) से,

$\frac{5}{2}y - y = 1200$

$\Rightarrow \quad \frac{3y}{2} = 1200$

$\Rightarrow \quad y = \frac{1200 \times 2}{3} = 800$

अतः एक कुर्सी का मूल्य = ₹ 800 होगा

7. $\because$ 25 किग्रा. चावलों का ₹ 6 प्रति किग्रा. की दर से क्रय मूल्य

= 25 × 6 = ₹ 150

तथा 35 किग्रा. चावलों का ₹ 7 प्रति किग्रा. की दर से क्रय मूल्य

= 35 × 7 = ₹ 245

$\therefore$ कुल (25 + 35 = 60) किग्रा. चावलों का क्रय मूल्य

= 150 + 245 = ₹ 395

$\therefore$ चावलों का क्रय मूल्य

= $\frac{396}{60}$ = ₹ 6.60 प्रति किलो

तथा चावलों का विक्रय मूल्य = ₹ 6.75 प्रति किलो (दिया हुआ है)

$\therefore$ लाभ = विक्रय मूल्य − क्रय मूल्य

= 6.75 − 6.60

= ₹ .15 प्रति किग्रा.

$\therefore$ प्रतिशत लाभ = $\frac{\text{लाभ} \times 100}{\text{क्रय मूल्य}}$

$= \frac{.15 \times 100}{6.60}$

$= 2\frac{3}{11}\%.$

8. माना कि ट्रांजिस्टर की मूल कीमत = ₹ x

$\therefore$ संजू के लिए ट्रांजिस्टर का क्रय मूल्य

₹ x − ₹ x का 25% = ₹ $\frac{3x}{4}$

तथा ट्रांजिस्टर का नया विक्रय मूल्य

= ₹ $\frac{3x}{4}$ + ₹ $\frac{3x}{4}$ का 40%

$= \frac{3x}{4} + \frac{3x}{4} \times \frac{2}{5}$

= ₹ $\frac{21x}{20}$

$\therefore$ नया विक्रय मूल्य ट्रांजिस्टर की मूल कीमत से अधिक

$= \frac{21x}{20} - x =$ ₹ $\frac{x}{20}$

$\therefore$ प्रतिशत अधिक $= \frac{\frac{x}{20} \times 100}{x} = 5\%.$

9. पहली स्थिति में,

खिलौने का विक्रय मूल्य = ₹ 10.80

तथा हानि = 10%

$\therefore$ खिलौने का क्रय मूल्य = $10.80 \times \frac{100}{90}$ = ₹ 12

दूसरी स्थिति में,

क्रय मूल्य = ₹ 12 तथा लाभ = 20%

$\therefore$ खिलौने का विक्रय मूल्य = $12 \times \frac{120}{100}$ = ₹ 14.40

अतः 20% लाभ के लिए खिलौने को ₹ 14.40 में बेचा जाना चाहिए।

10. ₹ 12 प्रति दर्जन की दर से 4 दर्जन सेबों का क्रय मूल्य $= 12 \times 4 =$ ₹ 48

तथा ₹ 16 प्रति दर्जन की दर से 2 दर्जन सेबों का क्रय मूल्य $= 16 \times 2 =$ ₹ 32

$\therefore$ कुल $4 + 2 = 6$ दर्जन सेबों का क्रय मूल्य

$= 48 + 32 =$ ₹ 80

प्रश्नानुसार,

6 दर्जन सेबों पर 20% लाभ के कारण विक्रय मूल्य

$= 80 \times \frac{120}{100} =$ ₹ 96

$\therefore$ प्रति दर्जन सेबों का विक्रय मूल्य $= \frac{96}{6} =$ ₹ 16 होगा।

11. **पहली स्थिति में :** विक्रय मूल्य = ₹ 1530, हानि = 10%

$\therefore$ क्रय मूल्य $= \frac{1530 \times 100}{90} =$ ₹ 1700

दूसरी स्थिति में : क्रय मूल्य = ₹ 1700, लाभ = 10%

$\therefore$ विक्रय मूल्य $= \frac{1700 \times 110}{100} =$ ₹ 1870

अतः उसे 10% लाभ के लिए टेलीविजन को ₹ 1870 में बेचना होगा।

12. 20% छूट के हिसाब से ₹ 18 का 20% = ₹ 3.60

यदि ₹ 3.60 की बचत होती है तो खरीदी गई बनियान = 1

$\therefore$ यदि ₹ 1 की बचत होती है तो खरीदी गई बनियान

$= \frac{1}{3.60}$

$\therefore$ यदि ₹ 18 की बचत होती है तो खरीदी गई बनियान

$= \frac{1 \times 18}{3.60} = 5$

$\therefore$ खरीदी गई बनियानों की संख्या = 5 होगी।

13. माना एक सन्तरे का क्रय मूल्य = ₹ x

प्रश्नानुसार,

44 सन्तरों का विक्रय मूल्य = 44 सन्तरों का क्रय मूल्य + 11 सन्तरों का विक्रय मूल्य

$\therefore$ 33 सन्तरों का विक्रय मूल्य = 44 सन्तरों का क्रय मूल्य

$\therefore$ 1 सन्तरे का विक्रय मूल्य $= \frac{44}{33}$ सन्तरों का क्रय मूल्य

$=$ ₹ $\frac{44 \times x}{33} =$ ₹ $\frac{4x}{3}$

$\therefore$ यथार्थ लाभ = विक्रय मूल्य − क्रय मूल्य

$= \frac{4x}{3} - x = \frac{4x - 3x}{3} =$ ₹ $\frac{x}{3}$

$\therefore$ लाभ % $= \frac{\text{यथार्थ लाभ} \times 100}{\text{क्रय मूल्य}}$

$= \frac{\frac{x}{3} \times 100}{x} = \frac{100}{3} = 33\frac{1}{3}\%$

14. माना A के लिए घड़ी का क्रय मूल्य = ₹ 100

$\because$ A ने घड़ी B को 10% लाभ पर बेची

$\therefore$ B के लिए घड़ी का क्रय मूल्य = ₹ 110

तथा B ने घड़ी C को 15% लाभ पर बेची

$\therefore$ C के लिए घड़ी का क्रय मूल्य = ₹ 110 + ₹ 110 का 15% = 110 + 16.50 = ₹ 126.50

$\therefore$ यदि C घड़ी को ₹ 126.50 में खरीदता है तो A के लिए घड़ी का क्रय मूल्य = ₹ 100

$\therefore$ यदि C घड़ी को ₹ 506 में खरीदता है तो A के लिए घड़ी का क्रय मूल्य $= \frac{100 \times 506}{126.50} =$ ₹ 400.

15. वस्तु का अंकित मूल्य = ₹ 50

$\therefore$ 10% छूट देने के बाद वस्तु का विक्रय मूल्य

= ₹ 50 − ₹ 50 का 10% = 50 − 5 = ₹ 45

= वस्तु का विक्रय मूल्य = ₹ 45, लाभ = 25%

$\therefore$ क्रय मूल्य $= \frac{45 \times 100}{125} =$ ₹ 36

अतः वस्तु का लागत मूल्य ₹ 36 है।

❑❑❑

साझा व्यापार (Partnership Business) 9

जब दो या दो से अधिक व्यक्ति किसी व्यापार को करने के लिए अपनी-अपनी पूँजी का इस्तेमाल करते हैं, तो उन व्यक्तियों को **साझीदार** तथा उस व्यापार को **साझा व्यापार** कहते हैं। व्यापार में हुए लाभ अथवा हानि को उनकी पूँजी और अवधि के अनुसार विभाजित किया जाता है।

क्रियाशील साझीदार : ऐसा साझीदार जो व्यापार में धन लगाने के अतिरिक्त व्यापार की देखभाल भी करे तथा इसके बदले में उसे मासिक भत्ता या लाभ का कुछ हिस्सा अलग से दिया जाता है। ऐसे साझीदार को **क्रियाशील साझीदार** कहते हैं।

साझा दो प्रकार का होता है :

1. **साधारण साझा :** जब दो या दो से अधिक व्यक्ति अपनी-अपनी पूँजी को किसी व्यापार में एक निश्चित अवधि के लिए लगाते हैं, तो उसे साधारण साझा कहते हैं।
2. **मिश्रित साझा :** जब दो या दो से अधिक व्यक्ति अपनी-अपनी पूँजी को किसी व्यापार में भिन्न-भिन्न अवधि के लिए लगाते हैं, तो उसे मिश्रित साझा कहते हैं।

नोट : पूँजी को समान अवधि में बदलने के लिए पूँजी तथा अवधि का गुणा करते हैं।

प्रश्नमाला

1. A तथा B ने क्रमशः ₹ 80,000 तथा ₹ 60,000 लगाकर एक व्यापार शुरू किया। यदि वर्ष के अन्त में व्यापार में हुए लाभ को बाँटा जाए तो उनके लाभों में क्या अनुपात होगा?

A. 2 : 3 B. 3 : 4
C. 2 : 1 D. 4 : 3
E. 3 : 1

2. A तथा B ने साझे में क्रमशः ₹ 4000 तथा ₹ 6000 लगाकर व्यापार प्रारम्भ किया। वर्ष के अन्त में कुल लाभ ₹ 2250 हुआ हो, तो दोनों को क्रमशः कितना-कितना लाभ मिलेगा?

A. ₹ 900, ₹ 1350 B. ₹ 800, ₹ 1,450
C. ₹ 1,000, ₹ 1250 D. ₹ 1,200, ₹ 1,050
E. ₹ 1,500, ₹ 1250

3. A तथा B दोनों मिलकर एक फर्म में क्रमशः ₹ 2,100 तथा ₹ 3,100 की पूँजी लगाते हैं। जबकि A सक्रिय तथा B निष्क्रिय साझीदार है। A फर्म का प्रबन्ध करने के लिए लाभ का 25% अलग से प्राप्त करता है यदि उस फर्म में कुल लाभ ₹ 1,040 का हुआ हो, तो प्रत्येक को कितने-कितने रुपये मिलेंगे?

A. ₹ 415, ₹ 625 B. ₹ 575, ₹ 465
C. ₹ 515, ₹ 525 D. ₹ 560, ₹ 480
E. ₹ 715, ₹ 520

4. नीरज और बिरजू किसी व्यापार में हुए लाभ को इस प्रकार बाँटते हैं कि नीरज के हिस्से का $\frac{2}{5}$ भाग, बिरजू के हिस्से का $\frac{1}{3}$ भाग के बराबर हो। यदि व्यापार में कुल लाभ ₹ 1210 हो, तो बिरजू का हिस्सा होगाः

A. ₹ 780
B. ₹ 660
C. ₹ 680
D. ₹ 590
C. ₹ 580

5. A, B तथा C ने क्रमशः ₹ 5,000, ₹ 6000 तथा ₹ 4,000 लगाकर एक व्यापार शुरू किया। A क्रियाशील साझीदार है जो व्यापार का प्रबन्ध करने के कारण लाभ का 30% अलग से लेता है। शेष लाभ उनकी पूँजियों के अनुपात में बाँटा जाता है। यदि वर्ष के अन्त में A को B तथा C के लाभ से ₹ 200 अधिक मिलते हों, तो प्रत्येक का लाभ कितना-कितना होगा?

A. ₹ 1,800, ₹ 642, ₹ 578
B. ₹ 1,720, ₹ 252, ₹ 228
C. ₹ 1,500, ₹ 950, ₹ 350
D. ₹ 1,600, ₹ 840, ₹ 560
E. ₹ 1,500, ₹ 940, ₹ 460

6. एक व्यापार A ने ₹ 4,000 लगाकर शुरू किया। 4 महीने तथा 5 महीने बाद उसमें B तथा C भी शामिल हो जाते हैं। यदि 1 वर्ष बाद लाभ को बाँटा जाए तो उनके लाभों में क्रमशः 3 : 4 : 7 का अनुपात होता है। B तथा C की पूँजियों का अनुपात होगाः

A. 1 : 2
B. 2 : 1
C. 3 : 2
D. 1 : 3
E. 2 : 3

7. दो साझेदार एक व्यापार में क्रमशः ₹ 12,500 तथा ₹ 8,500 लगाते हैं। यदि लाभ में एक साझेदार को दूसरे की अपेक्षा ₹ 300 अधिक मिलते हैं, तो कुल लाभ क्या हैं?

A. ₹ 1,375
B. ₹ 1,675
C. ₹ 1,560
D. ₹ 1,575
E. ₹ 2,650

8. मोहन तथा सोहन में से प्रत्येक ने ₹ 5,000 लगाकर एक संयुक्त व्यापार आरम्भ किया, 8 माह बाद सोहन ने अपनी पूँजी का $\frac{2}{5}$ भाग निकाल लिया। वर्ष के अन्त में वे लाभ को किस अनुपात में बाँटेंगे?

A. 15 : 13
B. 5 : 7
C. 7 : 5
D. 13 : 15
E. 12 : 13

9. कमल ने ₹ 32,000 लगाकर एक व्यापार शुरू किया। कुछ समय बाद अरुण भी उसमें ₹ 4,800 लगाकर सम्मिलित हो गया। यदि वर्ष के अन्त में दोनों को समान लाभ मिला हो, तो अरुण कितने महीने के बाद व्यापार में शामिल हुआ था?

A. 4
B. 3
C. 5
D. 7
E. 6

10. A, B तथा C क्रमशः ₹ 40,000, ₹ 24,000 तथा ₹ 32,000 लगाकर एक दुकान आरम्भ करते हैं। वर्ष के अन्त में ₹ 7200 के लाभ में से C को कितना मिलेगा?

A. ₹ 1,200
B. ₹ 1,600
C. ₹ 2,400
D. ₹ 3,600
E. ₹ 1,500

11. प्रमोद ₹ 50,000 के साथ एक व्यापार शुरू करता है। 3 महीने के बाद ₹ 60,000 के साथ विनोद उसमें शामिल हो जाता है। यदि वर्ष के अन्त में प्रमोद को विनोद से ₹ 12,000 अधिक प्राप्त होता हो, तो विनोद को प्राप्त कुल लाभांश क्या है?

A. ₹ 96,000
B. ₹ 20,800
C. ₹ 80,000
D. ₹ 1,08,000
E. ₹ 90,000

12. अतुल, हरीश और विनय ने एक कम्प्यूटर किराये पर लिया और उन्होंने उसका क्रमशः 5 दिन, 6 दिन तथा 9 दिन तक उपयोग किया। उसका कुल किराया ₹ 24,000 था। हरीश द्वारा दी गई धन राशि क्या थी?

A. ₹ 7,200
B. ₹ 5,500
C. ₹ 8,500
D. ₹ 8,200
E. ₹ 9,000

13. A, B तथा C ने मिलकर एक व्यापार शुरू किया। उन्होंने क्रमशः ₹ 500, ₹ 600 तथा ₹ 250 व्यापार में लगाये। ₹ 135 के लाभ में A का हिस्सा कितना होगा?

A. ₹ 25
B. ₹ 50
C. ₹ 80
D. ₹ 68
E. ₹ 60

14. X, Y तथा Z एक व्यापार में क्रमशः ₹ 2,000, ₹ 3,000 तथा ₹ 4,000 लगाते हैं। X, 4 माह बाद तथा Y, 8 माह बाद अपनी पूँजी निकाल लेता है। यदि वर्ष के अन्त में ₹ 900 का लाभ होता है, तो X को लाभ में से कितना मिलेगा?

A. ₹ 100
B. ₹ 90

C. ₹ 80 D. ₹ 60
E. ₹ 50

15. मोहन ₹ 12,000 की पूँजी के साथ एक व्यापार शुरू करता है। 4 माह बाद सोहन भी उसमें ₹ 7,000 की पूँजी के साथ शामिल हो जाता है। यदि एक वर्ष के अन्त में उन्हें ₹ 13,300 का लाभ हुआ हो, तो लाभांश में से सोहन को कितनी राशि मिलेगी?

A. ₹ 3,724 B. ₹ 9,576
C. ₹ 3,476 D. ₹ 3,324
E. ₹ 2,456

उत्तरमाला

1	2	3	4	5	6	7	8	9	10
D	A	B	B	D	A	D	A	A	C
11	**12**	**13**	**14**	**15**	**16**	**17**	**18**	**19**	**20**
D	A	B	B	A	B	D	A	B	B

व्याख्यात्मक उत्तर

1. चूँकि A और B की पूँजी व्यापार में एक समान अवधि के लिए लगी। अतः व्यापार में हुआ लाभ उनकी पूँजियों के अनुपात में बँटेगा।
उनके लाभों में अनुपात
= 80000 : 60000 = 4 : 3.

2. प्रश्न से स्पष्ट है कि A तथा B की पूँजी व्यापार में एक समान अवधि के लिए लगी है।
∴ A तथा B के लाभों का अनुपात
= 4000 : 6000 = 2 : 3

अतः A का लाभ = $\frac{2}{5} \times 2250$ = ₹ 900

B लाभ = $\frac{3}{5} \times 2250$ = ₹ 1,350.

3. व्यापार में कुल लाभ = ₹ 1,040
A को सक्रिय साझेदार होने के कारण अलग से लाभ
= ₹ 1,040 का 25%
= $1040 \times \frac{25}{100} = 1040 \times \frac{1}{4}$ = ₹ 260

∴ शेष बचा लाभ = 1040 − 260 = ₹ 780
स्पष्ट है कि शेष बचे लाभ को उनकी पूँजियों के अनुपात में विभाजित करना होगा।
∵ A तथा B की पूँजियों में अनुपात
= 2100 : 3100 = 21 : 31
अनुपाती संख्याओं का योग
= 21 + 31 = 52

∴ A का लाभ = $\frac{21}{52} \times 780$ = ₹ 315

B का लाभ = $\frac{31}{52} \times 780$ = ₹ 465

∴ A का कुल लाभ = 260 + 315 = ₹ 575
अतः A तथा B को लाभ के रूप में क्रमशः ₹ 575 तथा ₹ 465 मिलेंगे।

4. प्रश्नानुसार, लाभ में से नीरज के हिस्से का $\frac{2}{5}$ भाग
= बिरजू के हिस्से का $\frac{1}{3}$ भाग

या नीरज के हिस्से का $\left(\frac{2\times3}{5\times3} = \frac{6}{15}\right)$ भाग

= बिरजू के हिस्से का $\left(\frac{1\times5}{3\times5} = \frac{5}{15}\right)$ भाग

अतः स्पष्ट है कि नीरज तथा बिरजू के हिस्सों में अनुपात
= $\frac{5}{15} : \frac{6}{15}$ = 5 : 6 होगा
∴ अनुपाती संख्याओं का योग = 5 + 6 = 11
व्यापार में कुल लाभ = ₹ 1210

नीरज का हिस्सा = $\frac{5}{11} \times 1210$ = ₹ 550

तथा बिरजू का हिस्सा = $\frac{6}{11} \times 1210$ = ₹ 660

5. माना कि व्यापार में कुल लाभ = ₹ x

प्रबन्ध के कारण A का अलग से लाभ

= कुल लाभ का 30%

= x का 30% = $x \times \frac{30}{100} = \frac{3x}{10}$

शेष बचा लाभ = $x - \frac{3x}{10} = ₹\frac{7x}{10}$

उनकी पूँजियों में अनुपात

= 5000 : 6000 : 4000 = 5 : 6 : 4

अनुपाती संख्याओं का योग = 5 + 6 + 4 = 15

A का लाभ = $\frac{5}{15} \times \frac{7x}{10} = \frac{35x}{150}$

B का लाभ = $\frac{6}{15} \times \frac{7x}{10} = \frac{42x}{150}$

C का लाभ = $\frac{4}{15} \times \frac{7x}{10} = \frac{28x}{150}$

$\therefore$ A का कुल लाभ = $\frac{3x}{10} + \frac{35x}{150}$

= $\frac{45x + 35x}{150} = \frac{80x}{150}$

प्रश्नानुसार,

$\frac{80x}{150} = \frac{42x}{150} + \frac{28x}{150} + 200$

$\Rightarrow \frac{80x - 70x}{150} = 200$

$\Rightarrow \frac{10x}{150} = 200 \Rightarrow x = 3000$

अतः व्यापार में A, B तथा C का लाभ क्रमशः

$\frac{80}{150} \times 3000$ = ₹ 1600, $\frac{42}{150} \times 3000$ = ₹ 840, तथा

$\frac{28}{150} \times 3000$ = ₹ 560 होगा।

6. माना कि B की पूँजी = ₹ x तथा C की पूँजी = ₹ y

A, B तथा C की पूँजियों में अनुपात

= 4000 × 12 : x × 8 : y × 7

= 48000 : $8x$: $7y$

= 3 : 4 : 7 (दिया हुआ है)

या $8x : 7y = 4 : 7$

या $\frac{8x}{7y} = \frac{4}{7} \Rightarrow 56x = 28y$

$\Rightarrow \frac{x}{y} = \frac{28}{56} = \frac{1}{2}$

$\Rightarrow x : y = 1 : 2$

अतः B तथा C की पूँजियों में 1 : 2 का अनुपात होगा।

7. उनकी पूँजियों का अनुपात = 12500 : 8500 = 25 : 17

माना कि कुल लाभ = ₹ x

प्रश्नानुसार,

$\frac{25x}{42} - \frac{17x}{42} = 300$

$\Rightarrow 8x = 42 \times 300$

$\Rightarrow x = \frac{42 \times 300}{8} = 1575$

अतः कुल लाभ = ₹ 1575

8. सोहन द्वारा 8 माह बाद निकाली गई पूँजी

= $\frac{2}{5}$ × 5000 = ₹ 2000

$\therefore$ शेष पूँजी

= 5000 – 2000 = ₹ 3000

अब मोहन : सोहन

= 5000 × 12 : (5000 × 8 + 3000 × 4)

= 60000 : 52000 = 60 : 52 = 15 : 13

अतः वर्ष के अन्त में लाभ को 15 : 13 के अनुपात में बाँटेंगे।

9. माना कि अरुण की पूँजी x महीने तक व्यापार में लगी रही।

कमल की पूँजी = 3200 × 12 = ₹ 38400

अरुण की पूँजी = 4800 × x = ₹ $4800x$

चूँकि दोनों को समान लाभ मिला है।

$\therefore$ 38400 : $4800x$ = 1 : 1

$\Rightarrow \frac{38400}{4800x} = \frac{1}{1}$

$\Rightarrow 4800x = 38400$

$\Rightarrow x = \frac{38400}{4800} = \frac{384}{48} = 8$

अतः अरुण (12 – 8) = 4 महीने के बाद व्यापार में शामिल हुआ।

10. A : B : C = 40000 : 24000 : 32000
= 40 : 24 : 32 = 5 : 3 : 4

कुल लाभ = ₹ 7200

लाभ में C का हिस्सा = $\frac{4}{12} \times 7200$

= 4 × 600 = ₹ 2400

11. प्रमोद की पूँजी = 50000 × 12 = ₹ 600000

विनोद की पूँजी = 60000 × 9 = ₹ 540000

माना कि कुल लाभ = ₹ x

उनकी पूँजियों का अनुपात

= 600000 : 540000 = 60 : 54 = 10 : 9

प्रमोद का हिस्सा = $\frac{10x}{19}$ तथा

विनोद का हिस्सा = $\frac{9x}{19}$

प्रश्नानुसार,

$$\frac{10x}{19} - \frac{9x}{19} = 12000$$

$$x = 19 \times 12000$$

विनोद का हिस्सा = $\frac{9}{19} \times 12000 \times 19$ = ₹ 1,08,000

12. अतुल : हरीश : विनय = 5 : 6 : 9

अनुपाती संख्याओं का योग = 5 + 6 + 9 = 20

कुल किराया = ₹ 24000

अतः हरीश द्वारा दी गई धनराशि

= $\frac{6}{20} \times 24000$ = ₹ 7200.

13. A : B : C = 500 : 600 : 250
= 50 : 60 : 25
= 10 : 12 : 5

कुल लाभ = ₹ 135

A का हिस्सा = $\frac{10}{27} \times 135 = 10 \times 5$ = ₹ 50

14. व्यापार में X की पूँजी = 2000 × 4 = ₹ 8000

व्यापार में Y की पूँजी = 3000 × 8 = ₹ 24000

व्यापार में Z की पूँजी = 4000 × 12 = ₹ 48000

X : Y : Z = 8 : 24 : 48 = 1 : 3 : 6

कुल लाभ = ₹ 900

लाभ में x का हिस्सा = $\frac{1}{10} \times 900$ = ₹ 90

15. व्यापार में मोहन की पूँजी = 12000 × 12 = ₹ 144000

व्यापार में सोहन की पूँजी = 7000 × 8 = ₹ 56000

मोहन : सोहन = 144 : 56 = 18 : 7

कुल लाभ = ₹ 13300

लाभ में सोहन का हिस्सा

= $\frac{7}{25} \times 13300$

= 7 × 532 = ₹ 3724

❑❑❑

मिश्रण (Mixture and Alligation) 10

गणित में मिश्रण का अध्ययन करते समय हम किसी मिश्रण के गुणों या मूल्य का परिकलन करते हैं।

इससे संबंधित नियमों की सहायता से हम निम्नलिखित से संबंधित संक्रियाएं कर सकते हैं :

(1) यह ज्ञात करना कि अलग-अलग ज्ञात मूल्यों के दो या अधिक संघटकों के लिए अनुपात में मिश्रित किया जाए जिससे कि एक दिए गए मूल्य का मिश्रण प्राप्त हो। इसे मिश्रण प्रत्यावर्तन (alligation alternate) कहते हैं।

(2) किसी मिश्रण के औसत या माध्य-मूल्य का परिकलन करना जबकि मिश्रित किए जाने वाले दो या अधिक संघटकों के मूल्य और उनके मिश्रण का अनुपात ज्ञात हो। इसे मिश्रण मध्यम (alligation medial) कहते हैं।

मिश्रण के नियम (Rule of Alligation):

$$\frac{\text{सस्ते संघटक की मात्रा}}{\text{महंगे संघटक की मात्रा}} = \frac{\text{महंगे संघटक का लागत मूल्य} - \text{माध्य मूल्य}}{\text{माध्य मूल्य} - \text{सस्ते संघटक का लागत मूल्य}}$$

यहाँ मिश्रण की इकाई मात्रा के लागत मूल्य को माध्य मूल्य (mean price) कहते हैं।

उपर्युक्त नियम का आरेखीय निरूपण निम्नवत् है :

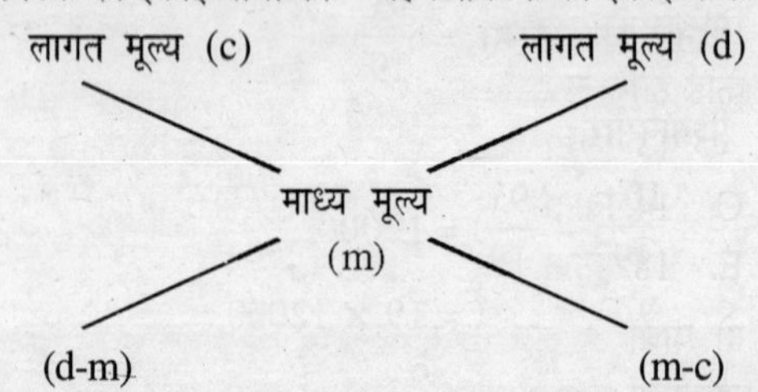

(मिश्रण में सस्ते संघटक की मात्रा) : (मिश्रण में महंगे संघटक की मात्रा)

= (d–m) : (m–c)

यह सूत्र मिश्रण से संबंधित प्रश्नों का हल ढूंढ़ने में बहुत सहायक है जिसकी सहायता से हम प्रतिशत मूल्यों, दरों, मूल्यों आदि का परिकलन कर सकते हैं। तथापि, निरपेक्ष मानों को ज्ञात करने के लिए केवल यही सूत्र पर्याप्त नहीं है। इस सूत्र की सहायता से केवल अनुपात निकाला जा सकता है। निरपेक्ष मानों को ज्ञात करने के लिए कुछ अन्य सूत्रों को जानना भी आवश्यक है।

प्रश्नमाला

1. एक दुकानदार ₹ 8 प्रति किग्रा मूल्य के 12 किग्रा चावल को ₹ 10 प्रति किग्रा मूल्य के 6 किग्रा चावल में मिलाकर अपने ग्राहकों को बेचता है। इस मिश्रित चावल का प्रति किग्रा मूल्य ज्ञात करें।

A. ₹ 6.67 B. ₹ 6.50

C. ₹ 8.67 D. ₹ 9.67

E. ₹ 9.57

2. ₹ 62 प्रति किग्रा मूल्य की चायपत्ती और ₹ 72 प्रति किग्रा मूल्य की चायपत्ती को किस अनुपात में मिलाने पर प्राप्त मिश्रित चायपत्ती का मूल्य 65 रु. प्रति किग्रा होगा?

A. 4 : 6
B. 7 : 3
C. 2 : 3
D. 4 : 7
E. 5 : 2

3. ₹ 10 प्रति किग्रा मूल्य के कितने किग्रा चावल को ₹ 8 प्रति किग्रा मूल्य के 25 किग्रा चावल में मिलाया जाए ताकि प्राप्त मिश्रित चावल को ₹ 15 प्रति किग्रा की दर से बेचने पर दुकानदार को 80% का लाभ हो?

A. 6 किग्रा
B. 7 किग्रा
C. 3 किग्रा
D. 5 किग्रा
E. 4 किग्रा

4. एक दुकानदार ₹ 16 प्रति किग्रा की दर से 26 किग्रा दूध खरीदता है। वह किसी दूसरी जगह से ₹ 10 प्रति किग्रा की दर से भी कुछ दूध खरीदता है। वह पहले खरीदे दूध में बाद में खरीदे गए दूध की कितनी मात्रा मिलाए ताकि इस मिश्रित दूध को ₹ 14 प्रति किग्रा की दर से बेचने पर उसे कोई हानि न हो?

A. 13 किग्रा
B. 12 किग्रा
C. 14 किग्रा
D. 16 किग्रा
E. 18 किग्रा

5. दो पात्रों A और B में क्रमशः 7 : 5 और 17 : 7 के अनुपातों में दूध और पानी का मिश्रण रखा हुआ है। इन दोनों के मिश्रण के लिए किस अनुपात में मिलाया जाए ताकि नये मिश्रण में दूध और पानी का अनुपात 5 : 3 हो?

A. 1 : 2
B. 2 : 1
C. 2 : 3
D. 3 : 2
E. 5 : 3

6. दो पात्रों A और B में क्रमशः 4 : 1 और 9 : 11 के अनुपात में दूध और पानी का मिश्रण रखा हुआ है। यदि इन दोनों पात्रों के मिश्रण को 3 : 2 के अनुपात में मिलाकर एक नया मिश्रण तैयार किया जाए तो इस नए मिश्रण में दूध और पानी का अनुपात बताएं।

A. 34 : 16
B. 33 : 17
C. 16 : 34
D. 17 : 33
E. 34 : 17

7. एक व्यक्ति के पास क्रमशः 30% और 50% सांद्रता के दो प्रकार के चीनी के विलयन हैं। वह इन दोनों विलयनों से किस अनुपात में मिलाए ताकि परिणामी विलयन में चीनी की सांद्रता 45% हो?

A. 1 : 3
B. 3 : 1
C. 2 : 3
D. 3 : 2
E. 4 : 1

8. क्रमशः 3 लीटर, 4 लीटर और 5 लीटर आकार के तीन पात्रों में क्रमशः 2 : 3, 3 : 7 और 4 : 11 के अनुपात में दूध और पानी का मिश्रण रखा हुआ है। इन तीनों पात्रों में निहित द्रव को एक बड़े पात्र में उड़ेल लिया जाए तो परिणामी मिश्रण में दूध और पानी का अनुपात ज्ञात करें।

A. 13 : 41
B. 41 : 13
C. 31 : 14
D. 14 : 31
E. 32 : 31

9. समान आकार के चार पात्रों में स्पिरिट और पानी का मिश्रण रखा हुआ है। इन चार पात्रों में स्पिरिट की सांद्रता क्रमशः 60%, 70%, 75% और 80% है। यदि इन सभी पात्रों में रखे द्रव को मिला दिया जाए तो परिणामी मिश्रण में स्पिरिट और पानी का अनुपात ज्ञात करें।

A. 23 : 57
B. 57 : 23
C. 32 : 75
D. 75 : 32
E. 75 : 23

10. उपर्युक्त प्रश्न 9 के संदर्भ में प्राप्त परिणामी मिश्रण में स्पिरिट की सांद्रता और स्पिरिट तथा पानी का अनुपात ज्ञात करें।

A. 75 : 32
B. 32 : 75
C. 23 : 57
D. 57 : 23
E. 57 : 75

11. दूध और पानी के 6 लीटर मिश्रण में 75% दूध है। इस मिश्रण में कितना और दूध मिलाने पर मिश्रण में दूध की मात्रा 90% हो जाएगी?

A. 8 लीटर
B. 9 लीटर
C. 10 लीटर
D. 12 लीटर
E. 6 लीटर

12. एक दुकानदार स्पिरिट में किस अनुपात में पानी मिलाए ताकि लागत मूल्य पर बेचने पर भी उसे स्पिरिट की बिक्री पर 25% का लाभ हो?

A. 1 : 4
B. 4 : 1
C. 3 : 4
D. 4 : 3
E. 4 : 2

13. क्रमशः ₹ 80 ₹ 70 और ₹ 50 प्रति किस्म मूल्य की तीन अलग–अलग किस्म की चायपत्तियों को किस अनुपात में मिलाने पर परिणामी मिश्रण का मूल्य ₹ 60 प्रति किग्रा होगा?

A. 1 : 1 : 3
B. 1 : 3 : 1
C. 3 : 1 : 1
D. 1 : 2 : 3
E. 2 : 4 : 3

14. क्रमशः ₹ 6, ₹ 10 और ₹ 14 प्रति किग्रा मूल्य के तीन अलग-अलग किस्म के चावलों को किस अनुपात में मिलाया जाए कि प्राप्त मिश्रित चावल को ₹ 11.20 प्रति किग्रा की दर से बेचने पर 40% का लाभ हो?

A. 1 : 4 : 1 B. 4 : 1 : 1
C. 1 : 1 : 4 D. 1 : 3 : 4
E. 5 : 2 : 3

15. क्रमशः ₹ 40, ₹ 50, ₹ 80 और ₹ 100 प्रति किग्रा मूल्य की चार अलग-अलग चायपत्तियों को किस अनुपात में मिलाने पर प्राप्त मिश्रित चायपत्ती का मूल्य ₹ 75 प्रति किग्रा होगा?

A. 5 : 1 : 7 : 5 B. 5 : 7 : 5 : 1
C. 5 : 1 : 5 : 7 D. 1 : 5 : 7 : 5
E. 2 : 3 : 1 : 7

उत्तरमाला

1	2	3	4	5	6	7	8	9	10
C	B	D	A	B	B	A	D	B	D
11	**12**	**13**	**14**	**15**					
B	A	A	B	C					

व्याख्यात्मक उत्तर

1. दुकानदार द्वारा मिश्रित चावल की कुल मात्रा
= 12 + 6 = 18 किग्रा
₹ 8 प्रति किग्रा की दर से 12 किग्रा चावल का मूल्य
= (12 × 8) = ₹ 96
₹ 10 प्रति किग्रा की दर से 6 किग्रा चावल का मूल्य
= (6 × 10) = ₹ 60
मिश्रित चावल का कुल मूल्य = (96 + 60) = ₹ 156
मिश्रित चावल का प्रति किग्रा मूल्य

$$= \frac{₹156}{18 \text{ किग्रा.}} = ₹\ 8.67 \text{ किग्रा}$$

विकल्पतः हम इस प्रश्न को निम्नवत् भी ज्ञात कर सकते हैं:
मिश्रण का प्रति किग्रा मूल्य = कुल लागत/कुल मात्रा

$$= \frac{(12\times8)+(6\times10)}{12+6} = \frac{156}{18} = ₹\ 8.67 \text{ किग्रा}$$

2. 1 किग्रा सस्ती चायपत्ती का क्रय मूल्य 1 किग्रा महंगी चायपत्ती का क्रय मूल्य

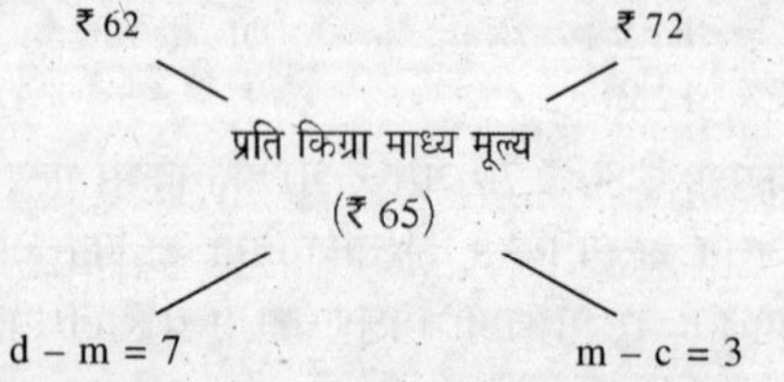

मिश्रण के नियम से, $\frac{\text{सस्ती चायपत्ती की मात्रा}}{\text{महंगी चायपत्ती की मात्रा}}$

अतः इन्हें 7 : 3 के अनुपात में मिलाना चाहिए।

3. दुकानदार के लिए मिश्रित चावल का क्रय मूल्य

$$= 15\times\frac{100}{180} = ₹\frac{25}{3} \text{ किग्रा}$$

8 10

$\frac{25}{3}$

$\frac{5}{3}$ $\frac{1}{3}$

$$\frac{₹\ 8 \text{ प्रति किग्रा मूल्य के चावल की मात्रा}}{₹\ 10 \text{ प्रति किग्रा मूल्य के चावल की मात्रा}} = \frac{\frac{25}{3}}{\frac{5}{3}} = \frac{5}{1}$$

₹ 10 प्रति किग्रा मूल्य के चावल की मात्रा

$$= 25 \times \frac{1}{5} = 5 \text{ किग्रा}$$

4.

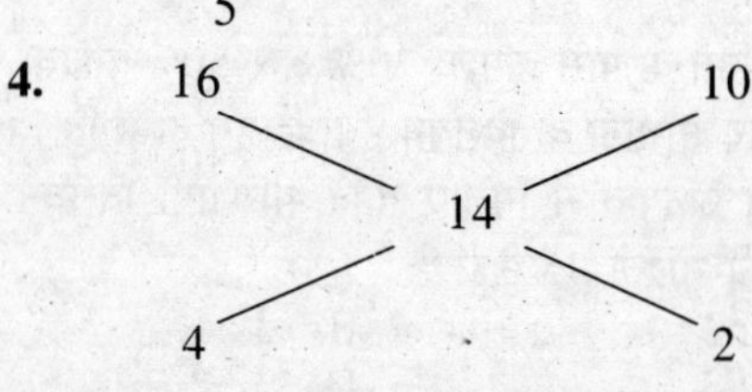

या 2 : 1

$$\frac{\text{₹10 प्रति किग्रा मूल्य के दूध की मात्रा}}{\text{₹16 प्रति किग्रा मूल्य के दूध की मात्रा}} = \frac{1}{2}$$

∴ ₹ 10 प्रति किग्रा की दर से खरीदे गए दूध की मात्रा

$= \frac{26}{2} = 13$ किग्रा

5. सबसे पहले हम तीनों मिश्रणों में उपस्थित दूध की मात्रा ज्ञात करें:

A पात्र के मिश्रण में दूध की मात्रा $= \frac{7}{12}$

B पात्र के मिश्रण में दूध की मात्रा $= \frac{17}{24}$

नए मिश्रण में दूध की मात्रा $= \frac{5}{8}$

अब मिश्रण के नियम से,

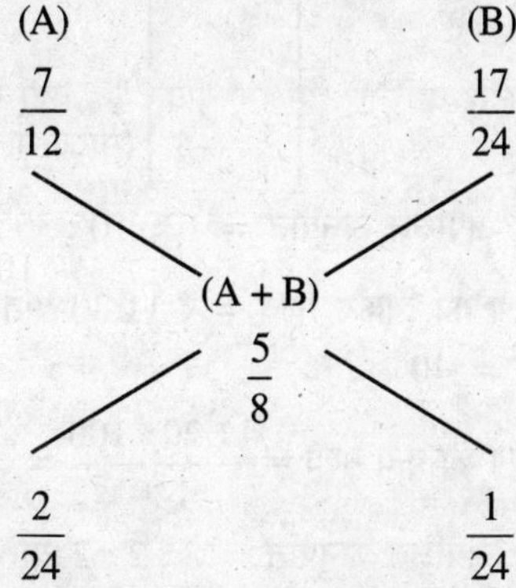

या 2 : 1

अतः नये मिश्रण में मिश्रण A और B का अनुपात = 23 : 1

6. दोनों पात्रों में दूध और पानी का अंशः

A पात्र में दूध $= \frac{4}{5}$ भाग और पानी $= \frac{1}{5}$ भाग

B पात्र में दूध $= \frac{9}{20}$ भाग और पानी $\frac{11}{20}$ भाग

$(3A + 2B) = $ A और B $= \left(\frac{12}{5}+\frac{9}{10}\right)\ \left(\frac{3}{5}+\frac{11}{10}\right)$

अर्थात् $\frac{33}{10}$ और $\frac{17}{10}$

∴ नए मिश्रण में दूध : पानी = 33 : 17

7.

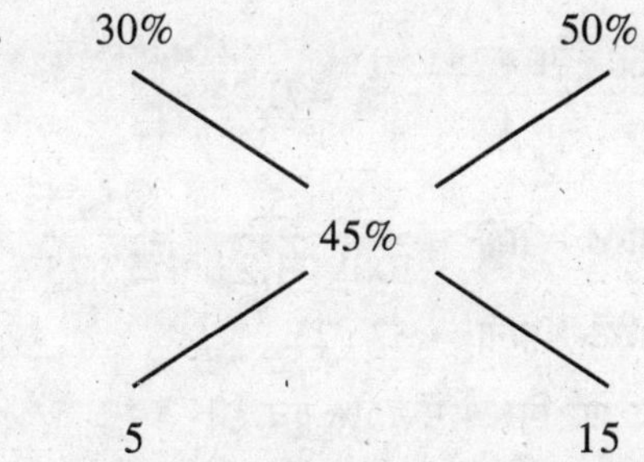

अतः उसे 30% और 50% सांद्रता के विलयनों को 5 : 15 या 1 : 3 के अनुपात में मिश्रित करना चाहिए।

$$\frac{\text{30 \% सांद्रता का विलयन}}{\text{50 \% सांद्रता का विलयन}} = \frac{1}{3} \text{ या } 1:3$$

8. दूध : पानी $= \left[\frac{2\times3}{2+3}+\frac{3\times4}{3+7}+\frac{4\times5}{4+11}\right] : \left[\frac{3\times3}{2+3}+\frac{7\times4}{3+7}+\frac{11\times5}{4+11}\right]$

$= \left[\frac{6}{5}+\frac{12}{10}+\frac{20}{15}\right] : \left[\frac{9}{5}+\frac{28}{10}+\frac{55}{15}\right]$

$= \left(\frac{56}{15}\right) : \left(\frac{124}{15}\right) = 56 : 124$

या दूध : पानी = 14 : 31

9. यहाँ प्रदत्त प्रतिशत आंकड़ों से मिश्रण में स्पिरिट का अंश (भिन्नात्मक उपस्थिति) सूचित होता है।

मिश्रण में जल का प्रतिशत ज्ञात करने के लिए हम दिए गए आंकड़ों को 100 से घटाते हैं।

अतः जल पात्र के मिश्रण में जल की प्रतिशत मात्रा क्रमशः 40%, 30%, 25% और 20% है।

परिणामी मिश्रण में,

स्पिरिट : पानी =

$= (0.6 + 0.7 + 0.75 + 0.8) : (0.4 + 0.3 + 0.25 + 0.2)$

$= 2.85 : 1.15 = 57 : 23$

10. परिणामी मिश्रण में स्पिरिट की सांद्रता

$$= \frac{\text{प्रत्येक पात्र में स्पिरिट की सांद्रता का कुल योग}}{\text{पात्रों की कुल संख्या}}$$

$= \frac{60+70+75+80}{4} = 71.25\%$

स्पिरिट : पानी $= \frac{71.25}{100-71.25} = \frac{71.25}{28.75} = \frac{57}{23}$

स्पिरिट : पानी = 57 : 23.

11. दिए गए मिश्रण में 75% दूध है।
मिलाए जाने वाले दूध में 100% दूध है।

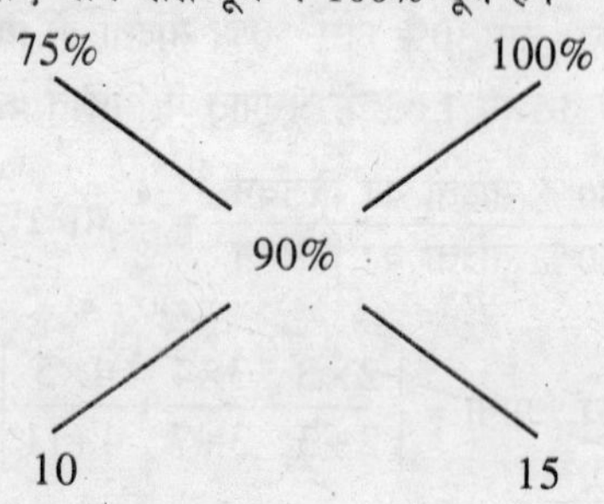

दिए गए मिश्रण में दूध 15 : 10 या 3 : 2 के अनुपात में मिलाया जाता है।

∴ मिलाए जाने वाले दूध की मात्रा $\frac{3\times6}{2} = 9$ लीटर

12. मान लें कि दुकानदार के लिए स्पिरिट का क्रय मूल्य = ₹ 1 प्रति लीटर
तो मिश्रण का विक्रय मूल्य = ₹ 1 प्रति लिटर
लाभ = 25%

∴ मिश्रण का क्रय मूल्य $= \frac{1\times100}{125} =$ ₹ $\frac{4}{5}$

हम मानते हैं कि जल का क्रय मूल्य शून्य है। क्रय मूल्य पर मिश्रण का नियम लागू करने पर,

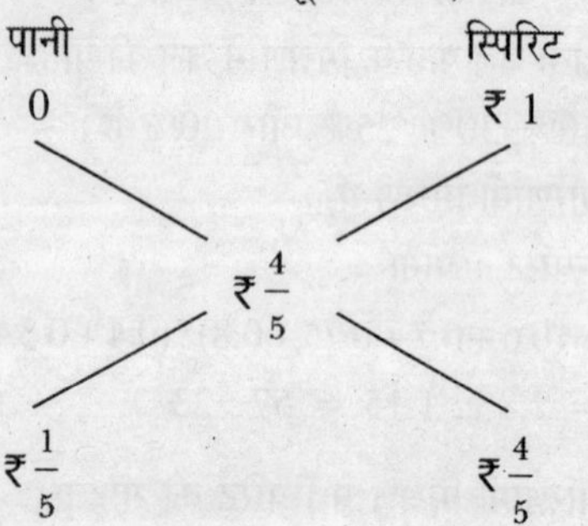

अतः स्पिरिट में पानी को $\frac{1}{5}:\frac{4}{5}$ या 1 : 4 के अनुपात में मिलाना चाहिए।

13. मूल्यों को नीचे दर्शाए गए अनुसार आरोही या अवरोही (बढ़ते या घटते) क्रम में लिखें।
माध्य मूल के दोनों में से प्रत्येक ओर से एक आँकड़े को लेकर युग्म बनाएँ और मिश्रण का नियम लागू करें। तब प्रत्येक मूल्य के अंतर्गत प्राप्त मात्रा को जोड़ें। इससे वह अनुपात प्राप्त होगा जिसमें इन चाय पत्तियों को मिलाने पर परिणामी मिश्रण का मूल्य ₹ 60 प्रति किग्रा होगा।

80	70	50
	60 (माध्य मूल्य)	

अतः अपेक्षित अनुपात = 10 : 10 : 30 या 1 : 1 : 3

14. मिश्रण का विक्रय मूल्य = ₹ 11.20 प्रति किग्रा
लाभ = 40%

मिश्रण का क्रय मूल्य $= \frac{11.20\times100}{140} =$ ₹ 8 प्रति किग्रा

अतः अपेक्षित अनुपात = 8 : 2 : 2 या 4 : 1 : 1

15.

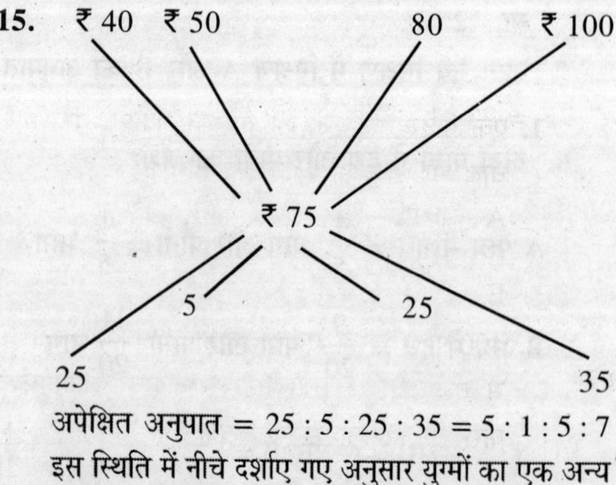

अपेक्षित अनुपात = 25 : 5 : 25 : 35 = 5 : 1 : 5 : 7
इस स्थिति में नीचे दर्शाए गए अनुसार युग्मों का एक अन्य संयोजन प्राप्त होता है।

❑❑❑

समय और दूरी (Time and Distance) 11

महत्त्वपूर्ण सूत्र

(1) चाल = $\frac{\text{दूरी}}{\text{समय}}$

(2) समय = $\frac{\text{दूरी}}{\text{चाल}}$

(3) दूरी = चाल × समय

प्रश्नों से सम्बन्धित समस्याओं को हल करने के लिए ध्यान रखने योग्य कुछ बातें :

(1) यदि कोई रेलगाड़ी किसी वृक्ष या रेलवे लाइन के पास खड़े किसी व्यक्ति को पार करती है, तो दिये गये चाल व समय में अपनी लम्बाई के बराबर ही दूरी तय करती है।

(2) यदि कोई रेलगाड़ी किसी रेलवे प्लेटफार्म या पुल को पार करती है तो वह अपनी लम्बाई के साथ-साथ रेलवे प्लेटफार्म, या पुल की लम्बाई की दूरी को भी तय करती है।

(3) यदि कोई रेलगाड़ी किसी अन्य रेलगाड़ी (चाहे समान या विरुद्ध दिशा में) को पार करती है, तो वह अपनी व अन्य रेलगाड़ी की दूरी को भी तय करती है।

(4) यदि नाव, धारा की दिशा में जाती है तो नाव की आपेक्षिक गति = नाव की स्थिर जल में गति + धारा की गति।

(5) यदि नाव, धारा की विपरीत दिशा में जाती है तो नाव की आपेक्षिक गति = नाव की स्थिर जल में गति – धारा की गति।

प्रश्नमाला

1. एक मोटर साइकिल की चाल 36 किमी./घंटा है। इसकी चाल मी./सेकेण्ड में कितनी होगी?

A. 10 B. 12
C. 14 D. 18
E. 15

2. 400 मीटर लम्बी एक रेलगाड़ी 72 किमी./घंटा की गति से चल रही है। 100 मीटर लम्बे एक प्लेटफार्म को पार करने में कितना समय लगेगा?

A. 22 सेकेण्ड B. 25 सेकेण्ड
C. 23 सेकेण्ड D. 24 सेकेण्ड
E. 27 सेकेण्ड

3. एक 100 मीटर लम्बी रेलगाड़ी 65 किमी./घंटा की चाल से चल रही है। गाड़ी विपरीत दिशा में 5 किमी./घंटा की चाल से आते हुए एक आदमी को पार करने में कितना समय लेगी?

A. $5\frac{1}{7}$ सेकेण्ड B. $6\frac{2}{3}$ सेकेण्ड
C. $4\frac{1}{7}$ सेकेण्ड D. $3\frac{1}{7}$ सेकेण्ड
E. इनमें से कोई नहीं

4. एक रेलगाड़ी, जो 90 किमी./घंटा की गति से चली जा रही है। एक खम्भे को पार करने में 10 सेकेण्ड का समय

लेती है। रेलगाड़ी की लम्बाई (मीटर में) कितनी होगी?

A. 250 B. 240
C. 280 D. 270
E. 260

5. A एक स्थान से कार द्वारा 60 किमी./घंटा की चाल से चलता है। B एक घंटे बाद उसी स्थान से उसी दिशा में 80 किमी./घंटे की चाल से चलता है। बताइये B, A को कितने समय पश्चात् पकड़ लेगा?

A. $2\frac{1}{2}$ घंटे B. 2 घंटे
C. 3 घंटे D. $3\frac{1}{2}$ घंटे
E. इनमें से कोई नहीं

6. एक रेलगाड़ी जिसकी चाल 54 कि.मी/घंटा है, प्लेटफार्म पर खड़े एक व्यक्ति को 9 सेकेण्ड में पार कर लेती है। रेलगाड़ी की लम्बाई (मीटर) में क्या होगी?

A. 140 B. 135
C. 145 D. 120
E. 150

7. एक रेलगाड़ी 130 किमी./घंटा की चाल से चल रही है। यदि रेलगाड़ी की लम्बाई 110 मी. हो, तो 165 मी. लम्बे प्लेटफार्म को कितने समय में पार कर लेगी?

A. $8\frac{9}{13}$ सेकेण्ड B. $7\frac{9}{13}$ सेकेण्ड
C. $7\frac{8}{13}$ सेकेण्ड D. $8\frac{3}{13}$ सेकेण्ड
E. इनमें से कोई नहीं

8. कंचन अपने मकान से 4 किमी./घंटा की चाल से चलकर अपने स्कूल 5 मिनट देर से पहुँचती है। यदि वह 5 किमी घंटा की चाल से चलती है तो स्कूल $2\frac{1}{2}$ मिनट पहले पहुँच जाती है। बताइये घर से स्कूल की दूरी कितनी होगी?

A. 3.5 किमी. B. 2.5 किमी.
C. 2.75 किमी. D. 3.2 किमी.
E. 4.75 किमी.

9. दो रेलगाड़ियाँ एक-दूसरे की ओर क्रमशः 40 किमी. प्रति घंटा तथा 30 किमी. प्रतिघंटा की चाल से समान्तर पटरियों पर चल रही हैं। यदि दोनों गाड़ियों के बीच की दूरी 35 किमी. हो, तो वे कब मिलेंगी?

A. 18 मि. बाद B. 30 मि. बाद
C. 27 मि. बाद D. 35 मि. बाद
E. 29 मि. बाद

10. दो बिन्दुओं A से B तक के बीच की दूरी 150 किमी. है। यदि कोई व्यक्ति A से B तक जाने में 3 घंटे 20 मिनट तथा B से A तक वापस आने में 4 घंटे 10 मिनट का समय लेता हो, तो उसकी सम्पूर्ण यात्रा में औसत चाल, A से B तक की यात्रा की औसत चाल से कितनी कम होगी?

A. 5 किमी./घंटा B. 7.5 किमी./घंटा
C. 9 किमी./घंटा D. 3 किमी./घंटा
E. 10 किमी./घंटा

11. एक 100 मीटर लम्बी रेलगाड़ी 60 किमी./घंटा की रफ्तार से जा रही है। रेलगाड़ी को एक टेलीग्राफ पोस्ट को पार करने में कितना समय लगेगा?

A. 4 सेकेण्ड B. 6 सेकेण्ड
C. 8 सेकेण्ड D. 10 सेकेण्ड
E. 5 सेकेण्ड

12. एक 150 मीटर लम्बी रेलगाड़ी 90 किमी./घंटा की चाल से चल रही है। गाड़ी को एक पेड़ को पार करने में कितना समय लगेगा?

A. 6 सेकेण्ड B. 8 सेकेण्ड
C. 10 सेकेण्ड D. 11 सेकेण्ड
E. 12 सेकेण्ड

13. एक स्कूटर सवार अपनी यात्रा 10 घंटे में पूरी करता है। यदि वह आधी दूरी 21 किमी./घंटा की चाल से तथा शेष आधी दूरी को 24 किमी./घंटा की चाल से तय करे तो उसके द्वारा तय की गई दूरी कितनी होगी?

A. 230 किमी. B. 224 किमी.
C. 324 किमी. D. 120 किमी.
E. 330 किमी.

14. एक आदमी प्लेटफार्म पर 8 किमी./घंटा की चाल से चल रहा है। पीछे से आती हुई एक रेलगाड़ी उसे 30 सेकेण्ड में पार कर जाती है। यदि रेलगाड़ी की लम्बाई 300 मीटर हो, तो इसकी चाल कितनी होगी?

A. 32 किमी./घंटा B. 44 किमी./घंटा
C. 34 किमी./घंटा D. 40 किमी./घंटा
E. 45 किमी./घंटा

15. कमलकान्त ने कार द्वारा 40 किमी./घंटा की चाल से 2 घंटे तक यात्रा की तथा उसने A की तरफ आधी दूरी तय कर ली। अब वह किस औसत चाल से चले ताकि अगले 4 घंटे में A तक पहुँच जाए?

A. 22 किमी./घंटा B. 21 किमी./घंटा
C. 20 किमी./घंटा D. 30 किमी./घंटा
E. 40 किमी./घंटा

16. 45 किमी./घंटे की रफ्तार से चल रही एक रेलगाड़ी किसी पुल को 30 से. में पार कर जाती है। यदि रेलगाड़ी की लम्बाई 130 मी. हो, तो पुल की लम्बाई (मी. में) क्या होगी?

A. 245 मी. B. 265 मी.
C. 220 मी. D. 230 मी.
E. 250 मी.

17. एक कार 48 किमी./घंटा की चाल से 10 घंटे में एक यात्रा को पूरी करती है। यदि इसी यात्रा को 8 घंटे में पूरा करना हो, तो कार की चाल में कितनी वृद्धि करनी पड़ेगी?

A. 8 किमी./घंटा B. 12 किमी./घंटा
C. 10 किमी./घंटा D. 15 किमी./घंटा
E. 20 किमी./घंटा

18. एक मोटर साइकिल सवार 18 किमी./घंटा की औसत चाल से कोई दूरी 45 मिनट में तय कर लेता है। यदि इसी दूरी को 30 मिनट में तय करना हो, तो मोटर साइकिल की चाल कितनी होगी?

A. 66 किमी./घंटा B. 79 किमी./घंटा
C. 80 किमी./घंटा D. 72 किमी./घंटा
E. 90 किमी./घंटा

19. एक व्यक्ति 4 किमी./घंटा की रफ्तार से जाता है तथा 16 किमी./घंटा की रफ्तार से पुनः उसी स्थान पर वापस आता है, तो उसकी सम्पूर्ण यात्रा के दौरान औसत रफ्तार क्या होगी?

A. 6.4 किमी./घंटा B. 8.4 किमी./घंटा
C. 5.4 किमी./घंटा D. 10 किमी./घंटा
E. 4.5 किमी./घंटा

20. किसी रेलगाड़ी का एक पहिया 5 सेकेण्ड में 8 चक्कर लगाता है। यदि पहिए का व्यास 140 सेमी. हो, तो रेलगाड़ी की चाल (किमी./घंटा में) क्या होगी? $\left[\pi = \frac{22}{7}\right]$

A. 35.48 B. 25.34
C. 20.25 D. 18.75
E. 20.75

उत्तरमाला

1	2	3	4	5	6	7	8	9	10
A	B	A	A	C	B	C	B	B	A
11	**12**	**13**	**14**	**15**	**16**	**17**	**18**	**19**	**20**
B	A	B	B	C	A	B	D	A	B

व्याख्यात्मक उत्तर

1. मोटरसाइकिल की चाल = 36 किमी./घंटा

$\therefore$ मोटर साइकिल की चाल $= 36 \times \frac{5}{18} = 10$ मी./से.

[$\because$ 1 किमी./घंटा $= \frac{5}{18}$ मी./से.]

2. चूँकि रेलगाड़ी प्लेटफार्म को पार करती है।

$\therefore$ प्लेटफार्म को पार करने में लगा समय

$= \dfrac{\text{रेलगाड़ी की लम्बाई + प्लेटफार्म की लम्बाई}}{\text{रेलगाड़ी की चाल}}$

$= \dfrac{(400+100) \text{ मी.}}{72 \text{ किमी./घंटा}}$

$= \dfrac{500}{72 \times \frac{5}{18}} = \dfrac{500}{20} = 25$ सेकेण्ड

3. चूँकि आदमी रेलगाड़ी के विपरीत दिशा में चल रहा है।

$\therefore$ सापेक्ष चाल = रेलगाड़ी की चाल + आदमी की चाल
= 65 + 5 = 70 किमी./घंटा

रेलगाड़ी की लम्बाई = 100 मी.

70 किमी./घंटा $= 70 \times \frac{5}{18}$ मी./से.

$\therefore$ पार करने में लगा समय

$$= \frac{100 \times 18}{70 \times 5} = \frac{36}{7} = 5\frac{1}{7} \text{ सेकेण्ड}$$

4. चूँकि रेलगाड़ी सिर्फ खम्भे को पार करती है।
$\therefore$ खम्भे को पार करने में लगा समय

$$= \frac{\text{रेलगाड़ी की लम्बाई}}{\text{रेलगाड़ी की चाल}}$$

$$\Rightarrow 10 = \frac{\text{रेलगाड़ी की लम्बाई}}{90 \times \frac{5}{18}}$$

$\therefore$ रेलगाड़ी की लम्बाई $= 10 \times 25 = 250$ मीटर।

5. माना कि B, A को t घंटे बाद पकड़ लेगा।
A के द्वारा 60 किमी./घंटा की चाल से $(t + 1)$ घंटे में तय की गई दूरी $60 \times (t + 1)$ किमी. ...(*i*)
तथा B के द्वारा 60 किमी./घंटा की चाल से t घंटे में तय की गई दूरी $= 80t$ किमी. ...(*ii*)
परन्तु समीकरण (*i*) तथा (*ii*) में तय की गई दूरी समान हैं

$\therefore \quad 60 \times (t + 1) = 80t$

$\Rightarrow \quad 80t - 60t = 60$

$\Rightarrow \quad 20t = 60 \Rightarrow t = 3$ घंटे

अतः B, A को 3 घंटे के बाद पकड़ लेगा।

6. चूँकि रेलगाड़ी सिर्फ व्यक्ति को पार करती है। अतः दिये गये समय में अपनी लम्बाई के बराबर ही दूरी तय करेगी।

$\because$ रेलगाड़ी की चाल = 54 किमी./घंटा

$= 54 \times \frac{5}{18}$ मी./से.

$\therefore$ रेलगाड़ी की लम्बाई = चाल $\times$ समय

$= 15 \times 9 = 135$ मी.

7. चूँकि रेलगाड़ी अपनी लम्बाई के साथ-साथ प्लेटफार्म की लम्बाई की दूरी को भी तय करेगी।
$\therefore$ रेलगाड़ी द्वारा तय की गई दूरी
$= 110 + 165 = 275$ मी.

तथा रेलगाड़ी की चाल = 130 किमी./घंटा

$= 130 \times \frac{5}{18} = \frac{325}{9}$ मी./से.

$\therefore$ प्लेटफार्म को पार करने में लिया गया समय

$$= \frac{275}{\frac{325}{9}} = \frac{275 \times 9}{325} = \frac{99}{13}$$

$= 7\frac{8}{13}$ से.

8. माना कि घर से स्कूल की दूरी x किमी. है। 4 किमी./घंटा की चाल से x किमी. की दूरी तय करने में लगा समय $= \frac{x}{4}$ घंटा।

परन्तु कंचन अपने स्कूल 5 मिनट देर से पहुँचती है
$\therefore$ पहुँचने का वास्तविक समय

$$= \frac{x}{4} \text{ घंटा} - 5 \text{ मिनट} = \left(\frac{x}{4} - \frac{1}{12}\right) \text{ घंटा}$$

तथा 5 किमी./घंटा की चाल से x किमी. की दूरी तय करने में लगा समय $= \frac{x}{5}$ घंटा

परन्तु कंचन अपने स्कूल $2\frac{1}{2}$ मिनट जल्दी पहुँचती है

$\therefore$ पहुँचने का वास्तविक समय $= \frac{x}{5}$ घंटा $+ \frac{5}{2}$ मिनट

$$= \left(\frac{x}{5} + \frac{1}{24}\right) \text{ घंटा}$$

$$\therefore \frac{x}{4} - \frac{1}{12} = \frac{x}{5} + \frac{1}{24}$$

$$\Rightarrow \frac{x}{4} - \frac{x}{5} = \frac{1}{24} + \frac{1}{12}$$

$$\Rightarrow \frac{5x - 4x}{20} = \frac{1+2}{24} = \frac{3}{24} = \frac{1}{8}$$

$$\Rightarrow \frac{x}{20} = \frac{1}{8} \Rightarrow 8x = 20$$

$$\Rightarrow x = \frac{20}{8} = \frac{5}{2} = 2.5$$

अतः घर से स्कूल की दूरी 2.5 किमी. होगी।

9. चूँकि दोनों रेलगाड़ियाँ एक-दूसरे की ओर चलती हैं।

$\therefore$ सापेक्ष गति = 40 + 30 = 70 किमी/घंटा

तथा बीच की दूरी = 35 किमी.

$\therefore$ मिलने का समय = $\frac{35}{70} = \frac{1}{2}$ घंटा = 30 मिनट बाद

10. A से B तक जाने में, चली गई दूरी = 150 किमी.

तथा समय = 3 घंटे 20 मिनट

$= 3\frac{1}{3} = \frac{10}{3}$ घंटे

व्यक्ति की औसत चाल = $\frac{150}{\frac{10}{3}}$

$= \frac{150 \times 3}{10}$ = 45 किमी./घंटा

B से A तक आने में, चली गई दूरी = 150 किमी.

तथा समय = 4 घंटे 10 मिनट

$= 4\frac{1}{6} = \frac{25}{6}$ घंटा

व्यक्ति की औसत चाल = $\frac{150}{\frac{25}{6}}$

$= \frac{150 \times 6}{25}$ = 36 किमी./घंटा

चूँकि आने और जाने में तय की गई दूरी समान है

$\therefore$ सम्पूर्ण यात्रा में औसत चाल

$= \frac{2 \times 45 \times 36}{45+36} = \frac{90 \times 36}{81}$ = 40 किमी./घंटा

अतः स्पष्ट है कि सम्पूर्ण यात्रा में औसत चाल, A से B तक की औसत चाल से (45 – 40) = 5 किमी./घंटा कम है।

11. रेलगाड़ी की लम्बाई = 100 मीटर

गाड़ी की चाल = 60 किमी./घंटा

$= 60 \times \frac{5}{18} = \frac{50}{3}$ मी./से.

गाड़ी को टेलीग्राफ पोस्ट को पार करने में लगा समय

$= \frac{\text{दूरी}}{\text{गति}} = \frac{100}{\frac{50}{3}} = \frac{100 \times 3}{50}$ = 6 सेकेण्ड

12. रेलगाड़ी की लम्बाई = 150 मीटर

गाड़ी की चाल = 90 किमी./घंटा

$= 90 \times \frac{5}{18}$ = 25 मी./से.

गाड़ी को एक पेड़ को पार करने में लगा समय

$= \frac{\text{दूरी}}{\text{गति}} = \frac{150}{25}$ = 6 से.

13. माना कि स्कूटर सवार द्वारा तय की गई दूरी = x किमी.

पहली स्थिति में, दूरी = $\frac{x}{2}$ किमी. तथा

चाल = 21 किमी./घंटा

तय करने में लगा समय = $\frac{\text{दूरी}}{\text{चाल}} = \frac{x/2}{21} = \frac{x}{42}$ घंटा

दूसरी स्थिति में, दूरी = $\frac{x}{2}$ किमी. तथा

चाल = 24 किमी./घंटा

तय करने में लगा समय = $\frac{\text{दूरी}}{\text{चाल}} = \frac{x/2}{24} = \frac{x}{48}$ घंटा

परन्तु वह पूरी यात्रा 10 घंटे में तय करता है

$\therefore \quad \frac{x}{42} + \frac{x}{48} = 10$

$\frac{8x + 7x}{336} = 10$

$15x = 336 \times 10$

$x = \frac{336 \times 10}{15}$

$= 112 \times 2 = 224$

अतः यात्रा की दूरी = 224 किमी. होगी।

14. चूँकि आदमी, रेलगाड़ी के समान दिशा में चल रहा है।

$\therefore$ सापेक्ष गति = रेलगाड़ी की चाल – आदमी की चाल

= रेलगाड़ी की चाल – 8 किमी./घंटा

$\therefore$ रेलगाड़ी की चाल – 8 किमी./घंटा

$= \frac{\text{रेलगाड़ी की लम्बाई}}{\text{पार करने में लगा समय}}$

$= \frac{300}{30}$ = 10 मी./सेकेण्ड

$= 10 \times \frac{18}{5}$ = 36 किमी./घंटा

अतः रेलगाड़ी की चाल = 36 + 8 = 44 किमी./घंटा

15. 40 किमी./घंटे की चाल से 2 घंटे में तय की गई दूरी $= 40 \times 2 = 80$ किमी.
परन्तु यह यात्रा की आधी है
$\therefore$ यात्रा की शेष बची दूरी = 80 किमी.
तथा लिये जाने वाला समय = 4 घंटे
$\therefore$ A तक पहुँचने में औसत चाल
$= \frac{80}{4} = 20$ किमी./घंटा होनी चाहिए।

16. माना कि पुल की लम्बाई x मीटर है।
$\therefore$ रेलगाड़ी द्वारा तय की गई दूरी $= (130 + x)$ मीटर
तथा पुल पार करने में लिया गया समय = 30 सेकेण्ड
चूँकि दूरी = चाल $\times$ समय

$$\Rightarrow \quad 130 + x = 45 \times \frac{5}{18} \times 30$$
$$= 375 \text{ मीटर}$$
$$\Rightarrow \quad x = 375 - 130 = 245 \text{ मीटर}$$
$$\left[\because 45 \text{ किमी/घंटा} = \frac{5}{18} \text{ मी./ से.}\right]$$

अतः पुल की लम्बाई 245 मीटर होगी।

17. $\because$ 48 किमी./घंटा की चाल से कार द्वारा 10 घंटे में चली गई दूरी
$$= 48 \times 10 = 480 \text{ किमी.}$$
द्वितीय स्थिति में, यात्रा की दूरी = 480 किमी.
समय = 8 घंटे
$$\text{कार की चाल} = \frac{\text{दूरी}}{\text{समय}} = \frac{480}{8}$$
$$= 60 \text{ किमी./घंटा}$$
अतः कार की चाल में वृद्धि
$$= 60 - 48$$
= 12 किमी./घंटा करनी पड़ेगी।

18. चूँकि मोटर साइकिल सवार द्वारा 48 किमी./घंटा की औसत चाल से 45 मिनट में तय की गई दूरी
$$= 48 \times \frac{45}{60} = 36 \text{ किमी.}$$
द्वितीय स्थिति में,
दूरी = 36 किमी.
$$\text{समय} = 30 \text{ मिनट} = \frac{1}{2} \text{ घंटा}$$
$\therefore$ मोटर साइकिल की चाल
$$= \frac{\text{दूरी}}{\text{समय}} = \frac{36}{\frac{1}{2}} = 36 \times 2$$
$$= 72 \text{ किमी./घंटा}$$

19. महत्वपूर्ण नियम के आधार पर,
चूँकि दोनों स्थितियों में मनुष्य द्वारा तय की गई दूरी समान है।
$\therefore$ यहाँ पर, $x = 4$ किमी./घंटा
$y = 16$ किमी./घंटा
मनुष्य की सम्पूर्ण यात्रा के दौरान औसत चाल
$$= \frac{2xy}{x+y} = \frac{2 \times 4 \times 16}{4+16}$$
$$= \frac{8 \times 16}{20} = 6.4 \text{ किमी./घंटा}$$

20. $\because$ पहिए का व्यास = 140 सेमी.
$\therefore$ पहिए की परिधि $= \pi \times$ व्यास
$$= 140 \times \frac{22}{7} = 440 \text{ सेमी.}$$
1 चक्कर में पहिए द्वारा तय की गई दूरी = 440 सेमी.
$\therefore$ 8 चक्कर में पहिए द्वारा तय की गई दूरी
$$= 440 \times 8 = 3520 \text{ सेमी.}$$
$$= 35.20 \text{ मीटर}$$
$$\because \quad \text{चाल} = \frac{\text{दूरी}}{\text{समय}} = \frac{35.20}{5} \text{ मी./से.}$$
$$= \frac{35.20}{5} \times \frac{18}{5} \text{ किमी./घंटा}$$
$$= 25.34 \text{ किमी./घंटा}$$

❑❑❑

समय और कार्य (Time and Work) 12

किसी कार्य को पूरा करने के लिए व्यक्तियों द्वारा लिए गये समय की अवधि भिन्न-भिन्न होती है। इस प्रकार के प्रश्नों में उनका एक-एक दिन का काम निकाल लेते हैं तथा फिर यह मालूम करते हैं कि वे सब मिलकर एक दिन में कितना काम करते हैं। उनकी मजदूरी उनके द्वारा किये गये कार्य के अनुपात में विभाजित की जाती है।

याद रखने योग्य तथ्य

1. यदि कोई आदमी किसी काम को 4 दिन में करता है, तो एक दिन में वह उस का $\frac{1}{4}$ भाग ही करेगा।
2. समय और कार्य के प्रश्नों में यह मानना चाहिये कि व्यक्ति एक समान दर से कार्य कर रहा है, जब तक कि इसके लिए अलग से कोई उल्लेख न हो।
3. यदि A, B से दुगुनी गति से काम करता है, तो A, B से आधे समय में काम को पूरा कर सकता है।
4. किसी कार्य को पूरा करने के लिए व्यक्तियों की संख्या जिस अनुपात में बढ़ती है, उनके द्वारा लिया जाने वाला समय भी उसी अनुपात में घटता है।
5. मजदूरी ज्ञात करते समय यह ध्यान में रखना चाहिये कि मजदूर द्वारा किये गये कार्य के अनुपात में ही मजदूरी का बँटवारा हो।

प्रश्नमाला

1. 24 आदमी एक मशीन को 12 दिन में तैयार करते हैं तो 36 आदमी ऐसी ही मशीन को कितने दिन में तैयार करेंगे?

A. 10 दिन B. 4 दिन
C. 12 दिन D. 8 दिन
E. 15 दिन

2. A, B और C मिलकर कोई काम करके ₹ 380 कमाते हैं। यदि उनके कामों में 4 : 7 : 8 अनुपात हो, तो वे अपनी मजदूरी को क्रमशः बाँटेंगे:

A. ₹ 80, 140, 160 B. ₹ 100, 120, 160
C. ₹ 80, 160, 140 D. ₹ 140, 80, 160
E. ₹ 60, 140, 120

3. A, B और C किसी काम को क्रमशः 4, 6 तथा 8 दिन में पूरा कर सकते हैं। यदि उस काम की मजदूरी ₹ 390 हो, तो B की मजदूरी में हिस्सा ज्ञात कीजिए?

A. ₹ 110 B. ₹ 130
C. ₹ 120 D. ₹ 125
E. ₹ 140

4. A एक काम को 6 दिन में तथा B उसी काम को 10 दिन में पूरा करता है। A और B दोनों मिलकर उस काम को कितने दिनों में पूरा कर सकते हैं?

A. $2\frac{3}{4}$ दिन B. $3\frac{3}{4}$ दिन
C. $3\frac{1}{4}$ दिन D. $2\frac{1}{4}$ दिन
E. इनमें से कोई नहीं

5. एक काम को 6 आदमी और 5 औरतें मिलकर 6 दिन में तथा उसी काम को 3 आदमी और 4 औरतें मिलकर 10 दिन में पूरा करते हैं। 9 आदमी और 15 औरतें मिलकर उस काम को कितने दिनों में पूरा करेंगे?

A. 4 दिन B. 3 दिन
C. 2 दिन D. 7 दिन
E. 5 दिन

6. एक हौज को एक नल 4 घंटे में तथा दूसरा नल उसी हौज को 5 घंटे में भरता है। यदि दोनों नल एक साथ खोल दिये जाएं, तो हौज कितने घंटे में भर जाएगा?

A. $3\frac{2}{9}$ घंटे B. $2\frac{2}{9}$ घंटे
C. $2\frac{1}{9}$ घंटे D. $3\frac{5}{9}$ घंटे
E. इनमें से कोई नहीं

7. A, B तथा C मिलकर ₹ 480 कमाते हैं। यदि उनके कामों का अनुपात 2 : 3 : 5 हो, तो बताइये B को अपने हिस्से का कितना धन प्राप्त होगा?

A. ₹ 145 B. ₹ 144
C. ₹ 160 D. ₹ 170
E. ₹ 180

8. एक काम को 2 आदमी और 3 बच्चे मिलकर 6 दिन में कर सकते हैं। उसी काम को 4 आदमी और 3 बच्चे मिलकर 4 दिन में कर सकते हैं। बताइये 8 आदमी और 3 बच्चे मिलकर उस काम को कितने दिनों में पूरा कर सकते हैं?

A. $2\frac{2}{5}$ दिन B. $1\frac{1}{5}$ दिन
C. $3\frac{1}{5}$ दिन D. $3\frac{2}{5}$ दिन
E. इनमें से कोई नहीं

9. जिस काम को 12 आदमी 80 दिनों में कर सकते हों, तो उसी काम को 16 आदमी कितने दिनों में करेंगे?

A. 30 B. 60
C. 45 D. 15
E. 50

10. 12 आदमी एक काम को 8 दिन में कर सकते हैं। काम शुरू करने के 3 दिन बाद 3 आदमी और काम में सम्मिलित हो गये। शेष काम को पूरा होने में कितने दिन लगेंगे?

A. 2 B. 5
C. 3 D. 4
E. 6

11. 6 व्यक्ति 168 खिलौने 7 दिन में बनाते हैं। 8 व्यक्ति 5 दिन में कितने खिलौने बनायेंगे?

A. 180 B. 154
C. 168 D. 160
E. 165

12. 40 मजदूर किसी दीवार को 28 दिन में बना सकते हैं। यदि दीवार को 35 दिन में बनाना हो, तो कितने मजदूरों की आवश्यकता होगी?

A. 36 B. 32
C. 64 D. 18
E. 54

13. एक नल एक टंकी को 15 मिनट में भरता है जबकि दूसरा नल उसे 10 मिनट में भरता है। यदि दोनों नल एक साथ खोल दिये जाएं, तो टंकी कितने मिनट में भरेगी?

A. 4 B. 6
C. 8 D. 5
E. 7

14. 12 औरतें या 18 लड़के एक काम को 7 दिनों में कर सकते हैं। यदि 4 औरतें तथा 8 लड़कों को काम पर लगा दिया जाए, तो काम कितने दिनों में समाप्त होगा?

A. 9 दिन B. 8 दिन
C. 6 दिन D. 5 दिन
E. 4 दिन

15. A किसी काम को अकेला 16 दिनों में तथा B उसी काम को अकेला 12 दिनों में पूरा कर सकता है। दोनों बारी-बारी से एकांतर दिवस पर काम करते हैं। काम A ने शुरू किया, कितने दिनों में काम पूरा हो जाएगा?

A. 12 दिन B. 13 दिन
C. $13\frac{5}{7}$ दिन D. $13\frac{3}{4}$ दिन
E. 15 दिन

उत्तरमाला

1	2	3	4	5	6	7	8	9	10
D	A	C	B	B	B	B	A	B	D
11	**12**	**13**	**14**	**15**					
D	B	B	A	D					

व्याख्यात्मक उत्तर

1. $\because$ 24 आदमी किसी मशीन को 12 दिन में तैयार करते हैं

$\therefore$ 1 आदमी उस मशीन को 24×12 दिनों में तैयार करेगा

$\therefore$ 36 आदमी उस मशीन को $\frac{24 \times 12}{36}$

= 8 दिनों में तैयार करेंगे।

2. कुल मजदूरी = ₹ 380

A : B : C = 4 : 7: 8

A का हिस्सा = $\frac{4}{19} \times 380$ = ₹ 4 × 20 = ₹ 80

B का हिस्सा = $\frac{7}{19} \times 380$ = ₹ 7 × 20 = ₹ 140

C का हिस्सा = $\frac{8}{19} \times 380$ = ₹ 8 × 20 = ₹ 160

3. $\because$ A का 1 दिन का काम = $\frac{1}{4}$

B का 1 दिन का काम = $\frac{1}{6}$

C का 1 दिन का काम = $\frac{1}{8}$

$\therefore$ A, B तथा C के कामों का अनुपात

$= \frac{1}{4} : \frac{1}{6} : \frac{1}{8} = 6 : 4 : 3$

अनुपाती संख्याओं का योग = 6 + 4 + 3 = 13

B का हिस्सा = $\frac{4}{13}$ × ₹ 390 = ₹ 4 × 30 = ₹ 120

4. A का 1 दिन का काम = $\frac{1}{6}$

B का 1 दिन का काम = $\frac{1}{10}$

(A + B) का 1 दिन का काम = $\frac{1}{6} + \frac{1}{10}$

$= \frac{5+3}{30} = \frac{8}{30} = \frac{4}{15}$

अतः दोनों मिलकर $\frac{15}{4}$ दिन = $3\frac{3}{4}$ दिनों में करेंगे।

5. $\because$ (6 आदमी + 5 औरतें) का 1 दिन का काम

$= \frac{1}{6}$ ...(*i*)

तथा (3 आदमी + 4 औरतें) का 1 दिन का काम = $\frac{1}{10}$

$\therefore$ (6 आदमी + 8 औरतें) का 1 दिन का काम

$= \frac{1}{10} \times 2 = \frac{1}{5}$ ...(*ii*)

समीकरण (*i*) तथा (*ii*) से,

3 औरतों का 1 दिन का काम = $\frac{1}{5} - \frac{1}{6} = \frac{6-5}{30} = \frac{1}{30}$

$\therefore$ 15 औरतों का 1 दिन का काम = $\frac{1}{30} \times \frac{15}{3} = \frac{1}{6}$

4 औरतों का 1 दिन का काम = $\frac{1}{30} \times \frac{4}{3} = \frac{2}{45}$

3 आदमियों का 1 दिन का काम

$= \frac{1}{10} - \frac{2}{45} = \frac{9-4}{90} = \frac{5}{90} = \frac{1}{18}$

9 आदमियों का 1 दिन का काम = $\frac{1}{18} \times \frac{9}{3} = \frac{1}{6}$

$\therefore$ (9 आदमी + 15 औरतें) का 1 दिन का काम

$= \frac{1}{6} + \frac{1}{6} = \frac{2}{6} = \frac{1}{3}$

अतः (9 आदमी + 15 औरतें) मिलकर उस काम को 3 दिनों में पूरा कर लेंगी।

6. पहले नल द्वारा 1 घंटे में हौज का भरा भाग = $\frac{1}{4}$

तथा दूसरे नल द्वारा 1 घंटे में हौज का भरा भाग = $\frac{1}{5}$

दोनों नल द्वारा 1 घंटे में हौज का भरा भाग

$= \frac{1}{4} + \frac{1}{5} = \frac{5+4}{20} = \frac{9}{20}$

अतः दोनों नल $\frac{20}{9}$ घंटे = $2\frac{2}{9}$ घंटे में हौज को पूरा भर देंगे।

7. A, B, C की कुल मजदूरी = ₹ 480

कामों का अनुपात = 2 : 3 : 5

अतः B का हिस्सा = $\frac{3}{10}$ × ₹ 480 = ₹ 144

8. $\because$ (2 आदमी + 3 बच्चे) का 1 दिन का काम = $\frac{1}{6}$

तथा (4 आदमी + 3 बच्चे) का 1 दिन का काम = $\frac{1}{4}$

2 आदमी का 1 दिन का काम = $\frac{1}{4}-\frac{1}{6}=\frac{3-2}{12}=\frac{1}{12}$

8 आदमी का 1 दिन का काम = $\frac{1}{12}\times\frac{8}{2}=\frac{1}{3}$

3 बच्चे का 1 दिन का काम = $\frac{1}{6}-\frac{1}{12}=\frac{2-1}{12}=\frac{1}{12}$

(8 आदमी + 3 बच्चे) का 1 दिन का काम

$=\frac{1}{3}+\frac{1}{12}=\frac{4+1}{12}=\frac{5}{12}$

अतः 8 आदमी तथा 3 बच्चे मिलकर उस काम को $\frac{12}{5}=2\frac{2}{5}$ दिनों में पूरा करेंगे।

9. $\because$ 12 आदमी किसी काम को 80 दिनों में पूरा करते हैं
$\therefore$ 1 आदमी उसी काम को 12×80 दिनों में पूरा करेगा
$\therefore$ 16 आदमी उसी काम को $\frac{12\times80}{16}$
= 60 दिनों में पूरा करेंगे।

10. चूँकि 3 दिन काम होने के बाद 3 आदमी बढ़ गये।
8 दिन − 3 दिन = 5 दिन
आदमियों की संख्या = 12 + 3 = 15 आदमी
$\because$ 12 आदमी शेष काम को 5 दिनों में पूरा कर सकते हैं
$\therefore$ 1 आदमी उस काम को 12×5 दिनों में पूरा करेगा
$\therefore$ 15 आदमी उस काम को $\frac{12\times5}{15}$
= 4 दिनों में पूरा करेंगे।

11. $\because$ 6 आदमी 7 दिन काम करके 168 खिलौने बनाते हैं
$\therefore$ 1 आदमी 1 दिन काम करके $\frac{168}{6\times7}$ खिलौने बनायेंगे
$\therefore$ 8 आदमी 5 दिन काम करके $\frac{168\times8\times5}{6\times7}$ खिलौने
= 4 × 8 × 5 = 160 खिलौने बनायेंगे

12. $\because$ किसी दीवार को 28 दिन में बनाने के लिए 40 मजदूरों की आवश्यकता होती है
$\therefore$ उस दीवार को 1 दिन में बनाने के लिए 40×28 मजदूरों की आवश्यकता पड़ेगी
$\therefore$ उस दीवार को 35 दिन में बनाने के लिए $\frac{40\times28}{35}$
= 32 मजदूरों की आवश्यकता होगी।

13. पहले नल द्वारा 1 मिनट में टंकी का भरा भाग = $\frac{1}{15}$

दूसरे नल द्वारा 1 मिनट में टंकी का भरा भाग = $\frac{1}{10}$

दोनों नल द्वारा 1 मिनट में टंकी का भरा भाग

$=\frac{1}{15}+\frac{1}{10}=\frac{2+3}{30}=\frac{5}{30}=\frac{1}{6}$

अतः दोनों नल 6 मिनट में पूरी टंकी को भर देंगे।

14. $\because$ 12 औरतें = 18 लड़के

1 औरत = $\frac{18}{12}$ लड़के = $\frac{3}{2}$ लड़के

4 औरतें + 8 लड़के = $\left(4\times\frac{3}{2}+8\right)$ लड़के

= (6 + 8) लड़के = 14 लड़के

$\because$ 18 लड़के किसी काम को 7 दिनों में पूरा करते हैं
$\therefore$ 1 लड़का उस काम को 18×7 दिनों में पूरा करेगा
$\therefore$ 14 लड़के उसी काम को $\frac{18\times7}{14}$ = 9 दिनों में पूरा करेंगे।

15. $\left(\frac{1}{16}+\frac{1}{12}\right)$ भाग = 2 दिन

$\Rightarrow$ $\left(\frac{3+4}{48}\right)$ भाग = 2 दिन

$\Rightarrow$ $\frac{7}{48}$ भाग = 2 दिन

$\Rightarrow$ $\left(\frac{7}{48}\times6\right)$ भाग = 2 × 6 दिन

$\Rightarrow$ $\frac{42}{48}$ भाग = 12 दिन

शेष काम = 1 − $\frac{42}{48}$ भाग = $\frac{6}{48}$ भाग = $\frac{1}{8}$ भाग

13वें दिन A को काम करने के बाद शेष काम

$=\frac{1}{8}-\frac{1}{16}=\frac{1}{16}$

$\frac{1}{16}$ काम को B को करने में लगा समय

$=\frac{1}{16}\times12=\frac{3}{4}$ दिन $\therefore$ कुल समय = $13\frac{3}{4}$ दिन

❑❑❑

करणी (Surds) 13

प्राय: सभी संख्याओं के वर्गमूल सदैव पूर्ण संख्या नहीं होते, जैसे—$\sqrt{9} = 3$ परन्तु $\sqrt{15} = 3.873$, जो कि पूर्ण संख्या नहीं है, अर्थात् 15 का वर्गमूल पूर्ण संख्या नहीं है। अत: ऐसी संख्यायें जिनके वर्गमूल पूर्ण संख्या नहीं होते, जैसे : $\sqrt{3}$, $\sqrt{7}$, $2 + \sqrt{11}$, $4 + \sqrt{13}$ .... इत्यादि संख्यायें **करणी** कहलाती हैं।

प्रश्नों को हल करने के लिए निम्नलिखित सूत्रों का प्रयोग कीजिए :

1. $\sqrt{a} \times \sqrt{a} = a$

2. $\sqrt{a} \times \sqrt{b} = \sqrt{ab}$

3. $\left(\sqrt{a} + \sqrt{b}\right)^2 = a + b + 2\sqrt{ab}$

4. $\left(\sqrt{a} - \sqrt{b}\right)^2 = a + b - 2\sqrt{ab}$

5. $x\sqrt{a} + x\sqrt{b} = x\left(\sqrt{a} + \sqrt{b}\right)$

6. $\frac{1}{\sqrt{a} + \sqrt{b}} = \frac{1}{\sqrt{a} + \sqrt{b}} \times \frac{\sqrt{a} - \sqrt{b}}{\sqrt{a} - \sqrt{b}}$

$= \frac{\sqrt{a} - \sqrt{b}}{a - b}$

7. $\frac{1}{\sqrt{a} - \sqrt{b}} = \frac{1}{\sqrt{a} - \sqrt{b}} \times \frac{\sqrt{a} + \sqrt{b}}{\sqrt{a} + \sqrt{b}} = \frac{\sqrt{a} + \sqrt{b}}{a - b}$

8. $a + \sqrt{b} = c + \sqrt{d} \Rightarrow a = c$ तथा $b = d$

9. $\sqrt{2} = 1.41421$, $\sqrt{3} = 1.73205$, $\sqrt{5} = 2.23607$, $\sqrt{6} = 2.4494$, $\sqrt{7} = 2.64575$, $\sqrt{8} = 2.82842$, $\sqrt{10} = 3.16227$, $\sqrt{11} = 3.31662$

प्रश्नमाला

1. $\frac{1}{\sqrt{3}}$ का मान दशमलव के तीन स्थानों तक होगा—

A. 0.577 B. 0.477
C. 0.673 D. 0.575
E. 0.554

2. यदि $\sqrt{2} = 1.4142$ हो, तो $\frac{1}{2}\left(\frac{\sqrt{2} - 1}{\sqrt{2} + 1}\right)$ का मान कितना होगा?

A. .0768 B. .0658
C. .0858 D. .0458
E. .0854

3. यदि $\sqrt{1936} = 44$ हो, तो $\sqrt{1936} + \sqrt{0.1936} + \sqrt{.001936}$ का मान दशमलव के तीन स्थानों तक होगा—

A. 5.679 B. 4.884
C. 9.884 D. 6.778
E. 5.976

4. $\sqrt{\left(5+\frac{4}{9}\right)}$ का मान होगा ?

A. $3\frac{1}{3}$ B. $2\frac{1}{6}$

C. $4\frac{1}{3}$ D. $2\frac{1}{3}$

E. इनमें से कोई नहीं

5. $\frac{\sqrt{2}-1}{\sqrt{2}+1}$ का मान दशमलव के तीन स्थानों तक होगा—

A. 0.172 B. 0.158

C. 0.176 D. 0.188

E. 0.671

6. $\sqrt[3]{8^4}$ का मान कितना होगा ?

A. 15 B. 9

C. 16 D. 25

E. 30

7. यदि $\sqrt{6}$ = 2.45, तो $\sqrt{\frac{2}{3}}+3\sqrt{\frac{3}{2}}$ का मान किसके बराबर होगा ?

A. 3.942 B. 4.492

C. 4.942 D. 9.345

E. 2.549

8. $\sqrt{72}$ का मान किसके बराबर होगा ?

A. $3\sqrt{5}$ B. $6\sqrt{2}$

C. $8\sqrt{2}$ D. $7\sqrt{3}$

E. इनमें से कोई नहीं

9. हर के परिमेयीकरण के पश्चात व्यंजक $\frac{\sqrt{2}}{\sqrt{2}+\sqrt{3}-\sqrt{5}}$ का रूप होगा—

A. $\frac{3+\sqrt{6}+\sqrt{15}}{6}$ B. $\frac{3-\sqrt{6}-\sqrt{5}}{6}$

C. $\frac{3+\sqrt{6}+\sqrt{5}}{3}$ D. $\frac{2+\sqrt{6}-\sqrt{15}}{6}$

E. इनमें से कोई नहीं

10. $(\sqrt{80}+3\times\sqrt{245}-\sqrt{125})$ का मान कितना होगा ?

A. $18\sqrt{5}$ B. $20\sqrt{5}$

C. $22\sqrt{5}$ D. $28\sqrt{2}$

E. इनमें से कोई नहीं

11. $\left(\frac{\sqrt{5}+\sqrt{3}}{\sqrt{5}-\sqrt{3}}\right)$ का मान कितना होगा ?

A. $4+\sqrt{15}$ B. $3-\sqrt{15}$

C. $2+\sqrt{15}$ D. $4-\sqrt{15}$

E. इनमें से कोई नहीं

12. $3^{\frac{1}{5}}, 5^{\frac{3}{5}}, 7^{\frac{4}{5}}$ को आरोही क्रम में किस प्रकार से लिखा जा सकता है ?

A. $5^{\frac{3}{5}} < 3^{\frac{1}{5}} < 7^{\frac{4}{5}}$ B. $3^{\frac{1}{5}} < 5^{\frac{3}{5}} < 7^{\frac{4}{5}}$

C. $7^{\frac{4}{5}} < 3^{\frac{1}{5}} < 5^{\frac{3}{5}}$ D. $3^{\frac{1}{5}} < 7^{\frac{4}{5}} < 5^{\frac{3}{5}}$

E. इनमें से कोई नहीं

13. यदि $12\times4^{\frac{1}{3}}$ को $3\sqrt{2}$ से भाग दिया जाये, तब भागफल का मान होगा :

A. 2 B. $\sqrt{15}$

C. 3 D. $2^{13/6}$

E. 5

14. यदि $4^{\frac{1}{3}}, 6^{\frac{1}{6}}$ तथा $\sqrt{5}$ का गुणा किया जाये, तो गुणनफल का मान होगा :

A. $(12000)^{\frac{1}{6}}$ B. $(12009)^{\frac{1}{6}}$

C. $(14000)^{\frac{1}{6}}$ D. $(15000)^{\frac{1}{4}}$

E. इनमें से कोई नहीं

15. व्यंजक $\left(2+\sqrt{2}+\frac{1}{2+\sqrt{2}}+\frac{1}{\sqrt{2}-2}\right)$ का मान होगा :

A. 5 B. 2

C. 3 D. 8

E. 7

16. व्यंजक $\left(\frac{\sqrt{7}+\sqrt{5}}{\sqrt{7}-\sqrt{5}}\right)$ का मान होगा :

A. $6-\sqrt{35}$ B. $2+\sqrt{35}$

C. $4-\sqrt{35}$ D. $6+\sqrt{35}$

E. इनमें से कोई नहीं

17. निम्न में से किसका मान सबसे अधिक होगा :

$6\times(5)^{\frac{1}{3}}, 8\times 2^{\frac{1}{3}}, 2\times(130)^{\frac{1}{3}}, (900)^{\frac{1}{3}}$

A. $8\times(2)^{\frac{1}{3}}$ B. $6\times(5)^{\frac{1}{3}}$

C. $2\times(130)^{\frac{1}{3}}$ D. $(900)^{\frac{1}{3}}$

E. इनमें से कोई नहीं

18. व्यंजक $\left(2+\sqrt{2}\right)+\left(\frac{1}{2+\sqrt{2}}\right)$ का मान क्या होगा?

A. $\frac{6+\sqrt{2}}{2}$ B. $\frac{3+\sqrt{2}}{2}$

C. $\frac{6-\sqrt{2}}{2}$ D. $\frac{6+\sqrt{2}}{4}$

E. इनमें से कोई नहीं

19. $3\sqrt{15}\,\sqrt{5}-4\sqrt{27}$ किसके बराबर होगा?

A. $\sqrt{24}$ B. $\sqrt{27}$

C. $\sqrt{25}$ D. $3\sqrt{5}$

E. इनमें से कोई नहीं

20. $\left(\frac{\sqrt{8}+\sqrt{4}}{\sqrt{8}-\sqrt{4}}\right)$ व्यंजक में हर का परिमेयीकरण करने पर मान होगा :

A. $4+\sqrt{8}$ B. $3+\sqrt{8}$

C. $2-\sqrt{8}$ D. $3-\sqrt{8}$

E. इनमें से कोई नहीं

उत्तरमाला

1	2	3	4	5	6	7	8	9	10
A	C	B	D	A	C	B	B	A	B
11	**12**	**13**	**14**	**15**	**16**	**17**	**18**	**19**	**20**
A	B	D	A	B	D	B	A	B	B

व्याख्यात्मक उत्तर

1. $\because \frac{1}{\sqrt{3}} = \frac{1}{\sqrt{3}}\times\frac{\sqrt{3}}{\sqrt{3}} = \frac{\sqrt{3}}{3} = \frac{1.732}{3} = 0.577.$

2. $\because \frac{1}{2}\left(\frac{\sqrt{2}-1}{\sqrt{2}+1}\right) = \frac{1}{2}\times\frac{\sqrt{2}-1}{\sqrt{2}+1}\times\frac{\sqrt{2}-1}{\sqrt{2}-1}$

$= \frac{1}{2}\times\frac{\left(\sqrt{2}-1\right)^2}{\left(\sqrt{2}\right)^2-1^2} = \frac{1}{2}\times\frac{2+1-2\sqrt{2}}{2-1}$

$= \frac{1}{2}\times\frac{3-2\sqrt{2}}{1} = \frac{1}{2}\times(3-2\times1.4142)$

$= \frac{1}{2}\times0.1716 = 0.0858.$

3. $\because \sqrt{1936} = 44 \Rightarrow \sqrt{19.36} = 4.4$

$\Rightarrow \sqrt{0.1936} = 0.44 \Rightarrow \sqrt{.001936} = .044$

$\therefore \sqrt{19.36}+\sqrt{0.1936}+\sqrt{.001936}$

$= 4.4+0.44+0.044 = 4.884.$

4. $\because \sqrt{5+\frac{4}{9}} = \sqrt{\frac{45+4}{9}} = \sqrt{\frac{49}{9}} = \frac{7}{3} = 2\frac{1}{3}.$

5. $\because \frac{\sqrt{2}-1}{\sqrt{2}+1} = \frac{\sqrt{2}-1}{\sqrt{2}+1}\times\frac{\sqrt{2}-1}{\sqrt{2}-1}$

$= \frac{\left(\sqrt{2}-1\right)^2}{\left(\sqrt{2}\right)^2-(1)^2} = \frac{2+1-2\sqrt{2}}{2-1}$

$$= \frac{3-2\sqrt{2}}{1} = 3 - 2 \times 1.414 = 0.172.$$

6. $\because \sqrt[3]{8^4} = (8)^{\frac{4}{3}} = \left(2^3\right)^{\frac{4}{3}} = 2^{3\times\frac{4}{3}} = 2^4 = 16.$

7. $\because \sqrt{\frac{2}{3}} + 3\sqrt{\frac{3}{2}} = \frac{\sqrt{2}}{\sqrt{3}} \times \frac{\sqrt{3}}{\sqrt{3}} + 3 \times \frac{\sqrt{3}}{\sqrt{2}} \times \frac{\sqrt{2}}{\sqrt{2}}$

$$= \frac{\sqrt{6}}{3} + \frac{3\sqrt{6}}{2} = \sqrt{6}\left[\frac{1}{3} + \frac{3}{2}\right]$$

$$= \sqrt{6} \times \frac{11}{6} = \frac{11}{6} \times 2.45 = 4.492.$$

8. $\because \sqrt{72} = \sqrt{6 \times 6 \times 2} = \sqrt{6^2 \times 2} = 6\sqrt{2}$.

9. $\frac{\sqrt{2}}{\sqrt{2}+\sqrt{3}-\sqrt{5}}$

$$= \frac{\sqrt{2}}{\sqrt{2}+\sqrt{3}-\sqrt{5}} \times \frac{\sqrt{2}+\sqrt{3}+\sqrt{5}}{\sqrt{2}+\sqrt{3}+\sqrt{5}}$$

$$= \frac{\sqrt{2}\left(\sqrt{2}+\sqrt{3}+\sqrt{5}\right)}{\left(\sqrt{2}+\sqrt{3}\right)^2 - \left(\sqrt{5}\right)^2}$$

$$= \frac{2+\sqrt{6}+\sqrt{10}}{2\sqrt{6}} = \frac{2+\sqrt{6}+\sqrt{10}}{2\sqrt{6}} \times \frac{\sqrt{6}}{\sqrt{6}}$$

$$= \frac{2\sqrt{6}+6+\sqrt{60}}{12} = \frac{3+\sqrt{6}+\sqrt{15}}{6}.$$

10. $\because \sqrt{80} + 3 \times \sqrt{245} - \sqrt{125}$

$$= \sqrt{16 \times 5} + 3 \times \sqrt{49 \times 5} - \sqrt{25 \times 5}$$

$$= 4\sqrt{5} + 21\sqrt{5} - 5\sqrt{5} = 20\sqrt{5}.$$

11. $\because \frac{\sqrt{5}+\sqrt{3}}{\sqrt{5}-\sqrt{3}} = \frac{\sqrt{5}+\sqrt{3}}{\sqrt{5}-\sqrt{3}} \times \frac{\sqrt{5}+\sqrt{3}}{\sqrt{5}+\sqrt{3}}$

$$= \frac{\left(\sqrt{5}+\sqrt{3}\right)^2}{\left(\sqrt{5}\right)^2 - \left(\sqrt{3}\right)^2}$$

$$= \frac{5+3+2\sqrt{15}}{5-3}$$

$$= \frac{8+2\sqrt{15}}{2} = 4 + \sqrt{15}.$$

12. $\because 3^{\frac{1}{5}} = (3)^{\frac{1}{5}}$

$5^{\frac{3}{5}} = \left(5^3\right)^{\frac{1}{5}} = (125)^{\frac{1}{5}}$ तथा $7^{\frac{4}{5}} = \left(7^4\right)^{\frac{1}{5}} =$ $(2401)^{\frac{1}{5}}$

अत: स्पष्ट है कि $(3)^{\frac{1}{5}} < (125)^{\frac{1}{5}} < (2401)^{\frac{1}{5}}$

अत: $3^{\frac{1}{5}} < 5^{\frac{3}{5}} < 7^{\frac{4}{5}}$ आरोही क्रम में होगी।

13. प्रश्नानुसार, $\frac{12 \times 4^{\frac{1}{3}}}{3\sqrt{2}} = \frac{12 \times 2^{\frac{2}{3}}}{3 \times 2^{\frac{1}{2}}} \times \frac{2^{\frac{1}{2}}}{2^{\frac{1}{2}}}$

$$= \frac{12 \times 2^{\frac{7}{6}}}{3 \times 2} = \frac{12 \times 2^{\frac{7}{6}}}{6} = 2^{\frac{13}{6}}.$$

14. $\because 4^{\frac{1}{3}} = 4^{\frac{2}{6}} = \left(4^2\right)^{\frac{1}{6}} = (16)^{\frac{1}{6}}$

$\because 6^{\frac{1}{6}} = (6)^{\frac{1}{6}}$ तथा $\sqrt{5} = 5^{\frac{1}{2}} = 5^{\frac{3}{6}} = \left(5^3\right)^{\frac{1}{6}} =$ $(125)^{\frac{1}{6}}$

$$4^{\frac{1}{3}} \times 6^{\frac{1}{6}} \times \sqrt{5} = (16)^{\frac{1}{6}} \times (6)^{\frac{1}{6}} \times (125)^{\frac{1}{6}}$$

$$= (16 \times 6 \times 125)^{\frac{1}{6}} = (12000)^{\frac{1}{6}}.$$

15. $\because \left(2+\sqrt{2}+\frac{1}{2+\sqrt{2}}+\frac{1}{\sqrt{2}-2}\right)$

$$= 2+\sqrt{2}+\left(\frac{1}{2+\sqrt{2}}+\frac{1}{\sqrt{2}-2}\right)$$

$$= 2+\sqrt{2}+\left(\frac{\sqrt{2}-2+\sqrt{2}+2}{(\sqrt{2}+2)(\sqrt{2}-2)}\right)$$

$$= 2+\sqrt{2}+\frac{(2\sqrt{2})}{2-4}$$

$$= 2+\sqrt{2}+\frac{2\sqrt{2}}{-2} = 2+\sqrt{2}-\sqrt{2} = 2.$$

16. $\because \frac{\sqrt{7}+\sqrt{5}}{\sqrt{7}-\sqrt{5}} = \frac{\sqrt{7}+\sqrt{5}}{\sqrt{7}-\sqrt{5}} \times \frac{\sqrt{7}+\sqrt{5}}{\sqrt{7}+\sqrt{5}}$

$$= \frac{(\sqrt{7}+\sqrt{5})^2}{(\sqrt{7})^2-(\sqrt{5})^2} = \frac{7+5+2\sqrt{35}}{7-5}$$

$$= \frac{12+2\sqrt{35}}{2} = 6+\sqrt{35}.$$

17. $\because 6\times 5^{\frac{1}{3}} = (6^3)^{\frac{1}{3}}.5^{\frac{1}{3}} = (216)^{\frac{1}{3}}.5^{\frac{1}{3}}$

$$= (1080)^{\frac{1}{3}}$$

$\because 8\times 2^{\frac{1}{3}} = (8^3)^{\frac{1}{3}}.2^{\frac{1}{3}} = (512)^{\frac{1}{3}}.2^{\frac{1}{3}} = (1024)^{\frac{1}{3}}$

$\because 2\times(130)^{\frac{1}{3}} = (2^3)^{\frac{1}{3}}.(130)^{\frac{1}{3}}$

$= (8)^{\frac{1}{3}}.(130)^{\frac{1}{3}} = (1040)^{\frac{1}{3}}$

तथा $(900)^{\frac{1}{3}} = (900)^{\frac{1}{3}}$

अत: स्पष्ट है कि उपरोक्त में सबसे अधिक मान $(1080)^{\frac{1}{3}}$ का होगा

$\therefore$ $6\times 5^{\frac{1}{3}}$ का मान सबसे अधिक होगा।

18. $\because 2+\sqrt{2}+\frac{1}{2+\sqrt{2}}$

$$= 2+\sqrt{2}+\frac{1}{2+\sqrt{2}}\times\frac{2-\sqrt{2}}{2-\sqrt{2}}$$

$$= 2+\sqrt{2}+\frac{2-\sqrt{2}}{4-2} = 2+\sqrt{2}+\frac{2-\sqrt{2}}{2}$$

$$= \frac{4+2\sqrt{2}+2-\sqrt{2}}{2} = \frac{6+\sqrt{2}}{2}.$$

19. $\because 3\times\sqrt{15}\sqrt{5}-4\times\sqrt{27}$

$= 3\times\sqrt{3\times 5}\times\sqrt{5}-4\times\sqrt{9\times 3}$

$= 3\times(\sqrt{5})^2\times\sqrt{3}-4\times\sqrt{9}\times\sqrt{3}$

$= 3\times 5\times\sqrt{3}-4\times 3\times\sqrt{3}$

$= 15\sqrt{3}-12\sqrt{3} = 3\sqrt{3} = \sqrt{27}.$

20. $\because \frac{\sqrt{8}+\sqrt{4}}{\sqrt{8}-\sqrt{4}} = \frac{\sqrt{8}+\sqrt{4}}{\sqrt{8}-\sqrt{4}}\times\frac{\sqrt{8}+\sqrt{4}}{\sqrt{8}+\sqrt{4}}$

$$= \frac{(\sqrt{8}+\sqrt{4})^2}{(\sqrt{8})^2-(\sqrt{4})^2} = \frac{8+4+2\sqrt{32}}{8-4}$$

$$= \frac{12+4\sqrt{8}}{4} = 3+\sqrt{8}.$$

❑ ❑ ❑

क्षेत्रमिति (Mensuration) 14

क्षेत्रफल और परिमिति (Area and Perimeter)

त्रिभुज

त्रिभुज का क्षेत्रफल $= \frac{1}{2} \times$ आधार $\times$ ऊँचाई

$= \frac{1}{2} \times b \times h$

विषमबाहु त्रिभुज (Scalene Triangle)

1. त्रिभुज का परिमाप $= a + b + c$
2. त्रिभुज का क्षेत्रफल $= \sqrt{s(s-a)(s-b)(s-c)}$

जहाँ $s = \frac{a+b+c}{2}$

समकोण त्रिभुज (Right Triangle)

1. समकोण त्रिभुज का परिमाप $= p + b + h$
2. समकोण त्रिभुज का क्षेत्रफल $= \frac{1}{2} \times$ आधार $\times$ ऊँचाई

$= \frac{1}{2} \times b \times h$

समबाहु त्रिभुज (Equilateral Triangle)

1. समबाहु त्रिभुज का परिमाप $= a + a + a = 3a$
2. समबाहु त्रिभुज का क्षेत्रफल $= \frac{\sqrt{3}}{4} \times a^2$ (जहाँ a भुजा है)

आयत (Rectangle)

1. आयत का परिमाप = 2(लम्बाई + चौड़ाई) $= 2(l + b)$
2. आयत का क्षेत्रफल = लम्बाई $\times$ चौड़ाई $= l \times b$

वर्ग (Square)

1. वर्ग का परिमाप $= a + a + a + a = 4a$
2. वर्ग का क्षेत्रफल = (भुजा)$^2 = a \times a = a^2$

समान्तर चतुर्भुज (Parallelogram)

1. समान्तर चतुर्भुज का परिमाप $= 2(a + b)$
2. समान्तर चतुर्भुज का क्षेत्रफल = आधार $\times$ ऊँचाई $= b \times h$

समचतुर्भुज (Rhombus)

1. समचतुर्भुज का परिमाप $= 4a$ (4 $\times$ भुजा)
2. समचतुर्भुज का क्षेत्रफल

$= \frac{1}{2} \times d_1 \times d_2$ (जहाँ d_1, d_2 विकर्ण हैं)

समलम्ब चतुर्भुज (Trapezium)

1. समलम्ब चतुर्भुज का क्षेत्रफल

$= \frac{1}{2} \times$ (समान्तर भुजाओं का योग) $\times$ ऊँचाई

$= \frac{1}{2}(a+b) \times h$

चतुर्भुज (Quadrilteral)

1. चतुर्भुज का क्षेत्रफल $= \frac{1}{2} \times$ विकर्ण (ऊँचाइयों का योगफल)

$= \frac{1}{2} \times d(h_1 + h_2)$

बहुभुज (Polygon)

1. सम पंचभुज का क्षेत्रफल $= \frac{5a^2\sqrt{3}}{4}$

2. षट्भुज का क्षेत्रफल = $\frac{6a^2\sqrt{3}}{4}$
(जहाँ a बहुभुज की भुजा है)

वृत्त (Circle)

1. वृत्त का क्षेत्रफल = πr^2 2. वृत्त की परिधि = $2\pi r$

वृत्त की चाप की लम्बाई (Length of arc of a circle)

यदि कोई चाप केन्द्र पर $\theta°$ का कोण बनाता है, तो

चाप की लम्बाई = $\frac{\theta°}{360°} \times 2\pi r$

वृत्त की त्रिज्य खंड का क्षेत्रफल (Area of sector of a circle)

त्रिज्यखण्ड का क्षेत्रफल = $\frac{\theta°}{360°} \times \pi r^2$

दो संकेन्द्रित वृत्तों द्वारा बना क्षेत्रफल
(Area enclosed by two concentric circles)

दोनों वृत्तों द्वारा बना क्षेत्रफल = $\pi(R^2 - r^2)$

पृष्ठीय क्षेत्रफल और आयतन (Surface area and Volume)

घन (Cube)

1. घन का आयतन = a^3 = (भुजा)^3
2. घन का वक्र पृष्ठीय क्षेत्रफल = $4a^2$
3. घन का कुल पृष्ठीय क्षेत्रफल = $6a^2$
4. घन का विकर्ण = $a\sqrt{3}$

घनाभ (Cuboid)

1. घनाभ का आयतन = लम्बाई × चौड़ाई × ऊँचाई
$= l \times b \times h$
2. घनाभ का पृष्ठीय क्षेत्रफल = $2(l + b) \times h$
3. घनाभ का कुल पृष्ठीय क्षेत्रफल = $2(lb + bh + hl)$
4. घनाभ का विकर्ण = $\sqrt{l^2 + b^2 + h^2}$

बेलन (Cylinder)

1. बेलन का आयतन = $\pi r^2 h$
2. बेलन का वक्र पृष्ठ का क्षेत्रफल = $2\pi rh$
3. बेलन का सम्पूर्ण पृष्ठ का क्षेत्रफल = $2\pi r (h + r)$

शंकु (Cone)

1. शंकु का आयतन = $\frac{1}{3}\pi r^2 h$
2. शंकु का वक्र पृष्ठ का क्षेत्रफल = πrl
[$l^2 = r^2 + h^2$, जहाँ l तिर्यक ऊँचाई (Slant height) है]
3. शंकु का सम्पूर्ण पृष्ठ का क्षेत्रफल = $\pi r (l + r)$

गोला (Sphere)

1. गोले का आयतन = $\frac{4}{3}\pi r^3$
2. गोले का पृष्ठीय क्षेत्रफल = $4\pi r^2$
3. गोले का सम्पूर्ण पृष्ठ का क्षेत्रफल = $4\pi r^2$

अर्द्ध गोला (Hemisphere)

1. अर्द्ध गोले का आयतन = $\frac{2}{3}\pi r^3$
2. अर्द्ध गोले का पृष्ठीय क्षेत्रफल = $2\pi r^2$
3. अर्द्ध गोले का सम्पूर्ण पृष्ठ का क्षेत्रफल = $3\pi r^2$

खोखले गोले का आयतन
(Volume of Hollow Sphere)

1. खोखले गोले का आयतन = $\frac{4}{3}\pi\left(R^3 - r^3\right)$
2. बाह्य पृष्ठीय क्षेत्रफल = $4\pi R^2$

प्रिज्म (Prism)

1. प्रिज्म का आयतन = आधार का क्षेत्रफल × ऊँचाई
2. प्रिज्म का पार्श्व पृष्ठीय क्षेत्रफल = आधार का परिमाप × ऊँचाई
3. प्रिज्म का सम्पूर्ण पृष्ठीय क्षेत्रफल
= पार्श्व पृष्ठीय क्षेत्रफल + 2 (आधार का क्षेत्रफल)

पिरामिड (Pyramid)

1. पिरामिड का आयतन = $\frac{1}{3}$ (आधार का क्षेत्रफल × ऊँचाई)
2. पिरामिड का पार्श्व पृष्ठीय क्षेत्रफल
= $\frac{1}{2}$ × आधार का परिमाप × तिरछी ऊँचाई
3. पिरामिड का कुल पृष्ठीय क्षेत्रफल
= पार्श्व पृष्ठीय क्षेत्रफल + आधार का क्षेत्रफल

एक लम्ब वृत्तीय शंकु का छिन्नक (Frustum of a Right Circular Cone)

1. छिन्नक का आयतन = $\frac{1}{3}\pi h(R^2 + Rr + r^2)$
2. छिन्नक का वक्र पृष्ठीय क्षेत्रफल = $\pi(R + r)l$
3. छिन्नक का कुल पृष्ठीय क्षेत्रफल = $\pi[(R + r)l + R^2 + r^2]$

प्रश्नमाला

1. उस त्रिभुज का क्षेत्रफल ज्ञात कीजिए जिसकी भुजायें 13 सेमी., 14 सेमी. तथा 15 सेमी. हैं।

A. 84 सेमी.^{2} B. 64 सेमी.^{2}
C. 75 सेमी.^{2} D. 69 सेमी.^{2}
E. 85 सेमी.^{2}

2. एक कागज आयताकार है जिसकी लम्बाई 20 सेमी. तथा चौड़ाई 14 सेमी. है। इसमें से चौड़ाई को व्यास मानते हुए एक अर्द्धवृत्ताकार कागज का टुकड़ा काट लिया गया। शेष भाग का क्षेत्रफल होगा :

A. 105 सेमी.^{2} B. 175 सेमी.^{2}
C. 203 सेमी.^{2} D. 220 सेमी.^{2}
E. 223 सेमी.^{2}

3. एक वृत्ताकार पथ की आन्तरिक परिधि 220 मी. है। पथ की चौड़ाई प्रत्येक स्थान पर 7 मी. है। ₹ 2 प्रति मीटर की दर से बाह्य वृत्त के चारों ओर तार लगाने का खर्च है :

A. ₹ 340 B. ₹ 528
C. ₹ 464 D. ₹ 152
E. ₹ 550

4. एक घड़ी की मिनट की सुई 12 सेमी. लम्बी है। मिनट की सुई द्वारा प्रातः 9 बजे से 9.35 बजे तक घूमा गया क्षेत्रफल ज्ञात कीजिए।

A. 120 सेमी.^{2} B. 145 सेमी.^{2}
C. 203 सेमी.^{2} D. 264 सेमी.^{2}
C. 265 सेमी.^{2}

5. एक कमरे की लम्बाई 24 मीटर, चौड़ाई 18 मीटर तथा ऊँचाई 8 मीटर है। इसमें दो दरवाजे हैं जिसमें से प्रत्येक की माप 3 मीटर $\times$ 2 मीटर है। चार खिड़कियाँ हैं जिसमें से प्रत्येक की माप 1 मीटर $\times \frac{1}{2}$ मीटर है। दरवाजा तथा खिड़की को छोड़कर दीवार के शेष भाग की रंगाई करना है। ₹ 16.50 प्रति वर्ग मीटर की दर से रंगाई कराने का कुल खर्च क्या होगा?

A. ₹ 10,857 B. ₹ 12,450
C. ₹ 11,347 D. ₹ 13,125
E. ₹ 15,437

6. एक वृत्ताकार फुलवारी के चारों ओर 7 मीटर चौड़ा एक रास्ता है। उस रास्ते को बनवाने में ₹ 7.50 प्रति वर्ग मीटर की दर से कुल ₹ 21945 खर्च होता है। उस फुलवारी का क्षेत्रफल क्या है?

A. 12474 मीटर^2 B. 18225 मीटर^2
C. 13324 मीटर^2 D. 15272 मीटर^2
E. 15424 मीटर^2

7. सरकस का एक तंबू 22 मीटर की ऊँचाई तक बेलनाकार है तथा उसके बाद शंक्वाकार है। उसका व्यास 48 मीटर है तथा जमीन से तंबू के शीर्ष की ऊँचाई 32 मीटर है। उस तंबू को बनवाने में कितने कपड़े की आवश्यकता होगी?

A. 6225 वर्ग मी. B. 5280 वर्ग मी.
C. 4840 वर्ग मी. D. 4785 वर्ग मी.
E. 2256 वर्ग मी.

8. धातु का एक बेलनाकार खोखला टुकड़ा है जिसकी बाहरी व्यास 28 सेमी. और आन्तरिक व्यास 14 सेमी. है। इसका वजन 115.5 किलोग्राम है तथा इसका घनत्व 10 ग्राम प्रति घन सेमी. है। यदि इस टुकड़े को 5 भागों में बाँट दिया जाए, तो प्रत्येक भाग की लम्बाई क्या होगी?

A. 1 सेमी. B. 3 सेमी.
C. 4 सेमी. D. 5 सेमी.
E. 6 सेमी.

9. एक लोहे का खम्भा जिसका ऊपरी भाग शंकुनुमा है और नीचे का भाग बेलनाकार है। बेलन की त्रिज्या 8 सेमी., ऊँचाई 240 सेमी. और शंकु की ऊँचाई 36 सेमी. है। यदि 1 घन सेमी. लोहे का भार 7.8 ग्राम हो, तो खम्भे का भार ज्ञात कीजिए।

A. 395.3664 किग्रा. B. 235.2324 किग्रा.
C. 365.3664 किग्रा. D. 275.2324 किग्रा.
E. 372.3774 किग्रा.

10. एक खिलौने का आकार लम्बवृत्तीय बेलनाकार है। इसके एक वृत्तीय सिरे पर एक गोलार्द्ध तथा दूसरे वृत्तीय सिरे पर एक शंकु चिपका हुआ है। बेलनाकार भाग की ऊँचाई तथा त्रिज्या क्रमशः 13 सेमी. और 5 सेमी. है। शंकु और गोलार्द्ध की त्रिज्या बेलन की त्रिज्या के बराबर है। यदि शंक्वाकार भाग की ऊँचाई 12 सेमी. हो, तो खिलौने का पृष्ठीय क्षेत्रफल ज्ञात कीजिए।

A. 660 सेमी.^{2} B. 770 सेमी.^{2}

C. 880 सेमी.^{2} D. 550 सेमी.^{2}
E. 950 सेमी.^{2}

11. एक अर्द्धगोलाकार बर्तन जिसका आन्तरिक व्यास 36 सेमी. है, में द्रव भरा हुआ है। इस द्रव को 3 सेमी. त्रिज्या और 6 सेमी. ऊँचाई वाली बेलनाकार बोतलों में खाली किया जाना है। बर्तन को पूरा खाली करने के लिए ऐसी कितनी बोतलों की आवश्यकता होगी?

A. 60 B. 50
C. 72 D. 82
E. 95

12. एक शंकु के छिन्नक के आधारों का परिमाप 48 सेमी. और 36 सेमी. है। यदि छिन्नक की ऊँचाई 11 सेमी. है, तो आयतन ज्ञात कीजिए।

A. 1554 सेमी.^{3} B. 1264 सेमी.^{3}
C. 1624 सेमी.^{3} D. 1444 सेमी.^{3}
E. 1596 सेमी.^{3}

13. एक लम्ब वृत्तीय शंकु का आयतन 1232 सेमी.^{3} है, और उसकी ऊर्ध्वाधर ऊँचाई 24 सेमी. है। तदनुसार, वक्राकार पृष्ठ का क्षेत्रफल कितना है?

A. 154 सेमी.^{2} B. 550 सेमी.^{2}
C. 604 सेमी.^{2} D. 704 सेमी.^{2}
E. 905 सेमी.^{2}

14. एक समबहुभुज के सभी आंतरिक कोणों का योग, उसके सभी बाह्य कोणों के योग का दुगुना है। तदनुसार, उस बहुभुज की भुजाएँ कितनी हैं?

A. 10 B. 8
C. 12 D. 6
E. 14

15. एक लम्ब पिरामिड का आधार वर्गाकार है, आधार के विकर्ण की लम्बाई $24\sqrt{2}$ मी. है। यदि पिरामिड का आयतन 1728 घनमीटर है, तो इसकी ऊँचाई है :

A. 7 मी. B. 8 मी.
C. 9 मी. D. 10 मी.
E. 11 मी.

16. एक बेलन का कुल पृष्ठ क्षेत्रफल 462 वर्ग सेमी. है। वक्र पृष्ठ क्षेत्रफल कुल पृष्ठ क्षेत्रफल का $\frac{1}{3}$ है। बेलन का आयतन है :

A. 530 सेमी.^{3} B. 536 सेमी.^{3}
C. 539 सेमी.^{3} D. 545 सेमी.^{3}
E. 549 सेमी.^{3}

17. एक लम्ब प्रिज्म का आधार 6 सेमी. भुजा वाला समबाहु त्रिभुज है। यदि प्रिज्म का आयतन $108\sqrt{3}$ घन सेमी. है, तो इसकी ऊँचाई है :

A. 9 सेमी. B. 10 सेमी.
C. 11 सेमी. D. 12 सेमी.
E. 15 सेमी.

18. 7 मी. लम्बे तथा 2 मी. त्रिज्या वाले एक ठोस बेलन को पिघलाकर शंकु बनाया जाता है। यदि शंकु की त्रिज्या, बेलन की त्रिज्या के बराबर हो, तो शंकु की ऊँचाई क्या होगी?

A. 10.5 मी. B. 21 मी.
C. 24 मी. D. 15.5 मी.
E. 25 मी.

19. एक रोलर का व्यास 140 सेमी. तथा लम्बाई 4 मीटर है। यदि उसे एक मैदान पर चलाया जाए, तो 50 पूर्ण चक्कर में रोलर कितने (वर्गमीटर) मैदान पर चलेगा?

A. 884 B. 890
C. 880 D. 920
E. 980

20. एक खेत की लम्बाई 150 मी. तथा चौड़ाई 50 मी. है। खेत के बीच में दोनों ओर 2 मी. चौड़ा रास्ता बनाया जाता है जो एक-दूसरे को समकोण पर काटते हैं। 25 पैसे प्रति वर्गमीटर की दर से रास्ता बनाने का खर्च कितना होगा?

A. ₹ 92 B. ₹ 98
C. ₹ 99 D. ₹ 101
E. ₹ 95

उत्तरमाला

1	2	3	4	5	6	7	8	9	10
A	C	B	D	A	A	B	D	A	B
11	**12**	**13**	**14**	**15**	**16**	**17**	**18**	**19**	**20**
B	A	B	D	C	C	D	B	C	C

व्याख्यात्मक उत्तर

1. यहाँ पर, $a = 13, b = 14, c = 15$

$$\therefore s = \frac{a+b+c}{2} = \frac{13+14+15}{2} = \frac{42}{2} = 21$$

त्रिभुज का क्षेत्रफल = $\sqrt{s(s-a)(s-b)(s-c)}$

$= \sqrt{21(21-13)(21-14)(21-15)}$

$= \sqrt{21\times8\times7\times6}$

$= \sqrt{21\times4\times2\times7\times3\times2}$

$= \sqrt{21\times21\times2\times2\times2\times2}$

$= 21 \times 2 \times 2 = 84$ सेमी^{2}

2. 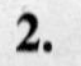

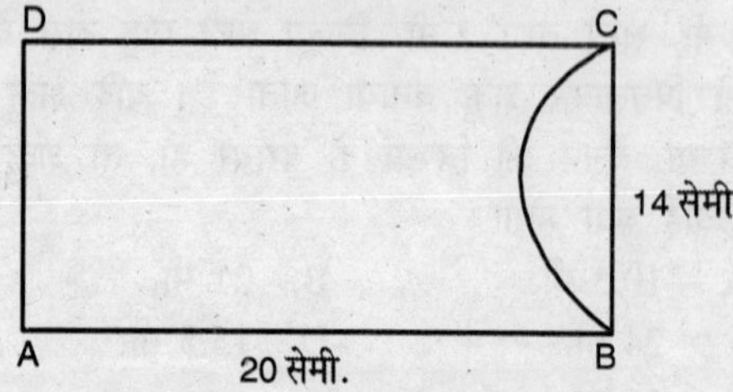

आयताकार कागज ABCD का क्षेत्रफल

$= 20 \times 14 = 280$ वर्ग सेमी.

अर्द्धवृत्ताकार भाग का क्षेत्रफल $= \frac{1}{2}\pi r^2$

$= \frac{1}{2}\times\frac{22}{7}\times7\times7 = 11\times7 = 77$ वर्ग सेमी.

शेष भाग का क्षेत्रफल $= 280 - 77 = 203$ सेमी.^{2}

3.

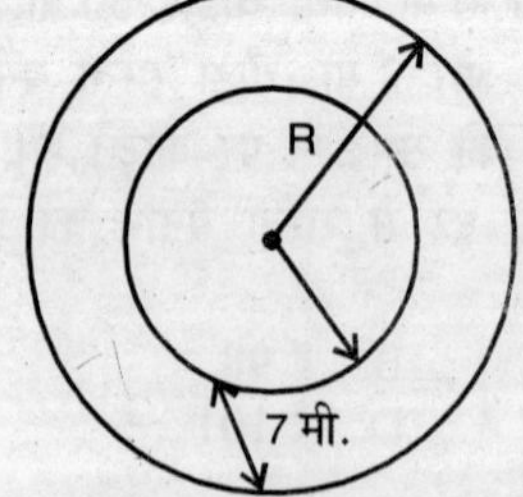

माना कि वृत्ताकार पथ की बाहरी त्रिज्या = R मीटर

तथा आन्तरिक त्रिज्या = r मीटर

आन्तरिक परिधि = 220 मीटर (दिया गया है)

$\Rightarrow \quad 2\pi r = 220$

$\Rightarrow \quad 2\times\frac{22}{7}r = 220$

$\Rightarrow \quad r = \frac{220\times7}{2\times22} = 35$ मीटर

अतः बाह्य त्रिज्या $= 35 + 7 = 42$ मीटर

बाहरी परिधि $= 2\pi R$

$= 2\times\frac{22}{7}\times42 = 44\times6$

$= 264$ मीटर

तार लगाने का 1 मीटर पर खर्च = ₹ 2

तार लगाने का 264 मीटर पर खर्च = ₹ 264×2

= ₹ 528.

4. मिनट की सुई 60 मिनट में 360° का कोण बनाती है।

मिनट की सुई 35 मिनट में $\frac{360}{60}\times35 = 210°$ का कोण बनाएगी।

त्रिज्यखंड का क्षेत्रफल $= \frac{\theta}{360}\times\pi r^2$

$= \frac{210}{360}\times\frac{22}{7}\times12\times12$

$= 22 \times 12 = 264$ सेमी^{2}

5. कमरे की चारों दिवारों का क्षेत्रफल

$= 2 \times$ ऊँचाई (लम्बाई + चौड़ाई)

$= 2 \times 8(24 + 18)$

$= 2 \times 8 \times 42 = 672$ वर्ग मीटर

दोनों दरवाजों का क्षेत्रफल

$= 2 \times (3 \times 2) = 12$ वर्ग मीटर

चारों खिड़कियों का कुल क्षेत्रफल

$= 4\times\left(1\times\frac{1}{2}\right) = 2$ वर्ग मीटर

दरवाजा तथा खिड़कियों को छोड़कर शेष दीवार का क्षेत्रफल

$= 672 - (12 + 2)$

$= 672 - 14 = 658$ वर्ग मीटर

अतः रंगाई करने का कुल खर्च $= 658 \times 16.50$

= ₹ 10857

6. रास्ते का क्षेत्रफल $= \frac{21945}{7.50} = 2926$ वर्ग मीटर

माना कि वृत्ताकार फुलवारी की त्रिज्या = x मीटर

रास्ता सहित फुलवारी की त्रिज्या = $(x + 7)$ मीटर

$\therefore$ रास्ते का क्षेत्रफल = $\pi(R^2 - r^2)$

$$= \frac{22}{7}\left[(x+7)^2-(x)^2\right]$$

$$= \frac{22}{7}\left[x^2+14x+49-x^2\right]$$

$$= \frac{22}{7}(14x+49)$$

$$= \frac{22}{7}\times 7(2x+7)$$

$$= 44x + 154$$

$$44x + 154 = 2926$$

$$\Rightarrow \quad 44x = 2926 - 154 = 2772$$

$\Rightarrow \quad x = 63$ मीटर

फुलवारी की त्रिज्या = 63 मीटर

फुलवारी का क्षेत्रफल = $\frac{22}{7}\times 63\times 63$

= 12474 वर्ग मीटर

7. प्रश्नानुसार,

बेलनाकार भाग की ऊँचाई = 22 मीटर

तम्बू की त्रिज्या = $\frac{48}{2}$ = 24 मीटर

शंक्वाकार भाग की ऊँचाई = 32 – 22 = 10 मीटर

शंक्वाकार भाग की तिर्यक ऊँचाई = $\sqrt{(24)^2+(10)^2}$

= $\sqrt{576+100}$

= $\sqrt{676}$ = 26 मीटर

अतः कपड़े का कुल क्षेत्रफल

= बेलन का वक्रपृष्ठ का क्षेत्रफल + शंक्वाकार का वक्र पृष्ठ का क्षेत्रफल

$$= 2\pi rh + \pi rl$$

$$= \pi r(2h + l)$$

$$= \frac{22}{7}\times 24(2\times 22+26)$$

$$= \frac{22}{7}\times 24(44+26)$$

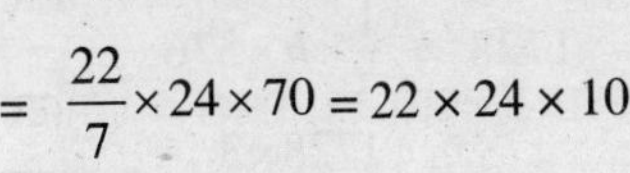

$$= \frac{22}{7}\times 24\times 70 = 22\times 24\times 10$$

= 5280 वर्ग मीटर

8. माना कि बेलनाकार खोखले टुकड़े की ऊँचाई या लम्बाई h है।

इसकी बाहरी त्रिज्या = $\frac{28}{2}$ = 14 सेमी.

तथा इसकी भीतरी त्रिज्या = $\frac{14}{2}$ = 7 सेमी.

बेलन का आयतन = $\pi(R^2 - r^2)h$

$$= \frac{22}{7}\left[(R+r)(R-r)\right]\times h$$

$$= \frac{22}{7}\left[(14+7)(14-7)\right]\times h$$

$$= \frac{22}{7}\times 21\times 7\times h$$

= $462\,h$ घन सेमी.

इसका वजन = $462\,h \times 10 = 4620\,h$ ग्राम

प्रश्नानुसार,

$4620\,h = 115.5 \times 1000$ ग्राम

$$h = \frac{115.5\times 1000}{4620}$$

$= \frac{11500}{4620}$ = 25 सेमी.

अतः प्रत्येक टुकड़े की लम्बाई = $\frac{25}{5}$ = 5 सेमी.

9. खम्भे का कुल आयतन = बेलन का आयतन + शंकु का आयतन

खम्भे का कुल आयतन

$$= \pi\times 8\times 8\times 240+\frac{\pi}{3}\times 8\times 8\times 36$$

$$= \pi \times 64(240 + 12)$$

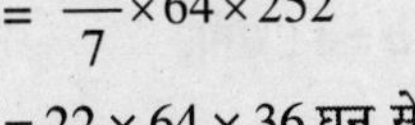

$$= \frac{22}{7}\times 64\times 252$$

= 22 × 64 × 36 घन सेमी.

= 50688 घन सेमी.

$\because$ 1 घन सेमी. का भार = 7.8 ग्राम

$\therefore$ 50688 घन सेमी. का भार = 50688 × 7.8

= 395366.4 ग्राम

= 395.3664 किलोग्राम

10. शंकु की तिर्यक ऊँचाई

$= \sqrt{(5)^2 + (12)^2} = \sqrt{169} = 13$ सेमी.

खिलौने का पृष्ठीय क्षेत्रफल = शंकु का वक्रपृष्ठ का क्षेत्रफल = बेलन का वक्रपृष्ठ का क्षेत्रफल + गोलार्द्ध के वक्र पृष्ठ का क्षेत्रफल

$= \pi rl + 2\pi rh + 2\pi r^2$

$= \pi r\,(l + 2h + 2r)$

$= \dfrac{22}{7} \times 5 \times (13 + 2 \times 13 + 2 \times 5)$

$= \dfrac{22}{7} \times 5 \times 49$

$= 22 \times 5 \times 7 = 770$ वर्ग सेमी.।

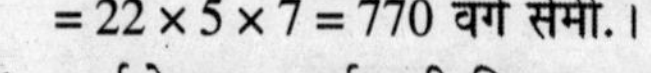

11. अर्द्धगोलाकार बर्तन की त्रिज्या = 18 सेमी.

$\therefore$ बर्तन का आयतन $= \dfrac{2}{3}\pi r^3$

$= \dfrac{2}{3} \times \dfrac{22}{7} \times 18 \times 18 \times 18$ घन सेमी.

बेलनाकार बोतल का आयतन $= \pi r^2 h = \dfrac{22}{7} \times 3 \times 3 \times 6$ घन सेमी.

$\therefore$ बोतलों की संख्या $= \dfrac{\text{बर्तन का आयतन}}{\text{1 बोतल का आयतन}}$

$$= \frac{\frac{2}{3} \times \frac{22}{7} \times 18 \times 18 \times 18}{\frac{22}{7} \times 3 \times 3 \times 6} = \frac{2 \times 18 \times 18 \times 18}{3 \times 3 \times 3 \times 6} = 72$$

अतः बर्तन को खाली करने के लिए 72 बोतलों की आवश्यकता होगी।

12. माना R और r छिन्नक के वृत्तीय सिरों की त्रिज्याएँ और h ऊँचाई है, तो

$2\pi R = 48$, $2\pi r = 36$ तथा $h = 11$ सेमी.

$R = \dfrac{48}{2\pi} = \dfrac{24}{\pi}$, $r = \dfrac{36}{2\pi} = \dfrac{18}{\pi}$

छिन्नक का आयतन $= \dfrac{1}{3}\pi h(R^2 + r^2 + Rr)$

$$= \frac{1}{3} \times \frac{22}{7} \times 11\left(\frac{576}{\pi^2} + \frac{324}{\pi^2} + \frac{24}{\pi} \times \frac{18}{\pi}\right)$$

$$= \frac{1}{3} \times \frac{22}{7} \times 11\left(\frac{576 + 324 + 432}{\pi^2}\right)$$

$$= \frac{11}{3} \times \frac{1332 \times 7}{22}$$

$= \dfrac{1332 \times 7}{6} = 222 \times 7 = 1554$ सेमी.^{3}

13. शंकु का आयतन = 1232 सेमी.^{3}

$\Rightarrow \quad \dfrac{1}{3}\pi r^2 h = 1232$

$\Rightarrow \quad \dfrac{1}{3} \times \dfrac{22}{7} \times r^2 \times 24 = 1232$

$\Rightarrow \quad r^2 = \dfrac{3 \times 7 \times 1232}{22 \times 24} = 49$

$\Rightarrow \quad r = 7$ सेमी.

तिर्यक ऊँचाई $= \sqrt{r^2 + h^2} = \sqrt{7^2 + 24^2}$

$= \sqrt{49 + 576} = \sqrt{625} = 25$ सेमी.

अभीष्ट क्षेत्रफल $= \pi rl = \dfrac{22 \times 7 \times 25}{7} = 550$ वर्ग सेमी.

14. एक समबहुभुज के सभी आन्तरिक कोणों का योग $= (2n - 4) \times 90°$

उसके बाह्य कोणों का योग = 4 × समकोण

$= 4 \times 90 = 360°$

प्रश्नानुसार, $= (2n - 4) \times 90° = 360° \times 2 = 720°$

$\Rightarrow \quad 2n - 4 = \dfrac{720}{90} = 8$

$\Rightarrow \quad 2n = 12$

$\Rightarrow \quad n = 6$

अतः बहुभुज की भुजाओं की संख्या = 6 होगी।

15. आधार का क्षेत्रफल $= \dfrac{1}{2} \times (\text{विकर्ण})^2$

$= \dfrac{1}{2} \times 24\sqrt{2} \times 24\sqrt{2}$

= 576 वर्ग मीटर

$\therefore$ पिरामिड की आयतन $= \dfrac{1}{3} \times$ ऊँचाई × आधार का क्षेत्रफल

$\Rightarrow \quad 1728 = \dfrac{1}{3} \times h \times 576$

$\Rightarrow \quad h = \dfrac{1728 \times 3}{576} = 9$ मीटर

16. माना कि बेलन की ऊँचाई = h सेमी. एवं
बेलन की त्रिज्या = r सेमी.
बेलन का सम्पूर्ण पृष्ठ का क्षेत्रफल = $2\pi r(h + r)$
$$= 2\pi r + 2\pi r^2$$
प्रश्नानुसार,
$$2\pi r + 2\pi r^2 = 462 \quad ...(i)$$
$\because$ वक्र पृष्ठ का क्षेत्रफल = $\frac{462}{3}$
$$\Rightarrow \quad 2\pi rh = 154$$
$$\Rightarrow \quad 154 + 2\pi r^2 = 462$$
$$\Rightarrow \quad 2\pi r^2 = 462 - 154 = 308$$
$$\Rightarrow \quad r^2 = \frac{308}{2\pi} = \frac{308}{2\times\frac{22}{7}}$$
$$\Rightarrow \quad r^2 = \frac{308\times7}{44} = 49$$
$$\Rightarrow \quad r = 7 \text{ सेमी.।}$$
अब $\quad 2\pi rh = 154$
$$2\times\frac{22}{7}\times7\times h = 154$$
$$h = \frac{154}{44} = \frac{7}{2}$$
$\therefore$ बेलन का आयतन = $\pi r^2 h$
$$= \frac{22}{7}\times7\times7\times\frac{7}{2}$$
$$= 539 \text{ घन सेमी.।}$$

17. आधार का क्षेत्रफल = $\frac{\sqrt{3}}{4}\times$ भुजा^{2}
$$= \frac{\sqrt{3}}{4}\times6\times6 = 9\sqrt{3} \text{ वर्ग सेमी.}$$
$\therefore$ प्रिज्म का आयतन = आधार का क्षेत्रफल × ऊँचाई
$$\Rightarrow \quad 108\sqrt{3} = 9\sqrt{3}\times h$$
$$\Rightarrow \quad h = \frac{108\sqrt{3}}{9\sqrt{3}} = 12 \text{ सेमी.।}$$

18. $\because$ बेलन का आयतन = $\pi r^2 h$
$$= \frac{22}{7}\times2\times2\times7 = 88 \text{ घन मी.}$$
$\therefore$ शंकु का आयतन = बेलन का आयतन
$$\Rightarrow \quad \frac{1}{3}\pi r^2 h = 88$$
$$\Rightarrow \quad \frac{1}{3}\times\frac{22}{7}\times2\times2\times h = 88$$
$$\Rightarrow \quad h = \frac{7\times88\times3}{88} = 21$$
अतः शंकु की ऊँचाई = 21 मीटर।

19. रोलर की त्रिज्या = $\frac{140}{2} = 70$ सेमी.
$$= \frac{70}{100} \text{ मी.} = 0.7 \text{ मी.}$$
रोलर के वक्रपृष्ठ का क्षेत्रफल = $2\pi rh$
$$= 2\times\frac{22}{7}\times.7\times4 = 17.6 \text{ वर्ग मी.}$$
$\because$ 1 चक्कर में रोलर 17.6 वर्गमीटर चलता है
$\therefore$ 50 चक्कर में रोलर 17.6 × 50 वर्गमीटर चलेगा
= 880 वर्गमीटर चलेगा।

20.

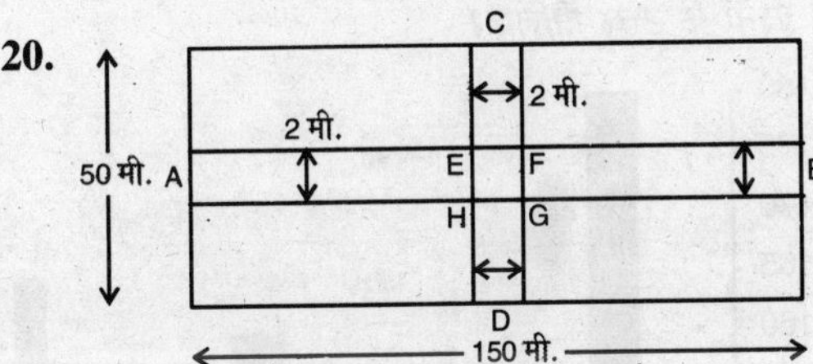

माना कि खेत के बीच में दो रास्ते AB तथा CD बनाये जाते हैं।
$\therefore$ रास्ते AB का क्षेत्रफल = 150 × 2 = 300 वर्ग मी.
रास्ते CD का क्षेत्रफल = 50 × 2 = 100 वर्ग मी.
तथा वर्गाकार रास्ता EFGH का क्षेत्रफल
= 2 × 2 = 4 वर्ग मी.
$\therefore$ दोनों रास्तों का क्षेत्रफल
= 300 + 100 − 4
= 396 वर्ग मी.
25 पैसे प्रति वर्ग मीटर की दर से रास्ता बनाने का खर्च
$$= 396\times\frac{25}{100} = ₹\,99$$

❑❑❑

सारणी एवं ग्राफ (Tables and Graphs) 15

इस प्रकार के प्रश्नों में सारणी या ग्राफ दिया होता है, उससे सम्बन्धित प्रश्न पूछे जाते हैं। अतः अभ्यार्थियों को दिये गये प्रश्नों के सही उत्तर ज्ञात करने के लिए सारणी या ग्राफ का बहुत ही सावधानीपूर्वक अध्ययन करना चाहिए।

प्रश्नमाला

निर्देश (प्रश्न 1 से 4 तक) *निम्नांकित ग्राफ के अनुसार वर्ष 1998 में वर्षा ऋतु के दौरान हुई सड़क दुर्घटनाओं में मरने वालों की संख्या प्रदर्शित की गई है। ग्राफ पर आधारित ग्राफ के नीचे दिये गये प्रश्नों के उत्तर दीजिए।*

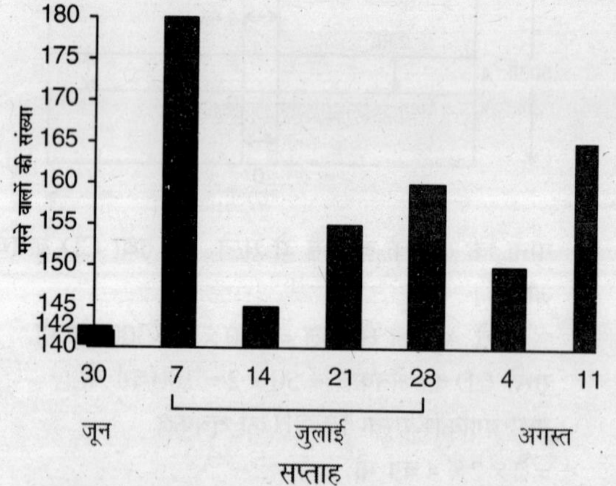

1. किन दो क्रमिक सप्ताहों के बीच मरने वालों की संख्या सबसे अधिक थी?

A. 4 अगस्त - 11 अगस्त B. 14 जुलाई - 21 जुलाई
C. 30 जून - 7 जुलाई D. 7 जुलाई - 28 जुलाई

2. कितने सप्ताहों में मरने वालों की संख्या 150 से अधिक थी?

A. 3 B. 2
C. 4 D. 1

3. कितने सप्ताहों में मरने वालों की संख्या 150 से कम थी?

A. 2 B. 0
C. 1 D. 3

4. किन दो क्रमिक सप्ताहों के बीच मरने वालों की संख्या में सबसे अधिक गिरावट थी?

A. 28 जुलाई – 4 अगस्त B. 7 जुलाई – 14 जुलाई
C. 30 जून – 7 जुलाई D. इनमें से कोई नहीं

निर्देश (प्रश्न 5 से 8 तक): *नीचे दी गई सारणी का सावधानीपूर्वक अध्ययन कीजिए और उस पर आधारित नीचे दिये गये प्रश्नों के उत्तर दीजिए।*

किसी फैक्टरी के विविध विभागों में काम कर रहे कर्मचारियों की संख्या

विभाग / *वर्ष*	*उत्पादन*	*बिक्री*	*खरीद*	*प्रशासन एवं लेखा*	*अनुसंधान एवं विकास*
2001	150	25	50	45	75
2002	225	40	45	62	70
2003	450	65	30	90	73
2004	470	73	32	105	70
2005	500	[illegible]	35	132	74
2006	505	75	36	130	75

5. किस वर्ष उत्पादन में काम कर रहे कर्मचारियों की संख्या कुल कर्मचारियों के 50% से कम थी?

A. 2001 B. 2003
C. 2004 D. 2005

6. निम्न में से किस वर्ष प्रत्येक विभाग में काम कर रहे कर्मचारियों की संख्या प्रत्येक विभाग में उसके तुरन्त पिछले वर्ष के कर्मचारियों की संख्या से अधिक थी?

A. 2005 B. 2004
C. 2003 D. 2002

7. किस विभाग में वर्ष 2001 से 2006 तक कर्मचारियों की संख्या आसन्नतः समान रही है।

A. उत्पादन B. बिक्री
C. अनुसंधान एवं विकास D. प्रशासन एवं लेखा
E. खरीद

8. किस विभाग में वर्ष 2001 से 2006 तक लगातार कर्मचारियों की संख्या कर्मचारियों की कुल संख्या के 10% से कम रही है।

A. खरीद B. बिक्री
C. अनुसंधान एवं विकास D. प्रशासन एवं लेखा
E. बिक्री एवं खरीद

निर्देश (प्रश्न 9 से 12 तक): *नीचे दी गई पाई चार्ट किसी परिवार के विभिन्न मदों पर खर्च को दर्शाता है। इस पर आधारित नीचे दिये गये प्रश्नों के उत्तर दीजिए।*

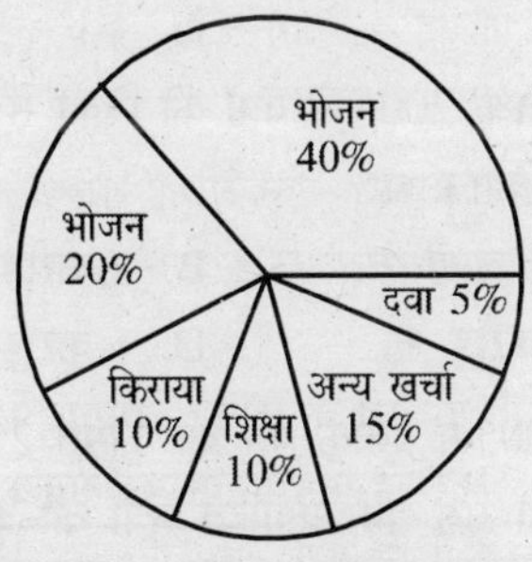

9. यदि शिक्षा पर 375 रु. खर्च होते हों, तो उतने ही रुपये निम्नलिखित में से किस पर खर्च होंगे?

A. दवा B. अन्य खर्च
C. किराया D. कपड़े

10. यदि भोजन पर खर्च 750 रु. प्रति माह हो, तो शिक्षा पर वार्षिक व्यय कितने रुपये होगा?

A. 2150 रु. B. 1022.50 रु.
C. 2250 रु. D. 1400 रु.

11. यदि परिवार का कुल खर्च 4500 रु. हो तो उस परिवार का कपड़े पर कितना खर्च होता है?

A. 800 रु. B. 900 रु.
C. 840 रु. D. 950 रु.

12. इस चार्ट में अन्य खर्च पर व्यय द्वारा केन्द्रीय कोण कितना होगा?

A. 40° B. 54°
C. 36° D. 15°

निर्देश (प्रश्न 13 से 16 तक): *निम्नलिखित आरेख का सावधानीपूर्वक अध्ययन करके उसके नीचे दिये गये प्रश्नों के उत्तर दीजिए।*

बिक्री तथा लाभ रिपोर्ट (1980-87)

बिक्री (लाख रुपयों में) आय रुपए दस हजार में

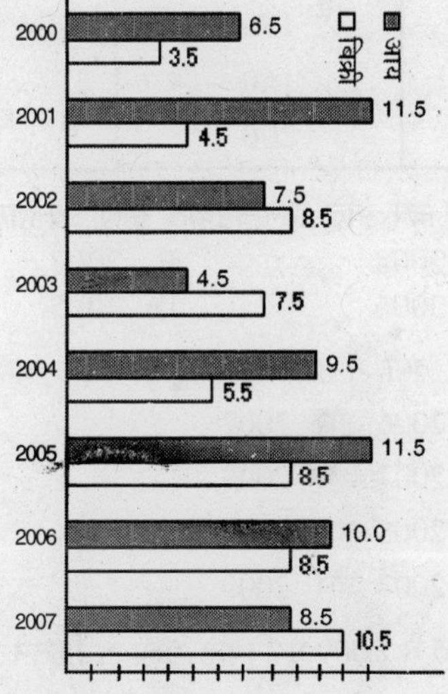

13. 2002 से 2007 तक बिक्री में वार्षिक बढ़ोत्तरी का माध्य (लाख रुपयों में) है–

A. 0.1 B. 0.2
C. 0.3 D. 0.4

14. स्टोर का वार्षिक माध्य लाभ (दस हजार रुपये में) निकटतम है–

A. 8.5 B. 8.6
C. 8.7 D. 9.0

15. किस वर्ष में लाभ का बिक्री से प्रतिशत अधिकतम था?

A. 2000 B. 2001
C. 2002 D. 2004

16. यदि 2000 के लाभ को आधार (100) माना जाए तो 2007 में कितना लाभ था?

A. 76　　B. 105
C. 121　　D. 131

निर्देश (प्रश्न 17 से 20 तक): *निम्नांकित तालिका किसी देश का विभिन्न वर्षों में बिस्कुटों का निर्यात प्रदर्शित करती है। तालिका का अध्ययन करके नीचे दिये गये प्रश्नों के उत्तर दीजिए।*

किसी देश का बिस्कुटों का कुछ वर्षों के लिए निर्यात

वर्ष	मात्रा (लाख टिनों में)	मूल्य (करोड़ रु. में)
2005	100	150
2006	75	150
2007	150	330
2008	160	400
2009	200	500

17. किस वर्ष प्रति टिन निर्यात मूल्य न्यूनतम था?

A. 2008　　B. 2007
C. 2006　　D. 2005

18. किन वर्षों में प्रति टिन मूल्य समान था?

A. 2006 और 2007
B. 2007 और 2008
C. 2008 और 2009
D. 2007 और 2009

19. 2005 से 2009 में निर्यात मूल्य में कितने प्रतिशत वृद्धि हुई?

A. 100　　B. $116\frac{2}{3}$
C. $233\frac{1}{3}$　　D. 350

20. 2008 तथा 2009 में निर्यात किये गये बिस्कुट के टिनों की संख्या में कितना अन्तर था?

A. 40
B. 40,000
C. 4,00,000
D. 40,00,000

निर्देश (प्रश्न 21 से 25 तक): *निम्नलिखित आरेख का सावधानीपूर्वक अध्ययन करके उसके नीचे दिये गये प्रश्नों के उत्तर दीजिए।*

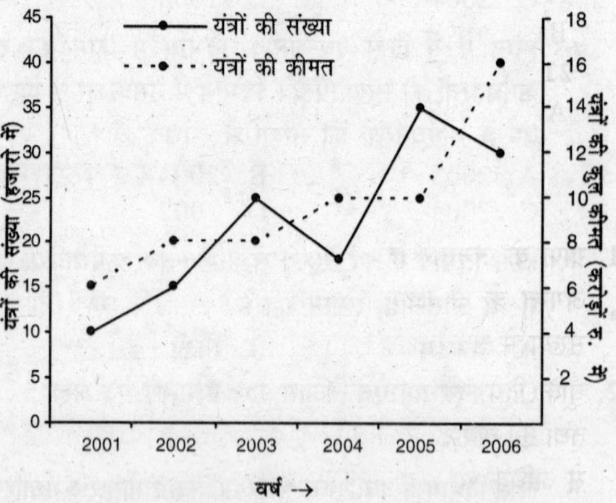

21. 2002 में प्रत्येक यंत्र की कीमत कितनी थी?

A. $5\frac{1}{3}$ हजार रु.　　B. 50 हजार रु.
C. 5103 रु.　　D. 3 हजार रु.

22. 2003 की अपेक्षा 2004 में यंत्रों के उत्पादन में कितने प्रतिशत कमी हुई?

A. 5　　B. 20
C. 25　　D. 30

23. 2004 तथा 2006 में यंत्रों की बिक्री से प्राप्त राजस्व में अन्तर कितना था?

A. 10 लाख रु.　　B. 1 करोड़ रु.
C. 4 करोड़ रु.　　D. 6 करोड़ रु.

24. यदि 2005 में प्रत्येक यंत्र की कीमत 25 प्रतिशत बढ़ाई जाती तो उस वर्ष उत्पादित यंत्रों की कुल कीमत क्या होती?

A. 32 करोड़ रु.　　B. 20 करोड़ रु.
C. 12.5 करोड़ रु.　　D. 15.5 करोड़ रु.

25. 2003 तथा 2004 में प्रत्येक यंत्र के मूल्य में कितना अन्तर था?

A. 1500　　B. 2500 रु.
C. 1800 रु.　　D. 3200 रु.

उत्तरमाला

1	2	3	4	5	6	7	8	9	10
A	C	D	B	A	A	C	B	C	C
11	**12**	**13**	**14**	**15**	**16**	**17**	**18**	**19**	**20**
B	B	D	C	B	D	D	C	C	D
21	**22**	**23**	**24**	**25**					
A	B	D	C	C					

व्याख्यात्मक उत्तर

1. ग्राफ के अनुसार दिये गये विकल्पों में 4 अगस्त – 11 अगस्त के दो क्रमिक सप्ताहों के बीच मरने वालों की संख्या में सबसे अधिक वृद्धि 165 – 150 = 15 थी।

2. चूँकि दिये गये ग्राफ में 7 जुलाई, 21 जुलाई, 28 जुलाई तथा 11 अगस्त के सप्ताहों में मरने वालों की संख्या 150 से अधिक थी अर्थात् सप्ताहों की गिनती = 4.

3. चूँकि ग्राफ से स्पष्ट है कि 30 जून, 14 जुलाई व 4 अगस्त के सप्ताहों में मरने वालों की संख्या 150 से कम थी। अर्थात् सप्ताहों की गिनती = 3.

4. ग्राफ के अनुसार 7 जुलाई से 14 जुलाई के दो क्रमिक सप्ताहों के बीच मरने वालों की संख्या में सबसे अधिक गिरावट आई थी।

5. 2001 में कुल कर्मचारियों की संख्या

$$= 150 + 25 + 50 + 45 + 75 = 345$$

∴ उत्पादन में काम कर रहे कर्मचारियों की प्रतिशत संख्या

$$= \frac{150 \times 100}{345} = 43.48$$

2002 में कुल कर्मचारियों की संख्या

$$= 225 + 40 + 45 + 62 + 70 = 442$$

∴ उत्पादन में काम कर रहे कर्मचारियों की प्रतिशत संख्या

$$= \frac{225 \times 100}{442} = 50.9$$

2003 में कुल कर्मचारियों की संख्या

$$= 450 + 65 + 30 + 90 + 73 = 708$$

∴ उत्पादन में काम कर रहे कर्मचारियों की प्रतिशत संख्या

$$= \frac{450 \times 100}{708} = 63.56$$

2004 में कुल कर्मचारियों की संख्या

$$= 470 + 73 + 32 + 105 + 70 = 750$$

∴ उत्पादन में काम कर रहे कर्मचारियों की प्रतिशत संख्या

$$= \frac{470 \times 100}{750} = 62.67$$

2005 में कुल कर्मचारियों की संख्या

$$= 500 + 80 + 35 + 132 + 74 = 821$$

∴ उत्पादन में काम कर रहे कर्मचारियों की प्रतिशत संख्या

$$= \frac{500 \times 100}{821} = 60.9$$

2006 में कुल कर्मचारियों की संख्या

$$= 505 + 75 + 36 + 130 + 75 = 821$$

∴ उत्पादन में काम कर रहे कर्मचारियों की प्रतिशत संख्या

$$= \frac{505 \times 100}{821} = 61.51$$

अतः 2001 में यह 50% से कम है।

6. सारणी से स्पष्ट है कि 2005 में प्रत्येक विभाग के कर्मचारियों की संख्या, पिछले वर्ष के प्रत्येक विभाग में कर्मचारियों की संख्या से अधिक थी।

7. सारणी के अनुसार अनुसंधान एवं विकास विभाग में वर्ष 2001 से 2006

9. ∵ केन्द्रीय कोण 36° शिक्षा तथा किराए के लिए एक ही है, अतः इन दोनों मदों पर खर्चा बराबर होगा। अर्थात् 375 रु. किराए पर खर्च होंगे।

10. ∵ भोजन पर खर्च = 750 रु.

∴ $\text{कुल खर्च} = \frac{100 \times 750}{40} = 1875$ रु.

∵ शिक्षा पर खर्च = 10%

∵ शिक्षा पर खर्च धनराशि $= 1875 \times \frac{10}{100} = 187.50$ रु.

∴ शिक्षा पर वार्षिक खर्च $= 187.50 \times 12 = 2250.00$ रु.

11. $\because$ कपड़े पर खर्च = 20%

$\therefore$ कपड़े पर कुल खर्च $= \frac{20}{100} \times 4500 = 900$ रु.।

12. 15% के लिए केन्द्रीय कोण $\frac{15}{100} \times 360^\circ = 54^\circ$.

13. 2002 से 2007 तक बिक्री में बढ़ोत्तरी का माध्य (लाख रुपये में) $= \frac{10.5 - 8.5}{5} = .4$.

14. स्टोर का वार्षिक माध्य लाभ (दस हजार रुपये में)

$$= \frac{(6.5 + 11.5 + 7.5 + 4.5 + 9.5 + 11.5 + 10.0 + 8.5)}{8}$$

$= \frac{69.5}{8} = 8.7$ (निकटतम)

15. 2000 में लाभ का बिक्री से प्रतिशत

$$= \frac{6.5 \times 10000 \times 100}{3.5 \times 100000} = 1.86$$

2001 में लाभ का बिक्री से प्रतिशत

$$= \frac{11.5 \times 10000 \times 100}{4.5 \times 100000} = 25.56$$

2002 में लाभ का बिक्री से प्रतिशत

$$= \frac{7.5 \times 10000 \times 100}{8.5 \times 100000} = 8.82$$

तथा 2004 में लाभ का बिक्री से प्रतिशत

$$= \frac{9.5 \times 10000 \times 100}{5.5 \times 100000} = 17.27$$

$\therefore$ 2001 में लाभ का बिक्री से प्रतिशत अधिकतम था।

16. अभीष्ट लाभ $= \frac{100 \times 8.5}{6.5} = 131$.

17 2005 में प्रति टिन निर्यात मूल्य $= \frac{150 \text{ करोड़}}{100 \text{ लाख}} = 150$ रु.

2006 में प्रति टिन निर्यात मूल्य $= \frac{150 \text{ करोड़}}{75 \text{ लाख}} = 200$ रु.

2007 में प्रति टिन निर्यात मूल्य $= \frac{330 \text{ करोड़}}{150 \text{ लाख}} = 220$ रु.

2008 में प्रति टिन निर्यात मूल्य $= \frac{400 \text{ करोड़}}{160 \text{ लाख}} = 250$ रु.

तथा 2009 में प्रति टिन निर्यात मूल्य

$$= \frac{500 \text{ करोड़}}{200 \text{ लाख}} = 250 \text{ रु.}$$

अतः स्पष्ट होता है कि 2005 में प्रति टिन निर्यात मूल्य न्यूनतम था।

18. उपरोक्त प्रश्न से स्पष्ट है कि 2008 तथा 2009 में प्रति टिन निर्यात मूल्य समान था।

19. 2005 व 2009 में निर्यात मूल्य में प्रतिशत वृद्धि

$$= \frac{(500-150)}{150} \times 100 = 233\frac{1}{3}.$$

20. अभीष्ट अन्तर = 200 – 160 = 40 लाख टिन या 40,00,000 टिन।

21. $\because$ 2002 में यंत्रों की संख्या = 15000

तथा यंत्रों का मूल्य = 80000000 रु.

$\therefore$ 2002 में 1 यंत्र का मूल्य $= \frac{80000000}{15000}$

$= 5\frac{1}{3}$ हजार रु.।

22. 2003 की अपेक्षा 2004 में यंत्रों के उत्पादन में प्रतिशत कमी $= \frac{(25 - 20) \times 100}{25} = 20\%$

23. 2004 में 2006 में यंत्रों की बिक्री से प्राप्त राजस्व में अन्तर = 16 – 10 = 6 करोड़ रु. था।

24. 2004 में 25% कीमत बढ़ने पर उत्पादित यंत्रों की कुल कीमत $= \frac{10 \times 125}{100} = 12.5$ करोड़ रु.।

25. 2003 में प्रत्येक यंत्र का मूल्य $= \frac{80000000}{25000}$

= 3200 रु.

तथा 2004 में प्रत्येक यंत्र का मूल्य $= \frac{100000000}{20000}$

= 5000 रु.

$\therefore$ अभीष्ट अन्तर = 5000 – 3200 = 1800 रु.।

❑❑❑

प्रायिकता (Probability) 16

प्रयोग

सुपरिभाषित परिणाम देने वाली क्रिया प्रयोग कहलाती है। प्रयोग दो प्रकार के होते हैं : (*i*) यादृच्छिक प्रयोग (*ii*) निर्धारणात्मक प्रयोग

(*i*) **यादृच्छिक प्रयोग**—वह प्रयोग जो समान परिस्थितियों में दुहराने पर असमान परिणाम देता है, यादृच्छिक प्रयोग कहलाता है।

जैसे—एक पासे को उछालने पर 1 से 6 तक के अंकों में से कोई भी परिणाम आ सकता है। परन्तु प्रत्येक बार समान परिणाम आए यह निश्चित नहीं है।

(*ii*) **निर्धारणात्मक प्रयोग**—वह प्रयोग जो समान परिस्थितियों के अन्तर्गत दुहराने पर समान परिणाम देता है।

जैसे—विज्ञान या अभियांत्रिकी में समान परिस्थितियों में प्रयोग को दुहराने पर हमेशा समान परिणाम आता है।

प्रतिदर्श समष्टि : किसी प्रयोग के सभी संभव परिणामों के समुच्चय प्रतिदर्श समष्टि कहलाता है।

जैसे— $S = \{1, 2, 3, 4, 5, 6\}$

किसी पासे को उछालने पर सभी संभव परिणाम हैं।

घटना : प्रतिदर्श समष्टि के सभी उप-समुच्चय एक घटना है। यह दो प्रकार के होते हैं—

(*i*) **सरल घटना**—वह घटना जिसमें केवल एक प्रतिदर्श बिन्दु होता है, सरल घटना कहलाती है।

जैसे—दो सिक्कों के उछालने पर प्रतिदर्श समष्टि $S = \{HH, HT, TH, TT\}$

यदि घटना, E = दो शीर्ष प्राप्त करने की घटना $= \{HH\}$

तब E सरल घटना है

(*ii*) **संयुक्त घटना**—वे घटनाएँ, जो सरल घटना नहीं हैं संयुक्त घटना कहलाती है।

जैसे—दो सिक्कों को उछालने पर प्रतिदर्श समष्टि

$$S = \{HH, HT, TH, TT\}$$

तो E = कम-से-कम एक पुच्छ (Tail) प्राप्त करने की घटना

$$E = \{TT, TH, HT\}$$

समसम्भावी घटनाएँ : किसी प्रयोग में यदि प्रत्येक घटना के घटित होने की संभावना समान हो तो वह घटनाएँ समसंभावी घटनाएँ कहलाती है।

जैसे—किसी सिक्के को उछालने पर शीर्ष एवं पुच्छ (Head and Tail) आने की संभावना समान है।

परस्पर अपवर्जी घटनाएँ : किसी प्रतिदर्श समष्टि S की दो घटनाएँ परस्पर अपवर्जी होंगी यदि E_1 एवं E_2 साथ-साथ घटित ना हों अर्थात् $E_1 \cap E_2 = \phi$.

प्रायिकता : माना किसी यादृच्छिक प्रयोग में प्रतिदर्श समष्टि S तथा घटना $E \subseteq S$ है, तब घटना E के घटित होने की

प्रायिकता $P(E) = \dfrac{n(E)}{n(S)}$ होगी।

यदि $P(E) = 1$ तब E को निश्चित घटना तथा यदि $P(E) = 0$ तब E को असंभव घटना कहते हैं। अतः प्रायिकता हमेशा 0 से 1 के मध्य होता है अर्थात् $0 \le P(E) \le 1$

- यदि यादृच्छिक प्रयोग से संबंधित घटनाएँ E_1 एवं E_2 हों तब,
  $P(E_1 \cup E_2) = P(E_1) + P(E_2) - P(E_1 \cap E_2)$
- यदि E_1 एवं E_2 परस्पर अपवर्जी घटनाएँ हों तब
  $$P(E_1 \cup E_2) = P(E_1) + P(E_2)$$

- यदि $\bar{A}$, A नहीं है को सूचित करता है तब

$P(\bar{A}) = 1 - P(A)$ या $P(A') = 1 - P(A)$

$\Rightarrow P(A) = 1 - P(\bar{A})$

उदाहरण 1. दो सिक्कों को एक साथ उछाला जाता है तब (*i*) केवल एक शीर्ष (*ii*) कम-से-कम एक शीर्ष आने की प्रायिकता निकालें।

हल : दो सिक्कों को एक साथ उछालने पर प्रतिदर्श समष्टि की संख्या = $2^2 = 4$

अतः S = {HH, HT, TH, TT}

माना E_1 केवल एक शीर्ष आने की घटना है तब

$n(E_1) = \{HT, TH\} = 2$

तथा E_2 = कम-से-कम एक शीर्ष आने की घटना

= {HH, HT, TH} = 3

अतः (*i*) $P(E_1) = \frac{n(E_1)}{n(S)} = \frac{2}{4} = \frac{1}{2}$

(*ii*) $P(E_2) = \frac{n(E_2)}{n(S)} = \frac{3}{4}$

उदाहरण 2. यदि दो पासों को एक साथ फेंका जाता है तो इसके पृष्ठ पर आने वाले अंकों का योग 7 से अधिक होने की प्रायिकता ज्ञात करें।

हल : $n(3) = 6 \times 6 = 36$

माना E = पृष्ठ पर आने वाली अंकों का योग 7 से अधिक

= {(2, 6) (3, 5) (3, 6) (4, 4) (4, 5) (4, 6) (5, 3) (5, 4) (5, 5) (5, 6) (6, 2), (6, 3) (6, 4) (6, 5) (6, 6)}

= 15

$\therefore P(E) = \frac{n(E)}{n(S)} = \frac{15}{36} = \frac{5}{12}$

उदाहरण 3. ताश की किसी गड्डी से 2 पत्ते यादृच्छया निकाले जाते हैं तो इसके बादशाह होने की प्रायिकता ज्ञात करें।

हलः $n(S) = 52\,C_2 = \frac{52 \times 51}{2 \times 1} = 26 \times 51 = 1326$

यदि E = दो बादशाह आने की घटना।

तब $n(E) = 4C_2 = \frac{4 \times 3}{2} = 6$

अतः $P(E) = \frac{n(E)}{n(S)} = \frac{6}{1326} = \frac{1}{221}$

उदाहरण 4. किसी थैले में 4 लाल, 6 काली, 8 हरी गेंद हैं। यादृच्छया 2 गेंद निकाली जाती हैं तब दोनों के काली होने की प्रायिकता ज्ञात करें।

हल : थैले में कुल गेंदों की संख्या = 4 + 6 + 8 = 18

$\therefore n(S) = 18C_2$

माना E = दो काली गेंद आने की घटना

$n(E) = 6C_2$

अतः $P(E) = \frac{n(E)}{n(S)} = \frac{6C_2}{18C_2}$

$= \frac{\frac{6 \times 5}{2}}{\frac{18 \times 17}{2}} = \frac{6 \times 5}{18 \times 17} = \frac{5}{51}$

$\therefore P(E) = \frac{5}{51}$

उदाहरण 5. 1 से 20 तक की संख्याओं में से तीन संख्याओं का यादृच्छया चयन किया जाता है तो इसके लगातार (Consecutive) होने की प्रायिकता क्या होगी?

हल : 20 संख्याओं में से 3 संख्याओं को चयन करने के कुल तरीके = $20C_3$

$= \frac{20 \times 19 \times 18}{3 \times 2}$

$\therefore n(S) = 20C3 = 1140$

यदि E = तीन लगातार संख्याओं के चयन के तरीके

= {(1, 2, 3) (2, 3, 4) (3, 4, 5) .... (18, 19, 20)}

$n(E) = 18$

अतः $P(E) = \frac{n(E)}{n(S)} = \frac{18}{1140} = \frac{3}{190}$

उदाहरण 6. किसी थैले में 4 लाल, 5 हरी तथा 6 सफेद गेंद हैं। यदि यादृच्छया एक गेंद निकाली जाए तो इसके लाल या हरी होने की संभावना ज्ञात करें।

हल : गेंदों की कुल संख्या = 4 + 5 + 6 = 15

$\therefore n(S) = 15$

माना E_1 = लाल गेंद होने की घटना = 4

E_2 = हरी गेंद होने की घटना = 5

तब $E_1 \cap E_2 = \phi$

अतः $P(E_1$ या $E_2) = P(E_1) + P(E_2)$

$= \left(\frac{4}{15} + \frac{5}{15}\right) = \frac{9}{15} = \frac{3}{5}$

उदाहरण 7. एक थैले में 2 लाल, 3 हरी तथा 2 सफेद गेंद हैं। इनमें से यादृच्छया दो गेंद निकाली जाती हैं तो उनके सफेद न होने की प्रायिकता ज्ञात करें।

हल : कुल गेंदों की संख्या = (2 + 3 + 2) = 7

$\therefore \quad n(S) = 7C_2 = \frac{7 \times 6}{2} = 21$

माना E = 2 गेंद निकलने की घटना जो सफेद न हो = (2 + 3) = 5

$\therefore \quad n(E) = 5C_2 = 10$

$\therefore \quad P(E) = \frac{n(E)}{n(S)} = \frac{10}{21}$

उदाहरण 8. किसी ताश की गड्डी से यादृच्छया दो पत्ते निकाले जाएं तो इसकी क्या संभावना है कि दोनों या तो लाल हों या दोनों बादशाह?

हल : $n(S) = 52C_2 = \frac{52 \times 51}{2} = 1326$

माना E_1 = दोनों पत्ते को लाल होने की घटना

$n(E_1) = 26C_2 = \frac{26 \times 25}{2} = 325$

E_2 = दोनों पत्ते के बादशाह होने की घटना

$n(E_2) = 4C_2 = \frac{4 \times 3}{2} = 6$

तथा $(E_1 \cap E_2)$ = दोनों पत्ते लाल या बादशाह

$\therefore \quad n(E_1 \cap E_2) = 2C_2 = 1$

$\therefore \quad P(E_1 \cup E_2) = P(E_1) + P(E_2) - P(E_1 \cap E_2)$

$= \frac{325}{1326} + \frac{6}{1326} - \frac{1}{1326}$

$= \frac{330}{1326} = \frac{55}{221}$

प्रश्नमाला

निर्देश : निम्नलिखित प्रश्नों को हल करें :

1. एक बर्तन में 2 लाल, 3 नीली तथा 4 काली गेंद हैं। यादृच्छया तीन गेंद निकाली जाती हैं, तो सभी के एक ही रंग के होने की प्रायिकता है–

A. $\frac{5}{84}$ B. $\frac{3}{9}$

C. $\frac{3}{7}$ D. $\frac{7}{17}$

2. तीन पासे एक साथ फेंके जाते हैं। उन पर आने वाले अंकों का योग 17 या 18 होने की प्रायिकता है–

A. $\frac{1}{72}$ B. $\frac{1}{9}$

C. $\frac{1}{54}$ D. $\frac{4}{17}$

3. शब्द POSSESSIVE से एक अक्षर यादृच्छया चुना जाता है, तो इसके S होने की प्रायिकता है–

A. $\frac{3}{10}$ B. $\frac{4}{10}$

C. $\frac{3}{7}$ D. $\frac{4}{17}$

4. यदि A और B दो घटनाएँ हैं तथा $P(A') = 0.3, P(B) = 0.4, P(A \cap B') = 0.5$ तब $P(A \cap B')$ का मान–

A. 0.5 B. 0.8

C. 1 D. 0.1

5. किसी बक्से में 3 आम तथा 3 सेब हैं। यदि दो फल यादृच्छया चुने जाएँ तो एक आम तथा एक सेब होने की प्रायिकता–

A. $\frac{2}{3}$ B. $\frac{3}{5}$

C. $\frac{1}{3}$ D. $\frac{3}{4}$

6. छः (6) पुरस्कारों का तीन व्यक्तियों में वितरण यादृच्छया किया जाता है, तो किसी एक व्यक्ति को सभी पुरस्कार नहीं मिलने की संभावना होगी।

A. $\frac{120}{216}$ B. $\frac{6}{216}$

C. $\frac{210}{216}$ D. $\frac{790}{216}$

7. 100 पत्तों की गड्डी जिन पर 1 से 100 तक संख्याएँ लिखी हैं, में से यादृच्छया एक पत्ता निकाला जाता है, तो पूर्ण वर्ग संख्या आने की प्रायिकता है–

A. $\frac{1}{5}$ B. $\frac{2}{5}$

C. $\frac{1}{10}$ D. $\frac{1}{15}$

8. तीन व्यक्ति एक समस्या पर स्वतंत्र रूप से कार्य करते हैं। उनके द्वारा समस्या का हल करने की प्रायिकताएँ क्रमशः $\frac{1}{3}$, $\frac{1}{4}$ एवं $\frac{1}{5}$ है तो किसी के द्वारा समस्या न हल होने की प्रायिकता है–

A. $\frac{1}{3}$ B. $\frac{3}{5}$

C. $\frac{2}{5}$ D. $\frac{1}{5}$

9. एक लॉटरी में 90 टिकट हैं, जिन पर 1 से 90 तक की संख्याएँ अंकित हैं। पाँच टिकट यादृच्छया चुने जाते हैं। इनमें से दो टिकटों पर 15 तथा 80 संख्या होने की प्रायिकता है–

A. $\frac{2}{801}$ B. $\frac{2}{623}$

C. $\frac{1}{267}$ D. $\frac{1}{623}$

10. A तथा B में से कम-से-कम एक के घटने की प्रायिकता 0.6 है। यदि A एवं B के साथ-साथ घटित होने की प्रायिकता 0.2 हो तब $P(A') + P(B')$ का मान–

A. 3.2 B. 1.5

C. 1.03 D. 1.2

11. किसी बक्से में 20 बल्ब हैं जिसमें से 4 खराब हैं। यादृच्छया दो बल्ब निकाले जाते हैं तो इसमें कम-से-कम 1 खराब होने की संभावना है–

A. $\frac{7}{19}$ B. $\frac{9}{19}$

C. $\frac{12}{19}$ D. $\frac{17}{19}$

12. जब दो पासों को फेंका जाता है तब इसके पृष्ठ पर आने वाले अंकों का योग अभाज्य संख्या होने की प्रायिकता–

A. $\frac{7}{9}$ B. $\frac{1}{12}$

C. $\frac{5}{12}$ D. $\frac{11}{12}$

13. किसी लॉटरी में 10 पुरस्कार एवं 25 खाली (पुरस्कार रहित) हैं। यदि एक टिकट यादृच्छया निकाला जाए तो पुरस्कार मिलने की प्रायिकता–

A. $\frac{1}{25}$ B. $\frac{1}{10}$

C. $\frac{1}{35}$ D. $\frac{2}{7}$

14. किसी बॉक्से में 5 हरी, 4 पीली एवं 3 सफेद शीशे की गोली हैं। तीन गोली यादृच्छया निकाले जाती हैं तब इसके एक ही रंग की न होने की प्रायिकता–

A. $\frac{41}{44}$ B. $\frac{1}{44}$

C. $\frac{7}{55}$ D. $\frac{12}{55}$

15. यदि $N = \{1, 2, 3, ... 100\}$ से यादृच्छया 3 विभिन्न संख्याएँ चुनी जाती हैं तो इन तीनों के 2 और 3 दोनों से विभाजित होने की प्रायिकता होगी–

A. $\frac{4}{25}$ B. $\frac{4}{35}$

C. $\frac{4}{33}$ D. $\frac{4}{1155}$

उत्तरमाला

1	2	3	4	5	6	7	8	9	10
A	C	B	B	B	C	C	C	A	D
11	**12**	**13**	**14**	**15**					
A	C	D	A	D					

व्याख्यात्मक उत्तर

1. कुल गेंद = 9

9 गेंद में से 3 गेंद निकालने के कुल तरीके = $9\,C_3$

$\therefore \quad n(S) = \dfrac{9\times8\times7}{3\times2} = 84$

E = सभी गेंद एक ही रंग की हों

$\therefore \quad n(E) = 3C_3 + 4C_3 = 1 + 4 = 5$

($\therefore$ लाल गेंद 2 ही हैं)

अतः अभीष्ट प्रायिकता = $\dfrac{n(E)}{n(S)} = \dfrac{5}{84}$.

2. तीन पासे फेंकने के कुल तरीके = $6 \times 6 \times 6 = 216$

अतः $n(S) = 216$

माना E = योगफल 17 या 18 आने की घटना

$\therefore \quad$ = (6, 5, 6) (5, 6, 6) (6, 6, 5) (6, 6, 6)

$n(E) = 4$

$\therefore \quad P(E) = \dfrac{n(E)}{n(S)} = \dfrac{4}{216} = \dfrac{1}{54}$.

3. कुल अक्षरों की संख्या = 10

$n(S) = 10$

E = S आने की घटना

$n(E) = 4$

$\therefore \quad P(E) = \dfrac{n(E)}{n(S)} = \dfrac{4}{10}$.

4. योग के प्रमेय से

$$\begin{aligned} P(A\cup B') &= P(A) + P(B') - P(A\cap B') \\ &= 1 - P(A') + 1 - P(B) - P(A\cap B') \\ &= 1 - 0.3 + 1 - 0.5 - 0.4 \\ &= 0.8. \end{aligned}$$

5. 6 में से दो फल चुनने के कुल तरीके = $6\,C_2$

$\therefore \quad n(S) = 6\,C_2 = \dfrac{6\times5}{2} = 15$

E = 1 आम तथा 1 सेब होने की घटना

$n(E) = 3\,C_1 \times 3\,C_1 = 3 \times 3$

$\therefore \quad P(E) = \dfrac{n(E)}{n(S)} = \dfrac{9}{15} = \dfrac{3}{5}$.

6. पुरस्कारों के वितरण करने के कुल तरीके = $6 \times 6 \times 6$

अतः $n(S) = 216$

E = एक ही व्यक्ति को सभी पुरस्कार प्राप्त होने के तरीके

$n(E) = 6$

अतः किसी एक व्यक्ति को सभी पुरस्कार नहीं मिलने की प्रायिकता

= 1 – P (एक ही व्यक्ति को सभी पुरस्कार)

$= 1 - \dfrac{n(E)}{n(S)} = 1 - \dfrac{6}{216}$

$= \dfrac{210}{216}$.

7. एक पत्ता निकालने के कुल तरीके

$= 100\,C_1 = 100$

अतः $n(S) = 100$

E = पूर्ण वर्ग संख्या आने की घटना

$= 1^2, 2^2, 3^2, 4^2, 5^2, 6^2, 7^2, 8^2, 9^2, 10^2$

$n(E) = 10$

$\therefore \quad P(E) = \dfrac{n(E)}{n(S)} = \dfrac{10}{100} = \dfrac{1}{10}$.

8. माना प्रत्येक व्यक्ति द्वारा समस्या का हल करने की प्रायिकता $P(A) = \dfrac{1}{3}, P(B) = \dfrac{1}{4}$ तथा $P(C) = \dfrac{1}{5}$ है तब प्रत्येक के द्वारा समस्या हल न होने की प्रायिकता

$P(\overline{A}) = 1 - \dfrac{1}{3} = \dfrac{2}{3}$, $P(\overline{B}) = 1 - \dfrac{1}{4} = \dfrac{3}{4}$

तथा $P(\overline{C}) = 1 - \dfrac{1}{5} = \dfrac{4}{5}$.

अतः तीनों में से किसी के द्वारा समस्या का हल न होने की प्रायिकता

$P(\overline{A}\cap\overline{B}\cap\overline{C}) = P(\overline{A})\cdot P(\overline{B})\cdot P(\overline{C})$

$= \dfrac{2}{3}\times\dfrac{3}{4}\times\dfrac{4}{5} = \dfrac{2}{5}$.

9. पाँच टिकटों में से दो टिकट (जिनकी संख्या 15 तथा 80 है) होने चाहिए अब शेष 88 में से तीन टिकट

$n(E) =$ चुनने के प्रकार $= 88\, C_3$

$n(S) =$ कुल चुनने के तरीके $= 90\, C_5$

अतः अभीष्ट प्रायिकता $= \dfrac{88\,C_3}{90\,C_5}$

$$= \dfrac{\dfrac{88 \times 87 \times 86}{3 \times 2}}{\dfrac{90 \times 89 \times 88 \times 87 \times 86}{5 \times 4 \times 3 \times 2}}$$

$$= \dfrac{5 \times 4}{90 \times 89} = \dfrac{20}{8010} = \dfrac{2}{801}.$$

10. दिया गया है $P(A \cup B) = 0.6$

तथा $P(A \cap B) = 0.2$

अब $P(A') + P(B') = 1 - P(A) + 1 - P(B)$

$= 2 - [P(A) + P(B)]$

$= 2 - [P(A) + P(B) - P(A \cap B) + P(A \cap B)]$

$= 2 - [P(A \cup B) + P(A \cap B)]$

$= 2 - (0.6 + 0.2)$

$= 2 - 0.8 = 1.2.$

11. 20 बल्ब में से 2 बल्ब चुनने के कुल तरीके

$En(S) = 20\, C_2$

माना $E =$ कोई खराब बल्ब नहीं

$n(E) = 16\, C_2$

किसी बल्ब के खराब नहीं होने की प्रायिकता

$$P(E) = \dfrac{16C_2}{20C_2} = \dfrac{\dfrac{16 \times 15}{2}}{\dfrac{20 \times 19}{2}} = \dfrac{16 \times 15}{20 \times 19} = \dfrac{12}{19}$$

अतः कम-से-कम 1 बल्ब खराब होने की प्रायिकता

$$= 1 - \dfrac{12}{19} = \dfrac{7}{19}.$$

12. $n(S) = 6 \times 6 = 36$

माना $E =$ पासे पर आए अंकों का योग अभाज्य संख्या

$E = \{(1, 1)\ (1, 2)\ (1, 4)\ (1, 6)\ (2, 1)\ (2, 3)\ (2, 5)\ (3, 2)\ (3, 4)\ (4, 1)\ (4,3)\ (5, 2)\ (5, 6)\ (6, 1)\ (6, 5)\}$

$n(E) = 15$

$$P(E) = \dfrac{n(E)}{n(S)} = \dfrac{15}{36} = \dfrac{5}{12}.$$

13. कुल टिकट की संख्या $= 25 + 10 = 35$

$n(S) = 35$

$E =$ पुरस्कार मिलने की घटना

$n(E) = 10$

$$\therefore \quad P(E) = \dfrac{n(E)}{n(S)} = \dfrac{10}{35} = \dfrac{2}{7}.$$

14. 12 गोली में से 3 गोली निकालने के कुल तरीके

$$n(S) = 12\, C_3 = \dfrac{12 \times 11 \times 10}{3 \times 2} = 220$$

माना $E =$ एक ही रंग की 3 गोली निकालने के तरीके

$=$ (5 में से 3) या (4 में से 3) या (3 में से 3)

$n(E) = 5\, C_3 + 4\, C_3 + 3\, C_3$

$= 10 + 4 + 1 = 15$

$$P(E) = \dfrac{n(E)}{n(S)} = \dfrac{15}{220} = \dfrac{3}{44}$$

$\therefore$ अभीष्ट प्रायिकता $= 1 - \dfrac{3}{44} = \dfrac{41}{44}.$

15. 1 से 100 के बीच 6 से विभाज्य संख्याएँ 6, 12, 18 .... 96. यदि ऐसी n संख्याएं हैं तब $96 = 6 + (n-1) \times 6$
$\Rightarrow n = 16$

अतः प्रायिकता $= \dfrac{16C_3}{100C_3} = \dfrac{4}{1155}.$

❑❑❑

सामान्य सचेतता
(GENERAL AWARENESS)

भारतीय इतिहास

प्राचीन भारत

सिंधु घाटी सभ्यता

- सिंधु सभ्यता की खोज 1921 ई. में दयाराम साहनी ने की।
- सिंधु घाटी की सभ्यता का नामकरण, हड़प्पा नामक स्थान, जहाँ यह संस्कृति पहली बार खोजी गई थी, के नाम पर हड़प्पा संस्कृति भी किया गया है।
- रेडियोकार्बन C^{14} जैसी नवीन विश्लेषण पद्धति के द्वारा सिंधु सभ्यता की सर्वमान्य तिथि 2400 ई.पू. से 1700 ई.पू. के बीच निर्धारित की गई है।
- हड़प्पा सभ्यता प्राक्ऐतिहासिक अथवा कांस्ययुगीन थी। इस सभ्यता के मुख्य निवासी भूमध्यसागरीय एवं द्रविड़ थे।

हड़प्पा सभ्यता : एक वस्तुनिष्ठ अध्ययन

प्रमुख स्थल	उत्खननकर्ता	वर्ष	नदी	भौगोलिक स्थल	प्राप्त अवशेष
हड़प्पा	दयाराम साहनी	1921	रावी	मोण्टगोमरी (पाकिस्तान)	मुहरों पर एक शृंगी पशु, तांबे की इक्कागाड़ी
मोहनजोदड़ो	राखालदास बनर्जी	1922	सिंधु	लरकाना (पाकिस्तान)	कांसे की नर्तकी, अन्नागार, विशाल स्नानागार तथा पशुपतिनाथ के अंकन वाली मुहरें
चन्हूदड़ो	गोपाल मजूमदार	1931	सिंधु	सिंध (पाकिस्तान)	मनके निर्माण के कारखाने
कालीबंगा	बी.बी. लाल एवं बी.के. थापर	1953	घग्घर	श्रीगंगानगर (राजस्थान)	जुते हुए खेत, नक्काशीदार ईंट, अग्निवेदिका, मिट्टी का हल
कोटदीजी	फजल अहमद	1953	सिंधु	खैरपुर (पाकिस्तान)	पत्थर के बाणाग्र
रंगपुर	एस.आर. राव	1953-54	भादर	काठियावाड़ (गुजरात)	चावल की भूसी, गेहूँ की खेती
रोपड़	यज्ञदत्त शर्मा	1953-56	सतलज	रोपड़ (पंजाब)	कृषि-कार्य
लोथल	रंगनाथ राव	1955 एवं 1962	भोगवा	अहमदाबाद (गुजरात)	बंदरगाह, युग्म शवाधान, नाव, चावल के दाने
बनावली	रविंद्र सिंह बिष्ट	1974	रंगोई	हिसार (हरियाणा)	मिट्टी से बना हल, जौ
धौलावीरा	रविन्द्र सिंह बिष्ट	1990-91	—	कच्छ (गुजरात)	जलाशय

प्रमुख सैन्धव स्थल एवं खुदाई में प्राप्त वस्तुएँ

- **मोहनजोदड़ो**—सीप निर्मित पैमाना, सूती एवं ऊनी कपड़े के अवशेष, महास्नानागार, विशाल जलाशय, ईंट के भट्ठे, फियांस की बनी एक गिलहरी, चमकता हुआ एक बंदर का चित्र, मशहूर कांस्य नर्तकी की प्रतिमा, पुजारी का सिर, मातृदेवी की मृण्मूर्ति, विशाल अन्नागार, पशुपति की मुहर, लिंगीय प्रस्तर, एक सभागार, 16 कमरों का बैरक, दाढ़ी वाले साधु की मूर्ति आदि।
- **चन्हूदड़ो**—मनका बनाने का कारखाना, खिलौना बनाने का कारखाना, फियांस का बना चार खानों वाला बर्तन, तांबे की बनी दो गाड़ियों के मॉडल, चार पहियों वाली गाड़ी (अगले दो पहिये, पिछले पहियों की अपेक्षा बड़े), दवात (Inkpot), बिल्ली का पीछा करता हुआ कुत्ता का साक्ष्य, लिपिस्टिक आदि।
- **कालीबंगा**—हल से जुते खेत के साक्ष्य, मिट्टी की काले रंग की चूड़ियाँ, पकी मिट्टी का पैमाना, दो फसलों को एक साथ बोने के साक्ष्य, अग्निकुंड, ऊँट की अस्थियाँ, हल का चिह्न, बेलनाकार मुहरें, जौ, चना, सरसों, लकड़ी की पाइप, अलंकृत ईंट, कब्रिस्तान, कच्चे ईंट का प्रयोग आदि।
- **लोथल**—युगल शवाधान, बंदरगाह (गोदी बाड़ा), फारस की मुहरें, चावल और बाजरा के साक्ष्य, सूती-वस्त्र, रंगाई के कुण्ड, मनका बनाने का कारखाना, हाथी दाँत, कांसे की बनी एक सुई, एक वरमा (Drill), अनाज पीसने की चक्की, हाथी दांत का एक पैमाना, अग्निकुंड, बैल, खरगोश और कुत्ते की आकृति, मिट्टी की बनी नाव आदि।
- **हड़प्पा**—अन्नागार, श्रमिक आवास, प्रसाधन मंजूषा, ठोस पहियों वाली गाड़ी के अवशेष, आर (R)-37 कब्रिस्तान, तांबे का पैमाना, कांसे की बनी एक नर्तकी की मूर्ति, लाल बालू पत्थर का नग्न पुरुष का धड़ (जैन या यक्ष की मूर्ति के समान), स्लेटी चूने पत्थर की नृत्य मुद्रा वाली मूर्ति (नर्तकी), ताबूत, गेहूँ और जौ, अभिलेख युक्त मुहर, शंख का बैल, मछुआरे का चित्र (बर्तन) आदि।
- **सुरकोतदा**—घोड़े का जीवाश्म, एण्टीमनी की एक छड़, अनोखी कब्र, गोदी बाड़ा आदि।

वैदिक काल

- आर्यों की सामाजिक-सांस्कृतिक तथा आर्थिक व्यवस्था वैदिक संस्कृति के रूप में जानी जाती है। आर्यों के बारे में जानकारी मुख्यतः वेदों—ऋग्वेद, यजुर्वेद, सामवेद एवं अथर्ववेद से मिलती है।
- वैदिक काल को दो भागों में विभाजित किया जाता है—ऋग्वैदिक काल (1500-1000 ई.पू.) और उत्तर वैदिक काल (1000-600 ई.पू.)।

ऋग्वैदिक काल (1500-1000 ई.पू.)

- आर्यों के निवास के विस्तृत क्षेत्र को 'सप्तसैन्धव' प्रदेश कहा गया। इस क्षेत्र में सात प्रमुख नदियाँ प्रवाहित हैं। ये नदियाँ हैं—सिंधु, सतलज, रावी, चिनाब, झेलम, व्यास तथा सरस्वती।
- ऋग्वैदिक समाज ग्रामीण कबीलाई समाज था; सामाजिक संरचना समतावादी तथा वर्णविहीन थी।
- परिवार के मुखिया को कुलप कहा जाता था।
- आर्यों की प्रशासनिक इकाई आरोही क्रम से अग्रलिखित पाँच भागों में बंटी थी—कुल, ग्राम, विश, जन, राष्ट्र।
- जन के अधिपति को राजा कहा जाता था।
- ग्राम के प्रधान को ग्रामणी एवं विश के प्रधान को विशपति कहा जाता था।
- ऋग्वेद के 7वें मंडल में दाशराज्ञ युद्ध का वर्णन है जिसमें भरत जन के स्वामी सुदास ने रावी नदी के तट पर दस राजाओं के संघ को हराया था।
- इन्द्र ऋग्वैदिक आर्यों का सबसे महत्वपूर्ण देवता था जिसे पुरन्दर कहा गया है। वरुण, सूर्य, मित्र, अग्नि, इत्यादि अन्य प्रमुख देवता थे।
- ऋग्वेद में सर्वाधिक पवित्र नदी के रूप में 'सरस्वती' का वर्णन हुआ है। ऋग्वेद में गंगा का एक बार, यमुना का तीन बार तथा सिंधु नदी का सर्वाधिक बार उल्लेख किया गया है।
- गायत्री-मंत्र का उल्लेख ऋग्वेद के तृतीय मंडल में मिलता है।
- ऋग्वेद के 10वें मंडल के पुरुषसूक्त में चतुर्वर्णों—ब्राह्मण, क्षत्रिय, वैश्य और शूद्र की उत्पत्ति के उल्लेख मिलते हैं।
- आर्यों के मनोरंजन के मुख्य साधन संगीत, रथदौड़, घुड़दौड़ एवं द्यूतक्रीड़ा थे।

उत्तर वैदिक काल (1000-600 ई.पू.)

- उत्तर वैदिक काल में आर्यों ने स्थायी जीवन व्यतीत करना प्रारंभ कर दिया था। इस समय आर्य मुख्य रूप से गंगा-यमुना दोआब में फैल गए थे।
- इस काल में इन्द्र के स्थान पर प्रजापति सर्वाधिक महत्वपूर्ण देवता हो गए थे। विभिन्न कर्मकाण्डों तथा अंधविश्वासों का विस्तार हुआ जिनका उल्लेख अथर्ववेद में मिलता है।
- गोत्र नामक संस्था का उदय उत्तर वैदिक काल में हुआ।

- अथर्ववेद में 'सभा' एवं 'समिति' को प्रजापति की दो पुत्रियां कहा गया है। अथर्ववेद के मंत्रों का उच्चारण करने वाले पुरोहित को 'ब्रह्मा' कहा जाता था।
- अथर्ववेद में मगध एवं अंग महाजनपद का उल्लेख है।
- उत्तरवैदिक काल में हल को सिरा और हल रेखा को सीता कहा जाता था।
- महाभारत का पुराना नाम जयसंहिता है। यह विश्व का सबसे बड़ा महाकाव्य है।

जैन धर्म

- जैन धर्म के संस्थापक ऋषभदेव थे।
- जैन परंपरा के अनुसार जैन धर्म में कुल 24 तीर्थंकर हुए। जैन धर्म के 23वें तीर्थंकर पार्श्वनाथ थे।
- जैन धर्म के मुख्य प्रवर्तक तथा 24वें तीर्थंकर महावीर स्वामी थे।
- वर्धमान महावीर का जन्म 540 ई.पू. में वैशाली के निकट कुण्डग्राम (ज्ञातृक कुल) में हुआ था। इनके पिता का नाम सिद्धार्थ जो ज्ञातृक कुल के सरदार थे तथा माता का नाम त्रिशला जो लिच्छवी राजा चेतक की बहन थी।
- महावीर स्वामी, सत्य की खोज के लिए 30 वर्ष की आयु में गृह-त्याग कर संन्यासी हो गए थे।
- महावीर स्वामी को 12 वर्ष की गहन तपस्या के पश्चात् जम्भिकग्राम के निकट ऋजुपालिका नदी के तट पर एक वृक्ष के नीचे सर्वोच्च ज्ञान (कैवल्य) की प्राप्ति हुई।
- जैन धर्मग्रन्थों की रचना मुख्यतया प्राकृत भाषा में हुई।
- जैन धर्म दो पंथों में बँटा–श्वेताम्बर एवं दिगम्बर।
- श्वेताम्बर पंथ को मानने वाले श्वेत वस्त्र धारण करते हैं।
- दिगम्बर पंथ को मानने वाले वस्त्रों का परित्याग करते हैं।

जैन संगीतियाँ

क्रम/समय	स्थान	अध्यक्ष	शासक	कार्य
प्रथम 322-298 ई.पू.	पाटलिपुत्र	स्थूलभद्र	चन्द्रगुप्त मौर्य	जैन धर्म के महत्वपूर्ण 12 अंगों का प्रणयन, जैन धर्म का दो भागों– श्वेताम्बर एवं दिगम्बर में विभाजन।
द्वितीय 512 ई.	वल्लभी	देवर्धि क्षमा श्रमण	–	धर्म ग्रंथों को अंतिम रूप से संकलित कर लिपिबद्ध किया गया।

जैन तीर्थंकर और उनके प्रतीक चिह्न

क्र.	जैन तीर्थंकर	प्रतीक चिह्न
1.	ऋषभदेव	सांड़ (वृषभ)
2.	अजितनाथ	हाथी
3.	नेमिनाथ	शंख
4.	पार्श्वनाथ	सर्प फण
5.	महावीर	सिंह
6.	शांतिदेव	हिरण

बौद्ध धर्म

- महात्मा बुद्ध का जन्म 563 ई.पू. में कपिलवस्तु के निकट लुम्बिनी में हुआ था। महात्मा बुद्ध को एशिया का ज्योति पुञ्ज (Light of Asia) कहा जाता है।
- बुद्ध के पिता शुद्धोधन शाक्य गणराज्य के शासक थे। उनकी माता का नाम महामाया था। माता की मृत्यु के बाद मौसी महाप्रजापति ने उनका पालन-पोषण किया।
- गौतम बुद्ध का विवाह 16 वर्ष की आयु में यशोधरा से हुआ था। इनके पुत्र का नाम राहुल था।
- आलार कलाम बुद्ध के प्रथम गुरू थे। निरंजना नदी (गया) के तट पर उरूवेला नामक स्थान पर वैशाख पूर्णिमा के दिन सिद्धार्थ को ज्ञान की प्राप्ति हुई जिसके बाद वे बुद्ध कहलाए।

महात्मा बुद्ध के जीवन से जुड़े प्रतीकात्मक पशु

पशु	प्रतीक	पशु	प्रतीक
हाथी	गर्भ में आने का	घोड़ा	गृह त्याग का
सांड	यौवन का	शेर	समृद्धि का

बुद्ध के जीवन से संबंधित 5 महाचिह्न अथवा प्रतीक

घटना	चिह्न/प्रतीक	घटना	चिह्न/प्रतीक
जन्म	कमल व सांड़	गृहत्याग	घोड़ा
ज्ञान	पीपल (बोधि वृक्ष)	निर्वाण	पद चिह्न
मृत्यु	स्तूप		

गौतम बुद्ध के जीवन की महत्वपूर्ण घटनाएँ

क्र.	घटना	सम्बन्ध
1.	महाभिनिष्क्रमण	गौतम बुद्ध का गृहत्याग
2.	धम्मचक्रप्रवर्तन	गौतम बुद्ध द्वारा दिया गया प्रथम उपदेश
3.	संबोधि/निर्वाण	गौतम बुद्ध द्वारा ज्ञान की प्राप्ति
4.	महापरिनिर्वाण	गौतम बुद्ध की मृत्यु

त्रिपिटक

- **सुत्तपिटक**—इसमें बौद्ध धर्म के सिद्धांतों का उल्लेख है।
- **विनयपिटक**—इसमें बौद्ध संघ के नियमों की व्याख्या की गई है।
- **अभिधम्मपिटक**—इसमें बौद्ध दर्शन पर प्रकाश डाला गया है।
- महात्मा बुद्ध के महापरिनिर्वाण के बाद बौद्ध धर्म कई सम्प्रदायों में विभक्त हो गया। इनमें प्रमुख हैं—हीनयान तथा महायान।

बौद्ध संगीतियाँ

संगीति	काल	स्थान	शासक	अध्यक्ष
प्रथम संगीति	483 ई.पू.	राजगृह	अजातशत्रु	महाकश्यप
द्वितीय संगीति	383 ई.पू.	वैशाली	कालाशोक	साबाकामी
तृतीय संगीति	250 ई.पू.	पाटलिपुत्र	अशोक	मोग्गलिपुत्र तिस्स
चतुर्थ संगीति		कुण्डलवन (कश्मीर)	कनिष्क	वसुमित्र/ अश्वघोष

महाजनपद काल

- आरंभिक भारतीय इतिहास में छठी शताब्दी ई.पू. में 16 महाजनपदों का उदय हुआ। बौद्ध ग्रंथ अंगुत्तर निकाय में पहली बार 16 महाजनपदों की चर्चा मिलती है।

महाजनपदों की स्थिति

क्र.स.	महाजनपद	राजधानी	क्र.स.	महाजनपद	राजधानी
1.	मगध	राजगृह	9.	वत्स	कौशाम्बी
2.	अवन्ति	उज्जयिनी	10.	कुरू	हस्तिनापुर
3.	वज्जि	वैशाली	11.	मत्स्य	विराटनगर
4.	कोसल	श्रावस्ती	12.	पांचाल	अहिच्छत्र
5.	काशी	वाराणसी	13.	शूरसेन	मथुरा
6.	अंग	चम्पा	14.	गान्धार	तक्षशिला
7.	मल्ल	कुशीनारा	15.	कम्बोज	राजपुर
8.	चेदि	शुक्तिमती	16.	अश्मक	पोतन

हर्यक वंश

- बिम्बिसार (544-492 ई.पू.) हर्यक वंश का प्रथम शक्तिशाली शासक था। इनकी राजधानी गिरिव्रज (राजगृह) थी।
- उसने अपनी स्थिति मजबूत करने के लिए कोसल, वैशाली एवं मद्र राजवंशों से वैवाहिक सम्बन्ध स्थापित किए।
- बिम्बिसार के पुत्र अजातशत्रु (492-460 ई.पू.) ने उसकी हत्या कर सिंहासन प्राप्त किया।
- अजातशत्रु बौद्ध धर्म का अनुयायी था एवं उसकी राजधानी में प्रथम बौद्ध महासभा हुई।

शिशुनाग वंश

- हर्यक वंश के एक सेनापति शिशुनाग ने मगध के सिंहासन पर अधिकार करके शिशुनाग वंश की स्थापना की।
- शिशुनाग वंश के शासन काल में राजधानी पाटलिपुत्र से बदलकर वैशाली ले जायी गई। इस वंश के शासक 'कालाशोक' के शासन में दूसरी बौद्ध महासभा का आयोजन राजधानी वैशाली में हुआ।

नन्द वंश

- इस वंश का संस्थापक महापद्मनन्द को माना जाता है।
- नन्द वंश का अन्तिम शासक घनानन्द था।
- इसी के शासन काल में सिकन्दर ने भारत पर आक्रमण किया।

चन्द्रगुप्त मौर्य

- चन्द्रगुप्त मौर्य चाणक्य की सहायता से अन्तिम नन्दवंशीय शासक घनानन्द को पराजित कर 25 वर्ष की आयु में (322 ई.पू.) मगध के सिंहासन पर आसीन हुआ और मौर्य साम्राज्य की स्थापना की। चन्द्रगुप्त मौर्य ने व्यापक विजय करके प्रथम अखिल भारतीय साम्राज्य की स्थापना की।
- सेल्यूकस ने मेगास्थनीज को अपने राजदूत के रूप में चन्द्रगुप्त मौर्य के दरबार में भेजा।
- वृद्धावस्था में चन्द्रगुप्त मौर्य से जैन मुनि भद्रबाहु से जैन दीक्षा ली थी और श्रवणबेलगोला में 297 ई. पू. में उपवास द्वारा अपना शरीर त्याग दिया था।

बिन्दुसार

- चन्द्रगुप्त मौर्य की मृत्यु के पश्चात उसका पुत्र बिन्दुसार उसका उत्तराधिकारी बना।

अशोक

- यद्यपि अशोक ने 273 ई. पू. में ही सिंहासन प्राप्त कर लिया था परन्तु 4 साल तक गृहयुद्ध में रत रहने के कारण अशोक का वास्तविक राज्याभिषेक 269 ई.पू. में हुआ।
- अपने राज्याभिषेक के आठवें वर्ष अर्थात् 261 ई.पू. में अशोक ने कलिंग पर आक्रमण किया और उसे जीत लिया।
- कलिंग युद्ध में हुए व्यापक नरसंहार ने अशोक को विचलित कर दिया, जिसके परिणामस्वरूप उसने बौद्ध धर्म स्वीकार कर लिया। अशोक ने साँची स्तूप का निर्माण भी कराया।

अशोक के प्रमुख शिलालेख एवं उनमें उल्लिखित विषय

शिलालेख	विषय
पहला शिलालेख	पशुबलि की निंदा की गई है।
दूसरा शिलालेख	अशोक ने मनुष्य एवं पशु दोनों की चिकित्सा-व्यवस्था का उल्लेख किया है। चोल, चेर, पाण्ड्य, ताम्रपर्णि, केरलपुत्र व सतियपुत्र राज्यों का उल्लेख है।
तीसरा शिलालेख	राजकीय अधिकारियों को यह आदेश दिया गया है कि वे हर पांचवें वर्ष के उपरान्त दौरे पर जाएं। इस शिलालेख में कुछ धार्मिक नियमों का भी उल्लेख किया गया है।
चौथा शिलालेख	इस अभिलेख में भेरीघोष की जगह धम्मघोष की घोषणा की गई है।
पांचवां शिलालेख	धर्म-महामात्रों की नियुक्ति के विषय में जानकारी मिलती है।
छठा शिलालेख	इसमें आत्म नियंत्रण की शिक्षा दी गई है। प्रजा सदैव राजा से मिल सकती है।
सातवां एवं आठवां शिलालेख	अशोक की तीर्थ-यात्राओं का वर्णन किया गया है।
नौवां शिलालेख	सच्ची भेंट तथा सच्चे शिष्टाचार का उल्लेख किया गया है।
दसवां शिलालेख	अशोक ने आदेश दिया है कि राजा तथा उच्च अधिकारी हमेशा प्रजा के हित में सोचें।
ग्यारहवां शिलालेख	धम्म की व्याख्या की गई है।
बारहवां शिलालेख	इसमें स्त्री महामात्रों की नियुक्ति एवं सभी प्रकार के विचारों के सम्मान की बात कही गई है।
तेरहवां शिलालेख	कलिंग युद्ध का वर्णन एवं अशोक के हृदय- परिवर्तन की बात कही गई है। इसी में पड़ोसी राजाओं का वर्णन है।
चौदहवां शिलालेख	इसमें अशोक ने जनता को धार्मिक जीवन बिताने के लिए प्रेरित किया।

शुंग वंश

- अन्तिम मौर्य सम्राट बृहद्रथ की हत्या करके उसके सेनापति पुष्यमित्र शुंग ने 184 ई.पू. में शुंग वंश की स्थापना की।
- शुंग काल में ही भागवत धर्म का उदय एवं विकास हुआ तथा वासुदेव विष्णु की उपासना हुई।

कण्व वंश

- वासुदेव इस वंश का संस्थापक था।
- कण्व वंश में कुल चार शासक हुए।
- अन्तिम शासक सुशर्मा को हटाकर सिमुक ने सातवाहन वंश की स्थापना की।

आन्ध्र-सातवाहन वंश

- इस वंश का संस्थापक सिमुक था।
- गौतमी पुत्र शातकर्णी (106 ई.पू.–130 ई.) इस वंश का सर्वाधिक महान् शासक था।
- इस काल में तांबे तथा कांसे के अलावा सीसे के सिक्के काफी प्रचलित हुए।

गुप्त वंश

चन्द्रगुप्त प्रथम

- गुप्त अभिलेखों से ज्ञात होता है कि चन्द्रगुप्त प्रथम ही गुप्त वंश का प्रथम स्वतन्त्र शासक था, जिसकी उपाधि 'महाराजाधिराज' थी।
- चन्द्रगुप्त प्रथम ने 'गुप्त सम्वत्' की स्थापना 319-20 ई. में की थी।

समुद्रगुप्त

- समुद्रगुप्त पर प्रकाश डालने वाली अत्यन्त प्रामाणिक सामग्री 'प्रयाग प्रशस्ति' के रूप में उपलब्ध है।
- समुद्रगुप्त गुप्त वंश का एक महान योद्धा तथा कुशल सेनापति था, इसी कारण उसे 'भारत का नेपोलियन' कहा जाता है।

चन्द्रगुप्त द्वितीय 'विक्रमादित्य'

- चन्द्रगुप्त द्वितीय का काल साहित्य और कला का स्वर्ण युग कहा जाता है। इसने रजत मुद्राओं का सर्वप्रथम प्रचलन करवाया था।
- चन्द्रगुप्त द्वितीय के दरबार में विद्वानों एवं कलाकारों को आश्रय प्राप्त था। उसके दरबार में नौ रत्न थे–कालिदास, धन्वन्तरि,

क्षपणक, अमरसिंह, शंकु, बैताल भट्ट, घटकर्पर, वराहमिहिर और वररुचि।

- चन्द्रगुप्त द्वितीय के शासनकाल में चीनी यात्री फाह्यान (399 ई.–412 ई.) भारत यात्रा पर आया था।

कुमारगुप्त प्रथम

- गुप्त शासकों में सर्वाधिक अभिलेख कुमारगुप्त के ही प्राप्त हुए हैं। कुमारगुप्त प्रथम के शासनकाल में नालन्दा विश्वविद्यालय की स्थापना की गई थी।

स्कन्दगुप्त

- स्कन्दगुप्त ने मौर्यों द्वारा निर्मित सुदर्शन झील का जीर्णोद्धार करवाया था।
- हूणों का गुप्त साम्राज्य पर आक्रमण स्कन्दगुप्त के शासनकाल की महत्वपूर्ण घटना थी।

गुप्तकाल के रचनाकार

रचनाकार	रचना
कालिदास	मेघदूतम, ऋतुसंहारम्, विक्रमोर्वशीयम्, मालविकाग्निमित्रम्, अभिज्ञानशाकुन्तलम्, कुमारसम्भवम्
विष्णु शर्मा	पंचतंत्र
नारायण पंडित	हितोपदेश
वराहमिहिर	वृहत्संहिता, लघुजातक
विशाखदत्त	मुद्राराक्षस, देवीचन्द्रगुप्तम्
पालाकाप्य	हस्तायुर्वेद
शुद्रक	मृच्छकटिकम्
भास	स्वप्नवासवदत्ता
दण्डी	दशकुमारचरित
अमरसिंह	अमरकोष

गुप्तकालीन प्रसिद्ध मंदिर

मंदिर	स्थान
विष्णु मंदिर	तिगवा (जबलपुर, मध्य प्रदेश)
शिव मंदिर	भूमरा (नागौर, मध्य प्रदेश)
पार्वती मंदिर	नचना कुठार (मध्य प्रदेश)
दशावतार मंदिर	देवगढ़ (झांसी, उत्तर प्रदेश)
भितरगांव मंदिर	भितरगांव (कानपुर, उत्तर प्रदेश)
लक्ष्मण मंदिर (ईंटों द्वारा निर्मित)	कानपुर (उत्तर प्रदेश)

हर्षवर्धन (पुष्यभूति वंश)

- हर्ष ने अपनी राजधानी थानेश्वर से कन्नौज स्थानान्तरित की थी। हर्षवर्धन एक उच्चकोटि का कवि भी था। उसने संस्कृत में नागानन्द, रत्नावली तथा प्रियदर्शिका नामक नाटकों की रचना की थी।
- हर्षवर्धन ने अपने राजदरबार में कादम्बरी और हर्षचरित के रचयिता बाणभट्ट, सुभाषितवलि के रचयिता मयूर और चीनी विद्वान ह्वेनसांग (सी-यू-की का रचयिता) को आश्रय प्रदान किया था।

पाल वंश

- पाल वंश की स्थापना बौद्ध धर्म के अनुयायी गोपाल (750-770 ई.) ने की थी।
- धर्मपाल (गोपाल के पुत्र) ने विक्रमशिला विश्वविद्यालय की स्थापना की तथा नालन्दा विश्वविद्यालय का जीर्णोद्धार कराया।

बादामी के चालुक्य

- इस वंश का संस्थापक पुलकेशिन प्रथम (535-566 ई.) था।
- इस वंश की राजधानी वातापी (आधुनिक बादामी) थी।
- ह्वेनसांग पुलकेशिन द्वितीय के शासनकाल में चालुक्य साम्राज्य की यात्रा पर आया।

राष्ट्रकूट वंश

- इस वंश का संस्थापक दन्तिदुर्ग था।
- इस वंश का प्रसिद्ध शासक कृष्ण प्रथम एक महान निर्माता भी था। उसने एलोरा के प्रसिद्ध कैलाश मन्दिर का निर्माण करवाया।
- अमोघवर्ष (814 ई.–876 ई.) धर्म और साहित्य में विशेष रुचि रखता था। वह विद्वानों एवं कलाकारों का आश्रयदाता था। उसने अपनी कन्नड़ कविता 'कविराज मार्ग' तथा 'प्रश्नोत्तर मल्लिका' लिखी।
- इस वंश के शासक कृष्ण तृतीय ने एक विजय स्तम्भ तथा रामेश्वरम् में एक मन्दिर का निर्माण करवाया।

पल्लव वंश

- नरसिंहवर्मन (630 ई.–668 ई.) पल्लव वंश का सर्वाधिक यशस्वी शासक था।
- नरसिंहवर्मन ने महाबलिपुरम नगर की स्थापना की तथा महाबलिपुरम के प्रसिद्ध एकात्मक रथों (सात पैगोडा) का निर्माण भी उसी ने करवाया।

गंग वंश

- गंग शासक नरसिंह देव ने कोणार्क का प्रसिद्ध सूर्य मन्दिर बनवाया। गंग वंश के ही शासक अनन्तवर्मन ने पुरी के प्रसिद्ध जगन्नाथपुरी मन्दिर का निर्माण करवाया।

चोल वंश

- इस वंश का संस्थापक विजयालय (846 ई–871 ई.) था।
- राजराज प्रथम को इस वंश का वास्तविक संस्थापक माना जाता है। उसने सम्पूर्ण दक्षिण भारत में अपना विजय परचम लहराया।
- उसने तंजौर में प्रसिद्ध 'राजराजेश्वर मन्दिर' (बृहदेश्वर शिव मन्दिर) का निर्माण करवाया।
- चोलों के शासनकाल में ही कला की 'गोपुरम' शैली का जन्म हुआ।

मध्यकालीन भारत

भारत पर अरबों का आक्रमण

- भारत पर आक्रमण करने वाला प्रथम मुस्लिम शासक मुहम्मद बिन कासिम था।
- मुहम्मद बिन कासिम के आक्रमण के समय सिन्ध का शासक दाहिर था। कासिम ने 712 ई. में सिंध पर विजय प्राप्त की। इसने मुल्तान को भी जीता।

महमूद गजनवी

- महमूद गजनवी अपने पिता की मृत्यु के बाद 997 ई. में गजनी के सिंहासन पर बैठा।
- महमूद गजनवी ने भारत पर 1001 ई. से 1027 ई. के बीच 17 आक्रमण किए।
- 1025 ई. में उसका सोमनाथ के शिव मन्दिर पर आक्रमण सबसे प्रसिद्ध है।

मोहम्मद गोरी (1175 ई.–1206 ई.)

- महमूद गजनवी के विपरीत, मोहम्मद गोरी के भारत पर आक्रमण का उद्देश्य भारत में मुस्लिम राज्य की स्थापना करना था।
- 1206 ई. में गोरी, कुतुबुद्दीन ऐबक को भारत का नेतृत्व सौंपकर वापस अपने गृहप्रान्त की ओर चला। रास्ते में कुछ विद्रोहियों ने अचानक हमला कर उसकी हत्या कर दी।

दिल्ली सल्तनत के प्रमुख सुल्तान और उनकी उपलब्धियाँ

गुलाम वंश

- **कुतुबुद्दीन ऐबक (1206-1210)**–गुलाम वंश का संस्थापक, कुतुबमीनार का निर्माण प्रारंभ करना; अजमेर में अढ़ाई दिन का झोंपड़ा बनवाना।
- **इल्तुतमिश (1210-1236)**–गुलाम वंश का वास्तविक प्रथम सुल्तान, लाहौर की जगह दिल्ली को अपनी राजधानी बनायी, इक्ता प्रणाली का प्रचलन किया, टका एवं ज़ीतल सिक्के चलाये, कुतुबमीनार का निर्माण सम्पूर्ण कराया, 40 गुलामों के दल की स्थापना की तथा चंगेज खाँ के आक्रमण से देश को बचाया।
- **रजिया सुल्तान (1236-1240)**–प्रथम महिला सुल्तान, इल्तुतमिश द्वारा सुल्तान घोषित, अल्तुनिया सहित मौत के घाट उतार दी गई, अंतिम गुलाम सुल्तान।
- **नसीरुद्दीन महमूद (1246-1266)**–बलबन की सहायता से 20 वर्ष तक शासन किया तथा मंगोलों के आक्रमण से राज्य को बचाया।
- **बलबन (1266-1286)**–रक्त और लौह की नीति अपनाकर विद्रोहियों का दमन किया, मंगोलों के आक्रमणों से राज्य को बचाये रखा। सवार-ए-कल्ब में वृद्धि कर सेना का पुनर्गठन किया।

अमीर खुसरो

अमीर खुसरो का मूल नाम अबुल हसन था। उनका जन्म पटियाली (बदायूँ) में 1253 ई. में हुआ था। खुसरो प्रसिद्ध सूफी संत शेख निजामुद्दीन औलिया के शिष्य थे। वह बलबन से लेकर मुहम्मद तुगलक तक दिल्ली सुल्तानों के दरबार में रहे। इन्हें तुति-ए-हिन्द (भारत का तोता) के नाम से भी जाना जाता है। सितार एवं तबले के आविष्कार का श्रेय खुसरो को दिया जाता है।

खिलजी वंश

- **अलाउद्दीन खिलजी (1296-1316)**–खिलजी वंश का दूसरा परन्तु सर्वशक्तिशाली सुल्तान, दक्षिण भारत को विजित करने

वाला प्रथम मुस्लिम सुल्तान, भूमि की नाप कराने वाला प्रथम सुल्तान, आर्थिक सुधार करके स्थायी सेना का संगठन करने वाला प्रथम तुर्की सुल्तान।

तुगलक वंश

- **मुहम्मद बिन तुगलक (1325-1351)**–सुल्तानों में सर्वोच्च विद्वान, अर्थशास्त्री, स्वर्ण भंडार समाप्त होने पर तांबा का सिक्का चलाया, राजधानी साम्राज्य के मध्य में सुरक्षित स्थान पर होनी चाहिए इसको क्रियान्वयन करने का प्रयास किया, सम्पूर्ण साम्राज्य में समान राजस्व व्यवस्था लागू की, किसानों को तकावी व ऋण प्रदान किया।
- **फिरोजशाह तुगलक (1351-1388)**–उदार होने के साथ-साथ कट्टर धार्मिक था, इस कारण मुसलमानों के हित में कार्य अधिक किया। राजकीय पदों को पैतृक बना दिया, कई कृषि कर समाप्त कर दिए, केवल चार कर रखे जो केवल हिन्दुओं को देने होते थे, दास प्रथा एवं जागीर प्रथा पुनः प्रचलित कर दी, कृषि की उन्नति के लिए नहरें निकलवाई, कई नगर बसाये आदि।

सैय्यद वंश

- **खिज्र खाँ (1414-1421)**–सैय्यद वंश का संस्थापक, परन्तु उसने शाह की उपाधि धारण नहीं की।

लोदी वंश

- **बहलोल लोदी (1451-1489)**–लोदी वंश का संस्थापक, अफगानों के प्रति सदैव उदार रहा तथा समानता का व्यवहार किया, जौनपुर के महमूद शाह शर्की का दमन किया।
- **सिकंदर लोदी (1489-1517)**–लोदी वंश का सबसे प्रतापी सुल्तान, सख्ती से अमीरों एवं डाकुओं को दबाकर राज्य में शांति स्थापित की, आवश्यक वस्तुओं के दाम कम करा दिए।
- **इब्राहिम लोदी (1517-1526)**–लोदी वंश का अंतिम और दिल्ली सल्तनत का भी अंतिम सुल्तान, जिद्दी व अहंकारी होने के कारण अफगानों को मिलाकर नहीं रख सका, इस कारण 21 अप्रैल, 1526 को बाबर से परास्त होकर वह अपना साम्राज्य खो बैठा।

धार्मिक आंदोलन

सूफी आंदोलन

- 1192 ई. में मुहम्मद गोरी के साथ ख्वाजा मुइनुद्दीन चिश्ती भारत आये। इन्होंने यहां 'चिश्तिया परंपरा' की स्थापना की।
- चिश्ती सिलसिला का प्रमुख केन्द्र अजमेर था।
- बख्तियार काकी, शेख सलीम चिश्ती तथा निजामुद्दीन औलिया चिश्ती संप्रदाय के प्रमुख संत थे।
- हजरत निजामुद्दीन औलिया ने अपने जीवनकाल में दिल्ली के सात सुल्तानों का शासन देखा।
- सूफियों के सुहरावर्दी सिलसिले की स्थापना शेख शिहाबुद्दीन उमर सुहरावर्दी ने की।
- सत्तारी सिलसिले की स्थापना शेख अब्दुल सत्तारी ने की। इसका मुख्य केन्द्र बिहार था।
- 'शेख अहमद सरहिन्दी' नक्शबंदी सिलसिले के प्रमुख संत थे।
- फिरदौसी सुहरावर्दी सिलसिले की एक शाखा थी। इस सिलसिले को शेख शरीफउद्दीन याह्या ने लोकप्रिय बनाया।

भक्ति आंदोलन

- छठी शताब्दी में भक्ति आंदोलन की शुरुआत तमिल क्षेत्र में हुई जो महाराष्ट्र एवं कर्नाटक में फैल गई।
- मध्यकाल में भक्ति आंदोलन की शुरुआत सर्वप्रथम दक्षिण के आलवार भक्तों द्वारा की गई।
- उत्तर भारत में भक्ति आंदोलन को लाने का श्रेय 12वीं सदी में रामानंद को है।
- रामानुजाचार्य ने विशिष्टाद्वैत दर्शन दिया।
- रामानंद ने जातिवाद पर कड़ा प्रहार किया। उनके शिष्यों में कबीर (जुलाहा), सेना (नाई), रैदास (चमार), पीपा (राजपूत) आदि थे। रामानंद ने एकेश्वरवाद पर बल दिया।
- कबीर ने निर्गुण भक्ति का प्रसार किया। यह एक महान समाज सुधारक थे जिनकी साहित्यिक कृतियां बीजक ग्रंथ में संकलित हैं।
- गुरुनानक ने सिख धर्म की स्थापना की। इनकी वाणी 'गुरुग्रंथ साहिब' में संकलित हैं। इन्होंने बाह्य आडंबर, मूर्तिपूजा आदि का विरोध किया।

मुगल साम्राज्य

- भारत में मुगल वंश की स्थापना बाबर ने 1526 ई. में की। बाबर ने पद- पादशाही की स्थापना की जिसके तहत शासक को बादशाह कहा जाता था।
- बाबर को अपनी उदारता के लिए 'कलन्दर' की उपाधि दी गई।

मुगल शासक एवं उनके शासन काल

क्र.	शासक	शासनकाल
1.	बाबर	1526-1530 ई.
2.	हुमायूं	1530-1556 ई.
3.	अकबर	1556-1605 ई.
4.	जहाँगीर	1605-1627 ई.
5.	शाहजहाँ	1627-1658 ई.
6.	औरंगजेब	1658-1707 ई.
7.	बहादुरशाह प्रथम	1707-1712 ई.
8.	जहाँदार शाह	1712-1713 ई.
9.	फर्रुखसियर	1713-1719 ई.
10.	मुहम्मद शाह	1719-1748 ई.
11.	अहमदशाह	1748-1754 ई.
12.	आलमगीर द्वितीय	1754-1759 ई.
13.	शाहआलम द्वितीय	1759-1806 ई.
14.	अकबर द्वितीय	1806-1837 ई.
15.	बहादुरशाह द्वितीय	1837-1857 ई.

मुगलकालीन स्थापत्य

स्थापत्य	स्थान	निर्माणकर्ता
हुमायूँ का मकबरा	दिल्ली	हाजी बेगम
किला-ए-कुहना मस्जिद	दिल्ली	शेरशाह
आगरा का किला	आगरा	अकबर
फतेहपुर सीकरी महल	फतेहपुर सीकरी	अकबर
जोधाबाई महल	फतेहपुर सीकरी	अकबर
मरियम की कोठी	फतेहपुर सीकरी	अकबर
बुलंद दरवाजा	फतेहपुर सीकरी	अकबर
सलीम चिश्ती का मकबरा	फतेहपुर सीकरी	अकबर
अकबर का मकबरा	सिकन्दरा	जहाँगीर
एत्मादुदौला का मकबरा	आगरा	नूरजहाँ
जहाँगीर का मकबरा	शाहदरा (लाहौर)	नूरजहाँ
मोती मस्जिद	आगरा	शाहजहाँ
जामा मस्जिद	आगरा	शाहजहाँ
ताजमहल	आगरा	शाहजहाँ
लाल किला	दिल्ली	शाहजहाँ
जामा मस्जिद	दिल्ली	शाहजहाँ
बीबी का मकबरा	औरंगाबाद	औरंगजेब
बादशाही मस्जिद	लाहौर	औरंगजेब

अकबर के कुछ महत्वपूर्ण कार्य

कार्य	वर्ष
दास प्रथा का अन्त	1562 ई.
अकबर को हरम से मुक्ति	1562 ई.
तीर्थयात्रा कर समाप्त	1563 ई.
जजिया कर समाप्त	1564 ई.
फतेहपुर सीकरी की स्थापना एवं राजधानी का आगरा से फतेहपुर सीकरी स्थानांतरण	1571 ई.
इबादतखाने की स्थापना	1575 ई.
दीन-ए-इलाही की स्थापना	1582 ई.
इलाही संवत् की शुरुआत	1583 ई.
राजधानी लाहौर स्थानांतरित	1585 ई.

मुगलकालीन साहित्य

रचना	रचनाकार
हुमायूँनामा	गुलबदन बेगम
पादशाहनामा	मुहम्मद वारिस
आइन-ए-अकबरी	अबुल फजल
मज्म-उल-बहरीन	दारा शिकोह
अकबरनामा	अबुल फजल
रक्कत-ए-आलमगिरी	औरंगजेब
मुन्तखब-उत-तवारीख	बदायूँनी
तबकात-ए-अकबरी	निजामुद्दीन अहमद
आलमगीरनामा	मुहम्मद काजिम
तुजुक-ए-जहाँगीरी	जहाँगीर
फतुहात-ए-आलमगिरी	ईश्वरदास नागर
पादशाहनामा	अब्दुल हमीद लाहौरी

फारसी में अनुवाद ग्रंथ

अनुवादित ग्रंथ	अनुवादक
महाभारत	नकीब खां, बदायूंनी, अबुल फजल, फैजी
रामायण	बदायूंनी, नकीब खां
अथर्ववेद	बदायूंनी, हाजी इब्राहिम सरहिन्दी
लीलावती	फैजी
राजतरंगिणी	मौलाना शेरी
कालिय दमन	अबुल फजल
नल दमयन्ती	फैजी
भागवत गीता	दारा शिकोह
योग वशिष्ठ	दारा शिकोह
तुजुक-ए-बाबरी	अब्दुर्रहीम खानखाना

मध्यकालीन भारत के महत्वपूर्ण युद्ध

युद्ध	समय	जिनके मध्य युद्ध हुआ	विजयी
तराइन युद्ध-I	1191 ई.	पृथ्वीराज चौहान एवं मुहम्मद गौरी	पृथ्वीराज चौहान
तराइन युद्ध-II	1192 ई.	पृथ्वीराज चौहान एवं मुहम्मद गौरी	मुहम्मद गौरी
चन्दावर का युद्ध	1194 ई.	मुहम्मद गौरी एवं जयचन्द	मुहम्मद गौरी
पानीपत का युद्ध-I	1526 ई.	बाबर एवं इब्राहीम लोदी	बाबर
खानवा का युद्ध	1527 ई.	बाबर एवं राणा सांगा	बाबर
चंदेरी का युद्ध	1528 ई.	बाबर एवं राणा सांगा	बाबर
घाघरा का युद्ध	1529 ई.	बाबर एवं अफगान	बाबर
चौसा का युद्ध	1539 ई.	शेरशाह एवं हुमायूं	शेरशाह
बिलग्राम का युद्ध	1540 ई.	शेरशाह एवं हुमायूं	शेरशाह
पानीपत का युद्ध-II	1556 ई.	अकबर एवं हेमू	अकबर
तालीकोटा का युद्ध	1565 ई.	विजयनगर की सेना एवं बहमनी संयुक्त सेना	बहमनी संयुक्त सेना
हल्दी-घाटी का युद्ध	1576 ई.	अकबर एवं महाराणा प्रताप	*
असीरगढ़ का युद्ध	1601 ई.	अकबर एवं दक्षिण भारत के शासक	अकबर
धरमट का युद्ध	1658 ई.	औरंगजेब, मुराद बख्श एवं दारा शिकोह के मध्य	औरंगजेब
सामूगढ़ का युद्ध	1658 ई.	औरंगजेब एवं दारा शिकोह	औरंगजेब

* कुछ इतिहासकारों के अनुसार यह युद्ध अनिर्णायक रहा लेकिन कुछ के अनुसार इसमें अकबर विजयी हुआ।

मराठा साम्राज्य

- मराठा साम्राज्य के संस्थापक शिवाजी थे। इनका जन्म 19 फरवरी, 1630 ई. में शिवनेर दुर्ग (जुन्नार के समीप) में हुआ था।
- शिवाजी के पिता शाहजी भोंसले और माता जीजाबाई थीं।
- शिवाजी के आध्यात्मिक गुरु समर्थ रामदास थे।
- 1674 ई. में शिवाजी ने रायगढ़ के दुर्ग में स्वतंत्र मराठा शासक के रूप में अपना राज्याभिषेक वाराणसी (काशी) के प्रसिद्ध विद्वान श्री गंगाभट्ट द्वारा कराया और छत्रपति की उपाधि ली।
- शिवाजी को औरंगजेब ने मई, 1666 ई. में जयपुर भवन में कैद कर लिया, जहाँ से वे 16 अगस्त, 1666 ई. में भाग निकले।
- शिवाजी के प्रशासन की प्रमुख विशेषता उनके आठ मंत्री थे जिन्हें 'अष्ट प्रधान' कहा जाता था।
- शिवाजी की आय का मुख्य साधन चौथ था। यह आय का ¼ होता था। आय का दूसरा साधन 'सरदेशमुखी' था जो आय का 1/10 भाग होता था।
- शिवाजी के उत्तराधिकारी शम्भाजी की 1689 ई. में औरंगजेब ने हत्या करवा दी।
- शाहू ने बालाजी विश्वनाथ को पेशवा बनाया। पेशवा का पद आगे मराठा साम्राज्य में सर्वाधिक महत्वपूर्ण हो गया।
- बालाजी विश्वनाथ के बाद बाजीराव प्रथम पेशवा बना जिसने मराठा राज्य का अत्यधिक विस्तार किया।
- 1740 ई. में बाजीराव प्रथम का पुत्र बालाजी बाजीराव पेशवा बना। पानीपत का तृतीय युद्ध (1761 ई.) बालाजी बाजीराव के समय ही लड़ा गया था जिसमें अहमदशाह अब्दाली के द्वारा मराठे बुरी तरह पराजित हुए।
- पालखेड़ा का युद्ध 7 मार्च, 1728 ई. में बाजीराव प्रथम एवं निजामुल मुल्क के बीच हुआ जिसमें निजाम की हार हुई।
- दिल्ली पर आक्रमण करने वाला प्रथम पेशवा बाजीराव प्रथम था, जिसने 29 मार्च, 1737 ई. को दिल्ली पर आक्रमण किया था।

अष्ट प्रधान

पेशवा	*प्रधानमंत्री*
अमात्य	*वित्तमंत्री*
सर-ए-नौबत	*सैन्य प्रधान*
सुमन्त	*विदेश मंत्री*
पण्डित राव	*धर्म एवं दान विभाग का प्रधान*
वाकयानवीस	*सूचना एवं गुप्तचर विभाग का प्रधान*
न्यायाधीश	*न्याय विभाग*
चिटनिस	*सामान्य पत्र व्यवहार*

सिख धर्म गुरु और उनके कार्य

समय (गुरु-काल)	सिख गुरु	कार्य
1469 ई. से 1539 ई.	गुरु नानक देव	सिख धर्म की स्थापना, 'आदि ग्रंथ' की रचना
1539 ई. से 1552 ई.	गुरु अंगद	गुरुमुखी लिपि के जनक
1552 ई. से 1574 ई.	गुरु अमरदास	धर्म प्रसार हेतु 22 गद्दियों की स्थापना
1574 ई. से 1581 ई.	गुरु रामदास	अमृतसर की स्थापना (1577 ई.)
1581 ई. से 1606 ई.	गुरु अर्जुन देव	'श्री हरमन्दिर साहिब' या 'स्वर्ण मन्दिर' की नींव रखी, 'गुरु ग्रंथ साहब' का संकलन
1606 ई. से 1645 ई.	गुरु हरगोविन्द सिंह	'अकाल तख्त' की स्थापना, सिखों को लड़ाकू जाति में बदला।
1645 ई. से 1661 ई.	गुरु हरराय	उत्तराधिकार (मुगलों के) युद्ध में भाग
1661 ई. से 1664 ई.	गुरु हरकिशन	अल्पव्यस्क अवस्था में ही मृत्यु
1664 ई. से 1675 ई.	गुरु तेग बहादुर	इस्लाम कुबूल न करने के कारण औरंगजेब द्वारा फाँसी
1675 ई. से 1708 ई.	गुरु गोविन्द सिंह	'खालसा' सेना की स्थापना, अन्तिम गुरु

आधुनिक भारत

यूरोपीय कम्पनियों का भारत आगमन

- 1498 ई. में वास्को-डि-गामा ने भारत के समुद्री मार्ग की खोज की और कालीकट के समुद्र तट पर उतरा।
- पुर्तगालियों ने अपनी पहली व्यापारिक कोठी कोचीन में खोली।
- डचों ने 1605 ई. में मसुलीपट्टनम में अपनी पहली फैक्ट्री स्थापित की। इसके बाद पुलीकट, चिनसुरा, पटना, सूरत, नागपट्टनम, बालासोर तथा कासिम बाजार में डचों ने अपनी फैक्ट्री स्थापित की।
- अंग्रेजों ने 1608 ई. में अपनी पहली फैक्ट्री सूरत में स्थापित की।
- 1664 ई. में फ्रेंच ईस्ट इंडिया कम्पनी की स्थापना हुई।
- 1632 ई. में गोलकुण्डा के सुल्तान ने अंग्रेजों को एक सुनहला फरमान (Golden Farman) दिया।

भारत में यूरोपीय कम्पनियां

कम्पनी	स्थापना वर्ष
पुर्तगाली ईस्ट इण्डिया कम्पनी	1498 ई.
अंग्रेजी ईस्ट इण्डिया कम्पनी	1600 ई.
डच ईस्ट इण्डिया कम्पनी	1602 ई.
डैनिश ईस्ट इण्डिया कम्पनी	1616 ई.
फ्रांसीसी ईस्ट इण्डिया कम्पनी	1664 ई.

- 1661 ई. में पुर्तगाली राजकुमारी 'कैथरीन ऑफ ब्रेगेन्जा' एवं ब्रिटेन के राजकुमार चार्ल्स द्वितीय का विवाह हुआ। इस अवसर पर पुर्तगालियों ने दहेज के रूप में चार्ल्स द्वितीय को बम्बई प्रदान किया।

भूराजस्व व्यवस्था

- मुख्य रूप से अंग्रेजों ने भारत में तीन प्रकार की भू-राजस्व व्यवस्था अपनाई अर्थात् स्थायी बन्दोबस्ती, महालवाड़ी तथा रैयतवाड़ी।
- लॉर्ड कार्नवालिस के द्वारा स्थायी बन्दोबस्त व्यवस्था को लागू किया गया था।
- स्थायी बन्दोबस्त बंगाल, बिहार, उड़ीसा, उत्तर प्रदेश के वाराणसी एवं गाजीपुर क्षेत्र तथा उत्तरी कर्नाटक के क्षेत्रों में लागू किया गया।
- महाल शब्द का तात्पर्य जागीर अथवा गाँव होता है। इस पद्धति में राजस्व व्यवस्था प्रत्येक महाल के साथ स्थापित की गई, कृषक के साथ नहीं। इस पद्धति के जन्मदाता हाल्ट मैकेन्जी थे।
- इस व्यवस्था के अंतर्गत उत्तर प्रदेश, मध्य प्रांत और पंजाब प्रांत आते थे जो ब्रिटिश के कुल भू-भाग का 30 प्रतिशत था।
- किसानों के साथ व्यक्तिगत रूप से किए गए लगान समझौते को रैयतवाड़ी कहा गया।

- 1792 ई. में रैयतवाड़ी व्यवस्था बारामहल जिले में पहली बार कर्नल रीड के द्वारा लागू की गई।
- यह व्यवस्था मद्रास, बम्बई, पूर्वी बंगाल, असम और कुर्ग में लागू की गई। इस व्यवस्था के अंतर्गत ब्रिटिश भारत की 51 प्रतिशत भूमि आई।

आधुनिक उद्योगों का विकास

- भारत में आधुनिक उद्योगों को आरम्भ करने का श्रेय पारसी समुदाय को ही जाता है।
- भारत की पहली सूती मिल 1854 ई॰ में कावसजी नानाजी दादाभाई द्वारा स्थापित की गई।
- लोहा और इस्पात के क्षेत्र में कदम रखने वाले प्रथम भारतीय पूँजीपति जमशेदजी टाटा थे जिन्होंने 1907 ई॰ में टाटा आयरन एण्ड स्टील कम्पनी की स्थापना की।
- 1884 में भारत का प्रथम श्रमिक संघ 'बम्बई मिल हैण्ड एसोसिएशन' की स्थापना एन॰एस॰ लोखण्डे के नेतृत्व में की गई।
- 'मुम्बई मिल हैण्ड एसोसिएशन' ने मराठी भाषा में 'दीनबन्धु' अखबार प्रकाशित किया।
- 1929 ई॰ में 'अखिल भारतीय ट्रेड यूनियन कांग्रेस' (AITUC) में विभाजन हुआ और साम्यवादियों ने लाल ट्रेड यूनियन कांग्रेस का गठन किया।
- 1938 ई॰ में सुभाषचन्द्र बोस के सहयोग से 'हिन्द मजदूर सेवक संघ' की स्थापना हुई।
- 1940 ई॰ में एम॰एन॰ राय ने अपने को अखिल भारतीय ट्रेड यूनियन कांग्रेस से अलग कर 'इंडियन फेडरेशन ऑफ लेबर' की स्थापना की।
- राष्ट्रवादी नेता बल्लभभाई पटेल ने मई 1947 ई॰ में भारतीय राष्ट्रीय ट्रेड यूनियन (INTUC) की स्थापना की थी।
- भारत में प्रथम क्रान्तिकारी ट्रेड यूनियन की स्थापना 1928 ई॰ में श्रीपाद अमृत डांगे एवं वेन ब्रेडले के सहयोग से बम्बई में 'लाला बावटा गिरनी कामगार यूनियन' के नाम से की गई थी।

शैक्षिक विकास तथा नीति

- 1781 ई॰ में गवर्नर वारेन हेस्टिंग्स ने कलकत्ता में मुस्लिम शिक्षा विकास के लिए 'प्रथम मदरसा' की स्थापना की।
- 1784 ई॰ में सर विलियम जोंस ने एशियाटिक सोसाइटी ऑफ बंगाल की स्थापना की।
- ब्रिटिश रेजीडेण्ट जोनाथन डंकन ने 1791 ई॰ में वाराणसी में संस्कृत कॉलेज की स्थापना की।
- 1800 ई॰ में लार्ड वेलेजली ने फोर्ट विलियम कॉलेज की स्थापना की।
- 1882 में हंटर शिक्षा आयोग आया। इसने प्राथमिक शिक्षा में सुधार तथा उपयोगी विषयों पर स्थानीय भाषा में शिक्षा की वकालत किया।
- 21 फरवरी 1913 ई॰ को नवीन शिक्षा-नीति पारित तथा सरकारों को निःशुल्क प्राथमिक शिक्षा देने का निर्देश।
- राधाकृष्णन आयोग (1948 ई॰) के सुझावों पर भारत सरकार ने 1953 ई॰ में विश्वविद्यालय अनुदान आयोग की स्थापना की।

सामाजिक एवं धार्मिक सुधार आन्दोलन

- हिन्दू धर्म में पहला सुधार आन्दोलन ब्रह्म समाज था, जिसकी स्थापना 1828 ई॰ में कलकत्ता में राजा राममोहन राय ने की।
- राजा राममोहन राय ने 1821 में 'संवाद कौमुदी' (बंगाली) तथा 1822 में 'मिरातुल अखबार' (फारसी) प्रकाशित किया।
- सतीप्रथा के विरुद्ध संघर्ष तथा 1829 में विलियम बैंटिक के हाथों 'सती प्रथा अवैध' विधेयक को पारित करवाया।
- देवेंद्र नाथ टैगोर ने 1839 में कलकत्ता में 'तत्वबोधिनी सभा' की स्थापना की तथा 'तत्वबोधिनी पत्रिका' नामक बंगाली मासिक पत्रिका निकाली।
- केशव चन्द्र सेन ने एक 'नवीन ब्रह्म समाज' का गठन किया जिसे 'आदि ब्रह्म समाज' या 'भारत का ब्रह्म समाज' का नाम दिया गया।
- प्रार्थना समाज द्वारा स्थापित 'दलित जाति मंडल', 'समाज सेवा संघ', 'दक्कन शिक्षा सभा' ने प्रशंसनीय कार्य किये।
- स्वामी दयानन्द सरस्वती ने सबसे पहली बार 'स्वराज्य' शब्द का प्रयोग किया।
- 1875 में दयानन्द सरस्वती ने बम्बई में 'आर्य समाज' की स्थापना की।
- यंग बंगाल आन्दोलन के प्रवर्तक एंग्लो इंडियन 'हेनरी विलियम डेरेजिओ' थे।
- स्वामी विवेकानन्द ने 1893 में शिकागो में हुई धर्मों की संसद में भाग लिया।

साधारण एवं चक्रवृद्धि ब्याज
(Simple and Compound Interest)

7

साधारण ब्याज : उधार दी गई राशि का उपयोग करने हेतु जो किराया मिलता है उसे ब्याज कहते हैं। तथा वह राशि जो उधार दी जाती है, मूलधन कहते हैं। अतः जिस प्रकार के ब्याज में ब्याज की गणना सिर्फ मूलधन पर की जाये, उसे साधारण ब्याज कहते हैं।

प्रमुख सूत्र :

(*i*) मिश्रधन = मूलधन + साधारण ब्याज

(*ii*) $\text{साधारण ब्याज} = \dfrac{\text{मूलधन} \times \text{दर} \times \text{समय}}{100}$

चक्रवृद्धि ब्याज : ब्याज की वह गणना, जिसमें ब्याज को मूलधन में जोड़कर प्राप्त मिश्रधन पर ब्याज लगाया जाता है, उसे चक्रवृद्धि ब्याज कहते हैं।

प्रमुख सूत्र :

(*i*) चक्रवृद्धि मिश्रधन = मूलधन + चक्रवृद्धि ब्याज

(*ii*) $\text{चक्रवृद्धि मिश्रधन} = \text{मूलधन}\left(1 + \dfrac{\text{दर}}{100}\right)^{\text{समय}}$

(*iii*) $\text{चक्रवृद्धि ब्याज} = \text{मूलधन}\left[\left(1 + \dfrac{\text{दर}}{100}\right)^{\text{समय}} - 1\right]$

महत्वपूर्ण तथ्य :

(*a*) पहले वर्ष के लिए साधारण ब्याज तथा चक्रवृद्धि ब्याज बराबर होते हैं, जबकि ब्याज की दर वार्षिक हो।

(*b*) जब तक प्रश्नों में चक्रवृद्धि ब्याज न कहा गया हो, तो उसे साधारण ब्याज माना जाता है।

प्रश्नमाला

1. ₹ 850 का 2½ वर्ष में 6% वार्षिक ब्याज की दर से साधारण ब्याज कितना होगा?

A. ₹ 125.65 B. ₹ 165.50
C. ₹ 127.50 D. ₹ 170.75
E. ₹ 135.50

2. कितने समय में ₹ 1250 का मिश्रधन 6% वार्षिक ब्याज की दर से ₹ 1400 हो जाएगा?

A. 1½ वर्ष B. 2 वर्ष
C. 3½ वर्ष D. 4½ वर्ष
E. 4 वर्ष

3. यदि कोई धनराशि चक्रवृद्धि ब्याज की दर से 2 वर्ष में ₹ 2420 तथा 3 वर्ष में ₹ 2662 हो जाती हो, तो बताइये उस धनराशि पर ब्याज की वार्षिक प्रतिशत दर कितनी होगी?

A. 8% B. 12%
C. 10% D. 6%
E. 15%

4. कितने समय में ₹ 800 का 5% वार्षिक ब्याज की दर से साधारण ब्याज, ₹ 500 का 4% वार्षिक ब्याज की दर से 8 महीने के साधारण ब्याज के बराबर होगा?

A. 4 महीने B. 3 महीने
C. 5½ महीने D. 7½ महीने
E. 4½ महीने

5. यदि किसी धनराशि का 5% वार्षिक ब्याज की दर से 2 वर्ष का चक्रवृद्धि ब्याज ₹ 1271 हो, तो बताइये वह धनराशि कितनी होगी?

A. ₹ 13,800 B. ₹ 12,400
C. ₹ 14,000 D. ₹ 15,000
E. ₹ 14,500

6. किस वार्षिक ब्याज की दर से ₹ 400 का 2 वर्ष में चक्रवृद्धि ब्याज ₹ 41 होगा?

A. 5% B. 4%
C. 8% D. 6%
E. 7%

7. यदि ₹ 1600 का साधारण ब्याज ₹ 2000 के साधारण ब्याज से ₹ 32 कम हो, तो बताइये समय की अवधि क्या होगी यदि ब्याज की वार्षिक दर 4% हो?

A. 1½ वर्ष B. 2 वर्ष
C. 1 वर्ष D. 2½ वर्ष
E. 3 वर्ष

8. कितने समय में ₹ 700 का 5% वार्षिक ब्याज की दर से मिश्रधन ₹ 805 हो जाएगा?

A. 3½ वर्ष B. 3 वर्ष
C. 4 वर्ष D. 5 वर्ष
E. 6 वर्ष

9. यदि किसी धनराशि का 2 वर्ष में 10% वार्षिक ब्याज की दर से साधारण ब्याज ₹ 200 हो, तो बताइये उसी धनराशि का उतने ही समय में उसी दर से चक्रवृद्धि ब्याज क्या होगा?

A. ₹ 225 B. ₹ 360
C. ₹ 180 D. ₹ 210
E. ₹ 150

10. यदि किसी राशि पर 2 वर्ष में 4% वार्षिक ब्याज की दर से साधारण ब्याज तथा चक्रवृद्धि ब्याज में अन्तर ₹ 4 हो, तो बताइये वह राशि कितनी होगी?

A. ₹ 2500 B. ₹ 1350
C. ₹ 1260 D. ₹ 1760
E. ₹ 1250

11. ₹ 2000 पर $6\frac{1}{2}$ प्रतिशत वार्षिक ब्याज की दर से 8 महीने का साधारण ब्याज ज्ञात कीजिए।

A. ₹ $86\frac{2}{3}$ B. ₹ $86\frac{3}{4}$
C. ₹ $86\frac{1}{3}$ D. ₹ $86\frac{1}{2}$
E. इनमें से कोई नहीं

12. कितने समय में ₹ 450 का 8% वार्षिक ब्याज की दर से साधारण ब्याज ₹ 90 हो जाएगा?

A. 2 वर्ष B. $2\frac{3}{4}$ वर्ष
C. $2\frac{1}{2}$ वर्ष D. 3 वर्ष
E. इनमें से कोई नहीं

13. घनश्याम ने ₹ 2000 अपने मित्र से 5% सालाना ब्याज पर लिए और उसने पूरा पैसा 8 माह बाद चुका दिया। बताइये उसने कुल कितना धन चुकाया?

A. ₹ 2060.66 B. ₹ 2066.66
C. ₹ 2066 D. ₹ 2060
E. ₹ 2065.55

14. एक आदमी ने ₹ 600, 6 प्रतिशत वार्षिक ब्याज पर उधार लिए। 5 वर्ष बाद उसने ₹ 300 कीमत की एक घड़ी व कुछ धन उसको लौटाया तो बताओ उसने कितना धन लौटाया।

A. ₹ 480 B. ₹ 485
C. ₹ 490 D. ₹ 500
E. ₹ 590

15. एक व्यक्ति अपने मित्र से ₹ 1000, 5% वार्षिक ब्याज की दर से उधार लेता है। तीन वर्ष बाद वह उसे ₹ 500 नकद व एक रेडियो सैट लौटाता है, तो रेडियो सेट की कीमत बताइये।

A. ₹ 675 B. ₹ 600
C. ₹ 650 D. ₹ 625
E. ₹ 750

16. यदि ₹ 450 की एक राशि 3 वर्ष में साधारण ब्याज पर ₹ 504 हो जाती है, तो ब्याज की दर ज्ञात कीजिए।

A. $1\frac{1}{2}$% B. $3\frac{1}{2}$%
C. 5% D. 4%
E. 7%

- वेलूर में 1897 में विवेकानन्द ने 'रामकृष्ण मिशन' की स्थापना की।
- 1875 में अमेरिका के न्यूयार्क में रूसी महिला श्रीमती एच.पी. ब्लॅाट्व्स्की (1811-91) और अमेरिकी कर्नल एच.एस. ऑल्काट ने 'थियोसोफिकल सोसायटी' की स्थापना की।
- ऐनी बेसेंट ने 1898 ई. में बनारस में 'सेंट्रल हिन्दू कॉलेज' की नींव डाली। यही कॉलेज आगे चलकर 1916 में 'बनारस हिन्दू विश्वविद्यालय' (मदन मोहन मालवीय द्वारा स्थापित) बन गया।
- 1916 में ऐनी बेसेंट ने 'होमरूल लीग' की स्थापना की। 1914 में ऐनी बेसेंट ने एक अंग्रेजी पत्रिका 'न्यू इंडिया' बम्बई से तथा 'कॉमनवील' पत्रिका भी प्रकाशित की।
- सर सैयद अहमद खाँ (1817-98) मुस्लिम सुधारकों में विशेष स्थान रखते थे और इन्होंने ही 'अलीगढ़ आन्दोलन' को चलाया। इन्होंने 'पीरी मुरादी प्रथा' को समाप्त करने का प्रयत्न किया।
- 1875 ई. में उन्होंने अलीगढ़ में एक 'मुस्लिम एंग्लो ओरिएंटल स्कूल' प्रारम्भ किया।
- 1851 में नौरोजी फरदोनजी, दादाभाई नौरोजी तथा एस.एस. बंगाली ने मिलकर एक पारसी संस्था 'रहनुमाई मजदायान सभा' गठित की।
- इस सभा के संदेश को पारसियों तक पहुँचाने के लिए दादा भाई नौरोजी ने 'रस्ट गोफ्तार' (सत्यवादी) नामक पत्रिका छपवाई।
- ज्योतिबा फुले– 1873 में ज्योतिबा फुले ने 'सत्यशोधक समाज' की स्थापना की।
- 1872 में ज्योतिबा फुले ने 'गुलामगिरि' ग्रन्थ की रचना की।

सामाजिक सुधार अधिनियम

अधिनियम	गवर्नर जनरल	वर्ष
शिशुवध प्रतिबंध	वेलेजली	1798-1805
सती प्रथा प्रतिबंध	लॉर्ड विलियम बेंटिंक	1829
दास प्रथा पर प्रतिबंध	एलनबरो	1843
हिन्दू पुनर्विववाह	लॉर्ड केनिंग	1856
नैटिव मैरिज एक्ट	नॉर्थ ब्रुक	1872
एज ऑफ कन्सेंट एक्ट	लैंस डाउन	1891
शारदा एक्ट	इरविन	1930

1857 की क्रांति

- 1857 की क्रांति का प्रारंभ 29 मार्च, 1857 को मंगल पाण्डे ने बैरकपुर छावनी में किया। इसे सिपाही विद्रोह भी कहा गया। विद्रोहियों ने 11 मई, 1857 को बहादुरशाह जफर को भारत का बादशाह घोषित किया।
- 1857 की क्रांति के समय भारत का गवर्नर जनरल लॉर्ड कैनिंग एवं इंग्लैंड के प्रधानमंत्री पार्मस्टोन (लिबरल) थे।

1857 की क्रांति के संदर्भ में इतिहासकारों का मत

इतिहासकार	मत
डिजरायली	यह राष्ट्रीय विद्रोह था।
बी.डी. सावरकर	यह भारत का प्रथम स्वतंत्रता संग्राम था।
टी.आर. होम्स	बर्बरता एवं सभ्यता के बीच युद्ध था।
सर जॉन लॉरेन्स एवं सीले	यह पूर्णतया सिपाही विद्रोह था।
जेम्स आउट्रम, डब्ल्यू. टेलर	यह अंग्रेजों के विरुद्ध हिन्दू एवं मुसलमानों का षड्यंत्र था।
एल.ई.आर. रीज	यह धर्मान्धों का ईसाइयों के विरुद्ध युद्ध था।

1857 के विद्रोह के प्रमुख केन्द्र

केन्द्र	विद्रोही नायक	विद्रोह की तिथि	ब्रिटिश सेनापति
दिल्ली	बहादुरशाह द्वितीय, बख्त खाँ	11 मई, 1857	निकलसन, हडसन
कानपुर	नाना साहब, तात्याँ टोपे	5 जून, 1857	कॉलिन कैम्पबेल
लखनऊ	बेगम हजरत महल, बिरजिस कादर	4 जून, 1857	कॉलिन कैम्पबेल
झाँसी	रानी लक्ष्मीबाई	4 जून, 1857	जनरल ह्यूरोज
जगदीशपुर	कुँवर सिंह	12 जून, 1857	विलियम टेलर, विंसेट आयर
फैजाबाद	मौलवी अहमदुल्ला	जून 1857	जनरल रेनॉर्ड
इलाहाबाद	लियाकत अली	जून 1857	कर्नल नील
बरेली	खान बहादुर	जून 1857	विंसेंट आयर

भारत का राष्ट्रीय आंदोलन

- 'लैंड होल्डर्स एसोसिएशन' तथा 'बंगाल ब्रिटिश एसोसिएशन' का गठन 1852 ई॰ में किया गया। इस एसोसिएशन की नीतियाँ रूढ़िवादी तथा जमींदार परस्त थीं।
- भारत के प्रश्न पर विचार करने तथा भारत के हित के लिए दादाभाई नौरोजी ने लंदन में ईस्ट इंडिया एसोसिएशन की स्थापना की।
- 19वीं सदी के 8वें दशक में 'पूना सार्वजनिक सभा', 1885 में 'मद्रास महाजन सभा', 1885 में बंबई प्रेसिडेंसी एसोसिएशन की स्थापना की गई।
- सुरेन्द्रनाथ बनर्जी ने जुलाई 1876 में कलकत्ता में 'इण्डियन एसोसिएशन' की स्थापना की। इस संगठन के दो लक्ष्य थे–प्रथम, राजनीतिक प्रश्नों पर देश में जनरल तैयार करना तथा द्वितीय, एक समान राजनीतिक कार्यक्रम के आधार पर जनता को एक सूत्रबद्ध करना।
- अवकाश प्राप्त ब्रिटिश अधिकारी ए॰ओ॰ ह्यूम ने 1885 में भारतीय राष्ट्रीय कांग्रेस की स्थापना की।
- औपनिवेशिक ढंग के स्वराज्य की माँग कांग्रेस के मंच से 1905 में गोपालकृष्ण गोखले ने रखा तथा 1906 में दादाभाई नौरोजी ने। लार्ड कर्जन द्वारा 20 जुलाई, 1905 को बंगाल विभाजन की घोषणा।
- सन् 1911 ई॰ में दिल्ली में दरबार लगा। उसमें ब्रिटेन का राजा जॉर्ज पंचम और उसकी रानी ने भाग लिया और 190[illegible] ई॰ का बंगाल विभाजन रद्द हुआ तथा राजधानी कलकत्ता से दिल्ली स्थानांतरित कर दी गई।
- 1906 ई॰ में मुस्लिम लीग की स्थापना हुई। इसकी स्थापना में प्रमुख भूमिका मुसलमानों के एक संप्रदाय के प्रमुख आगा खान और ढाका के नवाब सलीमुल्ला ने अदा की।
- मई 1913 में काशीराम के घर में हिन्दी एसोसिएशन की पहली बैठक में भाई परमानंद, सोहन सिंह भाक्खना, लाला हरदयाल ने मिलकर एक साप्ताहिक अखबार 'गदर' निकालने का निर्णय लिया। 1 नवम्बर 1913 ई॰ में गदर नामक उर्दू साप्ताहिक (बाद में मासिक) पत्र का प्रकाशन प्रारंभ तथा बाद में हिन्दी, गुरुमुखी, उर्दू एवं गुजराती भाषा में निकलने लगा।
- गुरुदीप सिंह द्वारा 376 यात्रियों को जल मार्ग द्वारा बैंकवूर ले जाने पर कामागाटामारू घटना घटित हुई।
- सर्वप्रथम आयरलैंड में आयरिश नेता रेडमाण्ड के नेतृत्व में 'होमरूल लीग' की स्थापना हुई।
- भारत में इसके संस्थापक तिलक और ऐनी बेसेंट थे।
- ऐनी बेसेंट ने अपने पत्र 'न्यू इंडिया' तथा साप्ताहिक पत्र 'कॉमन विल' द्वारा होमरूल आंदोलन का प्रचार किया।
- 1919 के इस अधिनियम द्वारा रॉलेट एक्ट प्रशासन को किसी भी भारतीय को गिरफ्तार करने तथा बिना मुकद्दमा चलाए उसे बंदीगृह में रखने का आदेश दे दिया गया।
- 13 अप्रैल, 1919 को बैसाखी के दिन सायंकाल जलियाँवाला बाग में नेताओं की गिरफ्तारी के विरोध में शांतिपूर्ण सभा पर जनरल डायर ने बिना कोई चेतावनी दिए सिपाहियों को भीड़ पर गोली चलाने के आदेश दिए।
- जलियाँवाला कांड के विरोध में रवीन्द्रनाथ टैगौर ने अपनी 'सर', महात्मा गाँधी ने 'कैसर-ए-हिन्द' तथा जमनालाल बजाज ने 'राय बहादुर' की उपाधि लौटा दी थी। 19 अक्टूबर, 1919 ई. को समूचे देश में 'खिलाफत दिवस' मनाया गया।
- 5 फरवरी, 1922 को उत्तर प्रदेश के गोरखपुर जिले में चौरी-चौरा नामक स्थान पर पुलिस ने एक शांतिपूर्ण जुलूस पर गोली चलाई।
- 1926 ई॰ में भगत सिंह ने पंजाब में नौजवान भारत सभा तथा लाहौर स्टूडेंट्स यूनियन की स्थापना की।
- 1928 में भगत सिंह, भगवती चरण बोहरा, विजय सिन्हा, यशपाल, राजगुरु तथा सुखदेव द्वारा फिरोज शाह कोटला दिल्ली में हिन्दुस्तान सोशलिस्ट रिपब्लिकन एसोसिएशन की स्थापना की गई।
- 1928 में भगतसिंह, राजगुरु तथा सुखदेव द्वारा सांडर्स की हत्या। 1929 में केंद्रीय विधानमंडल पर भगतसिंह तथा बटुकेश्वर दत्त ने बम फेंका। 23 मार्च, 1931 को बटुकेश्वर दत्त, भगत सिंह एवं राजगुरु को फाँसी पर लटका दिया गया।
- 8 नवंबर, 1927 को ब्रिटिश सरकार द्वारा भारतीय संवैधानिक आयोग की नियुक्ति। 10 मई, 1928 ई. को बंबई में हुई एक सर्वदलीय बैठक में 8 सदस्यों की एक समिति का गठन भावी संविधान की रूपरेखा तैयार करने हेतु किया गया। इस समिति के अध्यक्ष मोतीलाल नेहरू थे।
- महात्मा गाँधी ने 6 अप्रैल, 1930 ई. को गुजरात के समुद्रतट पर स्थित डांडी की 78 अनुयायियों के साथ यात्रा की तथा वहाँ नमक बनाकर सविनय अवज्ञा आंदोलन आरंभ किया।
- 8 अगस्त, 1942 को कांग्रेस ने ग्वालियर टैंक बम्बई में अहिंसक संघर्ष चलाने हेतु भारत छोड़ो प्रस्ताव पास किया।
- 8 अगस्त को आंदोलन आरंभ करते हुए गाँधी जी ने भारतीयों को करो या मरो का नारा देकर ललकारा तथा 8-9 अगस्त को कांग्रेस के सभी बड़े नेताओं को गिरफ्तार कर लिया गया।

- अनेक जगहों पर समानांतर सरकारों का गठन हुआ जैसे—बलिया में चितु पांडे के नेतृत्व में, बंगाल में तामूलक जातीय सरकार सतीश सामंत के नेतृत्व में तथा सतारा में प्रतिसरकार की स्थापना नाना पाटिल के नेतृत्व में की गई।
- इसी दौरान 28-30 मार्च, 1942 को टोकियो में रह रहे भारतीय रासबिहारी बोस ने इंडियन नेशनल आर्मी के गठन पर विचार के लिए सम्मेलन बुलाया।
- 4 जुलाई, 1943 को सुभाषचंद्र बोस ने आजाद हिंद फौज एवं इंडियन लीग की कमान संभाली।
- 14 जून, 1945 को वेवल ने एक योजना प्रस्तुत की। इसका उद्देश्य 1935 के भारत शासन अधिनियम के अधीन आगे संवैधानिक परिवर्तनों की रूपरेखा प्रस्तुत करना था।
- एटली ने भारत के संवैधानिक गतिरोध को दूर करने के लिए तीन सदस्यीय कैबिनेट मिशन भारत भेजा। 24 मार्च, 1946 को कैबिनेट मिशन दिल्ली पहुँचा।
- 2 सितंबर, 1946 को नेहरू के नेतृत्व में कांग्रेस की अंतरिम सरकार का गठन हुआ। 9 दिसंबर, 1946 को संविधान निर्मात्री परिषद का पहला अधिवेशन हुआ।
- भारतीय स्वतंत्रता अधिनियम, 1947 द्वारा घोषणा की गई कि 15 अगस्त, 1947 को भारतीय राज्यों पर से ब्रिटिश संप्रभुता समाप्त हो जाएगी।

भारतीय राष्ट्रीय आंदोलन से सम्बन्धित महत्वपूर्ण संगठन एवं संस्थाएं

संस्थाएं	स्थापना वर्ष	संस्थापक
एशियाटिक सोसाइटी	1784	विलियम जोन्स
आत्मीय सभा	1815	राजा राममोहन राय
वेदान्त कॉलेज	1825	राजा राममोहन राय
युवा बंगाल आंदोलन	1826	हेनरी विवियन डेरोजियो
ब्रह्म समाज	1828	राजा राममोहन राय
तत्वबोधिनी सभा	1839	देवेन्द्रनाथ ठाकुर
परमहंस मंडली	1840	गोपाल हरिदेशमुख
रहनुमाई माजदायान सभा	1851	दादाभाई नौरोजी
साइंटिफिक सोसाइटी	1864	सर सैय्यद अहमद खाँ
पूना सार्वजनिक सभा	1867	एम.जी. रानाडे
वेद समाज	1867	आचार्य केशवचंद्र सेन
सत्यशोधक समाज	1873	ज्योतिबा फुले
अलीगढ़ मोहम्मडन एंग्लो ओरिएन्टल कॉलेज	1875	सर सैय्यद अहमद खाँ
इण्डियन लीग	1875	शिशिर कुमार घोष
आर्य समाज	1875	स्वामी दयानंद सरस्वती
इण्डियन एसोसिएशन	1876	आनंद मोहन बोस, सुरेन्द्रनाथ बनर्जी
थियोसोफिकल सोसाइटी	1882	मैडम ब्लाट्व्स्की एवं कर्नल अल्काट
भारतीय राष्ट्रीय कांग्रेस	1885	ए.ओ. ह्यूम
बॉम्बे प्रेसीडेन्सी एसोसिएशन	1885	फिरोजशाह मेहता, तैलंग एवं तैय्यबजी
रामकृष्ण मिशन	1897	स्वामी विवेकानन्द
अभिनव भारत	1904	विनायक दामोदर सावरकर
सर्वेन्ट्स ऑफ इंडिया सोसाइटी	1905	गोपाल कृष्ण गोखले
मुस्लिम लीग	1906	आगा खाँ एवं सलीम उल्ला
अनुशीलन समिति	1907	बारीन्द्र घोष, भूपेन्द्र दत्त
गदर पार्टी	1913	लाला हरदयाल, काशीराम
हिन्दू महासभा	1915	मदन मोहन मालवीय
होमरूल लीग	1916	तिलक एवं ऐनी बेसेन्ट
खिलाफत आंदोलन	1919	अली बन्धु
अखिल भारतीय ट्रेड यूनियन	1920	एन.एम. जोशी
स्वराज पार्टी	1923	मोतीलाल नेहरू एवं चितरंजन दास
हिन्दुस्तान रिपब्लिकन एसोसिएशन	1924	शचीन्द्र सान्याल
बहिष्कृत हितकारिणी सभा	1924	बी.आर. अम्बेडकर
राष्ट्रीय स्वयंसेवक संघ	1925	डॉ. हेडगवार
खुदाई खिदमतगार	1930	अब्दुल गफ्फार खाँ
हरिजन सेवक संघ	1932	महात्मा गांधी
फॉरवर्ड ब्लॉक	1939	सुभाष चन्द्र बोस

स्वतंत्रता संग्राम से सम्बन्धित पत्र/पत्रिकाएं एवं पुस्तकें

पुस्तकें/पत्र	लेखक/संस्थापक
अभ्युदय, लीडर, हिन्दुस्तान	मदन मोहन मालवीय
इंडियन मिरर, वाम बोधिनी	केशवचंद्र सेन
इंडिपेन्डेन्ट	मोतीलाल नेहरू
काल	परांजपे
कॉमरेड, हमदर्द	मुहम्मद अली
केसरी (मराठी), द मराठा (अंग्रेजी), गीता-रहस्य	बाल गंगाधर तिलक
कर्मयोगी, युगान्तर, वन्देमातरम्, लाइफ डिवाइन, सावित्री	अरविंद घोष
बंगाली, ए नेशन इन मेकिंग	सुरेंद्र नाथ बनर्जी
यंग-इंडिया, हरिजन, नवजीवन, हिंदू स्वराज्य, माई एक्सपेरीमेंट विथ ट्रूथ	महात्मा गांधी
संवाद कौमुदी	राजा राममोहन राय
सोम प्रकाश	ईश्वरचंद्र विद्यासागर
अमृत बाजार पत्रिका	शिशिर कुमार घोष
कॉमनवील, न्यू इंडिया	एनी बेसेंट
फ्री हिन्दुस्तान	तारकनाथ दास
द रिवोल्युशनरी	शचींद्रनाथ सन्याल
पावर्टी एंड अन-ब्रिटिश रूल इन इंडिया, रस्ट गोफ्तार	दादाभाई नौरोजी
इंडिया डिवाइडेड	डॉ. राजेन्द्र प्रसाद
अनहैपी इंडिया	लाला लाजपत राय
इंडिया विन्स फ्रीडम, गुबारे खातिर, अल हिलाल	अबुल कलाम आजाद
डिस्कवरी ऑफ इंडिया, ग्लिम्प्सेज ऑफ वर्ल्ड हिस्ट्री	जवाहर लाल नेहरू
इंडियन अनरेस्ट	सर वैलेंटाइन शिरॉल
इंडिया फॉर-इंडियन्स	चितरंजन दास
वॉर ऑफ इंडियन इंडिपेन्डेन्स	वीर सावरकर
गीतांजलि, होम एंड द वर्ल्ड	रवीन्द्रनाथ टैगोर
नील दर्पण	दीनबंधु मित्र
सोजे वतन, कर्मभूमि, शतरंज के खिलाड़ी	प्रेमचंद
भारत भारती	मैथिलीशरण गुप्त
भारत दुर्दशा	भारतेंदु हरिश्चन्द्र
सत्यार्थ प्रकाश	दयानंद सरस्वती
इंडियन स्ट्रगल	सुभाष चंद्र बोस
आनंद मठ, देवी चौधुरानी	बंकिमचंद्र चट्टोपाध्याय

भारतीय स्वतंत्रता आंदोलन के प्रमुख वचन एवं नारे

वचन एवं नारे	नाम
करो या मरो	महात्मा गाँधी
हें राम	महात्मा गाँधी
भारत छोड़ो	महात्मा गाँधी
दिल्ली चलो	सुभाष चन्द्र बोस
जय हिन्द	सुभाष चन्द्र बोस
तुम मुझे खून दो, मैं तुम्हें आजादी दूँगा	सुभाष चन्द्र बोस
पूर्ण स्वराज्य	जवाहरलाल नेहरू
हू लिव्स इफ इंडिया डाइज	जवाहरलाल नेहरू
वेदों की ओर लौटो	दयानन्द सरस्वती
आराम हराम है	जवाहरलाल नेहरू
जय जवान, जय किसान	लाल बहादुर शास्त्री
मेरे सिर पर लाठी का एक-एक प्रहार अंग्रेजी शासन के ताबूत की कील साबित होगा	लाला लाजपत राय
सारे जहाँ से अच्छा हिन्दोस्तां हमारा	इकबाल
सरफरोशी की तमन्ना, अब हमारे दिल में है	राम प्रसाद बिस्मिल
स्वराज हमारा जन्मसिद्ध अधिकार है	बाल गंगाधर तिलक
मारो फिरंगी को	मंगल पांडे
जन-गण-मन अधिनायक जय हो	रवीन्द्र नाथ टैगोर
वेदों की ओर लौटो	दयानंद सरस्वती
मारो फिरंगी को	मंगल पांडे
हिन्दी-हिन्दू-हिन्दुस्तान	भारतेन्दु हरिश्चन्द

उपाधि, प्राप्तकर्ता एवं दाता

उपाधि	प्राप्तकर्ता	दाता
गुरुदेव	रवीन्द्रनाथ टैगोर	महात्मा गाँधी
कायदे आजम	मोहम्मद अली जिन्ना	महात्मा गाँधी
विवेकानन्द	स्वामी विवेकानन्द	महाराजा खेतड़ी
राजा	राजा राममोहन राय	अकबर द्वितीय
महात्मा	महात्मा गाँधी	रवीन्द्र नाथ टैगोर
सरदार	बल्लभ भाई पटेल	बारदोली की महिलाएँ
नेताजी	सुभाष चन्द्र बोस	एडोल्फ हिटलर
देशरत्न/अजातशत्रु	डॉ. राजेन्द्र प्रसाद	महात्मा गाँधी
राष्ट्रपिता	महात्मा गाँधी	सुभाष चन्द्र बोस
देशनायक	सुभाष चन्द्र बोस	रवीन्द्रनाथ टैगोर

कांग्रेस अधिवेशन : कब और कहाँ

अधिवेशन	वर्ष	स्थान	अध्यक्ष	विशेष
पहला	1885	बंबई	व्योमेशचन्द्र बनर्जी	72 प्रतिनिधियों ने भाग लिया
दूसरा	1886	कलकत्ता	दादाभाई नौरोजी	
तीसरा	1887	मद्रास	बदरुद्दीन तैय्यबजी	प्रथम मुस्लिम अध्यक्ष
चौथा	1888	इलाहाबाद	जॉर्ज यूल	प्रथम अंग्रेज अध्यक्ष
पांचवां	1889	बंबई	सर विलियम वेडरबर्न	
छठा	1890	कलकत्ता	सर फिरोजशाह मेहता	
सातवां	1891	नागपुर	पी. आनंद चार्लू	
आठवां	1892	इलाहाबाद	व्योमेशचंद्र बनर्जी	
नौवां	1893	लाहौर	दादाभाई नौरोजी	
दसवां	1894	मद्रास	अल्फ्रेड वेब	
ग्यारहवां	1895	पूना	सुरेन्द्रनाथ बनर्जी	
बारहवां	1896	कलकत्ता	रहीमतुल्ला सयानी	पहली बार वंदे मातरम् गाया गया.
तेरहवां	1897	अमरावती	सी. शंकरन नायर	
चौदहवां	1898	मद्रास	आनंदमोहन दास	
पंद्रहवां	1899	लखनऊ	रमेशचंद्र दत्त	
सोलहवां	1900	लाहौर	एन.जी. चंद्रावरकर	
सत्रहवां	1901	कलकत्ता	दिनशा इदुलजी वाचा	
अठारहवां	1902	अहमदाबाद	सुरेन्द्रनाथ बनर्जी	
उन्नीसवां	1903	मद्रास	लालमोहन घोष	
बीसवां	1904	बंबई	सर हेनरी काटन	
इक्कीसवां	1905	बनारस	गोपाल कृष्ण गोखले	
बाइसवां	1906	कलकत्ता	दादाभाई नौरोजी	पहली बार 'स्वराज' शब्द का प्रयोग
तेइसवां	1907	सूरत	डॉ. रासबिहारी बोस	कांग्रेस का प्रथम विभाजन
चौबीसवां	1908	मद्रास	डॉ. रासबिहारी घोष	कांग्रेस संविधान का निर्माण
पच्चीसवां	1909	लाहौर	पं. मदनमोहन मालवीय	
छब्बीसवां	1910	इलाहाबाद	विलियम वेडरबर्न	
सत्ताइसवां	1911	कलकत्ता	पं. विशननारायण धर	पहली बार जन गण मन गाया गया
अट्ठाइसवां	1912	बांकीपुर	आर.एन. माधोलकर	
उन्नतीसवां	1913	कराची	नवाब सैयद मो. बहादुर	
तीसवां	1914	मद्रास	भूपेन्द्रनाथ बसु	
इकतीसवां	1915	बंबई	सर सत्येन्द्र प्रसन्न सिन्हा	
बत्तीसवां	1916	लखनऊ	अंबिकाचरण मजूमदार	मुस्लिम लीग से समझौता

अधिवेशन	वर्ष	स्थान	अध्यक्ष	विशेष
तैंतीसवां	1917	कलकत्ता	श्रीमती एनी बेसेंट	प्रथम महिला अध्यक्ष
विशेष अधिवेशन	1918	बंबई	हसन इमाम	कांग्रेस का दूसरा विभाजन
चौंतीसवां	1918	दिल्ली	पं. मदनमोहन मालवीय	
पैंतीसवां	1919	अमृतसर	पं. मोतीलाल नेहरू	
छत्तीसवां	1920	नागपुर	सी.वि. राघवाचारियर	कांग्रेस संविधान में परिवर्तन
विशेष अधिवेशन	1920	कलकत्ता	लाला लाजपत राय	
सैंतीसवां	1921	अहमदाबाद	हकीम अजमल खां	
अड़तीसवां	1922	गया	देशबंधु चितरंजन दास	
उनतालीसवां	1923	काकीनाडा	मौलाना मोहम्मद अली	
विशेष अधिवेशन	1923	दिल्ली	अबुल कलाम आजाद	सबसे युवा अध्यक्ष
चालीसवां	1924	बेलगाम	महात्मा गांधी	
इकतालीसवां	1925	कानपुर	श्रीमती सरोजिनी नायडू	प्रथम भारतीय महिला अध्यक्ष
बयालीसवां	1926	गुवाहाटी	एस. श्रीनिवास आयगार	सदस्यों के लिए खादी वस्त्र अनिवार्य
तैंतालीसवां	1927	मद्रास	डॉ. एम.ए. अंसारी	पूर्ण स्वाधीनता की माँग
चौवालीसवां	1928	कलकत्ता	पं. मोतीलाल नेहरू	
पैंतालीसवां	1929	लाहौर	पं. जवाहरलाल नेहरू	पूर्ण स्वराज की माँग
छियालीसवां	1931	कराची	सरदार वल्लभ भाई पटेल	मौलिक अधिकार की माँग
सैंतालीसवां	1932	दिल्ली	अमृत रणछोड़दास सेठ	
अड़तालीसवां	1933	कलकत्ता	श्रीमती नेल्ली सेनगुप्ता	
उनचासवां	1934	बंबई	डॉ. राजेन्द्र प्रसाद	
पचासवां	1936	लखनऊ	पं. जवाहरलाल नेहरू	
इक्यावनवां	1937	फैजपुर	पं. जवाहरलाल नेहरू	गांव में आयोजित प्रथम अधिवेशन
बावनवां	1938	हरिपुरा	सुभाष चंद्र बोस	
तिरपनवां	1939	त्रिपुरी	सुभाष चंद्र बोस	
चौवनवां	1940	रामगढ़	अबुल कलाम आजाद	
पचपनवां	1946	मेरठ	आचार्य जे.बी. कृपलानी	आजादी के समय अध्यक्ष
छप्पनवां	1948	जयपुर	बी. पट्टाभि सीतारमैय्या	
सत्तावनवां	1950	नासिक	पुरुषोत्तम दास टंडन	

• • •

सामान्य भूगोल

सौरमंडल

सबसे प्रमुख सदस्य	सूर्य
ग्रहों की कुल संख्या	8
सबसे छोटा ग्रह	बुध
सबसे छोटा उपग्रह	डिमॉस
सबसे ठंडा ग्रह	वरुण
सूर्य से सबसे निकट ग्रह	बुध
पृथ्वी से सबसे निकट ग्रह	शुक्र
सर्वाधिक घनत्व वाला ग्रह	पृथ्वी
सबसे चमकीला ग्रह	शुक्र
बिना उपग्रहों वाला ग्रह	बुध एवं शुक्र
चंद्रमा के सदृश ग्रह	बुध
सर्वाधिक तापान्तर वाला ग्रह	बुध
वरुण ग्रह के खोजकर्ता	जॉन गैले
शनि का सबसे बड़ा उपग्रह	टाइटन
वरुण ग्रह का सहोदर	अरुण
हरा ग्रह	वरुण
जलीय ग्रह	पृथ्वी
पृथ्वी की बहन	शुक्र
भोर का तारा	शुक्र
साझ का तारा	शुक्र
पृथ्वी का सहचर	चन्द्रमा
सौरमंडल का जन्मदाता	सूर्य
सबसे बड़ा ग्रह	बृहस्पति
सबसे बड़ा उपग्रह	गैनीमिड
सबसे गर्म ग्रह	शुक्र
सूर्य से सबसे दूर ग्रह	वरुण
पृथ्वी से सबसे दूर ग्रह	वरुण
न्यूनतम घनत्व वाला ग्रह	शनि
सर्वाधिक भारी ग्रह	बृहस्पति
अरुण ग्रह के खोजकर्ता	विलियम हर्शेल
यम के खोजकर्ता	क्लाइड टॉमवे
वलय युक्त ग्रह	शनि व अरुण
लाल ग्रह	मंगल
नीला ग्रह	पृथ्वी
सर्वाधिक चमकीला तारा	सायरस

- आकार के अनुसार ग्रहों का क्रम (घटते क्रम में)–बृहस्पति, शनि, अरुण, वरुण, पृथ्वी, शुक्र, मंगल एवं बुध।
- सूर्य से दूरी के अनुसार ग्रहों का क्रम (बढ़ते दूरी के क्रम में)–बुध, शुक्र, पृथ्वी, मंगल, बृहस्पति, शनि, अरुण एवं वरुण।
- पृथ्वी से दूरी के अनुसार ग्रहों का क्रम (बढ़ती दूरी के क्रम में)–शुक्र, मंगल, बुध, बृहस्पति, शनि, अरुण एवं वरुण।

चन्द्रमा : कुछ तथ्य

- पृथ्वी से माध्य दूरी–**3,82,200 किमी.**
- व्यास–**3.475 किमी.**
- चन्द्रमा का द्रव्यमान पृथ्वी के द्रव्यमान के अनुपात में–**1:8.1**
- चन्द्रमा तथा पृथ्वी के गुरुत्वाकर्षण बलों में अनुपात–**1 : 6**
- चन्द्रमा की सतह का अदृश्य भाग–**41%**
- चन्द्रमा की पृथ्वी से अधिकतम दूरी (अपभू दूरी)–**4,06,000 किमी.**

- चन्द्रमा की पृथ्वी से न्यूनतम दूरी (उपभू दूरी)–**3,64,000 किमी.**
- चन्द्रमा की पृथ्वी के चारों ओर घूमने की अवधि (परिभ्रमण काल)–**27 दिन 7 घंटे 43 मिनट 11.47 सेकण्ड**
- चन्द्रमा की घूर्णन अवधि (अपने अक्ष पर)–**27 दिन 7 घंटे 43 मिनट 11.47 सेकण्ड**
- चन्द्रमा के उच्चतम पर्वत की ऊँचाई–**35,000 फीट (लीबनिट्ज पर्वत जो कि चन्द्रमा के दक्षिणी ध्रुव पर स्थित है)**
- चन्द्रमा के प्रकाश को पृथ्वी तक पहुँचने में लगा समय–**1.3 सेकण्ड**

पृथ्वी : कुछ तथ्य

- पृथ्वी की अनुमानित आयु–**4,60,00,00,000 वर्ष**
- सम्पूर्ण धरातलीय क्षेत्रफल–**51,01,00,500 वर्ग किमी.**
- भूमि क्षेत्रफल (29.08%)–**14,89,50,800 वर्ग किमी.**
- जलीय क्षेत्रफल (सम्पूर्ण धरातल का 70.92%)–**36,11,49,700 वर्ग किमी.**
- औसत घनत्व–**5.52 ग्राम प्रति घन सेमी.**
- विषुवत रेखीय व्यास–**12,755 किमी.**
- ध्रुवीय व्यास–**12,712 किमी.**
- गुरुत्वाकर्षण से बाहर निकले के लिए आवश्यक निर्गमन गति–**11.2 किमी./सेकण्ड**
- पृथ्वी का द्रव्यमान–**5.880 × 10^{24} किलोग्राम**
- पृथ्वी का आयतन–**10,83,20,88,40,000 घन किमी.**
- समुद्रतल से पृथ्वी की सर्वाधिक ऊँचाई–**8,852 मीटर (माउंट एवरेस्ट)**
- समुद्रतल से सागर की सर्वाधिक गहराई–**11,033 मीटर (मेरियाना ट्रेन्च) प्रशान्त महासागर, फिलीपीन्स के पूर्व में**
- पृथ्वी के धरातल का सर्वाधिक निचला स्थान–**396 मीटर मृत सागर (इजरायल, जोर्डन)**
- पृथ्वी द्वारा अपने अक्ष पर घूर्णन अवधि–**23 घंटे, 56 मिनट, 40.91 सेकण्ड**
- पृथ्वी द्वारा सूर्य की परिक्रमा अवधि–**356 दिन, 5 घंटे, 48 मिनट, 45.51 सेकण्ड**
- पृथ्वी का उपग्रह–**चन्द्रमा**
- अक्ष का कक्षा के तल से झुकाव–23°27′
- सूर्य से माध्य दूरी पर–**14,94,07,000 किमी.**
- भूमध्य रेखा पर परिधि–**40,075 किमी.**
- ध्रुवीय परिधि–**40,024 किमी.**
- सूर्य के सबसे नजदीक की अवस्था (Perihelion) उपसौर–**3 जनवरी**
- सूर्य से सबसे ज्यादा दूरी की अवस्था (Aphelion) सूर्योच्च या अपसौर–**4 जुलाई**

चट्टान के प्रकार

- **आग्नेय चट्टान**–तप्त एवं तरल मैग्मा के शीतल होने से निर्मित, प्राथमिक या पैतृक चट्टान क्योंकि सर्वप्रथम इसी चट्टान का निर्माण हुआ, चट्टानें कठोर, रवेदार, दानेदार, परतहीन तथा जीवाश्महीन, ज्वालामुखी क्षेत्रों में अधिक विस्तार।

  उदाहरण–ग्रेनाइट, बेसाल्ट, गैब्रो, आब्सीडियन, डायोराइट, डोलोराइट, एण्डेसाइट, पेरिडोटाइट, फेलसाइट, पिचस्टोन, प्यूमिस, परलाइट आदि।
- **अवसादी चट्टान**–चट्टान चूर्ण, जीवावशेषों एवं वनस्पतियों के एकत्रीकरण से निर्मित, भूपृष्ठ के लगभग 75% भाग पर विस्तारित, चट्टानें परतदार, रवाहीन, संधि तथा जोड़युक्त, मुलायम तथा कोमल, अपरदन की क्रियाओं से शीघ्र प्रभावित, भू-पृष्ठ की बनावट में योगदान मात्र 5%।

  उदाहरण–बालुका पत्थर, कांग्लोमेरेट या गोलाश्म, चिकनी मिट्टी, शेल, लोयस, चूने का पत्थर, कोयला, पीट, खड़िया मिट्टी, शैलखड़ी या जिप्सम, नमक की चट्टान आदि।
- **रूपांतरित चट्टान**–आग्नेय तथा परतदार चट्टानों में ताप, दाब तथा रासायनिक परिवर्तनों से उनकी संरचना, रूप, रंग तथा आकृति बदलने से निर्मित, कभी-कभी अति रूपांतरण की घटना। उदाहरण–संगमरमर, स्लेट, क्वार्ट्जाइट, नीस, सिस्ट, एम्फीबोलाइट, फाइलाइट, सरपेण्टाइन आदि।

ज्वालामुखी

- ज्वालामुखी मुख्य रूप से एक विवर या छिद्र होता है जिसका संबंध पृथ्वी के आंतरिक भाग से होता है तथा जिसके माध्यम से लावा, राख, गैस, जलवाष्प आदि का निर्गमन होता है।
- बाहर हवा में उड़ा हुआ लावा शीघ्र ही ठंडा होकर छोटे ठोस टुकड़ों में परिवर्तित हो जाता है, जिसे सिंडर कहते हैं।
- ज्वालामुखी के द्वारा पृथ्वी का पिघला पदार्थ लावा, राख, भाप तथा अन्य गैसें बाहर निकलती हैं।
- सक्रियता के आधार पर ज्वालामुखी तीन प्रकार के होते हैं–

  1. सक्रिय ज्वालामुखी, 2. प्रसुप्त ज्वालामुखी, 3. शांत ज्वालामुखी

विश्व के महाद्वीप

नाम	क्षेत्रफल (वर्ग किमी.)	स्थल के कुल क्षेत्रफल का %	भौगोलिक उपनाम
एशिया	4,43,91,000	29.5	महाद्वीपों का महाद्वीप, मानव घर, भविष्य का भण्डारगृह, विषमताओं का महाद्वीप
अफ्रीका	3,03,43,910	20.0	अन्ध महाद्वीप
उत्तरी अमेरिका	2,42,46,930	16.3	नई दुनिया
दक्षिणी अमेरिका	1,78,20,950	11.8	पक्षियों का महाद्वीप
अंटार्कटिका	1,40,00,000	9.6	श्वेत महाद्वीप, विज्ञान को समर्पित महाद्वीप
यूरोप	1,03,55,000	6.5	प्रायद्वीपों का महाद्वीप
ऑस्ट्रेलिया	76,86,849	5.2	द्वीपीय महाद्वीप, प्यासी भूमि का महाद्वीप

महाद्वीपों के सर्वोच्च शिखर एवं गहनतम बिन्दु

महाद्वीप	सर्वोच्च शिखर	ऊँचाई	गहनतम बिन्दु	गहराई
एशिया	माउण्ट एवरेस्ट	8,848 मी.	मृत सागर	397 मी.
यूरोप	माउण्ट एल्ब्रुस	5,642 मी.	कैस्पियन सागर	28 मी.
अफ्रीका	माउण्ट किलिमंजारो	5,895 मी.	असाई झील	156 मी.
उत्तरी अमेरिका	माउण्ट मैकिन्ले	6,194 मी.	मृत घाटी	86 मी.
दक्षिण अमेरिका	माउण्ट एकांकागुआ	7,084 मी.	वाल्ड्स पेनिन	40 मी.
ऑस्ट्रेलिया	माउण्ट कोस्यूस्को	2,228 मी.	आयर झील	16 मी.
अंटार्कटिका	माउण्ट विन्सन मैसिफ	5,140 मी.	बेंटल ट्रेंच	2,853 मी.

महाद्वीपों के सबसे बड़े और सबसे छोटे देश

महाद्वीप	बड़ा देश	छोटा देश
एशिया	चीन	मालदीव
यूरोप	रूस	वेटिकन सिटी
अफ्रीका	सूडान	मेंओटो
उत्तरी अमेरिका	कनाडा	सेंट पीरे
दक्षिण अमेरिका	ब्राजील	फाकलैंड
ऑस्ट्रेलिया	ऑस्ट्रेलिया	नीरू

महाद्वीपों की सबसे लंबी नदी एवं सबसे बड़ी झील

महाद्वीप	सबसे लम्बी नदी	सबसे बड़ी झील
एशिया	यांगटिसीक्यांग	कैस्पियन सागर
यूरोप	डेन्यूब	लैडोगा झील
अफ्रीका	नील	विक्टोरिया झील
उत्तरी अमेरिका	मिसीसिपी-मिसौरी	सुपीरियर झील
दक्षिणी अमेरिका	अमेजन	टिटीकाका झील
ऑस्ट्रेलिया	मर्रे-डार्लिंग	आयर झील

महासागरों की प्रमुख जलधाराएं

जलधारा का नाम	प्रकृति	महासागर का नाम
उत्तरी विषुवत्रेखीय जलधारा	गर्म अथवा उष्ण	प्रशान्त महासागर
क्यूरोसियो जलधारा	गर्म अथवा उष्ण	प्रशान्त महासागर
सुशीमा जलधारा	गर्म अथवा उष्ण	प्रशान्त महासागर
अलास्का जलधारा	गर्म अथवा उष्ण	प्रशान्त महासागर
एलनीनो जलधारा	गर्म अथवा उष्ण	प्रशान्त महासागर
क्यूराइल जलधारा	ठंडी	प्रशान्त महासागर
हम्बोल्ट या पेरूवियन जलधारा	ठंडी	प्रशान्त महासागर
फ्लोरिडा जलधारा	गर्म	अटलांटिक महासागर
ब्राजील जलधारा	गर्म	अटलांटिक महासागर
लेब्राडोर जलधारा	ठंडी	अटलांटिक महासागर
फॉकलैंड जलधारा	ठंडी	अटलांटिक महासागर
कनारी जलधारा	ठंडी	अटलांटिक महासागर
अगुलहास जलधारा	गर्म	हिन्द महासागर
मोजाम्बिक जलधारा	गर्म	हिन्द महासागर

विश्व के महत्वपूर्ण द्वीप

द्वीप	क्षेत्रफल (वर्ग किमी)	स्थिति
ग्रीनलैण्ड	2,175,600	आर्कटिक महासागर (उत्तरी ध्रुव)
न्यू गिनी	7,77,000	पश्चिमी प्रशान्त महासागर
बोर्नियो	7,25,545	हिन्द महासागर
मेडागास्कर	5,90,000	हिन्द महासागर
बैफीन द्वीप	4,76,065	उत्तरी ध्रुव महासागर (कनाडियन)
सुमात्रा	4,73,600	हिन्द महासागर (इण्डोनेशिया)
होन्शू	2,28,000	उत्तरी-पश्चिमी प्रशान्त महासागर (जापान)
ग्रेट ब्रिटेन	2,18,041	उत्तरी अटलाण्टिक महासागर (इंग्लैंड, स्कॉटलैंड, वेल्स)
इंलिसमेयर	2,12,061	आर्कटिक महासागर (उत्तरी ध्रुव महासागर)
विक्टोरिया	2,12,197	आर्कटिक महासागर (उत्तरी ध्रुव महासागर)
सेलेबीज (सुलावेसी)	1,89,035	हिन्द महासागर (इण्डोनेशिया)
दक्षिणी द्वीप (न्यूजीलैंड)	1,50,004	दक्षिणी-पश्चिमी प्रशांत महासागर
जावा द्वीप	1,26,295	हिन्द महासागर
लूजोन द्वीप	1,20,790	पश्चिमी प्रशांत महासागर
उत्तरी द्वीप (न्यूजीलैंड)	114,690	दक्षिणी-पश्चिमी प्रशांत महासागर
न्यू फाउण्डलैण्ड	1,10,680	उत्तरी अटलांटिक महासागर
क्यूबा	1,07,830	कैरेबियन सागर
आइसलैण्ड	1,02,820	उत्तरी अटलांटिक महासागर
मिण्डानाओ	1,01,500	पश्चिमी प्रशांत महासागर
आयरलैण्ड	82,460	उत्तरी अटलांटिक महासागर
हेकिडो द्वीप	77,720	उत्तरी-पश्चिमी प्रशांत महासागर
हिस्पानिओला डामरेप एवं हैती	76,480	कैरेबियन सागर
सखालिन द्वीप	74,060	उत्तरी-पश्चिमी प्रशांत महासागर
तस्मानिया	62,900	दक्षिणी-पश्चिमी प्रशांत महासागर
श्रीलंका	65,600	हिन्द महासागर

विश्व के प्रमुख मरुस्थल

मरुस्थल	क्षेत्र (किमी^{2})	विस्तार क्षेत्र
सहारा	84,00,000	अल्जीरिया, चाड, लीबिया, माली, मारितानिया, नाइजर, सूडान, ट्यूनीशिया, मिस्र और मोरक्को
ऑस्ट्रेलियन	15,50,000	ग्रेट सैण्ड्री, ग्रेट विक्टोरिया, सिम्पसन, गिब्सन तथा स्टुअर्ट रेगिस्तानी क्षेत्र
अरब	13,00,000	द. अरब, सऊंदी अरब, यमन, सीरिया, खाली क्षेत्र एवं नाफुद क्षेत्र के रेगिस्तान
गोबी	10,40,000	मंगोलिया और चीन
कालाहारी	5,20,000	बोत्सवाना (मध्य अफ्रीका)
तकलामाकन	3,20,000	सीक्यांग (चीन)
सोनोरन	3,10,000	एरीजोना एवं कैलीफोर्निया (यू.एस.ए. तथा मैक्सिको)
नामीब	3,10,000	दक्षिण अफ्रीका (नामीबिया)
काराकुम	2,70,000	तुर्कमेनिस्तान
थार	2,60,000	उत्तरी-पश्चिमी भारत और पाकिस्तान
सोमाली	2,60,000	सोमालिया गणराज्य
अटाकामा	1,80,000	उत्तरी चिली (दक्षिणी अमेरिका)
काजिल-कुम	1,80,000	उज्बेकिस्तान, कजाकिस्तान
दस्त-ए-लुट	52,000	पूर्वी ईरान
मोहाबे	35,000	दक्षिणी कैलीफोर्निया (सं. रा. अमेरिका)

चक्रवातों के विभिन्न नाम एवं उनकी भौगोलिक स्थिति

चक्रवात	भौगोलिक स्थिति
टॉरनेडो	संयुक्त राज्य अमेरिका, चीन एवं जापान
टाइफून	दक्षिणी चीन सागर
हरिकेन	कैरीबियन द्वीप समूह
ट्विस्टर	अमेरिका
विली-विली	ऑस्ट्रेलिया

विश्व की प्रमुख स्थानीय पवनें

स्थानीय पवन	प्रकृति	क्षेत्र
• फॉन	शीत एवं शुष्क	आल्पस पर्वतीय क्षेत्र (इस पवन का सर्वाधिक प्रभाव स्विट्जरलैंड में होता है।)
• चिनूक	गर्म एवं आर्द्र	उत्तरी अमेरिका में रॉकी पर्वतमाला के पूर्वी ढाल (इस पवन को हिमहारिणी कहते हैं।)
• सिमूम	गर्म एवं शुष्क	सहारा तथा अरब का मरुस्थल (धूल से भरी ये पवनें दृश्यता को कम कर देती हैं।)
• काराबुरान	गर्म एवं शुष्क	सीक्यांग का तारिम बेसिन
• खमसिन	गर्म एवं शुष्क	मिस्र
• गिबली	गर्म एवं शुष्क	लीबिया
• हरमटन	गर्म एवं शुष्क	सहारा मरुस्थल (गिनी तट के समीप इन हवाओं को डॉक्टर कहते हैं।)
• ब्लैक रोलर	गर्म एवं शुष्क	उ. अमेरिका के विशाल मैदान
• शामल	गर्म एवं शुष्क	इराक तथा फारस की खाड़ी
• नार्वेस्टर	गर्म एवं शुष्क	न्यूजीलैण्ड
• ब्रिक फील्डर	गर्म एवं शुष्क	विक्टोरिया, ऑस्ट्रेलिया
• सिरॉको	गर्म एवं शुष्क	भूमध्यसागरीय क्षेत्र विशेषकर स्पेन तथा कनारी द्वीप समूह
• सान्ता आना	गर्म एवं शुष्क	कैलिफोर्निया, सं.रा. अमेरिका
• योमा	गर्म एवं शुष्क	जापान
• जोन्डा	गर्म एवं शुष्क	अर्जेन्टीना
• लू	गर्म एवं शुष्क	पाकिस्तान एवं उ.प. भारत
• ब्लिजार्ड	ठंडी एवं शुष्क	कनाडा एवं अण्टार्कटिका महाद्वीप
• बुरान	ठंडी एवं शुष्क	रूस तथा मध्य साइबेरिया
• विलीबाब	ठंडी एवं शुष्क	अलास्का
• बोरा	ठंडी एवं शुष्क	एड्रियाटिक सागर का उत्तरी तट
• मिस्ट्रल	ठंडी एवं शुष्क	स्पेन एवं फ्रांस
• बाइज	ठंडी एवं शुष्क	दक्षिणी फ्रांस
• लेवान्तर	ठंडी एवं शुष्क	दक्षिणी-स्पेन
• पैम्पीरो	ठंडी एवं शुष्क	अर्जेन्टीना एवं उरूग्वे
• पापागायो	ठंडी एवं शुष्क	मैक्सिको

विश्व की प्रमुख नहरें

नाम	स्थान	स्थिति
ईरी	अमेरिका	ईरी झील और मिशीगन झील को जोड़ती है।
सू नहर	अमेरिका	सुपीरियर झील और ह्यूइन झील को जोड़ती है।
कील नहर	जर्मनी	उत्तरी सागर को बाल्टिक सागर से जोड़ती है।
पनामा नहर	पनामा	कैरीबियन सागर और प्रशांत महासागर
स्वेज नहर	मिस्र	लाल सागर और भूमध्य सागर
मैनचेस्टर नहर	ग्रेट ब्रिटेन	मैनचेस्टर एवं लिवरपूल के बीच

विश्व के प्रमुख घास के मैदान

उष्णकटिबंधीय घास की भूमि

- कम्पोज – ब्राजील
- सवाना – अफ्रीका
- लानोस – वेनेजुएला एवं कोलम्बिया

शीतोष्ण कटिबन्धीय घास भूमि

- प्रेयरीज – अमेरिका एवं कनाडा
- पम्पास – अर्जेंटीना
- वेल्ड – दक्षिण अफ्रीका
- डाउन्स – ऑस्ट्रेलिया
- स्टेपीज – एशिया, यूक्रेन, रूस एवं चीन

विश्व के प्रमुख जलडमरूमध्य/जलसंधियाँ

जलडमरूमध्य	सम्बन्धित सागर	सम्बन्धित देश
• बेरिंग जलसंधि	बेरिंग सागर एवं चुकसी सागर	अलास्का-रूस
• डेविस जलसंधि	बेफिन खाड़ी एवं अटलांटिक महासागर	ग्रीनलैण्ड-कनाडा
• डेनमार्क जलसंधि	उत्तरी अटलांटिक एवं आर्कटिक महासागर	इंग्लैंड-फ्रांस
• डोवर जलसंधि	इंगलिश चैनल एवं उत्तरी सागर	इंग्लैंड-फ्रांस
• फ्लोरिडा जलसंधि	मैक्सिको की खाड़ी एवं अटलांटिक महासागर	सं.रा. अमेरिका-क्यूबा
• हॉरमुज जलसंधि	फारस की खाड़ी एवं ओमान की खाड़ी	ओमान-ईरान
• हडसन जलसंधि	हडसन की खाड़ी एवं अटलांटिक महासागर	कनाडा
• जिब्राल्टर जलसंधि	भूमध्य सागर एवं अटलांटिक महासागर	स्पेन-मोरक्को
• मलक्का जलसंधि	अण्डमान सागर एवं दक्षिण चीन सागर	इंडोनेशिया-मलेशिया
• पाक जलसंधि	मन्नार एवं बंगाल की खाड़ी	भारत-श्रीलंका
• सुण्डा जलसंधि	जावा सागर एवं हिंद महासागर	इंडोनेशिया
• लुजोन जलसंधि	दक्षिण चीन एवं फिलीपीन्स सागर	ताइवान-फिलीपीन्स
• मैगलन जलसंधि	प्रशान्त एवं दक्षिणी अटलांटिक महासागर	चिली
• बॉस जलसंधि	तस्मान सागर एवं दक्षिणी सागर	ऑस्ट्रेलिया
• ओरण्टो जलसंधि	एड्रियाटिक सागर एवं आयोनियन सागर	इटली-अल्बानिया
• बाव अल मंडव जलसंधि	लाल सागर एवं अरब सागर	यमन-जिबूती
• मकास्सार जलसंधि	जावा सागर एवं सेलीबीज सागर	इण्डोनेशिया

विश्व के प्रमुख जल प्रपात

जल प्रपात	स्थान	ऊँचाई (मी॰)
एंजिल	वेनेजुएला	979 (यह कैरो नदी पर स्थित संसार का सबसे ऊँचा जल प्रपात है।
योसेमाइट	कैलिफोर्निया	739
दक्षिण-मर्डाल्फोसेन	नार्वे	655
तुगेला	द॰अफ्रीका	614
कुकवेनन	वेनेजुएला	610
सूथरलैंड	न्यूजीलैंड	580
रिब्बोन	कैलिफोर्निया	491
ग्रेट-कामारना	गुयाना	488
कुंचिकल	भारत	455
डेल्ला	कनाडा	440
गवार्नी	फ्रांस	422
नियाग्रा	कनाडा एवं अमेरिका की सीमा	120

विश्व की प्रमुख जनजातियाँ

जनजाति	सम्बन्धित क्षेत्र/देश
• माओरी	न्यूजीलैंड
• यूकाधिर	साइबेरिया
• खिरगीज	मध्य एशिया
• बुशमैन	कालाहारी मरुस्थल (बोत्सवाना)
• एस्कीमो	ग्रीनलैंड, कनाडा
• रेड इंडियन	उ॰ अमेरिका
• मसाई	पूर्वी अफ्रीका
• पिग्मीज	कांगो बेसिन
• वेद्दास	श्रीलंका
• बोरो	ब्राजील
• नीग्रो	मध्य एशिया
• बद्दू	अरब
• सेमांग	मलेशिया
• याइ	टुण्ड्रा प्रदेश
• आइनू	जापान
• जूलू	नेटाल (दक्षिण अफ्रीका)

विश्व की प्रमुख झीलें

झील का नाम	भौगोलिक क्षेत्र	क्षेत्रफल (वर्ग.किमी.)	विशेष तथ्य
• कैस्पियन सागर	पूर्व सोवियत संघ तथा ईरान	3,71,000	खारे पानी की सबसे बड़ी झील
• सुपीरियर झील	संयुक्त राज्य अमेरिका एवं कनाडा	82,100	ताजे पानी की सबसे बड़ी झील
• विक्टोरिया झील	केन्या, युगाण्डा तथा तंजानिया	69,000	
• अरल सागर झील	कजाकिस्तान एवं उज्बेकिस्तान	64,500	
• ह्यूरन झील	संयुक्त राज्य अमेरिका तथा कनाडा	59,600	
• मिशीगन झील	संयुक्त राज्य अमेरिका	57,800	
• बैकाल झील	रूस	31,500	यह सबसे गहरी (1940 मी.) झील है।
• ग्रेट बेरियर झील	कनाडा	31,200	
• ग्रेट स्लेव झील	कनाडा	28,438	
• विनीपेग झील	कनाडा	24,341	
• ओण्टेरियो झील	सं.रा. अमेरिका तथा कनाडा	19,529	
• टिटिकाका	पेरू-बोलीविया	9,065	यह विश्व की सबसे ऊँची (3811 मी.) झील है।
• आयर झील	ऑस्ट्रेलिया	9,583	

विश्व की प्रमुख नदियाँ

नाम	उद्गम स्थल	गिरने का स्थान	लम्बाई (किमी)	प्रमुख स्थान
नील (विश्व की सबसे लम्बी नदी)	विक्टोरिया झील	भूमध्य सागर	6,650	आस्वान बाँध व नासिर झील स्थित है।
अमेजन (आयतन की दृष्टि से विश्व की सबसे बड़ी नदी)	एण्डीज पर्वत	अटलांटिक महासागर	6,428	
मिसीसिपी मिसौरी	अलास्का झील	मैक्सिको की खाड़ी	6,020	पक्षीपाद डेल्टा बनाती है।
यांग्टिसीक्यांग	तिब्बत का पठार	चीन सागर	5,494	
ह्वांग हो	कुललुन पर्वत	चीन की खाड़ी	4,344	
कांगो/जायरे	लुआलिया और लुआपुआ का संगम	अटलाण्टिक महासागर	3,700	विषुवत् रेखा को दो बार काटती है।
अमूर	शिल्का रूस, आरगून का संगम	टार्टइ स्ट्रेट	4,352	चीन और रूस की सीमा बनाती है।
वोल्गा	बल्डाई पठार	कैस्पियन सागर	3,690	यूरोप की सबसे लम्बी नदी
डेन्यूब	ब्लैक फॉरेस्ट	काला सागर	2,840	बेलग्रेड, बुखारेस्ट, बुडापेस्ट और वियना शहर स्थित है।
सेंट लारेंस	आण्टेरियो झील	सेंट-लॉरेंस की खाड़ी	3,058	नियाग्रा जल प्रपात स्थित है।
कोलोरेडो	ग्रैण्ड कंट्री	कैलीफोर्निया की खाड़ी	2,333	ह्यूबर बाँध स्थित
नाइजर	गिनी	गिनी की खाड़ी	4,180	तेल नदी कहलाती है।
मेकांग	तिब्बत का पठार	दक्षिण चीन सागर	4,023	द.पू. एशिया की सबसे लम्बी नदी।
सिन्धु	मानसरोवर झील के पास	अरब सागर	2,900	
ब्रह्मपुत्र	मानसरोवर झील	बंगाल की खाड़ी	3,058	
डार्लिंग-मरे	ऑस्ट्रेलिया आल्पस	हिन्द महासागर	2,740	ऑस्ट्रेलिया की सबसे बड़ी नदी।

प्रमुख अंतर्राष्ट्रीय सीमाएँ

नाम	सम्बन्धित राष्ट्र
• डूरण्ड रेखा	पाकिस्तान एवं अफगानिस्तान
• मैकमेहोन रेखा	भारत एवं चीन
• रेडक्लिफ रेखा	भारत एवं पाकिस्तान
• मैगीनॉट रेखा	जर्मनी एवं फ्रांस
• हिण्डनबर्ग रेखा	जर्मनी और पोलैंड
• 17वीं समान्तर रेखा	उत्तरी और दक्षिणी वियतनाम
• 38वीं समान्तर रेखा	उत्तरी और दक्षिणी कोरिया
• 49वीं समान्तर रेखा	कनाडा और सं.रा. अमेरिका
• मेनरहीम रेखा	रूस एवं फिनलैंड

विश्व की प्रमुख वनस्पतियाँ

वनस्पति का नाम	भौगोलिक क्षेत्र
हाइग्रोफाइट	दलदली एवं भूमध्यरेखीय उष्ण आर्द्रता वाली वनस्पति
ट्रोपोफाइट	उष्ण कटिबंधीय जलवायु वाली घास एवं वनस्पति
जेरोफाइट	उष्ण कटिबंधीय मरुस्थलीय क्षेत्रों की वनस्पति
हाइड्रोफाइट	जलप्लावित क्षेत्रों की वनस्पति
मेसोफाइट	शीतोष्ण कटिबंध क्षेत्र की वनस्पति
क्रायोफाइट	टुण्ड्रा एवं शीत प्रधान क्षेत्रों की वनस्पति
लिथोफाइट	कड़ी चट्टानों में उगने वाली वनस्पति
हैलोफाइट	नमकीन क्षेत्रों में पाई जाने वाली वनस्पति

विश्व के प्रसिद्ध स्थान

1. झुकी हुई मीनार : पीसा (इटली)
2. मर्डेका पैलेस : जकार्ता (इण्डोनेशिया)
3. रेड स्क्वायर, क्रेमलिन : मास्को
4. स्फिंक्स, पिरामिड : मिस्र
5. पोर्सलिन टावर : नानकिंग (चीन)
6. लोवर, एफिल टावर : पेरिस (फ्रांस)
7. पोटाला : ल्हासा (तिब्बत)
8. श्वेत डेगेन पैगोडा : यंगून
9. ओपेरा हाउस : सिडनी
10. ब्राडवे स्ट्रीट, स्टेच्यू ऑफ लिबर्टी, एंपायर स्टेट बिल्डिंग : न्यूयार्क (सं. रा. अमेरिका)
11. अल अक्सा, वेलिंग वाल, टेंपल माउंट : जेरूसलम (इजरायल)

विश्व की प्रमुख भौगोलिक खोजें

- क्रिस्टोफर कोलम्बस : प. द्वीप समूह (1492), द. अमेरिका (1498 ई.)
- जॉन कैवेट : न्यूफाउण्डलैण्ड (1497 ई.)
- कोपरनिकस : सौरमंडल (1540 ई.)
- केपलर : ग्रहों की गति नियम (1600 ई.)
- मैगलन : विश्व का भ्रमण, अटलांटिक के दक्षिण से प्रशांत महासागर की खोज (1519 ई.)
- वास्को-डि-गामा : केप ऑफ गुड होप होकर भारत आगमन (1498 ई.)
- कैप्टन कुक : हवाई द्वीप समूह (1770 ई.)
- फ्रिड्टजौफ नानसेन : ग्रीनलैंड एवं उत्तरी ध्रुव का पहाड़ी भाग (1888 ई.)
- आर. एमण्डसन : दक्षिणी ध्रुव पर पहुँचने वाला प्रथम व्यक्ति (1911 ई.)
- रॉबर्ट पियरे : उत्तरी ध्रुव की खोज (1909 ई.)

देशों/शहरों के नये नाम

प्राचीन	नवीन
अबीसीनिया	इथियोपिया
बनारस	वाराणसी
कम्पूचिया	कम्बोडिया
कोन्सटेनटिनोपल	इस्तांबुल
ब्रिटिश गुयाना	गुयाना
फॉरमोसा	ताइवान
नॉर्दन रोडेशिया	जाम्बिया
डच गुयाना	सूरीनाम
दक्षिण पश्चिम अफ्रीका	नामीबिया
इलाहाबाद	प्रयागराज
बर्मा	म्यांमार
यूनाइटेड प्रॉविन्स	उत्तर प्रदेश
जायरे	कांगो (डेमोक्रेटिक रिपब्लिक)
डच ईस्ट इण्डीज	इंडोनेशिया
गोल्ड कोस्ट	घाना
पीकिंग	बीजिंग
मेडागास्कर	मालागासी
न्यासालैण्ड	मलावी
निप्पन	जापान
तुर्की	तुर्किए

विश्व के प्रमुख भौगोलिक उपनाम

उपनाम	देश
• एण्टीलीज का मोती	क्यूबा
• शुगर बाऊल ऑफ द वर्ल्ड	क्यूबा
• गगनचुम्बी इमारतों का नगर	न्यूयॉर्क (सं.रा.अमेरिका)
• सात पहाड़ियों का नगर	रोम (इटली)
• पर्ल ऑफ दी ऑरियण्ट	सिंगापुर
• हवा वाला शहर/गार्डन सिटी	शिकागो (सं.रा. अमेरिका)
• चीन का शोक	ह्वांगहो नदी (पीली नदी)
• हिन्द महासागर का मोती/ पूर्व का मोती	श्रीलंका
• लैंड ऑफ मॉर्निंग काम	कोरिया
• लैंड ऑफ थाउजेण्ड लेक्स	फिनलैंड
• लैंड ऑफ मिडनाइट सन	नार्वे
• भूमध्यसागर का द्वार	जिब्राल्टर
• अरब सागर की रानी/ पूर्व का वेनिस	कोच्चि (भारत)
• लैंड ऑफ दी थाउजैंड एलीफैन्ट्स	लाओस
• आंसुओं का प्रवेश द्वार	बाब-अल-मंडब जलडमरूमध्य
• लैंड ऑफ ह्वाइट एलीफैंट्स	थाइलैंड
• स्वर्णिम पैगोडा का देश	म्यांमार
• दक्षिण का ब्रिटेन	न्यूजीलैंड
• सिटी ऑफ गोल्डन गेट	सेन फ्रांसिस्को
• वेनिस ऑफ द वर्ल्ड	स्टॉकहोम (स्वीडन)
• क्वीन ऑफ एड्रियाटिक	वेनिस (इटली)
• पिलर्स ऑफ हरक्यूलिस	स्ट्रेट ऑफ जिब्राल्टर
• पवनचक्कियों की भूमि	नीदरलैण्ड
• श्वेत शहर	बेलग्रेड
• आइलैंड ऑफ क्लोव्ज	जंजीवार (तंजानिया)
• पूर्व का मैनचेस्टर	ओसाका (जापान)
• लिली का देश	कनाडा
• नील नदी का देश	मिस्र
• होली लैंड	जेरूसलम (इजरायल)
• एमराल्ड द्वीप	आयरलैंड
• सूर्योदय का देश	जापान
• लैंड ऑफ थंडरबोल्ट	भूटान
• मोतियों का द्वीप	बहरीन

नदियों के तट पर बसे विश्व के प्रमुख नगर

नगर	नदी
• लन्दन (इंग्लैंड)	टेम्स
• कैन्टन (चीन)	सीक्यांग
• मास्को (रूस)	मस्कोवा
• न्यूयार्क (सं.रा.अ.)	हडसन
• बर्लिन (जर्मनी)	स्प्री
• बेलग्रेड	डेन्यूब
• पेरिस (फ्रांस)	सीन
• बुडापेस्ट (हंगरी)	डेन्यूब
• पर्थ (ऑस्ट्रेलिया)	स्वान
• वाशिंगटन	पोटोमेक
• बगदाद (इराक)	टाइग्रिस
• वियाना (ऑस्ट्रिया)	डेन्यूब
• आस्वान (मिस्र)	नील
• टोकियो (जापान)	अराकावा
• सेंट लुईस (अमेरिका)	मिसिसिपी
• शंघाई (चीन)	यांग्टिसीक्यांग
• रोम (इटली)	टाइबर
• यंगून (म्यांमार)	इरावदी
• प्राग	वितावा
• ओटावा (कनाडा)	सेंट लारेंस
• सिडनी (ऑस्ट्रेलिया)	डार्लिंग
• मैड्रिड (स्पेन)	मैजेनसेस
• अंकारा (तुर्किए)	किजिल
• लाहौर (पाकिस्तान)	रावी
• मॉण्ट्रियल (कनाडा)	सेंट लारेंस
• कराची (पाकिस्तान)	सिंधु
• बोन (जर्मनी)	राइन
• डबलिन (आयरलैंड)	लीफी
• काहिरा (मिस्र)	नील
• दिल्ली (भारत)	यमुना
• ब्यूनस आयर्स (अर्जेंटीना)	लाप्लाटा
• शिकागो (सं.रा.अ.)	शिकागो
• लिवरपुल (इंग्लैंड)	मर्सी
• ब्रिस्टल (इंग्लैंड)	एवन्
• कीव (यूक्रेन)	नीपर
• बसरा (इराक)	दजला और फरात

भारत का भूगोल

- भारत उत्तरी गोलार्द्ध में स्थित है। ग्लोब में यह 8°4'–37°6' उत्तरी अक्षांश और 68°7'–97°25' पूर्वी देशांतर के बीच स्थित है।
- भारत का क्षेत्रफल 32 लाख 87 हजार 263 वर्ग किमी. है। यह विश्व के क्षेत्रफल का 2.24% है।
- क्षेत्रफल की दृष्टि से भारत से बड़े छह देश हैं–रूस, कनाडा, चीन, सं.रा. अमेरिका, ब्राजील एवं ऑस्ट्रेलिया।
- भारत की पूर्व से पश्चिम की लम्बाई 2933 किमी. तथा उत्तर से दक्षिण की लम्बाई 3214 किमी है।
- भारत का पूर्वी बिन्दु वालुग (अरुणाचल प्रदेश) और पश्चिमी बिन्दु ओखा (गुजरात) है। इसका उत्तरी बिन्दु इंदिरा कॉल (जम्मू-कश्मीर) तथा दक्षिणतम बिन्दु वृहत निकोबार द्वीप के पास स्थित इन्दिरा प्वाइंट है।
- भारत विश्व में जनसंख्या की दृष्टि से चीन के बाद दूसरा सबसे बड़ा देश है।
- गुजरात राज्य की तटरेखा सर्वाधिक लम्बी (1200 किमी) है। इसके बाद आन्ध्र प्रदेश की तटरेखा सबसे ज्यादा लम्बी है। भारत के कुल नौ राज्य तट रेखा से लगे हैं।
- भारत भूमध्य रेखा के उत्तर में स्थित है और कर्क रेखा भारत के मध्य से होकर गुजरती है। कर्क रेखा पर भारत के कई राज्य स्थित हैं, जैसे–मिजोरम, त्रिपुरा, पं. बंगाल, झारखंड, छत्तीसगढ़, मध्य प्रदेश, राजस्थान और गुजरात।

भारत के पड़ोसी देश

पड़ोसी देश	सीमा पर अवस्थित भारतीय राज्य
पाकिस्तान	गुजरात, राजस्थान, पंजाब, जम्मू और कश्मीर, लद्दाख
अफगानिस्तान	जम्मू और कश्मीर (पाकिस्तान अधिकृत कश्मीर)
चीन	लद्दाख, हिमाचल प्रदेश, उत्तराखंड, सिक्किम, अरुणाचल प्रदेश
नेपाल	उत्तर प्रदेश, उत्तराखंड, बिहार, पश्चिम बंगाल, सिक्किम
भूटान	सिक्किम, पश्चिम बंगाल, असम, अरुणाचल प्रदेश
बांग्लादेश	पश्चिम बंगाल, असम, मेघालय, मिजोरम, त्रिपुरा
म्यांमार	अरुणाचल प्रदेश, नगालैंड, मणिपुर, मिजोरम

भारत की महत्वपूर्ण झीलें

झीलें	राज्य/केंद्र शासित प्रदेश
• चिल्का	ओडिशा
• कोलेरू, पुलीकट	आन्ध्र प्रदेश
• लोकटक	मणिपुर
• सुकना	चण्डीगढ़
• लोनार	महाराष्ट्र
• निजाम सागर	तेलंगाना
• वुलर, डल	जम्मू-कश्मीर
• उमियम झील	मेघालय
• नैनीताल, भीमताल	उत्तराखंड
• पुल्ह झील	उत्तर प्रदेश
• अष्टमुदी	केरल
• परशुराम कुण्ड	अरुणाचल प्रदेश
• पोगांग शो	लद्दाख

- भारत में हिमालय की ऊँची चोटी कंचनजंघा है, जो सिक्किम और नेपाल की सीमा पर है।
- भारत का सर्वोच्च पर्वत शिखर माउण्ट K_2 (गॉडविन ऑस्टिन) है। यह कराकोरम श्रेणी में है।
- अरावली की पहाड़ियाँ विश्व की सबसे प्राचीन वलित पर्वतमाला है। यह पश्चिम में गुजरात तक है। राजस्थान के माउण्ट आबू की पहाड़ी पर स्थित 'गुरू शिखर' इसका सर्वोच्च शिखर है।
- नीलगिरि का सर्वोच्च शिखर डोडाबेट्टा है जो दक्षिण भारत का दूसरा सर्वोच्च शिखर है।
- **अंडमान-निकोबार के द्वीप समूहः** यह द्वीप-समूह बंगाल की खाड़ी में स्थित है। इसमें लगभग 247 छोटे-छोटे द्वीप हैं। निकोबार में 19 द्वीप हैं। अंडमान-निकोबार द्वीप समूह का सबसे उत्तरी द्वीप लैंडफॉल द्वीप है। इस द्वीप समूह को 10° चैनल दो भागों में बाँटती हैं। भारत का एकमात्र सक्रिय ज्वालामुखी 'बैरन' इसी द्वीप समूह में है। भारत का सबसे दक्षिणी बिन्दु 'इन्दिरा प्वाइन्ट' ग्रेट निकोबार में स्थित है।
- अंडमान-निकोबार द्वीप समूह की सबसे ऊँची पर्वत चोटी सैडल पीक है जिसकी ऊँचाई 730 मी. है।

- **अरब सागर समूहः** इस समूह में 47 द्वीप हैं। इसमें तीन द्वीप मुख्य हैं—लक्षद्वीप, मिनीकॉय एवं कवारत्ती। मिनीकॉय लक्षद्वीप समूह का सबसे बड़ा द्वीप है।
- गंगा एवं ब्रह्मपुत्र नदी बंगाल की खाड़ी में गिरने से पूर्व एक विशाल डेल्टा का निर्माण करती हैं। इस डेल्टा का नाम 'सुन्दरवन' का डेल्टा है।
- चिल्का झील भारत की सबसे बड़ी झील है।
- चिल्का, पेरियार, पुलीकट झीलें लैगून झीलें हैं।
- वुलर झील भारत की मीठे पानी की सबसे बड़ी झील है।
- चोलामू झील (सिक्किम) भारत की सबसे अधिक ऊँचाई पर स्थित झील है।

भारत के महत्वपूर्ण जल प्रपात

जल प्रपात	ऊँचाई (मी.)	स्थिति
• कुंचिकल	455	वरही नदी
• शिवसमुद्रम	90	कावेरी नदी
• जोग/गरसोप्पा	225	शरावती नदी
• धुआँधार	10	नर्मदा नदी
• पुनासा	12	चम्बल नदी
• चूलिया	18	चम्बल नदी
• गोकक	55	गोकक
• येन्ना	183	नर्मदा नदी
• हुंडरू	74	स्वर्णरेखा नदी

भारत में नदियों के किनारे बसे प्रमुख नगर

नगर	नदी	नगर	नदी
• दिल्ली	यमुना	• गुवाहाटी	ब्रह्मपुत्र
• आगरा	यमुना	• जबलपुर	नर्मदा
• बद्रीनाथ	अलकनंदा	• कोटा	चम्बल
• प्रयागराज	गंगा, यमुना	• कटक	महानदी
• हरिद्वार	गंगा	• नासिक	गोदावरी
• कानपुर	गंगा	• श्रीरंगपट्टनम	कावेरी
• पटना	गंगा	• जौनपुर	गोमती
• श्रीनगर	झेलम	• हैदराबाद	मूसी
• अयोध्या	सरयु	• मथुरा	यमुना
• सूरत	ताप्ती	• जमशेदपुर	स्वर्णरेखा
• कोलकाता	हुगली	• भागलपुर	गंगा
• लखनऊ	गोमती	• वाराणसी	गंगा
• उज्जैन	क्षिप्रा		

भारत की प्रमुख बहुउद्देशीय नदी घाटी परियोजनाएँ

परियोजना का नाम	नदी	लाभान्वित राज्य
• दामोदर घाटी परियोजना	दामोदर	झारखंड, पश्चिम बंगाल
• टिहरी बाँध परियोजना	भागीरथी	उत्तराखंड
• नागार्जुन सागर परियोजना	कृष्णा	आन्ध्र प्रदेश
• कोसी परियोजना	कोसी	बिहार तथा नेपाल
• हीराकुड बाँध परियोजना	महानदी	ओडिशा
• व्यास परियोजना	व्यास	राजस्थान, पंजाब, हरियाणा, हिमाचल प्रदेश
• चम्बल परियोजना	चम्बल	राजस्थान, मध्य प्रदेश
• मयूराक्षी परियोजना	मयूराक्षी	पश्चिम बंगाल
• तुंगभद्रा परियोजना	तुंगभद्रा	आन्ध्र प्रदेश, कर्नाटक
• गण्डक परियोजना	गण्डक	बिहार, नेपाल
• फरक्का परियोजना	गंगा, भागीरथी	पश्चिम बंगाल
• काकड़ापारा परियोजना	ताप्ती	गुजरात
• नागपुर शक्तिगृह परियोजना	कोराडी	महाराष्ट्र
• इन्दिरा गाँधी नहर परियोजना	सतलज	राजस्थान, पंजाब तथा हरियाणा
• रिहन्द परियोजना	रिहन्द	उत्तर प्रदेश
• महानदी डेल्टा परियोजना	महानदी	ओडिशा
• कुण्डा परियोजना	कुण्डा	तमिलनाडु
• इडुक्की परियोजना	पेरियार	केरल
• कोयना परियोजना	कोयना	महाराष्ट्र
• सतलज परियोजना	चिनाब	जम्मू-कश्मीर
• रंजीत सागर बाँध परियोजना	रावी	पंजाब
• नाथपा-झाकरी परियोजना	सतलज	हिमाचल प्रदेश
• शरावती परियोजना	शरावती	कर्नाटक
• नर्मदा सागर परियोजना	नर्मदा	मध्य प्रदेश, गुजरात
• जवाहर सागर परियोजना	चम्बल	राजस्थान
• तुलबुल परियोजना	झेलम	जम्मू कश्मीर
• सरदार सरोवर परियोजना	नर्मदा	गुजरात, मध्य प्रदेश, महाराष्ट्र एवं राजस्थान
• दुलहस्ती परियोजना	चिनाब	जम्मू-कश्मीर
• तिलैया परियोजना	बराकर	झारखंड

भारत की प्रमुख नदियाँ

नदी	उद्गम	मुहाना	लम्बाई (किमी.)
सिन्धु	मानसरोवर झील (तिब्बत)	अरब सागर	2880 (भारत में 1114)
सतलज	राक्षसताल	चिनाब	1500 (भारत में 1050)
गंगा	गंगोत्री के पास गोमुख से	बंगाल की खाड़ी	2525
यमुना	यमुनोत्री के पास बंदरपूंछ से	गंगा	1375
चम्बल	महूँ (जानपाव पहाड़ी)	यमुना	1050
गण्डक	धौलाधार पर्वत	गंगा	300
सोन	अमरकंटक पहाड़ी	गंगा	425
ब्रह्मपुत्र	मानसरोवर झील (तिब्बत)	बंगाल की खाड़ी	2900 (भारत में 916)
नर्मदा	अमरकंटक	अरब सागर	1312
ताप्ती	मुलताई (बैतूल)	खम्भात की खाड़ी	724
महानदी	सिहावा के समीप	बंगाल की खाड़ी	815
कृष्णा	पश्चिमी घाट की पहाड़ी (महाबलेश्वर के पास)	बंगाल की खाड़ी	1401
गोदावरी	त्रयम्बक गाँव की पहाड़ी	बंगाल की खाड़ी	1465
कावेरी	ब्रह्मगिरि की पहाड़ी	बंगाल की खाड़ी	800
तुंगभद्रा	कर्नाटक के पश्चिम घाट	कृष्णा	331
माही	विन्ध्याचल पर्वत	खम्भात की खाड़ी	585

भारत की प्रमुख नदियाँ एवं उनकी सहायक नदी

नदी	सहायक नदी
सिन्धु	सतलज, रावी, व्यास, झेलम, चिनाब आदि
गंगा	यमुना, गण्डक, घाघरा, कोसी, गोमती, सोन, रामगंगा, बूढ़ी गंडक, बागमती, अलकनंदा, भागीरथी आदि।
यमुना	चम्बल, बेतवा, केन, टोंस आदि
गोदावरी	वैनगंगा, पैनगंगा, इन्द्रावती, प्राणहिता, वर्धा, मंजरी आदि
कृष्णा	भीमा, तुंगभद्रा, पंचगंगा, दूधगंगा, घाटप्रभा, मालप्रभा, मूसी, कोयना आदि
नर्मदा	तवा, ओरसन आदि
महानदी	ब्राह्मणी, वैतरणी, शिवनाथ, हंसदेव, जोंक आदि
ब्रह्मपुत्र	लोहित, दिहांग, मानस, कामेंग, तिस्ता, स्वर्णसीरी, धनसीरी, डिबोंग आदि
तापी	पूर्णा, गिरना आदि
झेलम	किशनगंगा, पूँछ आदि
चम्बल	काली सिंध, पार्वती, बनास, क्षिप्रा आदि
दामोदर	बराकर
कावेरी	हेमवती, सुवर्णवती, लक्ष्मणतीर्थ, शिमला, अमरावती आदि
चिनाब	रावी, चन्द्रा, भागा आदि
सोन	रिहन्द, कोयल, महानदी आदि

भारत के प्रमुख राष्ट्रीय उद्यान एवं वन्य जीव अभयारण्य

राज्य	उद्यान व अभयारण्य
• असम	कांजीरंगा राष्ट्रीय उद्यान, मानस राष्ट्रीय उद्यान, डिब्रू सैखोवा राष्ट्रीय स्थल, सोनाई रूपा वन्य जीव अभयारण्य।
• आंध्र प्रदेश/ तेलंगाना	श्री वैंकटेश्वर राष्ट्रीय उद्यान, नागार्जुन सागर-श्री शैलम टाइगर रिजर्व, इंदिरा गांधी प्राणी उद्यान, मृगवनी राष्ट्रीय उद्यान, परवाल वन्य जीव अभयारण्य, मालापट्टी पक्षी विहार।
• उत्तर प्रदेश	चन्द्रप्रभा अभयारण्य, दुधवा राष्ट्रीय उद्यान, नवाबगंज राष्ट्रीय उद्यान, सुल्तानपुर पक्षी विहार, कैम्पवेल राष्ट्रीय उद्यान।
• अरुणाचल प्रदेश	नामदाफा वन्य जीव अभयारण्य, पक्कुई वन्य जीव अभयारण्य, मौलिका राष्ट्रीय उद्यान।
• जम्मू-कश्मीर	सलीम अली राष्ट्रीय उद्यान, दाचीगाम राष्ट्रीय उद्यान।
• कर्नाटक	बाँदीपुर राष्ट्रीय उद्यान, साइलेंट वैली राष्ट्रीय उद्यान, कुद्रेमुख राष्ट्रीय उद्यान, सोमेश्वर वन्य जीव अभयारण्य।
• अण्डमान निकोबार द्वीप समूह	महात्मा गाँधी राष्ट्रीय उद्यान, सैडल पीक राष्ट्रीय उद्यान, नार्थ बटन द्वीप राष्ट्रीय उद्यान।
• झारखण्ड	पलामू वन्य जीव अभयारण्य, बेतला राष्ट्रीय उद्यान।
• मध्य प्रदेश	पंचमढ़ी राष्ट्रीय उद्यान, बान्धवगढ़ राष्ट्रीय उद्यान, कान्हा किसली राष्ट्रीय उद्यान।
• राजस्थान	सरिस्का वन्य जीव अभयारण्य, रणथम्भौर वन्य जीव अभयारण्य, केवलादेव राष्ट्रीय उद्यान, दर्राह राष्ट्रीय उद्यान।
• उत्तराखंड	जिम कार्बेट राष्ट्रीय उद्यान।
• छत्तीसगढ़	कांगेर राष्ट्रीय उद्यान, इंद्रावती राष्ट्रीय उद्यान।
• बिहार	बाल्मीकि राष्ट्रीय उद्यान।
• हरियाणा	कलेसर राष्ट्रीय उद्यान।
• गुजरात	गिर राष्ट्रीय उद्यान, वेसन्दा राष्ट्रीय उद्यान।
• ओडिशा	भितरकणिका राष्ट्रीय उद्यान, सिमलीपाल राष्ट्रीय उद्यान।
• महाराष्ट्र	तंसा राष्ट्रीय उद्यान, पेंच राष्ट्रीय उद्यान, बोरीविली राष्ट्रीय उद्यान।
• केरल	पेरम्बीकुलम वन्य जीव अभयारण्य, पेरियार वन्य जीव अभयारण्य, इरविकुलम वन्य जीव अभयारण्य।
• नगालैंड	इन्टकी राष्ट्रीय उद्यान।
• तमिलनाडु	वेदान्तगल पक्षी विहार, मुदुमलाई वन्य जीव अभयारण्य, गल्फ ऑफ मन्नार राष्ट्रीय उद्यान, गिण्डी राष्ट्रीय उद्यान।
• हिमाचल प्रदेश	कुगती वन्य जीव अभयारण्य, ग्रेट हिमालय राष्ट्रीय उद्यान, पिन वैली राष्ट्रीय उद्यान, रोहला राष्ट्रीय उद्यान।
• मिजोरम	डाम्फा वन्य जीव अभयारण्य।
• पश्चिम बंगाल	सुन्दरवन टाइगर रिजर्व, जलदापाड़ा वन्य जीव अभयारण्य।
• तेलंगाना	कासू ब्रह्मानंद रेड्डी राष्ट्रीय उद्यान, महावीर हरिण वनस्थली राष्ट्रीय उद्यान, मंजिरा वन्यजीव अभयारण्य।

प्रमुख बाघ आरक्षित क्षेत्र

नाम	स्थान	नाम	स्थान
• जिम कार्बेट	उत्तराखण्ड	• सुन्दरवन	पश्चिम बंगाल
• बांधवगढ़	मध्य प्रदेश	• बोरी सतपुड़ा	मध्य प्रदेश
• दुधवा राष्ट्रीय उद्यान	उत्तर प्रदेश	• कान्हा किसली	मध्य प्रदेश
• सरिस्का	राजस्थान	• नामदाफा	अरुणाचल प्रदेश
• बाँदीपुर	कर्नाटक	• नन्दन-कानन	ओडिशा
• रणथम्भौर	राजस्थान	• पीलीभीत	उत्तर प्रदेश
• पेंच	महाराष्ट्र	• नागार्जुन सागर	आंध्र प्रदेश

हाथी संरक्षण परियोजना

नाम	स्थान
• पेरियार	केरल
• राजाजी पार्क	उत्तराखण्ड
• शान्त घाटी	केरल
• अन्नामलाई-पेरम्बीकुलम	तमिलनाडु
• काजीरंगा	असम

भारतीय कृषि

- डॉ॰ एम.एस. स्वामीनाथन को भारत में हरित क्रांति का जनक माना जाता है। इसकी शुरुआत 1966-67 में हुई थी।

ऋतुओं के आधार पर भारत में फसलों का वर्गीकरण–

- **खरीफ फसलः** यह दक्षिणी-पश्चिमी मानसून के आने पर जून-जुलाई के महीने में बोई जाती है एवं नवम्बर-दिसम्बर में काट ली जाती है। उदाहरणस्वरूप–ज्वार, बाजरा, धान, जूट, मक्का, तिल, गन्ना, मूंगफली, कपास आदि।
- **रबी की फसलः** यह नवम्बर में बोई जाती है एवं मार्च-अप्रैल में काटी जाती है। उदाहरणतः गेहूँ, सरसों, जौ, चना, मटर, राई आदि।
- **जायद की फसलः** यह फसल अप्रैल-मई में बोई जाती है तथा जून-जुलाई में काट ली जाती है। उदाहरणस्वरूप–उड़द, मूँग, राई, तरबूज, खीरा आदि।

सम्बन्धित क्रांतियाँ

- हरित क्रांति खाद्यान्न
- श्वेत क्रांति दुग्ध
- नीली क्रांति मछली
- पीली क्रांति तिलहन
- भूरी क्रांति उर्वरक
- कृष्ण क्रांति बायोडीजल
- बादामी क्रांति मसाला
- रजत क्रांति अंडा
- लाल क्रांति टमाटर/मांस
- गुलाबी क्रांति झींगा मछली
- सुनहरी क्रांति फलों के उत्पादन
- अमृत क्रांति नदी जोड़ो परियोजनाएं

भारत की मिट्टी

मृदा विज्ञान (Pedology): मिट्टी के अध्ययन के विज्ञान को मृदा विज्ञान कहा जाता है। भारत में पाई जाने वाली प्रमुख मिट्टियां निम्नलिखित हैं–

1. जलोढ़ मिट्टी (Alluvial Soil)

- भारत में लगभग 22% क्षेत्र पर पाई जाती है।
- यह मिट्टी नदियों द्वारा लाई जाती है।
- इसमें नाइट्रोजन, फास्फोरस तथा ह्यूमस की मात्रा कम होती है तथा पोटाश की अधिकता होती है।

2. काली मिट्टी (Black Soil)

- भारत में लगभग 16.6% भाग पर पाई जाती है।
- इसमें आयरन, चूना, एल्युमिनियम एवं मैग्नेशियम की बहुलता होती है। इस मिट्टी का काला रंग टिटेनीफेरस मैग्नेटाइट एवं जीवांश की उपस्थिति के कारण होता है।

3. लाल मिट्टी (Red Soil)

- यह अम्लीय प्रकृति की मिट्टी होती है। इसमें नाइट्रोजन, फास्फोरस एवं ह्यूमस की कमी होती है। यह मिट्टी उर्वरताविहीन एवं बंजर भूमि के रूप में पाई जाती है।
- भारत में यह मिट्टी आंध्र प्रदेश, मध्य प्रदेश के पूर्वी भाग, छोटा नागपुर के पठारी क्षेत्र एवं गारो, खासी, जयंतिया के पठारी क्षेत्रों में पाई जाती है।

4. लेटेराइट मिट्टी (Laterite Soil)

- इसमें आयरन, पोटाश एवं सिलिका की बहुलता होती है। इसकी उर्वरता कम होती है।
- लैटेराइट मिट्टी चाय की खेती के लिए सर्वाधिक उपयुक्त है।

भारत में खनिज उत्पादन

खनिज पदार्थ	उत्पादक राज्य	विशेष तथ्य
• लौह अयस्क	कर्नाटक, छत्तीसगढ़, ओडिशा, गोवा, झारखंड	कर्नाटक भारत का लगभग एक-चौथाई लोहा उत्पादन करता है। हेमाटाइट (68%) सर्वोत्कृष्ट लौह अयस्क है।
• कोयला	झारखंड, छत्तीसगढ़, ओडिशा, महाराष्ट्र, मध्य प्रदेश, प. बंगाल	झारखंड कोयला उत्पादन की दृष्टि से भारत में प्रथम स्थान पर है। ऐंथ्रासाइट (90%) सर्वोच्च कोटि का कोयला है।
• मैंगनीज	ओडिशा, मध्य प्रदेश, महाराष्ट्र, कर्नाटक	मैंगनीज का दूसरा सबसे बड़ा संचित भंडार है। ओडिशा भारत में मैंगनीज के उत्पादन में अग्रणी राज्य है।
• बॉक्साइट	ओडिशा, गुजरात, झारखंड, महाराष्ट्र, छत्तीसगढ़	ओडिशा भारत के कुल उत्पादन का 42% बॉक्साइट उत्पादन करता है।

खनिज पदार्थ	उत्पादक राज्य	विशेष तथ्य
• तांबा	मध्य प्रदेश, राजस्थान, झारखंड, छत्तीसगढ़, आंध्र प्रदेश, कर्नाटक	झारखंड के पूर्वी एवं पश्चिमी सिंहभूम जिले ताँबे के प्रमुख उत्पादक हैं।
• अभ्रक	आंध्र प्रदेश, बिहार, झारखंड, राजस्थान	सबसे ज्यादा अभ्रक आन्ध्र प्रदेश में पाया जाता है।
• चूना-पत्थर	मध्य प्रदेश, छत्तीसगढ़, आंध्र प्रदेश, गुजरात, राजस्थान	देश का 35 प्रतिशत चूना-पत्थर मध्य प्रदेश में पाया जाता है।
• पेट्रोलियम	महाराष्ट्र, असम, गुजरात	भारत विश्व का मात्र 1 प्रतिशत पेट्रोलियम उत्पादन करता है।
• थोरियम	राजस्थान	
• यूरेनियम	झारखंड	
• हीरा	मध्य प्रदेश	
• जस्ता	राजस्थान, ओडिशा, जम्मू-कश्मीर	

- भारत में पहले जूट उद्योग की स्थापना जॉर्ज आकलैंड द्वारा 1859 में रिशरा में की गई थी। देश में सर्वाधिक जूट मिलें पश्चिम बंगाल में हैं।
- भारत में आधुनिक चीनी उद्योग की शुरुआत 1903 में बिहार में पहली चीनी मिल की स्थापना के साथ हुई।
- भारत में एल्युमिनियम का पहला कारखाना 1937 ई. में पं. बंगाल में आसनसोल के निकट जे.के. नगर में स्थापित किया गया था। भारत में पहला सीमेंट कारखाना 1904 में मद्रास (चेन्नई) में स्थापित किया गया।
- एसोसिएट सीमेंट कम्पनी लि. (A.C.C.) की स्थापना 1936 में की गई थी। 1951 ई. में भारतीय उर्वरक निगम की स्थापना की गई, जिसके तहत एशिया का सबसे बड़ा उर्वरक संयंत्र सिन्दरी में स्थापित किया गया।
- भारत में पहली रेलगाड़ी 16 अप्रैल, 1853 को मुंबई और ठाणे के बीच (34 कि.मी.) चली। देश में सबसे लम्बी दूरी तय करने वाली रेलगाड़ी विवेक एक्सप्रेस है जो डिब्रूगढ़ (असम) से कन्याकुमारी (तमिलनाडु) जाती है।
- श्री सिद्धारूढ़ा स्वामीजी हुब्बल्लि (हुबली) रेलवे स्टेशन का प्लेटफार्म विश्व का सबसे लम्बा प्लेटफॉर्म है। इसकी लम्बाई 1507 मीटर है।
- भारतीय रेल की सबसे लम्बी सुरंग जम्मू कश्मीर के खारी एवं सम्बेर सेक्शन के मध्य स्थित टी-50 सुरंग है। इसकी लंबाई 12.77 किमी. है।
- भारत का सबसे लम्बा राष्ट्रीय राजमार्ग-44 है। यह श्रीनगर से कन्याकुमारी तक विस्तृत है। राष्ट्रीय राजमार्ग NH-118 और NH-548 भारत का सबसे छोटा राष्ट्रीय राजमार्ग है जिसकी लम्बाई मात्र 5 किमी. है। यह झारखंड एवं महाराष्ट्र में है।
- देश का सबसे बड़ा बन्दरगाह मुम्बई में है। बड़े बन्दरगाहों का नियंत्रण केन्द्र सरकार करती है जबकि छोटे बन्दरगाह संविधान के समवर्ती सूची में शामिल हैं।
- विशाखापत्तनम बन्दरगाह भारत का सर्वश्रेष्ठ प्राकृतिक बन्दरगाह तथा सबसे गहरा है। 1 अप्रैल, 1995 को भारतीय विमानपत्तनम प्राधिकरण का गठन किया गया।

भारत के वन

- राष्ट्रीय वन नीति के अनुसार देश के 33% भाग पर वन होने चाहिए। परन्तु वन रिपोर्ट 2023 के अनुसार देश में कुल वन और वृक्ष आवरण 8,27,357 वर्ग किमी. है, जो देश के भौगोलिक क्षेत्र का 25.17 प्रतिशत है। वनावरण का क्षेत्रफल लगभग 7,15,343 वर्ग किमी. (21.76 प्रतिशत) है, जबकि वृक्ष आवरण का क्षेत्रफल 1,12,014 वर्ग किमी. (3.41 प्रतिशत) है। 2021 की तुलना में देश के कुल वन और वृक्ष आवरण में 1445 वर्ग किमी. की वृद्धि हुई है।

वन रिपोर्ट 2023 की प्रमुख विशेषताएँ

- देश का वन एवं वृक्ष आवरण 8,27,357 वर्ग किमी. है, जो देश के भौगोलिक क्षेत्र का 25.17 प्रतिशत है, जिसमें 7,15,343 वर्ग किमी. (21.76 प्रतिशत) वनावरण और 1,12,014 वर्ग किमी. (3.41 प्रतिशत) वृक्ष आवरण है।
- वर्ष 2021 की तुलना में, देश के वन और वृक्ष आवरण में 1445 वर्ग किमी. की वृद्धि हुई है, जिसमें वनावरण में 156 वर्ग किमी. और वृक्ष आवरण में 1289 वर्ग किमी. की वृद्धि शामिल है।
- वन एवं वृक्ष आवरण में अधिकतम वृद्धि दर्शाने वाले शीर्ष 4 राज्य हैं–छत्तीसगढ़ (684 वर्ग किमी.), उत्तर प्रदेश (559 वर्ग किमी.), ओडिशा (559 वर्ग किमी.) तथा राजस्थान (394 वर्ग किमी.) हैं।

भारत वन रिपोर्ट–2023 (क्षेत्रफल वर्ग किमी. में)

राज्य/संघ शासित क्षेत्र	भौगोलिक क्षेत्र (जी.ए.)	आकलन-2023			कुल वनावरण	भौगोलिक क्षेत्र का प्रतिशत
		अ.स.व.	सा.स.व.	खु.व.		
आंध्र प्रदेश	1,62,922	1,995	13,725	14,363	30,084	18.46
अरुणाचल प्रदेश	83,743	20,985	29,615	15,281	65,881	78.67
असम	78,438	3,189	9,764	15,359	28,313	36.10
बिहार	94,163	387	3,284	3,861	7,532	8.00
छत्तीसगढ़	1,35,192	7,416	31,983	16,411	55,811	41.28
दिल्ली	1,483	6.47	53.55	135.26	195.28	13.17
गोवा	3,702	555	589	1,120	2,265	61.20
गुजरात	1,96,244	419	4,902	9,694	15,016	7.65
हरियाणा	44,212	27.17	441	1,145	1,614	3.65
हिमाचल प्रदेश	55,673	3,117	7,280	5,182	15,580	27.99
झारखंड	79,716	2,635	9,640	11,489	23,765	29.81
कर्नाटक	1,91,791	4,537	21,151	13,564	39,254	20.47
केरल	38,852	2,041	9,321	10,696	22,059	56.78
मध्य प्रदेश	3,08,252	7,021	33,508	36,543	77,073	25.00
महाराष्ट्र	3,07,713	9,865	21,577	19,415	50,858	16.53
मणिपुर	22,327	904	6,217	9,463	16,585	74.29
मेघालय	22,429	594	9,023	7,348	16,966	75.65
मिजोरम	21,081	261	8,635	9,093	17,990	85.34
नगालैंड	16,579	1,256	4,461	6,504	12,222	73.72
ओडिशा	1,55,707	7,224	21,065	24,143	52,433	33.67
पंजाब	50,362	9.44	784	1,051	1,846	3.67
राजस्थान	3,42,238	223	4,237	12,087	16,548	4.84
सिक्किम	7,096	1,103	1,555	699	3,358	47.33
तमिलनाडु	1,30,060	3,586	11,027	11,837	26,450	20.34
तेलंगाना	1,12,122	1,613	8,909	10,655	21,179	18.89
त्रिपुरा	10,486	614	4,929	2,040	7,584	72.33
उत्तर प्रदेश	2,40,927	2,688	4,001	8,355	15,045	6.24
उत्तराखंड	53,483	5,266	12,517	6,519	24,303	45.44
पश्चिम बंगाल	88,752	3,037	4,175	9,619	16,832	18.97
अंडमान एवं निकोबार द्वी. स.	8,249	5,702	653	376	6,732	81.62
चंडीगढ़	114	1.44	13.52	10.04	25.00	21.93
दादरा एवं नगर हवेली और दमन एवं दीव	602	1.36	78.59	145.67	225.62	37.48
जम्मू और कश्मीर	54,634	4,208	8,006	9,131	21,346	39.07
लद्दाख	1,68,327	2.27	509	1,774	2,285	1.36
लक्षद्वीप	29.63	0.00	16.97	10.09	27.06	91.33
पुदुचेरी	490	0	10.33	33.98	44.31	9.04
योग	**32,87,468.9**	**1,02,502.2**	**3,07,673.28**	**3,05,167.13**	**7,15,342.6**	**21.76**

भारत के दस सर्वाधिक लम्बे राष्ट्रीय राजमार्ग

राष्ट्रीय राजमार्ग	कहाँ से कहाँ तक	कुल लम्बाई (किमी)
NH-44	श्रीनगर से कन्याकुमारी	3745
NH-27	पोरबंदर से सिलचर	3507
NH-48	दिल्ली से चेन्नई	2807
NH-52	संगरूर से अंकोला	2317
NH-30	सितारगंज से इब्राहिमपट्टनम	2040
NH-6	जोरावाट से सीलिंग	1873
NH-53	हजीरा से पारादीप	1781
NH-16	पूर्वी जट (पं. बंगाल) से चेन्नई	1711
NH-66	पनवेल से कन्याकुमारी	1622
NH-19	दिल्ली से कोलकाता	1435

प्रमुख राष्ट्रीय जलमार्ग

जलमार्ग	लम्बाई	विस्तार	नदी
एन डब्ल्यू-1	1620 किमी	प्रयागराज से हल्दिया तक	गंगा
एन डब्ल्यू-2	891 किमी	सादिया से धुबरी पट्टी तक	ब्रह्मपुत्र
एन डब्ल्यू-3	205 किमी	कोल्लम से कोट्टापुरम तक	चम्पाक्कारा
एन डब्ल्यू-4	1095 किमी	काकीनाडा से मरक्कानम तक	कृष्णा-गोदावरी
एन डब्ल्यू-5	623 किमी	तलचर से धमरा तक	ब्राह्मणी एवं मताई

देश के प्रमुख बड़े बन्दरगाह

नाम	राज्य/संघ शासित प्रदेश	नदी/खाड़ी एवं समुद्र
विशाखापत्तनम	आंध्र प्रदेश	बंगाल की खाड़ी
वी.ओ. चिदंबरनार (तूतीकोरिन)	तमिलनाडु	बंगाल की खाड़ी
पारादीप	ओडिशा	बंगाल की खाड़ी
कामाराजार (एन्नौर)	तमिलनाडु	बंगाल की खाड़ी
चेन्नई	तमिलनाडु	बंगाल की खाड़ी
मार्मुगाओं	गोवा	अरब सागर
जवाहर लाल नेहरू (न्हावाशेवा)	महाराष्ट्र	अरब सागर
न्यू मंगलुरु	कर्नाटक	अरब सागर
दीनदयाल (कांडला)	गुजरात	अरब सागर
मुम्बई	महाराष्ट्र	अरब सागर
कोच्चि	केरल	अरब सागर
श्यामा प्रसाद मुखर्जी (कोलकाता)	प. बंगाल	हुगली नदी

भारत के प्रमुख अंतर्राष्ट्रीय हवाई अड्डे

अंतर्राष्ट्रीय हवाई अड्डा	स्थान
इंदिरा गांधी अंतर्राष्ट्रीय हवाई अड्डा	नई दिल्ली
छत्रपति शिवाजी अंतर्राष्ट्रीय हवाई अड्डा	मुम्बई
नेताजी सुभाषचन्द्र बोस अंत. हवाई अड्डा	कोलकाता
अन्ना अंतर्राष्ट्रीय हवाई अड्डा	चेन्नई
त्रिवेन्द्रम अंतर्राष्ट्रीय हवाई अड्डा	तिरूअनंतपुरम
श्री गुरु रामदास जी अंत. हवाई अड्डा	अमृतसर
राजीवगांधी अंतर्राष्ट्रीय हवाई अड्डा	हैदराबाद
कोचिन अंतर्राष्ट्रीय हवाई अड्डा	कोच्चि
लोकप्रिय गोपीनाथ बोरदोलोई अंतर्राष्ट्रीय हवाई अड्डा	गुवाहाटी
सरदार वल्लभभाई पटेल अंतर. हवाई अड्डा	अहमदाबाद
दाबोलिम अंतर्राष्ट्रीय हवाई अड्डा	पणजी
श्रीनगर अंतर्राष्ट्रीय हवाई अड्डा	श्रीनगर
जयपुर अंतर्राष्ट्रीय हवाई अड्डा	जयपुर

●●●

भारतीय अर्थव्यवस्था

जनसंख्या

- देश की कुल जनसंख्या (2011)−**1,21,08,54,977 करोड़**
- जनसंख्या का विश्व में प्रतिशत−**17.7 प्रतिशत**
- लिंगानुपात (प्रति हजार पुरुषों पर महिलाएं)−**943**
- सर्वाधिक स्त्री-पुरुष अनुपात वाला राज्य−**केरल (1084)**
- जन्मसंख्या का घनत्व (2011)−**382 प्रति वर्ग किमी.**
- जन्म दर (2020)−**19.5 प्रति हजार जनसंख्या**
- मृत्यु दर (2020)−**6.0 प्रति हजार जनसंख्या**
- शिशु मृत्यु दर (2020)−**35.2 प्रति हजार जीवित जन्म**,
- प्रत्याशित आयु (जन्म के समय) (2020)—**70.0 वर्ष**
  पुरुष (2020)—**68.6 वर्ष**
  महिला (2020)—**71.4 वर्ष**
- बाल मृत्यु दर (0-5 वर्ष) (प्रति 1,000 बच्चे) (2016)−**39**
- मातृत्व मृत्यु दर (प्रति 1,000 जीवित जन्म) (2018-20) −**97**
- सर्वाधिक साक्षरता वाला राज्य (2011)−**केरल (94.0%)**
- सबसे कम साक्षरता वाला राज्य (2011)−**बिहार (61.8%)**
- ग्रामीण जनसंख्या (2011)−**83.37 करोड़**
- शहरी जनसंख्या (2011)−**37.71 करोड़**
- कुल जनसंख्या से शहरी जनसंख्या का प्रतिशत (2011) −**31.16%**
- सर्वाधिक शहरी जनसंख्या वाला राज्य (2011)−**गोवा (62.17%)**
- सबसे कम शहरी जनसंख्या वाला राज्य (2011)−**हिमाचल प्रदेश (10.03%)**
- सर्वाधिक जनसंख्या वृद्धि वाला राज्य (2011)−**मेघालय (27.9%)**
- सर्वाधिक जनसंख्या वाला राज्य (2011)−**उत्तर प्रदेश (19.98 करोड़)**
- न्यूनतम जनसंख्या वाला राज्य (2011)−**सिक्किम (6.11 लाख)**
- सर्वाधिक जनसंख्या घनत्व वाला राज्य (2011)−**बिहार (1106)**
- न्यूनतम जनसंख्या घनत्व वाला राज्य (2011)−**अरुणाचल प्रदेश (17)**
- कुल आबादी में हिन्दू जनसंख्या प्रतिशत (2011)− **79.8%**
- कुल आबादी में मुस्लिम जनसंख्या प्रतिशत (2011)− **14.2%**
- कुल आबादी में ईसाई जनसंख्या प्रतिशत (2011)− **2.3%**
- कुल आबादी में सिख जनसंख्या प्रतिशत (2011)− **1.7%**
- सर्वाधिक जनसंख्या वृद्धि वाला धर्म (2001-2011)−**मुस्लिम (24.6%)**
- न्यूनतम जनसंख्या वृद्धि वाला धर्म (2001-2011)−**जैन (5.4%)**
- सर्वाधिक साक्षरता वाला धर्म (2011)−**जैन (95%)**
- न्यूनतम साक्षरता वाला धर्म (2011)−**मुस्लिम (69%)**

जनगणना-2011 के राज्यवार अंतिम आंकड़े

क्र. सं.	राज्य/केन्द्र शासित प्रदेश	जनसंख्या	लिंगानुपात प्रति 1000 पुरुष दर	जनघनत्व (व्यक्ति/ वर्ग किमी.)	साक्षरता दर	दशकीय वृद्धि प्रतिशत में) (2001-2011)
1.	जम्मू-कश्मीर	1,25,41,302	889	124	67.2	23.6
2.	हिमाचल प्रदेश	68,64,602	972	123	82.8	12.9
3.	पंजाब	2,77,43,338	895	551	75.8	13.9
4.	चंडीगढ़	10,55,450	818	9258	86.0	17.2
5.	उत्तराखंड	1,00,86,292	963	189	78.8	18.8
6.	हरियाणा	2,53,51,462	879	573	75.6	19.9
7.	दिल्ली	1,67,87,941	868	11320	86.2	21.2
8.	राजस्थान	6,85,48,437	928	200	66.1	21.3
9.	उत्तर प्रदेश	19,98,12,341	912	829	66.7	20.2
10.	बिहार	10,40,99,452	918	1106	61.8	25.4
11.	सिक्किम	6,10,577	890	86	81.4	12.9
12.	अरुणाचल प्रदेश	13,83,727	938	17	65.4	26.0
13.	नागालैंड	19,78,502	931	119	79.6	–0.6
14.	मणिपुर	28,55,794	985	128	79.2	24.50
15.	मिजोरम	10,97,206	976	52	91.3	23.5
16.	त्रिपुरा	36,73,917	960	350	87.2	14.8
17.	मेघालय	29,66,889	989	132	74.4	27.9
18.	असम	3,12,05,576	958	398	72.2	17.1
19.	पश्चिम बंगाल	9,12,76,115	950	1028	76.3	13.8
20.	झारखंड	3,29,88,134	949	414	66.4	22.4
21.	ओडिशा	4,19,74,218	979	270	72.9	14.0
22.	छत्तीसगढ़	2,55,45,198	991	189	70.3	22.6
23.	मध्य प्रदेश	7,26,26,809	931	236	69.3	20.3
24.	गुजरात	6,04,39,692	919	308	78.0	19.3
25.	दमन एवं दीव	2,43,247	618	2191	87.1	53.8
26.	दादरा एवं नगर हवेली	3,43,709	774	700	76.2	55.9
27.	महाराष्ट्र	11,23,74,333	929	365	82.3	16.0
28.	आंध्र प्रदेश	4,93,86,799	993	308	67.0	11.0
29.	कर्नाटक	6,10,95,297	973	319	75.4	15.6
30.	गोवा	14,58,545	973	394	88.7	8.2
31.	लक्षद्वीप	64,473	947	2149	91.8	6.3
32.	केरल	3,34,06,061	1084	860	94.0	4.9
33.	तमिलनाडु	7,21,47,030	996	555	80.1	15.6
34.	पुदुचेरी	12,47,953	1037	2546	85.8	28.1
35.	अंडमान व निकोबार	3,80,581	876	46	86.6	6.9
36.	तेलंगाना	3,51,93,978	988	307	66.4	13.58
	भारत	**1,21,08,54,977**	**943**	**382**	**73.0**	**17.7**

ग्रामीण-नगरीय जनसंख्या 2011 (अंतिम आंकड़े)

क्र. सं.	राज्य/केन्द्रशासित प्रदेश	ग्रामीण जनसंख्या	नगरीय जनसंख्या	ग्रामीण जनसंख्या का %	नगरीय जनसंख्या का %
1.	जम्मू-कश्मीर	91,08,060	34,33,242	72.6	27.4
2.	हिमाचल प्रदेश	61,76,050	6,88,552	90.0	10.0
3.	पंजाब	1,73,44,192	1,03,99,146	62.5	37.5
4.	चंडीगढ़	28,991	10,26,459	2.7	97.3
5.	उत्तराखंड	70,36,954	30,49,338	69.8	30.2
6.	हरियाणा	1,65,09,359	88,42,103	65.1	34.9
7.	दिल्ली	4,19,042	1,63,68,899	2.5	97.5
8.	राजस्थान	5,15,00,352	1,70,48,085	75.1	24.9
9.	उत्तर प्रदेश	15,53,17,278	4,44,95,063	77.7	22.3
10.	बिहार	9,23,41,436	1,17,58,016	88.7	11.3
11.	सिक्किम	4,56,999	1,53,578	74.8	25.2
12.	अरुणाचल प्रदेश	10,66,358	3,17,369	77.1	22.9
13.	नागालैंड	14,07,536	5,70,966	71.1	28.9
14.	मणिपुर	20,21,640	8,34,154	70.8	29.2
15.	मिजोरम	5,25,435	5,71,771	47.9	52.1
16.	त्रिपुरा	27,12,464	9,61,453	73.8	26.2
17.	मेघालय	23,71,439	5,95,450	79.9	20.1
18.	असम	2,68,07,034	43,98,542	85.9	14.1
19.	पश्चिम बंगाल	6,21,83,113	2,90,93,002	68.1	31.9
20.	झारखंड	2,50,55,073	79,33,061	76.0	24.0
21.	ओडिशा	3,49,70,562	70,03,656	83.3	16.7
22.	छत्तीसगढ़	1,96,07,961	59,37,237	76.8	23.2
23.	मध्य प्रदेश	5,25,57,404	2,00,69,405	72.4	27.6
24.	गुजरात	3,46,94,609	2,57,45,083	57.4	42.6
25.	दमन और दीव	60,396	1,82,851	24.8	75.2
26.	दादरा नगर हवेली	1,83,114	1,60,595	53.3	46.7
27.	महाराष्ट्र	6,15,56,074	5,08,18,259	54.8	45.2
28.	आंध्र प्रदेश	3,99,70,761	1,46,10,410	66.6	33.4
29.	कर्नाटक	3,74,69,335	2,36,25,962	61.3	38.7
30.	गोवा	5,51,731	9,06,814	37.8	62.2
31.	लक्षद्वीप	14,141	50,332	21.9	78.1
32.	केरल	1,74,71,135	1,59,34,926	52.3	47.7
33.	तमिलनाडु	3,72,29,590	3,49,17,440	51.6	48.4
34.	पुडुचेरी	3,95,200	8,52,753	31.7	68.3
35.	अं.नि. द्वीप समूह	2,37,093	1,43,488	62.3	37.7
36.	तेलंगाना	2,15,85,313	1,36,08,665	61.33	38.64
	भारत	83,37,48,852	37,71,06,125	68.9	31.1

मुद्रा, बैंकिंग एवं पूँजी बाजार

- यूरोपीय बैंकिंग प्रणाली पर आधारित देश में पहला बैंक एलेक्जेण्डर एंड कम्पनी द्वारा सन् 1770 में कलकत्ता (कोलकाता) में 'बैंक ऑफ हिन्दुस्तान' नाम से प्रारम्भ किया गया था। यह बैंक सफल न हो सका।
- सरकार के वित्तीय सहयोग से निजी अंशधारियों द्वारा 1806 में बैंक ऑफ बंगाल, 1840 में बैंक ऑफ बॉम्बे तथा 1843 में बैंक ऑफ मद्रास की स्थापना की गई। यह तीनों बैंक प्रेसीडेन्सी बैंक कहलाते थे। प्रेसीडेन्सी बैंकों को 1862 तक कागजी नोट निर्गमन का अधिकार भी प्राप्त था।
- 1921 में तीनों प्रेसीडेन्सी बैंकों को मिलाकर इम्पीरियल बैंक ऑफ इंडिया की स्थापना की गई।
- 1 जुलाई, 1955 को इम्पीरियल बैंक का आंशिक राष्ट्रीयकरण करके उसका नाम स्टेट बैंक ऑफ इंडिया कर दिया गया।
- वर्तमान में स्टेट बैंक देश का सबसे बड़ा व्यापारिक बैंक है।
- पूर्णरूप से पहला भारतीय बैंक 'पंजाब नेशनल बैंक' था। इसकी स्थापना 1894 में की गई थी।
- रिजर्व बैंक ऑफ इंडिया भारत का केन्द्रीय बैंक (Central Bank) है। इसकी स्थापना 1 अप्रैल, 1935 को की गई थी। इसका मुख्यालय मुम्बई में है। रिजर्व बैंक का राष्ट्रीयकरण 1 जनवरी, 1949 को किया गया था।
- देश के 14 बड़े व्यापारिक बैंकों का राष्ट्रीयकरण 19 जुलाई, 1969 को किया गया था। भारतीय औद्योगिक साख एवं निवेश निगम लि. (Industrial Credit and Investment Corporation of India Ltd.) का नाम बदलकर सितम्बर 1998 में ICICI Ltd. कर दिया गया था।
- क्षेत्रीय ग्रामीण बैंकों की स्थापना 1975 से की गई। सिक्किम और गोवा को छोड़कर देश के सभी राज्यों में क्षेत्रीय ग्रामीण बैंक कार्यरत हैं। देश में किसी गैर बैंकिंग कम्पनी द्वारा पहला एटीएम (ह्वाइट लेबल एटीएम) महाराष्ट्र के ठाणे जिले में 27 जून, 2013 को खोला गया है। इंडिकैश नाम से स्थापित यह एटीएम (Automated Teller Machine) देश में पहला ह्वाइट लेबल एटीएम है।
- देश में औद्योगिक वित्त की शिखर संस्था भारतीय औद्योगिक विकास बैंक (Industrial Development Bank of India–IDBI) है। इसकी स्थापना जुलाई 1964 में की गई थी।
- लघु औद्योगिक इकाइयों के लिए वित्त व्यवस्था करने के उद्देश्य से 2 अप्रैल, 1990 को भारतीय लघु औद्योगिक विकास बैंक (Small Industrial Development Bank of India–SIDBI) की स्थापना की गई थी। इसका मुख्यालय लखनऊ में है। भारतीय औद्योगिक पुनर्निर्माण बैंक (Industrial Recons-truction Bank of India–IRBI) की स्थापना 20 मार्च, 1985 को की गई थी।
- भारतीय यूनिट ट्रस्ट (UTI) की स्थापना 1964 में लोगों की लघु बचतें एकत्रित करके उनके उचित एवं लाभदायक विनियोजन के उद्देश्य से की गई थी।
- भारतीय जीवन बीमा निगम (Life Insurance Corporation of India) की स्थापना 1 सितम्बर, 1956 को की गई थी।
- देश में कृषि एवं ग्रामीण विकास के लिए वित्त व्यवस्था करने हेतु शिखर संस्था नाबार्ड (NABARD–National Bank for Agricultural and Rural Development) है। नाबार्ड की स्थापना 12 जुलाई, 1982 को की गई थी।
- सुविधाजनक शर्तों पर आवास वित्त उपलब्ध कराने के उद्देश्य से राष्ट्रीय आवास बैंक (National Housing Bank–NHB) की स्थापना एक शिखर संस्था के रूप में जुलाई 1988 में की गई थी।
- आयात-निर्यात के लिए वित्त व्यवस्था हेतु देश में शिखर संस्था निर्यात-आयात बैंक (EXIM Bank) है। इसकी स्थापना 1 जनवरी, 1982 को की गई थी।
- पर्यटन से सम्बन्धित परियोजनाओं के लिए वित्त व्यवस्था करने हेतु भारतीय पर्यटन वित्त निगम (Tourism Finance Corporation of India–IFCI) की स्थापना 1989 में की गई थी।
- प्रधानमंत्री नरेन्द्र मोदी ने 8 अप्रैल, 2015 को मुद्रा बैंक (MUDRA–Micro Units Development and Refinance Agency–Bank) का शुभारम्भ किया।
- निजी क्षेत्र के नए बैंकों में सर्वप्रथम यू.टी.आई. बैंक ने 2 अप्रैल, 1994 से कार्य करना प्रारम्भ किया था। इस बैंक का मुख्यालय अहमदाबाद मे है। इस बैंक का नाम बदलकर 'एक्सिस' बैंक कर दिया गया है।
- निवेशकों के हितों की सुरक्षा व पूँजी बाजार के समुचित विनियमन के उद्देश्य से भारतीय प्रतिभूति एवं विनिमय बोर्ड (Securities and Exchange Board of India–SEBI) की स्थापना अप्रैल 1988 में की गई थी। 30 जनवरी, 1992 को राष्ट्रपति के एक अध्यादेश द्वारा इसे वैधानिक दर्जा प्रदान किया गया।

- 1970-71 से भारत में मुद्रा आपूर्ति की माप के लिए M_0, M_1, M_2, M_3 तथा M_4 का प्रयोग किया जाता है। M_0 को आरक्षित मुद्रा कहा जाता है। चलन में करेंसी, भारतीय रिजर्व बैंक के पास बैंकों की जमाएं तथा अन्य जमाएं रिजर्व मुद्रा का हिस्सा है। सरकारी प्रतिभूतियों का द्वितीयक बाजार विकसित करने के उद्देश्य से मई 1994 में भारतीय प्रतिभूति व्यापार निगम (Securities Trading Corporation of India–STCI) का गठन किया गया।
- एशिया में पहला फूड पार्क कोलकाता (कलकत्ता) के निकट दानकुनी (Dankuni) में दो विदेशी कम्पनियों द्वारा संयुक्त रूप से स्थापित किया जा रहा है। सब्जियों के उत्पादन में भारत का विश्व में पहला स्थान है। आम और केले के उत्पादन में भारत का विश्व में पहला स्थान है।
- भारत में पहला जल विद्युत शक्ति गृह 1897 ई. में दार्जिलिंग में प्रारम्भ हुआ।
- भारत में मनीऑर्डर प्रणाली की शुरूआत सर्वप्रथम 1880 ई. में हुई थी। भारत में पहला डाक टिकट 1854 ई. में कराची से जारी किया गया। भारत में डाकघर बचत बैंक 1882 ई. में प्रारम्भ की गई।
- भारत का प्रथम पूर्णतः कम्प्यूटरीकृत (Fully Computerised) डाकघर नई दिल्ली में स्थापित किया गया। इसका उद्घाटन 10 अक्टूबर, 1994 को किया गया था।
- अन्तर्राष्ट्रीय मुद्रा कोष (IMF) की स्थापना 27 दिसम्बर, 1945 को की गई थी, किन्तु इसने वास्तविक रूप में कार्य 1 मार्च, 1947 से प्रारम्भ किया था।
- एशियाई देशों के आर्थिक विकास को प्रोत्साहित करने हेतु दिसम्बर 1966 में एशियाई विकास बैंक (ADB) की स्थापना की गई थी। 1 जनवरी, 1967 से इस बैंक ने कार्य करना प्रारम्भ कर दिया था। इसका मुख्यालय फिलीपीन्स की राजधानी मनीला में है।
- सार्वजनिक क्षेत्र के आन्ध्रा बैंक ने 22 सितम्बर, 2014 को कृषकों को कृषि एवं खेतीबाड़ी जानकारी त्वरित रूप से प्रदान करने के लिए 'आन्ध्रा बैंक किसान वाणी' नामक एक नई सुविधा का शुभारम्भ किया।
- आन्ध्र प्रदेश एवं तेलंगाना के कृषकों को यह सुविधा 'ग्रीन सिम' आधारित ध्वनि सन्देश के माध्यम से इफको किसान संचार लि. के सहयोग से प्राप्त होगी।
- ब्रिक्स (BRICS) विकास बैंक की स्थापना का निर्णय–जुलाई 2014 में फोर्टेलेजा (ब्राजील) में सम्पन्न ब्रिक्स (BRICS) देशों–ब्राजील, रूस, भारत, चीन तथा दक्षिण अफ्रीका के शिखर सम्मेलन में 50 अरब डॉलर की प्रारम्भिक पूँजी से ब्रिक्स विकास बैंक की स्थापना का निर्णय लिया गया।
- पर्यावरण के सुचारू प्रबन्धन के लिए जमशेदपुर को ISO-14001 प्रमाण-पत्र प्रदान किया गया है। टाटा सिटी के नाम से विख्यात यह शहर ऐसा प्रमाणन प्राप्त करने वाला देश का पहला शहर है।
- वर्ष 2020 में ओरिएंटल बैंक ऑफ कॉमर्स और यूनाइटेड बैंक ऑफ इंडिया का पंजाब नेशनल बैंक में, सिंडीकेट बैंक का केनरा बैंक में, आन्ध्रा बैंक और कॉर्पोरेशन बैंक का यूनियन बैंक ऑफ इंडिया में तथा इलाहाबाद बैंक का इंडियन बैंक में विलय हो गया है। इस विलय के बाद सार्वजनिक क्षेत्र के बैंकों की संख्या घटकर 12 रह गई है।
- पवन ऊर्जा (Wind Energy) की उत्पादन क्षमता में भारत का विश्व में पाँचवाँ स्थान हो गया है। पहले चार स्थान क्रमशः अमरीका, जर्मनी, स्पेन व चीन के हैं।

विश्व के प्रसिद्ध शेयर बाजारों के प्रमुख शेयर मूल्य सूचकांक

	शेयर मूल्य सूचकांक	सम्बन्धित देश
1.	सी.एन.एक्स. निफ्टी	भारत (NSE)
2.	सेन्सेक्स	भारत (BSE)
3.	नैस्डैक	सं.रा. अमेरिका
4.	हैंगसैंग	हांगकांग
5.	कैक	फ्रांस
6.	डैक्स	जर्मनी
7.	एफटीएसइ-100	ब्रिटेन
8.	कोस्पी	कोरिया
9.	निक्की	जापान
10.	स्ट्रेट्स	सिंगापुर
11.	शंघाई	चीन
12.	सियोल कम्पोजिट	दक्षिण कोरिया
13.	सेट	थाइलैंड
14.	डो जोन्स	सं.रा. अमेरिका
15.	तेन	ताइवान
16.	KLSE कम्पोजिट	मलेशिया
17.	जकार्ता कम्पोजिट	इण्डोनेशिया
18.	एस. एण्ड पी.	कनाडा

भारत में प्रतिभूति मुद्रण संस्थान

छापेखाने व टकसाल	छपाई	स्थान
• इण्डिया सिक्योरिटी प्रेस	डाक सम्बन्धी लेखन सामग्री, बैंकों के बॉण्ड, राष्ट्रीय बचत पत्र व सरकारी प्रतिभूतियाँ	नासिक (महाराष्ट्र)
• बैंक नोट प्रेस	20, 50, 100, 200 व 500 मूल्य वर्ग के नोट	देवास (म.प्र.)
• सिक्योरिटी प्रिन्टिंग प्रेस	भारत प्रतिभूति मुद्रणालय, नासिक प्रेस के उत्पादन की अनुपूर्ति हेतु डाक लेखन सामग्री	हैदराबाद
• सिक्योरिटी पेपर मिल	बैंक और करेन्सी नोट कागज तथा नॉन-ज्यूडिशियल स्टाम्प	होशंगाबाद (म.प्र.)
• करेन्सी प्रेस नोट	10, 50, 100, 200 तथा 500 मूल्य वर्ग के नोट	नासिक (महाराष्ट्र)
• करेन्सी प्रेस नोट	200 तथा 500 मूल्य वर्ग के नए नोट	मैसूर (कर्नाटक)
• टकसालें (Mints)	सिक्के एवं विभिन्न प्रकार के पदकों का उत्पादन	मुम्बई, कोलकाता, नोएडा, हैदराबाद

पंचवर्षीय योजनाएँ

योजना क्रम	योजना अवधि	लक्षित विकास दर	वास्तविक विकास दर	सर्वोच्च प्राथमिकता वाले क्षेत्र
• पहली योजना	1951-56	2.1	3.6	कृषि
• दूसरी योजना	1956-61	4.5	4.21	भारी उद्योग
• तीसरी योजना	1961-66	5.6	2.72	खाद्यान्न एवं कृषि
• चौथी योजना	1969-74	5.7	2.0	कृषि एवं सिंचाई
• पाँचवीं योजना	1974-78	4.4	4.83	जनस्वास्थ्य एवं समाज कल्याण
• छठी योजना	1980-85	5.2	5.54	कृषि उद्योग एवं ऊर्जा
• सातवीं योजना	1985-90	5.0	6.02	ऊर्जा, खाद्यान्न एवं मानव संसाधन
• आठवीं योजना	1992-97	5.6	6.68	मानव संसाधन
• नौवीं योजना	1997-2002	6.5	5.50	सामाजिक न्याय एवं ग्रामीण विकास
• दसवीं योजना	2002-07	8.0	7.7	रोजगार एवं ऊर्जा
• ग्यारहवीं योजना	2007-12	9.0	8.2	व्यापक तथा समावेशी विकास
• बारहवीं योजना	2012-17	8.0		त्वरित, सतत् और समावेशी विकास

- **15 वर्षीय दृष्टिकोण :** भारत की 12वीं पंचवर्षीय योजना 31 मार्च, 2017 को पूरी होने के साथ ही देश में पंचवर्षीय योजनाओं की व्यवस्था समाप्त हो गई है। इसके स्थान पर 15 वर्षीय दृष्टिकोण, सात वर्षीय रणनीति व तीन वर्षीय कार्य योजना नीति आयोग द्वारा तैयार की गई है। 15 वर्षीय दृष्टिकोण (Vision) 2031-32 में ऐसे भारत की कल्पना की गई है, जिसमें पूरी तरह शिक्षित समाज हो तथा सभी को स्वास्थ्य सुविधा उपलब्ध हो।
- **नीति आयोग :** केन्द्र सरकार ने 1 जनवरी, 2015 को 65 साल पुराने योजना आयोग को समाप्त करके उसके स्थान पर नीति आयोग का गठन कर दिया है। नीति (NITI) का मतलब नैशनल इंस्टिट्यूट फॉर ट्रांसफॉर्मिंग इंडिया है। आयोग का काम अब सिर्फ नीति बनाने तक सीमित रहेगा। पहली बार मुख्यमंत्रियों को भी इससे जोड़ा गया है। केंद्र और राज्य मिलकर ऐसी नीतियां बनाएंगे, जिन्हें सबसे निचले स्तर तक लागू किया जा सकेगा। प्रधानमंत्री नरेन्द्र मोदी ने स्वतंत्रता दिवस पर लालकिले से अपने पहले भाषण में योजना आयोग को खत्म करने की घोषणा की थी। 1950 से देश और राज्यों की योजनाओं को रूप देने वाला योजना आयोग अब इतिहास के पन्नों में दर्ज हो गया है।

विभिन्न योजनाएँ एवं उनके उद्देश्य

कार्यक्रम का नाम	वर्ष	उद्देश्य
• मिड-डे-मील योजना	1995	स्कूली बच्चों को दोपहर का भोजन उपलब्ध कराना।
• स्वर्ण जयन्ती ग्राम स्वरोजगार	1999	सामूहिक प्रयास पर बल। सहायता प्राप्त गरीब व्यक्ति को 3 वर्ष में BPL के ऊपर लाना। इसमें छः कार्यक्रमों का विलय कर दिया गया। (*i*) IRDP (*ii*) TRYSEM (*iii*) DWCRA (*iv*) SITRA (*v*) MWS (*vi*) GKY
• जनश्री बीमा योजना	2000	BPL लोगों को बीमा सुरक्षा कवच देना।
• सर्वशिक्षा अभियान	2001	6-14 वर्ष के सभी बच्चों को 2010 तक आठवीं तक की निःशुल्क एवं गुणवत्तायुक्त प्राथमिक शिक्षा उपलब्ध कराना।
• जननी सुरक्षा योजना	2003	गर्भवती महिलाओं को शिशु जन्म तथा आवश्यक चिकित्सा सुविधाएँ उपलब्ध कराते हुए बच्चे के जन्म पर नकद सहायता उपलब्ध कराना।
• भारत निर्माण योजना	2006	ग्रामीण अवस्थापना, सर्वांगीण तथा व्यापक विकास योजना।
• आम आदमी बीमा योजना	2007-08	भूमि रहित ग्रामीण परिवार के मुखिया या आयअर्जक व्यक्ति की बीमा योजना।
• प्रधानमंत्री जन धन योजना	2014	देश के सभी परिवारों को बैंकिंग सेवाएँ उपलब्ध कराना है।
• अटल पेंशन योजना	9 मई, 2015	सामाजिक क्षेत्र योजना पेंशन क्षेत्र से संबंधित।
• दीनदयाल उपाध्याय ग्राम ज्योति योजना	2015	इस कार्यक्रम का उद्देश्य ग्रामीण भारत में सभी घरों को 24 × 7 निर्बाध विद्युत आपूर्ति उपलब्ध कराने है।
• डिजिटल भारत कार्यक्रम	1 जुलाई, 2015	सरकारी सेवाओं को इलेक्ट्रॉनिक रूप में नागरिकों के लिए उपलब्ध कराना है और लोगों को नवीनतम सूचना और संचार प्रौद्योगिकी से लाभ सुनिश्चित कराना है।
• प्रधानमंत्री सुरक्षा बीमा योजना	9 मई, 2015	₹ 20 वार्षिक प्रीमियम के साथ दुर्घटना बीमा।
• प्रधानमंत्री जीवन ज्योति बीमा योजना	9 मई, 2015	यह मूल रूप से एक वार्षिक आधार पर या समय की एक लम्बी अवधि के लिए होता है। यह पॉलिसी धारक के मृत्यु पर जीवन बीमा कवरेज प्रदान करता है।
• स्टार्ट अप इंडिया	16 जुलाई, 2015	नए उद्यमों को बढ़ावा देना।
• श्यामा प्रसाद मुखर्जी नेशनल रूर्बन मिशन	21 फरवरी, 2015	गाँवों का क्लस्टर आधारित विकास करना।
• सेतु भारतम् योजना	4 मार्च, 2016	राष्ट्रीय राजमार्गों को रेलवे क्रॉसिंग रहित बनाने के लिए ओवर/अंडर ब्रिजों का निर्माण
• स्टैण्ड अप इंडिया	5 अप्रैल, 2016	अनु. जाति/जनजाति तथा महिला उद्यमियों की इकाइयों की स्थापना हेतु ₹ 10 लाख से ₹ 1 करोड़ तक के ऋण।
• प्रधानमंत्री उज्ज्वला योजना	1 मई, 2016	गरीबी की रेखा से नीचे के परिवारों के लिए रियायती मूल्य पर एलपीजी कनेक्शन उपलब्ध कराना
• नमामि गंगे	7 जुलाई, 2016	गंगा नदी की स्वच्छता।
• प्रधानमंत्री जन आरोग्य योजना	25 सितम्बर, 2018	50 करोड़ गरीब परिवारों को लाभ पहुँचाने का लक्ष्य।
• प्रधानमंत्री गरीब कल्याण योजना	2020	कोरोना वायरस के खिलाफ लड़ाई में मदद करना।
• प्रधानमंत्री विश्वकर्मा कौशल सम्मान	1 फरवरी, 2023	शिल्पकारों के लिए राहत पैकेज, जो उन्हें उत्पादों की गुणवत्ता, पैमाने और पहुँच में सुधार लाने में सक्षम बनाएगी।
• प्रधानमंत्री विद्यालक्ष्मी योजना	6 नवम्बर, 2024	प्रतिभावान छात्रों को विशेष छात्रवृत्ति।
• निर्जन संवर्धन मिशन	1 फरवरी, 2025	वाणिज्य, एमएसएमई और वित्त मंत्रालय द्वारा संयुक्त रूप से चलाया जाने वाला मिशन।

भारत में गठित प्रमुख आर्थिक समितियाँ

समिति का नाम	उद्देश्य
• नरसिम्हन समिति	बैंकिंग क्षेत्र में सुधार हेतु
• डी. सुब्बाराव समिति	मौद्रिक नीति पर सलाह हेतु
• राजा चेलैया समिति	कर-सुधार पर सलाह हेतु
• रघुराजन समिति	वित्तीय क्षेत्र में सुधार
• किरीट पारेख समिति	पेट्रोलियम पदार्थों के मूल्य निर्धारण हेतु
• रामनंदन प्रसाद समिति	सर्वोच्च न्यायालय के आदेशानुसार क्रिमीलेयर की पहचान के लिए गठित विशेष समिति
• स्वामीनाथन समिति	समुद्रतटीय संसाधनों का पर्यावरणीय दृष्टि से दीर्घकालीन उपयोग सम्भव होने से सम्बन्धित
• प्रो॰ सी.पी. चन्द्रशेखर समिति	सेवा मूल्य सूचकांक के निर्माण हेतु। रिपोर्ट में निर्धनता की पहचान के लिए 'कास्ट ऑफ लिविंग' सूचकांक को आधार बनाया।
• के.एन. काबरा समिति	फ्यूचर ट्रेडिंग
• चन्द्रशेखर समिति	पूर्व सैनिकों की 'एक रैंक, एक पेंशन' की माँग पर गठित
• सुरेश तेंदुलकर समिति	गरीबी रेखा से नीचे की जनसंख्या के आकलन हेतु मानकों के पुनर्निर्धारण के लिए
• प्रवर सेनगुप्ता समिति	निजी क्षेत्र की कुछ स्वदेशी-कम्पनियों को 'रक्षा उद्योग रत्न' का दर्जा प्रदान करने से सम्बन्धित
• रंगराजन समिति	भारतीय अर्थव्यवस्था के लिए बचत और निवेश का आकलन करने और इसमें सुधार के उपायों को सुझाने हेतु
• मदन मोहन पुंछी आयोग	केन्द्र राज्य सम्बन्ध पर
• जे.जे. ईरानी समिति	नए कम्पनी विधेयक के लिए सुझाव हेतु
• वाई.एस.पी. थोराट	चीनी उद्योग की स्थिति की समीक्षा हेतु
• अभिजीत सेन समिति	कृषिगत वस्तुओं के वायदा कारोबार से सम्बन्धित
• बी॰के॰ चतुर्वेदी समिति	सार्वजनिक क्षेत्र की तेल कम्पनियों की वित्तीय स्थिति की समीक्षा हेतु
• राकेश मोहन समिति	सरकार व रिजर्व बैंक ऑफ इण्डिया द्वारा देश के वित्तीय क्षेत्रक की पूर्ण जाँच हेतु
• के.आर. वेणुगोपाल समिति	सार्वजनिक वितरण प्रणाली के तहत केन्द्रीय निर्गम मूल्य निर्धारण हेतु
• महाजन समिति	चीनी उद्योग
• टी॰ कन्नन समिति	कपड़ा उद्योग
• महालनोबिस समिति	राष्ट्रीय आय
• खुसरो समिति	कृषि साख
• मल्होत्रा समिति	बीमा क्षेत्र में सुधार
• भण्डारी समिति	क्षेत्रीय ग्रामीण बैंकों की पुनर्संरचना
• भूरेलाल समिति	मोटरवाहन करों में वृद्धि
• गोइपोरिया समिति	बैंक सेवा सुधार
• एस. तारापोर समिति	रुपये की पूँजी खाते पर परिवर्तनीयता
• आबिद हुसैन समिति	लघु उद्योग
• बी.एस. व्यास समिति	कृषि एवं ग्रामीण साख विस्तार
• गोस्वामी समिति	औद्योगिक रुग्णता
• स्वामीनाथन समिति	जनसंख्या नीति
• दांतेवाला समिति	बेरोजगारी के अनुमान
• सुदर्शन सेन समिति	RBI द्वारा सम्पत्ति पुनर्निर्माण कंपनियों पर विनियमों की समीक्षा के लिए

●●●

4

भारतीय राजव्यवस्था

भारत का संविधान

- संविधान का निर्माण भारतीय जनता द्वारा चुने गए प्रतिनिधियों की संविधान सभा द्वारा किया गया।
- संविधान सभा के सदस्यों की कुल संख्या 389 निश्चित की गई थी जिनमें 292 ब्रिटिश प्रांतों के प्रतिनिधि, 93 देशी रियासतों के प्रतिनिधि तथा 4 चीफ कमिश्नर क्षेत्रों के प्रतिनिधि थे।
- कैबिनेट मिशन योजना के अंतर्गत जुलाई, 1946 ई. में संविधान सभा का चुनाव हुआ। कुल 389 सदस्यों में से प्रांतों के लिए निर्धारित 296 सदस्यों के लिए चुनाव हुए, जिन्हें विभिन्न प्रांतों की विधानसभाओं द्वारा चुना गया। इसमें कांग्रेस को 208, मुस्लिम लीग को 73 स्थान एवं 15 अन्य दलों के तथा स्वतंत्र उम्मीदवार निर्वाचित हुए।
- संविधान सभा का प्रथम अधिवेशन 9 दिसम्बर, 1946 को दिल्ली में हुआ जिसकी अध्यक्षता डॉ. सच्चिदानंद सिन्हा ने की थी।
- 11 दिसम्बर, 1946 को डॉ. राजेन्द्र प्रसाद को संविधान सभा का स्थायी अध्यक्ष नियुक्त किया गया।
- डॉ. भीमराव अम्बेडकर की अध्यक्षता में सात सदस्यों वाली प्रारूप समिति ने संविधान का अन्तिम रूप से निर्माण किया।
- 26 नवम्बर, 1949 को संविधान अंगीकृत किया गया तथा 26 जनवरी, 1950 से इसे सम्पूर्ण भारत में लागू किया गया। इसी कारण 26 जनवरी को गणतंत्र दिवस मनाया जाता है।
- 26 नवम्बर, 1949 को पारित भारतीय संविधान में 22 भाग, 395 अनुच्छेद तथा 8 अनुसूचियां थीं।
- संविधान की प्रस्तावना को संविधान की कुंजी कहा जाता है।
- संविधान के 42वें संशोधन अधिनियम 1976 के द्वारा इसमें 'पन्थ निरपेक्ष' तथा 'समाजवादी' एवं 'अखंडता' शब्द जोड़े गए।

भारतीय संविधान में विदेशी तत्व

राष्ट्र	विविध स्रोत
• संयुक्त राज्य अमेरिका	मौलिक अधिकार, न्यायिक पुनर्विलोकन, संविधान की सर्वोच्चता, न्यायपालिका की स्वतंत्रता, निर्वाचित राष्ट्रपति एवं उस पर महाभियोग, उपराष्ट्रपति का पद, उच्चतम एवं उच्च न्यायालयों के न्यायाधीशों को हटाने की विधि एवं वित्तीय आपात।
• ब्रिटेन	संसदीय शासन प्रणाली; एकल नागरिकता व विधि निर्माण प्रक्रिया।
• आयरलैंड	नीति निर्देशक तत्व, राष्ट्रपति के निर्वाचक मंडल की व्यवस्था, आपातकालीन उपबंध।
• ऑस्ट्रेलिया	प्रस्तावना की भाषा, समवर्ती सूची का प्रावधान, केन्द्र व राज्यों के बीच संबंध तथा शक्तियों का विभाजन।
• सोवियत संघ (रूस)	मौलिक कर्त्तव्य।
• जापान	विधि द्वारा स्थापित प्रक्रिया।
• फ्रांस	गणतंत्रात्मक शासन पद्धति।
• कनाडा	संघात्मक शासन व्यवस्था एवं अवशिष्ट शक्तियों का केन्द्र के पास होना।
• द. अफ्रीका	संविधान संशोधन की प्रक्रिया का प्रावधान।
• जर्मनी	आपातकाल के प्रवर्तन के दौरान राष्ट्रपति को मौलिक अधिकारों से संबंधित शक्तियां।

संविधान सभा की प्रमुख समितियाँ

क्र.	समिति	अध्यक्ष
1.	नियम समिति	डा. राजेन्द्र प्रसाद
2.	संचालन समिति	डा. राजेन्द्र प्रसाद
3.	परामर्शदात्री समिति	सरदार बल्लभ भाई पटेल
4.	प्रांतीय संविधान समिति	सरदार बल्लभ भाई पटेल
5.	केंद्रीय अधिकार समिति	पंडित जवाहर लाल नेहरू
6.	केंद्रीय संविधान समिति एवं राज्य समिति	पंडित जवाहर लाल नेहरू
7.	प्रारूप समिति	डा. भीमराव अम्बेडकर
8.	झण्डा समिति	जे.बी. कृपलानी
9.	मौलिक अधिकार उप समिति	जे.बी. कृपलानी
10.	अल्पसंख्यक उप समिति	एच.सी. मुखर्जी

भारतीय संविधान की अनुसूचियाँ

- **पहली अनुसूचीः** इसमें भारतीय संघ के घटक राज्यों एवं संघ शासित क्षेत्रों का उल्लेख है।
- **दूसरी अनुसूचीः** इसमें भारतीय राजव्यवस्था के विभिन्न पदाधिकारियों को प्राप्त होने वाले वेतन, भत्ते और पेन्शन आदि का उल्लेख है।
- **तीसरी अनुसूचीः** इसमें विभिन्न पदाधिकारियों द्वारा पद-ग्रहण के समय लिये जाने वाले शपथ का उल्लेख है।
- **चौथी अनुसूचीः** इसमें विभिन्न राज्यों तथा संघीय क्षेत्रों की राज्य सभा में प्रतिनिधित्व का विवरण दिया गया है।
- **पाँचवीं अनुसूचीः** इसमें विभिन्न अनुसूचित क्षेत्रों और अनुसूचित जनजाति के प्रशासन और नियंत्रण के बारे में उल्लेख है।
- **छठी अनुसूचीः** इसमें असम, मेघालय, त्रिपुरा और मिजोरम राज्यों के जनजाति क्षेत्रों के प्रशासन का प्रावधान है।
- **सातवीं अनुसूचीः** इसमें केन्द्र और राज्यों के बीच शक्तियों के बँटवारे के बारे में उल्लेख है। इसके अन्तर्गत तीन सूचियाँ हैं–संघ सूची, राज्य सूची और समवर्ती सूची।
- **आठवीं अनुसूचीः** इसमें भारत की 22 भाषाओं का उल्लेख है।
- **नौवीं अनुसूचीः** संविधान में यह अनुसूची प्रथम संविधान संशोधन अधिनियम, 1951 द्वारा जोड़ी गई। इसके अन्तर्गत राज्य द्वारा सम्पत्ति के अधिग्रहण की विधियों का उल्लेख है।
- **दसवीं अनुसूचीः** यह संविधान में 52वें संशोधन (1985), द्वारा जोड़ी गई। इसमें दल-बदल से सम्बन्धित प्रावधानों का उल्लेख है।
- **ग्यारहवीं अनुसूचीः** यह अनुसूची 73वें सवैधानिक संशोधन (1993) द्वारा जोड़ी गई। इसमें पंचायती राज संस्थाओं को कार्य करने के लिए 29 विषय प्रदान किए गए हैं।
- **बारहवीं अनुसूचीः** यह अनुसूची 74वें सवैधानिक संशोधन (1993) द्वारा जोड़ी गई। इसमें शहरी क्षेत्र की स्थानीय स्वशासन संस्थाओं को कार्य करने के लिए 18 विषय दिए गए हैं।

भारतीय संविधान के कुछ महत्वपूर्ण अनुच्छेद

अनुच्छेद	प्रावधान
• अनुच्छेद 1	संघ का नाम और उसका राज्य क्षेत्र
• अनुच्छेद 2	नये राज्यों का प्रवेश व स्थापना
• अनुच्छेद 3	नये राज्यों का निर्माण और वर्तमान राज्यों के क्षेत्रों, सीमाओं और नामों में परिवर्तन
• अनुच्छेद 5-11	नागरिकता के प्रावधान
• अनुच्छेद 12-35	मौलिक अधिकारों का प्रावधान
• अनुच्छेद 36-51	राज्य के नीति-निदेशक तत्व
• अनुच्छेद 51(क)	मौलिक कर्त्तव्य
• अनुच्छेद 52-73	भारत के राष्ट्रपति एवं उपराष्ट्रपति
• अनुच्छेद 74-75	मंत्रिपरिषद् की व्यवस्था एवं उसके कार्य
• अनुच्छेद 76	भारत का महान्यायवादी
• अनुच्छेद 79	संसद का गठन
• अनुच्छेद 80	राज्य सभा की संरचना
• अनुच्छेद 81	लोक सभा की संरचना
• अनुच्छेद 89	राज्य सभा का सभापति एवं उपसभापति
• अनुच्छेद 93	लोक सभा का अध्यक्ष एवं उपाध्यक्ष
• अनुच्छेद 108	कुछ दशाओं में दोनों सदनों की संयुक्त बैठक
• अनुच्छेद 109	धन विधेयक के सम्बन्ध में विशेष प्रक्रिया
• अनुच्छेद 110	धन विधेयक की परिभाषा
• अनुच्छेद 112	वार्षिक वित्तीय विवरण
• अनुच्छेद 124	उच्चतम न्यायालय की स्थापना और गठन
• अनुच्छेद 143	उच्चतम न्यायालय से परामर्श करने की राष्ट्रपति की शक्ति
• अनुच्छेद 148	भारत का नियंत्रक महालेखा परीक्षक

अनुच्छेद	प्रावधान
• अनुच्छेद 149	नियंत्रक एवं महालेखा परीक्षक के कर्त्तव्य और शक्तियाँ
• अनुच्छेद 153-162	राज्यपाल की नियुक्ति व अधिकार
• अनुच्छेद 163-164	राज्य की मंत्रिपरिषद्
• अनुच्छेद 165	राज्य का महाधिवक्ता
• अनुच्छेद 168-177	राज्य का विधानमंडल
• अनुच्छेद 178-187	राज्य विधानमंडल के अधिकारी
• अनुच्छेद 188-193	राज्य विधानमंडल का कार्य संचालन
• अनुच्छेद 216	उच्च न्यायालय का गठन
• अनुच्छेद 226	कुछ रिट निकालने की उच्च न्यायालय की शक्ति
• अनुच्छेद 233	जिला न्यायाधीशों की नियुक्ति
• अनुच्छेद 239-241	संघ राज्य क्षेत्र
• अनुच्छेद 243-243(ण)	पंचायती राज का गठन व इसके अन्य उपबन्ध
• अनुच्छेद 243(त) से 243(य, छ)	नगरपालिकाएँ व इसके अन्य उपबंध
• अनुच्छेद 248	अवशिष्ट विधायी शक्तियां
• अनुच्छेद 249	राज्य की सूची के विषयों के संबंध में राष्ट्रीय हित में विधि बनाने की संसद की शक्ति
• अनुच्छेद 250	यदि आपात की उद्घोषणा प्रवर्तन में हो तो राज्यसूची के विषय के संबंध में विधि बनाने की संसद की शक्ति
• अनुच्छेद 253	अन्तर्राष्ट्रीय करारों को प्रभावी करने के लिए विधान
• अनुच्छेद 262	अन्तराज्यिक नदियों या नदी के जल संबंधी विवादों का न्यायनिर्णयन
• अनुच्छेद 263	अन्तर्राज्य परिषद् के संबंध में उपबंध
• अनुच्छेद 266	भारत और राज्यों की संचित निधियां और लोक लेखा
• अनुच्छेद 267	आकस्मिक निधि

अनुच्छेद	प्रावधान
• अनुच्छेद 280	वित्त आयोग का गठन
• अनुच्छेद 300(क)	विधि के प्राधिकार के बिना व्यक्तियों को सम्पत्ति से वंचित न किया जाना
• अनुच्छेद 312	अखिल भारतीय सेवाएं
• अनुच्छेद 315	संघ और राज्यों के लिए लोक सेवा आयोग
• अनुच्छेद 324	भारत का निर्वाचन आयोग
• अनुच्छेद 326	लोक सभा और राज्यों की विधान सभाओं के लिए निर्वाचन में वयस्क मताधिकार का होना
• अनुच्छेद 330	लोक सभा में अनुसूचित जातियों और जनजातियों के लिए स्थानों का आरक्षण
• अनुच्छेद 332	राज्यों की विधान सभा में अनुसूचित जातियों और अनुसूचित जनजातियों के लिए स्थानों का आरक्षण
• अनुच्छेद 343	संघ की भाषा
• अनुच्छेद 344	राजभाषा के संबंध में आयोग और संसद की समिति
• अनुच्छेद 348	उच्चतम न्यायालय और उच्च न्यायालयों में और अधिनियमों, विधेयकों आदि के लिए प्रयोग की जाने वाली भाषा
• अनुच्छेद 350 (क)	प्राथमिक स्तर पर मातृभाषा में शिक्षा की सुविधाएं
• अनुच्छेद 351	हिन्दी भाषा के विकास के लिए निर्देश
• अनुच्छेद 352	आपात की उद्घोषणा
• अनुच्छेद 356	राज्यों में सांविधिक तंत्र के विफल हो जाने की दशा में उपबंध
• अनुच्छेद 358	आपात के दौरान अनुच्छेद 19 के उपबंधों का निलंबन
• अनुच्छेद 360	वित्तीय आपात के बारे में उपबंध
• अनुच्छेद 368	संविधान का संशोधन करने की संसद की शक्ति और उसके लिए प्रक्रिया

प्रमुख संवैधानिक पदाधिकारी के शपथ एवं त्याग-पत्र

क्र.	संवैधानिक पदाधिकारी	शपथ ग्रहण	त्यागपत्र
1.	राष्ट्रपति	मुख्य न्यायाधीश (सर्वोच्च न्यायालय)	उपराष्ट्रपति
2.	उपराष्ट्रपति	राष्ट्रपति	राष्ट्रपति
3.	सर्वोच्च न्यायालय के मुख्य न्यायाधीश	राष्ट्रपति	राष्ट्रपति
4.	प्रधानमंत्री	राष्ट्रपति	राष्ट्रपति
5.	लोक सभाध्यक्ष	शपथ ग्रहण का प्रावधान नहीं	लोकसभा उपाध्यक्ष
6.	राज्यपाल	उच्च न्यायालय के मुख्य न्यायाधीश	राष्ट्रपति
7.	राज्य सभा सभापति	राष्ट्रपति	राष्ट्रपति
8.	उच्च न्यायालय के मुख्य न्यायाधीश	राज्यपाल	राष्ट्रपति
9.	सर्वोच्च न्यायालय के अन्य न्यायाधीश	राष्ट्रपति	राष्ट्रपति
10.	उच्च न्यायालय के अन्य न्यायाधीश	राज्यपाल	राष्ट्रपति
11.	महालेखा व नियंत्रक परीक्षक	राष्ट्रपति	राष्ट्रपति
12.	मुख्यमंत्री	राज्यपाल	राज्यपाल
13.	विधान सभाध्यक्ष	शपथ ग्रहण का प्रावधान नहीं	विधान सभा उपाध्यक्ष
14.	विधान सभा उपाध्यक्ष	शपथ ग्रहण का प्रावधान नहीं	विधान सभा अध्यक्ष
15.	विधान परिषद सभापति	शपथ ग्रहण का प्रावधान नहीं	विधान परिषद उपसभापति
16.	मुख्य निर्वाचन आयुक्त	राष्ट्रपति	राष्ट्रपति

भारत के आयोग/अधिकरण/परिषद्

- वित्त आयोगः संवैधानिक आयोग (अनुच्छेद-280)
- नीति आयोगः गैर संवैधानिक आयोग
- चुनाव आयोगः संवैधानिक आयोग (अनुच्छेद-324)
- अनुसूचित जाति व जनजाति आयोगः संवैधानिक आयोग (अनुच्छेद-338)
- परिसीमन आयोगः संवैधानिक आयोग (अनुच्छेद-82 व 170)
- अन्य पिछड़ा वर्ग आयोगः संवैधानिक आयोग (अनुच्छेद-340)
- प्रशासनिक अधिकरणः संवैधानिक निकाय (अनुच्छेद-323)
- अन्तर्राज्यीय परिषद्: संवैधानिक निकाय (अनुच्छेद-263)
- राष्ट्रीय विकास परिषद्: गैर संवैधानिक निकाय
- क्षेत्रीय परिषद्: सलाहकारी परिषद्
- संघ लोक सेवा आयोगः संवैधानिक आयोग (अनुच्छेद-315)
- राज्य/संयुक्त राज्य लोक सेवा आयोगः संवैधानिक आयोग (अनुच्छेद-315)
- राजभाषा आयोगः संवैधानिक आयोग (अनुच्छेद-344)
- राष्ट्रीय एकता परिषद्: समन्वयकारी निकाय

भारतीय संविधान के महत्वपूर्ण तथ्य

- भारतीय संविधान में सात मौलिक अधिकारों का प्रावधान किया गया था ताकि नागरिकों के चहुंमुखी विकास को सुनिश्चित किया जा सके। ये अधिकार लिखित हैं और इनके उल्लंघन को अदालत में चुनौती दी जा सकती है। 44वें संविधान संशोधन (1979) के तहत् एक मौलिक अधिकार 'संपत्ति के अधिकार' को समाप्त कर दिया गया। इस प्रकार अब मौलिक अधिकारों की संख्या सात से घटकर छः हो गई है।
- भारतीय संविधान विश्व का सर्वाधिक लंबा, निर्मित, लिखित, सर्वाधिक व्यापक एवं स्वनिर्मित संविधान है।
- भारत की संविधान सभा ने राष्ट्र ध्वज का प्रारूप 22 जुलाई, 1947 को अपनाया।
- राष्ट्र ध्वज की लम्बाई और चौड़ाई का अनुपात 3 : 2 है।
- सफेद रंग की बीच वाली पट्टी में नीले रंग का अशोक चक्र अंकित है जिसमें 24 तीलियाँ समान दूरी पर स्थित है।
- भारत सरकार ने राज चिह्न 26 जनवरी, 1950 को अपनाया। इस राज चिह्न में केवल तीन सिंह दिखाई पड़ते हैं। चक्र के दाईं ओर एक सांड़ और बाईं ओर एक घोड़ा है। आधार का पद्‌म छोड़ दिया गया है।

- भारत का राष्ट्रगान रवीन्द्रनाथ टैगोर द्वारा रचित जन गण मन अधिनायक है।
- राष्ट्रगान को भारत की संविधान सभा ने 24 जनवरी, 1950 को अपनाया।
- बंकिमचंद्र चटर्जी द्वारा रचित 'आनन्दमठ' से उद्धृत वन्देमातरम् भारत का राष्ट्रगीत है।
- भारत के राष्ट्रीय पशु के रूप में बाघ (पेंथरा टाइग्रिस) को मान्यता दी गई है।
- मयूर या मोर (पावो क्रिस्टेशस) को भारत के राष्ट्रीय पक्षी के रूप में मान्यता दी गई है।
- भारतीय संविधान के निर्माण में कुल 2 वर्ष 11 माह तथा 18 दिन लगे।
- डॉ. भीमराव अम्बेडकर को संविधान का पिता कहकर पुकारा जाता है।
- 42वें संविधान संशोधन अधिनियम 1976 के द्वारा इसमें 'समाजवादी', 'पंथनिरपेक्ष' और 'राष्ट्र की अखंडता' शब्द जोड़े गए।
- भारतीय संविधान के तृतीय भाग में अनुच्छेद 12 से 36 तक के अंतर्गत नागरिकों के मूल अधिकारों का विस्तृत विवेचन किया गया है।
- पहले संपत्ति का अधिकार भी मौलिक अधिकार की श्रेणी में सम्मिलित था लेकिन इसे 1978 में किए गए 44वें संविधान संशोधन द्वारा इस श्रेणी से हटाकर मात्र एक कानूनी अधिकार घोषित कर दिया गया। अब इसकी व्यवस्था संविधान के अनुच्छेद 300 (क) में है।
- भारतीय संविधान के भाग IV के अनुच्छेद 36 से 51 तक में राज्य के नीति-निर्देशक सिद्धांतों का समावेश किया गया है।
- राज्य के नीति निर्देशक तत्व समाजवादी, गांधीवादी तथा उदारवादी सिद्धांतों का सम्मिश्रण है जिनका उद्देश्य आर्थिक, सामाजिक लोकतंत्र एवं लोक कल्याणकारी राज्य की स्थापना करना है।
- संविधान के पुनरीक्षण के लिए गठित स्वर्ण सिंह समिति की रिपोर्ट के आधार पर 1976 ई. में 42वें सांविधानिक संशोधन के भाग 4-क तथा अनुच्छेद 51-क को जोड़कर मूल कर्तव्यों का समावेश किया गया।
- भारत का राष्ट्रपति भारत का प्रथम नागरिक कहलाता है।
- भारतीय संघ की कार्यपालिका शक्ति राष्ट्रपति में निहित है।
- राष्ट्रपति का चुनाव संसद के दोनों सदनों के निर्वाचित सदस्यों तथा राज्यों की विधान सभाओं के निर्वाचित सदस्यों से बने निर्वाचक मंडल से होता है।
- राष्ट्रपति के चुनाव से संबद्ध मामलों अथवा विवादों का निपटारा उच्चतम न्यायालय द्वारा किया जाता है।
- एक व्यक्ति जितनी बार चाहे राष्ट्रपति पद हेतु खड़ा हो सकता है और निर्वाचित हो सकता है।
- राष्ट्रपति पद के किसी कारण से रिक्त होने पर उप राष्ट्रपति तथा उपराष्ट्रपति की अनुपस्थिति में सर्वोच्च न्यायालय का मुख्य न्यायाधीश कार्यभार संभालता है।
- मुहम्मद हिदायतुल्ला भारत के एकमात्र ऐसे मुख्य न्यायाधीश हैं जिन्होंने राष्ट्रपति के उत्तरदायित्व का निर्वहन किया।
- राष्ट्रपति राज्यसभा में साहित्य, कला, विज्ञान, समाज सेवा आदि क्षेत्र के 12 सदस्यों को मनोनीत करता है।
- राष्ट्रपति वार्षिक वित्तीय विवरण, नियंत्रक एवं महालेखा परीक्षक का प्रतिवेदन, वित्त आयोग की सिफारिश तथा अन्य आयोग की रिपोर्ट संसद में प्रस्तुत कराता है।
- सर्वोच्च न्यायालय के न्यायाधीशों की नियुक्ति राष्ट्रपति करता है। राष्ट्रपति सर्वोच्च न्यायालय के तथा उच्च न्यायालय के न्यायाधीशों से इस संबंध में परामर्श करता है।
- संघ लोक सेवा आयोग और संयुक्त लोक सेवा आयोग के अध्यक्ष एवं सदस्यों की नियुक्ति राष्ट्रपति द्वारा की जाती है।
- सर्वोच्च न्यायालय के न्यायाधीश अपने पद ग्रहण के पूर्व राष्ट्रपति के समक्ष शपथ ग्रहण करते हैं।
- राष्ट्रपति को किसी विधेयक पर अनुमति देने या न देने के निर्णय लेने की समय सीमा का अभाव होने के कारण राष्ट्रपति जेबी वीटो का प्रयोग कर सकता है।
- राष्ट्रपति भवन का निर्माण भारत में नियुक्त ब्रिटिश वायसराय के उपयोग के लिए कराया गया था। इसमें निवास करने वाले प्रथम व्यक्ति तत्कालीन वायसराय लॉर्ड इर्विन थे।
- राष्ट्रपति द्वारा राज्यीय संवैधानिक आपातकाल की घोषणा के 1 माह के भीतर संसद की स्वीकृति आवश्यक होती है तथा उसे आगे लागू रखने के लिए प्रति 6 माह बाद संसद की स्वीकृति आवश्यक है।
- 24 जनवरी, 1950 को डॉ. राजेन्द्र प्रसाद को अंतरिम राष्ट्रपति निर्वाचित किया गया था। उनका निर्वाचन 'संविधान निर्मात्री सभा' ने किया था।

- डॉ. राजेन्द्र प्रसाद भारत के प्रथम राष्ट्रपति थे। वे लगातार दो बार राष्ट्रपति निर्वाचित हुए।
- डॉ. एस. राधाकृष्णन लगातार दो बार उप राष्ट्रपति तथा एक बार राष्ट्रपति रहे।
- सिर्फ नीलम संजीव रेड्डी ही ऐसे राष्ट्रपति हुए जो एक बार चुनाव में पराजित हुए तथा बाद में निर्विरोध निर्वाचित हुए।
- भारत में उपराष्ट्रपति का पद संयुक्त राज्य अमेरिका के संविधान से लिया गया है।
- भारत के उपराष्ट्रपति की स्थिति की तुलना संयुक्त राज्य अमेरिका के उपराष्ट्रपति से की जा सकती है। अंतर केवल इतना मात्र है कि संयुक्त राज्य अमेरिका का उपराष्ट्रपति राष्ट्रपति पद रिक्त होने पर शेष अवधि के लिए पदभार ग्रहण करता है, जबकि भारत का उपराष्ट्रपति केवल 6 माह तक ही राष्ट्रपति पद के रिक्ति की स्थिति में पदभार ग्रहण कर सकता है।
- प्रधानमंत्री कार्यपालिका तथा विधायिका दोनों का वास्तविक प्रधान होता है।
- अनुच्छेद 78 के अनुसार प्रधानमंत्री का कर्तव्य है कि वह मंत्रिपरिषद के निर्णयों से राष्ट्रपति को अवगत कराए तथा वह राष्ट्रपति द्वारा मांगी गई अतिरिक्त जानकारी को भी उपलब्ध कराए।
- भारत में प्रथम गैर कांग्रेसी प्रधानमंत्री श्री मोरारजी देसाई थे।
- सबसे कम उम्र और सबसे अधिक उम्र में भारत के प्रधानमंत्री का पद क्रमशः राजीव गाँधी और मोरारजी देसाई ने संभाला।
- चौधरी चरणसिंह देश के ऐसे प्रधानमंत्री थे जिन्होंने अपने कार्यकाल के दौरान संसद का सामना नहीं किया।
- मंत्रिपरिषद सामूहिक रूप से लोकसभा के प्रति उत्तरदायी होते हैं।
- मंत्री तीन प्रकार के होते हैं–कैबिनेट मंत्री, राज्य मंत्री तथा उप मंत्री।
- संघीय मंत्रिपरिषद से पद त्याग करने वाले पहले व्यक्ति श्यामा प्रसाद मुखर्जी थे।
- जगजीवन राम संघीय मंत्रिमंडल में किसी न किसी विभाग के मंत्री 28 वर्ष से अधिक समय तक रहे, बीच में 2½ वर्ष छोड़कर लगातार बने रहे।
- प्रधानमंत्री मंत्रिमंडल की बैठकों का सभापतित्व और मंत्रिमंडल की समस्त कार्यवाही का संचालन करता है।
- भारत की केंद्रीय विधायिका को संसद कहा जाता है जो कि देश में विधान बनाने वाली सर्वोच्च संस्था हैं।
- अनुच्छेद 81 के अनुसार संघ हेतु एक संसद होगी जो कि राष्ट्रपति तथा दो सदनों राज्य सभा एवं लोकसभा से मिलकर बनेगी।
- भारतीय संसद के निचले सदन को लोकसभा तथा उच्च सदन को राज्यसभा कहते हैं।
- लोकसभा में जनता का प्रतिनिधित्व होता है जबकि राज्यसभा में भारत के संघ के राज्यों का प्रतिनिधित्व होता है।
- संसद की सदस्यता हेतु भारत का नागरिक तथा राज्यसभा हेतु 30 वर्ष एवं लोकसभा हेतु 25 वर्ष की न्यूनतम आयु अपेक्षित है। साथ ही उनमें संसद द्वारा विहित की गई अन्य योग्यताएँ भी होनी चाहिए।
- अनुच्छेद 80(1) के अनुसार, राज्य सभा की अधिकतम सदस्य संख्या 250 है जिनमें से 12 ऐसे सदस्य होते हैं जिन्हें राष्ट्रपति नामांकित करता है जो साहित्य, कला, विज्ञान तथा सामाजिक सेवा के क्षेत्र में विशेष ज्ञान या अनुभव रखते हैं। राज्य सभा की वर्तमान सदस्य संख्या 245 है।
- राज्य सभा एक स्थायी सदन है जो कि कभी भंग नहीं होता लेकिन प्रत्येक दो वर्ष के पश्चात इसके एक तिहाई सदस्य अवकाश ग्रहण करते हैं तथा उतने ही चुने जाते हैं।
- राज्य सभा सर्वप्रथम 3 मई, 1952 को विधिवत गठित हुई थी।
- उपराष्ट्रपति राज्यसभा का पदेन सभापति होता है।
- राज्यसभा राष्ट्रहित में राज्य सूची में दिए गए विषय पर संसद को कानून बनाने तथा अनुच्छेद 312 के तहत नई अखिल भारतीय सेवाओं की रचना का प्रस्ताव बहुमत से पारित कर संसद को कानून बनाने का अधिकार प्रदान कर सकती है। यह शक्ति लोकसभा के पास नहीं है।
- लोकसभा की वर्तमान सदस्य संख्या 543 है, जो कि राज्यों और केंद्रशासित प्रदेशों से निर्वाचित हैं। 2 सदस्य एंग्लो इंडियन समाज का प्रतिनिधित्व करने के लिए राष्ट्रपति द्वारा मनोनीत किए जाते थे, लेकिन 104वें संविधान संसोधन, 2019 द्वारा इस व्यवस्था को समाप्त कर दिया गया है।
- लोकसभा का सामान्य कार्यकाल 5 वर्ष का निश्चित किया गया है लेकिन आपातकाल में इसे एक वर्ष बढ़ाया जा सकता है।
- संविधान लागू होने के पश्चात लोक सभा का प्रथम चुनाव 1951-52 में हुआ तथा पहली निर्वाचित संसद 6 मई, 1952 में गठित हुई।

- वित्त विधेयक लोकसभा में पारित होने के पश्चात राज्यसभा में भेजा जाता है जिसे राज्य सभा को 14 दिनों के भीतर विचार करके लोकसभा में वापस लौटाना पड़ता है अन्यथा उसे पारित मान लिया जाता है।
- प्रथम लोकसभा की प्रथम बैठक 13 मई, 1952 को हुई और राष्ट्रपति द्वारा 4 अप्रैल, 1957 को विघटित कर दी गई।
- लोकसभा के प्रथम अध्यक्ष गणेश वासुदेव मावलंकर थे।
- लोक सभा तथा राज्य सभा की संयुक्त बैठक की अध्यक्षता लोक सभाध्यक्ष करता है।
- एम. अनन्तशयनम् आयंगर लोकसभा के प्रथम उपाध्यक्ष थे।
- महान्यायवादी भारत का प्रथम विधि अधिकारी माना जाता है।
- महान्यायवादी की नियुक्ति राष्ट्रपति द्वारा की जाती है तथा वह राष्ट्रपति के प्रसादपर्यन्त अपने पद पर बना रह सकता है।
- नियंत्रक एवं महालेखा परीक्षक की नियुक्ति का प्रावधान भारतीय संविधान के अनुच्छेद 148 के तहत किया गया है।
- भारतीय न्यायिक व्यवस्था इकहरी और एकीकृत है। इसके सर्वोच्च शिखर पर उच्चतम न्यायालय स्थित है।
- उच्चतम-न्यायालय एक अभिलेख न्यायालय है इसके निर्णयों तथा न्यायिक कार्यवाहियों को साक्ष्य के रूप में किसी न्यायालय में प्रस्तुत किया जाता है।
- उच्चतम न्यायालय अनुच्छेद 143 के अधीन राष्ट्रपति को विधिक प्रश्नों पर सलाह देता है।
- न्यायमूर्ति हीरालाल जे. कानिया भारत के प्रथम मुख्य न्यायाधीश थे।
- न्यायमूर्ति वाई. वी. चन्द्रचूड़ सर्वाधिक लंबी अवधि तक उच्चतम न्यायालय के मुख्य न्यायाधीश पद पद आसीन रहे, जबकि के.एन. सिंह सबसे कम अवधि के लिए (मात्र 17 दिन)।
- संविधान के अनुच्छेद 214 के तहत भारत के प्रत्येक राज्य के लिए एक उच्च न्यायालय की व्यवस्था की गई है, लेकिन साथ ही संसद को यह अधिकार प्रदान किया गया है कि वह दो या दो से अधिक राज्यों के लिए एक ही उच्च न्यायालय की स्थापना करे।
- अनुच्छेद 226 के अनुसार उच्च न्यायालय मौलिक अधिकारों के प्रवर्तन के लिए ही नहीं अपितु अन्य प्रयोजनों के लिए भी रिट जारी कर सकता है।
- राज्यपाल की नियुक्ति राष्ट्रपति द्वारा की जाती है तथा उसके प्रसादपर्यन्त अपने पद पर बना रहता है।
- राज्यपाल का कार्यकाल सामान्यतः पाँच वर्षों का है पर वह उसके पूर्व भी राष्ट्रपति को अपना त्यागपत्र दे सकता है अथवा पाँच वर्ष के पूर्व भी राष्ट्रपति द्वारा उसे पदच्युत किया जा सकता है।
- जिन राज्यों में विधान परिषद् है उसकी कुल सदस्य संख्या के 1/6 सदस्यों का मनोनयन राज्यपाल द्वारा किया जाता है।
- राज्यपाल जिला एवं सत्र न्यायालयों के न्यायाधीशों की नियुक्ति करता है।
- राज्य के विश्वविद्यालयों का कुलपति होने के नाते राज्यपाल उपकुलपतियों की नियुक्ति करता है।
- राज्यपाल राज्य लोक सेवा आयोग के अध्यक्ष तथा सदस्यों की नियुक्ति करता है लेकिन उन्हें हटाने का अधिकार राज्यपाल को नहीं है।
- राज्य के महाधिवक्ता की नियुक्ति राज्यपाल द्वारा की जाती है तथा वह उसके प्रसादपर्यन्त ही अपने पद पर बना रहता है।
- मुख्यमंत्री राज्य सरकार का वास्तविक प्रधान होता है। वह राज्यपाल का मुख्य सलाहकार एवं विधानसभा का नेता होता है।
- किसी राज्य में विधान परिषद की व्यवस्था संविधान के अनुच्छेद 169 के तहत की गई है।
- विधान परिषद् के सदस्यों का कार्यकाल 6 वर्षों का होता है, लेकिन इसके एक तिहाई सदस्य प्रत्येक दो वर्ष के पश्चात सेवानिवृत्त हो जाते हैं।
- किसी भी राज्य की विधानसभा के सदस्यों की अधिकतम संख्या 500 निर्धारित की गई है जबकि इसकी न्यूनतम संख्या 60 से कम नहीं हो सकती है। (अरुणाचल प्रदेश, सिक्किम, गोवा, मिजोरम, पुडुचेरी आदि इसके अपवाद हैं)
- विधानसभा की सदस्यता हेतु उम्मीदवार की न्यूनतम आयु 25 वर्ष है।

- विधानसभा की गणपूर्ति (कोरम) तभी होती है जब उसके सदस्यों में कम-से-कम 10 प्रतिशत सदन में उपस्थित हों किन्तु यह संख्या 10 से कम नहीं होनी चाहिए।
- भारतीय संविधान के अनुच्छेद 315 के द्वारा संघ तथा प्रत्येक राज्य हेतु एक-एक लोक सेवा आयोग का प्रावधान किया गया है। दो या अधिक राज्यों हेतु संयुक्त लोक सेवा आयोग भी बनाया जा सकता है।
- संघ एवं संयुक्त लोक सेवा आयोग तथा राज्य लोक सेवा आयोग के सदस्यों की पदावधि पद ग्रहण करने की तिथि से छह वर्ष तक अथवा क्रमशः 65 वर्ष या 62 वर्ष होता है।
- अखिल भारतीय सेवा संशोधन अधिनियम 1963 के अंतर्गत अखिल भारतीय सेवाओं की सूची में कुछ नई सेवाएँ यथा–भारतीय इंजीनियरी सेवा, भारतीय वन सेवा, भारतीय आयुर्विज्ञान सेवा, भारतीय सांख्यिकी सेवा तथा भारतीय आर्थिक सेवा शामिल की गई।
- भारतीय संविधान के भाग-IV के अनुच्छेद 40 में कहा गया है कि राज्य ग्राम पंचायतों का गठन करने हेतु कदम उठाएगा तथा उन्हें ऐसी शक्तियाँ व अधिकार प्रदान करेगा, जो उन्हें स्वायत्त शासन की इकाईयों के रूप में कार्य करने के योग्य बनाने हेतु अनिवार्य हो।
- 1952 में भारत के प्रथम प्रधानमंत्री पंडित जवाहरलाल नेहरू ने सामुदायिक विकास कार्यक्रम के नाम पर पंचायती राज के स्वरूप को आगे बढ़ाया तथा एक मंत्रालय का गठन भी किया लेकिन बाद में इसे कृषि मंत्रालय में मिला दिया गया।
- सामुदायिक विकास कार्यक्रम की असफलता के कारणों की जाँच हेतु तथा पंचायती राज के संबंध में सुझाव देने हेतु 1956 में बलवंतराय मेहता समिति का गठन किया गया, जिसने स्थानीय स्तर पर त्रिस्तरीय पंचायती संरचना की सिफारिश की।
- सर्वप्रथम 2 अक्टूबर, 1959 को राजस्थान के नागौर जिले में पंचायती राज व्यवस्था की त्रिस्तरीय पद्धति लागू कर दी गई।
- 22 दिसम्बर, 1992 को पंचायती राज तथा नगरपालिकाओं से संबंधित 73वाँ तथा 74वाँ संविधान संशोधन विधेयक पारित हुआ। 20 अप्रैल, 1993 को इन विधेयकों पर राष्ट्रपति की स्वीकृति भी मिल गई।

आपात उपबन्ध

- भारतीय संविधान में तीन प्रकार के आपात काल की व्यवस्था की गयी है–1. राष्ट्रीय आपात (अनुच्छेद 352), 2. राष्ट्रपति शासन (अनुच्छेद 356) एवं 3. वित्तीय आपात (अनुच्छेद 360)
- राष्ट्रीय आपात (अनुच्छेद 352): इसकी घोषणा निम्नलिखित में से किसी भी आधार पर राष्ट्रपति के द्वारा की जाती है– 1. युद्ध, 2. बाह्य आक्रमण और 3. सशस्त्र विद्रोह।
- राष्ट्रीय आपात की घोषणा राष्ट्रपति मंत्रिमंडल की लिखित सिफारिश पर करता है। राष्ट्रीय आपात की उद्घोषणा को न्यायालय में प्रश्नगत किया जा सकता है।
- 44वें संशाधन द्वारा अनुच्छेद 352 के अधीन उद्घोषणा सम्पूर्ण भारत में या उसके किसी भाग में की जा सकती है।
- राष्ट्रीय आपात के समय राज्य सरकार निलंबित नहीं की जाती है, अपितु वह संघ की कार्यपालिका के पूर्ण नियंत्रण में आ जाती है।
- राष्ट्रपति द्वारा की गई आपात की घोषणा एक माह तक प्रवर्तन में रहती है ओर यदि इस दौरान इसे संसद के दो तिहाई बहुमत से अनुमोदित करवा लिया जाता है, तो वह छह माह तक प्रवर्तन में रहती है। संसद इसे पुनः एक बार में छह महीने तक बढ़ा सकती है।
- यदि आपात की उद्घोषणा तब की जाती है, जब लोकसभा का विघटन हो गया हो या लोकसभा का विघटन एक मास के अन्तर्गत आपात उद्घोषणा का अनुमोदन किये बिना हो जाता है, तो आपात उद्घोषणा लोकसभा की प्रथम बैठक की तारीख से 30 दिन के अन्दर अनुमोदित होना चाहिए, अन्यथा 30 दिन के बाद वह प्रवर्तन में नहीं रहेगी।
- यदि लोकसभा साधारण बहुमत से आपत उद्घोषणा को वापस लेने का प्रस्ताव पारित कर देती है, तो राष्ट्रपति को उद्घोषणा वापस लेनी पड़ती है।
- आपात उद्घोषणा पर विचार करने के लिए लोकसभा का विशेष अधिवेशन तब आहूत किया जा सकता है, जब लोकसभा की कुल सदस्य संख्या के $\frac{1}{10}$ सदस्यों द्वारा लिखित सूचना लोकसभा अध्यक्ष को, जब सत्र चल रहा हो या राष्ट्रपति को, जब सत्र नहीं चल रहा हो, दी जाती है।
- लोकसभा अध्यक्ष या राष्ट्रपति सूचना-प्राप्ति के 14 दिनों के अन्दर लोकसभा का विशेष अधिवेशन आहूत करते हैं।

●●●

सामान्य विज्ञान

प्रमुख भौतिक राशियाँ एवं उनके मात्रक

राशि	मात्रक (SI)	राशि	मात्रक (SI)
• लम्बाई	मीटर	• कार्य, ऊर्जा	जूल
• द्रव्यमान	किलोग्राम	• कोण	रेडियन
• समय	सेकण्ड	• त्वरण	मी/सेकण्ड^2
• ताप	केल्विन	• बल	न्यूटन
• विद्युत धारा	ऐम्पियर	• शक्ति	वाट
• ज्योति तीव्रता	कैण्डेला	• दाब	पास्कल
• आयतन	घनमीटर	• चाल	मी/सेकण्ड
• कोणीय वेग	रेडियन/से.	• आवृत्ति	हर्ट्ज
• संवेग	किग्रा.मी./से.	• आवेग	न्यूटन/सेकण्ड
• पृष्ठ तनाव	न्यूटन/मीटर	• विद्युत प्रतिरोध	ओम
• विभवान्तर	वोल्ट	• विद्युत धारिता	फैराडे

ऊर्जा का रूपांतरण

उपकरण	ऊर्जा का स्वरूप परिवर्तन
डायनेमो	यांत्रिक ऊर्जा से वैद्युत ऊर्जा
मोटर	वैद्युत ऊर्जा से यांत्रिक ऊर्जा
माइक्रोफोन	ध्वनि ऊर्जा से वैद्युत ऊर्जा
लाउडस्पीकर	वैद्युत ऊर्जा से ध्वनि ऊर्जा
विद्युत सेल	रासायनिक ऊर्जा से वैद्युत ऊर्जा
सोलर सेल	सौर ऊर्जा से विद्युत ऊर्जा
विद्युत बल्ब	वैद्युत ऊर्जा से ऊष्मा एवं प्रकाश ऊर्जा
मोमबत्ती	रासायनिक ऊर्जा से प्रकाश एवं ऊष्मा ऊर्जा
फोटो इलेक्ट्रिक सेल	प्रकाश ऊर्जा से वैद्युत ऊर्जा
सितार	यांत्रिक ऊर्जा से ध्वनि ऊर्जा
इंजन	ऊष्मा ऊर्जा से यांत्रिक ऊर्जा

प्रसिद्ध भौतिक विज्ञानी एवं उनके आविष्कार

वैज्ञानिक	आविष्कार
• न्यूटन	गति के नियम, सार्वत्रिक गुरुत्वाकर्षण का नियम, परावर्तक दूरदर्शी, अवकलन गणित का आविष्कार, द्विपद प्रमेय का नियम
• गैलीलियो	जड़त्व का नियम, गति के समीकरण एवं दूरदर्शी का निर्माण
• फैराडे	विद्युत चुम्बकीय प्रेरण के नियम, विद्युत अपघट्य के नियम एवं डायनेमो का आविष्कार
• आइन्सटीन	सापेक्षिकता का विशिष्ट एवं व्यापक सिद्धांत, प्रकाश-विद्युत प्रभाव की व्याख्या, द्रव्यमान और ऊर्जा की तुल्यता ($E = mc^2$), फोटॉन की खोज, द्रव्यमान क्षति का पता
• जी. मार्कोनी	बेतार संदेश, रेडियो तथा बेतार टेलीग्राफी
• जॉन डॉल्टन	परमाणु सिद्धांत का प्रतिपादन
• डॉ. डेनिश गबोर	त्रिविमीय फोटोग्राफी की खोज
• रॉन्टजन	X-किरणों का आविष्कार
• हाइजेनबर्ग	अनिश्चितता का सिद्धांत एवं क्वाण्टम यांत्रिकी का निर्माण
• ऑटो हॉन	परमाणु बम का निर्माण
• एडीसन	फोनोग्राफ, विद्युत बल्ब, चलचित्र टेलीग्राफ
• हेनरी बेक्वेरल	रेडियो सक्रियता की खोज
• जॉन वारडीन	अतिचालकता का सिद्धांत
• एडवर्ड टेलर	हाइड्रोजन बम का निर्माण

वैज्ञानिक यंत्र व उपकरण

यंत्र/उपकरण	उपयोग
• आमीटर	विद्युत धारा को ऐम्पियर में मापने हेतु प्रयुक्त यंत्र
• अल्टीमीटर	विमानों की ऊँचाई मापने हेतु प्रयुक्त यंत्र
• ऑडियोमीटर	ध्वनि की तीव्रता मापने हेतु प्रयुक्त यंत्र
• एनिमोमीटर	वायु की शक्ति और गति मापने का यंत्र
• एवोमीटर	रेडियो में उत्पन्न दोष का पता लगाने का यंत्र
• एयरोमीटर	वायु तथा गैसों के भार तथा घनत्व मापने का यंत्र
• एक्युमुलेटर	विद्युत ऊर्जा को संचित करने का यंत्र
• एपिकायस्कोप	अपारदर्शी चित्रों को पर्दे पर दिखाने का काम करने वाला उपकरण
• एवन्टिओमीटर	सूर्य किरणों की तीव्रता का निर्धारण करने वाला यंत्र
• ओडोमीटर	वाहनों के पहियों द्वारा तय की गई दूरी को मापने वाला यंत्र
• बैरोमीटर	वायुमंडलीय दाब मापने वाला यंत्र
• बोलोमीटर	ऊष्मीय विकिरण मापने का यंत्र
• क्रेस्कोग्राफ	पौधों की वृद्धि को दर्शाने वाला यंत्र
• कैलोरीमीटर	ऊष्मा को मापने वाला यंत्र
• कार्डियोग्राम	मनुष्य की हृदयगति को मापने वाला यंत्र
• क्रोनोमीटर	पानी के जहाजों में सही समय ज्ञात करने में प्रयुक्त उपकरण
• फैदोमीटर	समुद्र की गहराई मापने वाला यंत्र
• लैक्टोमीटर	दूध की शुद्धता मापने वाला यंत्र
• मैनोमीटर	गैसों का दाब मापने का यंत्र
• पाइरोमीटर	उच्च ताप मापने वाला यंत्र
• फोनोमीटर	प्रकाश की चमक शक्ति ज्ञात करने वाला यंत्र
• पोलीग्राफ	झूठ का पता लगाने वाला यंत्र
• रेनगॉज	वर्षा की मात्रा ज्ञात करने वाला यंत्र
• राडार	दूर से आने वाले वायुयान की गति और दिशा ज्ञात करने वाला यंत्र
• रेडियो माइक्रोमीटर	ऊष्मीय विकिरण को मापने का यंत्र
• टैकोमीटर	वायुयान की गति मापने का यंत्र
• यूडोमीटर	वर्षामापक यंत्र

भौतिक विज्ञान के प्रमुख नियम/सिद्धांत

- **गति विषयक प्रथम नियमः** कोई भी वस्तु तब तक अपनी विरामावस्था अथवा गत्यावस्था में रहती है जब तक कि कोई बाह्य बल न आरोपित किया जाये।
- **गति विषयक द्वितीय नियमः** संवेग में परिवर्तन की दर आरोपित बल के समानुपाती होती है एवं परिवर्तन उसी दिशा में होता है, जिस दिशा में बल आरोपित किया जाता है।
- **गति विषयक तृतीय नियमः** प्रत्येक क्रिया के विपरीत एवं बराबर प्रतिक्रिया होती है एवं भिन्न-भिन्न वस्तुओं पर क्रिया करती है। यदि वे एक ही वस्तु पर क्रिया करती हैं तो परिणामी बल शून्य होगा।
- **संवेग संरक्षण का सिद्धांतः** जब दो या दो से अधिक वस्तुएँ एक-दूसरे के साथ परस्पर क्रिया करती हैं एवं कोई भी बाह्य बल नहीं लग रहा होता है तो उनका कुल संवेग सर्वदा संरक्षित रहता है। उदाहरण–राकेट की उड़ान।
- **न्यूटन का गुरुत्वाकर्षण नियमः** किन्हीं दो पिडों के बीच कार्य करने वाले बल का परिणाम, पिंडों के द्रव्यमान के गुणनफल के समानुपाती तथा उनकी बीच की दूरी के वर्ग के व्युत्क्रमानुपाती होता है।
- **पास्कल का नियमः** संतुलन में द्रव का दबाव चारों तरफ बराबर होता है।
- **हुक का नियमः** प्रत्यास्थता सीमा के अंदर प्रतिबल सदैव विकृति के समानुपाती होता है।
- **आर्कमिडीज का सिद्धांतः** किसी द्रव में डूबे किसी ठोस पर लगा उपरिमुखी बल, ठोस द्वारा हटाये गये द्रव के भार के बराबर होता है।
- **बॉयल का नियमः** किसी निश्चित तापक्रम पर किसी गैस की दी गई मात्रा का आयतन उसके दाब के व्युत्क्रमानुपाती होता है।
- **चार्ल्स का नियमः** दाब नियत हो तो, गैस का आयतन तापक्रम का समानुपाती होता है।
- **गैसों का गतिज सिद्धांतः** यदि किसी गैस को घनाकार बर्तन में रखा जाये तो गैस का दाब गैस के द्वारा उत्पन्न दाब के बराबर होता है, जो गैस द्वारा बर्तन की दीवार की इकाई क्षेत्रफल पर इकाई सेकेंड में उत्पन्न की जाती है।
- **किरचौफ का ताप नियमः** किसी विकिरण के लिए ऊष्मा का अच्छा शोषक, इसी विकरण के लिए ऊष्मा का अच्छा विकिरक भी होता है।

- **न्यूटन का शीतलन नियमः** किसी वस्तु के शीतलन की दर उस वस्तु के औसत ताप तथा वातावरण के ताप के अंतर के अनुक्रमानुपाती होती है, बशर्ते तापमान का अन्तर कम हो। उदाहरणार्थ, ठंड मौसम एवं छिछली प्याली में किसी द्रव का जल्दी ठंडा होना न्यूटन के शीतलन नियम की पुष्टि करता है।
- **जूल-थॉमसन प्रभावः** किसी गैस के प्रवाह को किसी दबाव के अंदर किसी छिद्रयुक्त माध्यम में मुक्त रूप से फैलने दिया जाये तो गैस के तापमान में अंतर 'जूल-थॉमसन प्रभाव' कहलाता है। यह प्रभाव शीतलन में प्रयुक्त होता है।
- **ऊष्मागतिकी के नियम–प्रथम नियमः** एक यांत्रिक क्रिया में उत्पन्न ऊष्मा किए गए कार्य के समानुपाती होती है। ऊष्मागतिकी का प्रथम नियम ऊर्जा संरक्षण नियम को दर्शाता है। **द्वितीय नियमः** इस नियम के अनुसार उपलब्ध ऊष्मा के सम्पूर्ण भाग को यांत्रिक कार्य में बदलना संभव नहीं है, परंतु इसके एक निश्चित भाग को कार्य में बदला जा सकता है। अर्थात् 'ऊष्मा अपने आप निम्न ताप की वस्तु से उच्च ताप की वस्तु की ओर प्रवाहित नहीं हो सकती।'
- **डॉप्लर का नियमः** यदि ध्वनि स्रोत तथा श्रोता के मध्य सापेक्ष गति हो रही हो तो श्रोता को ध्वनि की आवृत्ति तारत्व से भिन्न प्रतीत होती है। ध्वनि में होने वाले इस आभासी परिवर्तन की घटना को 'डाप्लर प्रभाव' या 'डाप्लर का नियम' कहते हैं।
- **कूलॉम का चुम्बकीय नियमः** समान आवेश परस्पर प्रतिकर्षित एवं असमान आवेश आकर्षित होते हैं। दो आवेशों के बीच क्रियाशील आकर्षण तथा प्रतिकर्षण का बल उनके गुणनफल के समानुपाती एवं उनके बीच की दूरी के वर्ग का व्युत्क्रमानुपाती होता है।
- **ओम का नियमः** यदि किसी चालक की भौतिक अवस्थाएँ अपरिवर्तित रहें तो उसके सिरों पर लगाये गये विभवांतर तथा उसमें प्रवाहित विद्युत् धारा की निष्पत्ति नियत रहती है।

भारतीय परमाणु ऊर्जा कार्यक्रम

- 19 दिसम्बर, 1945–बम्बई में 'टाटा इन्स्टीट्यूट ऑफ फंडामेंटल रिसर्च' की स्थापना।
- 10 अगस्त, 1948–'परमाणु ऊर्जा आयोग' का गठन।
- 18 अगस्त, 1950–परमाणु ऊर्जा द्वारा 'इंडियन रेअर अर्थ्स लिमिटेड' की स्थापना।
- 3 अगस्त, 1954–'परमाणु ऊर्जा विभाग' का सृजन।
- 4 अगस्त, 1956–देश के तथा एशिया के प्रथम परमाणु अनुसंधान रिएक्टर 'अप्सरा' की शुरूआत।
- 1962–भारत में पहली बार नांगल में भारी जल संयंत्र की स्थापना।
- 17 सितम्बर, 1963–'राजस्थान परमाणु विद्युत् गृह' की स्थापना हेतु भारत एवं कनाडा में समझौता।
- 12 जनवरी, 1967–'परमाणु ऊर्जा प्रतिष्ठान' का नाम 'भाभा परमाणु अनुसंधान केन्द्र' (BARC) रखा गया।
- 4 अक्टूबर, 1967–'यूरेनियम कॉरपोरेशन ऑफ इंडिया लिमिटेड' की स्थापना।
- 18 मई, 1974–राजस्थान के जैसलमेर जिले के लिए 'पोखरण' नामक स्थान में शांतिपूर्वक कार्यों के परमाणु परीक्षण सम्पन्न।
- 10 मई, 1980–अनुसंधान रिएक्टर 'पूर्णिमा-II' प्रारम्भ, 'पूर्णिमा-II' यूरेनियम-233 को प्रयोग करने वाला पहला रिएक्टर बना।
- 11 नवम्बर, 1984–'न्यूक्लियर पॉवर बोर्ड' की स्थापना।
- 16 सितम्बर, 1985–कलपक्कम में 'इंदिरा गाँधी परमाणु अनुसंधान केन्द्र' की स्थापना।
- 6 नवम्बर, 2001–तमिलनाडु के कुडानकुलम में दो परमाणु बिजली इकाइयाँ स्थापित करने के लिए रूस के साथ समझौता।

महत्वपूर्ण कार्बनिक-यौगिक और उनके उपयोग

यौगिक	उपयोग
• एथिलीन	कच्चे फलों को पकाने एवं उसके संरक्षण में, मस्टर्ड गैस बनाने में, निश्चेतक के रूप में।
• मीथेन	छापाखाने की स्याही बनाने में, प्रकाश तथा ऊर्जा उत्पादन में।
• एसीटिलीन	निओप्रीन नामक कृत्रिम रबर बनाने में, कच्चे फलों को कृत्रिम रूप से पकाने में।
• पोलीथीन	तारों और केबिलों के विद्युत रोधन में, पाइप, बाल्टी, ग्लास आदि बनाने में।
• एथिल ब्रोमाइड	स्थानीय निश्चेतक के रूप में।
• क्लोरोफार्म	निश्चेतक के रूप में, जीवाणुनाशक होने के कारण जन्तुओं और वनस्पतियों से पदार्थों के संरक्षण में।
• मिथाइल ऐल्कोहल	मेथिलेटेड स्पिरिट बनाने में, कृत्रिम रंग बनाने में, पेट्रोल के साथ मिलाकर इंजनों में ईंधन के रूप में।

यौगिक	उपयोग
• इथाइल ऐल्कोहल	दवाओं के काम आने वाले टिंचर बनाने में, वार्निश तथा पॉलिश बनाने में, शराब तथा अन्य ऐल्कोहलीय पेय बनाने में, कीटाणुनाशक, इत्र तथा सुगंध बनाने में आदि।
• फार्मेल्डिहाइड	फोटोग्राफी की प्लेटों पर जिलेटिन फिल्म को स्थिर रखने में, जीवाणु- नाशक के रूप में, अंडे की सफेदी से वाटरप्रूफ कपड़ा बनाने में।
• ग्लिसरॉल	मुहरों की स्याही, जल के रंग, जूतों की पॉलिश तथा शृंगार सामग्री बनाने में, पारदर्शक साबुन बनाने में, सूजन आदि में ठंडक पहुँचाने वाले पदार्थ बनाने में आदि।
• एसेटल्डिहाइड	प्लास्टिक बनाने, रंग तथा दवा बनाने, मेटा एसेटल्डिहाइड नामक नींद की दवा बनाने में।
• एसीटोन	कृत्रिम रेशम तथा संश्लेषित रबर बनाने में।
• एसीटिक अम्ल	प्रयोगशाला में अभिकर्मक के रूप में, सिरके के रूप में, अचार, चटनी आदि बनाने में।
• ग्लूकोस	विभिन्न प्रकार की शराब बनाने में, ग्लूकोस के रूप में।
• बेंजीन	विलायक के रूप में, शुष्क धुलाई में, पेट्रोल के साथ मिश्रित कर इंजनों के ईंधन के रूप में आदि।
• टॉइलीन	शुष्क धुलाई में, विलायक के रूप में, विस्फोटक बनाने में।
• क्लोरोबेंजीन	एनीलिन एवं फिनॉल के औद्योगिक निर्माण में।
• ईथर	निश्चेतक के रूप में, विलायक के रूप में, ठंडक पैदा करने में, ऐल्कोहॉल बनाने में।
• कार्बन टेट्राक्लोराइड	अग्निशामक के रूप में।
• गेमेक्सीन	कीटाणुनाशक के रूप में।

रसायन विज्ञान से संबंधित महत्वपूर्ण खोज

खोज	आविष्कारकर्ता
• प्रोटॉन	गोल्डस्टीन
• इलेक्ट्रॉन	थामसन
• न्यूट्रॉन	जेम्स चैडविक
• नाभिक	रदरफोर्ड
• परमाणु क्रमांक	मोसले
• आवर्त सारणी	मैण्डलीफ
• आधुनिक आवर्त सारणी	मोसले
• पॉजिट्रॉन	कार्ल एण्डरसन
• त्रिक नियम	डोबरी नियर
• अपवर्जन सिद्धांत	पाउली
• क्वांटम सिद्धांत	मैक्स प्लान्क
• रेडियो सक्रियता	हेनरी बेक्वेरेल
• वर्ग विस्थापन नियम	सॉडी व फेजेन्स
• द्रव्यमान संरक्षण का नियम	लैवोजियर
• सापेक्षिकता का सिद्धांत	आइन्सटीन
• वर्ग विस्थापन नियम	सॉडी व फेजेन्स
• परमाणु सिद्धांत	जॉन डॉल्टन
• बोर सिद्धांत	नील्स बोर
• समस्थानिक	सॉडी
• भारी जल	यूरे
• प्रकाश विद्युत प्रभाव	आइन्सटीन
• गैसों का विसरण नियम	ग्राहम
• द्रव्यमान ऊर्जा समीकरण	आइन्सटीन
• विद्युत अपघटन का नियम	फैराडे
• सह संयोजकता	लुईस
• pH मापक्रम	लारेन्सन
• हीलियम	लोकेयर
• ऑक्सीजन	शीले एवं प्रीस्टले
• सोडियम/पोटेशियम	डेवी
• रेडियम	क्यूरी दम्पत्ति
• थोरियम	बर्जीलियस
• यूरेनियम	क्लैप्रोथ
• क्लोरीन	शीले
• आर्गन	रैमजे और रैले
• परासरण दाब का नियम	वर्कले

रासायनिक पदार्थों के रासायनिक नाम व सूत्र

रासायनिक पदार्थ	रासायनिक नाम	रासायनिक सूत्र
• विरंजक चूर्ण	ब्लीचिंग पाउडर	Ca(OCl).Cl
• चूने का पानी	कैल्सियम हाइड्रॉक्साइड	$Ca(OH)_2$
• जिप्सम	कैल्शियम सल्फेट	$CaSO_4.2H_2O$
• प्लास्टर ऑफ पेरिस	कैल्शियम सल्फेट हेमीहाइड्रेट	$CaSO_4.½H_2O$
• साधारण नमक	सोडियम क्लोराइड	NaCl
• बेकिंग सोडा	सोडियम बाइकार्बोनेट	$NaHCO_3$
• कास्टिक सोडा	सोडियम हाइड्रॉक्साइड	NaOH
• चिली साल्टपीटर	सोडियम नाइट्रेट	$NaNO_3$
• सुहागा	बोरेक्स	$Na_2B_4O_7.10H_2O$
• फिटकरी	पोटैशियम एल्युमिनियम सल्फेट	$K_2SO_4.Al_2SO_4)_3.24H_2O$
• शोरा	पोटैशियम नाइट्रेट	KNO_3
• चूने का पत्थर/ संगमरमर	कैल्शियम कार्बोनेट	$CaCO_3$
• नौसादर	अमोनियम क्लोराइड	NH_4Cl
• लाफिंग गैस	नाइट्रस ऑक्साइड	N_2O
• लाल सिन्दूर	लेड परऑक्साइड	Pb_3O_4
• म्यूरेटिक अम्ल	हाइड्रोक्लोरिक अम्ल	HCl
• ऑयल ऑफ विट्रियॉल	सान्द्र सल्फ्यूरिक अम्ल	H_2SO_4
• शुष्क बर्फ	ठोस कार्बन डाइऑक्साइड	CO_2
• हरा कसीस	फेरस सल्फेट	$FeSO_4.7H_2O$
• भारी जल	ड्यूटेरियम ऑक्साइड	D_2O
• सिलिका	सिलिकन डाइऑक्साइड	SiO_2
• सफेद कसीस	जिंक सल्फेट	$ZnSO_4.7H_2O$
• क्विक सिल्वर	मरकरी	Hg
• नीला कसीस	कॉपर सल्फेट	$CuSO_4.5H_2O$
• मार्श गैस	मीथेन	CH_4
• फ्रीऑन	डाइक्लोरोडाइफ्लोरो कार्बन	CF_2Cl
• यूरिया	कार्बामाइड	NH_2CONH_2
• क्लोरोफार्म	ट्राइक्लोरो मिथेन	$CHCl_3$
• फिनॉल	हाइड्रोक्सीबेंजीन	C_6H_5OH
• ऐल्कोहॉल	इथाइल ऐल्कोहॉल	C_2H_5OH

रेडियोसक्रिय समस्थानिक और उनकी उपयोगिता

समस्थानिक	उपयोगिता
Na-24	रुधिर संचरण तंत्र का विकार ज्ञात करने में
P-32	रुधिर की खराबी से उत्पन्न रोगों, कैंसर, ल्यूकीमिया आदि के उपचार में।
C-14	अजीवी कार्बनिक वस्तुओं की आयु निर्धारित करने में तथा प्रकाश-संश्लेषण के अध्ययन में।
Fe-59	अरक्तता रोग ज्ञात करने में
Co-60	कैंसर के उपचार में
I-131	थॉयराइड ग्रंथि का विकार ज्ञात करने में, थॉयराइड कैंसर का उपचार करने तथा ब्रेन ट्यूमर ज्ञात करने में।

खनिज लवणों की मानव शरीर में भूमिका

खनिज लवण	मानव शरीर में भूमिका
लोहा (Fe)	लाल रक्त कणिकाओं (RBC) का निर्माण
कैल्शियम (Ca)	हड्डियों एवं दाँतों का निर्माण
आयोडीन (I)	थॉयराइड ग्रंथि का नियंत्रण
फास्फोरस (P)	जीवद्रव्य एवं हड्डियों का निर्माण
सोडियम (Na)	पाचन, उत्सर्जन एवं तंत्रिका तंत्र के कार्यों में सहायता करना
मैग्नीशियम (Mg)	मांसपेशियों के संचालन एवं तंत्रिका तंत्र की कार्य विधि में सहायता करना
पोटैशियम (K)	कोशिकीय संवहन एवं जैविक क्रियाओं का नियंत्रण

कोशिकीय अंग और उनके खोजकर्ता

कोशिकीय अंग	खोजकर्ता	कोशिकीय अंग	खोजकर्ता
केन्द्रक	रॉबर्ट ब्राउन	केन्द्रिका	फोण्टाना
क्लोरोप्लास्ट	स्किम्पर	क्रोमोसोम	हॉफमिश्चर
अन्तःद्रव्यी जालिका	पोर्टर	तारककाय	बोवेरी
गॉल्जीकाय	जॉर्ज गॉल्जी	लाइसोसोम	सी.डी. दूबे
माइटोकोन्ड्रिया	सी.बेन्डा	राइबोसोम	पैलेड
स्फीरोसोम	पर्नर	जीवद्रव्य	डुजार्डिन
क्रोमेटिन	फ्लेमिंग	केन्द्रक कला	हर्टविग

प्रमुख जीव वैज्ञानिक एवं उनका योगदान

जीव वैज्ञानिक	योगदान
एन्टोनी वॉन ल्यूवेनहॉक	सूक्ष्मजीव विज्ञान के जनक, अच्छी गुणवत्ता के साधारण लैंसों की सहायता से सूक्ष्म जीवधारियों को देखा और उन्हें 'Animal-cules' नाम दिया।
एलेक्जेंडर फ्लेमिंग	पेन्सिलिन (Penicillin) की खोज।
ए.जी. टेन्सले	'Ecosystem' शब्द का प्रतिपादन।
बेटसन	'आनुवंशिकी' (Genetics) शब्द का प्रतिपादन।
बैन्टिंग तथा बेस्ट	पैंक्रियास से इन्सुलिन हार्मोन का पृथक्करण।
कैरोलस लीनियस	वर्गिकी के जनक, जीवों के नामकरण की द्विनाम पद्धति' का प्रतिपादन 'Systema Nature', Species Plantarum' तथा 'Genera Plantarum' नामक पुस्तकों के लेखक, आधुनिक वनस्पति विज्ञान के जनक।
क्रिश्चियन बर्नार्ड	प्रथम मानव हृदय प्रत्यारोपण ऑपरेशन।
चार्ल्स लेबरॉन	मलेरिया के रोगाणु का पता
चार्ल्स डार्विन	जैवविकास मत का प्रतिपादन, Origin of Species नामक पुस्तक की रचना।
ड्रेसर	'एस्प्रीन' (Aspirin) दवा की खोज
एडवर्ड जेनर	चेचक के टीके की खोज, टीकाकरण का विकास, प्रतिरक्षा विज्ञान के जनक
अर्न्स्ट हेकेल	बायोजेनेटिक नियम का प्रतिपादन, प्रोटिस्टा (Protista) तथा प्लास्टिड (Plastid) शब्द का प्रतिपादन
फन्क	'विटामिन' (Vitamin) शब्द का प्रतिपादन
ह्यूगो डी ब्रीज	उत्परिवर्तन (Mutation) का सिद्धांत
हापकिन्स तथा फन्क	'विटामिन मत' का प्रतिपादन
हरगोविन्द खुराना	आनुवांशिक कोडों का प्रतिपादन
इवानोवस्की	'विषाणुओं' की सर्वप्रथम खोज
जे.ई. पुरकिन्जे	'जीवद्रव्य' (Protoplasm) का नामकरण
जोहॉनसन	'जीन' (Gene) शब्द का प्रतिपादन
जॉनास साल्क	पोलियो से बचाव के लिए टीके का निर्माण
कार्ल लैंडेस्टीनर	'ABO' रक्त वर्गों का पता, R^h फैक्टर की खोज, एन्टीजन की खोज
लुई पाश्चर	रोगों का जर्म-प्लाज्म मत (रोगाणुवाद का प्रतिपादन), रेबीज टीका का निर्माण, किण्वन की खोज, सूक्ष्मजीव विज्ञान के जनक
रॉबर्ट हुक	कोशिका की खोज, 'कोशा' (Cell) शब्द का प्रतिपादक, माइक्रोग्राफिया नामक पुस्तक का लेखन, कोशिका विज्ञान के जनक
रॉबर्ट ब्राउन	कोशिकाओं में केन्द्रक की उपस्थिति का पता और उसका नामकरण, ब्राउनियन गति का प्रतिपादन
आर. आल्टमान	'न्यूक्लिक अम्ल' शब्द का प्रतिपादन
रॉबर्ट एडवर्ड	परखनली शिशु विकसित करने की तकनीक का विकास
श्लाइडेन एवं श्वान	'कोशिका मत' (Cell theory) का प्रतिप्रादन
थियोफ्रेस्टस	वनस्पतिशास्त्र के पिता, Historia Plantarum नामक पुस्तक का लेखन
टी.आर. माल्थस	खाद्य उत्पादन एवं जनसंख्या के बीच संबंध का प्रतिपादन
टी.एच. हक्सले	'जाति आवर्तन नियम' (Biogentic law) का प्रतिपादन
विलियम हार्वे	रक्त परिसंचरण (Blood Circulation) की खोज
डब्ल्यू. फ्लेमिंग	माइटोसिस (Mitosis) शब्द का प्रतिपादन
वाटसन एवं क्रिक	DNA की आण्विक रचना के लिए द्विकुण्डलित प्रारूप का प्रतिपादन
जेड. जेन्सन एवं एच. जेन्सन	प्रथम 'संयुक्त सूक्ष्मदर्शी' का निर्माण

विटामिनों के स्रोत एवं उनकी विशेषताएँ

नाम	स्रोत	कार्यिकी	कमी का प्रभाव
• विटामिन-A (रेटिनॉल)	दूध, मक्खन, अण्डा, यकृत, मछली का तेल।	दृष्टि रंगों का संश्लेषण, एपिथीलियमी स्तरों की वृद्धि एवं विकास।	कॉर्निया व त्वचा की कोशिकाओं का शल्कोष्ट, रतौंधी, कुंठित वृद्धि।
• विटामिन-D (कैल्सीफेरॉल)	मक्खन, यकृत, गुर्दे, अण्डे, मछली का तेल, त्वचा और यीस्ट में सूर्य प्रकाश में संश्लेषण।	कैल्शियम व फॉस्फोरस का उपापचय, हड्डियों और दाँतों की वृद्धि।	सूखा रोग, ऑस्टियोमैलेसिया
• विटामिन-E (टेकोफेरॉल)	तेल, गेहूँ, अण्डे की जर्दी, सोयाबीन।	कोशिका कला की सुरक्षा, जननिक एपिथीलियम की वृद्धि, पेशियों की क्रियाशीलता।	जनन क्षमता की कमी, जननांग तथा पेशी की कमजोरी।
• विटामिन-K (नैफ्थोक्विनोन)	हरी पत्तियाँ, अण्डा, यकृत, टमाटर, गोभी, सोयाबीन।	यकृत में प्रोथ्रॉम्बिन का संश्लेषण।	रुधिर का थक्का न होना।
• विटामिन-B_1 (थायमीन)	अनाज, फलियाँ, सोयाबीन, दूध, यीस्ट, अण्डे, माँस।	कार्बोहाइड्रेट एवं अमीनो अम्ल उपापचय के लिए आवश्यक एन्जाइम का सह-एन्जाइम।	बेरी-बेरी।
• विटामिन-B_2 (राइबोफ्लैविन)	हरी पत्तियाँ, पनीर, अण्डे, यीस्ट, माँस, यकृत।	उपापचय में महत्वपूर्ण सह-एन्जाइमों का घटक।	कीलोसिस।
• विटामिन-B_3 (निकोटिनिक अम्ल)	मांस, मछली, अण्डे, दूध, मटर, मेवा, फलियाँ।	उपापचय में महत्वपूर्ण सह-एन्जाइमों का घटक।	पेलाग्रा।
• विटामिन-B_5 (पैन्टोथीनिक अम्ल)	अण्डे, दूध, मांस, मूँगफली, गन्ना।	अपचय के सह-एन्जाइम-A का घटक।	वृद्धि कम, चर्म रोग, जनन क्षमता में कमी।
• विटामिन-B_6 (पाइरोडॉक्सिन)	दूध, मांस, मछली, यीस्ट, यकृत, अनाज।	प्रोटीन उपापचय में आवश्यक एन्जाइमों का सह-एन्जाइम।	रक्तक्षीणता, चर्म-रोग, पेशीय ऐंठन।
• विटामिन-H (बायोटिन)	अण्डा, मांस, गेहूँ, मूंगफली, सब्जियाँ, फल।	वसीय एवं अमीनो अम्लों सहित कई अन्य पदार्थों की संश्लेषण अभिक्रियाओं में सह-एन्जाइम।	बालों का झड़ना, चर्म रोग।
• फॉलिक अम्ल समूह	हरी पत्तियाँ, सोयाबीन, फलियाँ, यकृत।	वृद्धि, रुधिराणुओं का निर्माण, DNA का संश्लेषण।	रुधिर क्षीणता, कुंठित वृद्धि।
• विटामिन-B_{12} (सायनोकोबालामीन)	मांस, मछली, दूध, अण्डा।	वृद्धि रुधिराणुओं का निर्माण, न्यूक्लिक अम्लों का संश्लेषण।	रुधिर क्षीणता, तंत्रिका तंत्र की गड़बड़ियाँ।
• विटामिन-C (एस्कॉर्बिक अम्ल)	नींबू, संतरा, टमाटर, सब्जियाँ।	हड्डियों के मैट्रिक्स तथा दाँतों के डेन्टीन का निर्माण।	स्कर्वी रोग।

जीवाणु के द्वारा होने वाले रोग एवं उनके लक्षण

रोग	जीवाणु	प्रभावित अंग	लक्षण
• प्लेग	पाश्चुरेला पेस्टिस	फेफड़े, कांख दोनों पैरों के बीच	बहुत तेज बुखार, शरीर पर गिल्टियां
• क्षय रोग	माइकोबैक्टिरियस ट्यूबरकुलोसिस	फेफड़ा	बार-बार खाँसी के साथ कफ एवं रक्त निकलना
• गोनोरिया	नाइसेरिया गोनोरियाई	मूत्र मार्ग	मूत्र-मार्ग में सूजन
• सिफलिस	ट्रैपोनमा पैलिडम	शिश्न	शिश्न में घाव
• टिटनेस	क्लॉस्ट्रीडियम, टेटेनी	तंत्रिका तंत्र	तेज बुखार, जबड़ा भिंचना एवं शरीर में ऐंठन
• हैजा	विब्रिओ कालेरी	आँत	लगातार दस्त और उल्टियाँ
• डिप्थीरिया	कोरीनी बैक्टीरियम डिप्थीरी	श्वास नली	साँस लेने में कठिनाई एवं दम घुटना
• काली खाँसी	हीमोफिलस परटूसिस	श्वसन तंत्र	लगातार खाँसी आना
• कुष्ठ रोग	माइकोबैक्टिरियम लेप्री	तंत्रिका तंत्र, त्वचा	शरीर पर चकत्ते, तंत्रिकाएँ प्रभावित
• टायफायड	साल्मोनेला टाइफी	आँत	तेज बुखार, सिर दर्द
• निमोनिया	डिप्लोकोकस न्यूमोनी	फेफड़ा	तेज बुखार, फेफड़ों में सूजन

परजीवी (*Protozoa*) द्वारा होने वाली बीमारी

बीमारी	परजीवी	प्रभावित अंग	वाहक मच्छर	लक्षण
• काला-जार	लीशमैनिया डोनावानी	अस्थि-मज्जा	बालू-मक्खी	तेज बुखार
• सोने की बीमारी	ट्रिपेनोसोमा	मस्तिष्क	सी-सी मक्खी	बहुत नींद के साथ बुखार
• मलेरिया	प्लाज्मोडियम	तिल्ली एवं लाल रक्त कण	मादा एनोफ्लीज	ठंड के साथ बुखार
• पायरिया	एन्ट अमीबा जिन्जिवेलिस	मसूढ़े	–	मसूढ़ों से रक्तस्राव
• पेचिस	एन्ट अमीबा हिस्टोलिटिका	आँत	–	श्लेष्मा एवं खून के साथ दस्त

विषाणुओं के द्वारा होने वाले रोग एवं उनके लक्षण

रोग	विषाणु	प्रभावित अंग	लक्षण
• पोलियो	पोलियो	गला, रीढ़, नाड़ी संस्थान	ज्वर, बदन में दर्द, रीढ़ की हड्डी एवं आँत की कोशिकाएँ नष्ट हो जाती हैं।
• चेचक	वैरिओला वायरस	सम्पूर्ण शरीर	तेज-बुखार, शरीर पर लाल दाने।
• डेंगू ज्वर	अरबो वायरस	सम्पूर्ण शरीर, विशेषकर सिर, आँख एवं जोड़	बुखार, आँखों, पेशियों, सिर तथा जोड़ों में दर्द।
• एड्स	HIV	प्रतिरक्षा प्रणाली	रोग प्रतिरोधक क्षमता का नष्ट होना।
• इन्फ्लूएंजा	मिक्सो वाइरस	सम्पूर्ण शरीर	सर्दी, छींक, बेचैनी।
• छोटी माता	वैरिसेला वाइरस	सम्पूर्ण शरीर	हल्का बुखार, शरीर पर पित्तिकाएँ।
• खसरा	ओरबिली वाइरस	सम्पूर्ण शरीर	शरीर पर लाल दाने।
• रेबीज	रैब्डो वाइरस	तंत्रिका तंत्र	जीभ बाहर निकलना एवं पागलपन।
• हर्पीस	हर्पीस	त्वचा	त्वचा में सूजन।

पर्यावरण अनुकूलन के आधार पर पौधों का वर्गीकरण

पौधे के प्रकार	पर्यावरण अनुकूलन
जलोद्भिद	जल में उगने वाले पौधे
समोद्भिद	सामान्य मृदा में उगने वाले पौधे
मरुद्भिद	मरुस्थलीय क्षेत्रों में उगने वाले पौधे
हैलोफाइटस	अधिक सांद्रता वाली मृदा में उगने वाले पौधे
हीलोफाइटस	दलदली भूमि में उगने वाले पौधे
ऑक्जीलोफाइट्स	अम्लीय मृदा में उगने वाले पौधे
सैमोफाइट्स	बालू में उगने वाले पौधे
लिथोफाइट्स	चट्टानों पर उगने वाले पौधे
एरिमोफाइट्स	रेगिस्तान तथा स्टेपीज में उगने वाले पौधे
स्कलेरोफाइट्स	काष्ठीय झाड़ीदार पौधे

फल और उनके खाने योग्य भाग

फल	फल का प्रकार	खाने योग्य भाग
सेब	पोम	गूदेदार पुष्पासन
नाशपाती	पोम	गूदेदार पुष्पासन
आम	ड्रूप	मध्य फलभित्ति
बेर	ड्रूप	बाह्य एवं मध्य फलभित्ति
अमरूद	बेरी	फलभित्ति एवं बीजांडसन
अंगूर	बेरी	फलभित्ति एवं बीजांडसन
पपीता	बेरी	मध्य फलभित्ति
नारियल	ड्रूप	भ्रूणपोष
टमाटर	बेरी	फलभित्ति एवं बीजांडसन
केला	बेरी	मध्य एवं अंतःफलभित्ति
नींबू	हास्पिरिडियम	अंतःभित्ति से विकसित एक कोशिकीय रसीले रोम
अनार	ब्लौस्टा	रसीले बीजचोल
गेहूँ	कैरियोप्सिस	भ्रूणपोष एवं भ्रूण
काजू	नट	पुष्पवृन्त एवं बीजपत्र
लीची	नट	गूदेदार एरिल
चना	संपुटीफली	बीजपत्र एवं भ्रूण
इमली	लोमेन्टम	मध्य फलभित्ति
मूँगफली	लोमेन्टम	बीजपत्र एवं भ्रूण
शरीफा	बेरी	गूदेदार फलभित्ति का पुंज
शहतूत	सोरोसिस	रसीले परिदलपुंज
कटहल	सोरोसिस	सहपत्र, परिदल एवं बीज
अनन्नास	सोरोसिस	सहपत्र, परिदल एवं रेकिस व फलभित्ति

मानव शरीर के महत्वपूर्ण तथ्य

- मानव शरीर की सबसे बड़ी ग्रंथि–यकृत
- मानव शरीर की सबसे छोटी ग्रंथि–पिट्यूटरी ग्रंथि
- मानव शरीर की सबसे बड़ी अंतःस्रावी ग्रंथि–थॉयराइड ग्रंथि
- मानव शरीर की सबसे बड़ी हड्डी–फीमर
- मानव शरीर की सबसे छोटी हड्डी–स्टेप्स
- मानव शरीर की सबसे बड़ी पेशी–ग्लूटियस मैक्सिमस
- मानव शरीर की सबसे छोटी पेशी–स्टेपिडियस
- मानव शरीर का सबसे अधिक पुनरूद्भवन क्षमता वाला अंग–यकृत
- मानव शरीर की सबसे बड़ी कोशिका–न्यूरॉन
- मानव शरीर का सबसे बड़ा श्वेत रक्त कण–मोनोसाइट
- किरणों के प्रभाव से विटामिन डी में बदल जाता है–एर्गोस्टीरॉल
- मानव शरीर का तेल ग्रंथिविहीन अंग–ओठ (Lips)
- मानव शरीर में सर्वाधिक मात्रा में पाया जाने वाला तत्व–ऑक्सीजन
- मानव शरीर में सबसे कम मात्रा में पाया जाने वाला तत्व–मैंगनीज
- मानव शरीर में अस्थियों की कुल संख्या–206
- नवजात शिशुओं में अस्थियों की कुल संख्या–300 (लगभग)
- मानव मस्तिष्क का भार–1400 ग्राम
- मानव हृदय की रक्त पम्प करने की क्षमता–4.5 लीटर प्रति मिनट
- मानव शरीर का सामान्य रक्त-चाप–120/80 mm Hg
- मानव शरीर में लाल रक्त कणों की संख्या
  (पुरुष)–5-5.5 मिलियन/क्यूबिक mm
  (महिला)–4.5-5 मिलियन/क्यूबिक mm
- लाल रक्त कणों का जीवन काल–120 दिन
- श्वेत रक्त कणों का सामान्य काउन्ट–5000-1000/क्यूबिक mm
- श्वेत रक्त कणों का जीवन काल–2-5 दिन
- सर्वदाता रक्त समूह–'O' समूह
- सर्वग्राही रक्त समूह–'AB' समूह
- सामान्य शरीर तापक्रम–98.4°F
- केल्विन पैमाने पर मानव शरीर का तापक्रम–310°K
- सैल्सियस पैमाने पर मानव शरीर का तापक्रम–37°C (लगभग)
- मूत्र का pH मान–6.0
- रक्त का pH मान–7.4
- मानव की श्रव्यता सीमा–20Hz से 20000 Hz तक

जीव विज्ञान की प्रमुख शाखाएँ

- **एनाटोमी (Anatomy):** जीव विज्ञान की इस शाखा में शरीर की आंतरिक संरचना का अध्ययन किया जाता है।
- **एन्थ्रोपोलॉजी (Anthropology):** विज्ञान की इस शाखा में मानव के विकास, रीति-रिवाज, इतिहास, परम्पराओं से सम्बन्धित विषयों का अध्ययन किया जाता है।
- **कीमोथिरेपी (Chemotheraphy):** चिकित्सा विज्ञान की इस शाखा में रासायनिक यौगिकों से उपचार किया जाता है।
- **इकोलॉजी (Ecology):** यह विज्ञान वनस्पतियों तथा प्राणियों के पर्यावरण या प्रकृति से सम्बन्धों का अध्ययन करता है।
- **एन्टोमोलॉजी (Entomology):** जन्तु विज्ञान की इस शाखा में कीट-पतंगों का अध्ययन किया जाता है।
- **एपीडीमियोलॉजी (Epidemiology):** चिकित्सा विज्ञान की यह शाखा महामारी और उनके उपचार से सम्बन्धित है।
- **एक्स-बायोलॉजी (Ex-biology):** इस विज्ञान के द्वारा पृथ्वी को छोड़कर अन्य ग्रहों व उपग्रहों पर जीवन की संभावनाओं का अध्ययन किया जाता है।
- **जिरोन्टोलॉजी (Gerontology):** विज्ञान की इस शाखा में वृद्धावस्था से सम्बन्धित तथ्यों का अध्ययन किया जाता है।
- **हॉर्टीकल्चर (Horticulture):** फल-फूल व साग-सब्जी उगाने, बाग लगाने, पुष्प उत्पादन का अध्ययन इस विज्ञान के द्वारा किया जाता है।
- **हाइड्रोपैथी (Hydropathy):** इस विज्ञान में पानी द्वारा रोगों की चिकित्सा होती है।
- **होलोग्राफी (Holography):** यह लेसर पुंज की सहायता से त्रिविमीय चित्र बनाने की विधि है।
- **मीट्रियोलॉजी (Metreology):** मौसम की दशाओं में होने वाली क्रियाओं तथा परिवर्तनों का अध्ययन इस विज्ञान के द्वारा किया जाता है।
- **मॉर्फोलॉजी (Morphology):** विज्ञान की इस शाखा में पृथ्वी पर पाये जाने वाले प्राणियों तथा पौधों की संरचना, रूप एवं प्रकार आदि का अध्ययन किया जाता है।
- **न्यूरोलॉजी (Neurology):** मानव शरीर की नाड़ियों या तंत्रिकाओं का अध्ययन तथा उपचार इस विज्ञान के द्वारा किया जाता है।
- **ओडोन्टोग्राफी (Odontography):** दाँतों का अध्ययन करने वाली चिकित्सा विज्ञान की यह एक शाखा है।
- **ऑर्निथोलॉजी (Ornithology):** इस विज्ञान में पक्षियों से सम्बन्धित अध्ययन किया जाता है।
- **पोमोलॉजी (Pomology):** विज्ञान की इस शाखा में फलों का अध्ययन किया जाता है।
- **एग्रोस्टोलॉजी (Agrostology):** यह घासों से सम्बन्धित विज्ञान की एक शाखा है।
- **अर्बोरीकल्चर (Arbori Culture):** यह वृक्ष उत्पादन सम्बन्धी विज्ञान की एक शाखा है।
- **कॉन्कोलॉजी (Conchology):** विज्ञान की इस शाखा के अन्तर्गत मोलस्क विज्ञान का अध्ययन होता है।
- **इथोलॉजी (Ethology):** विज्ञान की इस शाखा के अन्तर्गत प्राणियों के आचार तथा व्यवहार का अध्ययन होता है।
- **हीलियोथिरेपी (Heliotherapy):** यह सूर्य के प्रभाव से चिकित्सा करने की प्रक्रिया है।
- **हाइड्रोस्टेटिक्स (Hydrostatics):** इस शाखा के अंतर्गत द्रवस्थैतिक का अध्ययन होता है।
- **फाइकोलॉजी (Phycology):** विज्ञान की इस शाखा के अंतर्गत शैवालों का अध्ययन होता है।
- **सेरीकल्चर (Sericulture):** विज्ञान की इस शाखा के अंतर्गत रेशम के कीड़ों के पालन का अध्ययन किया जाता है।
- **हिप्नोलॉजी (Hypnology):** विज्ञान की इस शाखा में नींद का अध्ययन किया जाता है।

●●●

कम्प्यूटर

- आज कम्प्यूटर का युग है। जीवन के प्रत्येक क्षेत्र में कम्प्यूटर का समावेश है। वृहत् पैमाने पर गणना करने वाले इलेक्ट्रॉनिक संयंत्र को संगणक अथवा कम्प्यूटर कहते हैं, अर्थात् कम्प्यूटर वह युक्ति है जिसके द्वारा स्वचालित रूप से विविध प्रकार के आंकड़ों को संसाधित एवं संचयित किया जाता है।
- **माइक्रो कम्प्यूटर :** ये वस्तुतः एक ही व्यक्ति द्वारा उपयोग में लाए जाने के कारण व्यक्तिगत कम्प्यूटर (PC) के नाम से जाने जाते हैं।

कम्प्यूटर के प्रकार

- **मिनी कम्प्यूटर :** आकार तथा कार्यक्षमता की दृष्टि से ये छोटे होते हैं तथा एक बड़ी मेज पर आ सकते हैं। इन पर एक साथ बीस-तीस टर्मिनल पर कार्य किया जाता है।
- **मेन फ्रेम कम्प्यूटर :** ये बड़े आकार के कम्प्यूटर होते हैं जिनका डिजाइन स्टील के फ्रेम में लगाकर किया जाता है। इसकी मेमोरी उपर्युक्त दोनों से अधिक होती है।
- **सुपर कम्प्यूटर :** ये कम्प्यूटर बहुत अधिक शक्तिशाली होते हैं तथा जटिल संक्रियाओं को भी बहुत शीघ्र गति से करते हैं। इसकी संग्रहण क्षमता भी अधिक होती है।
- **अंकीय कम्प्यूटर :** इस प्रकार के कम्प्यूटर सभी प्रकार की सूचनाओं को द्विआधारी पद्धति में बदलकर अपना कार्य करते हैं। ये सभी प्रकार की गणनाएं गिनकर या जोड़कर करते हैं।
- **प्रकाशीय कम्प्यूटर :** इस प्रकार के कम्प्यूटर में एक अवयव को दूसरे से जोड़ने का कार्य ऑप्टिकल फाइबर के तन्तु से किया जा रहा है एवं गणना अवयव प्रकाशीय पद्धति पर बनाए जा रहे हैं। ये पंचम पीढ़ी के कम्प्यूटर हैं।

हार्डवेयर और सॉफ्टवेयर

- सामान्यतया कम्प्यूटर सिस्टम के दो भाग होते हैं–**हार्डवेयर** और **सॉफ्टवेयर**। कम्प्यूटर के मशीनी पुर्जो को अर्थात् उसके भौतिक रूप को **हार्डवेयर** कहा जाता है। जो जानकारी (डाटा) और हिदायतें कम्प्यूटर में फीड की जाती हैं जिनके आधार पर और जिनके अनुरूप कम्प्यूटर क्रियाएँ करता है, उन्हें **सॉफ्टवेयर** कहा जाता है।
- जैसा कि पहले बताया गया है कि कम्प्यूटर की भाषा में जानकारी को **'डाटा'** और हिदायतों को **'प्रोग्राम'** कहा जाता है।
- सबसे शक्तिशाली कम्प्यूटर **'मेनफ्रेम'** नाम से जाने जाते हैं, जिनका प्रयोग बड़े-बड़े उद्योगों और सरकारी संगठनों में किया जाता है।
- सबसे छोटे कम्प्यूटरों को **'मैक्रोकम्प्यूटर'** कहा जाता है, जिनका प्रयोग घरों में किया जाता है और जिनमें केवल एक सिलिकन चिप होता है, जिसे **मैक्रोप्रोसेसर** कहते हैं।

बाइनरी कोड

- डाटा और हिदायतों को कम्प्यूटर में फीड करने से पहले उन्हें संख्याओं (Numbers) अथवा अंकों (digits) में कोड करना जरूरी होता है, क्योंकि कम्प्यूटर संख्याओं और अंकों के रूप में मिलने वाली जानकारी को ही प्रोसेस करता है और इसीलिए इसे **डिजिटल कम्प्यूटर** कहा जाता है।
- डिजिटल कम्प्यूटर सामान्य अंकों अर्थात् 0 से 9 तक के अंकों का प्रयोग नहीं करता। इसमें केवल दो अंकों 0 और 1 का प्रयोग होता है। इन दोनों अंकों को–विद्युत प्रवाह को 1 के रूप में और विद्युत अप्रवाह को 0 के रूप में–कम्प्यूटर के इलेक्ट्रॉनिक सर्किट में व्यक्त किया जा सकता है।

- कम्प्यूटर की भाषा में 1 और 0 दोनों को **बिट** (या बाइनरी और डिजिट का संक्षिप्त रूप है) कहा जाता है। प्रत्येक संख्या, वर्ण (अक्षर) और प्रतीक को आठ बिटों के कोड में व्यक्त किया जाता है। आठ-बिटों की इकाई को **बाइट** कहा जाता है।

कम्प्यूटर की उच्च स्तरीय भाषाएँ

- इस प्रकार की भाषाओं के विकास का श्रेय IBM कंपनी को जाता है। फॉरट्रान (FORTRAN) नामक पहली उच्च स्तरीय भाषा का विकास इसी कंपनी के प्रयास से हुआ। इसके बाद सैकड़ों उच्चस्तरीय भाषाओं का विकास हुआ। कुछ प्रमुख उच्चस्तरीय भाषाएँ निम्नलिखित हैं–
  - (*a*) **फॉरट्रान (FORTRAN) :** इस भाषा का विकास गणितीय सूत्रों को आसानी से और कम समय में हल करने के लिए किया गया था।
  - (*b*) **बेसिक (BASIC) :** इस भाषा में प्रोग्राम में निहित आदेश के किसी निश्चित भाग को निष्पादित किया जा सकता है।
  - (*c*) **कोबोल (COBOL) :** इस भाषा का विकास व्यावसायिक हितों के लिए किया गया। इस भाषा की संक्रिया के लिए लिखे गए वाक्यों के समूह को पैराग्राफ कहते हैं। सभी पैराग्राफ मिलकर एक सेक्शन बनाते हैं और सेक्शनों से मिलकर डिवीजन बनता है।
  - (*d*) **प्रोलॉग (PROLOG) :** इस भाषा का विकास कृत्रिम बुद्धि के कार्यों के लिए किया गया है, जो तार्किक प्रोग्रामिंग में सक्षम है।
  - (*e*) **अल्गोल (ALGOL) :** यह अंग्रेजी के अल्गोरिथमिक लैंग्वेज का संक्षिप्त रूप है। इसका निर्माण जटिल बीजगणितीय गणनाओं में प्रयोग हेतु बनाया गया था।
  - (*f*) **कोमाल (COMAL) :** यह Common Algorithmic Language का संक्षिप्त रूप है। इस भाषा का प्रयोग माध्यमिक स्तर के छात्रों के लिए किया जाता है।
  - (*g*) **फोर्थ (FORTH) :** इसका उपयोग कम्प्यूटर के सभी प्रकार के कार्यों में होता है। इन सभी उच्च स्तरीय भाषाओं में एक समानता है कि लगभग सभी में अंग्रेजी के वर्णों (A, B, C, D, ... आदि) एवं इण्डो-अरेबियन अंकों (0, 1, 2, 3, ...आदि) का प्रयोग किया जाता है।

महत्वपूर्ण तथ्य

- चार्ल्स बेबेज को कम्प्यूटर का पितामह या जनक कहा जाता है।
- आधुनिक कम्प्यूटर की खोज सबसे पहले वर्ष 1946 ई. में हुई।
- कम्प्यूटर साक्षरता दिवस 2 दिसम्बर को मनाया जाता है।
- भारत में निर्मित प्रथम कम्प्यूटर सिद्धार्थ है। इसका निर्माण इलेक्ट्रॉनिक कॉर्पोरेशन ऑफ इण्डिया ने किया था।
- भारत का प्रथम प्रदूषण रहित कम्प्यूटरीकृत पेट्रोल पम्प मुम्बई में है।
- भारत का प्रथम कम्प्यूटरीकृत डाकघर नई दिल्ली का है।
- इन्टीग्रेटेड सर्किट चिप का विकास जे.एस. किल्बी ने किया।
- चुम्बकीय डिस्क पर आयरन ऑक्साइड की परत होती है।
- टिम बर्नर्स ली www (world wide web) के आविष्कारक तथा प्रवर्तक हैं।
- विश्व का प्रथम सुपर कम्प्यूटर क्रे.के. 1-एस था, जो 1779 में बनकर तैयार हुआ था। इसे अमेरिका के क्रे रिसर्च कंपनी ने बनाया था।
- एनीयक विश्व का प्रथम डिजिटल कम्प्यूटर है।
- इंटरनेट पर उपलब्ध होनेवाली प्रथम भारतीय पत्रिका इण्डिया टुडे है।
- आधुनिक कम्प्यूटर में प्रायः सेमीकण्डक्टर मेमोरी (स्मरण शक्ति) का कार्य करती है।
- इन्टीग्रेटेड सर्किट चिप पर सिलिकॉन की परत होती है।
- कम्प्यूटर अशुद्धि को बग (Bug) कहा जाता है।
- कम्प्यूटर पर परमाणु परीक्षणों को सबक्रिटिकल परीक्षण कहा जाता है।

●●●

विविध

विश्व के प्रमुख देशों की राजधानी एवं मुद्रा

देश	राजधानी	मुद्रा
एशिया		
भारत	नई दिल्ली	रुपया
बांग्लादेश	ढाका	टका
भूटान	थिम्पू	न्गुलट्रम
नेपाल	काठमांडू	रुपया
म्यांमार	ने पी ता	क्यात
पाकिस्तान	इस्लामाबाद	रुपया
अफगानिस्तान	काबुल	अफगानी
चीन	बीजिंग	युआन
श्रीलंका	कोलम्बो	रुपया
ईरान	तेहरान	रियाल
इराक	बगदाद	दीनार
इंडोनेशिया	जकार्ता	रुपिया
बहरीन	मनामा	दीनार
मंगोलिया	उलानबटोर	तुगरिक
मलेशिया	क्वालालंपुर	रिंगगिट
मालदीव	माले	रुफिया
लेबनान	बेरुत	पाउंड
लाओस	वियन्तियान	न्यूकिपलाओ
कुवैत	कुवैत सिटी	दीनार
वियतनाम	हनोई	डाग
थाईलैण्ड	बैंकाक	बहत
सं.अ. अमीरात	अबुधाबी	दिरहम
ताइवान	ताइपे	डॉलर

देश	राजधानी	मुद्रा
किर्गिस्तान	बिश्केक	सोम
तुर्किए	अंकारा	लीरा
इजरायल	जेरूसलम	न्यू शेकेल
जोर्डन	अम्मान	दीनार
कतर	दोहा	रियाल
कम्बोडिया	न्होमपेन्ह	रिएल
उत्तर कोरिया	प्योंगयांग	युआन
दक्षिण कोरिया	सिओल	वॉन
मकाऊ	मकाऊ	पटाका
जापान	टोक्यो	येन
ब्रूनेई	बंदरसेरी	डॉलर
साइप्रस	निकोसिया	पाउंड
हांगकांग	विक्टोरिया	डॉलर
गुआम	अगाना	डॉलर
ओमान	मस्कट	रियाल
फिलीपींस	मनीला	पीसो
सीरिया	दमिश्क	पाउंड
सऊदी अरब	रियाद	रियाल
सिंगापुर	सिंगापुर	डॉलर
उज्बेकिस्तान	ताशकंद	सुम
कजाकिस्तान	अस्ताना	टेनगे
यमन	साना	रियाल
ताजिकिस्तान	दुशानवे	सोमोनी
तुर्कमेनिस्तान	एश्गाबात	मनात

देश	राजधानी	मुद्रा
अफ्रीका		
अंगोला	लुआंडा	क्वांजा
अल्जीरिया	अल्जीयर्स	दीनार
मॉरीशस	पोर्ट लुईस	रुपया
मोरक्को	रबात	दिरहम
मोजाम्बिक	मपूतो	मेटीकल
नामीबिया	विंडहॉक	रैंड
नाइजर	नियामी	फ्रैंक
नाइजीरिया	लागोस	नैरा
रवांडा	किगाली	फ्रैंक
सेनेगल	डकार	फ्रैंक
सोमालिया	मोगाडिशू	शिलिंग
द. अफ्रीका	प्रिटोरिया	रैंड
सूडान	खारतूम	पाउंड
तंजानिया	डोडोमा	शिलिंग
सेशेल्स	विक्टोरिया	रुपया
ट्यूनीशिया	ट्यूनिश	दीनार
युगांडा	कंपाला	शिलिंग
जांबिया	लुसाका	क्वाचा
जिम्बाब्वे	हरारे	डॉलर
कांगो (लो.ग.)	किंशासा	फ्रैंक (CDF)
टोगो	लोमे	फ्रैंक
मिस्र	काहिरा	पाउंड
इथिओपिया	अदिस अबाबा	बिर्र
घाना	अक्रा	केडी
गिनी	कोनाक्रे	फ्रैंक
केन्या	नैरोबी	शिलिंग
लीबिया	हून (त्रिपोली)	दीनार
मालागासी	अन्ताननरीबो	फ्रैंक
मलावी	लिलाँगवे	क्वाचा
बोत्सवाना	गेबोरोन	पुला
बुरूंडी	बुजुमबुरा	फ्रैंक
कैमरून	याओंडे	फ्रैंक
कांगो (गणराज्य)	ब्राजाविले	फ्रैंक (CFA)
बेनिन	पोर्टो-नोवा	फ्रैंक
कैप वर्डे	प्रैओ	ऐस्कुडो
चाड	एन दजामेनां	फ्रैंक
माली	बमाको	फ्रैंक
मारीतानिया	नौकचोट्ट	ओगुवा

देश	राजधानी	मुद्रा
स्वाजीलैण्ड	म्बाबने	लिलान्गनी
सियेरा लिओन	फ्री टाउन	लियोन
इरीट्रिया	अस्मारा	बिर्र
लेसोथा	मसेरू	लोति
लाइबेरिया	मोनरोविया	फ्रैंक
गेबोन	लिब्रेविले	फ्रैंक (CFA)
गांबिया	बंजुल	दलासी
जिबूती	जिबूती	फ्रैंक
म.अ. गण.	बांगुई	फ्रैंक
कोमोरोस	मोरोनी	फ्रैंक
कोटे द आइबरी	यामोउस्क्रो	फ्रैंक
गुयाना	मालाबो	फ्रैंक
गिनी बिसाऊ	बिसाऊ	पीसो
साओटोम	साओटोम	डोब्रा
उत्तरी अमेरिका एवं कैरीबियन सागरीय देश		
कनाडा	ओटावा	डॉलर
क्यूबा	हवाना	पीसो
पनामा	पनामा सिटी	बाल बोआ
बरमूडा	हेमिल्टन	डॉलर
बहामाज	नसाऊ	डॉलर
कोस्टारिका	सान जोस	कोलन
ग्वाटेमाला	ग्वाटेमाला सिटी	क्वाट्जाल
निकारागुआ	मनागुआ	न्यू कोरडोवा
जमैका	किंगस्टन	डॉलर
ग्रेनाडा	सेंट जॉर्ज	डॉलर
ग्वाडेलोप	बस्से तेरे	फ्रैंक
अल-सल्वाडोर	सान सल्वाडोर	कोलन
ग्रीनलैण्ड	नूक	क्रोन
बेलीज	बेलमोपान	डॉलर
मैक्सिको	मैक्सिको सिटी	पीसो
सं.रा. अमेरिका	वाशिंगटन (डी.सी.)	डॉलर
डोमीनिक	रोसेऊ	डॉलर
डोमीनियन गणतंत्र	सैंटो डोमिंगो	पीसो
होंडुरस	तेगुसिगल्पा	लेम्पीरा
नीदरलैण्ड	ब्लेम्स्टड	गिल्डर
एंटिल्स वर्जिन द्वीपसमूह	चारलोटे अमाली	डॉलर
हैती	पोर्ट-ओ-प्रिंस	गोर्डे
मार्टिनीक	फोर्ट-डे-फ्रांस	फ्रैंक
एंटीगुआ व बरबुडा	सेंट जॉन्स	कोलन

देश	राजधानी	मुद्रा
सेंट ल्यूसिया	कैस्टिज	डॉलर
सेंट किट्स व नेविस	बेस्सेतेरे	डॉलर
सेंट विंसेंट व ग्रेनेडाइंस	किंग्सटाउन	डॉलर
दक्षिणी अमेरिका		
ब्राजील	साओ पाउलो	रिएल
चिली	सांतियागो	पीसो
इक्वाडोर	क्वेटो	सुक्रे
सूरीनाम	परामारिबो	गिल्डर
वेनेजुएला	काराकस	बोलिवर
अर्जेंटीना	ब्यूनस आयर्स	अर्जेण्टीनो
त्रिनिदाद व टोबैगो	पोर्ट ऑफ स्पेन	डॉलर
पेरू	लीमा	न्यू सोल
कोलम्बिया	बोगोटा	पीसो
गुयाना	जॉर्ज टाउन	डॉलर
पराग्वे	असनश्यान	गुआरानी
उरुग्वे	मोंटेवीडिओ	पीसो
अरुबा	ओरंजेस्टेड	गिल्डर
बोलीविया	लापाज	बोलिवियानों
फ्रेंच गुयाना	कोयेन्ने	फ्रैंक
यूरोप		
रूस	मास्को	रूबल
स्पेन	मैड्रिड	यूरो
पोलैण्ड	वारसा	ज्लोती
नार्वे	ओस्लो	क्रोन
पुर्तगाल	लिस्बन	यूरो
फ्रांस	पेरिस	यूरो
जर्मनी	बर्लिन	यूरो
यूनान	एथेंस	यूरो
हंगरी	बुडापेस्ट	फ्रोरिंट
डेनमार्क	कोपेनहेगन	क्रोन
लिथुआनिया	विल्नियस	यूरो
एस्तोनिया	ताल्लिन	यूरो
स्वीडन	स्टॉकहोम	क्रोना
स्विट्जरलैण्ड	बर्न	फ्रैंक
ग्रेट-ब्रिटेन	लंदन	पाउंड
आस्ट्रिया	वियाना	यूरो
आर्मेनिया	येरेवान	रूबल
चेक गणराज्य	प्राग	कोरूना
रोमानिया	बुखारेस्ट	ल्यू

देश	राजधानी	मुद्रा
माल्टा	वालेटा	यूरो
सान मारिनो	सान मारिनो	यूरो
बोस्निया-हर्जेगोविना	सरायेवो	दीनार
अंडोरा	अंडोरा ला विले	यूरो
अजरबैजान	बाकू	मनात
जॉर्जिया	तिब्लिसी	लारी
आयरलैण्ड	डबलिन	यूरो
लक्समबर्ग	लक्समबर्ग	यूरो
बेल्जियम	ब्रूसेल्स	यूरो
बुल्गारिया	सोफिया	लेवा
मेसीडोनिया	स्कोपजे	दिनार
स्लोबेनिया	ल्यूकिल्यान	यूरो
सर्बिया	बेलग्रेड	दिनार
यूक्रेन	कीव	हिरविनिया
फिनलैण्ड	हेलसिंकी	यूरो
नीदरलैण्ड्स	एमस्टरडम	यूरो
आइसलैण्ड	रिक्याविक	क्रोना
अल्बानिया	तिराना	लेक
लातविया	रीगा	लाट
बेलारूस	मिन्स्क	रूबल
क्रोशिया	जागरेव	दीनार
इटली	रोम	लीरा
स्लोवाक गणराज्य	ब्रातिस्लावा	क्राउन
ओसनियाई देश		
ऑस्ट्रेलिया	केनबरा	डॉलर
न्यूजीलैण्ड	वेलिंग्टन	डॉलर
माइक्रोनेशिया	पीलीकीर	डॉलर
टोंगा	नुकोअलाफा	पांग
वानाआतू	पोर्ट विला	वातू
किरिबाती	बैरिकी	डॉलर
पापुआ न्यू गिनी	पोर्ट मोरेस्वी	किना
फिजी	सुवा	डॉलर
मार्शल द्वीप	मजुरो	डॉलर
प. सामोआ	एपिआ	ताला
न्यू कैलीडोनिया	नौमिया	फ्रैंक
पलाऊ (बेलाऊ)	कोडोर	USA डॉलर
सोलोमन द्वीपसमूह	होनियारा	डॉलर

देश और उनकी संसद

देश	संसद
अफगानिस्तान	शोरा
अर्जेंटीना	नेशनल कांग्रेस
ऑस्ट्रेलिया	पार्लियामेंट (प्रतिनिधि सभा और सीनेट)
ऑस्ट्रिया	राष्ट्रीय एसेम्बली
बहामा	जनरल एसेम्बली (हाउस ऑफ एसेम्बली और सीनेट)
बेलिज	राष्ट्रीय एसेम्बली
भूटान	त्सोंगडू
बोलिविया	राष्ट्रीय कांग्रेस
ब्रिटेन	पार्लियामेन्ट (हाउस ऑफ कामन्स और हाउस ऑफ लॉर्ड्स)
बुल्गारिया	नारोदनो सबरेनि
केपवर्डे	पीपुल्स नेशनल एसेम्बली
चीन	नेशनल पीपुल्स कांग्रेस
कोलम्बिया	कांग्रेस
क्यूबा	नेशनल एसेम्बली ऑफ पीपुल्स पावर
डेनमार्क	फोल्केटिंग
इजिप्ट	पीपुल्स एसेम्बली
फ्रांस	नेशनल एसेम्बली
जर्मनी	बुण्ड्सटेग
आइसलैंड	अलथिंग
भारत	संसद (लोक सभा और राज्य सभा)
पाकिस्तान	नेशनल एसेम्बली
बांग्लादेश	जातीय संसद
ताइवान	यूआन
इंडोनेशिया	पीपुल्स कंसल्टेटिव एसेम्बली
ईरान	मजलिस
इराक	राष्ट्रीय एसेम्बली
आयरलैंड	डेल आयरन
इजरायल	नेसेट
जापान	डायट
कोरिया (उत्तर)	सुप्रीम पीपुल्स एसेम्बली
कोरिया (दक्षिण)	राष्ट्रीय एसेम्बली
कुवैत	राष्ट्रीय एसेम्बली
लाओस	पीपुल्स सुप्रीम एसेम्बली
लीबिया	जनरल पीपुल्स कांग्रेस
मेडागास्कर	नेशनल पीपुल्स एसेम्बली
मलेशिया	दीवान निगारा
मालदीव	मजलिस
मंगोलिया	खुरल
मोजाम्बिक	पीपुल्स एसेम्बली
म्यांमार (बर्मा)	पियूथी हट्टाव (पीपुल्स एसेम्बली)
नेपाल	राष्ट्रीय पंचायत
नार्वे	स्टोर्टिंग
पापुआ न्यू गुयाना	राष्ट्रीय संसद
पौलैंड	सोजिम
दक्षिण अफ्रीका	हाउस ऑफ एसेम्बली
स्पेन	कोर्टेस
स्वीडन	रिक्सडाग
स्विट्जरलैंड	फेडरल एसेम्बली
सीरिया	पीपुल्स काउंसिल
तुर्किए	ग्रैंड नेशनल एसेम्बली
यू.एस.ए.	कांग्रेस (प्रतिनिधि सभा और सीनेट)
रूस	ड्यूमा

विश्व की प्रमुख गुप्तचर संस्थाएँ

गुप्तचर संस्था	देश
मोसाद	इजराइल
मुखबरात	मिस्र
नाइचो	जापान
अल मुखबरात	इराक
सावाक	ईरान
फेडरल ब्यूरो ऑफ इनवेस्टीगेशन (FBI), सेन्ट्रल इंटेलीजेन्स एजेन्सी (CIA)	यू.एस.ए.
सेन्ट्रल एक्सटर्नल लेंजा डिपार्टमेन्ट	चीन
के.जी.बी./जी.आर.यू.	रूस
एम.आई. (मिलिट्री इंटेलीजेंस)-5 एवं 6, स्पेशल ब्रांच, ज्वाइंट इंटेलीजेंस ऑर्गेनाइजेशन	यूनाइटेड किंगडम
ब्यूरो ऑफ स्टेट सिक्यूरिटी	दक्षिण अफ्रीका
इंटर सर्विसेज इंटेलीजेंस (ISI)	पाकिस्तान
रिसर्च एंड एनालिसिस विंग (RAW), इंटेलीजेंस ब्यूरो (IB), सेन्ट्रल ब्यूरो ऑफ इनवेस्टिगेशन (CBI)	भारत
ऑस्ट्रेलियन सिक्यूरिटी एंड इंटेलीजेंस ऑर्गेनाइजेशन	ऑस्ट्रेलिया

प्रमुख देशों के राष्ट्रीय चिह्न

देश	चिह्न	देश	चिह्न
रूस	डबल हेडेड ईगल	तुर्किये	चाँद-तारा
फ्रांस	लिली	नॉर्वे	शेर
स्पेन	ईगल	ईरान	गुलाब का फूल
जापान	गुलदाऊदी	कनाडा	मैपल लीफ
ऑस्ट्रेलिया	वैटल	भारत	अशोक स्तम्भ (शीर्ष भाग)
बांग्लादेश	वाटर लिली	यू.के.	गुलाब का फूल
इटली	सफेद लिली	न्यूजीलैंड	किवी, सदर्न, क्रॉस, फर्न
सं.रा. अमेरिका	गोल्डेन रॉड	नीदरलैंड्स	शेर
डेनमार्क	समुद्री तट		

विश्व के प्रमुख समाचार एजेंसी

अभिकरण (एजेंसी)	देश
राइटर्स (REUTERS)	ब्रिटेन
बरनामा (BERNAMA)	मलेशिया
इतीम (ITIM)	इजरायल
शिन्हुआ (XINHUA)	चीन
अंतारा (ANTARA)	इंडोनेशिया
तास (TASS)	रूस
अंसा (ANSA)	इटली
ए.एफ.पी. (A.F.P.)	फ्रांस
क्योडो (KYODO)	जापान
इरना (IRNA)	ईरान
मेना (MENA)	मिस्र
नोवोस्ती (NOVOSTI)	रूस
वाफा (WAFA)	फिलीस्तीन
यूनाइटेड प्रेस इंटरनेशनल (UP)	यू.एस.ए.
एसोसिएटेड प्रेस (AP)	यू.एस.ए.
यू.पी.पी. (UPP)	पाकिस्तान
ए.ए.पी. (AAP)	ऑस्ट्रेलिया
डी.पी.ए. (DPA)	जर्मनी
समाचार भारती	भारत
यूनाइटेड न्यूज ऑफ इंडिया (UNI)	भारत
प्रेस ट्रस्ट ऑफ इंडिया (PTI)	भारत
यूनीवार्ता (UNIVARTA)	भारत

महान कृत्य एवं संबंधित व्यक्ति

कृत्य	व्यक्ति
अमेरिका में दास प्रथा का उन्मूलन	अब्राहम लिंकन
ओरेविले आश्रम की स्थापना	अरविन्द घोष
आनंद वन की स्थापना	बाबा आम्टे
ओलम्पिक खेलों का पुनर्जन्म	पियरे डी कुबर्तिन
आनंद दुग्ध सहकारिता की स्थापना	वी.जे. कुरियन
भूदान आंदोलन के सूत्रधार	आचार्य विनोबा भावे
शान्ति निकेतन की स्थापना	रवीन्द्रनाथ टैगोर
रामकृष्ण मिशन की स्थापना	स्वामी विवेकानन्द
शक सम्वत् की शुरूआत	कनिष्क
विक्रम सम्वत् की शुरूआत	चन्द्रगुप्त विक्रमादित्य
सांख्य दर्शन के प्रणेता	महर्षि कपिल
रेडक्रॉस की स्थापना	हेनरी ड्यूनेन्ट
स्काउटिंग की स्थापना	बेडन पावेल
रूसी क्रांति के जनक	निकोलाई लेनिन
फासिस्ट पार्टी के संस्थापक	बेनिटो मुसोलिनी
रेड गार्ड्स की स्थापना	गैरीबाल्डी

विश्व के प्रमुख समाचार-पत्र एवं प्रकाशन-स्थल

समाचार-पत्र	प्रकाशन-स्थल
द टाइम्स	लंदन
डेली मिरर	लंदन
ली फिगारो	पेरिस
डान	कराची
द आइलैंड	कोलम्बो
अल अहरम	काहिरा
मर्डेका	जकार्ता
स्टार	जोहांसबबर्ग
द टाइम्स ऑफ इंडिया	भारत
गार्डियन	लंदन
ला मांद	पेरिस
प्रावदा	मास्को
खलीज टाइम्स	दुबई
मैनेची सिम्बुन	टोकियो
पीपुल्स डेली	बीजिंग
ला रिपब्लिका	रोम
डेली न्यूज	न्यूयार्क
दि हिन्दू	चेन्नई

अन्तर्राष्ट्रीय संगठनों से सम्बन्धित महत्वपूर्ण तथ्य

अंतर्राष्ट्रीय संगठन	मुख्यालय	स्थापना वर्ष
संयुक्त राष्ट्र संघ (UNO)	न्यूयार्क	1945
अंतर्राष्ट्रीय मुद्रा कोष (IMF)	वाशिंगटन डी.सी.	1945
विश्व स्वास्थ्य संगठन (WHO)	जेनेवा	1948
यूनेस्को (UNESCO)	पेरिस	1946
अंतर्राष्ट्रीय न्यायालय	हेग	1945
विश्व डाक संघ (UPU)	बर्न	1874
अंतर्राष्ट्रीय नागरिक उड्डयन संगठन (ICAO)	मांट्रियल	1947
सं. रा. औद्यो. विकास संगठन (UNIDO)	वियना	1966
अंतर्राष्ट्रीय परमाणु ऊर्जा अभिकरण (IAEA)	वियना	1957
अंतर्राष्ट्रीय वित्त निगम (IFC)	वाशिंगटन डी.सी.	1956
सं. रा. विकास कार्यक्रम (UNDP)	न्यूयॉर्क	1965
यूनिसेफ (UNICEF)	न्यूयॉर्क	1946
अंतर्राष्ट्रीय समुद्री संगठन (IMO)	लंदन	1948
विश्व मौसम विज्ञान संगठन (WMO)	जेनेवा	1950
अंतर्राष्ट्रीय दूर संचार संघ (ITU)	जेनेवा	1865
अरब लीग	काहिरा	1945
राष्ट्रमंडल (Commonwealth)	लंदन	1949
विश्व व्यापार संगठन (WTO)	जेनेवा	1995
अंतर्राष्ट्रीय विकास संघ (IDA)	वाशिंगटन डी.सी.	1960
अंतर्राष्ट्रीय पुनर्निर्माण एवं विकास बैंक (विश्व बैंक) (IBRD)	वाशिंगटन डी.सी.	1944
विश्व बौद्धिक संपदा संगठन (WIPO)	जेनेवा	1967
मुस्लिम राष्ट्रों का संघ (OIC)	जेद्दा	1969
यूरोपियन संघ	ब्रुसेल्स	(1958 में स्थापित EEC का परिवर्तित रूप)
रेडक्रास	जेनेवा	1863
इंटरपोल (INTERPOL)	लियोन	1923
एशियाई विकास बैंक (ADB)	मनीला	1966
उत्तरी अटलांटिक संधि संगठन (NATO)	ब्रुसेल्स	1949
आसियान (ASEAN)	जकार्ता	1967
BRICS बैंक	शंघाई	2014
संयुक्त राष्ट्र व्यापार एवं विकास सम्मेलन (UNCTAD)	जेनेवा	1964
जी-15	जेनेवा	1989
दक्षेस (SAARC)	काठमांडू	1985

विश्व में सर्वाधिक ऊँचा, बड़ा, भारी और लम्बा आदि

- **वायु डाक सेवा, प्रथम :** प्रयागराज (इलाहाबाद) में (फरवरी 1911)
- **हवाई अड्डा, सबसे बड़ाः** किंग फहद अन्तर्राष्ट्रीय हवाई अड्डा (दम्मन, सउदी अरब)
- **इमारत, सबसे ऊंची :** बुर्ज खलीफा (दुबई)
- **नगर, सर्वाधिक जनसंख्या :** टोक्यो (जापान)
- **नगर, सर्वाधिक क्षेत्रफल :** जिआन गान्सू (Jiuquan Gansu), चीन (1,67,996 वर्ग किमी.)
- **नगर सर्वाधिक ऊंचाई पर :** वेनचुआन (चीन : समुद्र सतह से 5100 मी. ऊपर)
- **महाद्वीप, सबसे बड़ा :** एशिया
- **महाद्वीप, सबसे छोटा :** ऑस्ट्रेलिया (मुख्य भूमि)
- **देश, सबसे बड़ा :** रूस (क्षेत्रफल 17,075,200 वर्ग किमी.)
- **डेल्टा, सबसे बड़ा :** गंगा और ब्रह्मपुत्र नदी का सुन्दरवन डेल्टा (भारत : 75000 वर्ग किमी.)
- **रेगिस्तान, सबसे बड़ा :** सहारा (अफ्रीका : 84 लाख वर्ग किमी.)
- **मतदाता, सर्वाधिक :** भारत (90 करोड़ से अधिक)
- **द्वीप, सबसे बड़ा :** ग्रीनलैंड (2175000 वर्ग किमी.)
- **झील, सबसे बड़ी :** कासपिस कोये मोर (कैस्पियन सागर : दक्षिणी रूस और ईरान में)
- **अजायबघर, सबसे बड़ा :** अमेरिकन म्यूजियम ऑफ नेचुरल हिस्ट्री (न्यूयार्क)
- **पर्वत, सबसे ऊंचा :** माउंट एवरेस्ट (नेपाल : 8848 मी.)
- **महासागर, सबसे बड़ा और गहरा :** प्रशांत महासागर (16 करोड़ 77 लाख वर्ग किमी. क्षेत्रफल)
- **प्रायद्वीप, सबसे बड़ा :** अरब प्रायद्वीप (32.5 लाख वर्ग किमी.)
- **जनसंख्या, सर्वाधिक :** चीन (इस समय 140 करोड़ से अधिक)
- **रेलवे प्लेटफार्म, सबसे लम्बा :** हुब्बल्लि (हुबली) (भारत : 1507 मी.)
- **रेलवे स्टेशन, सबसे बड़ा :** ग्रांड सैंट्रल टर्मिनल (न्यूयार्क : 19 हेक्टेयर)
- **वर्षा, सर्वाधिक :** चेरापूंजी के निकट मॉसिनराम (मेघालय, भारत) (लगभग 12,000 मि.मी.)
- **नदी, सबसे लम्बी :** नील (6690 किमी.)
- **सड़क, सबसे ऊंची :** तिब्बत में (6080 मीटर ऊंची)
- **टिकट, विश्व का पहला :** पेनीब्लैक (ब्रिटेन : 1840)
- **बुत, सबसे बड़ा :** 'मदरलैंड' (वोल्गाग्राद : रूस)
- **आम रास्ता, सबसे बड़ा :** ब्राडवे (न्यूयार्क)
- **दीवार, सबसे बड़ी :** चीन की बड़ी दीवार
- **झरना, सबसे ऊंचा :** साल्टो एंजेल (वेनेजुएला : 1000 मी.)
- **सबसे बड़ी सुरंग (रेलवे) :** गोटहार्ड रेल सुरंग, स्विट्जरलैंड (57.1 किमी.)
- **सबसे बड़ी सुरंग (सड़क) :** लार्डेल सुरंग, नार्वे (24.51 किमी.)

विश्व के महत्त्वपूर्ण नगर, स्थान एवं इमारतें आदि

- **अबू सिम्बलः** मिस्र में है; ठोस पत्थरों को काट कर बनाए गए प्राचीन मन्दिरों के लिए विख्यात।
- **रामसेतु (आदम का पुल):** रेतीले पुश्तों की 50 किमी लम्बी शृंखला, जो श्रीलंका और भारत के मध्य पाक जलडमरूमध्य में स्थित है।
- **अलेक्ज़ेन्ड्रिया (सिकन्दरिया):** मिस्र का सुप्रसिद्ध बन्दरगाह तथा महत्त्वपूर्ण नगर है। इसे सिकन्दर ने बसाया था। विदेशी व्यापार का प्रमुख केन्द्र।
- **अम्स्टर्डमः** नीदरलैण्ड्स की राजधानी और हीरा-तराशी उद्योग के लिए प्रसिद्ध।
- **अंग्कोरवाटः** कम्बोडिया में 12वीं शताब्दी में निर्मित प्राचीन हिन्दू (विष्णु) मन्दिरों और खमेर सभ्यता के अवशेषों के लिए विख्यात।
- **बेबीलोन के झूलते बागः** ये बाग वर्तमान बगदाद से लगभग 100 कि॰ मी॰ दक्षिण में हैं। ये बाग बेबीलोन के सम्राट नेबुचादनेजर के महल में थे।

- **बाकूः** कैस्पियन सागर के तट पर स्थित; अजरबाइजान गणराज्य (भूतपूर्व सोवियत संघ) का एक तेल क्षेत्र।
- **बैंकाकः** थाईलैंड की राजधानी; 1966, 1970, 1978 और 1998 में एशियाई खेलों का आयोजन स्थल। इसे 'पूर्व का वेनिस' कहा जाता है।
- **बिगबेनः** लंदन में ब्रिटिश संसद भवन की मीनार पर लगी घड़ी (1856)। अब इसका नाम बदलकर एलिजाबेथ टावर कर दिया गया है।
- **बेथलेहेमः** इजराइल में स्थित; ईसा मसीह का जन्म-स्थान।
- **बकिंघम पैलेसः** लन्दन में ब्रिटेन के शाही परिवार का निवास-स्थान (राज प्रासाद)।
- **केप केनावराल/केप कैनेडीः** अमेरिका में फ्लोरिडा में स्थित, अमेरिका का अन्तरिक्ष यान छोड़ने का अड्डा। पहले इसका नाम केप कैनेडी था।
- **केटाकाम्ब ऑफ रोम (रोम में कब्रों का तहखाना)ः** ये प्राचीन कब्रों के तहखाने हैं; ये कब्रें 40 से अधिक समूहों में बंटी हुई हैं और कुछ तहखाने तो पांच मंजिले तक हैं।
- **सेनाटाफः** लन्दन में स्थित ह्वाइट हॉल में एक स्मारक, जो प्रथम विश्वयुद्ध में शहीद हुए वीरों की यादगार में बनवाया गया था।
- **शिकागोः** सं.रा. अमेरिका में स्थित; दुनिया का सबसे बड़ा गल्ले व मांस का बाजार। इसे तूफानी शहर भी कहा जाता है।
- **कोर्सिकाः** भूमध्य सागर में स्थित एक द्वीप; नेपोलियन का जन्म-स्थान।
- **डिस्नेलैंडः** कैलीफोर्निया में अनाहीम नामक स्थान पर एक मनोरंजन पार्क, जिसे 1955 में वाल्टर इलियास डिस्ने ने 170 एकड़ भूमि पर बनवाया था। इस पार्क के अनेक खण्ड हैं और उनके अपने नाम हैं, जैसे स्वप्न देश (फैन्टसीलैंड) और जीवट देश (एडवैंचर लैंड) आदि। पार्क के भीतर अपनी रेल, पनडुब्बियां और नौकाएं आदि हैं।
- **10-डाउनिंग स्ट्रीटः** लंदन में ब्रिटेन के प्रधानमंत्री का सरकारी निवास-स्थान है।
- **एफिल टावरः** पेरिस (फ्रांस) में एलेक्जेण्डर गस्टेव एफिल द्वारा तैयार की गई 985 फीट ऊंची मीनार जो 1889 में बनी थी। आजकल इसका उपयोग मौसम विज्ञान बेतार केन्द्र के रूप में कर रहा है।
- **एल्बा, सेंटः** भूमध्य सागर में निर्जन द्वीप, जहां सन् 1815 में नेपोलियन को देश-निष्कासन के दौरान रखा गया था।
- **एलीसी पैलेसः** फ्रांस के राष्ट्रपति के सरकारी आवास का नाम।
- **एम्पायर स्टेट बिल्डिंगः** अमेरिका के न्यूयार्क शहर में संसार की सर्वाधिक ऊंची इमारतों में से एक है। इस इमारत की ऊंचाई 1250 फीट है और इसमें 102 मंजिलें हैं। यह इमारत 1 मई, 1931 को बनकर तैयार हुई थी।
- **फ्यूजी यामाः** यह जापान में टोकियो के समीप एक शान्त ज्वालामुखी है; यह तीर्थ स्थान भी है तथा जापान का सबसे ऊंचा पर्वत शिखर भी है।
- **ग्रीनविचः** लन्दन के समीप टेम्स नदी पर स्थित अपनी ज्योतिर्विज्ञान वेधशाला के लिए प्रसिद्ध है। इसे शून्य देशान्तर मानकर यहीं से पूर्वी और पश्चिमी गोलार्द्ध में रेखाशों की गणना की जाती है।
- **ग्रेट वाल ऑफ चाइना (चीन की महान दीवार)ः** चीन में मंगोलियन पठार के दक्षिणी सिरे पर उत्तरी चीन में आक्रमणकारी मंगोलों से रक्षा के लिए बनाई गई 1500 मील लम्बी, 15 से 50 फुट ऊंची और 15 से 25 फुट चौड़ी दीवार है। इसका निर्माण ईसा पूर्व तीसरी शताब्दी में हुआ था।
- **हिरोशिमाः** जापान का प्रगतिशील शहर जिस पर अगस्त 1945 में पहला एटम बम गिराया गया था और यह शहर पूरी तरह तहस-नहस हो गया था। 1994 में एशियाई खेल यहीं हुए थे।
- **हालीवुडः** सं॰ रा॰ अमेरिका के कैलीफोर्निया में स्थित विश्व का सबसे बड़ा फिल्म उद्योग केन्द्र।
- **हेगिया सोफियाः** यह सेंट सोफिया का चर्च है जिसे रोमन सम्राट जस्टीनियन (531-538 ई॰) ने कुस्तुनतुनिया में बनवाया था।
- **इण्डिया आफिस लाइब्रेरीः** लंदन में विशाल संग्रहालय। इसमें प्राचीन भारतीय वस्तुएं सुरक्षित रखी गई हैं। इसमें संस्कृत, उर्दू, फारसी और अरबी की लगभग 3 लाख पुस्तकें और बहुत-सी दुर्लभ पाण्डुलिपियां और पत्र आदि हैं।
- **जेनेवाः** स्विट्जरलैण्ड में स्थित है। कई अंतर्राष्ट्रीय सभाएं इसी नगर में होती हैं। यहां पर अन्तर्राष्ट्रीय श्रम संगठन, विश्व व्यापार संगठन तथा रेड क्रॉस सोसाइटी का मुख्यालय है।
- **जेरुशलमः** इजराइल की राजधानी और यहूदी, ईसाई और मुसलमान तीनों धर्मों का पवित्र स्थान है।
- **जोर्डेल बैंक वेधशालाः** इंग्लैण्ड में मैनचेस्टर के निकट है। यहां विश्वप्रसिद्ध रेडियो सूक्ष्मदर्शी दूरबीन लगाई गई है। इस वेधशाला ने अन्तर्राष्ट्रीय अन्तरिक्ष अनुसंधान की दिशा में महत्त्वपूर्ण भूमिका निभाई है।
- **विम्बलडनः** लंदन का एक उपनगर, जहां पर टेनिस का सुप्रसिद्ध मैदान है। यहां पर अन्तर्राष्ट्रीय टेनिस प्रतियोगिताएं (मैच) होती हैं।

प्रमुख पुरस्कार एवं सम्मान

अंतर्राष्ट्रीय पुरस्कार

पुरस्कार/सम्मान	पुरस्कार प्रदान करने वाला	विशेषता
• बुकर पुरस्कार (1996)	बुकर मैंकोनल कम्पनी एवं पब्लिशर्स एसोसिएशन (ब्रिटेन)	अंग्रेजी में दुनियाभर के लेखकों के सर्वश्रेष्ठ कथा साहित्य पर
• कॉमनवेल्थ राइटर्स पुरस्कार (1987)	कॉमनवेल्थ फाउंडेशन	एशिया एवं यूरोप के कॉमनवेल्थ देशों के लेखकों की सर्वश्रेष्ठ रचना पर
• नोबेल पुरस्कार (1901)	नोबेल फाउंडेशन, स्वीडन	शान्ति, साहित्य, अर्थशास्त्र, चिकित्सा व शरीर विज्ञान, भौतिक विज्ञान एवं रसायन के क्षेत्र में विशिष्ट उपलब्धि हेतु
• मैग्सेसे पुरस्कार (1957)	रेमन मैग्सेसे फाउण्डेशन (फिलीपींस)	एशिया के नोबेल पुरस्कार के रूप में प्रसिद्ध; जनसेवा, सरकारी सेवा, पत्रकारिता एवं रचनात्मक कार्य, जनसंचार, सामुदायिक नेतृत्व एवं अंतर्राष्ट्रीय सद्भाव हेतु
• राइट लिवलीहुड पुरस्कार (1980)	राइट लिवलीहुड सोसायटी (लंदन)	वैकल्पिक नोबेल पुरस्कार के रूप में प्रसिद्ध; पर्यावरण एवं सामाजिक न्याय के क्षेत्र में सराहनीय योगदान के लिए
• जवाहरलाल नेहरू अन्तर्राष्ट्रीय सद्भावना पुरस्कार (1965)	भारतीय सांस्कृतिक सम्बन्ध परिषद	अन्तर्राष्ट्रीय सद्भावना एवं मैत्री-वृद्धि के लिए किए गए विशिष्ट योगदान हेतु
• इंदिरा गाँधी अन्तर्राष्ट्रीय शांति, निरस्त्रीकरण एवं विकास पुरस्कार (1986)	इंदिरा गाँधी स्मारक निधि	अन्तर्राष्ट्रीय शांति, निरस्त्रीकरण एवं विकास के क्षेत्र में उल्लेखनीय योगदान हेतु
• इंदिरा गाँधी अंतर्राष्ट्रीय न्याय एवं सद्भाव पुरस्कार (1993)	इंडियन कौंसिल ऑफ वर्ल्ड अफेयर्स	न्याय एवं अंतर्राष्ट्रीय सद्भाव के लिए विशिष्ट योगदान हेतु
• यूनेस्को शान्ति पुरस्कार (1989)	यूनेस्को (UNESCO)	लिटिल नोबेल पुरस्कार के रूप में प्रसिद्ध, अन्तर्राष्ट्रीय शान्ति की दिशा में विशिष्ट प्रयास हेतु
• कलिंग पुरस्कार (1952)	यूनेस्को के तत्वावधान में कलिंग फाउंडेशन	विज्ञान को लोकप्रिय बनाने के लिए योगदान हेतु
• गोल्डमैन पर्यावरण पुरस्कार (1989)	गोल्डमैन फाउंडेशन	पर्यावरण संरक्षण में उल्लेखनीय योगदान हेतु
• ग्लोबल 500 पुरस्कार	संयुक्त राष्ट्र पर्यावरण कार्यक्रम द्वारा	पर्यावरण की रक्षा एवं सुधार के क्षेत्र में विलक्षण योगदान हेतु
• ग्रैमी पुरस्कार	नेशनल अकादमी फॉर रिकॉर्डिंग आर्ट्स एंड साइंसेज	पाश्चात्य संगीत की विभिन्न विधाओं में विशिष्ट योगदान हेतु
• पुलितजर पुरस्कार (1917)	पुलितजर पुरस्कार बोर्ड, कोलम्बिया विश्वविद्यालय, सं.रा. अमेरिका	पत्रकारिता, साहित्य एवं संगीत की विभिन्न विधाओं में अमेरिकियों द्वारा विशिष्ट योगदान हेतु
• मिस वर्ल्ड (1951)	मिस वर्ल्ड इनकॉर्पोरेशन, लंदन	विश्व के विभिन्न देशों को सुन्दरियों में सर्वश्रेष्ठ बहुमुखी सौंदर्य का चयन करने हेतु
• मिस यूनिवर्स (1952)	मिस यूनिवर्स इन्कॉर्पोरेशन, न्यूयॉर्क	विश्व के विभिन्न देशों की सुन्दरियों में सर्वश्रेष्ठ बहुमुखी सौंदर्य का चयन करने हेतु

राष्ट्रीय पुरस्कार

पुरस्कार/सम्मान	पुरस्कार प्रदान करने वाला	विशेषता
• भारत रत्न (1954)	भारत सरकार	कला, साहित्य, विज्ञान, खेल एवं सार्वजनिक सेवा या जीवन में असाधारण एवं अत्युतम कोटि की उपलब्धि हेतु
• पद्म विभूषण (1954)	भारत सरकार	सरकारी कर्मचारियों द्वारा की गई सेवा सहित किसी भी क्षेत्र में असाधारण एवं उत्कृष्ट सेवा हेतु
• पद्म भूषण (1954)	भारत सरकार	किसी भी क्षेत्र में विशिष्ट कार्य करने के लिए दिए जाने वाला तीसरा सबसे बड़ा राष्ट्रीय पुरस्कार है
• पद्मश्री (1983)	भारत सरकार	किसी भी क्षेत्र में विशिष्ट कार्य के लिए दिए जाने वाला चौथा सबसे बड़ा राष्ट्रीय पुरस्कार है
• भारतीय ज्ञानपीठ पुरस्कार (1965)	भारतीय ज्ञानपीठ	देश की मान्यता प्राप्त किसी भी भारतीय भाषा में लब्धप्रतिष्ठ साहित्यकार द्वारा किए गए उत्कृष्ट योगदान हेतु
• मूर्तिदेवी पुरस्कार (1989)	भारतीय ज्ञानपीठ	भारतीय जीवन के शाश्वत मूल्यों को उभारने के लिए किसी भी भारतीय भाषा या अंग्रेजी में रचित साहित्य पर
• साहित्य अकादमी पुरस्कार (1955)	साहित्य अकादमी	अंग्रेजी व राजस्थानी सहित भारतीय संविधान की आठवीं अनुसूची में शामिल 22 भाषाओं में प्रकाशित उत्कृष्ट रचनाओं पर।
• अशोक चक्र, कीर्ति चक्र व शौर्य चक्र	भारत सरकार	सुस्पष्ट वीरता या साहस दिखाने या आत्मबलिदान के लिए दिया जाने वाला देश का सर्वोच्च वीरता सम्मान
• अर्जुन पुरस्कार (1961)	खेल विभाग, मानव संसाधन मंत्रालय, भारत सरकार	विभिन्न खेलों में विशेष उपलब्धि प्राप्त करने वाले खिलाड़ियों को
• द्रोणाचार्य पुरस्कार (1985)	खेल विभाग, मानव संसाधन मंत्रालय, भारत सरकार	खेल प्रशिक्षकों द्वारा की गई उत्कृष्ट सेवाओं के लिए
• चमेली देवी पुरस्कार	मीडिया फाउंडेशन	पत्रकारिता के क्षेत्र में महिलाओं की विशिष्ट उपलब्धि हेतु
• दादा साहब फाल्के पुरस्कार	सूचना एवं प्रसारण मंत्रालय, भारत सरकार	भारतीय सिनेमा के विकास में उल्लेखनीय योगदान के लिए
• लता मंगेशकर सम्मान (1984)	मध्य प्रदेश सरकार	सुगम संगीत के क्षेत्र में उत्कृष्ट योगदान के लिए
• कालिदास सम्मान (1980)	मध्य प्रदेश सरकार	रूपंकर कलाओं के क्षेत्र में सृजनात्मक श्रेष्ठता हेतु
• संगीत नाटक अकादमी पुरस्कार (1952)	संगीत नाटक अकादमी	नृत्य, नाटक एवं संगीत के क्षेत्र में
• जी.डी. बिड़ला विज्ञान पुरस्कार (1991)	के.के. बिड़ला फाउंडेशन	भारतीय वैज्ञानिकों को उच्चस्तरीय शोध कार्यों के लिए प्रोत्साहित करने हेतु
• धन्वन्तरि पुरस्कार (1971)	धन्वन्तरि फाउंडेशन	चिकित्सा क्षेत्र में आजीवन सेवा हेतु
• यूनेस्को मानवाधिकार पुरस्कार	यूनेस्को (UNESCO)	मानवाधिकार के प्रति जागरूकता पैदा करने हेतु
• जमनालाल बजाज पुरस्कार	जमनालाल बजाज फाउंडेशन	ग्रामीण विकास हेतु विज्ञान एवं प्रौद्योगिकी के उपयोग तथा महिलाओं एवं बच्चों के उत्थान व कल्याण कार्यों हेतु

महत्वपूर्ण दिवस

- 9 जनवरी — प्रवासी दिवस
- 15 जनवरी — थल सेना दिवस
- 25 जनवरी — भारतीय पर्यटन दिवस
- 26 जनवरी — भारतीय गणतंत्र दिवस
- 30 जनवरी — शहीद दिवस, विश्व कुष्ठ निवारण दिवस (महात्मा गाँधी की पुण्य तिथि)
- 1 फरवरी — तटरक्षक दिवस, डाक जीवन बीमा दिवस
- 4 फरवरी — विश्व कैंसर दिवस
- 21 फरवरी — विश्व मातृभाषा दिवस
- 22 फरवरी — पल्स पोलियो दिवस
- 28 फरवरी — राष्ट्रीय विज्ञान दिवस (रमन प्रभाव की स्मृति में)
- 8 मार्च — अन्तर्राष्ट्रीय महिला दिवस
- 15 मार्च — विश्व उपभोक्ता अधिकार दिवस, विश्व विकलांगता दिवस
- 21 मार्च — विश्व वानिकी दिवस, विश्व रंगभेद उन्मूलन दिवस
- 22 मार्च — विश्व जल संरक्षण दिवस
- 23 मार्च — शहीद दिवस, विश्व मौसम विज्ञान दिवस
- 7 अप्रैल — विश्व स्वास्थ्य दिवस
- 11 अप्रैल — अम्बेडकर जयंती
- 17 अप्रैल — विश्व हीमोफीलिया दिवस
- 18 अप्रैल — विश्व विरासत दिवस
- 22 अप्रैल — विश्व पृथ्वी दिवस
- 1 मई — मई दिवस (अन्तर्राष्ट्रीय श्रम दिवस)
- 8 मई — विश्व रेडक्रॉस दिवस, अंतर्राष्ट्रीय थैलीसीमिया दिवस
- 21 मई — आतंकवाद विरोधी दिवस
- 22 मई — जैविक विविधता दिवस
- 31 मई — विश्व धूम्रपान दिवस
- 5 जून — विश्व पर्यावरण दिवस
- 14 जून — विश्व रक्तदान दिवस
- 20 जून — शरणार्थी दिवस
- 21 जून — अंतर्राष्ट्रीय योगा दिवस
- 11 जुलाई — विश्व जनसंख्या दिवस
- 26 जुलाई — कारगिल स्मृति दिवस
- 1 अगस्त — विश्व स्तनपान दिवस
- 6 अगस्त — विश्व शांति दिवस, हिरोशिमा दिवस
- 10 अगस्त — अंतर्राष्ट्रीय युवा दिवस
- 12 अगस्त — विश्व युवा दिवस
- 29 अगस्त — राष्ट्रीय खेल दिवस
- 5 सितम्बर — शिक्षक दिवस
- 8 सितम्बर — विश्व साक्षरता दिवस
- 14 सितम्बर — हिन्दी दिवस
- 16 सितम्बर — विश्व ओजोन दिवस
- 21 सितम्बर — अन्तर्राष्ट्रीय शांति दिवस
- 27 सितम्बर — विश्व पर्यटन दिवस
- 1 अक्टूबर — अंतर्राष्ट्रीय वृद्धजन दिवस
- 2 अक्टूबर — गाँधी जयन्ती/अन्तर्राष्ट्रीय अहिंसा दिवस/लाल बहादुर शास्त्री जयन्ती
- 3 अक्टूबर — विश्व प्रकृति दिवस
- 5 अक्टूबर — विश्व आवास दिवस, विश्व शिक्षक दिवस
- 8 अक्टूबर — वायु सेना दिवस
- 9 अक्टूबर — विश्व डाक दिवस
- 16 अक्टूबर — विश्व खाद्य दिवस
- 17 अक्टूबर — विश्व गरीबी उन्मूलन दिवस
- 20 अक्टूबर — राष्ट्रीय एकता दिवस, विश्व सांख्यिकी दिवस
- 21 अक्टूबर — विश्व आयोडीन अल्पता दिवस
- 24 अक्टूबर — संयुक्त राष्ट्र दिवस
- 9 नवम्बर — विश्व सेवा दिवस
- 14 नवम्बर — विश्व मधुमेह दिवस
- 18 नवम्बर — विश्व वयस्क दिवस
- 19 नवम्बर — अन्तर्राष्ट्रीय नागरिक दिवस
- 26 नवम्बर — विश्व पर्यावरण संरक्षण दिवस
- 1 दिसम्बर — विश्व एड्स दिवस
- 3 दिसम्बर — विश्व विकलांगता जन दिवस
- 4 दिसम्बर — नौसेना दिवस
- 6 दिसम्बर — नागरिक सुरक्षा दिवस
- 10 दिसम्बर — अन्तर्राष्ट्रीय मानवाधिकार दिवस
- 18 दिसम्बर — अन्तर्राष्ट्रीय प्रवास दिवस
- 29 दिसम्बर — विश्व जैव विविधता दिवस

राज्यों के प्रमुख लोक नृत्य

राज्य	लोक-नृत्य
झारखण्ड	छऊ, सरहुल, जट-जटिन, करमा, डांगा, विदेशिया, सोहराई।
उत्तराखंड	गढ़वाली, कुमायूँ, कजरी, झोरा, रासलीला, चपादी।
आन्ध्र प्रदेश/ तेलंगाना	कुचिपुड़ी (शास्त्रीय), घंटामर्दाला, मोहिनीअट्टम (शास्त्रीय), कुम्मी, सिद्धि मधुरी, छड़ी।
छत्तीसगढ़	पण्डवानी, गौड़ी, करमा, झूमर, डागला, पाली, टपाली, नवरानी, दिवारी।
हिमाचल प्रदेश	धमान, छपेली, महाथू, नटी, डांगी, चम्बा, थाली, झैंता, डफ, डंडानाच आदि।
गुजरात	गरबा, डाण्डिया, टिप्पानी जुरियुन, भवई, रासलीला, लास्या, पणिहारी आदि।
असम	बिहू, बिछुआ, नटपूजा, महारास, खेल गोपाल, झुमुरा होब्जानाई, कलिगोपाल, नागानृत्य, बुगुरूम्बा, अंकियानाट आदि।
पं. बंगाल	काठी, गम्भीरा, ढाली, जात्रा, बाउल, मरसिया, कीर्तन आदि।
केरल	कथकली (शास्त्रीय), ओट्टम, थुलाल, मोहिनी-अट्टम (शास्त्रीय), कालीअट्टम, पादयानी।
मणिपुर	मणिपुरी (शास्त्रीय), राखाल, नटरास, महारास, रॉखत आदि।
ओडिशा	ओडिसी (शास्त्रीय), सवारी, धूमरा, पैंका, मुणरी, छऊ, अया आदि।
राजस्थान	झूमर, घापाल, फूंदी, पनिहारी, जिन्दाद, नेजा, गणगौर आदि।
महाराष्ट्र	लावणी, नकटा, कोली, लेझिम, गफा, बोहदा, गौरीचा, ललिता, तमाशा, मौनी, लेजम, पोवाड़ा।
मेघालय	लाहो, बांग्ला आदि।
गोवा	माण्डी, झागोर, खोल, ढकनी आदि।
अरुणाचल प्रदेश	मुखौटा नृत्य, युद्ध नृत्य आदि।
कर्नाटक	यक्षगान, कुनीता, कर्गा, लाम्बी, वीरगास्से।
नगालैंड	चोंग, खैवा, लीम, नुरालीम आदि।
पंजाब	भाँगड़ा, गिद्धा, डफ, धमान आदि।
मिजोरम	खानट्म, पाखुपिला, चेरोकान आदि।
जम्मू-कश्मीर	राउफ, हिकात, मंदजास, कूद दण्डीनाच, दमाली।
तमिलनाडु	भरतनाट्यम (शास्त्रीय), कुमी, कोलट्टम, कावड़ी।
उत्तर प्रदेश	रासलीला, नौटंकी, झूला, कजरी, जद्दा, चाचरी।

भारत के प्रमुख शोध संस्थान

शोध संस्थान	स्थान	राज्य
केन्द्रीय ईंधन अनुसंधान संस्थान	धनबाद	झारखंड
केन्द्रीय चमड़ा अनुसंधान संस्थान	चेन्नई	तमिलनाडु
केन्द्रीय औषधि अनुसंधान संस्थान	लखनऊ	उत्तर प्रदेश
केन्द्रीय सड़क अनुसंधान संस्थान	नई दिल्ली	दिल्ली
केन्द्रीय भवन निर्माण अनुसंधान संस्थान	रूड़की	उत्तराखंड
केन्द्रीय पर्यावरण इंजीनियरिंग अनुसंधान संस्थान	नागपुर	महाराष्ट्र
केन्द्रीय खनन अनुसंधान केन्द्र	धनबाद	झारखंड
केन्द्रीय वन अनुसंधान संस्थान	देहरादून	उत्तराखंड
कोशिकीय तथा आण्विक जीव विज्ञान केन्द्र	हैदराबाद	तेलंगाना
भारतीय सर्वेक्षण विभाग	देहरादून	उत्तराखंड
भारतीय मौसम विज्ञान संस्थान	नई दिल्ली	दिल्ली
राष्ट्रीय समुद्र विज्ञान संस्थान	पणजी	गोवा
रमण अनुसंधान संस्थान	बेंगलुरु	कर्नाटक
भाभा परमाणु अनुसंधान केन्द्र	ट्राम्बे	महाराष्ट्र
टाटा इंस्टीट्यूट ऑफ फंडामेंटल रिसर्च	मुंबई	महाराष्ट्र
अखिल भारतीय आयुर्विज्ञान संस्थान	नई दिल्ली	दिल्ली
डीजल लोकोमोटिव वर्क्स	वाराणसी	उत्तर प्रदेश
भारतीय सिक्यूरिटी प्रेस	नासिक	महाराष्ट्र
सिक्योरिटी प्रिन्टिंग प्रेस	हैदराबाद	तेलंगाना
करेन्सी प्रेस नोट	नासिक	महाराष्ट्र
बैंक नोट प्रेस	देवास	मध्य प्रदेश
सिक्योरिटी पेपर मिल	होशंगाबाद	मध्य प्रदेश
भारतीय पुरातात्विक सर्वेक्षण विभाग	कोलकाता	पं. बंगाल
राजीव गांधी पेट्रोलियम प्रौद्योगिकी संस्थान	रायबरेली	उत्तर प्रदेश
भारतीय राष्ट्रीय समुद्री सूचना सेवा केन्द्र	हैदराबाद	तेलंगाना

देश की आन्तरिक सुरक्षा हेतु स्थापित संगठन

संगठन	स्थापना वर्ष
असम राइफल्स (AR)	1835
इंटेलीजेंस ब्यूरो (IB)	1920
राष्ट्रीय कैडेट कोर (NCC)	1948
प्रादेशिक सेना (Territorial Army)	1948
केन्द्रीय रिजर्व पुलिस बल (CRPF)	1939
केन्द्रीय जाँच ब्यूरो (CBI)	1953
भारत-तिब्बती सीमा पुलिस (ITBP)	1962
होम गार्डस् (HG)	1962
सीमा सुरक्षा बल (BSF)	1965
केन्द्रीय औद्योगिक सुरक्षा बल (CISF)	1969
तट रक्षा बल (Coast Guards)	1978
राष्ट्रीय सुरक्षा गार्ड (NSG)	1984
नेशनल क्राइम रिकॉर्ड्स ब्यूरो	1986
रैपिड एक्शन फोर्स (RAF)	1992
रक्षा गुप्तचर एजेंसी (DIA)	2002

भारत में सर्वप्रथम

- प्रथम विमान वाहक युद्धपोत–आई.एन.एस. विक्रांत
- प्रथम ब्रॉड गेज रेल बस सेवा-प्रारम्भ स्थल–मेड़ता शहर (राजस्थान)
- प्रथम फुटबॉल क्लब–मोहन बागान, 1889 ई.
- सर्वप्रथम कॉटन मिल–द बॉम्बे स्पिनिंग एण्ड वीविंग कम्पनी (मुम्बई) वर्ष 1854
- हिन्दी का सर्वप्रथम समाचार पत्र–उदत्त मार्त्तण्ड
- प्रथम बायोस्फीयर रिजर्व–नीलगिरि में स्थापित
- पूर्ण साक्षर प्रथम जनजातीय जनसंख्या बहुल जिला–डुंगरपुर (राजस्थान)
- प्रथम मैरीन नेशनल पार्क का स्थापना स्थल–कच्छ क्षेत्र (गुजरात)
- प्रथम उर्वरक कारखाना की स्थापना वाला राज्य–तमिलनाडु (1904 ई.)
- प्रथम भारतीय उपग्रह–आर्यभट्ट (9 अप्रैल, 1975 ई. को अंतरिक्ष में स्थापित)
- भारत द्वारा प्रथम आण्विक भूमिगत परीक्षण–18 मई, 1974 ई. (पोखरण, राजस्थान)
- प्रथम परखनली शिशु–हर्षा (1986 ई. जन्म)
- प्रथम टेस्ट ट्यूब भैंस–1990 ई. में करनाल के राष्ट्रीय डेयरी अनुसंधान संस्थान में जन्म
- स्वदेश में निर्मित प्रथम प्रक्षेपास्त्र–1988 ई. में प्रक्षेपित 'पृथ्वी' प्रक्षेपास्त्र
- प्रथम स्वदेशी परमाणु चालित पनडुब्बी–आई.एन.एस. चक्र
- अंटार्कटिका पहुँचने वाली प्रथम महिला–मेहर मूसा (1977 ई.)
- भारतीय अंटार्कटिका अभियान दल के सदस्य के रूप में अंटार्कटिका पहुँचने वाली प्रथम महिला–सुदीप्ति सेन गुप्ता एवं अदिति पंत (1984 ई.)
- इलेक्ट्रॉनिक वोटिंग मशीन का प्रयोग करने वाला भारत का पहला राज्य–केरल (विधान सभा उपचुनाव, अप्रैल, 1982 ई.)
- पृथ्वी के तीनों ध्रुवों पर फतह हासिल करने वाली प्रथम संस्था–भारतीय नौसेना
- उत्तरी ध्रुव (आर्कटिक) में स्थापित प्रथम भारतीय स्थायी अनुसंधान केन्द्र–हिमाद्री

- भारत के प्रथम डी.एन.ए. बैंक की स्थापना–बायोटेक पार्क, लखनऊ
- भारत का प्रथम प्रतिरक्षा विश्वविद्यालय–बिनोला गांव (हरियाणा)
- बायोमेट्रिक एटीएम कार्ड जारी करने वाला सार्वजनिक क्षेत्र का पहला भारतीय बैंक–पंजाब नेशनल बैंक
- भारत का प्रथम पूर्ण बैंकिंग जिला–पालक्काड (केरल)
- ISO-9001-2000 प्रमाणन प्राप्त करने वाला देश का प्रथम जिला–कृष्णा (आ.प्र.)
- भारत का प्रथम ग्रीनफील्ड हवाई हड्डा–राजीव गांधी अंतर्राष्ट्रीय विमान पत्तन, हैदराबाद
- प्रथम मूक फिल्म–'राजा हरिश्चन्द्र' (निर्माता–दादा साहब फाल्के)
- प्रथम बोलती फिल्म–'आलमआरा' (1931 ई. में आर्देशिर ईरानी द्वारा निर्देशित)
- प्रथम पूर्णतः भारतीय रंगीन फिल्म–1951 ई. में सोहराब मोदी द्वारा निर्मित 'झांसी की रानी'
- प्रथम रंगीन सिनेमास्कोप फिल्म–1961 ई. में महेश कौल द्वारा निर्मित 'प्यार की प्यास'
- राष्ट्रीय फिल्म पुरस्कार से सम्मानित प्रथम हिन्दी फिल्म–'मिर्जा-गालिब' (1954 ई.)
- भारत में बनी पहली त्रि-आयामी फिल्म–'माई डियर कुट्टीचत्यन' (1984 ई. मलयालम)
- हिन्दी में निर्मित पहली भारतीय त्रि-आयामी फिल्म–'शिवा का इन्साफ' (1986 ई.)
- भारतीय फिल्मों के जनक–दादा साहब फाल्के
- मनोरंजन कर से छूट प्राप्त करने वाली पहली भारतीय फिल्म–'झनक-झनक पायल बाजे'
- भारत रत्न से सम्मानित फिल्म जगत के प्रथम व्यक्तित्व–सत्यजीत राय
- प्रसिद्ध क्रिकेट खिलाड़ी सुनील गावस्कर द्वारा अभिनित फिल्म–'प्रेमाची सवाली' (मराठी)
- प्रथम पूर्णरूपेण स्वदेशी फिल्म–'राजा हरिश्चन्द्र' (1913 में प्रदर्शित)
- दक्षिण भारत में बनी प्रथम फिल्म–'कीचकवधम' (1919 ई.)
- फिल्म फेयर पुरस्कार से सम्मानित प्रथम अभिनेत्री–नर्गिस दत्त
- भारतीय सिनेमा की प्रथम अभिनेत्री–श्रीमती देविका रानी रोरिक
- दादा साहब फाल्के पुरस्कार से सम्मानित प्रथम गीतकार–मजरूह सुल्तानपुरी (1993 ई.)
- भारत की प्रथम स्वदेशी एनीमेशन फिल्म–दशावतार
- दूरदर्शन द्वारा 'ज्ञान-दर्शन' चैनल का प्रारम्भ 26 जनवरी, 2000 ई. को हुआ।
- भारतीय गणराज्य के प्रथम राष्ट्रपति–डॉ. राजेन्द्र प्रसाद (1950-62 ई.)
- स्वतंत्र भारत के प्रथम प्रधानमंत्री–पंडित जवाहर लाल नेहरू (1950-64 ई.)
- भारतीय गणराज्य के प्रथम मुस्लिक राष्ट्रपति–डॉ. जाकिर हुसैन (1967-69 ई.)
- प्रथम भारतीय नोबल पुरस्कार विजेता–रवीन्द्र नाथ टैगोर (1913 ई., साहित्य)
- प्रथम भारतीय भौतिक नोबल पुरस्कार विजेता–डॉ. सी.वी. रमण (1930 ई.)
- अर्थशास्त्र का नोबल पुरस्कार विजेता प्रथम भारतीय–अमर्त्य सेन (1998 ई.)
- चिकित्सा विज्ञान का नोबल पुरस्कार विजेता प्रथम भारतीय–डॉ. हरगोविन्द खुराना
- भारत के प्रथम फील्ड मार्शल–जनरल मानेक शॉ (1971 ई.)
- स्वतंत्र भारत के प्रथम भारतीय कमांडर इन चीफ–जनरल करिअप्पा (1949 ई.)
- स्वतंत्र भारत का प्रथम गवर्नर जनरल–लार्ड माउण्टबेटन (1947-48 ई.)
- स्वतंत्र भारत के प्रथम भारतीय गवर्नर जनरल–चक्रवर्ती राजगोपालाचारी (1948 ई.)
- भारत के प्रथम ब्रिटिश गवर्नर जनरल–लॉर्ड वारेन हेस्टिंग्स
- भारत का अंतिम ब्रिटिश गवर्नर जनरल तथा प्रथम वायसराय–लॉर्ड कैनिंग
- भारतीय राष्ट्रीय कांग्रेस के प्रथम सभापति–व्योमेश चन्द्र बनर्जी (1885 ई.)
- भारत के प्रथम मुख्य न्यायाधीश–न्यायमूर्ति हीरालाल कानिया (1950-51 ई.)
- माउण्ट एवरेस्ट शिखर पर पहुँचने वाला प्रथम भारतीय–शेरपा तेन्जिंग (1953 ई.)

- इंग्लिश चैनल तैरकर पार करने वाला प्रथम भारतीय–मिहिर सेन (1958 ई.)
- दक्षिणी ध्रुव पर पहुँचने वाला प्रथम भारतीय–लेफ्टिनेन्ट रामचरण (1960 ई.)
- स्वतंत्र भारत के प्रथम भारतीय नौसेनाध्यक्ष–वाइस एडमिरल आर.डी. कटारी (1958-62 ई.)
- स्वतंत्र भारत के प्रथम भारतीय वायु सेनाध्यक्ष–एयर मार्शल एस. मुखर्जी (1954 ई.)
- अंतर्राष्ट्रीय न्यायालय के प्रथम भारतीय मुख्य न्यायाधीश–डॉ. नागेन्द्र सिंह
- परमवीर चक्र प्राप्त करने वाला प्रथम भारतीय–मेजर सोमनाथ शर्मा (1947 ई.)
- परमवीर चक्र प्राप्त करने वाला प्रथम वायु सैनिक अधिकारी–निर्मलजीत सिंह शेखो
- लोक सभा के प्रथम अध्यक्ष–गणेश वासुदेव मावलंकर (1952-56 ई.)
- लोक सभा के प्रथम उपाध्यक्ष–अनंत शयनम् आयंगर (1952-56 ई.)
- राज्य सभा के प्रथम उपसभापति–एस.वी. कृष्णमूर्ति
- प्रथम भारतीय बैरिस्टर–गणानेंद्र मोहन टैगोर
- प्रथम राष्ट्रकवि–मैथिलीशरण गुप्त
- प्रथम उप राष्ट्रपति–डॉ. सर्वपल्ली राधाकृष्णन (1952-1962 ई.)
- प्रथम उप प्रधानमंत्री–सरदार बल्लभभाई पटेल
- प्रथम मुख्य चुनाव आयुक्त–सुकुमार सेन (1950-58 ई.)
- भारत रत्न से सम्मानित प्रथम भारतीय–डॉ. एस. राधाकृष्णन, सी. राजगोपालाचारी तथा डॉ. सी.वी. रमण (1954 ई.)
- मरणोपरान्त 'भारत रत्न' से सम्मानित प्रथम व्यक्ति–लाल बहादुर शास्त्री (1966 ई.)
- ज्ञानपीठ पुरस्कार से सम्मानित प्रथम व्यक्ति–जी. शंकर कुरूप (1965 ई., मलयालम)
- सार्वजनिक सेवा हेतु रेमन मैग्सेसे पुरस्कार से सम्मानित प्रथम व्यक्ति–सी. डी. देशमुख
- हृदय प्रत्यारोपण का पहला सफल ऑपरेशन करने वाले व्यक्ति–डॉ. पी. वेणुगोपाल
- राष्ट्रीय मानवाधिकार आयोग के प्रथम अध्यक्ष–पूर्व न्यायाधीश न्यायमूर्ति रंगनाथ मिश्र
- भारतीय ज्ञानपीठ पुरस्कार से सम्मानित प्रथम हिन्दी साहित्यकार–सुमित्रानंदन पंत
- ग्रेमी पुरस्कार से सम्मानित किए जाने वाले प्रथम भारतीय–पंडित रविशंकर
- संयुक्त राष्ट्र संघ में हिन्दी में भाषण देने वाला प्रथम व्यक्ति–अटल बिहारी वाजपेयी
- राष्ट्रीय विज्ञान कांग्रेस के प्रथम अध्यक्ष–सर आशुतोष मुखर्जी
- ब्रिटेन में उच्चायुक्त नियुक्त किए जाने वाले प्रथम भारतीय–वी.के. कृष्ण मेनन
- लेनिन शांति पुरस्कार से सम्मानित प्रथम भारतीय–डॉ. सैफुद्दीन किचलू (1952)
- विश्व बैंक के प्रबंध निदेशक नियुक्त होने वाले प्रथम भारतीय–गौतम काजी (1994)
- भारत के प्रथम दलित मुख्य न्यायाधीश (सर्वोच्च न्यायालय)–के. जी. बालाकृष्णन
- भारतीय राष्ट्रीय कांग्रेस की प्रथम महिला सभापति–एनी बेसेन्ट (1917 ई.)
- भारतीय राष्ट्रीय कांग्रेस की प्रथम भारतीय महिला सभापति–सरोजिनी नायडू (1925 ई.)
- संयुक्त राष्ट्र संघ महासभा की प्रथम महिला सभापति–विजयालक्ष्मी पंडित (1953 ई.)
- भारत की प्रथम महिला राजदूत–विजयालक्ष्मी पंडित (1947-49, U.S.S.R)
- भारत की प्रथम महिला प्रधानमंत्री–इंदिरा गांधी (1966 ई.)
- भारतीय राज्य की प्रथम महिला मुख्यमंत्री–सुचेता कृपलानी (उत्तर प्रदेश)
- भारतीय राज्य की प्रथम महिला राज्यपाल–सरोजिनी नायडू (उत्तर प्रदेश)
- सर्वोच्च न्यायालय की प्रथम भारतीय महिला न्यायाधीश–मीरा साहिब फातिमा बीबी
- उच्च न्यायालय की प्रथम भारतीय महिला मुख्य न्यायाधीश –लीला सेठ (हि.प्र.)
- भारत की प्रथम महिला सत्र न्यायाधीश–सुश्री अन्ना चंडी (केरल)
- केन्द्रीय मंत्रिमंडल में शामिल प्रथम भारतीय महिला मंत्री–राजकुमारी अमृत कौर
- नोबल पुरस्कार प्राप्त करने वाली प्रथम भारतीय महिला–मदर टेरेसा (1979 ई.)

- माउण्ट एवरेस्ट पर पहुँचने वाली प्रथम भारतीय महिला—बछेन्द्री पाल (1984 ई.)
- विश्व सुन्दरी बनने वाली प्रथम भारतीय महिला—रीता फारिया (1966 ई.)
- ब्रह्मांड सुन्दरी बनने वाली प्रथम भारतीय महिला—सुष्मिता सेन (1984 ई.)
- भारत की प्रथम महिला आई.पी.एस. अधिकारी—किरण बेदी (1972 ई.)
- भारत की प्रथम महिला आई.ए.एस. अधिकारी—अन्ना जॉर्ज (1950 ई.)
- भारत की प्रथम महिला चिकित्सक—डा. कादम्बिनी गांगुली बोस (1888 ई.)
- संघ लोक सेवा आयोग की प्रथम भारतीय महिला अध्यक्ष—रोजा मिलियन बैथ्यू
- राज्य सभा की प्रथम महिला महासचिव—वी.एस. रमादेवी
- राज्य सभा की प्रथम महिला उपाध्यक्ष—वायलेट अल्वा (1962 ई.)
- नॉर्मन बोरलोग पुरस्कार से सम्मानित प्रथम भारतीय महिला—डॉ. अमृता पटेल (1992 ई.)
- ज्ञानपीठ पुरस्कार से सम्मानित प्रथम भारतीय महिला साहित्यकार—आशापूर्णा देवी
- सार्वजनिक सेवा हेतु रेमॉन मैग्सेसे पुरस्कार से सम्मानित प्रथम भारतीय महिला—किरण बेदी
- राष्ट्रीय महिला आयोग की प्रथम अध्यक्षा—श्रीमती जयंती पटनायक (1992 ई.)
- भारतीय विज्ञान कांग्रेस की प्रथम महिला अध्यक्ष—डॉ. आशिमा चटर्जी
- संयुक्त राष्ट्र संघ में कला प्रदर्शित करने वाली प्रथम महिला—एम.एस. सुब्बुलक्ष्मी (1966 ई.)
- अशोक चक्र (अब शौर्य चक्र) प्राप्त करने वाली प्रथम महिला—ग्लोरिया बेरी (मरणोपरांत)
- सेना मेडल प्राप्त करने वाली प्रथम भारतीय महिला—विमला देवी (1988 ई.)
- भारत में सर्वप्रथम प्रकाशित महिला पत्रिका—इण्डियन लेडीज मैगनीज (चेन्नई 1901 ई.)
- भारत की प्रथम महिला मुस्लिम आइ.पी.एस. अधिकारी—कुमारी नुजहत खान
- भारत के किसी राज्य की प्रथम महिला पुलिस महानिदेशक—कंचन चौधरी भट्टाचार्य
- भारत की प्रथम महिला मिसाइल वुमन—डा. टेसी थॉमस

●●●

खेल जगत

खेल से जुड़े महत्वपूर्ण तथ्य

- ओलम्पिक खेलों का प्रारम्भ वर्ष 776 ईसा पूर्व में यूनानी देवता 'ओलम्पस' के सम्मान में किया गया था। आधुनिक ओलम्पिक खेल प्रतियोगिता का प्रारम्भ 6 अप्रैल, 1896 ई. को फ्रांस के कुबर्टिन के सद् प्रयासों से यूनान के एथेंस में हुआ।
- ओलम्पिक खेल प्रतियोगिताओं का आयोजन प्रत्येक चार वर्ष के बाद किया जाता है।
- ओलम्पिक खेल प्रतियोगिता का आदर्श वाक्य है–साइटियस, अल्टियस, फोरेटियस। लैटिन भाषा के इस वाक्य का अर्थ होता है–तेज दौड़ना, ऊँचा उठना एवं शक्ति का भरपूर प्रदर्शन करना।
- ओलम्पिक ध्वज 1913 ई. में कोबर्टिन द्वारा तैयार किया गया। इसमें पाँच गोल चक्र सफेद सतह पर बने होते हैं, जो आपस में जुड़े होते हैं। ये पाँच चक्र लाल, हरा, पीला, नीला व काले रंग के होते हैं। नीला चक्र–यूरोप, पीला चक्र–एशिया, काला चक्र–अफ्रीका, हरा चक्र–आस्ट्रेलिया एवं लाल चक्र–उत्तरी एवं दक्षिणी अमेरिका।
- ओलम्पिक मशाल जलाने की प्रथा की शुरुआत 1928 ई. के एम्सटर्डम खेलों से हुई। (यह मशाल सूर्य-किरणों से प्रज्ज्वलित की जाती है।)
- अन्तर्राष्ट्रीय ओलम्पिक समिति का मुख्यालय लोसाने (स्विट्जरलैंड) में है।
- भारत की ओर से ओलम्पिक खेलों में भाग लेने वाला प्रथम खिलाड़ी एक आंग्ल इंडियन, नॉर्मन प्रिचार्ड है, जिसने 1900 ई. के द्वितीय ओलम्पिक में भाग लिया तथा एथलेटिक्स स्पर्धा में दो रजत पदक प्राप्त किए।
- अन्तर्राष्ट्रीय ओलम्पिक समिति की स्थापना 1894 ई. में 'सखोन' नामक स्थान पर हुई थी।
- राष्ट्रमंडल खेलों की शुरूआत 1930 ई. में हेमिल्टन (कनाडा) में हुई थी। (पुराना नाम–ब्रिटिश एम्पायर खेल)।
- 1934 ई. में लंदन में होने वाले दूसरे राष्ट्रमंडल खेल में भारत ने पहली बार भाग लिया था।
- एशियाई खेल का प्रारंभ 4 मार्च, 1951 ई. को नई दिल्ली में हुआ। एशियाई खेल संघ ने चमकते सूरज को अपना प्रतीक चिह्न घोषित किया।
- क्रिकेट का पहला टेस्ट मैच 1877 ई. में ऑस्ट्रेलिया एवं इंग्लैंड के बीच मेलबर्न में आयोजित किया गया। पहला एक दिवसीय अन्तर्राष्ट्रीय क्रिकेट मैच इंग्लैंड एवं ऑस्ट्रेलिया के बीच 1871 ई. में मेलबर्न में आयोजित किया गया।
- क्रिकेट की सर्वोच्च संस्था 'इंटरनेशनल क्रिकेट काउंसिल' (आई.सी.सी.) है, जिसका मुख्यालय 1 अगस्त, 2005 से दुबई में है, पहले यह लॉर्ड्स (इंग्लैंड) में था।
- फुटबॉल का जन्म इंग्लैंड में हुआ। 1857 ई. में इंग्लैंड में विश्व का पहला फुटबॉल क्लब 'शेफील्ड फुटबॉल क्लब' का गठन हुआ। भारत में फुटबॉल अंग्रेजों के द्वारा लाया गया और भारत का पहला फुटबॉल क्लब 'डलहौजी क्लब' था। विश्व की सबसे बड़ी फुटबॉल संस्था 'इंटरनेशनल फुटबॉल एसोसिएशन (फीफा) है जिसका मुख्यालय पेरिस (फ्रांस) में है।
- फीफा द्वारा आयोजित विश्वकप फुटबॉल की सबसे बड़ी प्रतियोगिता है; पहला विश्वकप 1930 ई. में उरुग्वे में आयोजित किया गया था। इसे प्रति चार वर्ष बाद आयोजित किया जाता है।

- हॉकी का पहला संगठित क्लब 1861 ई. में स्थापित 'ब्लैकहीथ एबी एंड क्लब' (इंग्लैंड) है। हॉकी की सर्वोच्च संस्था 'फेडरेशन इंटरनेशनल दि हॉकी' (एफ.आई.एच.) है जिसकी स्थापना 1884 ई. में की गई थी।
- वॉलीवॉल का जन्म संयुक्त राज्य अमेरिका में हुआ। इस खेल को एक अमेरिकी विलियम जी मॉरगन ने 1895 ई. में शुरू किया। इंटरनेशनल वॉलीबॉल फेडरेशन का गठन 1948 ई. में हुआ। वॉलीबॉल का प्रथम विश्व कप 1949 ई. में आयोजित हुआ था।

विश्व के प्रसिद्ध कप और ट्रॉफियाँ

खेल	सम्बद्ध कप एवं ट्रॉफियाँ
फुटबॉल	डूरंड कप, संतोष ट्रॉफी, मर्डेका कप, सर आशुतोष मुखर्जी ट्रॉफी, डी.सी. एम. ट्रॉफी, रोवर्स कप, आई. एफ.ए. शील्ड, वी.सी. रॉय ट्राफी इत्यादि।
गोल्फ	सर्किट कप, डनहिल कप, बाकर कप, प्रिन्स ऑफ वेल्स कप, राइडर कप इत्यादि।
टेबल टेनिस	जय लक्ष्मी कप (महिला), राजकुमारी चैलेंज कप (जूनियर महिला), बर्नाबिलेक कप (पुरुष), रामानुज ट्रॉफी (जूनियर पुरुष) इत्यादि।
हॉकी	रंगास्वामी कप, बेगम रसूल ट्रॉफी (महिला), बेटन कप, आगा खाँ कप, महाराजा रणजीत सिंह गोल्ड कप, लेडी रतन टाटा ट्रॉफी (महिला), ध्यानचन्द ट्रॉफी, नेहरू ट्रॉफी, मुरुगप्पा गोल्ड कप, सिंधिया गोल्ड कप, इन्दिरा गाँधी गोल्ड कप, वेलिंग्टन कप, गुरुनानक चैम्पियनशिप (महिला) इत्यादि।
बैडमिंटन	चड्ढा कप, नारंग कप, अमृत दीवान कप इत्यादि।
पोलो	पृथ्वीपाल सिंह कप, क्लासिक कप, ऐजार कप, राधामोहन कप इत्यादि।
क्रिकेट	रणजी ट्रॉफी (राष्ट्रीय चैम्पियनशिप), दिलीप ट्रॉफी, सी.के. नायडू ट्रॉफी, ईरानी ट्रॉफी, देवधर ट्रॉफी, रानी झाँसी ट्रॉफी, रोहिन्टन बारिया ट्रॉफी, जी.डी. बिड़ला ट्रॉफी।
ब्रिज	रामनिवास रूइया चैलेंज, होल्कर ट्रॉफी, गोल्फ ट्रॉफी इत्यादि।
बास्केटबॉल	बंगलुरु ब्ल्यूज चैलेंज कप, फेडरेशन कप, नेहरू कप इत्यादि।

- टेबल टेनिस का जन्मदाता इंग्लैंड है। इंटरनेशनल टेबल टेनिस एसोसिएशन' की स्थापना 1926 ई. में की गई थी।
- आधुनिक बैडमिंटन का विकास संभवतः इंग्लैंड में हुआ था। इसकी सर्वोच्च संस्था इंटरनेशनल बैडमिंटन फेडरेशन की स्थापना 1934 में की गई थी। विश्व बैडमिंटन चैम्पियनशिप की शुरूआत 1977 ई. में हुई थी।
- लॉन टेनिस का विकास इंग्लैंड में हुआ। टेनिस की सर्वोच्च संस्थान इंटरनेशनल टेनिस फेडरेशन (I.T.F.) की स्थापना 1913 ई. में पेरिस में की गई।

प्रसिद्ध खेल के मैदान

खेल-मैदान	स्थान
अम्बेडकर स्टेडियम	दिल्ली
नेशनल स्टेडियम	दिल्ली
अरुण जेटली स्टेडियम	दिल्ली
इंदिरा गांधी स्टेडियम	दिल्ली
जे.एल. नेहरू स्टेडियम	दिल्ली
वानखेड़े स्टेडियम	मुम्बई
नेशनल स्टेडियम	मुम्बई
ब्रेबोर्न स्टेडियम	मुम्बई
ईडन गार्डन	कोलकाता
युवा भारती स्टेडियम	कोलकाता
बाराबती स्टेडियम	कटक
चेपक स्टेडियम	चेन्नई
कीनन स्टेडियम	जमशेदपुर
ग्रीन पार्क स्टेडियम	कानपुर
लॉर्ड्स, ओवल, लीड्स	ब्रिटेन
हेडिंग्ले मैनचेस्टर	ब्रिटेन
बुकलैण्ड	इंग्लैंड
एण्ड्री	इंग्लैंड
टिबंकहम	इंग्लैंड
टेंट ब्रिज	इंग्लैंड
ह्राइट सिटी	इंग्लैंड
पर्थ, ब्रिसबेन, मेलबर्न	ऑस्ट्रेलिया
सैण्डी लॉज	स्कॉटलैण्ड
यांकी स्टेडियम	न्यूयॉर्क
फॉरेस्ट हिल	न्यूयॉर्क
नरेन्द्र मोदी स्टेडियम	अहमदाबाद

विभिन्न देशों के राष्ट्रीय खेल

देश	राष्ट्रीय खेल
ऑस्ट्रेलिया	क्रिकेट
चीन	टेबल टेनिस
इंग्लैंड	क्रिकेट
पाकिस्तान	हॉकी
स्पेन	सांड़ युद्ध
सं.रा. अ.	बेसबॉल
ब्राजील	फुटबॉल
फ्रांस	फुटबॉल
इंडोनेशिया	बैडमिन्टन
मलेशिया	बैडमिन्टन
रूस	फुटबॉल, शतरंज
कनाडा	आइस हॉकी
स्कॉटलैंड	रग्बी, फुटबॉल
भूटान	तीरंदाजी

विभिन्न खेलों के जन्मदाता देश

खेल	जन्मदाता देश
एथलेटिक्स	यूनान
बेलेक्यूपेलोटा	स्पेन-फ्रांस
शतरंज	भारत
फुटबॉल	चीन
कबड्डी	भारत
पोलो	भारत
वॉलीबॉल	सं.रा. अमेरिका
बिलियर्ड्स	फ्रांस
बास्केटबॉल	सं.रा. अमेरिका
क्रिकेट	इंग्लैंड
हॉकी	मिस्र
गोल्फ	स्कॉटलैंड
लॉन टेनिस	इंग्लैंड
बेसबॉल	सं.रा. अमेरिका
बैडमिंटन	इंग्लैंड
टेबल टेनिस	इंग्लैंड

प्रमुख खिलाड़ियों के उपनाम

खिलाड़ी	उपनाम
ध्यानचंद	हॉकी का जादूगर
ए.डी. नासिमेंटो	ब्लैक पर्ल (पेले)
बोरिस बेकर	बूम-बूम
इयान थार्पे	थार्पिडो
मिल्खा सिंह	फ्लाइंग सिख
जैक कैलिस	डॉजी
एफ.जी. जायनर	फ्लो जो
राहुल द्रविड़	मिस्टर रिलायबुल
सर्गेई बुबका	पोलवाल्ट का बादशाह
पेस व भूपति	इण्डियन एक्सप्रेस
दिलीप वेंगसरकर	कर्नल
रोजर फेडरर	स्विस एक्सप्रेस
माइकल फेलप्स	गोल्डन शॉर्क
नवजीत सिंह सिद्धू	शेरी
पी.टी. ऊषा	स्वर्ण बालिका
जहाँगीर खान	स्क्वैश के युग पुरुष
बियोन बोर्ग	हिमखण्ड
अनिल कुम्बले	जम्बो
लांस क्लूजनर	जुलू
हरभजन सिंह	टर्बनेटर
अजीत अगरकर	बॉम्बे डक
अलेक्सान्द्र पोपोव	मत्स्य पुरुष
माइकल होल्डिंग	मिण्टी
मार्क फिलिपोसिस	स्कड मिसाइल
सुनील गावस्कर	सनी, लिटिल मास्टर
अन्ना इवानोविच	गोल्डन गर्ल
अशोक मांकड़	काका
शोएब अख्तर	रावलपिंडी एक्सप्रेस
स्टीव बकनर	ग्रेट डिलेयर
सचिन तेंदूलकर	बॉम्बे बॉम्बर
सौरव गांगुली	बंगाल टाइगर
क्लाइव लॉयड	सुपर कैट
रॉड लेवर	रॉकेट
श्रीनाथ	मैसूर एक्सप्रेस

●●●

वस्तुनिष्ठ प्रश्न

1. हड़प्पा के लोगों की सामाजिक पद्धति .... थी।
A. उचित समतावादी B. दास श्रमिक आधारित
C. वर्ण आधारित D. जाति आधारित

2. हड़प्पा की खोज किस वर्ष में हुई थी?
A. 1935 B. 1942
C. 1901 D. 1921

3. 'अपवाह तंत्र' का निर्माण सबसे पहले निम्नलिखित में से किस सभ्यता के लोगों ने किया था?
A. मिस्र सभ्यता के लोगों ने
B. सिंधु घाटी सभ्यता के लोगों ने
C. चीनी सभ्यता के लोगों ने
D. मेसोपोटामिया सभ्यता के लोगों ने

4. किस शासक ने बौद्धों के लिए विख्यात विक्रमशिला विश्वविद्यालय की स्थापना की थी?
A. महिपाल B. देवपाल
C. गोपाल D. धर्मपाल

5. महावीर का जन्म किस क्षत्रिय गोत्र में हुआ था?
A. शाक्य B. ज्ञातृक
C. सल्लास D. लिच्छवि

6. निम्नलिखित में सम्राट अशोक की वह पत्नी कौन थी जिसने उसको प्रभावित किया था?
A. चंडालिका B. चारूलता
C. गौतमी D. कारूवाकी

7. बिन्दुसार ने विद्रोहियों को कुचलने के लिए अशोक को कहाँ भेजा था?
A. स्वर्णगिरि B. तक्षशिला
C. उज्जैन D. वैशाली

8. निम्नलिखित में से कनिष्क के समकालीन कौन थे?
A. कंबन, बाणभट्ट, अश्वघोष
B. नागार्जुन, अश्वघोष, वसुमित्र
C. अश्वघोष, कालिदास, बाणभट्ट
D. कालिदास, कंबन, वसुमित्र

9. शून्य की खोज किसने की?
A. वराहमिहिर B. आर्यभट्ट
C. भास्कर D. इनमें से कोई नहीं

10. 'इनाम' भूमि किसे दी जाती थी?
A. विद्वान और धार्मिक व्यक्ति
B. मनसबदार
C. पैतृक राजस्व संग्राहक
D. कुलीन

11. यात्री इब्नबतूता कहां से आया था?
A. मोरक्को B. फारस
C. तुर्की D. मध्य एशिया

12. पानीपत की दूसरी लड़ाई (1556) निम्नलिखित में से किसके बीच हुई थी?
A. अकबर और हेमू
B. राजपूत और मुगल
C. बाबर और इब्राहिम लोदी
D. सिकंदर और आदिलशाह

13. सती प्रथा की भर्त्सना करने वाला मुगल सम्राट था–
A. बाबर B. हुमायूँ
C. अकबर D. जहाँगीर

14. अकबर के शासनकाल में भू-राजस्व सुधारों के लिए कौन उत्तरदायी था?

A. बीरबल B. टोडरमल
C. जयसिंह D. बिहारीमल

15. 'एक वर्ष में स्वराज' का नारा गाँधी जी ने कब दिया?
A. डाण्डी मार्च के समय
B. असहयोग आन्दोलन के समय
C. सविनय अवज्ञा आंदोलन के समय
D. गोलमेज सम्मेलन के समय

16. 23 अक्टूबर, 1940 ई. में चलाए गए व्यक्तिगत अवज्ञा आन्दोलन में सत्याग्रह करने के लिए किसे पहला नेता नियुक्त किया गया था?
A. जे.एल. नेहरू B. महात्मा गाँधी
C. आचार्य कृपलानी D. विनोबा भावे

17. भारत के लिए 'संवैधानिक सभा' का विचार सर्वप्रथम निम्नांकित में रखा गया।
A. इण्डिया इण्डिपेण्डेण्ट एक्ट, 1942
B. वेवल प्लान
C. क्रिप्स पोटोकॉल
D. कैबिनेट मिशन प्लान

18. इण्डियन नेशनल कांग्रेस ने 'पूर्ण स्वराज' का प्रस्ताव कब पारित किया?
A. 1927 ई. B. 1929 ई.
C. 1931 ई. D. 1942 ई.

19. मुस्लिम नेता, जिसने मुस्लिम लीग के इलाहाबाद अधिवेशन (1930) में अपने अध्यक्षीय भाषण में प्रथम बार मुसलमानों के लिए अलग से निवास भूमि की वांछनीयता इंगित की।
A. मोहम्मद अली जिन्ना B. मुहम्मद इकबाल
C. हसरत मोसानी D. लियाकत अली

20. भारत में पृथक् निर्वाचन पद्धति अथवा साम्प्रदायिक निर्वाचन पद्धति का सूत्रपात कब हुआ?
A. 1892 ई. B. 1909 ई.
C. 1919 ई. D. 1935 ई.

21. मुस्लिम लीग ने 'मुक्ति दिवस' कब मनाया?
A. खिलाफत आंदोलन की शुरुआत में
B. कांग्रेस मंत्रिमंडलों के इस्तीफा देने पर
C. मुसलमानों के लिए पृथक् निर्वाचन पद्धति की शुरुआत होने पर
D. अंग्रेजों के भारत छोड़ने पर

22. 1916 ई. में 'अखिल भारतीय होमरूल लीग' की स्थापना किसने की?
A. तिलक B. लाला लाजपत राय
C. ऐनी बेसेण्ट D. विपिन चन्द्र पाल

23. निम्न में से कौन सुविख्यात 'झण्डा ऊँचा रहे हमारा' का रचनाकार है?
A. मैथिलीशरण गुप्त B. सूर्यकांत त्रिपाठी 'निराला'
C. माखनलाल चतुर्वेदी D. श्यामलाल पार्षद

24. भारतीय राष्ट्रीय आंदोलन की निम्न घटनाओं को नीचे दिए गए कूट के अनुसार कालानुक्रम में व्यवस्थित करें?
1. गांधी-इरविन समझौता
2. पूना समझौता
3. भारतीय राष्ट्रीय कांग्रेस का कराची अधिवेशन
4. वैयक्तिक सत्याग्रह

कूट :
A. 1, 3, 2, 4 B. 2, 3, 4, 1
C. 3, 4, 2, 1 D. 4, 3, 2, 1

25. अप्रैल, 1916 ई. में स्थापित 'इण्डियन होमरूल लीग' का प्रथम प्रेसीडेण्ट कौन था?
A. जोसेफ वैपटिस्टा B. एन.सी. केलकर
C. ऐनी बेसेण्ट D. बी.जी. तिलक

26. 'होमरूल आंदोलन' के नेताओं ने 'होमरूल' शब्द कहाँ के सदृश आंदोलन से ग्रहण किया?
A. आयरलैण्ड B. स्कॉटलैण्ड
C. संयुक्त राज्य अमेरिका D. कनाडा

27. भारतीय स्वतन्त्रता में रजवाड़ों का समावेश सम्बन्धी प्रस्ताव कांग्रेस के किस अधिवेशन में पारित हुआ?
A. त्रिपुरी B. कराची
C. हरिपुरा D. रामगढ़

28. दक्षिण अफ्रीका से लौटने के बाद गाँधीजी ने अपना आंदोलन कहाँ से शुरू किया?
A. चौरी-चौरा B. चम्पारण
C. बारदोली D. अहमदाबाद

29. निम्न घटनाओं का सही कालानुक्रम क्या है?
1. गुरु का बाग आंदोलन 2. वायकूम सत्याग्रह
3. काकोरी काण्ड 4. नेहरू रिपोर्ट

नीचे दिए गए कूट का प्रयोग कर सही उत्तर चुनिए।

कूट :

A. 1, 2, 3, 4 B. 1, 2, 4, 3
C. 2, 1, 3, 4 D. 2, 1, 4, 3

30. सूची-I को सूची-II से सुमेलित कीजिए तथा सूचियों के नीचे दिए गए कूट का प्रयोग कर सही उत्तर चुनिए।

सूची-I	सूची-II
(*a*) बारदोली सत्याग्रह	1. स्वामी श्रद्धानन्द सरस्वती
(*b*) भारतीय किसान विद्यालय	2. सरदार वल्लभभाई पटेल
(*c*) बंगाल प्रजा पार्टी	3. फजलुल-हक
(*d*) बकाश्त संघर्ष	4. एन.जी. रंगा।

कूट :

A. (*a*)–2, (*b*)–3, (*c*)–4, (*d*)–1
B. (*a*)–2, (*b*)–4, (*c*)–3, (*d*)–1
C. (*a*)–3, (*b*)–1, (*c*)–2, (*d*)–4
D. (*a*)–4, (*b*)–3, (*c*)–2, (*d*)–1

31. सर्वप्रथम सौरमण्डल के बारे में विश्व के समक्ष जानकारी प्रस्तुत करने का श्रेय किस विद्वान को है?

A. स्ट्रैबो B. केपलर
C. गैलीलियो D. कॉपरनिकस

32. निम्नलिखित में किन देशों के समूह से भूमध्य रेखा गुजरती है?

A. ब्राजील, जाम्बिया तथा मलेशिया
B. कोलम्बिया, केन्या तथा मलेशिया
C. ब्राजील, सूडान तथा मलेशिया
D. वेनेजुएला, इथोपिया तथा इण्डोनेशिया

33. भू-गर्भ में जिस स्थान पर भूकम्पीय तरंगों की उत्पत्ति होती है, उस स्थान को क्या कहा जाता है?

A. अधिकेन्द्र B. भूकम्प अधिकेन्द्र
C. भूकम्प केन्द्र D. इक्लोजाइट

34. पृथ्वी के वायुमण्डल में सर्वाधिक घनत्व कहाँ पर होता है?

A. क्षोभ मंडल B. समताप मंडल
C. मध्य मंडल D. आयन मंडल

35. क्षोभ मंडल वायुमण्डल का सबसे तप्त परत है, क्योंकि–

A. यह सूर्य के निकटतम है
B. इसमें आवेशित कण हैं
C. यह पृथ्वी के पृष्ठ से तप्त हो जाती है
D. इसमें ऊष्मा पैदा होती है

36. ओजोन परत पायी जाती है–

A. प्रकाश मंडल में B. क्षोभ मंडल में
C. क्षोभ सीमा में D. समताप मंडल में

37. झीलों के अध्ययन को कहते हैं–

A. लिम्नोलॉजी B. पोटोमोलॉजी
C. टोपोलॉजी D. हाइड्रोलॉजी

38. श्रीहरिकोटा द्वीप स्थित है–

A. चिल्का झील के समीप
B. महानदी के मुहाने के समीप
C. पुलीकट झील के समीप
D. गोदावरी के मुहाने के समीप

39. विश्व का सबसे बड़ा शीत मरुस्थल है–

A. गोबी B. लुत
C. काविर D. तकला माकन

40. पाक स्ट्रेट किनके बीच स्थित है?

A. बंगाल की खाड़ी और मन्नार की खाड़ी
B. अण्डमान और निकोबार द्वीप समूह
C. रन ऑफ कच्छ और गल्फ ऑफ खम्भात
D. लक्षद्वीप और मालदीव

41. विश्व की सबसे तेज बहने वाली महासागरीय जलधारा है–

A. गल्फस्ट्रीम जलधारा B. लेब्रोडोर जलधारा
C. बेंगुएला जलधारा D. क्यूराइल जलधारा

42. निम्नलिखित में किस जलधारा को 'क्रिसमस के बच्चे की धारा' कहते हैं?

A. पेरू जलधारा B. कैलिफोर्निया जलधारा
C. अलनिनो जलधारा D. गल्फस्ट्रीम जलधारा

43. बांग्लादेश में किस नदी को पद्मा के नाम से पुकारा जाता है?

A. ब्रह्मपुत्र B. गंगा
C. तिस्ता D. हुगली

44. एक ही तापमान वाले स्थानों को जोड़ने वाली काल्पनिक रेखाएँ कहलाती हैं–

A. आइसोबार B. आइसोहाइट
C. आइसो हैलाइन D. आइसोथर्म

45. आइसोबार मानचित्र पर उन स्थानों को दर्शाने के लिए खींची गई रेखाएँ हैं, जहाँ पर–
A. एक जैसा तापमान है
B. एक जैसा वायुमंडलीय दाब है
C. एक जैसी ऊँचाई है
D. समान लवणता है

46. सापेक्षिक आर्द्रता के मापन हेतु किस उपकरण का प्रयोग किया जाता है?
A. हाइग्रोमीटर B. हाइड्रोमीटर
C. बैरोमीटर D. मैनोमीटर

47. भूमध्य रेखा के निकट किस तरह के वन पाए जाते हैं?
A. पतझड़ी वन B. शंकुधारी वन
C. घास स्थल वन D. उष्णकटिबंधीय वन

48. पैडंग क्या है?
A. द.पू. एशियाई उष्णकटिबंधीय घास भूमि
B. ऑस्ट्रेलिया के घास के मैदान
C. स्थानान्तरणशील कृषि पद्धति
D. अमेजन की सहायक नदी

49. सोपान कृषि कहाँ की जाती है?
A. पहाड़ों के ढलानों पर
B. शुष्क क्षेत्रों में
C. छतों पर पहाड़ों के ढलानों पर
D. पहाड़ों की चोटी पर

50. प्रसिद्ध मत्स्य क्षेत्र 'ग्रैंड बैंक' स्थित है–
A. प्रशांत महासागर में
B. आर्कटिक महासागर में
C. अटलांटिक महासागर में
D. हिन्द महासागर में

51. अफ्रीका की मूलभूत जनजाति 'पिग्मी' किस नदी घाटी में पायी जाती है?
A. नाइजर B. कांगो
C. नील D. जाम्बेजी

52. 'डूबते सूर्य का देश' किसे कहा जाता है?
A. जापान B. ब्रिटेन
C. नार्वे D. भारत

53. भारत के किस नगर को 'भारत की सिलिकन वैली' कहा जाता है?
A. बेंगलुरू B. चेन्नई
C. मुम्बई D. हैदराबाद

54. हिमाचल प्रदेश में स्थित दर्रा है–
A. शिपकी ला B. जोजिला
C. नाथुला D. जेलेप्ला

55. चम्बल नदी किन राज्यों में से होकर बहती है?
A. उत्तर प्रदेश, मध्य प्रदेश, राजस्थान
B. मध्य प्रदेश, गुजरात, उत्तर प्रदेश
C. राजस्थान, मध्य प्रदेश, बिहार
D. गुजरात, मध्य प्रदेश, छत्तीसगढ़

56. भारत में सबसे लम्बा बांध है–
A. भाखड़ा बांध B. हीराकुड बांध
C. नागार्जुन सागर बांध D. कोसी बांध

57. गिरना परियोजना कहाँ स्थित है?
A. आंध्र प्रदेश B. महाराष्ट्र
C. ओडिशा D. छत्तीसगढ़

58. विश्व का एकमात्र प्लावी राष्ट्रीय पार्क स्थित है–
A. मणिपुर में B. कुआलालम्पुर में
C. बिलासपुर में D. दिसपुर में

59. जीवमण्डल आरक्षित क्षेत्रों की पहली परियोजना स्कीम कौन-सी थी?
A. सुन्दरवन जीवमण्डल आरक्षित क्षेत्र
B. नीलगिरि जीवमण्डल आरक्षित क्षेत्र
C. नन्दादेवी जीवमण्डल आरक्षित क्षेत्र
D. मन्नार की खाड़ी जीवमण्डल आरक्षित क्षेत्र

60. भारत में श्वेत क्रांति के जनक माने जाते हैं–
A. डॉ वी. कुरियन B. श्री एस.एस. राव
C. श्री एस.के. भारद्वाज D. श्री मोरारजी देसाई

61. मिश्रित अर्थव्यवस्था किसका उल्लेख करती है?
A. भारी, लघु और कुटीर उद्योगों का सहअस्तित्व
B. कृषि के साथ-साथ कुटीर उद्योगों का संवर्धन
C. धनी और निर्धन दोनों का सहअस्तित्व
D. सार्वजनिक और निजी क्षेत्र दोनों का सहअस्तित्व

62. भारतीय अर्थव्यवस्था का कौन-सा क्षेत्र सकल राष्ट्रीय उत्पाद में सबसे अधिक योगदान करता है?
A. प्राथमिक क्षेत्र B. द्वितीयक क्षेत्र
C. तृतीयक क्षेत्र D. सार्वजनिक क्षेत्र

63. निम्नलिखित में से कौन-सा मानव विकास सूचकांक का हिस्सा नहीं है?
A. स्वास्थ्य एवं पोषण
B. प्रतिव्यक्ति आय
C. जन्म के समय जीवन प्रत्याशा
D. सकल नाम निवेश दर

64. मानव विकास सूचकांक किसने बनाया था?
A. UNCTAD B. ASEAN
C. IBRD D. UNDP

65. तेंदुलकर समिति ने भारत में गरीबी रेखा के नीचे की जनसंख्या का प्रतिशत कितना आकलित किया है?
A. 27.2% B. 37.2%
C. 22.2% D. 32.7%

66. भारत में राष्ट्रीय आय का आकलन सबसे पहले किसने किया था?
A. महालनोबिस B. दादाभाई नौरोजी
C. वी.के.आर.वी. राव D. सरदार पटेल

67. निम्नलिखित में से कौन-सी राष्ट्रीय आय के मापन की विधि नहीं है?
A. मूल्य वर्द्धित विधि B. आय विधि
C. निवेश विधि D. व्यय विधि

68. GNP और NNP निकालने के लिए निम्न में से किसे घटाया जाता है?
A. ह्रास B. ब्याज
C. कर D. इमदाद

69. किसी देश का निबल राष्ट्रीय उत्पाद (NNP) होती है–
A. सकल घरेलू उत्पाद में मूल्य ह्रास भत्ते घटाकर
B. सकल घरेलू उत्पाद में विदेशों से निबल आय जोड़कर
C. सकल घरेलू उत्पाद में विदेशों से निबल आय घटाकर
D. सकल राष्ट्रीय उत्पाद में मूल्य ह्रास भत्ते घटाकर

70. सॉफ्ट करेन्सी से तात्पर्य है–
A. वह मुद्रा जिसकी आपूर्ति मांग की अपेक्षा अधिक हो
B. वह मुद्रा जिसकी आपूर्ति मांग की अपेक्षा कम हो
C. वह मुद्रा जिसकी मांग और आपूर्ति दोनों स्थिर हों
D. उपर्युक्त में से कोई नहीं

71. बाजार के नियम के प्रस्तुतकर्ता थे–
A. जे.बी. से B. रिकार्डो
C. ए.सी. पिगाओ D. माल्थस

72. भारत में मुद्रास्फीति मापी जाती है–
A. थोक मूल्य सूचकांक द्वारा
B. शहरी और कामगारों के लिए उपभोक्ता मूल्य सूचकांक द्वारा
C. कृषि श्रमिकों के लिए उपभोक्ता मूल्य सूचकांक द्वारा
D. राष्ट्रीय आय अवस्फीति द्वारा

73. भारतीय मुद्रा को पूर्ण परिवर्तनीय बनाया गया–
A. 1992-93 के केन्द्रीय बजट में
B. 1993-94 के केन्द्रीय बजट में
C. 1994-95 के केन्द्रीय बजट में
D. 1995-96 के केन्द्रीय बजट में

74. भारतीय रिजर्व बैंक का लेखा वर्ष होता है–
A. अप्रैल-मार्च B. जुलाई-जून
C. अक्टूबर-सितम्बर D. जनवरी-दिसम्बर

75. भारत में वस्तु एवं सेवा कर (जीएसटी) किस साल लागू किया गया है?
A. 2016 B. 2017
C. 2015 D. 2018

76. राष्ट्रीय कृषि एवं ग्रामीण विकास बैंक की स्थापना किस पंचवर्षीय योजनावधि में की गई थी?
A. चौथी पंचवर्षीय योजना B. पाँचवीं पंचवर्षीय योजना
C. छठी पंचवर्षीय योजना D. सातवीं पंचवर्षीय योजना

77. भारतीय लघु उद्योग विकास बैंक (SIDBI) का मुख्यालय कहाँ है?
A. लखनऊ B. मुम्बई
C. दिल्ली D. कोलकाता

78. भारतीय यूनिट ट्रस्ट (U.T.I.) की स्थापना किस वर्ष की गई?
A. 1961 में B. 1962 में
C. 1963 में D. 1964 में

79. भारतीय जीवन बीमा निगम (L.I.C.) की स्थापना किस वर्ष की गई?
A. 1949 में B. 1956 में
C. 1952 में D. 1964 में

80. भारतीय प्रतिभूति एवं विनिमय बोर्ड की स्थापना कब की गई?
A. 1988 में B. 1992 में
C. 1982 में D. 1984 में

81. सस्ती मुद्रा का अर्थ है–
A. ब्याज की कम दर B. बचत का निम्न स्तर
C. आय का निम्न स्तर D. निम्न जीवन स्तर

82. भारतीय रिजर्व बैंक का राष्ट्रीयकरण किया गया था?
A. 1947 में B. 1948 में
C. 1949 में D. 1951 में

83. बैंक दर में परिवर्तन से प्रभावित होता है–
A. ब्याज की बाजार दर
B. निवेश के लिए चुनिंदा उद्योग
C. ऋण देने वाले बैंक
D. नकदी आरक्षण अनुपात

84. एक रुपये के नोट पर हस्ताक्षर होते हैं–
A. वित्त मंत्रालय के सचिव के
B. गवर्नर, भारतीय रिजर्व बैंक के
C. वित्त मंत्री के
D. इनमें से किसी के नहीं

85. भारत में रुपए का अवमूल्यन पहली बार जिस वर्ष किया गया था, वह था–
A. 1949 B. 1966
C. 1972 D. 1990

86. नई मुद्रा 'यूरो' किस वर्ष में प्रारंभ की गई?
A. 1996 में B. 1997 में
C. 1998 में D. 1999 में

87. किस वर्ष नाबार्ड की स्थापना हुई?
A. 1992 B. 1982
C. 1962 D. 1952

88. भारत में व्यापारिक बैंकों की देनदारी के घटकों में निम्नलिखित में से सबसे महत्वपूर्ण कौन है?
A. सावधि जमा धनराशि B. माँग जमा धनराशि
C. अन्तर बैंक देनदारियाँ D. अन्य उधार

89. निम्नलिखित में से कौन-सी मुद्रा/मुद्राएँ कृत्रिम समझी जाती हैं?
A. ADR B. GDR
C. SDR D. AAR व SCR दोनों

90. इनसाइडर ट्रेडिंग सम्बन्धित है–
A. सार्वजनिक व्यय से B. करारोपण से
C. शेयर बाजार से D. हवाला से

91. भारत की संविधान सभा गठित करने का आधार क्या था?
A. भारतीय राष्ट्रीय कांग्रेस का प्रस्ताव
B. कैबिनेट मिशन प्लान, 1946
C. भारतीय स्वतंत्रता अधिनियम, 1947
D. भारतीय डोमिनियन के प्रान्तीय/राज्य विधान मण्डल के प्रस्ताव

92. संविधान की प्रारूप समिति के समक्ष प्रस्तावना का प्रस्ताव किसने रखा?
A. डॉ. बी.आर. अम्बेडकर B. बी.एन. राव
C. महात्मा गाँधी D. जवाहरलाल नेहरू

93. भारत का संविधान लागू हुआ था–
A. 26 जनवरी, 1950 को
B. 26 जनवरी, 1952 को
C. 15 अगस्त, 1948 को
D. 26 नवम्बर, 1949 को

94. भारतीय संविधान में समवर्ती सूची किसके संविधान से ली गई है?
A. यू.एस.ए. B. कनाडा
C. जर्मनी D. ऑस्ट्रेलिया

95. भारत में वैध प्रभुसत्ता निहित है–
A. राष्ट्रपति में B. न्यायपालिका में
C. मंत्रिमंडल में D. संविधान में

96. भारतीय संविधान में सम्मिलित नीति निदेशक तत्वों की प्रेरणा हमें किस संविधान से प्राप्त हुई है?
A. ऑस्ट्रेलिया B. अमेरिका
C. फ्रांस D. आयरलैंड

97. दल-बदल के आधार पर निर्वाचित सदस्यों की अयोग्यता सम्बन्धी विवरण संविधान की किस अनुसूची में दिया गया है?
A. 8वीं B. 9वीं
C. 10वीं D. 11वीं

98. मौलिक अधिकार के अंतर्गत कौन-सा अनुच्छेद बच्चों के शोषण से सम्बन्धित है?
A. अनुच्छेद 17 B. अनुच्छेद 19
C. अनुच्छेद 23 D. अनुच्छेद 24

99. भारतीय संविधान के किस अनुच्छेद में अनुसूचित-जनजातियों के लिए एक राष्ट्रीय आयोग का प्रावधान है?

A. अनुच्छेद 338A B. अनुच्छेद 341
C. अनुच्छेद 16 D. अनुच्छेद 82

100. भारतीय संविधान के निम्नलिखित अनुच्छेदों में से कौन विधायन सत्ता पर पूर्ण नियंत्रण लगाता है?
A. अनुच्छेद 14 B. अनुच्छेद 15
C. अनुच्छेद 16 D. अनुच्छेद 17

101. भारत में कार्यपालिका का अध्यक्ष कौन होता है?
A. राष्ट्रपति
B. प्रधानमंत्री
C. विरोधी दल का नेता
D. भारत सरकार का मुख्य सचिव

102. निम्नलिखित में से कौन लगातार दो बार राष्ट्रपति रहे थे?
A. डॉ. राजेन्द्र प्रसाद B. डॉ. एस. राधाकृष्णन्
C. डॉ. जाकिर हुसैन D. A और B दोनों

103. राज्य सभा को भंग करने में कौन सक्षम है?
A. अध्यक्ष राज्य सभा B. राष्ट्रपति
C. संसद का संयुक्त सत्र D. उपर्युक्त में से कोई नहीं

104. लोक सभा चुनाव में कोई प्रत्याशी अपनी जमानत खो देता है यदि उसे प्राप्त न हो सके–
A. वैध मतों का 1/3 B. वैध मतों का 1/4
C. वैध मतों का 1/5 D. इनमें से कोई नहीं

105. भारतीय संविधान के अनुसार तथ्यात्मक सम्प्रभुता निवास करती है–
A. संसद में B. राष्ट्रपति में
C. प्रधानमंत्री में D. जनता में

106. भारत के एटॉर्नी जनरल (महान्यायवादी) की नियुक्ति कौन करता है?
A. सर्वोच्च न्यायालय का मुख्य न्यायाधीश
B. भारत का प्रधानमंत्री
C. भारत का राष्ट्रपति
D. संघ लोक सेवा आयोग

107. भारत के नियंत्रक एवं महालेखा परीक्षक का कार्यकाल है–
A. 6 वर्ष
B. 65 वर्ष की आयु तक
C. 6 वर्ष या 65 वर्ष की आयु जो भी पहले हो
D. 6 वर्ष या 62 वर्ष की आयु जो भी पहले हो

108. भारत के सर्वोच्च न्यायालय की स्थापना हुई थी–
A. 1950 के संसद के एक अधिनियम द्वारा
B. भारतीय स्वाधीनता अधिनियम, 1947 के अधीन
C. भारत सरकार अधिनियम, 1935 के अधीन
D. भारतीय संविधान के द्वारा

109. भारत में राज्य विधान परिषद् के सदस्यों का कितना हिस्सा स्थानीय निकायों द्वारा चुना जाता है?
A. एक-तिहाई B. एक-चौथाई
C. एक छठा भाग D. एक बारहवाँ भाग

110. अंतर्राज्यीय परिषद् का निर्माण होता है–
A. सवैधानिक प्रावधान द्वारा
B. संसदीय कानून द्वारा
C. नीति आयोग की अनुशंसा पर
D. मुख्यमंत्री सम्मेलन द्वारा स्वीकृत संकल्प पर

111. रॉकेट की कार्य प्रणाली किस सिद्धांत पर आधारित होती है?
A. संवेग संरक्षण B. संहति संरक्षण
C. ऊर्जा संरक्षण D. कोणीय संवेग संरक्षण

112. निम्न में से कौन-सा आभासी बल है?
A. अभिकेन्द्र बल B. अपकेन्द्री प्रतिक्रिया बल
C. अपकेन्द्री बल D. प्रबल नाभिकीय बल

113. पानी का घनत्व किस ताप पर अधिकतम होता है?
A. 0°C पर B. 4°C पर
C. –4°C पर D. 100°C पर

114. थर्मामीटरों में आमतौर पर पारद का प्रयोग किया जाता है, क्योंकि इसमें–
A. उच्च तरलता होती है
B. उच्च सघनता होती है
C. उच्च चालकता होती है
D. उच्च विशिष्ट ऊष्मा होती है

115. प्रकाश की किरण को पूर्ण आंतरिक परावर्तन के लिए किससे गुजरना होता है?
A. कांच से जल B. जल से कांच
C. वायु से जल D. वायु से कांच

116. फ्यूज तार (Fuse wire) किससे बनती है?
A. टिन और तांबे की मिश्रधातु
B. टिन और सीसे की मिश्रधातु
C. टिन और एल्युमिनियम की मिश्रधातु
D. निकेल और क्रोमियम की मिश्रधातु

117. नाभिकीय विखंडन के दौरान शृंखला अभिक्रिया को नियंत्रित करने के लिए न्यूट्रॉनों का अवशोषण करने हेतु निम्न में से किसका प्रयोग किया जाता है?

A. बोरॉन B. भारी जल
C. यूरेनियम D. प्लूटोनियम

118. किसी एक सामान्य व्यक्ति के रक्त का pH स्तर क्या होता है?

A. 4.0 – 4.5 B. 6.45 – 6.55
C. 7.35 – 7.45 D. 8.25 – 8.35

119. रॉकेट को चलाने में प्रयुक्त ईंधन कहलाते हैं–

A. कोक B. बायोमास
C. प्रणोदक D. कोल गैस

120. ब्लीचिंग पाउडर निम्नलिखित में से किससे-किसे गुजारकर तैयार किया जाता है?

A. बुझे चूने पर से क्लोरीन
B. बूझे चूने पर से ऑक्सीजन
C. बुझे चूने पर से CO_2
D. बिना बुझे चूने पर से क्लोरीन

121. लेंस किससे बनता है?

A. पाइरेक्स काँच B. फ्लिन्ट काँच
C. साधारण काँच D. कोबाल्ट काँच

122. बैक्टीरिया में पाया जाने वाला प्रकाश-संश्लेषी आशय कहलाता है–

A. श्वसन मूल B. मध्यकाय
C. वर्णकीलवक D. जीनधर

123. जैव ईंधन किसके बीज से प्राप्त होता है?

A. जामुन B. जकरांदा
C. जैट्रोफा D. जूनीपर

124. कोशिका का ऊर्जा गृह किसको कहा जाता है?

A. गॉल्जीकाय B. न्यूक्लिओलस
C. माइटोकॉण्ड्रिया D. राइबोसोम

125. लाइसोसोम कार्य करते हैं–

A. प्रोटीन संश्लेषण में
B. प्रोसेसिंग तथा पैकेजिंग में
C. अन्तः कोशिकीय पाचन में
D. वसा संश्लेषण में

126. ताल पारिस्थितिक तंत्र की स्थिरता निर्भर करती है–

A. सूक्ष्मजीवों और मछलियों पर
B. सूक्ष्मजीवों और प्राणिप्लवकों द्वारा
C. मछलियों और सरीसृपों पर
D. उत्पादकों और उपभोक्ताओं पर

127. रेड डाटा बुक उन जातियों के बारे में जानकारी देती है जो–

A. लुप्त हैं B. संकटापन्न हैं
C. खतरनाक हैं D. विरले हैं

128. अम्ल वर्षा पर्यावरण में निम्न प्रदूषण से होती है–

A. कार्बन मोनो ऑक्साइड एवं कार्बन डाइऑक्साइड
B. कार्बन डाइऑक्साइड एवं नाइट्रोजन
C. ओजोन एवं कार्बन डाइऑक्साइड
D. नाइट्रस ऑक्साइड एवं कार्बन डाइऑक्साइड

129. रेशम पालन कहलाता है–

A. एपीकल्चर B. सेरीकल्चर
C. पीसीकल्चर D. हॉर्टीकल्चर

130. शिशु का पितृत्व स्थापित करने के लिए निम्नलिखित में से किस एक तकनीक का प्रयोग किया जाता है?

A. प्रोटीन विश्लेषण
B. गुणसूत्र गणन
C. DNA फिंगर प्रिंटिंग
D. DNA का मात्रात्मक विश्लेषण

131. दक्षिण एशियाई प्राथमिकता व्यापार समझौता 'साप्टा' का औपचारिक उद्घाटन हुआ–

A. 7 दिसम्बर, 1994 को
B. 7 नवम्बर, 1993 को
C. 7 दिसम्बर, 1995 को
D. उपरोक्त में से कोई नहीं

132. डब्ल्यू.टी.ओ. का मुख्यालय अवस्थित है–

A. जेनेवा में B. पेरिस में
C. रोम में D. न्यूयार्क में

133. सी.टी.बी.टी. (CTBT) का सीधा सम्बन्ध किस विषय से है?

A. परमाणु शस्त्र के परीक्षण निषेध बाबत समझौता
B. अन्तर्राष्ट्रीय खेलकूद
C. पशुओं का व्यापार
D. बाल मजदूरी पर रोक

134. 'जाना' किस देश की संवाद एजेंसी है?
A. मोरक्को B. सूडान
C. लीबिया D. यूनान

135. जीव-जंतुओं के हितों से संबद्ध संस्था, 'वर्ल्ड वाइल्ड लाइफ फंड' (WWF) की स्थापना किस वर्ष की गई थी?
A. 1961 में B. 1962 में
C. 1963 में D. 1964 में

136. 'तांजुग' समाचार एजेंसी का संबंध निम्न में से किस देश से है?
A. चीन B. जापान
C. यूगोस्लाविया D. जोर्डन

137. "ट्रापिकल आइसलैण्ड" नामक विश्व का सबसे बड़ा कृत्रिम आरामगाह कहाँ है?
A. मलेशिया में B. संयुक्त राज्य अमेरिका में
C. इटली में D. जर्मनी में

138. 'नीली क्रांति' का संबंध निम्नलिखित में से किससे है?
A. नील की खेती B. मुर्गी पालन
C. मत्स्य पालन D. मधुमक्खी पालन

139. विश्व की सबसे बड़ी मीठे पानी की झील निम्न में से कौन-सी है?
A. कैस्पियन सागर B. विक्टोरिया झील
C. सुपीरियर झील D. बैकाल झील

140. विश्व की कुल जनसंख्या का आधा से अधिक भाग निवास करता है:
A. 0°-20° उत्तरी अक्षांशों में
B. 0°-20° दक्षिणी अक्षांशों में
C. 20°-40° उत्तरी अक्षांशों में
D. 40°-60° उत्तरी अक्षांशों में

141. विश्व परिवेश दिवस मनाया जाता है–
A. 21 मार्च को B. 23 मार्च को
C. 5 जून को D. 5 अक्टूबर को

142. प्रतिवर्ष 12 जनवरी को राष्ट्रीय युवा दिवस मनाया जाता है, स्मृति में
A. स्वामी विवेकानंद की
B. भगतसिंह की
C. दयानन्द सरस्वती की
D. जतीन दास की

143. कारगिल विजय दिवस प्रतिवर्ष मनाया जाता है–
A. 26 जुलाई को B. 26 जून को
C. 26 मई को D. 26 मार्च को

144. भारत का पहला कम्प्यूटराइज्ड रेलवे आरक्षण केन्द्र किस रेलवे स्टेशन में लगाया गया?
A. नई दिल्ली B. मुम्बई
C. कलकत्ता D. बंगलौर

145. निम्न में से किस राज्य को 'पूर्व का प्रवेश द्वार' के रूप में जाना जाता है, जिससे होकर विश्व की दो प्राचीन सभ्यताओं–चीनी एवं भारतीयों के बीच व्यक्तियों, सामग्रियों एवं विचारों का आदान-प्रदान किया जाता था?
A. असम B. मेघालय
C. मणिपुर D. नागालैण्ड

146. सीमा-सुरक्षा बल का मुख्यालय कहाँ अवस्थित है?
A. कोलकाता B. दिल्ली
C. शिलांग D. मुम्बई

147. केन्द्रीय औद्योगिक सुरक्षा बल (CISF) के अधिकारियों को प्रशिक्षण दिया जाता है?
A. हैदराबाद B. चंडीगढ़
C. कोलकाता D. उपर्युक्त सभी

148. भारतवर्ष के राष्ट्रीय ध्वज को अपनाने की तिथि है–
A. 15 अगस्त, 1947 B. 27 जुलाई, 1951
C. 22 जुलाई, 1947 D. 26 जनवरी, 1947

149. भारत में तेल की खोज सर्वप्रथम कहां की गई?
A. डिगबोई में B. ट्राम्बे में
C. मथुरा में D. गोवा में

150. आधुनिक चण्डीगढ़ का सबसे पहला नक्शा जिस वास्तुविद् ने तैयार किया था, उसका क्या नाम था?
A. मैथ्यू नोवोक्की B. ला कार्बूजिए
C. सर शोभासिंह D. उपर्युक्त में से कोई नहीं

151. राज्य सभा के लिए नामित की गई प्रथम महिला फिल्म स्टार थी:
A. नर्गिस दत्त B. शबाना आजमी
C. मधुबाला D. मीना कुमारी

152. सुमेलित कीजिए:
(*a*) भरतनाट्यम 1. आंध्र प्रदेश
(*b*) कुचीपुड़ी 2. उत्तर प्रदेश

(*c*) कत्थक 3. ओडिशा

(*d*) ओडिसी 4. तमिलनाडु

कूट :

	(*a*)	(*b*)	(*c*)	(*d*)
A.	2	3	4	1
B.	1	2	3	4
C.	4	1	2	3
D.	3	4	1	2

153. 'बिहू' का सम्बन्ध किस राज्य से है?

A. असम B. पंजाब

C. उत्तर प्रदेश D. गुजरात

154. 'मोहिनी अट्टम' नृत्य का सम्बन्ध किस राज्य से है?

A. आंध्र प्रदेश B. केरल

C. तमिलनाडु D. कर्नाटक

155. प्रातःकाल में गाया जाने वाला राग है:

A. टोडी B. दरबारी

C. भोपाली D. भीमपलासी

156. ओणम किस प्रदेश का त्योहार है?

A. कर्नाटक का B. असम का

C. केरल का D. तमिलनाडु का

157. भारत की सबसे बड़ी गुम्बद, *गोलगुम्बद* कहाँ स्थित है?

A. औरंगाबाद में B. बीजापुर में

C. हैदराबाद में D. आगरा में

158. चक्यारकूथू नृत्य (Chakiarkoothu Dance) के विषय में निम्नलिखित कथनों पर विचार कीजिए–

1. यह चाक्यार (Chakiar) जाति द्वारा किया जाता है।
2. परम्परागत रूप से यह हिन्दुओं की उच्च जातियों में नहीं देखा जा सकता।
3. मियावु (Mizhavu) संगीत वाद्य है।
4. इसका नाट्य रूप कूथाम्बलम (Koothambalam) है।

इनमें से कौन-कौन से कथन सही हैं?

A. 1, 3 और 4 B. 1, 2 और 3

C. 2, 3 और 4 D. 1, 2 और 4

159. तेरहताली लोकनृत्य है–

A. केरल का B. राजस्थान का

C. मध्य प्रदेश का D. तमिलनाडु का

160. साहित्य अकादमी की स्थापना किस वर्ष हुई थी?

A. 1952 में B. 1953 में

C. 1954 में D. 1956 में

161. भारत का शेक्सपियर किसे कहा जाता है?

A. कौटिल्य B. कालिदास

C. हर्ष D. भवभूति

162. भारत के 'मिसाइल मैन' के नाम से किसे जाना जाता है?

A. डॉ. होमी जहांगीर भाभा

B. राजा रमन्ना

C. ए.पी.जे. अब्दुल कलाम

D. यशपाल

163. निम्न महापुरुषों में से कौन भारतीय जागृति का जनक कहलाता है?

A. विवेकानन्द B. राजा राममोहन राय

C. रवीन्द्रनाथ टैगोर D. दयानंद सरस्वती

164. भारत की नाइटिंगेल .... को कहा जाता है–

A. लता मंगेशकर B. सरोजिनी नायडू

C. मदर टेरेसा D. अलका याज्ञनिक

165. फिल्म 'दि मेकिंग ऑफ महात्मा' के निर्देशक हैं–

A. पीटर उस्तिनोव B. रिचर्ड एटेनबरो

C. श्याम बेनेगल D. मीरा नायर

166. उत्तरी ध्रुव में पहुँचने वाले प्रथम भारतीय हैं–

A. संजय थापर B. राकेश शर्मा

C. विजय कपूर D. सुशील शर्मा

167. डॉ. ए.पी.जे. अब्दुल कलाम को किस वर्ष भारत रत्न से सम्मानित किया गया?

A. 1996 B. 1997

C. 1998 D. 2000

168. शांतिस्वरूप भटनागर पुरस्कार प्रदान किया जाता है?

A. सी.एस.आई.आर.

B. मानव संसाधन विकास मंत्रालय

C. विज्ञान एवं तकनीकी विभाग

D. उपर्युक्त में से कोई नहीं

169. साहित्य क्षेत्र में ज्ञानपीठ पुरस्कार पाने वाली प्रथम महिला:

A. आशापूर्णा देवी B. सुभद्रा कुमारी चौहान

C. अमृता प्रीतम D. महादेवी वर्मा

170. मैग्सेसे पुरस्कार विजेता पहले भारतीय कौन थे?
A. इंदिरा गाँधी B. टी.एन. शेषन
C. किरन बेदी D. विनोबा भावे

171. पद्मश्री पुरस्कार पाने वाली पहली भारतीय अभिनेत्री कौन थीं?
A. स्मिता पाटिल B. नरगिस दत्त
C. मीना कुमारी D. मधुबाला

172. किन उपलब्धियों के लिए 'ग्लोबल 500' पुरस्कार प्रदान किए जाते हैं?
A. जनसंख्या नियन्त्रण
B. आतंकवाद के विरुद्ध अभियान
C. पर्यावरण प्रतिरक्षा
D. मादक पदार्थों के विरुद्ध अभियान

173. पुलित्जर पुरस्कार निम्नलिखित में से किस एक से सम्बन्धित है?
A. पर्यावरण संरक्षण B. ओलम्पिक खेल
C. पत्रकारिता D. नागर विमानन

174. भारत सरकार का कौन-सा मंत्रालय 'दादा साहब फाल्के पुरस्कार' प्रदान करता है?
A. शिक्षा मंत्रालय
B. युवा एवं संस्कृति मंत्रालय
C. सूचना एवं प्रसारण मंत्रालय
D. सूचना एवं जनसंपर्क मंत्रालय

175. देश का सर्वोच्च शौर्य पुरस्कार निम्न में से कौन है?
A. महावीर चक्र B. वीर चक्र
C. अशोक चक्र D. परमवीर चक्र

176. रेमन मैग्सेसे पुरस्कार प्रदान करने वाली संस्था 'रेमन मैग्सेसे फाउंडेशन' किस देश की संस्था है?
A. फिलीपींस B. भारत
C. जापान D. भूटान

177. 'आर्डर ऑफ द राइजिंग सन' निम्न में से किस देश का विशेष सम्मान है?
A. जर्मनी B. जापान
C. डेनमार्क D. आस्ट्रेलिया

178. मोहन बागान, ईस्ट बंगाल तथा मोहम्मडन स्पोर्टिंग क्लब किस खेल से सम्बन्धित हैं?
A. हॉकी B. क्रिकेट
C. फुटबॉल D. पोलो

179. निम्नलिखित में से कौन-सी अन्तर्राष्ट्रीय टेनिस खेल प्रतियोगिता घास के मैदान में खेली जाती है?
A. यू.एस. ओपन B. फ्रैंच ओपन
C. विम्बलडन D. ऑस्ट्रेलियाई ओपन

180. प्रथम एशियाई खेल का आयोजन स्थल था :
A. बैंकाक B. टोकियो
C. सियोल D. नई दिल्ली

181. किस खेल में 'फ्री-थ्रो' दिया जाता है?
A. वॉलीबाल में B. बॉस्केटबाल में
C. बैडमिन्टन में D. क्रिकेट में

182. आधुनिक ओलम्पिक खेलों का सबसे पहला विजेता कौन था?
A. जेम्स कालाघान B. जेम्स कोनोली
C. चार्ल्स कोनोली D. उपरोक्त में से कोई नहीं

183. ग्रैंड स्लैम (Grand slam) निम्नलिखित में से किस खेल से सम्बन्धित है?
A. टेनिस B. टेबल टेनिस
C. फुटबॉल D. पोलो

184. 'बुली ऑफ' किस खेल से जुड़ा है?
A. हॉकी B. स्क्वैश
C. शतरंज D. पोलो

185. मेजर ध्यानचंद खेल रत्न पुरस्कार के प्रथम विजेता कौन थे?
A. पी॰टी॰ ऊषा B. सचिन तेंदुलकर
C. चिरंजीव मिल्खा सिंह D. विश्वनाथन आनन्द

186. भारत में किस दिन राष्ट्रीय खेल दिवस मनाया जाता है?
A. 29 जून B. 29 मई
C. 29 अगस्त D. 29 सितम्बर

187. भारतीय फुटबॉल संघ की स्थापना कब और कहां हुई थी?
A. 1921 (कलकत्ता में)
B. 1928 (मुम्बई में)
C. 1934 (पटना में)
D. 1937 (शिमला में)

उत्तरमाला

1	2	3	4	5	6	7	8	9	10
A	D	B	D	B	D	B	B	B	A
11	12	13	14	15	16	17	18	19	20
A	A	C	B	C	D	C	B	B	B
21	22	23	24	25	26	27	28	29	30
B	C	D	A	A	A	C	B	A	B
31	32	33	34	35	36	37	38	39	40
D	D	B	A	C	D	A	C	A	A
41	42	43	44	45	46	47	48	49	50
A	C	B	D	B	A	D	A	A	C
51	52	53	54	55	56	57	58	59	60
B	B	A	A	A	B	B	A	B	A
61	62	63	64	65	66	67	68	69	70
D	C	A	D	B	B	C	A	D	A
71	72	73	74	75	76	77	78	79	80
A	A	B	B	B	C	A	D	B	A
81	82	83	84	85	86	87	88	89	90
A	C	A	A	A	D	B	A	C	C
91	92	93	94	95	96	97	98	99	100
B	C	A	D	D	D	C	D	A	A
101	102	103	104	105	106	107	108	109	110
A	A	D	D	A	C	C	C	A	A
111	112	113	114	115	116	117	118	119	120
A	C	B	C	A	C	A	C	C	A
121	122	123	124	125	126	127	128	129	130
B	C	C	C	C	D	B	D	B	C
131	132	133	134	135	136	137	138	139	140
C	A	A	C	A	C	D	C	C	C
141	142	143	144	145	146	147	148	149	150
D	A	A	A	A	B	A	C	A	B
151	152	153	154	155	156	157	158	159	160
A	C	A	C	B	C	B	A	B	C
161	162	163	164	165	166	167	168	169	170
B	C	B	B	C	A	B	A	A	D
171	172	173	174	175	176	177	178	179	180
B	C	C	C	D	A	B	C	C	D
181	182	183	184	185	186	187			
B	B	A	A	D	C	D			

●●●